Infertilité

Prise en charge globale et thérapeutique

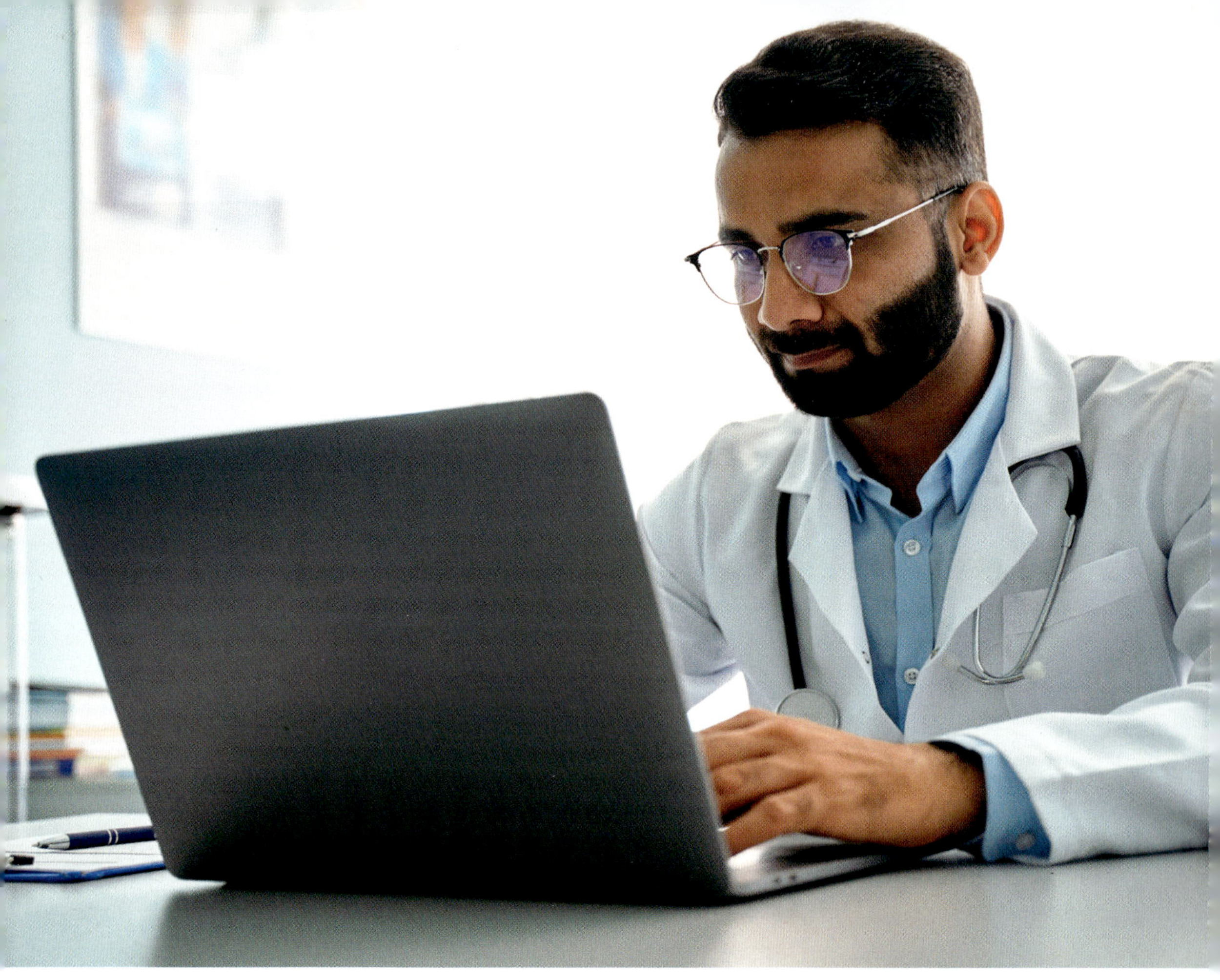

Sous l'égide du Collège national
des gynécologues et obstétriciens français

CNGOF

Conseillers éditoriaux :
Philippe Descamps, François Goffinet, Brigitte Raccah-Tebeka

Infertilité

Prise en charge globale et thérapeutique

Sous la direction de

René Frydman et Marine Poulain

Elsevier Masson

ELSEVIER

Elsevier Masson SAS, 65, rue Camille-Desmoulins, 92442 Issy-les-Moulineaux cedex, France

Infertilité. Prise en charge globale et thérapeutique, 2e édition, de René Frydman et Marine Poulain.

ISBN : 978-2-294-78134-6
e-ISBN : 978-2-294-78170-4

Table des matières

Liste des auteurs

Adda-Herzog Elodie, médecin de la reproduction, hôpital Foch, Suresnes et Pointgyn, Paris, France

Adjiman Louise, service de biologie de la reproduction, hôpital Bichat-Claude-Bernard, Paris, France

Ahdad-Yata Naouel, service de gynécologie obstétrique et médecine de la reproduction, hôpital Antoine-Béclère, université Paris Sud, Clamart, France

Alvarez Sylvia, médecin de la reproduction, centre FIV, clinique de la Muette, Paris, France

Antoine Jean-Marie, professeur des universités, praticien hospitalier, service de gynécologie obstétrique et médecine de la reproduction, hôpital Tenon, Paris, France

Arnoult Christophe, chercheur, université Grenoble Alpes, Grenoble, France; Institut pour l'avancée des biosciences (IAB), INSERM U1209, CNRS UMR5309, Grenoble, France

Atlan Paul, médecin, service de gynécologie-obstétrique et médecine et de la reproduction, hôpital Foch, Suresnes, France

Ayoubi Jean-Marc, professeur des universités, chef de service de gynécologie obstétrique et médecine de la reproduction, hôpital Foch, Suresnes, France; UFR Simone-Veil, université de Versailles Saint-Quentin-en-Yvelines, France

Barrière Paul, professeur des universités, praticien hospitalier, service médecine et biologie de la reproduction, CHU de Nantes, Nantes, France

Bellucci Alexandre, radiologue, IMPC Bachaumont-IFEEN, Paris, France

Benammar Achraf, biologiste de la reproduction, service de gynécologie obstétrique et médecine de la reproduction, hôpital Foch, Suresnes, France

Bendayan Marion, biologiste de la reproduction andrologue, hôpital de Poissy/Saint-Germain-en-Laye, France

Benkhalifa Moncef, professeur des universités, service de médecine et biologie de la reproduction, CECOS de Picardie et laboratoire PériTox, CHU et faculté de médecine, université de Picardie Jules-Vernes, Amiens, France; centres de fertilité Fertilys, Laval et Brossard, Québec, Canada

Bernard Valérie, service de chirurgie gynécologique, gynécologie médicale et médecine de la reproduction, centre Aliénor-d'Aquitaine, CHU Pellegrin, Bordeaux, France

Boitrelle Florence, professeure des universités, centre hospitalier intercommunal Poissy-Saint-Germain-en-Laye, service de biologie de la reproduction, Poissy, France

Bordonné Corrine, radiologue, IMPC Bachaumont-IFEEN, Paris, France

Bouchard Philippe, professeur des universités, endocrinologue de la reproduction, service de gynécologie obstétrique et gynécologie, Hôpital Foch, Suresnes, France

Boumerdassi Yasmine, biologiste de la reproduction, hôpital Jean-Verdier, Bondy, France

Bourdin Charlotte, bénévole d'association BAMP, Association nationale de patients et ex-patients de l'assistance médicale à la procréation, de personnes infertiles et stériles, Mathieu, France

Bourdon Mathilde, MCU-PH, médecin de la reproduction, service de gynéco-obstétrique, hôpital Cochin, faculté de médecine Paris Centre, Paris, France

Cabry Rosalie, service de médecine et biologie de la reproduction, CECOS de Picardie et laboratoire PériTox, CHU et faculté de médecine, université de Picardie Jules-Vernes, Amiens, France

Capmas Perrine, AP-HP, CHU Bicêtre, service de gynécologie-obstétrique, INSERM U1018 « Reproduction et développement de l'enfant », Le Kremlin-Bicêtre, France

Carbonnel Marie, MCU-PH, service de gynécologie obstétrique et médecine de la reproduction, hôpital Foch, Suresnes, France; UFR Simone-Veil, université de Versailles Saint-Quentin-en-Yvelines, France

Cedrin-Durnerin Isabelle, professeure des universités, service de médecine de la reproduction et préservation de la fertilité, hôpital Jean-Verdier, Bondy, France

Chapron Charles, professeur des universités, université de Paris, faculté de santé, faculté de médecine Paris Centre, Paris, France; Assistance publique – Hôpitaux de Paris (AP-HP), Hôpital universitaire Paris Centre (HUPC), centre hospitalier universitaire (CHU) Cochin, Department of Gynecology Obstetrics II and Reproductive Medicine (Professor Chapron), Paris, France; Department "Development, Reproduction and Cancer", Institut Cochin, INSERM U1016, Paris, France

Chargui Ahmed, service de biologie de la reproduction, CECOS, AP-HP centre, Université Paris Cité, Paris, France

Christin-Maitre Sophie, cheffe du service d'endocrinologie de la reproduction, hôpital Saint-Antoine, Paris

De Laveaucoupet Jocelyne, IMPC Bachaumont-IFEEN, Paris, France

de Ziegler Dominique, professeur des universités, service de gynécologie obstétrique, hôpital Foch, université Paris, Versailles Saint-Quentin-en-Yvelines, Suresnes, France

Debras Elodie, gynécologue obstétricienne, hôpital le Kremlin-Bicêtre, HU, Paris, Sud, France

Decanter Christine, médecin de la reproduction, hôpital Jeanne-de-Flandre, Lille, France

Demouzon Jacques, chercheur en épidémiologie de la reproduction, INSERM, président de la société de médecine de la reproduction, France

Dewailly Didier, endocrinologue, gynécologie médicale, professeur des universités, service de gynécologie endocrinienne et médecine de la reproduction, hôpital Jeanne-de-Flandre, centre hospitalier de Lille, Lille, France

Dietrich Gauthier, Alpesh Doshi, IVF, London, Caspian House, Elstree Road, Elstree WD6 3BS, Angleterre

Dumont Ludovic, ingénieur de recherche en biologie de la reproduction, université de Rouen, Normandie, France

Epelboin Sylvie, centre d'assistance médicale à la procréation, service de gynécologie obstétrique et médecine de la reproduction, groupe hospitalier Bichat – Claude-Bernard, hôpitaux universitaires Paris Nord-Val-de-Seine, Paris, France

Eustache Florence, professeure des universités, service de biologie de la reproduction, hôpital Bichat-Claude-Bernard, Paris, France; AP-, HP, service de biologie de la reproduction – CECOS, Hôpital Jean-Verdier, Bondy, France; INSERM U1016 – Équipe « génomique, épigénétique et physiologie de la reproduction », Institut Cochin, Université Paris Descartes, Paris, France

Even Marc, gynécologue chirurgical, hôpital Foch, Suresnes et Pointgyn, Paris, France

Fanchin Renato, professeur des universités, médecin de la reproduction, centre FIV, La Muette, Paris, France

Fauque Patricia, professeure des universités, hôpital de Dijon, université de Bourgogne, Laboratoire de biologie de la reproduction, Dijon, France; université Bourgogne-Franche-Comté, INSERM UMR1231, Dijon, France

Fay Stéphanie, médecin de la reproduction, service de gynécologie obstétrique et médecine de la reproduction, hôpital Foch, Suresnes, France

Feraille Aurélie, biologiste de la reproduction, CECOS, CHU, Rouen, Normandie, hôpital Charles-Nicolle, France

Fernandez Hervé, professeur des universités, AP-, HP, CHU Bicêtre, service de gynécologie-obstétrique, université Paris Sud, Le Kremlin-Bicêtre, INSERM U1018 « Reproduction et développement de l'enfant », Le Kremlin-Bicêtre, France

Ferraretto Xavier, AP-HP, service de biologie de la reproduction, hôpital Bichat-Claude-Bernard, Paris, France

Ferreux Lucile, service de biologie de la reproduction, CECOS, AP-HP centre, Université Paris Cité, Paris, France

Filali Meriem, biologiste de la reproduction, service de gynécologie obstétrique et médecine de la reproduction, hôpital Foch, Suresnes, France

Firmin Julie, service de biologie de la reproduction, CECOS, AP-HP centre, Université Paris Cité, Paris, France; université Paris Cité, U1016, Paris, France

Flis-Trèves Muriel, psychiatre psychanalyste, hôpital Foch et hôpital Necker, Paris, France

Fossard Camille, biologiste de la reproduction, service de gynécologie obstétrique et médecine de la reproduction, hôpital Foch, Suresnes, France

Freour Thomas, professeur des universités, service de médecine et biologie du développement et de la reproduction, CHU de Nantes, Nantes, France; Nantes Université, Inserm, Centre, de recherche en transplantation et immunologie, UMR 1064, ITUN, Nantes, France

Frydman René, professeur émérite, l'Émérite médecin de la reproduction, hôpital Foch, Suresnes, France

Grynberg Michael, professeur des universités, chef de service de médecine de la reproduction et préservation de la fertilité, hôpital Antoine-Béclère, Clamart, France

Grysole Camille, service de gynécologie endocrinienne et médecine de la reproduction, hôpital Jeanne-de-Flandre, centre hospitalier de Lille, Lille, France

Guegan Véronique, Association nationale de patients et ex-patients de l'assistance médicale à la procréation, de personnes infertiles et stériles, Mathieu, France

Hamamah Samir, professeur des universités, chef de service de biologie de la reproduction, hôpital Arnaud-de-Villeneuve, INSERM DEFE, 1203, Montpellier, France

Heggarty Estelle, service de gynécologie obstétrique, hôpital Foch, université Paris Saclay, Suresnes, France

Laetitia Hesters, service de biologie et de la reproduction, hôpital Antoine-Béclère, université Paris Sud, Clamart, France

Izard Vincent, andrologue, service de médecine de la reproduction, France

Jacquesson Laetitia, service de médecine de la reproduction et préservation de la fertilité, hôpital Antoine-Béclère, Clamart, France

Jegaden Margaux, gynécologue obstétricienne, hôpital Kremlin-Bicêtre, France

Karpel Léa, psychologue, hôpital Foch, Suresnes, France

Labrosse Julie, gynécologue médicale, centre de PMA, hôpital américain, Neuilly, France

Lecot-Connan Tatiana, endocrinologue de la reproduction, service du Pr Larger, hôpital Cochin, Paris; service de médecine de la reproduction et préservation de la fertilité, hôpital Antoine-Béclère, Clamart, France

Lefranc Elodie, service de médecine et biologie de la reproduction, CECOS de Picardie et laboratoire PériTox, CHU et faculté de médecine, université de Picardie Jules-Vernes, Amiens, France

Letur Hélène, médecin de la reproduction, service de gynécologie obstétrique, hôpital Foch, Suresnes, France

Levaillant Jean-Marc, échographiste, médecine de la reproduction, hôpital intercommunal de Créteil, Créteil, France; hôpital privé, France

Llabador Marie-Astrid, service de biologie de la reproduction, hôpital Bichat-Claude-Bernard, Paris, France

Louanjli Noureddine, service de biologie de la reproduction, LABOMAC, Casablanca, Maroc

Loubersac Sophie, biologiste de la reproduction, CHU de Nantes, France

Maignien Chloé, université de Paris, faculté de santé, faculté de médecine Paris Centre, Paris, France

Mamoune Mbaye Moudou, service de biologie de la reproduction, LABOMAC, Casablanca, Maroc

Marcellin Louis, université de Paris, faculté de santé, faculté de médecine Paris Centre, Paris, France

Massin Nathalie, professeure des universités, médecine de la reproduction, hôpital intercommunal de Créteil, Créteil, France

Mathieu d'Argent Emmanuelle, service de gynécologie obstétrique et médecine de la reproduction, hôpital Tenon, Paris, France

Maurin Marie-Laure, département de génétique, hôpital Necker-Enfants malades, université Paris Descartes, Paris, France

Mayeur Anne, service de biologie de la reproduction, hôpital Antoine-Béclère, université Paris Sud, Clamart, France

Methorst Charlotte, médecin andrologue chirurgie urologique, hôpital Saint-Cloud, Hauts-de-Seine, France

Millischer Anne Élodie, radiologue, IMPC Bachaumont-IFEEN, hôpital Saint-Cloud, 92210, Paris, France

Miron Pierre, centres de fertilité Fertilys, Laval et Brossard, Québec, Canada

Montjean Debbie, centres de fertilité Fertilys, Laval et Brossard, Québec, Canada

Munnich Arnold, professeur des universités, pédiatre généticien, hôpital Foch et hôpital américain, Hauts-de-Seine, France

Muroňová Jana, université Grenoble Alpes, Grenoble, France; Institut pour l'avancée des biosciences (IAB), INSERM U1209, CNRS UMR5309, Grenoble, France

Olivennes François, professeur des universités, médecin de la reproduction, centre FIV Cherest, Neuilly, Paris, France

Oppenheimer Anne, médecin de la reproduction, service de procréation médicalement assistée, hôpital Antoine Béclère, Clamart, France

Patrat Catherine, professeure des universités, service de biologie de la reproduction, CECOS, AP-HP centre, Université Paris Cité, Paris, France; université Paris Cité, U1016, Paris, France

Peyrelevade Sarah, médecin de la reproduction, service de gynécologie obstétrique et médecine de la reproduction, hôpital Foch, Suresnes, France

Pirrello Olivier, service d'assistance médicale à la procréation (AMP), Hôpitaux universitaires de Strasbourg, Strasbourg, France

Pirtea Paul, médecin de la reproduction, service de gynécologie obstétrique et médecine de la reproduction, hôpital Foch, Suresnes, France

Pocate-Cheriet Khaled, service de biologie de la reproduction, CECOS, AP-HP centre, Université Paris Cité, Paris, France

Pollet-Villard Xavier, Nataliance, centre d'AMP et d'andrologie du Loiret, Saran, France

Poulain Marine, professeure des universités, responsable du laboratoire de biologie de la reproduction, service de gynécologie obstétrique et médecine de la reproduction, hôpital Foch, Suresnes, France

Pourcelot Anne-Gaëlle, AP-HP, CHU Bicêtre, service de gynécologie-obstétrique, université Paris Sud, Le Kremlin-Bicêtre, France

Puntonet Julien, radiologue, hôpital Hôtel-Dieu, Paris, France

Ray Pierre, professeur des universités, université Grenoble Alpes, Grenoble, France; Institut pour l'avancée des biosciences (IAB), INSERM U1209, CNRS UMR5309, Grenoble, France; CHU Grenoble Alpes, UM GI-DPI, Grenoble, Grenoble, France

Reignier Arnaud, service de médecine et biologie du développement et de la reproduction, CHU de Nantes, Nantes, France; Nantes Université, Inserm, Centre de recherche en transplantation et immunologie, UMR 1064, ITUN, Nantes, France; Department of Obstetrics, Gynecology and Reproductive Medicine, Dexeus University Hospital, Barcelona, Spain

Rio Virginie, Association nationale de patients et ex-patients de l'assistance médicale à la procréation, de personnes infertiles et stériles, Mathieu, France

Rives Nathalie, professeure des universités, CECOS, CHU, Rouen, Normandie, hôpital Charles-Nicolle, France; responsable de l'EA 4308 gamétogenèse et qualité des gamètes, Rouen, France

Rongières Catherine, professeure des universités, service d'assistance médicale à la procréation

(AMP), Hôpitaux universitaires de Strasbourg, Strasbourg, France

Santulli Pietro, professeur des universités, université de Paris, faculté de santé, faculté de médecine Paris Centre, Paris, France; Assistance publique-Hôpitaux de Paris (AP-HP), Hôpital universitaire Paris Centre (HUPC), service de gynécologie, centre hospitalier universitaire (CHU) Cochin, Department of Gynecology Obstetrics II and Reproductive Medicine (Professor Chapron), Paris, France; Department "Development, Reproduction and Cancer", Institut Cochin, INSERM U1016, Paris, France

Sellami Inès, service de médecine de la reproduction et préservation de la fertilité, hôpital Antoine-Béclère, Clamart, France

Selleret Lise, service de gynécologie obstétrique et médecine de la reproduction, hôpital Tenon, Paris, France

Sifer Christophe, responsable des activités biologiques d'AMP, service de médecine et biologie de la reproduction, hôpital Jean-Verdier, AP-HP, Bondy, France

Sonigo Charlotte, service de médecine de la reproduction et préservation de la fertilité, hôpital Antoine-Béclère, Clamart, France; faculté de médecine, université Paris Sud Saclay, Le Kremlin-Bicêtre, France

Steffann Julie, professeure des universités, département de génétique, hôpital Necker-Enfants malades, université Paris Descartes, Paris, France

Szejer Myriam, psychiatre psychanalyste attachée à l'hôpital Foch, Suresnes, France

Tibi Charles, médecin de la reproduction, service de gynécologie-obstétrique et reproduction, hôpital américain de Paris, Paris, France

Vandame Jessica, biologiste de la reproduction, service de gynécologie obstétrique et médecine de la reproduction, hôpital Foch, Suresnes, France

Ville Yves, professeur des universités, chef du service de maternité et de médecine et chirurgie fœtale de l'hôpital Necker-Enfants Malades, Paris, France

Zerbib Jonathan, radiologue, IMPC Bachaumont-IFEEN, Paris, France

Ont participé à la précédente édition

Nelly Achour-Frydman, unité fonctionnelle de biologie de la reproduction, hôpital Antoine-Béclère, université Paris-Sud, Clamart, France

Laura Alter, centre hospitalier intercommunal Poissy–Saint-Germain-en-Laye, service histologie-embryologie, biologie de la reproduction, cytogénétique et génétique médicale, Poissy, France

Aurélie Amar Hoffet, médecin, responsable de l'unité de médecine de la reproduction, hôpital Saint-Joseph, Marseille, France

Catherine Avril, médecin, service d'AMP, clinique Mathilde, Rouen, France

Joëlle Belaisch-Allart, centre hospitalier des 4 villes, Saint-Cloud, France

Naima Belhadrie-Mansouri, service de médecine et biologie de la reproduction, cytogénétique et CECOS de Picardie, centre de biologie médicale, CHU Sud, Amiens, France

Marianne Bergere, centre hospitalier intercommunal Poissy–Saint-Germain-en-Laye, service histologie-embryologie, biologie de la reproduction, cytogénétique et génétique médicale Poissy, France

Lucile Boistot, service de biologie de la reproduction, hôpital Bichat, université Paris Diderot, PRES Sorbonne Paris Cité, Paris, France

Pierre Boyer, service de médecine et biologie de la reproduction, hôpital Saint-Joseph, Marseille, France

Florence Brugnon, responsable UF AMP, MCU-PH, CECOS Auvergne, Clermont-Ferrand, France

Aurore Catteau, AHU, service médecine et biologie de la reproduction, CHU de Nantes, Nantes, France

Candice Chauffour, pôle gynécologie, obstétrique, reproduction humaine, CHU Estaing Clermont-Ferrand, France

Noémie Celton, service de médecine et biologie de la reproduction, cytogénétique et CECOS de Picardie, centre de biologie médicale, CHU Sud, Amiens, France

Henri Copin, service de médecine et biologie de la reproduction, cytogénétique et CECOS de Picardie, centre de biologie médicale, CHU Sud, Amiens, France

Lydie Dejou-Bouillet, pôle gynécologie, obstétrique, reproduction humaine, CHU Estaing Clermont-Ferrand, France

Sophie Deutsch-Bringer, département de gynécologie-obstétrique, faculté de médecine Montpellier-Nîmes, hôpital universitaire Arnaud-de-Villeneuve, Montpellier 5, unité de médecine de la reproduction, Montpellier, France

Aviva Devaux, service de médecine et biologie de la reproduction, cytogénétique et CECOS de Picardie, centre de biologie médicale, CHU Sud, Amiens, France

Catherine Dolto, pédiatre haptothérapeute, Paris, France

Martine Dumont, doctorat de spécialité biologie et physiologie animale, biologiste, Selas Labomaine, centre d'AMP du Tertre Rouge, Le Mans, France

Solène Duros, service de gynécologie, hôpital Sud, CHU de Rennes, Rennes, France

Xavier Ferraretto, service de biologie de la reproduction, hôpital Bichat, université Paris Diderot, PRES Sorbonne Paris Cité, Paris, France

Caterina Ferretti, échographiste, centre diagnostic de la fertilité, Paris 17e, praticien attaché au service de PMA hôpital Port-Royal, Paris, France

Vanessa Gayet, université Paris Descartes, Sorbonne Paris Cité, faculté de médecine, AP-HP, Hôpital universitaire Paris Centre (HUPC), groupe hospitalier universitaire Cochin, service de gynécologie obstétrique II et médecine de la reproduction, Paris, France

Marie Gervoise-Boyer, service de médecine et biologie de la reproduction, hôpital Saint-Joseph, Marseille, France

Claudie Giguère, psychologue, centre hospitalier de l'université de Montréal, clinique de procréation assistée, Montréal, Québec, Canada

Anne-Sophie Gremeau, pôle gynécologie, obstétrique, reproduction humaine, CHU Estaing, Clermont-Ferrand, France

Héloïse Gronier, service de médecine de la reproduction, hôpital Jean-Verdier – Bondy 93143, université Paris XIII, Paris, France

Jean-François Guérin, professeur des universités, praticien hospitalier, service de médecine de la reproduction, hôpital Femme Mère Enfant, Bron, France

Delphine Haouzi, Institut de médecine régénératrice et de biothérapie, hôpital Saint-Eloi, Montpellier, France, INSERM U1203, hôpital Saint-Eloi, CHU de Montpellier, université Montpellier 1, UFR de médecine, équipe « Développement embryonnaire précoce humain et pluripotence », Montpellier, France

Bernard Hédon, département de gynécologie-obstétrique, faculté de médecine Montpellier-Nîmes, hôpital universitaire Arnaud-de-Villeneuve, Montpellier 5, unité de médecine de la reproduction, Montpellier, France

Jean-Noël Hugues, professeur de biologie et médecine du développement et de la reproduction, ex-chef de service de médecine de la reproduction, AP-HP, hôpital Jean-Verdier, Bondy, France

Laurent Janny, pôle gynécologie, obstétrique, reproduction humaine, CHU Estaing, Clermont-Ferrand, France

Isaac-Jacques Kadoch, professeur agrégé de clinique, centre hospitalier de l'université de Montréal, clinique de procréation assistée, Montréal, Québec, Canada

Anne Le Bras-Mayeur, unité fonctionnelle de biologie de la reproduction, hôpital Antoine-Béclère, université Paris Sud, Clamart, France

Nathalie Lédée, MatriceLab Innove, hôpital Saint-Louis, UMRS-976, Paris, France; centre de PMA de l'hôpital des Bleuets, Paris, France

Mathilde Lemoine, service de biologie de la reproduction, hôpital Bichat, université Paris Diderot, PRES Sorbonne Paris Cité, Paris, France

Rachel Lévy, professeur des universités, chef de service de biologie de la reproduction, hôpital Tenon, Paris, France

Marie-Astrid Llabador de Royer, service de biologie de la reproduction, hôpital Bichat, université Paris Diderot, PRES Sorbonne Paris Cité, Paris, France

Jacqueline Lornage, service de médecine et biologie de la reproduction, hôpital Femme Mère Enfant, Hospices civils de Lyon, Bron, France

Vanessa Lubin, médecin de la reproduction, hôpital Saint-Joseph, Marseille, France

Paul Marzouk, université Paris Descartes, Sorbonne Paris Cité, faculté de médecine, AP-HP, hôpital universitaire Paris Centre (HUPC), groupe hospitalier universitaire Cochin, service de gynécologie obstétrique II et médecine de la reproduction, Paris, France

Philippe Merviel, service de gynécologie-obstétrique et médecine de la reproduction, CHRU de Brest, Brest, France

Stéphanie Mestres, pôle gynécologie, obstétrique, reproduction humaine, CHU Estaing, Clermont-Ferrand, France

Denise Molina-Gomes, centre hospitalier intercommunal Poissy–Saint-Germain-en-Laye, service histologie-embryologie, biologie de la reproduction, cytogénétique et génétique médicale, Poissy, France

Jacques Montagut, médecin biologiste, IFREARES, Toulouse, France

Eric Nataf, Centre d'exploration de la fertilité, Paris, France

Pierre Oger, praticien hospitalier, centre d'AMP Foch, Neuilly-Sur-Seine, France

Jean-Luc Pouly, professeur de gynécologie-obstétrique, université d'Auvergne, CHU de Clermont-Ferrand, Clermont-Ferrand, France

Romy Rayssiguier, département de gynécologie-obstétrique, faculté de médecine Montpellier-Nîmes, hôpital universitaire Arnaud-de-Villeneuve, Montpellier 5, unité de médecine maternelle et fœtale, Montpellier, France

Betty Rossin, médecin de la reproduction, hôpital Saint-Joseph, Marseille, France

Bruno Salle, service de médecine et biologie de la reproduction, hôpital Femme Mère Enfant, Hospices civils de Lyon, Bron, France

Elodie Scalici, CHU Montpellier, Montpellier, France; Institut de médecine régénératrice et de biothérapie, hôpital Saint-Eloi, Montpellier, France; CHU Montpellier, Montpellier, France; ART/PGD Division, département de biologie de la reproduction, hôpital Arnaud-de-Villeneuve, Montpellier, France; INSERM U1203, Hôpital Saint-Eloi, Montpellier, France; Université Montpellier 1, UFR de médecine, équipe « Développement embryonnaire précoce humain et pluripotence », Montpellier, France

Jacqueline Selva, centre hospitalier intercommunal Poissy–Saint-Germain-en-Laye, service histologie-embryologie, biologie de la reproduction, cytogénétique et génétique médicale, Poissy, France

Cendrine Siraudin, service de médecine et biologie de la reproduction, hôpital Saint-Joseph, Marseille, France

Carole Splingart, service médecine et biologie de la reproduction, CHU de Nantes, Nantes, France

Antoine Torre, département de gynécologie-obstétrique, faculté de médecine Montpellier-Nîmes, hôpital universitaire Arnaud-de-Villeneuve, Montpellier 5, unité de médecine de la reproduction, Montpellier, France

Martine Valière, radiologue, échographiste, centre diagnostic de la fertilité, Paris, France

François Vialard, centre hospitalier intercommunal Poissy–Saint-Germain-en-Laye, service histologie- embryologie, biologie de la reproduction, cytogénétique et génétique médicale, Poissy, France

Claire Vinolas, service de médecine et biologie de la reproduction, hôpital Jean-Verdier, AP-HP, Bondy, France

Chadi Yazbeck, gynécologie obstétrique et médecine de la reproduction, hôpital Bichat-Claude-Bernard, Paris, France

Préface

Lorsque j'ai sollicité le Professeur René Frydman en qualité de responsable éditorial des éditions Elsevier Masson pour la gynécologie-obstétrique, je savais qu'un livre consacré à l'assistance médicale à la procréation (AMP) publié en 2016 répondrait à un réel besoin d'actualisation des connaissances dans un des domaines de notre spécialité qui a connu le plus d'évolutions depuis 35 ans.

Si sa reconnaissance dans ce domaine est universelle et que sa légitimité était une évidence pour tous, je ne pensais pas que ce livre pourrait atteindre un tel niveau d'exhaustivité tout en restant extraordinairement clair et didactique.

En parfait chef d'orchestre, il a organisé les thématiques et sollicité les plus grands experts français afin de traiter avec le Pr Marine Poulain de façon simple et attractive les aspects techniques, mais aussi éthiques, culturels et religieux de l'AMP.

Pour un gynécologue chirurgical non FIV-iste comme moi, la lecture de ce livre a été réellement passionnante.

En effet, et quelle que soit notre orientation professionnelle dans cette spécialité si vaste qu'est la gynécologie-obstétrique, nul ne peut ignorer la réalité sociale qu'est devenue l'AMP.

Peu de gens auraient pensé que Bob Edwards serait couronné par le prix Nobel de médecine quand Louise Brown est née en 1978, et nul n'aurait pu imaginer que 37 ans plus tard, six millions d'enfants auraient vu le jour grâce à cette technique, soit l'équivalent en population de villes comme Toronto, Madrid ou Singapour !

Rappelons qu'en France 20 000 enfants naissent chaque année suite à une prise en charge en AMP, soit trois pour cent des naissances…

Au fil des évolutions technologiques et sociétales, qui incluent la maîtrise de la contraception et le désir de grossesse tardif dans les pays développés, sont apparues de nouvelles problématiques auxquelles le gynécologue ne peut manquer d'être confronté comme la congélation de convenance, les mères porteuses ou l'anonymat des donneurs de gamètes.

La première partie de ce livre permet au lecteur de naviguer entre considérations physiopathologiques (folliculogenèse, réserve ovarienne, spermatogenèse), techniques (échographie, chirurgie), environnementales (perturbateurs endocriniens, toxiques, nutrition) et éthiques avec le remarquable texte de P. Atlan, qui définit l'AMP comme « le désir des médecins d'aider à suppléer les processus parfois défaillants d'une procréation dite naturelle ».

La deuxième partie est plus technique, et va répondre aux attentes de beaucoup de lecteurs : technique de la fécondation *in vitro*, inséminations intra-utérines, protocoles de stimulation ovarienne, stimulation des faibles répondeuses, recueil ovocytaire, transfert embryonnaire, hyperstimulations, soutien de la phase lutéale, prélèvements testiculaires et épididymaires, sans négliger le versant biologique (ICSI, IMSI embryoscopie, culture prolongée, hatching), les équipements d'un laboratoire et la cryobiologie (congélation des gamètes, des embryons et des tissus germinaux).

La dernière partie enfin répond aux multiples questions ayant émergé de cette fantastique évolution technologique : préservation de la fertilité, diagnostic préconceptionnel, diagnostic pré-implantatoire, maturation *in vitro*, don d'ovocytes, don d'embryons, autoconservation ovocytaire, couples sérodiscordants, mères célibataires ou couples de femmes homosexuelles ayant un projet de grossesse. Les considérations concernant l'avenir de l'AMP sont également développées comme l'amélioration de l'implantation, l'épigénétique et l'infertilité masculine ou l'apport des techniques Omics. Enfin un chapitre pourra éclairer les couples et les médecins sur les grossesses après AMP, et les rassurer sur la santé néonatale des enfants issus de l'AMP.

Il s'agit donc d'un livre extraordinairement riche où chacun trouvera réponse à ses questions, que le lecteur soit en début d'internat, spécialiste confirmé, endocrinologue, biologiste, gynécologue médical, gynécologue chirurgical ou obstétricien.

Bonne lecture !

Pr Philippe Descamps

Chef du Pôle Femme-Mère-Enfant, CHU Angers

La reproduction humaine du médical au sociétal

Nous entrons avec la reproduction humaine dans un domaine qui appartient autant à la médecine qu'à la société dans son ensemble, car nous ne pouvons aborder la reproduction humaine et ses multiples facettes sans évoquer les problèmes éthiques, culturels, religieux extrêmement présents chez tout un chacun.

Le désir d'enfant est chevillé au corps de beaucoup de femmes et d'hommes même si l'on peut vivre heureux sans enfants surtout lorsque cela est une décision volontaire. Mais la stérilité amène souvent des souffrances, un mal-être, d'une telle intensité, que les médecins, les biologistes se sont lancés dans la réparation de ce désir inassouvi le considérant comme partie prenante de la médecine. Rappelons que l'état de santé est un état de bien-être. Il reste que les premiers moments d'une grossesse restent toujours extrêmement mystérieux et que l'annonce de ce qui était invisible et impalpable s'est transformée par la visibilité du tout début de la vie embryonnaire et par la manipulation possible de l'embryon.

Parmi les représentations picturales de l'Annonciation, je préfère celle de Botticelli car elle souligne délicatement le radieux et la crainte qu'il y a dans cet instant où tout bascule. Aujourd'hui avec les progrès de la science, nous avons un peu plus compris comment se faisait un enfant mais nous nous posons encore beaucoup de questions. Au XVIIe siècle, la théorie oviste prédominait, chaque femme depuis Ève ayant accumulé comme dans un jeu de poupées russes tous les humains potentiels passés dans ses ovaires. Puis, lorsque l'on a découvert au microscope l'existence des spermatozoïdes, on a considéré que la femme n'était là que pour faire chauffer la marmite et aider à développer des humains contenus, bien sûr, dans les spermatozoïdes des hommes comme le montrent de nombreux dessins où l'on voit des petits bonshommes dans différentes positions au sein de chaque spermatozoïde. Mais outre les ovules et les spermatozoïdes, de tout temps, quelque chose de mystérieux, que ce soit un Dieu, la force du vent, une bénédiction ou une malédiction, devait permettre à une forme d'énergie vitale de se manifester.

Nous connaissons bien maintenant les étapes de la fécondation *in vitro* telles qu'a pu l'observer Bob Edwards, Prix Nobel de médecine, qui pendant près de 40 ans a étudié la transformation de l'ovule humain : sa croissance, son ovulation, sa rencontre avec le spermatozoïde qui aboutit à la formation de deux noyaux de 23 chromosomes chacun puis, 24 heures plus tard, à 46 chromosomes qui nous constituent en tant qu'humain, le développement au début de quatre cellules jusqu'au stade de morula. Quatre à six jours après la fécondation, alors que la morula effectue sa descente vers l'utérus, elle se transforme en blastocyste. Celui-ci, d'abord libre dans la cavité utérine va s'enchâsser progressivement. Le lien entre les cellules embryonnaires et le corps maternel est établi comme en témoignent les dosages d'*human chorionic gonadotropin* (hCG), hormone sécrétée par l'embryon pour maintenir la sécrétion ovarienne d'œstrogène ou de progestérone qui est absolument nécessaire à cette période pré-embryonnaire pour le déroulement par la suite de l'organogenèse et le début de la morphogenèse entre la 4e et la 8e semaine après la fécondation.

C'est donc récemment qu'est apparue la fécondation *in vitro* : la rencontre à l'extérieur du corps d'un ovule et d'un spermatozoïde, puis son développement embryonnaire en laboratoire qui peut durer de 2 à 5–6 jours, suivi d'un transfert de cet embryon dans la cavité utérine. En France, Charles Thibaut réussissait cette fécondation *in vitro* chez la lapine en même temps que Bob Edwards en Angleterre en 1965, mais seul Bob Edwards et Patrick Septoe se sont attaqués à la fécondation *in vitro* chez l'espèce humaine et c'est après 13 ans de travail qu'ils ont pu obtenir la naissance de la petite Louise Brown.

La fécondation *in vitro* s'est répandue en France : on l'estime à 20 000 cas chaque année pour 800 000 naissances. Cet accroissement des conceptions médicalisées vaut non seulement pour la France mais aussi pour chaque pays du monde même ceux qui ont une natalité galopante : en effet, il n'est pas un pays qui n'ait pas de centre de prise en charge de l'infertilité, car la femme infertile est très souvent rejetée par son mari, par son groupe, par son clan et destinée à une solitude implacable. La stérilité masculine n'est pas toujours reconnue. Le nombre de questions scientifiques qui restent posées dans le domaine de la reproduction humaine est énorme. Pourquoi parmi les milliers de spermatozoïdes, un seul va pénétrer et empêcher le passage des autres ?

Le nombre de questions scientifiques qui restent posées dans le domaine de la reproduction humaine est énorme : pourquoi parmi des milliers de spermatozoïdes, un seul va pénétrer et empêcher le passage des autres ? Pourquoi un ovule va venir chaque mois, alors qu'il est programmé 3 mois auparavant et qu'un phénomène de répression empêche normalement la gestation multiple ? Qu'est-ce qui caractérise un ovule dans son aptitude à être fécondé, à se développer ? Quelle est la place des mitochondries dans cette énergie vitale de chaque ovule fécondé indépendamment de sa normalité chromosomique ? Beaucoup d'autres problèmes sont posés, la boîte noire qu'est la cavité utérine serait-elle en train d'être mieux comprise par les séquences génétiques qui président à la fenêtre d'implantation ?

Quoi qu'il en soit, ce ne sont pas tant les techniques de fécondation *in vitro* qui ont changé la société, mais c'est la société qui change, qui s'empare des techniques de fécondation *in vitro*. En effet, les femmes ont un désir d'enfant beaucoup plus tardif qu'auparavant, la règle étant un premier enfant à 30 ans, l'éventualité d'un remariage, la recomposition des familles, les paternités et maternités de plus en plus élargies. Il faut aussi prendre en compte, les grossesses tardive voire les grossesses ultra-tardives du fait du recours, sans limites physiologiques, au don d'ovules.

Or, ce désir tardif correspond à une chute brutale de la fertilité liée à un dysfonctionnement ovarien qui s'installe peut-être plus précocement qu'auparavant. Nous passons alors du médical au sociétal et compte tenu de cette constatation, pourquoi une femme de 35 ans ne pourrait pas conserver ses propres ovules pour le moment où elle serait plus disponible plutôt que de s'acharner, 5 ans plus tard, avec des échecs répétés de fécondation *in vitro* ? Ceci est autorisé dans de nombreux pays européens et aux États-Unis, mais la loi française qui permet la congélation n'a été votée qu'en 2021 et est encore 2 ans plus tard difficilement applicable. Si bien que nous sommes dans un domaine de plus en plus confronté au problème de temps. L'utérus, lui, n'a pas d'âge, les femmes de 60 à 65 ans peuvent être enceintes à partir du moment où on leur remet un embryon d'une femme jeune, telle est la preuve apportée par les greffes d'utérus souvent de femmes de 50 à 60 ans ou les dons d'ovocytes qui montrent un bon fonctionnement de cet organe, décidément hors temps.

Les questions de société abordées parfois avec passion, parfois avec conviction se multiplient : maintenant une femme seule, un couple de femmes homosexuelles peuvent avoir accès aux banques de spermatozoïdes. Le don de sperme ou d'ovules n'est plus dans l'anonymat. La recherche des origines est maintenant autorisée pour l'enfant né d'un don de gamètes et ayant atteint les 18 ans, puisque tous les donneurs et donneuses ont accepté le principe d'être identifiés à la demande de l'enfant.

Il faut également souligner le problème des mères porteuses, avec le risque inconsidéré d'aliénation ou d'atteinte à la personnalité de la mère porteuse qui se trouve amenée à louer son corps et une partie de son temps de vie.

Y a-t-il un âge limite pour le père, un âge limite à la volonté de concevoir ? Les questions sont nombreuses.

Pour alimenter la réflexion, je citerai Didier Sicard : « C'est dans l'écart, le fragile, le mal ficelé, le mal foutu que réside l'espérance d'un monde plus cohérent, n'ayons pas une vision totalement linéaire et encadrée et laissons un peu de place au hasard. » et Jean Dausset : « Il ne peut être question d'arrêter la connaissance qui constitue l'honneur de l'homme car toute connaissance est une libération de nombreuses servitudes. »

L'aventure de la fécondation *in vitro* a été incontestablement une transgression, il n'en reste pas moins que d'autres découvertes se profilent à l'horizon, interrogeant toujours plus profondément sur le sens que nous voudrons donner à la vie. Se poser la question du pourquoi des choses est donc aussi important que le comment faire. Le marché du pragmatisme qui a tout envahi ne doit pas mettre de côté ces questions fondamentales.

Après ces quelques réflexions, place à la médecine, les auteurs parmi les plus talentueux de notre communauté ont accepté de vous communiquer leur savoir basé sur leur expérience vécue de leurs pratiques médicales ou biologiques. C'est donc un état des lieux de qualité d'une science en mouvement qu'il faudra réactualiser en permanence et qui vous est proposé dans cet ouvrage.

Nous avons laissé à chaque auteur la liberté de sa réflexion puisque comme nous l'avons mentionné, il y a le « comment faire ? » qui est à la base de l'enseignement médical de cet ouvrage, mais aussi le « pourquoi faire ? » qui s'enrichit de la confrontation des points de vue personnels ou collectifs. Et sans pouvoir être exhaustifs, nous avons essayé de poser quelques jalons afin d'accompagner le lecteur dans sa propre réflexion.

Pr René Frydman

Professeur émérite, médecin de la reproduction,
hôpital Foch, Suresnes.

Abréviations

17OHP 17-hydroxyprogestérone
5-FU 5-fluoro-uracile
ABCD absence bilatérale des canaux déférents
ABM Agence de la biomédecine
ABP Androgen Binding Protein
ABVD doxorubicine, bléomycine, vinblastine, dacarbazine
Ac anticorps
AC doxorubicine, cyclophosphamide
ACAS anticorps antispermatozoïde
ACGO American College of Gynecology and Obstetrics
ACTH Adrenocorticotropic Hormone
ADN acide désoxyribonucléique
AIUM American Institute of Ultrasound in Medicine
AMH Anti-Müllerian Hormone (hormone antimüllérienne)
AMM autorisation de mise sur le marché
AMP assistance médicale à la procréation
ANO azoospermie non obstructive
ANSES Agence nationale de sécurité sanitaire de l'alimentation, de l'environnement et du travail
AO azoospermie obstructive
aOR Odds Ratio ajusté
ARN acide ribonucléique
ARNi ARN interférence
ARNm acide ribonucléique messager
ARNnc ARN non codant
ARS Agence régionale de santé
AS syndrome d'Angelman
ASRM American Society for Reproductive Medicine
ATA American Thyroid Association
ATCD antécédent
atRA All-Trans Retinoic Acid
ATS antithyroïdien de synthèse
AUA American Urological Association
AUC Area Under the ROC Curve
BCL6 B-cell Lymphoma 6
BEACOPP doxorubicine, bléomycine, vincristine, étoposide, cyclophosphamide, procarbazine
BMP15 Bone Morphogenic Protein 15
BPA bisphénol A
BPF bonnes pratiques de fabrication
BRCA Breast Cancer gene, classe des gènes suppresseurs de tumeurs
BT biopsie testiculaire
BWS syndrome de Beckwith-Wiedemann
CAF cyclophosphamide, doxorubicine, fluoro-uracile
CAPADD Commission d'accès des personnes nées d'une assistance médicale à la procréation aux données des tiers donneurs
Cas9 CRISPR Associated Protein 9
CBG Cortisol Binding Globulin
CCO complexe cumulo-ovocytaire
CDK9 kinase cycline-dépendante associée au P-TEFb
CECOS centre d'étude et de conservation des œufs et du sperme
CEF cyclophosphamide, épirubicine, fluoro-uracile
CFA comptage des follicules antraux
CFTR Cystic Fibrosis Transmembrane Conductance Regulator
CHOP cyclophosphamide, doxorubicine, vincristine, prednisone
CI cause inconnue
CJ corps jaune
CMF cyclophosphamide, méthotrexate, fluoro-uracile
CMV cytomégalovirus
CNGOF Collège national des gynécologues et obstétriciens français
CNRS Centre national de la recherche scientifique
COV composé organique volatil
COVID maladie à coronavirus 2019
CPDPN centre pluridisciplinaire de diagnostic prénatal
CpG chromatographie en phase gazeuse
CPK créatinine phosphokinase
CRF1 facteur de libération de la corticotropine de type 1
CRISPR Clustered Regularly Interspaced Short Palindromic Repeats
CSH cellule souche hématopoïétique
CTA centrale de traitement de l'air
cyESC cellule souche embryonnaire de singe cynomolgus

cyPGC cellule germinale primordiale de singe cynomolgus
DGCR8 Microprocessor Complex Subunit DGCR8 (syndrome de DiGeorge)
DHD 20α-dihydrodydrogestérone
DHEA déhydroépiandrostérone
DICER endoribonucléase impliquée dans le processus d'ARN interférence
DIE endométriose profonde
DMSO diméthylsulfoxyde
DO degré d'oxydation
DOHaD Developmental Origins of Health and Disease
DPI diagnostic préimplantatoire
DPI-A diagnostic préimplantatoire des aneuploïdies
DPN diagnostic prénatal
DRO diminution de la réserve ovarienne
DROSHA ribonucléase II de classe 2
DV donneuse vivante
DYD dydrogestérone
E2 œstradiol
EAU European Association of Urology
EC Early Cleaved
EC endométrite chronique
ECHA Agence européenne des produits chimiques
EMT écart maximum toléré
endo-siARN ARN interférent endogène
ERI échec répété d'implantation
ES solution d'équilibration
ESC Embryonic Stem Cell
eSET Elective Single Embryo Transfer
ESGE Europan Society for Gynaecological Endoscopy
ESHRE European Society of Human Reproduction and Embryology
FC forme classique
FCS fausse couche spontanée
FFER Fédération française d'étude de la reproduction
FGC Fetal Germ Cells
FIGO Fédération internationale de gynécologie et obstétrique
FISH Fluorescence *In Situ* Hybridization
FIV fécondation *in vitro*
FIVc fécondation *in vitro* classique
FMR Fragile X Messenger Ribonucleoprotein 1, impliqué dans le syndrome de l'X fragile
FNA Fine Needle Aspiration
FNC forme non classique
FOXL Forkhead Box Gene
FOXG1 (syndrome) Maladie génétique responsable d'un trouble du neuro-développement
FRAXA maladie génétique du syndrome de l'X fragile
FSH Follicle-Stimulating Hormone
GAFA Google, Apple, Facebook et Amazon
GDF9 Growth Differentiation Factor 9
GEDO Groupe d'études pour le don d'ovocytes
GH Growth Hormone, hormone de croissance
GnRH Gonadotropin-Releasing Hormone
GP globule polaire
GPA grossesse pour autrui
GSC Germline Stem Cell
GSCLC GSC-Like Cell
GU greffe utérine
HC halo cytoplasmique
hCG Human Chorionic Gonadotropin (hormone chorionique gonadotrope)
HCS hyperplasie congénitale des surrénales
HEPA High Efficiency Particulate Air
HFEA Human Fertilisation and Embryology Authority
HIFU ultrasons focalisés de haute intensité
HLA Human Leucocyte Antigen
hMG Human Menopausal Gonadotropin
hPGC Human Primordial Germ Cell
hPGCLC Human PGC-Like Cell
hPSC Human Pluripotent Stem Cell
HPV papillomavirus humain
HSV virus herpès simplex
HTA hypertension artérielle
HyFoSy Hysterosalpingo-Foam Sonography (hystérosalpingo-foam-sonographie)
IAC insémination artificielle intra-utérine avec sperme du conjoint
IC intervalle de confiance
ICMART International Committee for Monitoring Assisted Reproductive Technologies
ICSI Intracytoplasmic Sperm Injection (injection intracytoplasmique de spermatozoïdes)
IFEI International Fertility Education Initiative
IgA immunoglobuline A
IgG immunoglobuline G
IIU insémination intra-utérine
IM intramusculaire
IMC indice de masse corporelle
IMR Institut de médecine de la reproduction
IMSI Intracytoplasmic Morphologically Selected Sperm Injection
INF Institut national de la fertilité
INRA Institut national de la recherche agronomique
INSERM Institut national de recherche scientifique dedié à la santé humaine
IOP insuffisance ovarienne prématurée
iPSC Induced Pluripotent Stem Cell
IR Implantation Rate (taux d'implantation embryonnaire)

IRM	imagerie par résonance magnétique
IST	infection sexuellement transmissible
ISUTx	Société internationale de transplantation utérine
IWGROAR	World Collaborative Report on ART
KID	Known Implantation Data
KO	Knock-Out, KO d'absence
LAL	leucémie aiguë lymphoïde
LAM	leucémie aiguë myéloïde
LGBT	désigne les personnes non hétérosexuelles
LH	Luteinizing Hormone
LHRH	Luteinizing Hormone-Releasing Hormone
MAR-test	Mixed Antiglobulin Reaction Test
MCI	masse cellulaire interne
MCV	maladie cardiovasculaire
mEpiSC	Mouse Epiblast Stem Cells
MESA	Microsurgical Epididymal Sperm Aspiration
mESC	Mouse Embryonic Stem Cell
miARN	micro-ARN
MIG	mission d'intérêt général
MII	métaphase II
MIV	maturation ovocytaire *in vitro*
MMF	mycophénolate mofétil
MN	multinucléé
MRKH	Mayer-Rokitansky-Küster-Hauser
MSCI	inactivation des chromosomes sexuels méiotiques
mTESE	Microsurgical Testicular Sperm Extraction
MUSA	Morphological Uterus Sonographic Assessment
OATS	oligoasthénotératozoospermie
OHSS	Ovarian Hyperstimulation Syndrome
OMA	endométriome ovarien
OMS	Organisation mondiale de la santé
OPK	ovaire polykystique
OR	Odds Ratio
Ora	Odds Ratio ajusté
P	progestérone
P	protamine
PCR	Polymerase Chain Reaction
PE	perturbateur endocrinien
PEG	test de précipitation au polyéthylène glycol
PESA	Percutaneous Epididymal Sperm Aspiration
PGC	Primordial Germ Cell (cellule germinale primordiale)
PGCLC	Primordial Germ Cell-Like Cell
PGT	Preimplantation Genetic Testing
PGT-A	test génétique pré-implantatoire des aneuploïdies
PGT-M	Preimplantation Genetic Testing for Monogenic Disorders
pH	potentiel hydrogène
pHe	pH extracellulaire
pHi	pH intracellulaire
piARN	ARN interagissant avec Piwi
PLCζ	phospholipase C zeta
PLGF	Placental Growth Factor, marqueur d'un risque de préeclampsie
PMA	procréation médicalement assistée
PN	pronoyaux
PO	ponction ovocytaire
PPOS	Progestin-Primed Ovarian Stimulation
PRL	prolactine
PROH	propanediol
PRP	plasma riche en plaquettes
PS	plasma séminal
PSC	Pluripotent Stem Cell
PTU	propylthiouracile
RCOG	Royal College of Obstetricians and Gynaecologists
RES	Réseau environnement santé
RIF	Recurrent Implantation Failure = ERI : échecs répétés d'implantation
RISC	RNA-Induced Silencing Complex, complexe d'extinction induit par l'ARN
ROC	Receiver Operating Characteristic
ROPA	réception des ovocytes de la partenaire
RR	risque relatif
RRG	régime riche en graisses
SART	Society for Assisted Reproductive Technology
SC	sous-cutané
SCOS	Sertoli Cell-Only Syndrome
sc-RNA-Seq	Single Cell RNA Sequencing
SET	Single Embryo Transfer
s-FLT-1	récepteur soluble du facteur de croissance placentaire, marqueur d'un risque de pré-eclampsie
SHO	syndrome d'hyperstimulation ovarienne
SMR	Société de médecine de la reproduction
SNDS	Système national des données de santé
SNP	single nucléotide polymorphisme
SOPK	syndrome des ovaires polykystiques
SpermVD	Sperm Vitrification Device
SSR	syndrome de Silver-Russell
SSC	Spermatogonial Stem Cell (cellule souche spermatogoniale)
SUZI	Subzonal Insemination
TAC	docétaxel, doxorubicine, cyclophosphamide
TAL	Transcription Activator-Like
TALEN	Transcription Activator-Like Effector Nuclease
TE	transfert embryonnaire
TE	trophectoderme
TEC	transfert d'embryons congelés
TEFNA	Testicular Fine Needle Aspiration

TESE Testicular Sperm Extraction
Tg thyroglobuline
TGE taux de grossesse évolutive
TGF-β Transforming Growth Factor β, cytokine qui réprime les lymphocytes T
THG trouble hypertensif de la grossesse
THS traitement hormonal substitutif
TL Time-Lapse
TP protéine de transition
TPO thyroperoxydase
TRAK antirécepteur de la TSH
tRF fragment dérivé d'ARN de transfert
TS solution de décongélation
TSH Thyroid Stimulating Hormone
TU transplantation utérine
TUNEL marquage permettant de détecter l'ADN fragmenté au cours de l'apoptose
UTR site de liaison du ribosome
VEGF Vascular Endothelial Growth Factor
VHB virus de l'hépatite B
VHC virus de l'hépatite C
VIH virus de l'immunodéficience humaine
VS solution vitrifiante
WOR Window of Receptivity = FR : fenêtre de réceptivité
ZJ zone de jonction
ZP zone pellucide

Partie I

Approche de l'infertilité du couple

Le désir d'enfant face aux gynécologues

Chapitre 1

M. Flis-Trèves

Quand la réalisation du désir d'enfant se fait attendre, le gynécologue est invité à répondre aux questions multiples et anxieuses de ses patients. Elles traduisent la diversité des inquiétudes et des non-dits soulevés par la stérilité. Comment y répondre le plus justement possible ?

La procréation médicalement assistée réactive bien des souffrances et des blocages auxquels médecins et patients se confrontent. Ceci est encore plus vrai dans les cas de stérilité psychogène où rien, physiologiquement, n'interdit la survenue d'une grossesse.

Un désir inné

Le désir d'enfant est avant tout un désir inconscient [1] : on aspire à être parent comme nos parents et grands-parents l'ont été. Ce désir existe déjà chez le tout-petit, garçon ou fille. Il peut jaillir sans s'annoncer et souvent de façon contradictoire avec les objectifs conscients.

Aujourd'hui, pour la plupart d'entre nous avoir un enfant implique une décision volontaire, la venue de l'enfant est rarement « un accident ». On peut retarder la réalisation de ce désir. Le souhait de se réaliser, de profiter de la vie, d'avoir une vie amoureuse libre et détachée des obligations familiales, de s'accomplir professionnellement est déterminant dans le fait que l'on souhaite ensuite ou non réaliser son désir d'enfant.

Traditionnellement, ce désir s'exprime plus rapidement chez les femmes que chez les hommes. Ces derniers ne sont sanctionnés par aucune échéance biologique, de plus leur rôle social est bien souvent plus affirmé ! C'est pourtant dans l'histoire naturelle du couple de désirer un enfant à un moment ou à un autre de leur vie amoureuse.

L'insupportable attente

Quand une grossesse espérée depuis plusieurs mois est sans résultat, le couple se tourne naturellement vers le gynécologue. Il est essentiel que la première consultation se déroule en présence des deux partenaires et non avec un seul (la femme le plus souvent !). Il est important de resituer d'emblée chacun comme un acteur de cette quête longue et dont l'issue n'est pas assurée. Les premières questions sont souvent formulées par la femme. Elle est la première, par divers moyens (courbes de température, tests d'ovulation par exemple) à connaître plus précisément la période appropriée pour programmer les relations sexuelles « utiles ». Il est plus rare que les hommes s'inquiètent aussi rapidement de leur fertilité.

Il faut garder à l'esprit que l'attente génère une vive inquiétude qui perturbe la vie intime du couple. Il peut s'installer une fixation sur ce bébé à venir qui envahit de plus en plus l'espace mental et la vie conjugale. Le couple peut multiplier les relations sexuelles, alors que l'envie est étouffée par la nécessité de faire un enfant. Des troubles nouveaux peuvent alors surgir : une anorgasmie chez la femme, des troubles de l'érection chez l'homme. Les conflits même anecdotiques peuvent être plus fréquents. Il y a donc une incidence de l'infertilité sur la vie du couple. Si le couple est stérile, il perd en quelque sorte de sa légitimité et il va devoir affronter assez rapidement un sentiment d'inutilité et de finitude. Il va se sentir sanctionné par les réflexions d'amis déjà parents et le désir impatient des ascendants à devenir grands-parents. Le couple va alors chercher dans l'aide médicale à la procréation, non seulement la possibilité de réaliser le désir commun, mais aussi d'éviter la confrontation à sa finitude par une procréation hors sexualité.

L'annonce de l'infertilité

L'annonce du diagnostic constitue un traumatisme dans le couple que l'infertilité soit d'origine physiologique ou psychologique. Hommes ou femmes sont saisis par un sentiment de dévalorisation. Ils subissent tous deux de manière intense le conditionnement des sociétés d'aujourd'hui où l'épanouissement personnel ne supporte aucun échec et s'incarne bien souvent dans l'image d'un couple de parents. L'enfant tient en effet une grande place dans les symboles de la réussite. Toutefois, hommes et femmes devront résoudre des conflits intérieurs différents.

L'infertilité chez une femme entraîne un sentiment de culpabilité, renforcé lorsqu'elle a attendu pour avoir un enfant que sa carrière professionnelle soit stabilisée. Elle s'interrogera forcément : devait-elle faire passer son épanouissement professionnel avant son désir d'enfant?

L'infertilité met à jour un manquement majeur à ce qui détermine la place d'une femme dans la société à savoir sa capacité à être mère. Comment ne pas se sentir victime d'une malédiction, dépossédée d'une partie de soi-même? Les bilans biologiques mettent en évidence les failles physiologiques d'un corps qui ne répond pas aux attentes. L'image de soi en est gravement affaiblie, ainsi que la vie sociale et familiale. Elle peut éprouver une véritable haine envers elle-même ou un rejet de ce corps qui ne répond pas à sa demande.

Elle doit faire en quelque sorte un deuil et dans tout processus de deuil, il y a un renoncement à faire. Celui de la fertilité ne peut se cristalliser sur rien de concret. Il ne s'agit pas de faire le deuil d'une relation, d'une personne, mais d'une fonction qui jusqu'alors semblait naturelle.

Chez l'homme, l'infertilité renvoie immédiatement à la virilité. Près d'un tiers des hommes infertiles va connaître un épisode dépressif. Il s'accompagne parfois de réactions agressives ou de manifestations de (fausse) indifférence. Les hommes, plus que les femmes, adoptent des attitudes défensives par rapport à leur propre douleur. De surcroît, les hommes intègrent souvent les mots du médecin comme autant de paroles dévirilisantes. La fécondité et la virilité sont instantanément associées. Les résultats d'analyses, les comptes rendus, les spermogrammes constituent autant de preuves de leur impuissance. Il y a une sorte d'identification entre l'individu et ses spermatozoïdes souvent qualifiés de « lents, amorphes ou paresseux » par les équipes médicales. Perte de confiance en soi ou déni prennent souvent le pas sur une attitude positive.

Hommes et femmes devront, si un don de gamètes est nécessaire, accepter l'idée d'un tiers et que l'enfant à naître ne sera pas issu de leur patrimoine génétique. Envisager cette rupture de la transmission familiale est traumatisant et nécessite parfois un cheminement accompagné d'un psychologue. Comment après un don suivi d'une grossesse, accepter un enfant qui « n'est pas de soi » ?

L'assistance médicale à la procréation (AMP) a ceci de particulier qu'elle impose bien souvent aux femmes des traitements, alors même que l'infertilité est d'origine masculine. Les compagnons sont en empathie avec ce que leurs femmes doivent vivre et en retirent une certaine culpabilité. Il leur sera plus difficile de trouver leur place dans le parcours médical. Pourtant, leur rôle est fondamental auprès de leur compagne. Connaître l'heure des rendez-vous, les traitements recommandés, assumer avec leur femme les conséquences des échecs... L'attention de chacun envers l'autre renforce les liens de solidarité.

Les stérilités psychogènes

Certaines femmes se trouvent confrontées à une infertilité sans origine physiologique décelée. Tous les examens sont normaux, rien ne devrait entraver la procréation. Cette « stérilité psychogène » [**2**] (15 % des indications de fécondation *in vitro* [FIV]) est parfois assimilée à un « blocage ». Il définit cette situation où le corps ne fonctionne pas comme il le devrait. Le diagnostic d'infertilité idiopathique ne constitue pas un traumatisme moins sérieux que celui d'une stérilité dont l'origine est physique. Cette blessure narcissique prend racine dans l'empreinte du passé. Quand une femme désire un enfant, elle l'inscrit dans une filiation où les « visiteurs du passé » de sa famille sont présents. Tout le passé familial prend une valeur symbolique et les souvenirs ressurgissent : ce peut être, par exemple, une parente infertile à qui la patiente a été comparée, des mots maladroits entendus lorsque l'on était petit... L'héritage inconscient, fort lourd, peut constituer une interdiction symbolique de procréation.

Autre cas de figure : une femme peut devenir mère si sa propre mère « de la petite enfance » lui a témoigné tendresse et dévouement. En reconnaissant son enfant, la mère transmet cette « dette d'existence » [3]. L'enfant peut alors s'inscrire dans une filiation. Quand il est impossible de s'identifier à sa mère (décès, abandon, dépression, séparation précoce et traumatique, etc.), les femmes peuvent refuser inconsciemment de reproduire « l'échec » de leur propre mère. Elles sont hantées par la peur de basculer dans la dépression à leur tour et de ne pas « assumer » leur enfant. La mise en mots, le sens nouveau donné à des souvenirs lors d'entretiens psychologiques doit aider à résoudre ces conflits internes.

Certaines femmes ont toujours pensé qu'elles allaient éprouver des difficultés pour mettre un enfant au monde. Ce peut être sans raison apparente ou énoncé dans une histoire familiale particulière émaillée de traumatismes sexuels, disparition précoce d'un enfant, mort d'un aîné, non-dits, etc. D'autres femmes expriment leur désir d'enfant, mais se sont imaginées incapables d'assumer pareille responsabilité [4]. Ce sentiment ne se rattache parfois à rien de tangible apparemment dans leur histoire. Les difficultés que ses femmes rencontrent lorsqu'elles souhaitent une grossesse ravivent des souvenirs familiaux enfouis.

La parole, un soutien de la procréation médicalement assistée

La médecine résout aujourd'hui de nombreux cas d'infertilité, mais pour dépasser les obstacles des stérilités psychogènes, le médecin peut inviter les patientes à se tourner vers un soutien psychologique. Il ne doit jamais être imposé, mais conseillé lors du bilan d'infertilité. Il aide à faire un choix entre adoption et AMP et sert d'étai au cours des différentes étapes du processus de procréation médicalement assistée (PMA).

Ce soutien psychologique peut révéler à la patiente le refus inconscient d'enfanter. Il y a comme une interdiction à s'inscrire dans le lignage des femmes et des mères de leur famille.

Les rapports mères–filles sont donc bien pris en compte dans les stérilités psychogènes. Il est souvent essentiel que la patiente se réinscrive dans la généalogie de la famille pour résoudre ses conflits intérieurs.

La relation avec le père est aussi à l'œuvre dans le problème de l'infertilité féminine. Les sentiments conflictuels ou passionnels envers le père sont souvent réactivés à l'occasion de ce désir d'enfant qui ne se réalise pas. Un père de l'enfance absent ou faible, violent ou humiliant, les déceptions cruelles ressenties face un amour filial ou au contraire une relation fusionnelle sont autant de freins à la maternité et seront retrouvés dans les entretiens psychothérapiques.

Une anxiété trop forte sur l'avenir engendre également des difficultés à procréer. Pour certaines femmes, l'anxiété est si forte que seuls les scénarios négatifs prévalent. Il est alors momentanément impossible pour elles d'être enceintes, car elles envisagent le pire. D'où l'intérêt d'exprimer ses fantasmes et inquiétudes auprès d'un psychologue.

Une interruption volontaire de grossesse (IVG) peut aussi parfois être à l'origine de ce blocage. Si l'enfant désiré se fait attendre ou qu'une infertilité est diagnostiquée, les remords surgissent. L'impossibilité de procréer peut être vécue comme la sanction d'un geste pourtant légitime et raisonné au moment où la décision avait été prise.

Le décès d'un premier enfant à la naissance constitue un autre levier de la stérilité psychogène. Cet événement extrêmement douloureux ne suscite pas toujours dans l'entourage ou les équipes médicales, l'attention qu'il devrait. La sidération, la stupeur, la confusion, l'inhibition traduisent chez la mère la catastrophe psychologique subie. Les parents peuvent imaginer que la naissance d'un autre enfant, bien vivant, les aidera à cicatriser la douleur de l'enfant perdu. Si cet enfant consolateur tarde à venir pour des causes qui demeurent inexpliquées, c'est peut-être que le temps n'a pas été laissé à l'accomplissement du deuil psychique.

Toutes les femmes face à la maternité peuvent envisager des scénarios douloureux, mais en règle générale, ces inquiétudes prennent sens différemment lorsqu'elles sont exprimées en entretien. Le corps peut reprendre un fonctionnement qui avait été contrarié par les « mystères » de l'inconscient et la femme un jour, goûter au bonheur d'être mère.

Références

[1] Faure-Pragier S. Les bébés de l'inconscient. Paris : PUF; 1997.

[2] Frydman R, Frydman N, Flis-Trèves M. Un enfant ... enfin.... Paris : Hachette-Santé; 2011.

[3] Bydlowski M. La dette de vie. Paris : PUF; 1997.

[4] Bydlowski M. Je rêve un enfant. Paris : Odile Jacob; 2000.

La folliculogenèse : le B.A.-BA pour le médecin de la reproduction

Chapitre 2

S. Christin-Maitre

La folliculogenèse est un phénomène complexe qui démarre dès la vie intra-utérine. Dans l'espèce humaine, la folliculogenèse présente les caractéristiques suivantes :

- il s'agit d'un processus long : le stock de follicules primordiaux est acquis pendant la vie intra-utérine. La durée totale de la croissance folliculaire a une durée d'au moins 6 mois pour atteindre le stade préovulatoire ;
- il s'agit d'un processus très sélectif : un seul follicule atteindra le stade ovulatoire chaque mois alors que 99,9 % vont subir le phénomène d'atrésie ;
- il s'agit d'un phénomène avec un recrutement initial permanent suivi d'un recrutement cyclique : le recrutement des follicules lors des premiers stades de la folliculogenèse est permanent puis le recrutement au-delà du stade antral précoce devient cyclique ;
- la régulation hormonale par les hormones gonadotropes ne concerne que les derniers stades de la croissance folliculaire ;
- la différence de sensibilité à la FSH (*Follicle-Stimulating Hormone*) d'un follicule à l'autre explique l'asynchronie du recrutement final, la sélection et la dominance d'un seul follicule.

Classification des follicules dans l'ovaire humain

Le follicule est une structure qui contient un ovocyte. Cet ovocyte se différencie à partir des gonocytes primordiaux présents lors de la vie fœtale. Il reste bloqué dans sa division en prophase de première division méiotique. Le follicule se distingue du kyste qui est une structure liquidienne ne contenant pas d'ovocyte. Le nombre de follicules primordiaux est estimé à 6–7 millions au 5e mois de la vie intra-utérine. Il diminue progressivement par un phénomène de mort cellulaire programmée appelée apoptose, pour atteindre environ 1 million à la naissance et 400 000 à la puberté [1]. À la ménopause, les ovaires contiennent moins de 1 000 follicules.

Si la croissance de l'ovocyte évolue peu durant la folliculogenèse (diamètre de 20–50 à 100 µm), celle du follicule est majeure puisque son diamètre passe de 25–65 µm à 20 mm. Une classification morphologique a été établie en fonction de la taille folliculaire (figure 2.1). Elle comprend :

- les follicules primordiaux (environ 50 µm) dans lesquels l'ovocyte est entouré de quelques cellules épithéliales aplaties ;
- les follicules primaires (60–80 µm) caractérisés par une couche de cellules de granulosa. Le diamètre de la vésicule germinative atteint 20 µm : c'est l'entrée en phase de croissance proprement dite ;
- les follicules secondaires puis préantraux (200–400 µm). Il existe au moins deux couches de cellules de la granulosa. L'ovocyte sécrète une enveloppe glycoprotéique, la zone pellucide (ZP), et les cellules de la granulosa établissent des jonctions communicantes avec l'ovocyte. Autour de la membrane basale se forme

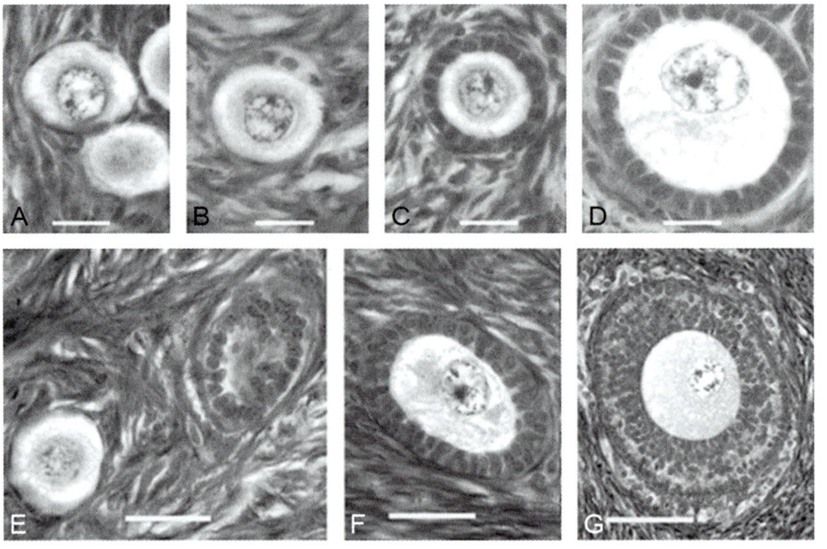

Figure 2.1. Aspects morphologiques des follicules.
A, B. Primordial et intermédiaire.
C, D. Primaire petit et grand.
E. Primaire atrétique (sans ovocyte).
F, G. Secondaire de deux couches et secondaire préantral. *Source : Figure issue des travaux d'A. Gougeon, unité INSERM U 1052, Lyon.*

progressivement la thèque interne. Les récepteurs de FSH et de LH (*Luteinizing Hormone*) apparaissent respectivement sur les cellules de la granulosa et sur les cellules de la thèque interne;

- les follicules antraux (1–20 mm). Une cavité apparaît au sein du follicule, elle est appelée antrum et contient le liquide folliculaire. L'ovocyte est entouré de la ZP et du *cumulus oophorus*. La thèque est totalement formée, avec une thèque interne et une thèque externe.

Le stock de follicules primordiaux n'est pas renouvelable. Il constitue la réserve folliculaire préétablie et les follicules antraux précoces constituent la réserve dynamique [2]. Il n'existe à ce jour aucun marqueur fiable de la réserve préétablie. L'AMH (*Anti-Müllerian Hormone*) et/ou le CFA permettent d'apprécier uniquement la réserve dynamique [3].

L'analyse histologique de 35 prélèvements ovariens, réalisée en 1984 par A. Gougeon [4], a permis de distinguer les différentes étapes allant des follicules de la réserve jusqu'au stade préantral puis la phase de croissance basale et enfin la phase dynamique jusqu'au stade préovulatoire. Au sein de la croissance, huit classes différentes de follicules ont été décrites (figure 2.2). Ces analyses histologiques ovariennes ont montré :

- une multiplication des cellules de la granulosa majeure puisqu'elles passent de 10^3 cellules au stade pré-antral à plus de 50.10^6 cellules au stade préovulatoire;
- une durée de la croissance folliculaire estimée à plusieurs mois. La première partie de la folliculogenèse qui comprend le passage du follicule de réserve au stade préantral, est d'une durée difficile à préciser. Elle serait d'au moins 120 jours dans l'espèce humaine. La deuxième partie, appelée croissance basale correspond au passage des follicules de la classe 1 à la classe 4. Sa durée serait de 65 jours. Elle serait suivie du phénomène de sélection qui durerait 5 jours. La maturation finale est le passage de la classe 5 à la classe 8, sa durée est de 15 jours. Seule la maturation finale est sous la dépendance de la FSH, il s'agit de la croissance dynamique;
- une atrésie folliculaire importante. Sur les 100 follicules de la classe 1, seulement dix atteindront la classe 5 et un seul la classe 8.

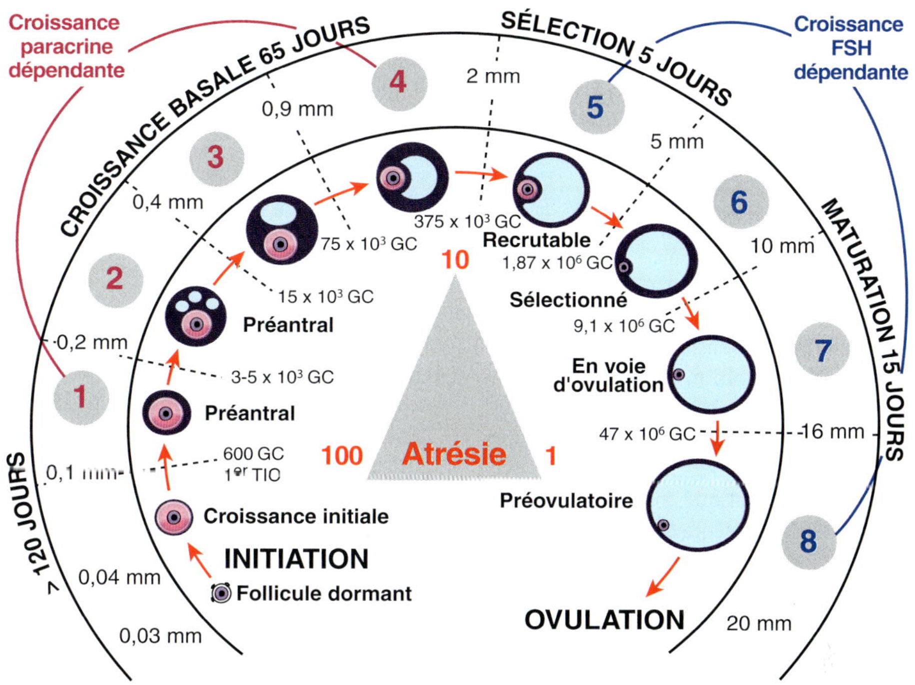

Figure 2.2. Classification des follicules du stade préantral au stade préovulatoire selon l'analyse de Gougeon.
Source : Figure issue des travaux d'A. Gougeon, unité INSERM U 1052, Lyon.

Régulation de la croissance folliculaire

La croissance folliculaire comprend deux phases, la croissance basale et la croissance dynamique ou cyclique.

Croissance folliculaire basale

La croissance folliculaire jusqu'au stade antral dépend principalement de facteurs ayant des actions autocrines et/ou paracrines, sécrétés par l'ovocyte et/ou les cellules de la granulosa du follicule. Les facteurs les mieux identifiés à ce jour sont le facteur *kit ligand* et son récepteur c-Kit ainsi que le GDF9 (*Growth Differentiation Factor 9*) et le BMP15 (*Bone Morphogenic Protein 15*) [5]. Ces deux derniers appartiennent à la famille du TGF-β et sont produits par l'ovocyte. Ils permettent essentiellement la prolifération des cellules de la granulosa. Un autre acteur majeur est l'AMH qui est sécrétée par les cellules de la granulosa. Cette hormone joue un rôle essentiel dans le maintien du pool folliculaire car elle inhibe d'une part le recrutement initial des follicules mais aussi leur recrutement cyclique [3].

Le rôle de la FSH et de la LH est probablement minime durant cette phase même si des récepteurs ont été identifiés dès le stade préantral sur les cellules de la granulosa pour la FSH et sur les cellules de la thèque interne pour la LH. En effet, chez les femmes hypophysectomisées, ou lors d'une prise d'œstroprogestatifs, il est possible de voir à l'échographie des petits follicules antraux (2–4 mm) qui sont présents, même en l'absence de gonadotrophines. De plus, quelques rares cas de patientes avec des mutations perte de fonction de la FSH ou de son récepteur confirment le rôle de la FSH sur la croissance folliculaire terminale.

Croissance folliculaire « régulée »

Les hormones gonadotropes (FSH et LH) sont indispensables au développement final des follicules, du stade antral jusqu'au stade préovulatoire. Cette régulation endocrine n'exclut cependant pas l'implication de facteurs intraovariens paracrines et autocrines (stéroïdes, peptides) qui modulent l'action des gonadotrophines. Il est possible de distinguer trois phases de développement folliculaire dans les 20 jours qui précèdent l'ovulation [6].

La phase de recrutement folliculaire

Cette phase est sous la dépendance de la FSH. Cette hormone permet de recruter une dizaine de follicules présents en fin de phase lutéale du cycle précédent. En effet, la concentration de FSH plasmatique augmente environ 4 jours avant le début des règles, plus précisément 10 jours après le pic de LH plasmatique du cycle précédent. Cette élévation progressive de la FSH plasmatique, lors de la transition lutéofolliculaire, est la conséquence de l'apoptose du corps jaune (CJ). En effet, en l'absence de grossesse, les sécrétions d'œstradiol (E2) et de progestérone chutent et, suite au rétrocontrôle hypothalamo-hypophysaire, la FSH s'élève. Le rétrocontrôle est hypophysaire mais aussi hypothalamique car la chute de la progestérone induit une augmentation de la fréquence et de l'amplitude des pulses de GnRH (*Gonadotropin-Releasing Hormone*). Cette augmentation progressive de la sécrétion de FSH hypophysaire va induire une ouverture de la fenêtre de recrutement des petits follicules antraux.

La sélection folliculaire

Une caractéristique essentielle de la folliculogenèse dans l'espèce humaine réside dans le fait que la sensibilité individuelle à la FSH est différente d'un follicule à l'autre. De ce fait, le recrutement folliculaire est asynchrone. Le follicule le plus sensible à la FSH (ayant le seuil de FSH le plus bas) va débuter sa croissance en premier. Comme le montre la figure 2.3, les autres follicules, moins

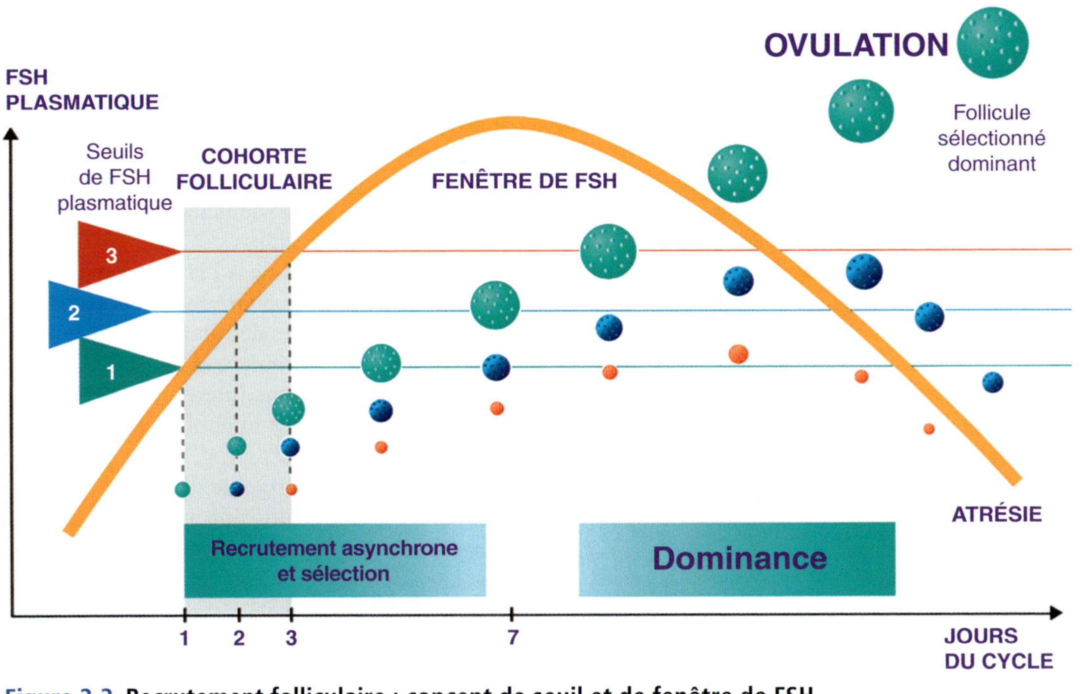

Figure 2.3. Recrutement folliculaire : concept de seuil et de fenêtre de FSH.
Cette figure illustre l'ouverture et la fermeture de la fenêtre de recrutement par la FSH.
L'augmentation de la FSH plasmatique ouvre la fenêtre de recrutement. Du fait de seuils de sensibilité à la FSH différents, les follicules sont recrutés à des temps différents de la phase folliculaire précoce. Le recrutement folliculaire est dit « asynchrone » : le follicule 1, qui a un seuil de FSH bas, est recruté plus tôt que les follicules 2 et 3 qui sont moins sensibles à la FSH. La décroissance progressive de la FSH plasmatique ferme la fenêtre de recrutement. Seul le follicule le plus sensible à la FSH poursuivra sa croissance jusqu'à un stade de maturité qui lui permettra d'atteindre l'ovulation.

sensibles à la FSH, sont recrutés ultérieurement selon leur propre seuil de FSH [7]. Cette différence de sensibilité à la FSH est probablement liée à un nombre supérieur de récepteurs de FSH et/ou à une meilleure vascularisation.

L'asynchronie du développement folliculaire explique la sélection d'un follicule, le plus sensible à la FSH. Celui-ci est facilement repérable entre le 6e et le 8e jour du cycle par sa taille à l'échographie (environ 10 mm) et par la sécrétion d'E2 plasmatique dont il est principalement responsable. Il a, en effet, déjà acquis un certain degré de différenciation dont témoigne l'expression de l'aromatase P450 et du récepteur de la LH au sein des cellules de la granulosa.

La dominance du follicule sélectionné sur les autres follicules

La production d'E2 par les cellules de la granulosa du follicule sélectionné induit en milieu de phase folliculaire une diminution de la FSH plasmatique. Ce phénomène est appelé le *feed-back* négatif. Cette phase correspond à la fermeture physiologique de la fenêtre de FSH. Ce concept de fenêtre de FSH avec une ouverture (montée de la FSH) et une fermeture (chute de la FSH) a été décrit initialement par David Baird [7]. Ce phénomène explique que le fait que les follicules les moins sensibles à la FSH ne peuvent franchir leur seuil avant la baisse de FSH et vont donc subir le phénomène d'atrésie folliculaire. Seul le follicule dominant qui, lui seul aura franchi le seuil suffisamment tôt, va avoir la capacité de poursuivre sa croissance et ainsi d'atteindre l'ovulation. Dans l'espèce humaine, le phénomène de mono-ovulation est la conséquence de cette baisse de FSH en fin de phase folliculaire. Plus la fenêtre de FSH est large, plus le nombre de follicules recrutés est grand.

Durant la dernière partie de la folliculogenèse, le rôle de la LH est également essentiel. En effet, durant toute la phase folliculaire, la LH se lie sur son récepteur situé sur la membrane des cellules de la thèque. Elle permet ainsi la stimulation de la 17-α-hydroxylase qui permet la conversion de la progestérone en 17-OH-progestérone, qui va ensuite être transformée en androgènes, essentiellement la delta 4 androstènedione. Les androgènes franchissent ensuite la membrane basale et vont être aromatisés, c'est-à-dire transformés en E2, sous l'influence de la FSH qui se lie sur son récepteur membranaire situé sur les cellules de la granulosa. Il s'agit de la théorie bicellulaire impliquant les deux types cellulaires (cellules de la thèque et cellules de la granulosa) et les deux hormones (LH et FSH). L'E2 lorsqu'il est sécrété par le follicule au moment du pic préovulatoire donne une concentration plasmatique de 200 pg/mL (680 pmol/L), par follicule. L'association de FSH et de LH est nécessaire pour obtenir une croissance folliculaire et une montée de l'E2 satisfaisantes. C'est la montée d'E2 qui va déclencher le pic préovulatoire de GnRH et donc de LH. Il existe en fin de phase folliculaire une inversion du rétrocontrôle de l'E2 sur les gonadotrophines. En effet, il passe d'un rétrocontrôle négatif à positif. Cette inversion est médiée par le système des Kisspeptines [8].

Le pic de LH possède essentiellement trois fonctions :

1) l'arrêt de la division des cellules de la granulosa et la formation du corps jaune (CJ) ;
2) l'ovulation du follicule ;
3) la reprise de la méiose ovocytaire.

L'ovulation du follicule correspond à un syndrome inflammatoire localisé dans l'ovaire, impliquant les prostaglandines. Elle a lieu 10 à 12 heures après le pic de LH. Ainsi, en fin de phase folliculaire, la LH agit sur les cellules de la granulosa car ces cellules acquièrent progressivement le récepteur de la LH [9]. La LH possède une action synergique avec la FSH pour stimuler les enzymes de la granulosa (3β-hydroxysteroid dehydrogenase-aromatase P450) et participer à la production de progestérone et d'E2 au sein du follicule.

Dans la période préovulatoire, le rôle des récepteurs de la LH présents sur la granulosa est essentiel pour la reprise de méiose de l'ovocyte et l'ovulation du complexe cumulo-ovocytaire (CCO).

Il existe une synergie importante entre les deux hormones gonadotropes :

- la FSH contribue au recrutement folliculaire, à la croissance folliculaire et aux phénomènes de sélection-dominance ;
- la LH est nécessaire à une stéroïdogenèse complète et à l'ovulation du follicule sélectionné.

Après l'ovulation, les cellules de la granulosa deviennent le CJ. Ce dernier est sous la dépendance de la LH. Sa durée de vie est déterminée, elle est de 14 jours sauf en cas de grossesse où le CJ devient le corps gravidique.

Les « nouveaux » acteurs de la folliculogenèse

En dehors de la physiologie « dite classique » décrite dans les paragraphes précédents, ces dernières années ont été marquées par l'identification de nouveaux acteurs impliqués dans la folliculogenèse. Les progrès ont été essentiellement réalisés suite à la description de modèles animaux mais aussi de patientes avec une IOP (insuffisance ovarienne prématurée). Ces patientes en aménorrhée primaire ou secondaire ont un taux de FSH plasmatique supérieur ou égal à 25 UI/L, un taux d'E2 bas, survenant avant l'âge de 40 ans. L'IOP est le plus souvent secondaire à une perte folliculaire accélérée. À ce jour, des variants pathogènes ont été décrits dans plus de 100 gènes différents [10]. Beaucoup d'entre eux sont impliqués dans la folliculogenèse, à tous les différents stades de maturation des follicules (figure 2.4). La majorité concerne le développement ovarien, la méiose ou les voies de réparation de l'acide désoxyribonucléique (ADN).

Au total, dans l'espèce humaine, la folliculogenèse dure au moins 6 mois. La majorité des follicules (99,9 %) va subir le phénomène d'atrésie folliculaire car physiologiquement, chez une femme, moins de 400 follicules parmi les 6 millions initiaux vont arriver au stade préovulatoire. Ce processus implique une machinerie très complexe avec des facteurs paracrines et endocrines. Une meilleure compréhension des acteurs impliqués dans la folliculogenèse ovarienne devrait permettre d'optimiser la mono-ovulation lors de stimulation ovarienne, d'éviter les hyperstimulations lors des cycles de FIV, mais aussi de moduler à moyen terme la perte folliculaire.

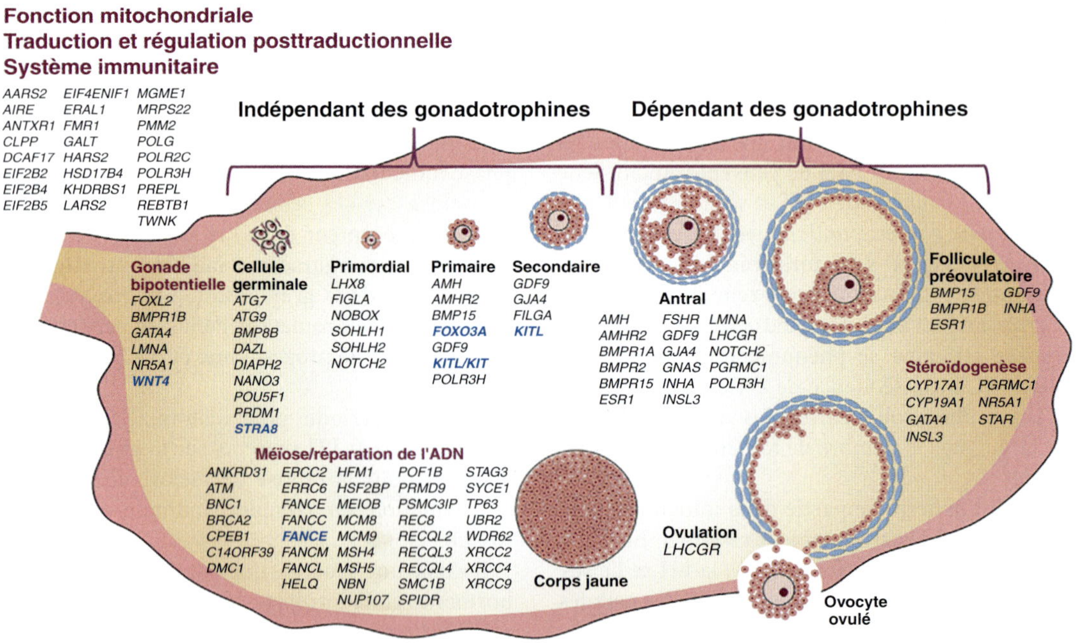

Figure 2.4. Représentation schématique des principaux variants pathogènes décrits dans des cas d'IOP.

Ils sont principalement impliqués dans tous les stades de la folliculogenèse ainsi que dans la méiose et la réparation de l'ADN. D'après França MM, Mendoca BB. Genetics of ovarian insufficiency and defects of folliculogenesis. Best Pract Res Clin Endocrinol Metab 2022;36(1):101594.

Références

[1] Wallace, W.H.B., Kelsey, T.W., 2010. Human ovarian reserve from conception to the menopause. PLoS One 5 (1), e8772.

[2] Monniaux, D., Clément, F., Dalbiès-Tran, R., et al., 2014. The ovarian reserve of primordial follicles and the dynamic reserve of antral growing follicles: what is the link? Bio Reprod 90 (4), 85.

[3] di Clemente, N., Racine, C., Pierre, A., Taieb, J., 2021. Anti-Müllerian hormone in female reproduction. Endocr Rev 42, 753–782.

[4] La, Gougeon A., 2011. croissance folliculaire dans l'ovaire humain. Med Clin Endocrinol Diabete 52, 16–21.

[5] Rossetti, R., Ferrari, I., Bestetti, I., et al., 2020. Fundamental role of BMP15 in human ovarian folliculogenesis revealed by null and missense mutations associated with primary ovarian insufficiency. Hum Mutat 41 (5), 983–997.

[6] DiZerega, G.S., Hodgen, G.D., 1981. Folliculogenesis in the primate ovarian cycle. Endocr Rev 2 (1), 27–49.

[7] Baird, D., 1987. A model for follicular selection and ovulation: lessons from superovulation. J Steroid Biochem 27 (1-3), 15–23.

[8] Sobrino, V., Avendano, M.S., Perdices-Lopez, C., et al., 2022. Kisspeptins and the neuroendocrine control of reproduction: recent progress and new frontiers in kisspeptin research. Front Neuroendocrinol 65, 100977.

[9] Jeppesen, J.V., Kristensen, S.G., Nielsen, M.E., et al., 2012. LH-receptor gene expression in human granulosa and cumulus cells from antral and preovulatory follicles. J Clin Endocrinol Metab 97 (8), E1524–E1531.

[10] França, M.M., Mendoca, B.B., 2022. Genetics of ovarian insufficiency and defects of folliculogenesis. Best Pract Res Clin Endocrinol Metab 36 (1), 101594.

Importance de la réserve ovarienne

Chapitre 3

E. Heggarty, D. de Ziegler, P. Pirtea

En AMP, la FIV est le traitement de choix des infertilités tubaires et l'ICSI (*Intracytoplasmic Sperm Injection*) des étiologie masculines d'infertilité. La FIV est également le traitement ultime de toutes les autres causes d'infertilité, étant alors entreprise après que toutes les autres options ont échoué. Depuis ses débuts pratiquement, l'AMP a été intimement associée à la stimulation ovarienne contrôlée (*controlled ovarian stimulation* ou COS) conçue pour augmenter le nombre d'ovocytes disponibles et donc le nombre d'embryons potentiellement obtenus.

Aujourd'hui, la COS demeure la plus efficace des mesures jamais prises pour augmenter les résultats de l'AMP. Ce lien intime entre COS et AMP a amené à confondre souvent les résultats de l'un – le nombre d'ovocytes obtenus – et ceux de l'autre – les taux de grossesses.

Le bilan préstimulation ovarienne, dont fait partie l'estimation de la réserve ovarienne, a un rôle triple : déterminer le protocole et, les doses de gonadotrophines utilisées, estimer les risques de non-réponse ou réponse excessive, et identifier les pathologies dont la prise en charge implique des dispositions spécifiques (syndrome des ovaires polykystiques [SOPK] ou endométriose par exemple).

Réserve ovarienne

Définition

Le terme de réserve ovarienne regroupe l'ensemble des paramètres capables de prévoir la réponse de l'ovaire à la stimulation d'une ovulation multifolliculaire comme cela est pratiqué en FIV. Le terme lui-même suggère bien plus que ce que ces paramètres sont en réalité capables de prévoir. En effet le mot « réserve » comporte une projection dans l'avenir laissant imaginer que l'on serait capable de dire ce que sera la réponse ovarienne dans un avenir plus ou moins proche. La réalité est bien différente. L'ensemble des paramètres retenus pour la mesure de la réserve ovarienne prévoit simplement ce que sera la réponse à une stimulation ovarienne immédiate, mais n'offre pas de projection dans l'avenir. La nature même du terme et en particulier le concept de « réserve » sont donc à même d'induire en erreur et de faire croire à un pouvoir de prédiction qui n'en est pas. Les trois paramètres principaux de la réserve ovarienne sont décrits ci-dessous.

Le comptage des follicules antraux (CFA)

Un follicule ovarien est qualifié d'« antral » lorsque les cellules de la granulosa ont acquis des récepteurs à la FSH et par là, la capacité à répondre à une élévation de la FSH plasmatique (figure 3.1). Celle-ci peut être d'origine endogène ou exogène. Pendant la période intercycle, il existe une élévation discrète de la FSH endogène – le signal FSH intercycle – qui exerce un effet sur les follicules antraux présents à ce moment. On estime que le nombre total (des deux côtés) de follicules antraux présents à un instant donné est de 10 à 20 chez une femme entre l'âge de 20 et 40 ans.

De plus, les follicules antraux acquièrent une cavité – d'où leur nom – qui se forme de manière contemporaine à l'apparition des récepteurs à la FSH. Cette cavité permet de reconnaître les follicules antraux à l'échographie et d'estimer leur

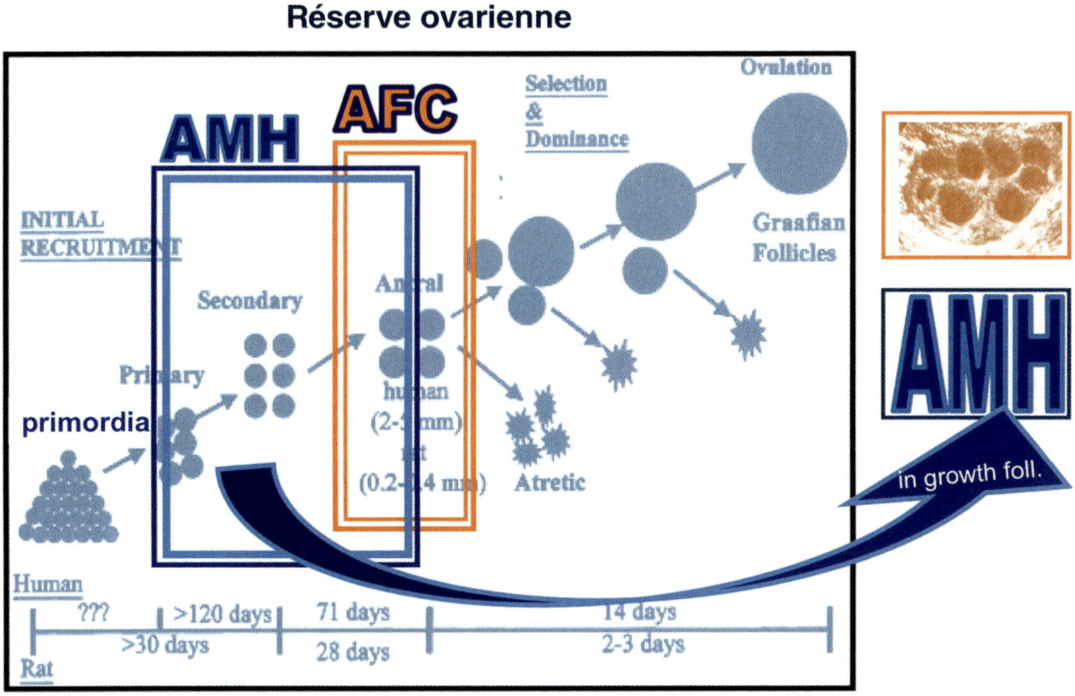

Figure 3.1. Follicules ovariens, y compris follicules antraux (AFC) et follicules en croissance produisant de l'AMH (AMH).
Source : McGee EA, Hsueh AJW. Initial and cyclic recruitment of ovarian follicles. Endocr Reviews 2000; 2 : 200.

nombre afin d'obtenir le compte des follicules antraux (CFA) ou *antral follicle count* (AFC) des Anglo-Saxons. Par définition, les follicules antraux sont identifiés par la présence d'une cavité anéchogène en échographie de 2 à 9 mm de diamètre. À l'opposé, un follicule supérieur à 10 mm est probablement déjà entré dans sa phase finale de croissance ou est un follicule atrétique. Aujourd'hui, des systèmes permettent un comptage automatique des follicules antraux à partir d'un système de reconnaissance d'image évoluant dans une matrice 3D. Ce système doit cependant être évalué.

L'interprétation du CFA se fait sur le total des mesures des deux ovaires. Compter des follicules inférieurs à 2 mm n'est pas souhaitable car cette mesure serait grandement influencée par des paramètres techniques, comme notamment le poids de la patiente et la résolution spatiale de l'échographe utilisé.

Selon Gougeon, il existe une incertitude fondamentale sur la nature des follicules qui sont repérés à l'échographie et identifiés sur la base de la présence d'une cavité de 2 à 9 mm [1]. En règle générale, Gougeon estime que 85 % des follicules comptés représentent de véritables follicules antraux susceptibles de répondre à la stimulation, alors que les 15 % restants sont des follicules atrétiques qui ne répondront pas [1]. Les appareils d'échographie actuels ne permettent pas de distinguer les deux types de follicules (antraux ou atrétiques). De plus, il est connu que dans des conditions particulières, comme en cas de faiblesse ovarienne notamment, ce pourcentage peut varier grandement jusqu'à atteindre 50 % de follicules atrétiques comptés par erreur comme follicules antraux. Par conséquent, l'incertitude sur la nature biologique des follicules mesurés – antraux ou atrétiques – est largement supérieure à l'erreur méthodologique propre qui est due à la machine. Un jour, des techniques échographiques permettront sans doute de déterminer quels sont les follicules qui sont fonctionnellement antraux – avec récepteurs à la FSH et susceptibles de répondre à une stimulation – de ceux qui sont atrétiques (et échographiquement semblables).

En règle générale, le nombre de follicules antraux ne varie pas au cours du cycle menstruel car ce nombre est constamment refourni par des nouveaux follicules en croissance qui atteignent le stade de follicules antraux. Cependant, il est habituel de procéder au CFA en début de cycle, notamment parce que ceci est techniquement plus aisé. À l'opposé, un compte des follicules antraux en phase folliculaire ou lutéale peut être gêné par la présence d'un follicule en croissance ou d'un CJ, mais le nombre mesuré n'est pas intrinsèquement différent.

Le CFA est considéré comme étant un reflet du nombre de follicules primordiaux – le bagage ovocytaire – présents à un moment donné. Cette assomption est basée sur le principe que la croissance folliculaire – intervenant sur les follicules ayant quitté le *pool* des follicules primordiaux – se fait à pourcentage constant du nombre des follicules primordiaux restants.

Hormone antimüllerienne (AMH)

L'hormone antimüllérienne (*Anti-Müllerian Hormone* ou AMH) ou parfois appelée *Mullerian Inhibitory Substance* (MIS) est produite par la gonade primitive masculine pendant la vie fœtale – et responsable de la régression du système müllérien – et par les petits follicules en croissance de l'ovaire. La production ovarienne d'AMH est le produit des petits follicules antraux et surtout des follicules classés comme préantraux (primordiaux) et donc non visibles à l'échographie (voir figure 3.1). On estime que le nombre de follicules produisant de l'AMH est compris en moyenne entre 100 et 200 chez une femme entre 20 et 40 ans.

Il n'est pas clairement établi si la production d'AMH par follicule varie et si elle peut être influencée par des phénomènes hormonaux locaux. On pense aujourd'hui cependant que la mesure du taux d'AMH plasmatique reflète le nombre de follicules préantraux. Comme pour les follicules antraux, la cohorte des follicules produisant de l'AMH – et donc les taux d'AMH – reflète la taille de la cohorte de follicules primordiaux présente à un moment donné. Par conséquent, les taux d'AMH et le CFA sont liés l'un à l'autre chez une même personne, offrant tous deux un reflet indirect de la cohorte des follicules primordiaux restants.

Dialogue hypophyso-ovarien : les taux de FSH/E2 à J3

Le marqueur de la réserve ovarienne est la mesure de la FSH en début de cycle, typiquement au 3e jour du cycle menstruel. Il existe en effet à cette période, et à cette période seulement, un dialogue fonctionnel entre le signal hypothalamo-hypophysaire et la réponse ovarienne. La FSH plasmatique s'élève à J3 environ, créant un signal FSH intercycle dont l'amplitude moyenne est de 2,5 mIU/mL. Cette amplitude est plus importante chez les femmes dont la réserve ovarienne est altérée. Les follicules dotés de récepteurs à la FSH répondent au signal FSH en produisant de l'E2 et de l'inhibine B, ce qui aboutit à abaisser les taux de FSH par effet de rétrocontrôle négatif. Par conséquent, une diminution du nombre des follicules répondant au signal FSH se traduit par un signal plus important et donc des taux de FSH plus élevés à J3. Ainsi, la valeur de la FSH à J3 est un reflet inverse du nombre de follicules antraux disponibles à ce moment-là [2].

Dans certains cas, l'élévation de la FSH est très précoce et a lieu avant le 3e jour du cycle. Dans ces cas, la mesure à J3 fait apparaître une élévation des taux d'E2 égaux ou supérieurs à 40 pg/mL. Celle-ci indique que la FSH est déjà redescendue (par effet *feed-back* négatif de l'E2) et que par conséquent, une valeur de FSH basse à J3 n'a plus aucune signification favorable. L'expérience indique que l'élévation de FSH mesurée à J3 (notamment > 12 mIU/mL) a une bonne valeur prédictive de mauvaise réponse, mais à l'opposé une valeur basse a peu de valeur prédictive de bonne réponse ovarienne. Une élévation des taux d'E2 ($\geq$ 40 pg/mL) à J3 invalide une valeur de FSH qui serait basse à ce moment-là.

Réserve ovarienne : erreurs de mesure

Tous les différents paramètres de réserve ovarienne donnent un reflet de l'ampleur de la réponse que l'on peut attendre. En revanche chacun de ces paramètres est entaché de sources d'erreurs possibles qui sont cependant indépendantes. Par conséquent, nous pensons qu'il est préférable de mesurer les trois paramètres de la réserve ovarienne afin d'éviter des mauvaises interprétations pouvant amener à des erreurs de traitement :

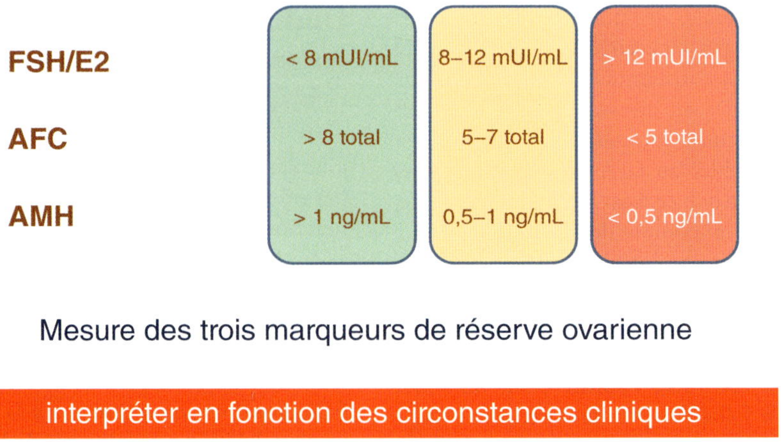

Figure 3.2. Analyse et interprétation des paramètres de réserve ovarienne avec attribution d'un triple code couleur.

- CFA : incertitude sur la nature – fonctionnelle ou non – des follicules mesurés. Dans certains cas environ 50 % des follicules mesurés sont atrétiques, alors que ce n'est normalement le cas que de 15 % seulement [3] ;
- taux d'AMH : la mesure des taux d'AMH est en principe stable au cours du cycle menstruel et après la prise d'hormones [4, 5], mais des différences ont été rapportées liées à la gestion de l'échantillon après la mesure (délai avant mesure, température, technique, etc.) [6] ;
- FSH/E2 à J3 : une élévation de FSH augure d'une mauvaise réponse à la stimulation ovarienne (COS). La FSH est en fait un bon marqueur de mauvaise réponse ovarienne, alors qu'une valeur de FSH normale a une mauvaise prédiction de bonne réponse ovarienne. De plus, les valeurs de FSH fluctuent d'un mois à l'autre. Dans ce cas, il a été établi que c'est la valeur la plus mauvaise – la plus élevée – qui porte la prédiction de la réponse ovarienne à la stimulation en AMP.

En pratique, nous utilisons la symbolique illustrée dans la figure 3.2. Ainsi, une évaluation de la réserve ovarienne donne un score compris entre « 3 verts » et « 3 rouges » et toutes les situations intermédiaires (voir figure 3.2).

Réponse ovarienne et choix du protocole de stimulation

Une fois le recours à la FIV décidé, il convient de sélectionner le protocole de stimulation le plus adéquat pour chaque patiente. Pour ceci, on mesure les paramètres de la réserve ovarienne dans le but d'ajuster les doses initiales de gonadotrophines (FSH, *Human Menopausal Gonadotropin* [hMG] ou biosimilaires) utilisées. La référence choisie est celle de 150 UI/j qui convient en principe à une femme jeune ayant une fonction ovarienne normale. Cette dose est ajustée à la hausse ou à la baisse en fonction des paramètres cliniques de réserve ovarienne et, si disponibles, des données sur des stimulations antérieures. Une femme jeune atteinte de SOPK aura une dose réduite par exemple à 112,5 UI dès le 3e jour de la stimulation. À l'opposé, une femme plus âgée dont l'AMH est basse recevra une dose initiale de FSH/hMG de 300 UI/j. D'une manière générale, on préfère les protocoles antagonistes en raison de la possibilité qu'ils offrent d'éviter les hyperstimulations.

Prévoir les réponses excessives ou trop faibles

Une fois le recours à la FIV décidé, l'évaluation de la réserve ovarienne permettra de déceler les réponses ovariennes qui risquent d'être trop faible en raison d'un effondrement de ces valeurs. La figure 3.3 a défini comment l'évaluation de la réserve ovarienne permet d'identifier les personnes qui vont avoir une réponse ovarienne trop faible. Il convient alors de déterminer si cette diminution de la quantité ovocytaire est associée

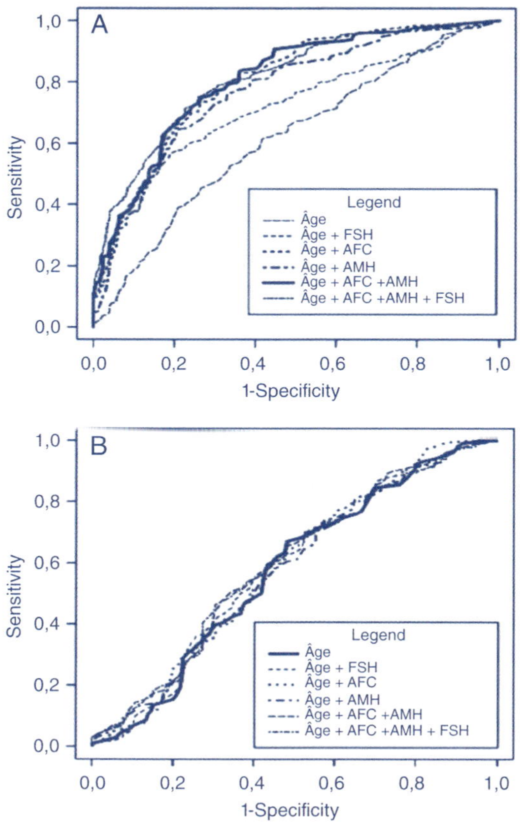

Figure 3.3. Prédiction de la réponse ovarienne.
a. Les taux d'AMH et de FSH améliorent la prédiction d'une mauvaise réponse ovarienne comparée à l'âge seul. L'AMH, le CFA et la FSH à J3 améliorent la prédiction fournie par l'âge seul.
b. Les taux d'AMH, de FSH et du CFA améliorent la prédiction de la survenue d'une grossesse en AMP.

ou non à une diminution de la qualité. L'apparence d'un lien essentiel entre qualité et quantité ovocytaires est illustrée sur la figure 3.4 : à gauche, on voit comment les résultats en AMP rapportés par le registre américain (CDC, Atlanta) diminuent avec l'âge. Sur ce même diagramme, on voit aussi que les résultats du don d'ovocytes ne sont, cependant, pas influencés par l'âge de la receveuse. La juxtaposition de ces deux courbes indique donc que la baisse des résultats en AMP observée chez les femmes de plus de 37 ans est due à une baisse de la qualité ovocytaire puisque les résultats du don sont stables.

La partie droite de la figure 3.4 montre la diminution des follicules primordiaux en fonction de l'âge comme elle est rapportée par l'équipe d'A. Gougeon [7]. La ressemblance entre les deux courbes – qualité (droite) et quantité (gauche) ovocytaires – a contribué à laisser supposer que les diminutions de qualité et quantité ovocytaires sont liées. Ce lien entre qualité et quantité est discuté dans la littérature. La Marca *et al.* ont publié en 2022 que les taux de blastocystes euploïdes obtenus en FIV, (reflet de la qualité ovarienne) étaient fortement corrélés avec l'âge, et, de manière indépendante, avec l'AMH des patientes [8]. À l'opposé, pour Fouks et al. la même année, la diminution de la réserve ovarienne (DRO) n'impacte pas les taux d'embryons euploïdes ou les taux de naissances vivantes, ce lien entre qualité et quantité ovocytaires ne serait que le seul résultat des effets confondants de l'âge [9]. Par ailleurs, les atteintes isolées de la quantité ovocytaire due à un facteur autre que l'âge – endométriose ovarienne par exemple – n'ont pas nécessairement un impact sur la qualité ovocytaire [10]. Ainsi, une mauvaise répondeuse dont les problèmes sont liés à de l'endométriose ovarienne peut avoir des chances de grossesse acceptables en AMP. Au contraire, une baisse de la réserve ovarienne liée à l'âge comme cela peut être rencontré chez une femme de 40 ans ou plus est associée à une baisse de la qualité ovocytaire et a par conséquent des chances très faibles en AMP.

Prévoir les taux de grossesses

Si les paramètres de réserve ovarienne prévoient la réponse ovarienne à la stimulation (voir figure 3.3a), ils ne prévoient pas les chances de grossesse (voir figure 3.3b).

Les réponses ovariennes faibles rencontrées chez des femmes jeunes réduisent l'efficacité de l'AMP mais ne sont pas nécessairement liées à une diminution de la qualité ovocytaire. Par exemple, les donneuses d'ovocytes recrutées en France doivent être fertiles. Or certaines donneuses qui sont jeunes et fertiles présentent néanmoins des réponses ovariennes faibles. Dans ces cas, la qualité des ovocytes n'est pas diminuée. En effet, la qualité ovocytaire de donneuses fertiles fournissant un à cinq ovocytes est identique à celle observée chez des femmes ayant des réponses plus importantes (figure 3.5).

La prévision des chances de grossesse en AMP ne peut se faire qu'en combinant les résultats de

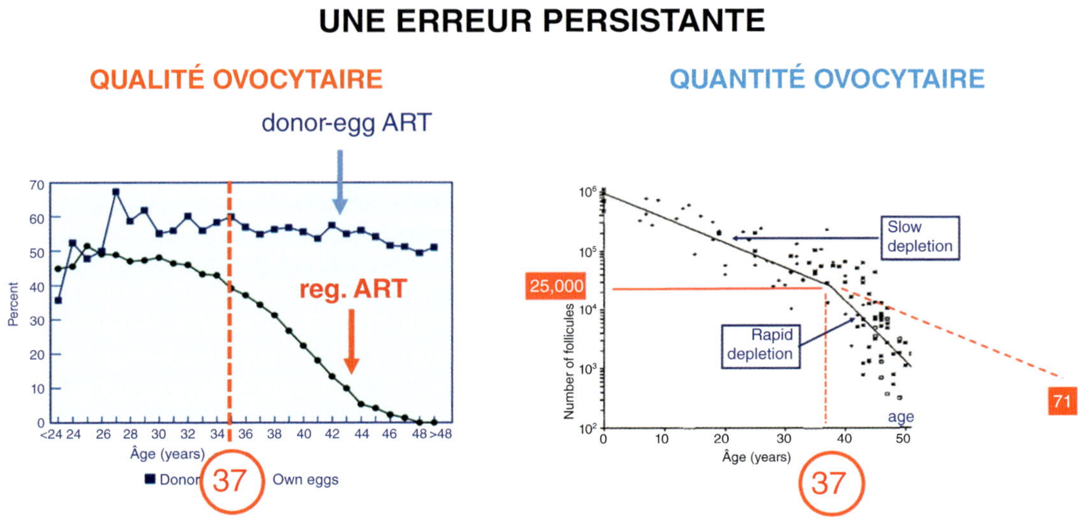

Figure 3.4. Qualité et quantité ovocytaires.
Qualité ovocytaire : diminution des taux de grossesses en FIV conventionnelle (reg. ART) en fonction de l'âge, alors que les résultats du don d'ovocyte (*donor-egg* ART) restent constants à tous les âges.
Quantité ovocytaire : diminution du nombre de follicules primordiaux totaux en fonction de l'âge.

	Number of collected oocytes	*P* value
Donors, n	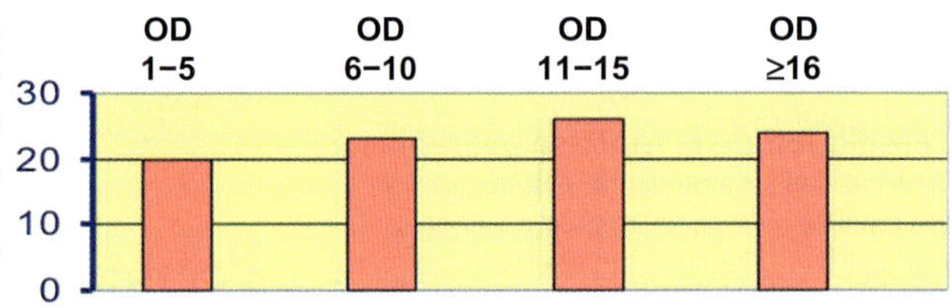	.85
Implantation rate, %		.35
Total FSH/hMG used, IU (mean ± SD)		
Control subjects, n		.02
Implantation rate (IR), %		.02
Total FSH/hMG used, IU (mean ± SD)		.02

Note: Mean embryo IR in recipients paired with each donor is not influenced by the number of oocytes retrieved in the donor. Conversely, IR increases in control subjects when more oocytes are retrieved. The total dose of gonadotropin used does not vary with the number of oocytes retrieved in donors, but it is significantly lower when more oocytes are collected in control subjects.

Figure 3.5. Taux d'implantations en don d'ovocytes en fonction du nombre d'ovocytes obtenus chez la donneuse indiquant des valeurs semblables si un à cinq ou plus d'ovocytes ont été obtenus.
Source : D'après de Ziegler D, et al. Multiplying recipients paired with oocyte donors optimizes the use of donated oocytes. Fertil Steril 2011 ; 95 : 1633–8.

la réserve ovarienne et la cause d'une éventuelle diminution. Lorsque la diminution est due – ou associée – à l'âge, il n'est pas raisonnable d'entreprendre une AMP s'il n'est pas possible d'obtenir au moins cinq ovocytes, car l'âge affecte la qualité et la quantité ovocytaires. À l'opposé, en cas de mauvaise réponse ovarienne non liée à l'âge, il est possible de poursuivre un projet d'AMP même si seulement deux ovocytes sont disponibles.

Prévoir et éviter les risques de la stimulation

L'AMP cause des surrisques par rapport aux risques inhérents à la grossesse et à la période du post-partum, notamment un surrisque thromboembolique. Bien que ce risque ait été attribué à la fois à l'importance de la réponse ovarienne à la stimulation et aux taux d'E2, on sait maintenant qu'il est en fait le résultat d'un effet de l'hCG (hormone chorionique gonadotrope ou *Human Chorionic Gonadotropin*) sur les follicules ovariens stimulés. En effet, l'hCG – exogène utilisé pour induire la phase finale de la maturation ovocytaire et endogène, en cas de grossesse – induit la production de substances vasoactives (*Vascular Endothelial Growth Factor* ou VEGF notamment). Le VEGF stimulé par l'hCG induit un flux vers le 3e secteur (ascite) et par voie de conséquence, une hémoconcentration. L'hémoconcentration qui résulte de l'extravasation vers le 3e secteur est effectivement le facteur qui joue le rôle principal dans l'augmentation du risque thromboembolique lié à l'AMP.

Il est aujourd'hui possible de procéder à un cycle d'AMP en évitant toute exposition à l'hCG grâce à un déclenchement par analogues de la GnRH (*Gonado tropin-Releasing Hormone Analogue*) en protocole antagoniste. Cette approche accompagnée d'un transfert différé aboutit à ce que la grossesse éventuelle produise de l'hCG à un moment où il n'y a plus de follicules stimulés susceptibles d'y répondre par une extravasation vers le 3e secteur.

Le bilan de réserve ovarienne permet donc également de déterminer le niveau de risque de chaque patiente et en particulier exclure la possibilité d'un sur-risque thrombo-embolique. Dans le cas où un surrisque est identifié, il est indiqué de choisir un protocole bas risque associant protocole antagoniste, déclenchement par agoniste de la GnRH et transfert différé.

Anticiper endométriose et ovaires polykystiques (SOPK)

Une fois que le recours à l'AMP est décidé, il convient également d'identifier les pathologies susceptibles d'influer sur la réponse à la stimulation. Deux pathologies requièrent une attention particulière en raison de la fréquence de leur association à l'infertilité et donc au recours à l'AMP : l'endométriose et le SOPK.

L'endométriose et son extension utérine, l'adénomyose, doivent être suspectées et identifiées chez des femmes infertiles envisageant une prise en charge en AMP. L'endométriose affecte les chances de concevoir par des effets exercés dans la cavité pelvienne, sur les ovaires et au niveau de l'utérus lui-même où la maladie affecte la réceptivité endométriale (figure 3.6). Pour cela, il convient d'identifier les éléments suggestifs dans l'histoire de la patiente et de prescrire les examens

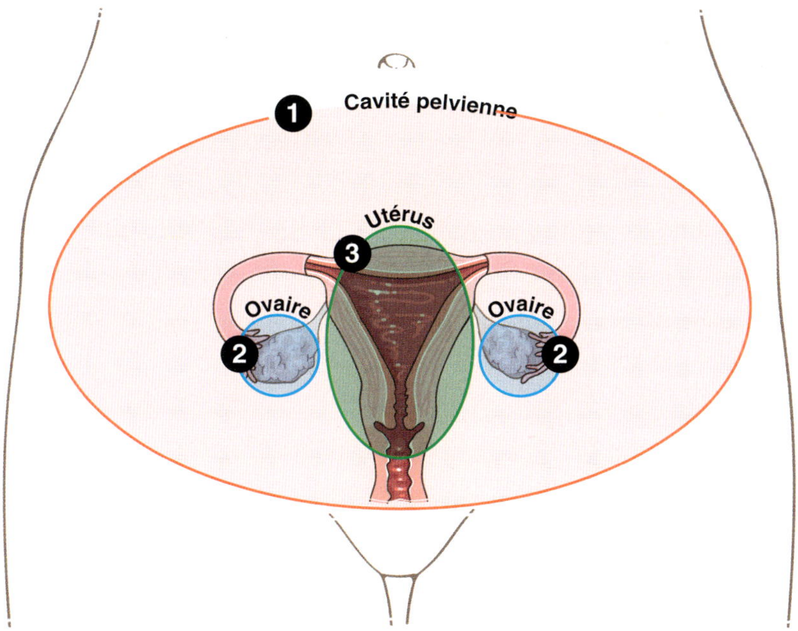

Figure 3.6. Effets de l'endométriose sur la fertilité exercés au niveau de la cavité pelvienne (1), des ovaires (2) et de l'utérus (3).

diagnostiques (échographie pelvienne éventuellement complétée par une IRM [imagerie par résonance magnétique]). En cas d'endométriose, il convient de procéder à un blocage ovarien (pilule contraceptive) de 6 à 9 semaines avant l'AMP ou de recourir à un protocole avec transfert différé. Une étude française est actuellement en cours afin d'évaluer l'intérêt d'un blocage ovarien par analogues de la GnRH juste avant le transfert différé (protocole Decatec numéro d'enregistrement 2019-003645-16 sur www.clinicaltrials.gov).

En cas de SOPK, la réponse ovarienne risque d'être explosive ou excessive et peut être associée à une diminution de la réceptivité notamment en cas de syndrome de masculinisation. Dans ce cas, les patientes peuvent bénéficier d'un blocage temporaire de la fonction ovarienne par la prise ponctuelle de contraceptif oral (6–9 semaines). Il convient également d'ajuster à la baisse les doses de gonadotrophines et d'employer des protocoles « bas risque » pour éviter l'hyperstimulation ovarienne.

Conclusion

Une fois que la décision de recourir à l'AMP est prise, il convient de procéder à une évaluation de la réserve ovarienne pour prévoir la réponse à la stimulation et choisir le protocole optimal. L'interprétation des résultats doit prendre en considération la cause d'une éventuelle DRO et déterminer si celle-ci est due à l'âge ou non.

Le bilan doit également déterminer l'existence de risques individuels. L'existence d'un risque thromboembolique justifie de recourir à une AMP sans hCG ou AMP à risque bas. Enfin, le bilan doit statuer sur l'existence éventuelle d'endométriose ou de SOPK qui requièrent souvent un blocage ovarien préalable de 6 à 9 semaines.

Références

[1] Gougeon, A., 1996. Regulation of ovarian follicular development in primates: facts and hypotheses. Endocr Rev. 17 (2), 121–155.

[2] Broekmans, F.J., Verweij, P.J., Eijkemans, M.J., Mannaerts, B.M., Witjes, H., 2014. Prognostic models for high and low ovarian responses in controlled ovarian stimulation using a GnRH antagonist protocol. Hum Reprod. 29 (8), 1688–1697.

[3] Broekmans, F.J., de Ziegler, D., Howles, C.M., Gougeon, A., Trew, G., Olivennes, F., 2010. The antral follicle count: practical recommendations for better standardization. Fertil Steril. 94 (3), 1044–1051.

[4] Streuli, I., Fraisse, T., Pillet, C., Ibecheole, V., Bischof, P., De Ziegler, D., 2008. Serum antimüllerian hormone levels remain stable throughout the menstrual cycle and after oral or vaginal administration of synthetic sex steroids. Fertil Steril. 90 (2), 395–400.

[5] Streuli, I., Fraisse, T., Chapron, C., Bijaoui, G., Bischof, P., De Ziegler, D., 2009. Clinical uses of anti-Müllerian hormone assays: pitfalls and promises. Fertil Steril. 91 (1), 226–230.

[6] Fleming, R., Fairbairn, C., Blaney, C., Lucas, D., Gaudoin, M., 2013. Stability of AMH measurement in blood and avoidance of proteolytic changes. Reprod Biomed Online. 26 (2), 130–132.

[7] Faddy, M., Gosden, R., Gougeon, A., Richardson, S.J., Nelson, J., 1992. Accelerated disappearance of ovarian follicles in mid-life: implications for forecasting menopause. Hum Reprod. 7 (10), 1342–1346.

[8] La Marca, A., Capuzzo, M., Longo, M., Imbrogno, M.G., Spedicato, G.A., Fiorentino, F., et al., 2022. The number and rate of euploid blastocysts in women undergoing IVF/ICSI cycles are strongly dependent on ovarian reserve and female age. Hum Reprod. 37 (10), 2392–2401.

[9] Fouks, Y., Penzias, A., Neuhausser, W., Vaughan, D., Sakkas, D., 2022. A diagnosis of diminished ovarian reserve does not impact embryo aneuploidy or live birth rates compared to patients with normal ovarian reserve. Fertil Steril.

[10] de Ziegler, D., Gayet, V., Aubriot, F.X., Fauque, P., Streuli, I., Wolf, J.P., et al., 2010. Use of oral contraceptives in women with endometriosis before assisted reproduction treatment improves outcomes. Fertil Steril. 94 (7), 2796–2799.

Place de l'échographie dans la fertilité féminine

Chapitre 4

J.-M. Levaillant, N. Massin

L'échographie pelvienne par voie endovaginale est devenue le prolongement de l'examen gynécologique, en fertilité comme en consultation de gynécologie standard. Elle est de plus en plus pratiquée au cours de la consultation par les nouvelles générations de gynécologues.

Dans le cadre de l'infertilité féminine, elle constitue naturellement la première étape du bilan d'exploration après l'interrogatoire. Elle permet aujourd'hui, grâce au développement du test de perméabilité tubaire échographique, un examen complet tout-en-un, baptisé Fertiliscan [1], qui permet de raccourcir le temps d'exploration [2], d'orienter la suite des explorations et les traitements d'AMP. Elle est par ailleurs très bien tolérée par les patientes quand elle est réalisée dans un cadre bienveillant, ce qui en fait un excellent outil de dépistage. La réalisation de l'échographie par un médecin spécialisé en reproduction permet par ailleurs un abord psychologique plus adapté à la situation de chaque femme.

L'échographie pelvienne dans le cadre de l'infertilité est un examen échographique gynécologique spécifique et spécialisé qui doit être standardisé. Elle explore à la fois les éléments anatomiques et fonctionnels des 4 volets de la fertilité féminine : ovaire et ovulation, utérus et cavité utérine, trompes et perméabilité tubaire, péritoine et endométriose. Elle est interprétée en fonction des éléments du cycle menstruel et permet une évaluation des traitements médicaux et chirurgicaux de l'infertilité. Elle est indispensable au suivi et à la réalisation des actes d'AMP.

L'échographie pelvienne constitue également un examen de dépistage et d'évaluation de la fertilité naturelle et permet d'envisager la prévention chez les femmes en âge de procréer [3].

Technique : un examen standardisé

Quand faire l'échographie

Un élément clé est le choix de la date du cycle pour réaliser l'échographie et celle-ci dépendra des éléments d'intérêt. Historiquement pour évaluer la réserve ovarienne, l'examen était réalisé en tout début de cycle entre J2 et J5 [4], sur le modèle des dosages hormonaux. Cependant, la variation du CFA au cours du cycle, tout comme l'AMH, n'a pas de signification clinique [5] et le CFA peut être réalisé à toute période du cycle [6], de préférence dans la phase folliculaire. Sa valeur prédictive du nombre d'ovocytes en stimulation ovarienne en vue de FIV et sa corrélation avec le taux d'AMH ne dépendent pas de la période du cycle [7]. Concernant l'évaluation de la cavité utérine et de la maturation folliculaire, la période préovulatoire (J10-J14) est à favoriser [2] afin d'obtenir plus d'éléments grâce à l'imprégnation œstrogénique. Toutefois, un endomètre trop épais est un facteur de risque d'échec de test tubaire ou d'artéfacts en hystérosonographie. En conséquence, en première intention, un bon compromis est de réaliser l'échographie de préférence entre le 5e et le 9e jour du cycle [1].

Installation

L'échographie est réalisée vessie vide en position gynécologique, par voie endovaginale, la patiente étant couverte d'un tissu. L'échographiste veillera à demander l'autorisation pour insérer la sonde dans le vagin et expliquera ses gestes au fur et à mesure avec bienveillance, avec si possible un écran de répétition. L'échographe doit comporter un mode 3D et être équipé d'une sonde vaginale 3D haute fréquence (>7 MHz). Si une exploration tubaire doit être réalisée, l'examen est réalisé en 2 temps, avec l'échographie pelvienne exploratoire préalable.

Échographie pelvienne

Elle constitue le premier temps systématique de l'exploration et doit se faire toujours dans le même ordre pour ne pas oublier d'éléments. Chacun pourra suivre son propre ordre et sa propre disposition tant que les repères sont notés (sonde en haut ou en bas, vessie à droite ou à gauche). L'exploration peut par exemple débuter par le col et l'utérus, puis un ovaire et l'ovaire controlatéral, la recherche d'une pathologie tubaire puis l'exploration de la cavité péritonéale à la recherche de signes directs ou indirects d'endométriose et d'adhérences.

L'exploration par voie vaginale peut être si nécessaire complétée par une exploration par voie abdominale, par exemple en cas de mauvaise visibilité ou de structures haut placées.

Hystérosonographie

En cas de suspicion d'anomalie utérine ou cavitaire, ou de mauvaise visibilité (absence d'endomètre ou endomètre hyperéchogène), l'échographie peut être complétée, dans le même temps, ou dans un temps ultérieur si la patiente n'a pas été prévenue, par la réalisation d'une hystérosonographie. Celle-ci consiste en l'injection douce de sérum physiologique dans la cavité utérine afin d'écarter les parois de celle-ci et de visualiser tout processus intracavitaire ou retentissement d'un processus myométrial. Après l'échographie pelvienne, la sonde vaginale est retirée, un spéculum de Collin est posé pour insérer un cathéter (type transfert ou insémination) monté avec une seringue de sérum physiologique tiédi, positionné juste au-dessus de l'orifice cervical. Le spéculum est retiré, la sonde vaginale introduite et le cathéter poussé vers le fond utérin. L'infusion se fait sous une pression douce avec une analyse 2D et 3D de la cavité utérine.

L'hystérosonographie est un excellent examen pour le diagnostic des anomalies congénitales et acquises de la cavité utérine et, contrairement à l'hystéroscopie, elle permet une analyse complète de l'utérus et du myomètre. Sa sensibilité est de 88 % et sa spécificité de 95 %, comparable à l'hystéroscopie [8], et avec une meilleure tolérance [9].

Hystérosalpingo-foam-sonographie (HyFoSy)

L'installation pour l'épreuve de perméabilité tubaire échographique est identique à celle de l'hystérosonographie, seul le produit infusé change. L'HyFoSy est réalisée avec un mousse hyperéchogène (ExEm Foam Kit©). Elle peut se faire dans le même temps que l'échographie pelvienne pour un examen complet (Fertiliscan), éventuellement immédiatement après l'hystérosonographie si celle-ci a été réalisée. Le cathéter intra-utérin reste en place et on s'assurera de bien vider la cavité utérine du sérum physiologique avant de changer de seringue et d'infuser la mousse.

Comparée à la cœlioscopie [10], l'HyFoSy a une excellente valeur prédictive négative (99 %) qui en fait un excellent test de dépistage pour confirmer une bonne perméabilité tubaire. Cependant sa valeur prédictive positive est beaucoup plus faible, autour de 50 %, ce qui ne permet pas de conclure avec certitude quand la perméabilité n'est pas vue à l'HyFoSy. La concordance avec l'hystérosalpingographie est excellente et en pratique clinique il n'y a pas de différence démontrée de ces 2 techniques sur les chances de conception [11]. De plus, la tolérance de l'HyFoSy est nettement meilleure [11, 12].

Risques et bénéfices

La durée totale de l'examen échographique pelvien est de 20 minutes ou de 30 minutes avec l'exploration tubaire et/ou l'hystérosonographie. Certaines patientes peuvent présenter un inconfort ou plus rarement des contractions utérines douloureuses lors de l'échographie pelvienne, cependant l'examen est en général très bien toléré. La réalisation de l'hystérosonographie ou de l'HyFoSy peut augmenter ces symptômes qui peuvent être prévenus par l'utilisation d'antalgiques et antispasmodiques et par un examen doux, avec le strict minimum de produit infusé, tiédi et en évitant de toucher le fond utérin.

L'avantage est un examen complet et rapide, mieux toléré que l'hystérosalpingographie, et sans exposition aux radiations ionisantes ni à l'iode, qui réduit le temps nécessaire au bilan d'infertilité quand l'HyFoSy est réalisée dans le même temps que l'échographie pelvienne. Il participe à l'amélioration du parcours patient en améliorant la tolérance et en diminuant le nombre de visites [2].

Exploration utérine et cervicale

Aspect anatomique

L'exploration commence par la position de l'utérus et son rapport au col (dans le même axe ou non). L'utérus est mesuré dans ses 3 axes en utilisant un tracé de distance sur la coupe sagittale pour la longueur utérine, afin de suivre sa courbure, l'hystérométrie échographique est réalisée de même, de l'orifice cervical externe au fond utérin. Le col est décrit. La structure du myomètre et l'aspect de l'endomètre sont analysés. Une acquisition 3D est réalisée pour obtenir une coupe coronale qui permet la mesure de la distance interostiale et l'analyse de la forme de la cavité utérine et de la zone de jonction (ZJ).

Aspect fonctionnel

L'aspect fonctionnel s'évalue selon la date du cycle et est le reflet de la production hormonale. L'épaisseur de l'endomètre est mesurée, elle dépend de l'imprégnation œstrogénique, et son aspect est décrit, il dépend de l'imprégnation œstrogénique (hypoéchogène, avec aspect en triple feuillet en phase folliculaire) et progestéronique (hyperéchogène en phase lutéale) (figures 4.1 et 4.2). La présence de mucus cervical anéchogène dans le col est également un indicateur de la sécrétion d'œstrogènes.

Hystérosonographie

Elle permet dans le même temps de réaliser un test de passage cervical et une hystérométrie. La distensibilité de la cavité utérine est notée ainsi que sa forme en coupe coronale (figure 4.3), qui doit être triangulaire. La ZJ est souvent mieux analysée que sans injection. Elle permet de mettre

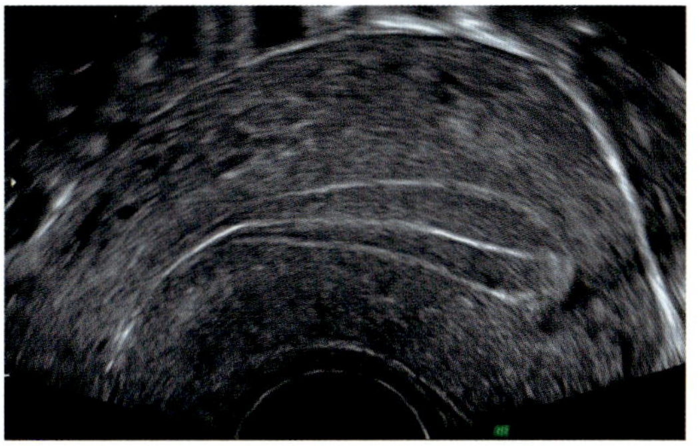

Figure 4.1. Endomètre de phase folliculaire.
Presque isoéchogène par rapport au myomètre. Chaque face de l'endomètre est cerclée d'une ligne blanche, fine, régulière.

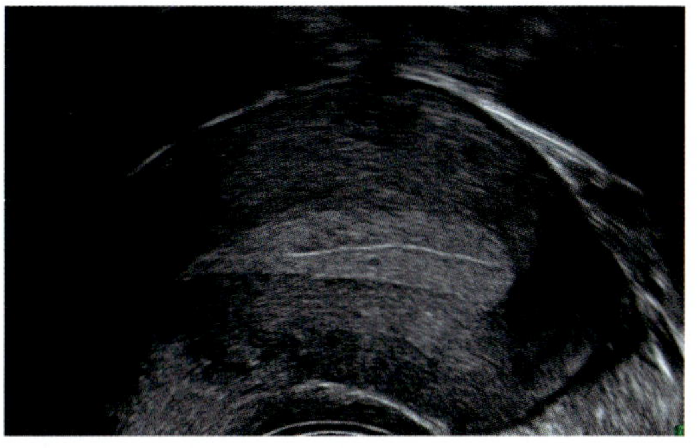

Figure 4.2. Phase lutéale.
L'endomètre est presque blanc, hypoéchogène par rapport au myomètre, le liseré blanc en interface entre le myomètre et l'endomètre n'apparaît plus. Seul persiste l'écho médian hyperéchogène.

en évidence toutes les pathologies intracavitaires congénitales ou acquises. Pour l'évaluation d'une cicatrice d'hystérostomie, le cathéter peut être descendu au plus près du col pour obtenir un cliché plus précis.

Pathologies congénitales et acquises

Malformations utérines et cervicales

La coupe coronale est la coupe de référence pour la description des anomalies de forme de l'utérus et/ou de la cavité utérine. Les malformations utérines doivent être décrites selon la classification de l'ESHRE (European Society of Human Reproduction and Embryology)/ESGE [13]. La

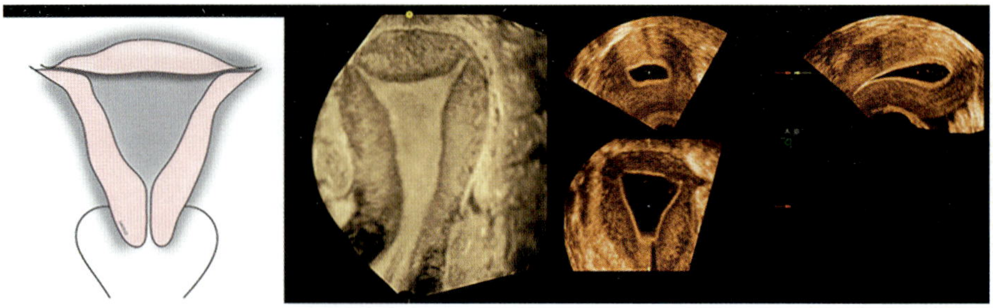

Figure 4.3. **Coupe frontale de base : schéma, coupe frontale d'un utérus normal, sonographie d'un utérus normal.**

coupe coronale permet de faire sans difficulté la différence entre une cloison utérine (U2) et un utérus bicorne (U3) ou unicorne (U4) (figures 4.4 à 4.14). La mesure précise d'une cloison utérine, avec ou sans hystérosonographie, est indispensable avant chirurgie. Pour les utérus U3 et U4, il n'y a pas d'indication chirurgicale, l'hystérosonographie peut éventuellement permettre d'identifier une meilleure corne pour un transfert embryonnaire. L'évaluation de la malformation utérine doit être complétée par l'évaluation cervicale et vaginale (lors de l'hystérosonographie, une vaginoscopie échographique peut être utile).

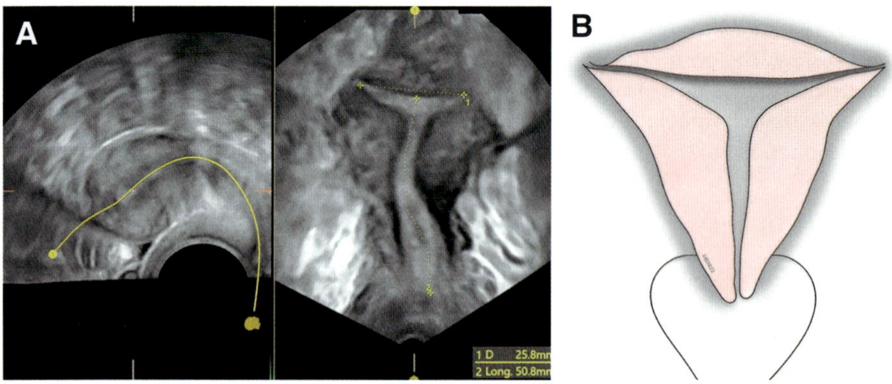

Figure 4.4. **Utérus type U1.**

La coupe frontale permet le diagnostic et précise ses particularités. Ici, la cavité est canaliculaire et la zone cavitaire triangulaire ne représente qu'un tiers de sa surface ; il s'agit donc d'un utérus U1B.

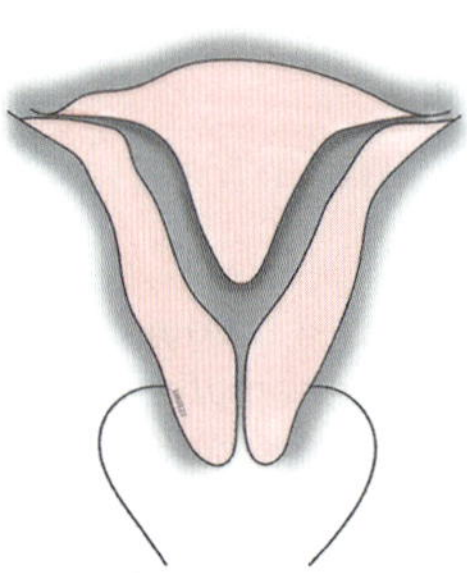

Figure 4.5. **Schéma utérus U2A – utérus cloisonné subtotal.**

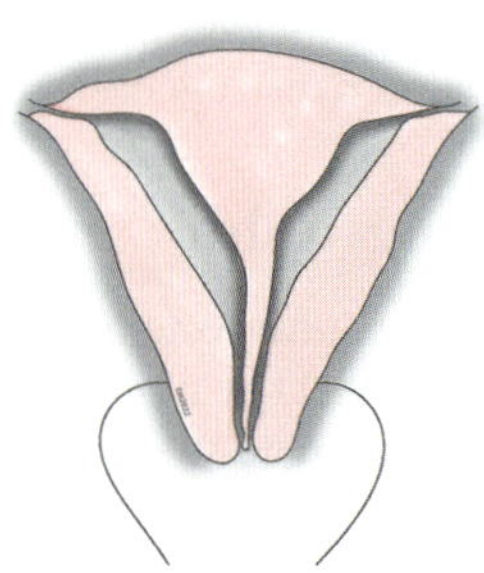

Figure 4.6. **Schéma utérus U2B – utérus cloisonné total.**

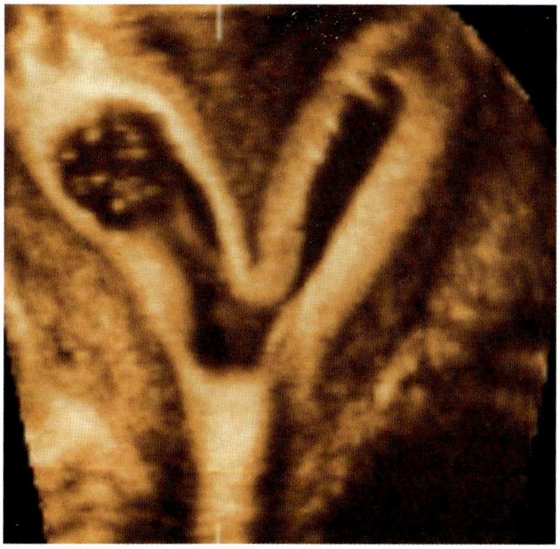

Figure 4.7. **Utérus cloisonné subtotal.**

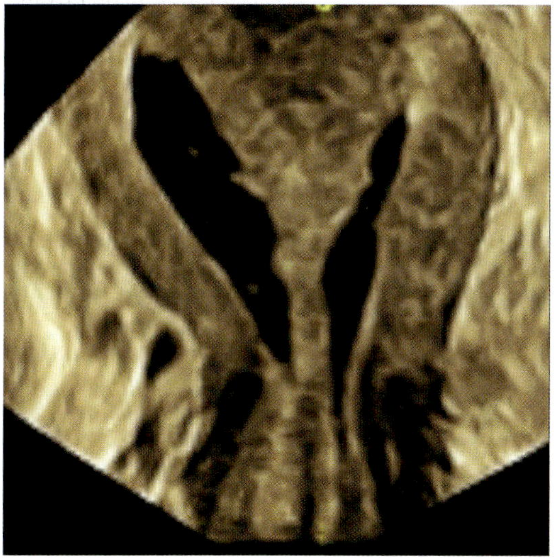

Figure 4.8. **Utérus cloisonné total.**
Coupes coronales doublées d'une sonographie qui permet d'individualiser la distensibilité de la cavité et l'aspect de l'éperon.

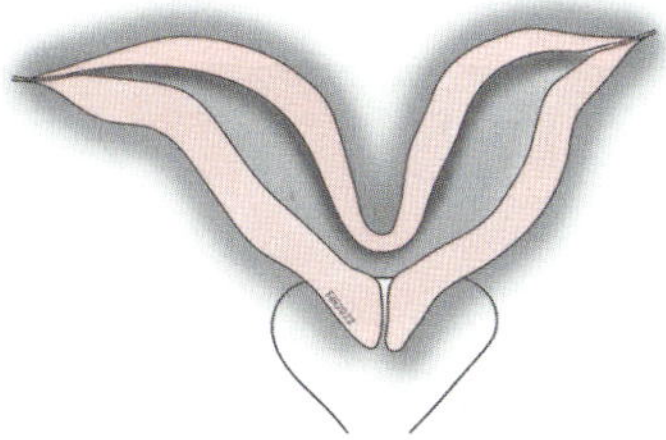

Figure 4.9. **Utérus bicorne unicervical.**

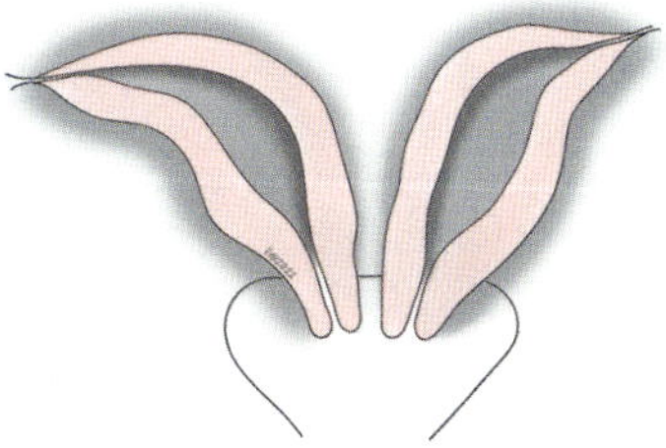

Figure 4.10. **Utérus bicorne bicervical.**

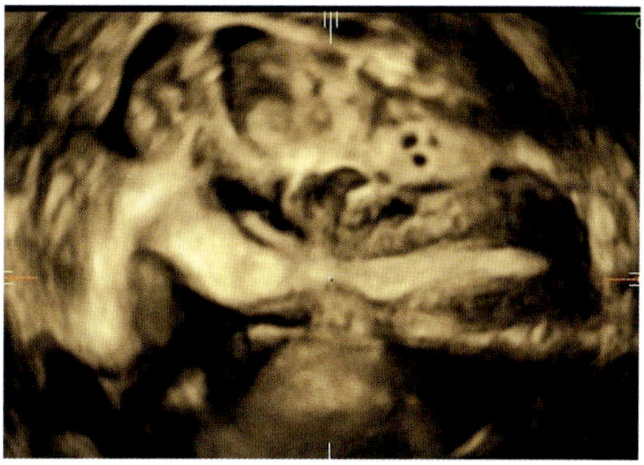

Figure 4.11. **Utérus U3C.**
La coupe frontale oblique en arrière met en évidence les deux cavités des deux utérus à 180° l'une de l'autre.

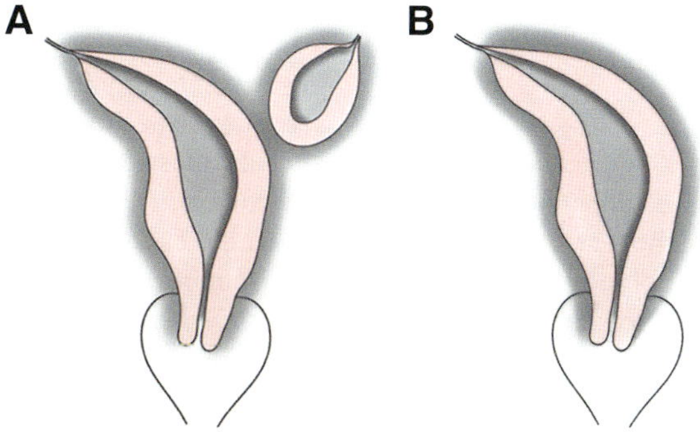

Figure 4.12. **Utérus U4A et U4B.**
Ce qui différencie ces deux formes est la présence ou non de la corne rudimentaire porteuse ou non d'un endomètre.

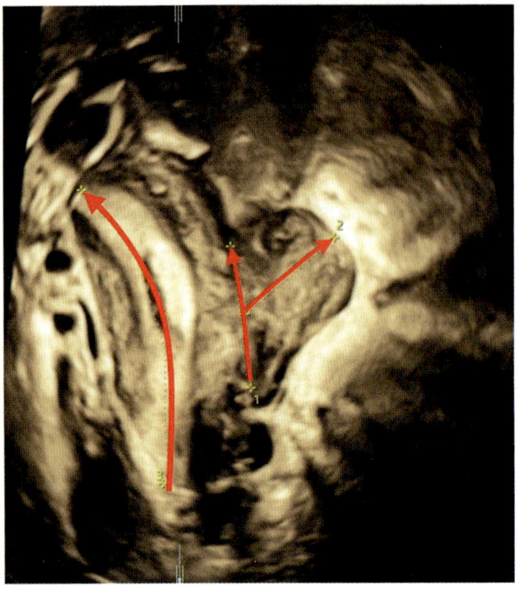

Figure 4.13. Utérus de type U4A.
Mesurer l'hystérométrie, repérer la corne rudimentaire qui peut être plus ou moins rapprochée du myomètre, mesurer son grand axe et l'épaisseur du pont reliant les deux masses utérines.

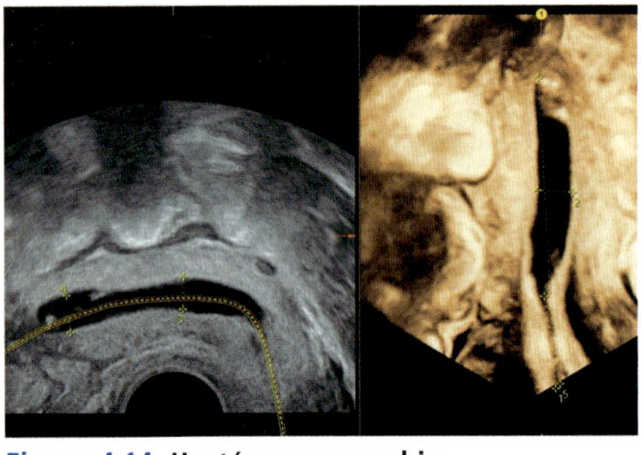

Figure 4.14. Hystérosonographie.
Coupe sagittale et frontale après acquisition d'un volume au cours de la sonographie, et reconstruction de la coupe frontale par Omniview.

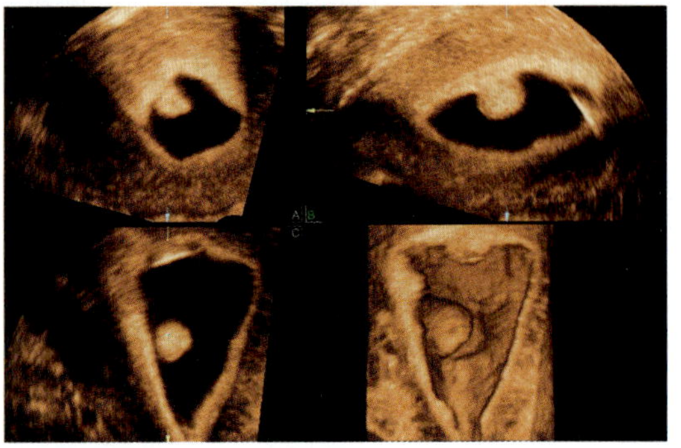

Figure 4.15. Polype image triplan, en sonographie.
L'infusion de l'eau permet de différencier l'endomètre, d'identifier le polype, d'analyser ses contours dans les trois plans et de le localiser précisément.

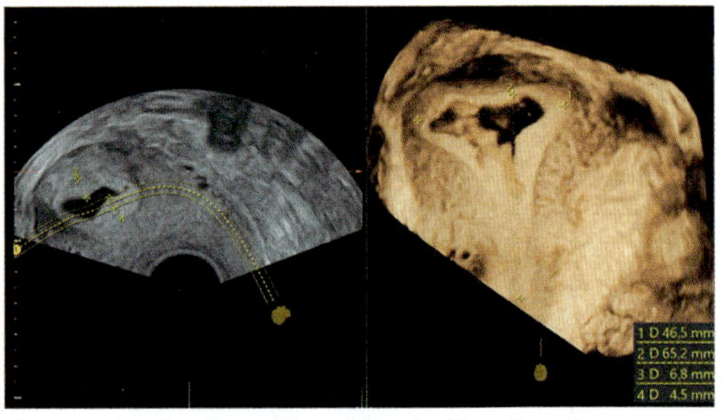

Figure 4.16. Hypertrophie de l'endomètre.
L'épaississement au-dessus de 14 mm, associé à un écho médian sinueux, au parcours irrégulier, fait soupçonner une hypertrophie. Une sonographie est alors pratiquée afin de préciser l'aspect de la muqueuse, son aspect souvent « grumeleux », et précise aussi l'absence de polype.

Polypes et hyperplasie

Les polypes, développés aux dépens de l'endomètre, apparaissent hyperéchogènes parfois avec des éléments anéchogènes (polypes glandulokystiques). Au Doppler, un pied vasculaire est souvent retrouvé. Ils sont très bien individualisés et mesurés avec l'hystérosonographie. Ils déforment la ligne centrale de cavité qui peut parfois être très perturbée, associée ou non à une hyperplasie (endomètre > 15 mm), dans le cas d'un aspect polypoïde (figures 4.15 et 4.16).

Myomes

Les myomes apparaissent comme des structures arrondies isoéchogènes au myomètre, faisant un effet de masse. Ils ont une vascularisation périphérique dite en encorbellement. Leur nombre, leur taille et leur localisation doivent être décrits précisément selon la classification FIGO [14]. Le retentissement sur la cavité utérine est précisé au mieux lors de l'hystérosonographie, les myomes avec retentissement cavitaire de type 0, 1 et 2 sont d'indication chirurgicale en raison de leur impact sur les chances d'implantation et le risque de fausse couche (figure 4.17).

Adénomyose

L'adénomyose apparaît comme une anomalie de structure de la ZJ qui est partiellement ou totalement rompue, et du myomètre avec une grande diversité de signes échographiques (kystes, cryptes, hypertrophie, images en peigne...) qui doivent être précisément décrits [15]. Son extension locale ou globale est évaluée (figures 4.18 et 4.19).

Synéchies

Les synéchies apparaissent comme une rupture de l'endomètre en coupe sagittale mais elles peuvent passer inaperçues en l'absence de contraste endométrial. L'hystérosonographie est essentielle pour les localiser et les décrire (figure 4.20).

Pathologies cervicales

L'hystérotomie est aisément repérable en coupe sagittale, ligne hyperéchogène et/ou rupture de la structure du myomètre. En présence de glaire cervicale, un isthmocèle peut apparaître spontanément. Il est évalué et mesuré de manière standardisée lors de l'hystérosonographie. Celle-ci permet également d'évaluer une béance cervicale (figure 4.21).

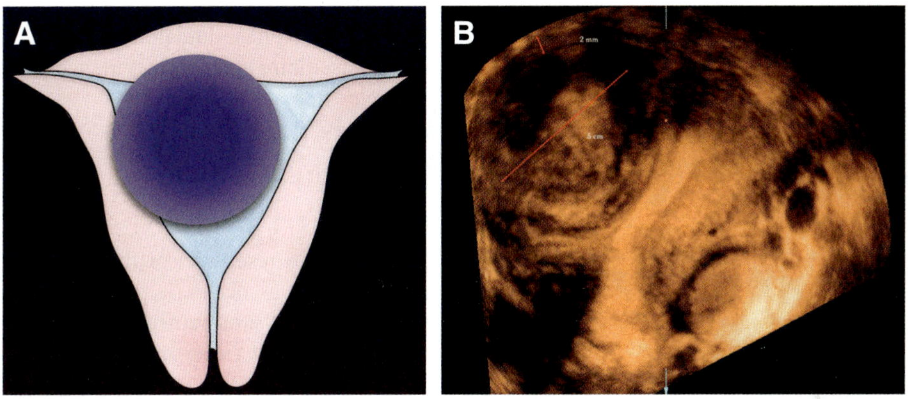

Figure 4.17. Myome de type 2 cornual.
La coupe frontale permet de le localiser avec précision, de décrire ses contours et ses rapports anatomiques avec la cavité. Il faudra aussi mesurer précisément le mur postérieur de sécurité, à son endroit le plus mince.

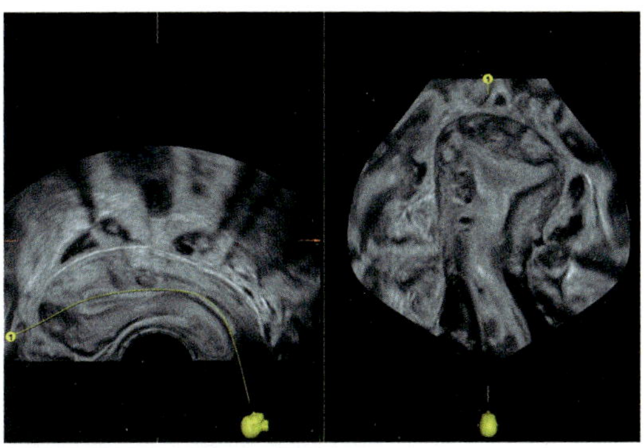

Figure 4.18. Adénomyose floconneuse et kystique.
Coupe sagittale et frontale après acquisition d'un volume au cours de la sonographie, et reconstruction de la coupe frontale par Omniview.

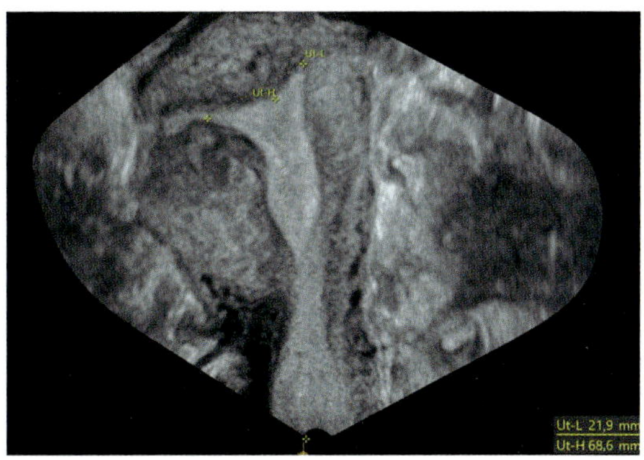

Figure 4.19. Coupe biplan à partir de l'acquisition triplan d'un utérus.
Ici, coupe sagittale et frontale : adénomyose bifocalisée en latéral gauche de l'image avec effet de bombement sur la cavité et au niveau du fond myométrial.

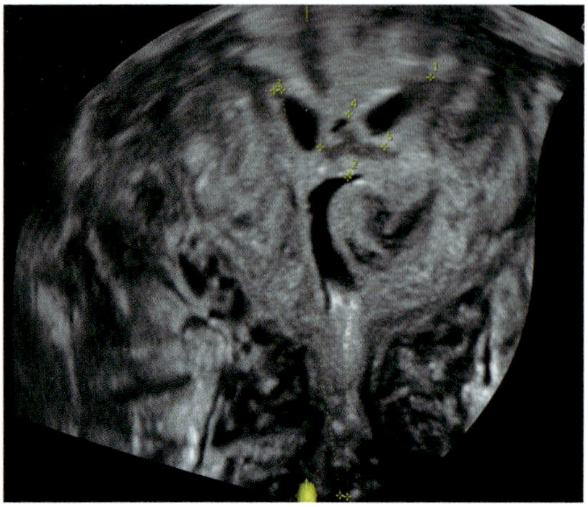

Figure 4.20. Synéchies multiples.
La sonographie permet de visualiser le parcours de l'eau, d'identifier les ponts fibreux adhérentiels, et d'estimer la capacité à retrouver facilement les ostias. Ici, les deux angles cavitaires sont libres d'accolement.

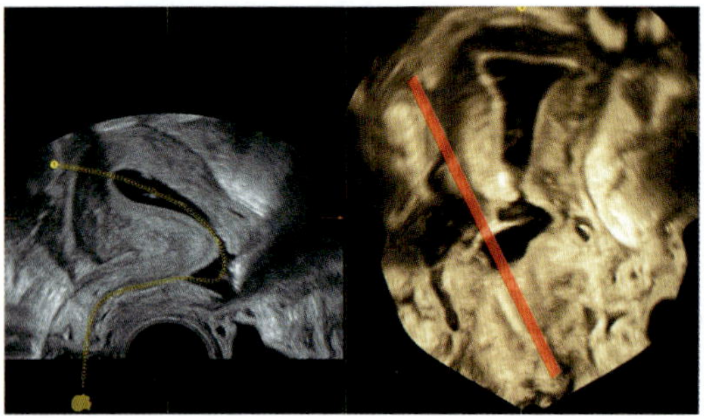

Figure 4.21. Coupe biplan 3D, en sonographie, d'un isthmocèle profond, qui désaxe le col et le corps utérin.
Ces déviations dans le plan sagittal et frontal sont dues au déséquilibre engendré par l'ouverture de la cicatrice.

Exploration ovarienne

Aspect anatomique

La première chose à noter est la situation et l'accessibilité des ovaires dans la perspective d'une éventuelle ponction ovocytaire (PO). L'ovaire est mesuré dans ses 3 axes pour obtenir le volume ovarien mais celui-ci apporte peu d'indications complémentaires au compte de follicules. Celui-ci qui doit être fait systématiquement représente une estimation de la réserve ovarienne. Il est au mieux réalisé après une acquisition d'un volume 3D [16], avec ou sans compte automatique (SonoAVC®). Les follicules sont séparés entre follicules antraux (CFA) (< 10 mm) qui peuvent éventuellement être comptabilisés en 2 groupes (2 à 6 mm et 7 à 9 mm) et follicules en croissance qui doivent être mesurés individuellement, soit en 2D avec le diamètre moyen (moyenne des 2 plus grandes mesures perpendiculaires), soit en 3D avec le diamètre moyen calculé à partir du volume. Le CFA est très corrélé à l'âge [17] et à la réponse à la stimulation ovarienne en FIV/ICSI [18].

Aspect fonctionnel

L'aspect fonctionnel s'étudie avec l'évaluation de la maturation folliculaire, au regard de la date du cycle et de l'interrogatoire. En phase folliculaire, un follicule devient dominant (>9 mm) à partir de J6-J8 pour un cycle ovulatoire de 28 jours (figure 4.22), vers J12-J14 le follicule atteint 17 à 20 mm et en phase lutéale un CJ avec une couronne vasculaire est mis en évidence (figure 4.23).

Aspects pathologiques

Anomalies de réserve et troubles ovulatoires

L'anomalie de réserve et la dysovulation ne sont pas forcément associées, la première et la seconde pouvant exister sans l'autre. Bien garder à l'esprit que la réserve doit s'interpréter en fonction de l'âge.

Le SPOK

Le SOPK se présente à l'échographie par un CFA >20 pour au moins un des ovaires ou un volume ovarien 10 mL [19]. L'aspect hyperéchogène du stroma ou la disposition des follicules

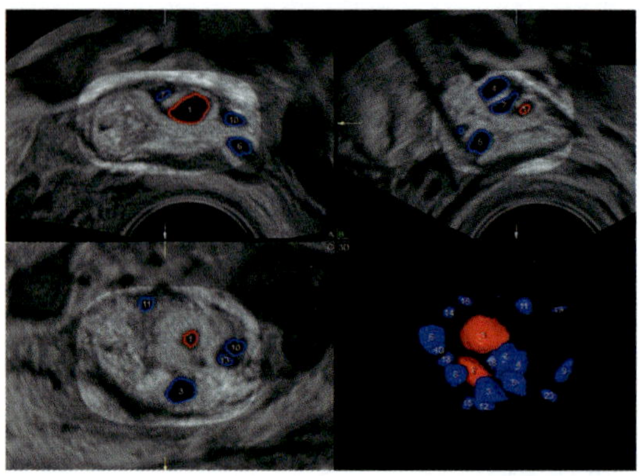

Figure 4.22. Ovaire à J8 normo-folliculaire.
Acquisition 3D triplan, puis mesure semi-automatique par le SonoAVC antral.

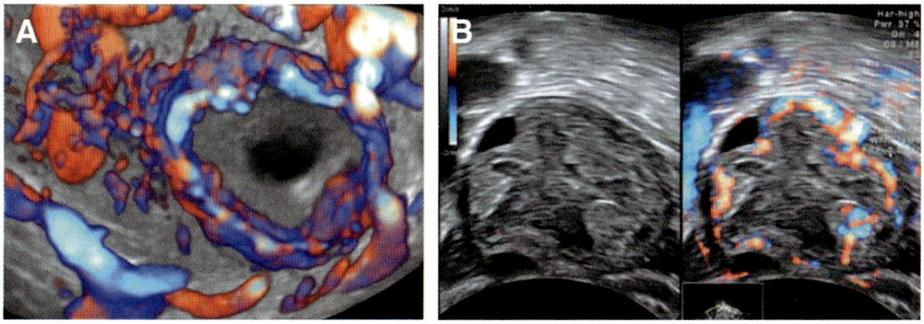

Figure 4.23. CJ avec ou sans Doppler.
La structure tissulaire est souvent de la même échogénicité que le parenchyme ovarien, les vaisseaux entourent la structure, restent en périphérie, sans vaisseaux pénétrants.
CJ : corps jaune.

dans l'ovaire ne constituent pas un élément diagnostique. Attention, le seuil de 20 n'est valable que si la ménarche date de plus de 8 ans d'une part (le CFA chez la jeune fille étant souvent beaucoup plus élevé), et d'autre part le diagnostic ne peut être porté que sur ce seul élément. Celui-ci doit être associé à des troubles du cycle et/ou une hyperandrogénie. Le plus souvent aucune maturation folliculaire n'est mise en évidence vers J14, voire plus tard dans le cycle, ce qui permet de confirmer le trouble ovulatoire (figure 4.24).

L'insuffisance ovarienne

L'insuffisance ovarienne se définit par un CFA très bas, voire nul. On parle d'IOP quand la réserve est effondrée avant 40 ans et qu'elle s'accompagne d'une absence d'ovulation et d'une aménorrhée. Le plus souvent, un abus de langage est utilisé avec le terme IOP pour décrire les femmes qui présentent une réserve ovarienne plus basse qu'attendue à leur âge. Associée à la baisse du CFA, il est souvent mis en évidence à l'échographie d'une part une maturation folliculaire et endométriale plus précoce (cycles courts avec phase folliculaire courte), et d'autre part la dominance de plusieurs follicules. Un liseré anéchogène cernant l'ovaire en 3D a également été décrit (figure 4.25).

L'hypogonadisme hypogonadotrope

À l'échographie, plusieurs aspects sont possibles selon la profondeur de l'hypogonadisme, d'un aspect SOPK à un aspect IOP [20], le plus souvent sans maturation folliculaire ni endométriale.

Kystes et masses ovariennes

Les images intraovariennes doivent être décrites et mesurées sur la base de la classification IOTA [21]

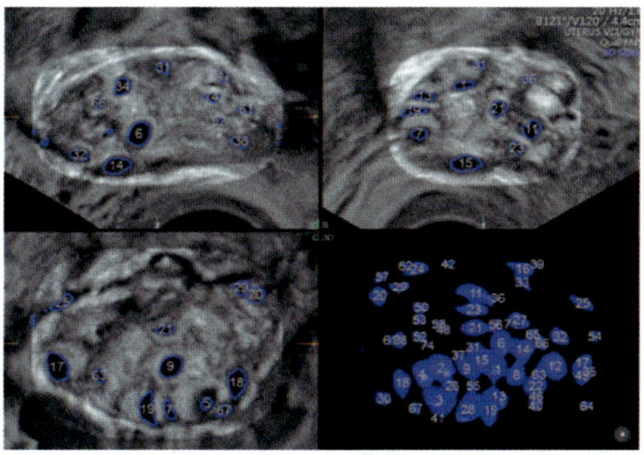

Figure 4.24. Ovaire de type polykystique (plus de 100 follicules).
Acquisition 3D triplan, puis mesure semi-automatique par le SonoAVC antral.

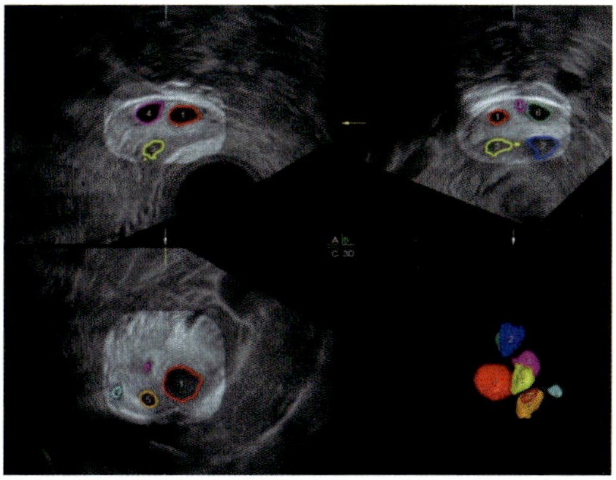

Figure 4.25. Ovaire pauci-folliculaire.
Acquisition 3D triplan, puis mesure semi-automatique par le SonoAVC antral.

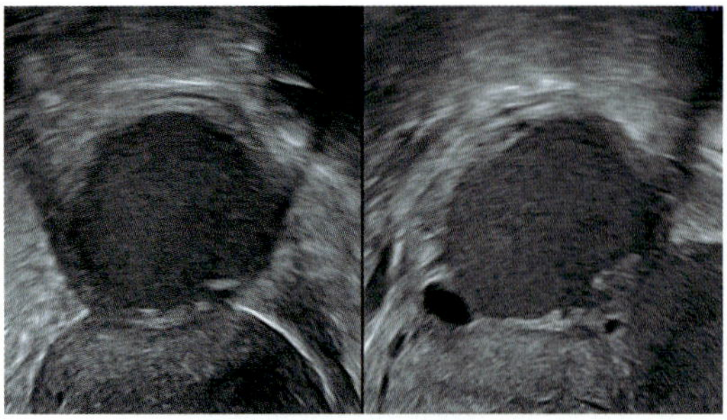

Figure 4.26. Coupe biplan sagittale et coronale d'un kyste d'endométriose.
L'aspect de la structure interne est celui d'un verre dépoli : fin piqueté hyperéchogène et de répartition homogène.

qui permet de différencier les masses annexielles bénignes et malignes. Les pathologies les plus fréquemment retrouvées sont les kystes fonctionnels, totalement anéchogènes et régressant spontanément en 1 à 3 mois, les kystes hémorragiques lutéaux, reconnaissables par leur vascularisation périphérique et leur régression en 2 semaines, et les endométriomes avec leur fin piqueté échogène pathognomonique (figure 4.26).

Exploration tubaire

Aspect anatomique

Les trompes sont en théorie non visibles à l'échographie quand elles sont saines. Cependant, avec des échographes de dernière génération elles peuvent parfois être visualisées. En présence d'une lame liquidienne autour de l'ovaire, il est possible de voir le pavillon et ses franges. La recherche d'un hydrosalpinx, structure anéchogène tubulée avec des haustrations, est systématique et peut être précisée par reconstruction 3D, en particulier pour différencier de faux kystes péritonéaux. La présence d'un hydrosalpinx spontanément visible à l'échographie rend inutile la réalisation d'un test tubaire. Il peut être de visibilité aléatoire en fonction du cycle ou des traitements, et est d'autant plus visible que l'œstradiolémie est élevée. Il apparaît régulièrement en cours de stimulation ovarienne. Un hydrosalpinx vu une fois doit être considéré comme le signe d'une pathologie tubaire avérée (figures 4.27 et 4.28).

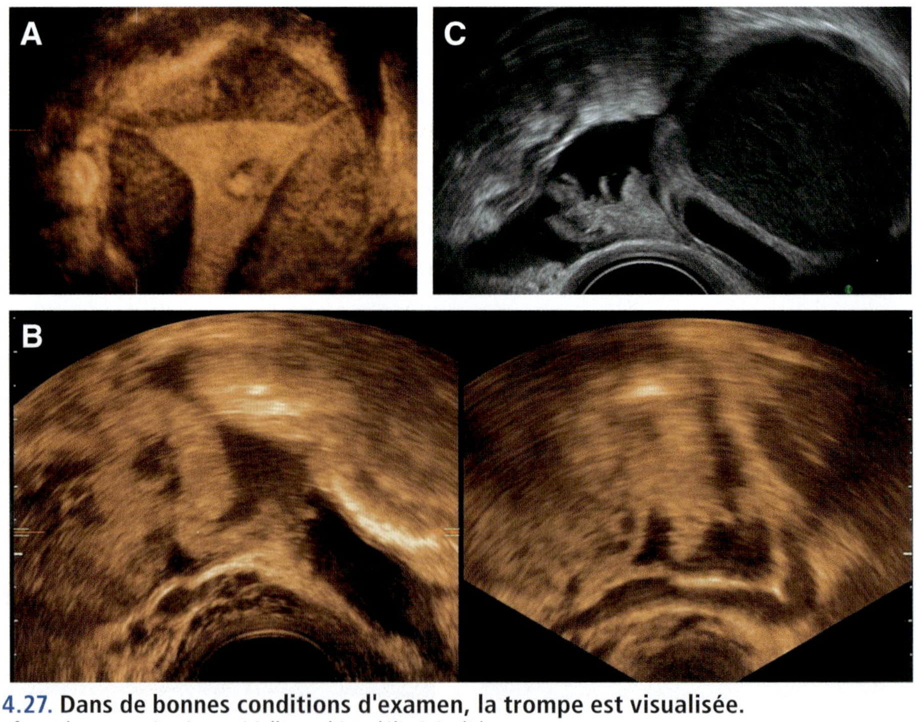

Figure 4.27. Dans de bonnes conditions d'examen, la trompe est visualisée.
En coupe frontale, sa portion interstitielle est bien délimitée (A).
Lors d'une sonographie, lorsqu'une petite quantité de sérum physiologique est passée dans le cul-de-sac, la partie péritonéale (B) et même le pavillon et ses franges (C) peuvent être vus et analysés (ici, trompe normale).

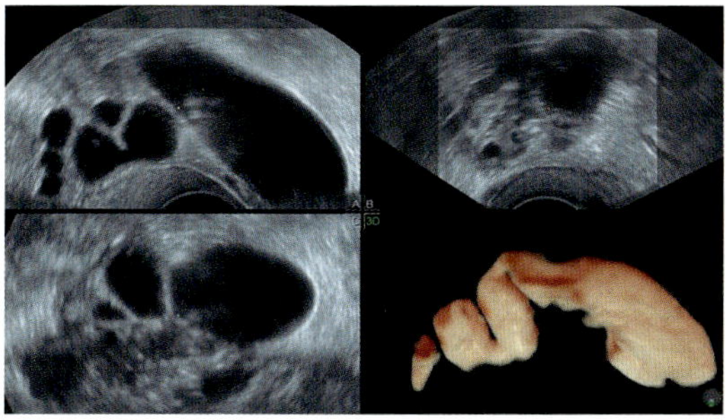

Figure 4.28. Reconstruction en mode inversion d'un hydrosalpinx.
La représentation volumique permet une sécurité diagnostique et élimine les faux négatifs de kystes péritonéaux ou ovariens peu typiques.

HyFoSy

Le test de perméabilité tubaire à l'échographie est réalisé après le temps d'exploration pelvienne. La progression de la mousse hyperéchogène est suivie dans les trompes soit en coupes axiales, soit en coupes parasagittales, de la portion interstitielle au passage péritonéal. Il s'agit d'un examen dynamique en 2D, la reconstruction en 3D n'apporte pas d'intérêt diagnostique et l'apport du Doppler est discuté.

Classification HyFoSy

Le compte rendu de l'HyFoSy est standardisé [22] avec l'identification du passage décrit dans 3 segments tubaires : passage interstitiel (segment 1), passage dans la longueur de la trompe (segment 2) et passage péritonéal au niveau du pavillon (segment 3) qui peut être identifié par le toupet de diffusion. Chaque trompe est ainsi classifiée selon son côté droit (D) ou gauche (G) et le segment visible. Ainsi, une perméabilité tubaire bilatérale sera notée D3G3, une obstruction interstitielle unilatérale droite D1G3 ou D1G2 si elle est associée à une obstruction distale à gauche (figures 4.29 et 4.30).

Exploration péritonéale et dépistage de l'endométriose

Aspect fonctionnel

La base de l'exploration de la cavité péritonéale repose sur la recherche de la mobilité des organes pelviens, y compris le tube digestif, et leurs positions les uns par rapport aux autres. La patiente étant prévenue, des légers mouvements

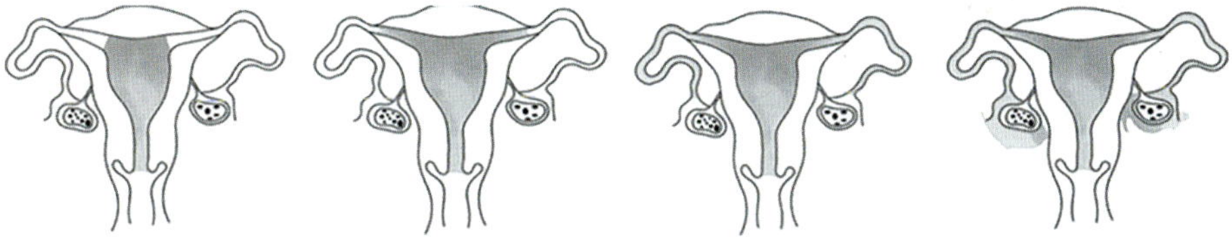

Figure 4.29. Schématisation des points de passage de l'XemGel, lors d'une épreuve de perméabilité tubaire à l'HyFoSy, de la cavité jusqu'à la loge ovarienne.

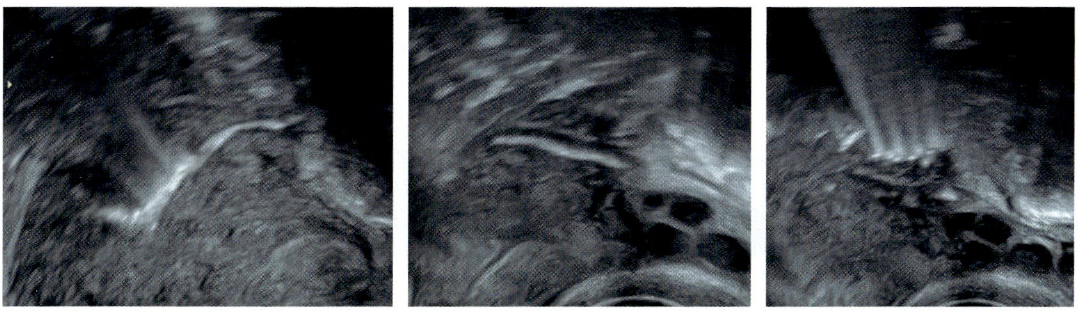

Figure 4.30. Passage progressif de l'HyFoSy, hyperéchogène, dans le segment interstitiel de la trompe (a), puis dans le segment péritonéal (b), puis dans la loge ovarienne (c).

de va-et-vient en s'aidant de la main abdominale avec douceur peuvent permettre de vérifier l'absence de fixation ou des adhérences pouvant aller jusqu'au pelvis gelé. Il s'agit le plus souvent de signes indirects d'antécédents (ATCD) infectieux ou chirurgicaux ou d'endométriose.

Aspect anatomique et localisations de l'endométriose en dépistage

La recherche de nodules d'endométriose doit se faire de manière systématique [15] dans le compartiment antérieur (vessie), central (torus et ligaments utéro-sacrés [figure 4.31]) et postérieur (rectum), de chaque côté et en sagittal. L'échographiste réalisant des bilans d'infertilité doit avoir la capacité de dépister des signes évocateurs d'endométriose et s'adresser si nécessaire à un échographiste expert en endométriose pour compléter le bilan. La découverte d'une endométriose ne contre-indique pas la réalisation d'une HyFoSy sauf s'il existe une indication évidente de FIV ou ICSI auquel cas l'examen tubaire est inutile.

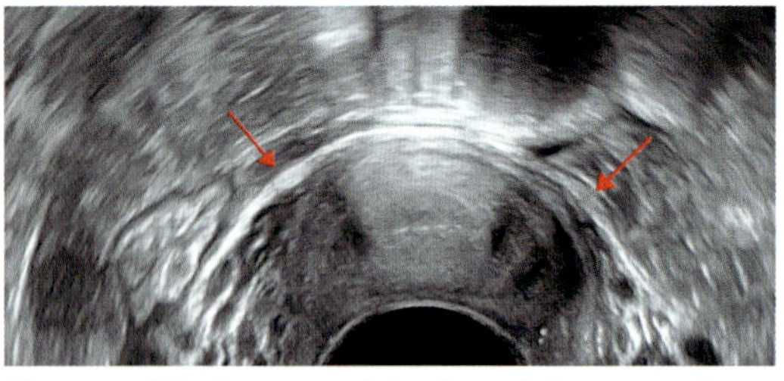

Figure 4.31. Coupe axiale du pelvis, par voie vaginale, à la hauteur juste au-dessus de l'isthme, sous le premier tiers du corps utérin.
Les ligaments utéro-sacrés normaux apparaissent toujours hyperéchogènes, ceinturant le corps utérin et réunis par le torus.

Place du Doppler en fertilité

Le Doppler couleur est un complément indispensable à l'échographie pelvienne pour confirmer certains aspects fonctionnels comme la vascularisation d'un CJ ou pour préciser toute anomalie ovarienne ou utérine dépistée.

La vascularisation myométriale et sous-endométriale peut être évaluée à tout moment du cycle mais elle n'a pas été étudiée dans le bilan d'infertilité. Le Doppler des artères utérines doit être réalisé en 2e partie du cycle (vérifier la présence d'un CJ et l'aspect hyperéchogène de l'endomètre), en positionnant le curseur en mode Doppler pulsé au niveau de la crosse de l'artère utérine (croisement avec la veine). L'index de pulsatilité doit être inférieur à 3, mais il s'agit d'une considération générale sans étude démontrant son intérêt en fertilité.

Le diagnostic de varices utérines ou de syndrome de congestion pelvienne peut être confirmé par le Doppler (vaisseau > 5 mm) (figure 4.32).

Compte rendu standardisé de Fertiliscan

Le compte rendu doit toujours comporter l'indication de la date des règles et/ou du traitement en

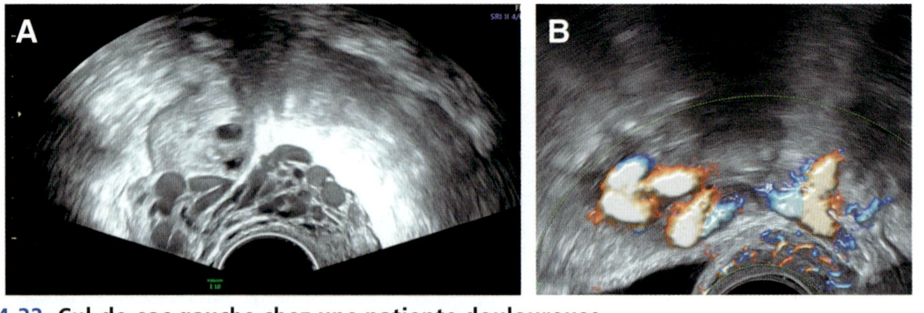

Figure 4.32. Cul-de-sac gauche chez une patiente douloureuse.
Le cliché sans Doppler (A) met en évidence au niveau du ligament large et en regard de l'ovaire, un lacis de vaisseaux dont le mode Tm témoigne d'un réseau veineux, et le cliché Doppler (B) montre une forte vascularisation veineuse, sans repère anatomique normal.

cours pour permettre l'interprétation du résultat de l'échographie. Les clichés standardisés (indiqués par une *) sont joints au compte rendu avec les clichés de tous les éléments pathologiques.

Comme l'exploration, il est présenté en 4 parties et une conclusion :

- **utérus** : taille avec hystérométrie échographique sur une coupe sagittale*, position et flexion, aspect du myomètre, forme de la cavité utérine avec une coupe frontale*, aspect et épaisseur de l'endomètre*. Hystérosonographie* si suspicion d'anomalie de la cavité ou évaluation incertaine ;
- **ovaires** : position et accessibilité, comptage des follicules de 2 à 9 mm en différenciant chaque côté*, nombre et taille des follicules à partir de 10 mm ;
- **trompes** : présence d'un hydrosalpinx*, perméabilité tubaire de chaque côté avec les 5 ou 6 clichés des 3 segments* de la trompe ;
- **péritoine et dépistage d'endométriose** : mobilité des organes pelviens, existence d'un épanchement du Douglas*, localisations éventuelles d'endométriose* ;
- **conclusion** : examen en rapport ou non avec la date du cycle, existence d'une pathologie.

Place de l'échographie en AMP

L'échographie pelvienne endovaginale a une place centrale dans l'exploration de la cause de l'infertilité féminine et l'évaluation du pronostic de grossesse. Elle est indispensable pour le suivi de la stimulation ovarienne, permettant le compte et la mesure des follicules en croissance et la mesure de l'endomètre, ainsi que de porter la décision de déclenchement de l'ovulation. La PO se fait sous contrôle échographique, ainsi que le transfert embryonnaire. Elle permet le diagnostic et le suivi des éventuelles complications, syndrome d'hyperstimulation ovarienne (SHO), hémopéritoine… et bien sûr de confirmer le suivi obstétrical précoce.

Références

[1] Levaillant, J.M., Pasquier, M., Massin, N., 2019. A novel concept for female infertility exploration: the Fertiliscan©, a dedicated all-in-one 3D ultrasound exploration. J Gynecol Obstet Hum Reprod 48 (5), 363–367.

[2] Hrehorcak, M., Nargund, G., 2011. « One-Stop » fertility assessment using advanced ultrasound technology. Facts Views Vis Obgyn 3 (1), 8–12.

[3] Abdennebi, I., Pasquier, M., Vernet, T., Levaillant, J.M., Massin, N., 2022. Fertility Check Up: A concept of all-in-one ultrasound for the autonomous evaluation of female fertility potential: Analysis and evaluation of first two years of experience. J Gynecol Obstet Hum Reprod 51 (9), 102461.

[4] La Marca, A., Ferraretti, A.P., Palermo, R., Ubaldi, F.M., 2016. The use of ovarian reserve markers in IVF clinical practice: a national consensus. Gynecol Endocrinol 32 (1), 1–5.

[5] Rombauts, L., Onwude, J.L., Chew, H.W., Vollenhoven, B.J., 2011. The predictive value of antral follicle count remains unchanged across the menstrual cycle. Fertil Steril 96 (6), 1514–1518.

[6] Broekmans, F.J.M., de Ziegler, D., Howles, C.M., et al., 2010. The antral follicle count: practical recommendations for better standardization. Fertil Steril 94 (3), 1044–1051.

[7] Razafintsalama-Bourdet, M., Bah, M., Amand, G., et al., 2022. Random antral follicle count performed on any day of the menstrual cycle has the same predictive value as AMH for good ovarian response in IVF cycles. J Gynecol Obstet Hum Reprod 51 (1), 102233.

[8] Seshadri, S., El-Toukhy, T., Douiri, A., Jayaprakasan, K., Khalaf, Y., 2015. Diagnostic accuracy of saline infusion sonography in the evaluation of uterine cavity abnormalities prior to assisted reproductive techniques: a systematic review and meta-analyses. Hum Reprod Update 21 (2), 262–274.

[9] van Dongen, H., de Kroon, C.D., van den Tillaart, S.a.H.M., Louwé, L.A., GCM, Trimbos-Kemper, Jansen, F.W., 2008. A randomised comparison of vaginoscopic office hysteroscopy and saline infusion sonography: a patient compliance study. BJOG 115 (10), 1232–1237.

[10] Ludwin, I., Ludwin, A., Wiechec, M., et al., 2017. Accuracy of hysterosalpingo-foam sonography in comparison to hysterosalpingo-contrast sonography with air/saline and to laparoscopy with dye. Hum Reprod 32 (4), 758–769.

[11] van Welie, N., van Rijswijk, J., Dreyer, K., et al., 2022. Can hysterosalpingo-foam sonography replace hysterosalpingography as first-choice tubal patency test? A randomized non-inferiority trial. Hum Reprod 37 (5), 969–979.

[12] Ludwin, I., Martins, W.P., Nastri, C.O., Ludwin, A., 2017. Pain Intensity During Ultrasound Assessment of Uterine Cavity and Tubal Patency With and Without Painkillers: Prospective Observational Study. J Minim Invasive Gynecol 24 (4), 599–608.

[13] Grimbizis, G.F., Gordts, S., Di Spiezio Sardo, A., et al., 2013. The ESHRE/ESGE consensus on the classification of female genital tract congenital anomalies. Hum Reprod 28 (8), 2032–2044.

[14] Munro, M.G., HOD, Critchley, Fraser, I.S., FIGO Menstrual Disorders Working Group, 2011. The FIGO classification of causes of abnormal uterine bleeding in the reproductive years. Fertil Steril 95 (7), 2204–2208. 2208.e1-3.

[15] Van den Bosch, T., Van Schoubroeck, D., 2018. Ultrasound diagnosis of endometriosis and adenomyosis: State of the art. Best Pract Res Clin Obstet Gynaecol 51, 16–24.

[16] Coelho Neto, M.A., Ludwin, A., Borrell, A., et al., 2018. Counting ovarian antral follicles by ultrasound: a practical guide. Ultrasound Obstet Gynecol 51 (1), 10–20.

[17] La Marca, A., Spada, E., Sighinolfi, G., et al., 2011. Age-specific nomogram for the decline in antral follicle count throughout the reproductive period. Fertil Steril 95 (2), 684–688.

[18] La Marca, A., Papaleo, E., Grisendi, V., et al., 2012. Development of a nomogram based on markers of ovarian reserve for the individualisation of the follicle-stimulating hormone starting dose in in vitro fertilisation cycles. BJOG 119 (10), 1171–1179.

[19] Teede, H.J., Misso, M.L., Costello, M.F., et al., 2018. Recommendations from the international evidence-based guideline for the assessment and management of polycystic ovary syndrome. Fertil Steril 110 (3), 364–379.

[20] Bry-Gauillard, H., Larrat-Ledoux, F., Levaillant, J.M., et al., 2017. Anti-Müllerian Hormone and Ovarian Morphology in Women With Isolated Hypogonadotropic Hypogonadism/Kallmann Syndrome: Effects of Recombinant Human FSH. J Clin Endocrinol Metab 102 (4), 1102–1111.

[21] Timmerman, D., Ameye, L., Fischerova, D., et al., 2010. Simple ultrasound rules to distinguish between benign and malignant adnexal masses before surgery: prospective validation by IOTA group. BMJ 341, c6839.

[22] Levaillant, J.M., Rabourdin, A., Pinto, M., Hurteloup, E., Vernet, T., Pasquier, M., et al., 2022. HyFoSy for Fallopian tube test, the how: Sonographic signs and standardization with a simple classification. J Gynecol Obstet Hum Reprod 51 (3), 102307.

Traitements chirurgicaux indispensables chez la femme

Chapitre 5

H. Fernandez, A.-G. Pourcelot, P. Capmas, M. Jegaden, É. Debras

Les échecs de la chirurgie de l'infertilité essentiellement aux dépens de la chirurgie tubaire ont motivé le développement de l'AMP. Quarante ans après la première naissance issue d'une technique de FIV, il est essentiel de ne pas oublier le rôle de la chirurgie en infertilité. Celle-ci garde deux finalités : soit elle permet de corriger la cause de l'infertilité et les couples pourront avoir une procréation naturelle, soit elle permet d'optimiser les résultats des techniques d'AMP et fait donc partie intégrante des discussions de prise en charge en infertilité.

Les traitements chirurgicaux concernent la chirurgie tubaire, la chirurgie de la cavité utérine qui a pour finalité d'optimiser la nidation, et la chirurgie du fibrome non intracavitaire.

La place de la chirurgie en première intention en cas d'infertilité a fait l'objet de nouvelles recommandations du CNGOF en 2022.

Enfin, dans notre spécialité et d'autant plus en prise en charge de l'infertilité, nous sommes confrontés à une nouvelle définition de la femme « jeune ». Les progrès des techniques d'AMP par dons de gamètes ou d'embryons justifient chez des femmes y compris en périménopause de réaliser des chirurgies endo-utérines conservant apte la cavité utérine à la nidation d'(des)embryon(s).

Place de la chirurgie tubaire

L'analyse de la perméabilité tubaire fait partie intégrante du bilan infertilité. Elle a pour but de diagnostiquer les salpingopathies distales, type hydrosalpinx ou occlusion fimbriale, les salpingopathies proximales secondaires aux infections ou à l'adénomyose et représentées par l'endosalpingiose. Les adhérences secondaires aux infections pelviennes, aux infections abdominales type péritonite ou compliquant des chirurgies abdominales type myomectomie, endométriose et chirurgie digestive, doivent être suspectées.

La pathologie tubaire proximale ou distale est habituellement découverte au décours soit :

- d'un bilan d'infertilité avec analyse de la perméabilité tubaire par une hystérosalpingographie ou une hystérosonographie avec HyCoSy *(hysterosalpingo contrast sonography)* ;
- d'une échographie parfois pour une autre indication que l'infertilité.

Dans ces indications, la cœlioscopie est indispensable dans le but de traiter un hydrosalpinx, par néosalpingostomie quand l'évaluation de la muqueuse tubaire peropératoire après incision de l'extrémité distale de la trompe permet de réaliser un score tubaire type Boer-Meisel. Cette stadification, est définie par :

- stade 1, muqueuse normale avec des plis conservés ;
- stade 2, atténuation modérée des plis et plage muqueuse normale ;
- stade 3, absence de plis muqueux et aspect en nids d'abeilles.

En cas de stades 2 et 3, il est licite de pratiquer une salpingectomie et, par contre, de conserver les trompes dans le stade 1 qui permettra l'obtention d'une grossesse dans l'année suivant l'intervention dans 25 à 35 % des cas.

En cas d'occlusion fimbriale, il est pratiqué une fimbrioplastie avec une analyse similaire de la qualité de la muqueuse tubaire amenant à la même prise en charge qu'après ouverture d'un hydrosalpinx. Dans les occlusions proximales, il est nécessaire de pratiquer un cathétérisme peropératoire sous contrôle hystéroscopique de l'extrémité interstitielle de la trompe, qui permet dans certaines situations de retirer des plugs proximaux redonnant une perméabilité complète de la trompe. Le geste peut également être effectué après les radiologues.

En cas de malformation tubaire ou d'endométriose tubaire, il est plus licite de pratiquer une salpingectomie pour optimiser les traitements en FIV.

En cas d'hydrosalpinx, la chirurgie tubaire est devenue un impératif en raison de l'impact négatif sur la fertilité observée en AMP avec diminution du taux d'implantation et du taux de grossesses [1, 2].

Plusieurs études ont confirmé que la salpingectomie améliore les résultats en AMP (tableaux 5.1 et 5.2) [3–6].

En cas de pelvis gelé lié à un abdomen multi-opéré, des chirurgies colorectales, des endométrioses extensives, des ATCD de pelvipéritonite, la cœlioscopie peut s'avérer à haut risque et ne prend probablement plus sa place dans la prise en charge des hydrosalpinx avant AMP (figure 5.1). En cas d'adhérences, une exclusion tubaire par pose de clip peut être proposée (les Essure® ayant été retirés du marché) [7].

Traitement des adhérences intrapéritonéales

En tant que tel, le traitement des adhérences intrapéritonéales ne se justifie pas, hormis si au décours d'une cœlioscopie faite pour exploration tubaire, des adhérences sont observées. En effet, le risque de plaie digestive lors d'une adhésiolyse d'adhérences sévères ne justifie pas la réalisation d'une chirurgie à risque qui devra donc être évitée. C'est surtout le cas lors d'ATCD de péritonite d'origine appendiculaire, digestive ou de chirurgie type anastomose iléo-rectale pour maladie de Crohn ou rectocolite hémorragique.

Reperméabilisation tubaire

La chirurgie de la reperméabilisation tubaire n'est pas une chirurgie indispensable. Elle se discute quand la réserve ovarienne est altérée et ne permet pas de proposer une AMP, ou quand la technique d'occlusion tubaire autorise à discuter une reperméabilisation surtout chez des femmes jeunes où le taux de grossesses spontanées peut atteindre 70 %.

La technique chirurgicale peut être réalisée au microscope en mini-laparotomie, en cœlioscopie soit par une technique en deux points dite *one stitch*, soit par une technique de suture à 4 ou 6 points. Dans cette indication, la chirurgie robotique peut être utilisée avec des résultats équivalents en termes de fertilité que les techniques classiques mais avec une courbe d'apprentissage facilitée en raison de la maniabilité des instruments en robotique et un confort plus important pour l'opérateur.

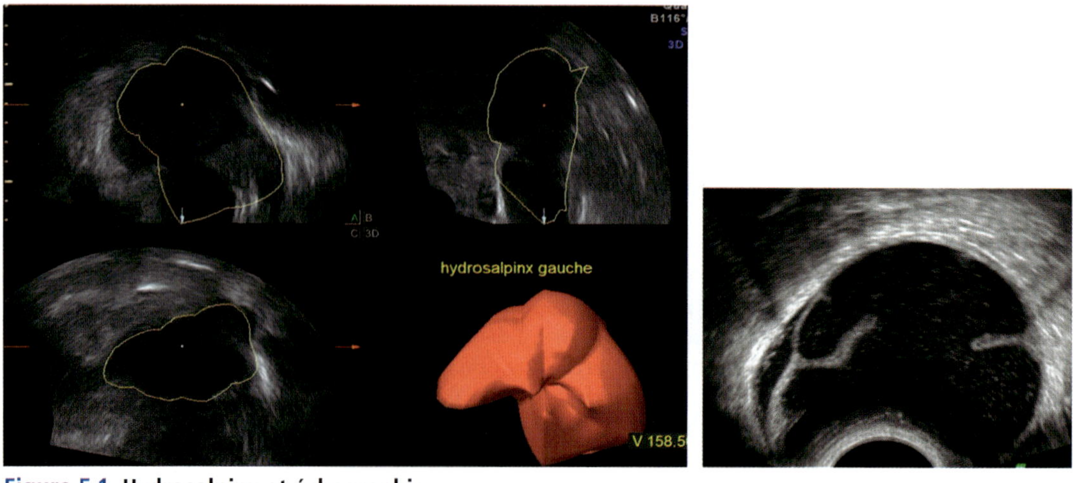

Figure 5.1. **Hydrosalpinx et échographie.**

Tableau 5.1. **Traitement des hydrosalpinx avant AMP : salpingectomie *versus* occlusion tubaire.**

	Obturation tubaire		Salpingectomie			Odds Ratio	Odds Ratio
Etude ou sous groupe	Evénement	Total	Evénement	Total	Poids	M-H, fixé,95%,CI	M-H, fixé,95%,CI
6.1.1 Taux de grossesse évolutive							
Kontoravdis 2006	23	50	17	50	100 %	1,65(0,74;3,71)	
Sous Total (95%CI)		**50**		**50**	**100 %**	**1,65(0,74;3,71)**	
Total événements	**23**		**17**				
Hétérogénéité: Non applicable							
Test sur effet global : Z=1,22 (P=0,22)							
6.1.2 Taux de grossesse clinique							
Kontoravdis 2006	26	50	20	50	38,0 %	1,63(0,74;3,59)	
Moshin 2006	31	78	23	60	62%	1,06(0,53;2,12)	
Sous Total (95%CI)		**128**		**110**	**100 %**	**1,28(0,76;2,14)**	
Total événements	**57**		**43**				
Hétérogénéité: Chi^2=0,63, df=1 (P=0,43); I^2=0%							
Test sur effet global : Z=0,92 (P=0,36)							

D'après Johnson N, et al. Surgical treatment for tubal disease in women due to undergo in vitro fertilisation. Cochrane Database Syst Rev 2010; (1) : CD002125.

Tableau 5.2. Traitement des hydrosalpinx avant AMP : chirurgie *versus* abstention.

	Traitement		Contrôle			Odds Ratio	Odds Ratio
Etude ou sous groupe	Evénement	Total	Evénement	Total	Poids	M-H, fixé,95%,CI	M-H, fixé,95%,CI
5.1.1 Taux de grossesse évolutive							
Dechaud 1998	13	30	6	30	19,0 %	3,06(0,97;9,66)	
Kontoravdis 2006	17	50	2	15	11,3 %	3,35(0,68;16,58)	
Strandell 1999	31	116	15	88	69,7 %	1,77(0,89;3,54)	
Sous Total (95%CI)		**196**		**133**	**100 %**	**2,20(1,26;3,82)**	
Total événements	**61**		**23**				
Hétérogénéité: Chi²=0,95, df=2 (P=0,62); I²=0%							
Test sur effet global : Z=2, 79 (P=0,005)							
5.1.2 Taux de grossesse clinique							
Kontoravdis 2006	20	50	2	15	8,0 %	4,33(0,88;21,3)	
Moshin 2006	23	60	8	66	20,5 %	4,51(1,82;11,13)	
Strandell 1999	40	116	22	88	71,5%	1,58(0,85;2,92)	
Sous Total (95%CI)		**226**		**169**	**100 %**	**2,40(1,49;3,86)**	
Total événements	**83**		**32**				
Hétérogénéité: Chi²=4,17, df=2 (P=0,12); I²=52%							
Test sur effet global : Z=3,61 (P=0,0003)							
5.1.3 Taux de grossesse – toute définition							
Dechaud 1998	13	30	6	30	12,9 %	3,06(0,97;9,66)	
Kontoravdis 2006	20	50	2	15	7 %	4,33(0,88;21,3)	
Moshin 2006	23	60	8	66	17,8 %	4,51(1,82;11,13)	
Strandell 1999	40	116	22	88	62,2 %	1,58(0,85;2,92)	
Sous Total (95%CI)		**256**		**199**	**100 %**	**2,49(1,6;3,86)**	
Total événements	**96**		**38**				
Hétérogénéité: Chi²=4,34, df=3 (P=0,23); I²=31%							
Test sur effet global : Z=4,06(P<0,0001)							

D'après Johnson N, et al. Surgical treatment for tubal disease in women due to undergo in vitro fertilisation. Cochrane Database Syst Rev 2010; (1) : CD002125.

Hystéroscopie opératoire

L'hystéroscopie diagnostique sans anesthésie en vaginoscopie fait partie intégrante du bilan d'infertilité. Il est admis qu'une cavité utérine *ad integrum* optimise les résultats des traitements d'infertilité. La chirurgie hystéroscopique a donc pour finalité d'augmenter les chances de succès de grossesse. Pour autant qu'il n'y a pas toujours de preuves que le traitement améliore la fertilité.

L'hystéroscopie opératoire s'intéresse donc au traitement des fibromes type 0, 1 ou 2 de la classification FIGO 2011 (figure 5.2), au traitement des polypes, des malformations, des synéchies et de l'isthmocèle.

Chirurgie des fibromes

Myome et infertilité

Le lien entre myome et infertilité est débattu depuis des décennies sans réponse parfaitement claire. La prévalence de l'infertilité chez des patientes porteuses de myomes est estimée entre 30 et 40 %. Cependant avant une prise en charge médicale, 5 % des cas d'infertilité sont associés à la présence de fibromes. Ils semblent responsables comme unique facteur d'infertilité dans 3 % des cas.

La relation myome et infertilité est évoquée devant les anomalies de la contractilité utérine, les altérations de muqueuse utérine, les anomalies de la vascularisation utérine et les obstructions tubaires. Chaque étape peut interférer sur le processus aboutissant à une grossesse. Le débat myome–infertilité répond à une double problématique : existe-t-il une relation de causalité ? Quel est le bénéfice et la place du traitement chirurgical chez les patientes infertiles ? [8–11].

En procréation naturelle, on a clairement établi le lien entre la présence d'un fibrome type 0, 1 ou 2 et l'échec de grossesse pouvant justifier la réalisation de résection hystéroscopique. Par contre, pour les myomes intramuraux type 3 à 5, le traitement chirurgical en conception spontanée n'a jamais montré de bénéfice sur la fertilité. Quant au fibrome sous-séreux, type 6 ou 7, il n'existe aucun lien avec la fertilité que l'on soit en procréation naturelle ou en AMP.

En AMP, le risque relatif (RR) de grossesse et d'implantation en cas de myome sous-muqueux est estimé à 0,3. Dans les méta-analyses respectives de Pritts, Somigliana, Klasty, et de nouveau Pritts en 2009 (tableau 5.3) [12], toutes les études vont dans le même sens mais par contre aucune étude n'a montré que la résection modifiait les résultats même si c'est plus vraisemblablement le manque de puissance des études réalisées qui ne permet pas de répondre à la question. Par contre pour les fibromes intramuraux, il existe une discrète altération de la fertilité par diminution du taux d'implantations et de grossesses, mais par contre on n'a jamais montré qu'une myomectomie changeait les résultats (tableau 5.4).

La place des polymyomectomies par laparotomie reste débattue chez des patientes ayant de volumineux fibromes rendant probablement l'évolution d'une grossesse difficile. Dans les situations où le nombre et les volumes justifient cette prise

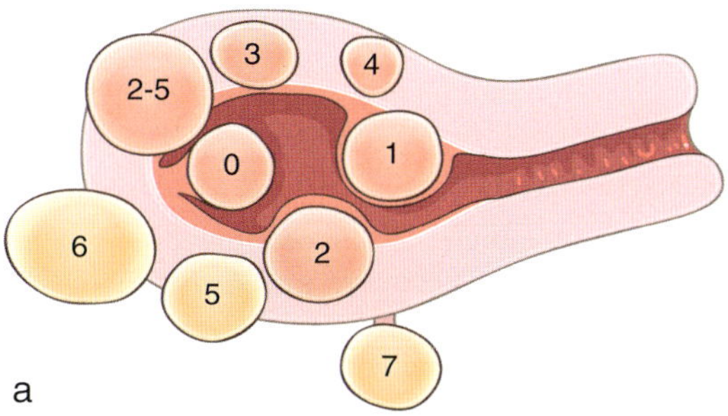

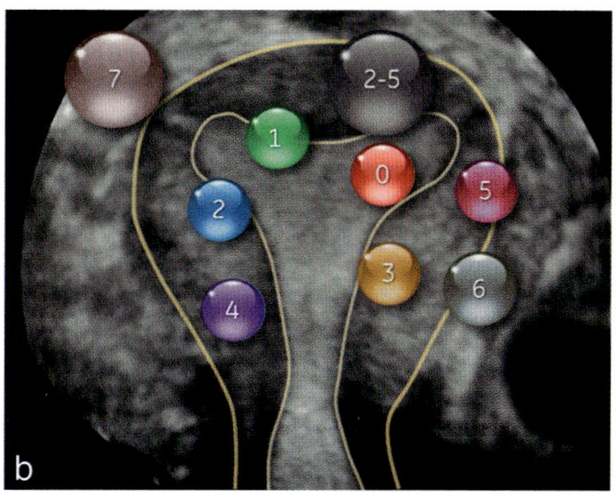

Figure 5.2. Classification des fibromes FIGO 2011 (a et b).
Les fibromes 0, 1, 2, 3, 4 et 5 sont causes de ménométrorragies.
Les fibromes 5, 6, 7 sont causes de nécrobiose ou de compression des organes de voisinage.

Tableau 5.3. **Méta-analyse de Pritts : myomes sous-muqueux.**

Critères	Myomes sous-muqueux					
	Contrôle : myome sans chirurgie			Contrôle : patientes infertiles sans myome		
	Nombre d'études	RR (IC à 95 %)	*p*	Nombre d'études	RR (IC à 95 %)	*p*
Taux de grossesses	2	2,0 (1,01–3,8)	0,028	2	1,5 (0,9–2,4)	NS
Taux d'implantation	0	–	–	2	1,1 (0,9–1,4)	NS
Taux de naissances vivantes	1	2,6 (0,9–7,7)	NS	3	1,1 (0,9–1,3)	NS
Taux de pertes fœtales	1	0,8 (0,4–1,7)	NS	2	1,2 (0,5–3,2)	NS
Taux d'accouchements prématurés	0	–	–	0	–	NS

RR : risque relatif.

Tableau 5.4. **Méta-analyse de Pritts 2009 : myomes intramuraux.**

Critères	Myomes sous-muqueux						Myomes intramuraux et sous-séreux		
	Contrôle : myome sans chirurgie			Contrôle : patientes infertiles sans myome					
	Nombre d'études	RR (IC à 95 %)	*p*	Nombre d'études	RR (IC à 95 %)	*p*	Nombre d'études	RR (IC à 95 %)	*p*
Taux de grossesses	2	2,1 (1,01–3,8)	0,028	2	1,5 (0,9–2,4)	NS	2	3,8 (0,5–30,1)	NS
Taux d'implantation	0	–	–	2	1,1 (0,9–1,4)	NS	0	–	–
Taux de naissances vivantes	1	2,6 (0,9–7,7)	NS	3	1,1 (0,9–1,3)	NS	1	1,7 (0,7–3,7)	NS
Taux de pertes fœtales	1	0,8 (0,4–1,7)	NS	2	1,2 (0,5–3,2)	NS	1	0,7 (0,3–1,9)	NS
Taux d'accouchements prématurés	0	–	–	0	–	NS	0	–	–

RR : risque relatif.

en charge, il est important de prévenir les adhérences par l'utilisation de produits antiadhérentiels afin de ne pas transformer une infertilité liée aux fibromes en une infertilité mécanique par la création d'adhérences.

Une série récente de polymyomectomies par laparotomie chez des patientes de plus de 38 ans avec désir de grossesse montre un taux de grossesses bas à 8 %.

Myomes et hystéroscopie opératoire

L'échographie et l'hystérosonographie permettent au mieux de pratiquer une cartographie précise déterminant les indications des hystéroscopies opératoires pour myomes.

La résection hystéroscopique des fibromes doit être réalisée en chirurgie bipolaire, utilisant du sérum physiologique comme milieu de distension, supprimant de ce fait le risque de *Turp syndrome* et limitant le nombre de synéchies. Le traitement de ces fibromes peut se faire par des techniques opératoires sans dilatation utilisant des électrodes 5 French ou des minirésectoscopes de 5 mm, en chirurgie plus conventionnelle en charrière 24 ou 27 avec anse de résection.

L'impact négatif des fibromes de type 0 à 2 est connu aussi bien en fertilité spontanée qu'en AMP [8].

Concernant les myomes, une seule étude randomisée [9] compare le taux de grossesse après myomectomie par hystéroscopie *versus* sans myomectomie et montre une amélioration du taux de grossesse en cas de myome sous muqueux (43,3 *vs* 27,2 % $p < 0,05$) ou sous muqueux et intramural (36,4 *vs* 15 % $p < 0,05$). Plusieurs études rétrospectives et méta-analyses de bonnes qualités confortent cette hypothèse [10–12].

Chirurgie des polypes

L'impact des polypes sur la fertilité dépend de leur taille. Ainsi, à moins de 2 cm, les chances de grossesse sont identiques mais augmentent le risque de fausse couche. À moins de 1,5 cm, il n'a jamais été retrouvé d'effets négatifs en AMP.

Les polypes de la jonction tubo-utérine peuvent, en perturbant la fonction de la jonction ostiale, gêner la migration.

Pour les polypes de moins de 1 cm, la polypectomie peut tout à fait s'effectuer sous hystéroscopie diagnostique sans anesthésie avec un hystéroscope doté d'un canal opérateur. Au-delà, on utilise un résecteur standard ou de faible diamètre.

Concernant les polypes, des études observationnelles ont montré une amélioration du taux de grossesse spontanée après résection hystéroscopique [11, 13–14].

Il existe une seule étude randomisée évaluant le taux de grossesse clinique qui montre que le traitement chirurgical augmente le taux de grossesse clinique (RR 4,4 [2,45–7,96]) [15].

Par contre, le curetage à l'aveugle doit être considéré comme inefficace car il laisse une fois sur deux une partie, voire l'intégralité, du polype sans réséquer la base du polype et est générateur de synéchie.

La prise en charge des hypertrophies de l'endomètre est par contre plus complexe. En effet, celle-ci est souvent associée au syndrome des ovaires micropolykystiques en raison de l'hyperœstrogénie relative. Le traitement de ces hypertrophies, soit par curetage, soit par résection superficielle de l'endomètre en laissant la base glandulaire en hystéroscopie, améliore notablement les ménorragies et les résultats en termes d'infertilité s'intriquent avec les résultats de la prise en charge du syndrome des ovaires micropolykystiques rendant donc l'interprétation difficile des résultats.

Chirurgie hystéroscopique des malformations utérines

Celle-ci concerne deux types de malformations :

- les utérus de type U2 de la classification de l'ESHRE à savoir l'utérus cloisonné total ou partiel;
- les utérus U1 ou utérus en « T », anciennement utérus DES, associés à une hypertrophie du mur latéral myométrial, une diminution du volume utérin et le plus souvent une atrophie endométriale.

L'examen de référence pour le diagnostic de ces malformations est l'échographie 3D +/– complétée par une échosonographie. Elle permet notamment d'effectuer des mesures préopératoires permettant de guider au mieux le geste chirurgical (figure 5.3).

La chirurgie de ces utérus malformés s'effectue avec des hystéroscopes 5 French ou des résecteurs idéalement de faible diamètre.

Ces deux malformations sont associées à des taux plus importants de fausses couches précoces, d'accouchement prématurés et d'infertilité. L'utérus cloisonné est la malformation utérine la plus fréquemment rencontrée.

Utérus U2

La section de cloison consiste à couper la cloison en son milieu avec un ciseau ou un couteau bipolaire de façon à réaligner les ostia tubaires. Un deuxième temps opératoire est parfois nécessaire (mais très rare) si l'éperon résiduel est supérieur à 10 mm lors de l'écho de contrôle postopératoire.

Un seul essai randomisé [16] compare la section de cloison à l'abstention thérapeutique et ne montre pas d'intérêt de cette chirurgie en cas d'infertilité. Néanmoins, cette étude manque de puissance et la population étudiée est très hétérogène, mélangeant infertiles et patientes présentant des

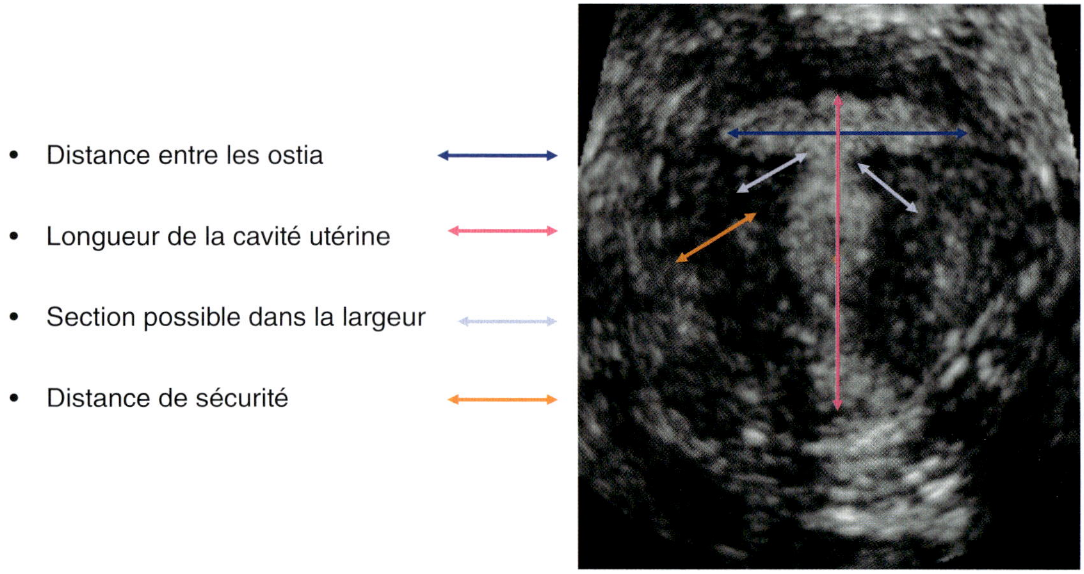

Figure 5.3. Mesure échographique préopératoire.

fausses couches à répétition. À l'inverse de nombreuses séries rétrospectives objectivent des taux de grossesses très satisfaisants (entre 40 et 76 %) après section de cloison avec diminution du taux de fausses couches et taux de naissances vivantes entre 29 et 73 %. Une récente méta-analyse va également dans ce sens en montrant également une diminution des accouchements prématurés [17].

Utérus U1

La métroplastie consiste à réaliser des incisions latérales dans le myomètre à 2 heures, 4 heures, 8 heures et 10 heures à la pointe ou au couteau bipolaire afin d'élargir la cavité et la rendre moins tubulée, l'objectif étant de voir les deux ostia tubaires lorsque la caméra est placée au niveau de l'isthme. Aucun essai randomisé n'existe sur le sujet mais la grande majorité des études vont dans le sens d'une augmentation de la fertilité spontanée, d'une diminution des fausses couches et des accouchements prématurés. Dans la méta-analyse de Coelho Neto et al., [18] le taux de naissances vivantes est entre 63 et 80 %

Au vu du manque de preuve dans la littérature, les recommandations du CNGOF 2022 ne plaident pas en faveur d'une chirurgie des utérus U1 et U2 en première intention chez la patiente infertile. Chaque cas est à discuter en fonction des ATCD autres.

Chirurgie des synéchies

Quelle que soit la cause des synéchies, en premier lieu représentée par la réalisation de curetage du post-abortum ou du post-partum, la restitution *ad integrum* de la cavité est l'élément primordial avant tout traitement d'une infertilité.

Le diagnostic est réalisé au décours d'une hystéroscopie ou d'une hystérosonographie.

Le traitement des synéchies légères à sévères (synéchie type 4 ou syndrome d'Asherman avec occlusion complète de la cavité) relève d'une chirurgie hystéroscopique sous contrôle échographique afin de ne pas générer de fausses routes et de perforation utérine. Celui-ci s'effectue si possible avec un hystéroscope diagnostique avec canal opérateur, ciseaux froids et éventuellement pointe bipolaire.

Dans les synéchies, le traitement par hystéroscopie est efficace avec un taux de succès entre 70 et 97,5 % quel que soit le stade [19, 20]. Après récupération d'une cavité normale, le délai moyen d'obtention d'une grossesse est de 10 mois [21]. Les taux de grossesse varient entre 40 et 76 % après chirurgie et le taux de naissances vivantes entre 28 et 60 % [23]. Il n'existe pas d'essais randomisés comparant traitement de la synéchie *versus* abstention chez la patiente infertile, néanmoins il est recommandé en cas de synéchie chez la patiente infertile de traiter cette dernière en première intention.

En cas de synéchie complexe, il est essentiel de savoir répéter le geste pour optimiser la création d'une néocavité, car plus de deux temps opératoires sont nécessaires dans un quart des cas de synéchies sévères [24]. Le taux de grossesse observé après synéchie de type 4 est entre 25 et 35 % dans la littérature.

Dans toutes les indications de la chirurgie intracavitaire (notamment myomectomie) chez les femmes en âge de procréer, gardant un désir de grossesse, il est important de réaliser 6 à 8 semaines après le traitement hystéroscopique initial une hystéroscopie de contrôle dans le but de confirmer la restitution de la cavité et de traiter, s'il en existe, des synéchies résiduelles. L'usage de produit antiadhérentiel en intracavitaire n'est pas recommandé de façon systématique, la littérature étant pauvre sur le sujet.

Chirurgie de l'adénomyose

Dans l'adénomyose, qu'elle soit isolée ou associée à une autre pathologie, il n'existe pas de preuves justifiant une chirurgie en cas d'infertilité et celle-ci n'a jamais de place en première intention. Celle-ci ne devra donc être réservée qu'à des cas particuliers et uniquement au cas de symptômes.

Il est possible de traiter une forme kystique péricavitaire (en hystéroscopie opératoire éventuellement échoguidée). La métrectomie (résection de myomètre en cas d'hypertrophie majeure des murs antérieur ou postérieur) est très rarement réalisée.

Chirurgie de l'isthmocèle

La chirurgie de l'isthmocèle est justifiée en cas de symptômes (métrorragies demi-cycle, douleurs) ou en cas d'ATCD de grossesse sur isthmocèle. Le lien entre isthmocèle et infertilité n'est pas démontré. Certains auteurs décrivent un phénomène inflammatoire chronique lié à la présence de sang rétentionnel dans la déhiscence, pouvant interférer avec l'implantation. Enfin, la présence d'une isthmocèle importante peut parfois rendre les gestes de transfert embryonnaires difficiles avec impossibilité de cathétériser le col.

La chirurgie s'effectue par voie hystéroscopique, laparoscopique ou vaginale. Le traitement par hystéroscopie opératoire est la technique la moins invasive, engendrant le moins de complications et la plus évaluée dans la littérature dans cette indication. Les résultats sur la fertilité sont encourageants mais les études sont souvent rétrospectives, non comparatives et incluant un petit nombre de patientes [25–27].

Le traitement par hystéroscopie opératoire ne peut pas être recommandé pour la prise en charge de l'infertilité en première intention en raison de l'absence de données de haut niveau de preuve suffisantes dans la littérature.

Conclusion

La chirurgie tubaire ou utérine est souvent indispensable pour soit favoriser les fécondations spontanées hors techniques d'AMP, soit optimiser les résultats de ces techniques. L'évolution de cette chirurgie justifie de considérer que la première question à poser avant tout traitement hystéroscopique d'une pathologie intracavitaire est de savoir si la femme veut conserver ses possibilités de procréation. Dès que la réponse est positive ou hésitante, il faudra faire bénéficier cette cavité utérine de la qualité des traitements hystéroscopiques qui nous permet toujours de conserver une cavité apte à la procréation. Cette réflexion est au centre de toute la prise en charge chirurgicale de la fertilité ou de l'infertilité. Les bénéfices attendus doivent toujours être mis en balance avec les risques éventuels sur la fertilité et les discussions pluridisciplinaires doivent être privilégiées.

Références

[1] Camus, E., Poncelet, C., Goffinet, F., et al., 1999. Pregnancy rates after in-vitro fertilization in cases of tubal infertility with and without hydrosalpinx : a meta-analysis of published comparative studies. Hum Reprod 14, 1243–1249.

[2] Zeyneloglu, H.B., Arici, A., Olive, D.L., 1998. Adverse effects of hydrosalpinx on pregnancy rates after in vitro fertilization embryo transfer. Fertil Steril 70, 492–499.

[3] Dechaud, H., Daures, J.P., Arnal, F., et al., 1998. Does previous salpingectomy improve implantation and pregnancy rates in patients with severe tubal factor infertility who are undergoing in vitro fertilization? A pilot prospective randomized study. Fertil Steril 69, 1020–1025.

[4] Johnson, N., van Voorst, S., Sowter, M.C., et al., 2010. Surgical treatment for tubal disease in women due to undergo in vitro fertilisation. Cochrane Database Syst Rev 1.

[5] Kontoravdis, A., Makrakis, E., Pantos, K., et al., 2006. Proximal tubal occlusion and salpingectomy result in similar improvement in in vitro fertilization outcome in patients with hydrosalpinx. Fertil Steril 86, 1642–1649.
[6] Strandell, A., Lindhard, A., 2000. Hydrosalpinx and ART. Salpingectomy prior to IVF can be recommended to a well-defined subgroup of patients. Hum Reprod 15, 2072–2074.
[7] Legendre, G., Moulin, J., Vialard, J., et al., 2014. Proximal occlusion of hydrosalpinges by Essure® before assisted reproduction techniques : a French survey. Eur J Obstet Gynecol Reprod Biol 181, 300–304.
[8] CNGOF, 2011. Recommandations pour la pratique clinique. Myoma management.
[9] Casini, M.L., Rossi, F., Agostini, R., Unfer, V., 2006. Effects of the position of fibroids on fertility. Gynecol Endocrinol. 22 (2), 106–109.
[10] Metwally, M., Raybould, G., Cheong, Y.C., Horne, A.W., 2020. Surgical treatment of fibroids for subfertility. Cochrane Database Syst Rev. 29 (1), CD003857. Jan.
[11] Bosteels, J., Kasius, J., Weyers, S., Broekmans, F.J., Mol, B.W.J., D'Hooghe, T.M., 2015. Hysteroscopy for treating subfertility associated with suspected major uterine cavity abnormalities. Cochrane Database Syst Rev. (2), CD009461. Feb 21.
[12] Pritts, E.A., Parker, W.H., Olive, D.L., 2009. Fibroids and infertility : an updated systematic review of the evidence. Fertil Steril 91, 1215–1223.
[13] Taylor, E., Gomel, V., 2008. The uterus and fertility. Fertil Steril. janv 89 (1), 1–16.
[14] Stamatellos, I., Apostolides, A., Stamatopoulos, P., Bontis, J., 2008. Pregnancy rates after hysteroscopic polypectomy depending on the size or number of the polyps. Arch Gynecol Obstet. 277 (5), 395–399. mai.
[15] Pérez-Medina, T., Bajo-Arenas, J., Salazar, F., Redondo, T., Sanfrutos, L., Alvarez, P., et al., 2005. Endometrial polyps and their implication in the pregnancy rates of patients undergoing intrauterine insemination: a prospective, randomized study. Hum Reprod. juin 20 (6), 1632–1635.
[16] Rikken, J.F., et al., 2017. Septum resection for women of reproductive age with a septate uterus. Cochrane Database Syst Rev. 28093720.
[17] Noventa, et al., 2022. Uterine septum with or without hysteroscopic metroplasty: impact on fertility and obstetrical outcomes - a systematic review and meta-analysis of observational research. J Clin med.
[18] Coelho Neto, M.A., Ludwin, A., Petraglia, F., Martins, W.P., 2021. Definition, prevalence, clinical relevance and treatment of T-shaped uterus: systematic review. Ultrasound Obstet Gynecol. 57 (3), 366–377. https://doi.org/10.1002/uog.23108. Mar.
[19] Yu, D., Wong, Y.-M., Cheong, Y., Xia, E., Li, T.-C., 2008. Asherman syndrome - -one century later. Fertil Steril. 89 (4), 759–779. 1 avr.
[20] Jegaden, M., et al., 2021. Treatment of synechia related to infertility. Gynecol Obstet Fertil Senol. 49 (12), 930–935. Dec.
[21] Capmas, P., Mihalache, A., Duminil, L., Hor, L.S., Pourcelot, A.G., Fernandez, H., 2020. Intrauterine adhesions: What is the pregnancy rate after hysteroscopic management? J Gynecol Obstet Hum Reprod. sept 49 (7), 101797.
[22] March, C.M., 2011. Management of Asherman's syndrome. Reprod Biomed Online. 23 (1), 63–76. juil.
[23] Roy, K.K., Baruah, J., Sharma, J.B., Kumar, S., Kachawa, G., Singh, N., 2010. Reproductive outcome following hysteroscopic adhesiolysis in patients with infertility due to Asherman's syndrome. Arch Gynecol Obstet. févr 281 (2), 355–356.
[24] Fernandez, H., Peyrelevade, S., Legendre, G., et al., 2012. Total adhesions treated by hysteroscopy : must we stop at two procedures ? Fertil Steril 98, 980–985.
[25] Li, C., Guo, Y., Liu, Y., Cheng, J., Zhang, W., 2014. Hysteroscopic and laparoscopic management of uterine defects on previous cesarean delivery scars. J Perinat Med. 42 (3), 363–370. mai.
[26] Xie, H., Wu, Y., Yu, F., He, M., Cao, M., Yao, S., 2014. A comparison of vaginal surgery and operative hysteroscopy for the treatment of cesarean-induced isthmocele: a retrospective review. Gynecol Obstet Invest. 77 (2), 78–83.
[27] Brown, K., Tkacz, Z., 2018. Hysteroscopic and laparoscopic management of caesarean scar (niche) defects in symptomatic patients. J Obstet Gynaecol. 38 (5), 730. juill.

Quand intervenir en cas d'endométriose avant AMP ?

Chapitre 6

M. Bourdon, P. Santulli, C. Maignien, L. Marcellin, C. Chapron

Introduction

L'endométriose, pathologie inflammatoire dont la physiopathologie reste mal élucidée, est source de douleurs pelviennes et d'infertilité [1]. L'hétérogénéité est une des caractéristiques principales de l'endométriose. Elle se manifeste tant sur le plan clinique qu'anatomique. Il existe trois phénotypes d'endométriose :

1. l'endométriose superficielle (SUP) constituée d'implants adhérents à la surface du péritoine ;
2. l'endométriome ovarien (OMA) qui est un kyste ovarien endométriosique à paroi épaisse et à contenu hématique ;
3. l'endométriose profonde (DIE), arbitrairement définie par une pénétration de la lésion d'au moins 5 mm sous le péritoine, ou encore par l'envahissement de la musculeuse de l'organe cible.

L'adénomyose, souvent associée à l'endométriose, se caractérise par la présence de tissu endométrial au sein du muscle utérin. L'adénomyose est aussi une pathologie hétérogène avec des formes diffuses, focales, et kystiques.

Impact de l'endométriose et de l'adénomyose sur la fertilité

Inflammation de la cavité pelvienne et conception *in vivo*

Le phénomène de régurgitation menstruelle, à l'origine de l'endométriose, est responsable d'une importante réaction inflammatoire dans la cavité abdomino-pelvienne. Cette inflammation perturbe l'interaction entre spermatozoïdes et ovocytes, ce qui résulte en une diminution des chances de conception spontanée ou *in vivo*. Les données de la littérature suggèrent que les possibilités de conception spontanée sont augmentées dans les 6 à 18 mois suivant une prise en charge chirurgicale de l'endométriose. Dans une étude rétrospective, Vercellini *et al.* évaluaient le taux postopératoire de conception spontanée à 50 % environ, indépendamment du stade de la maladie [2]. Ces résultats, en accord avec de nombreuses publications [2], sont notamment corrélés à la qualité du geste chirurgical [3].

Impact sur la fonction ovarienne

Effet sur la réserve ovarienne

Au niveau ovarien, la présence d'endométriomes pourrait entraîner une détérioration du parenchyme ovarien sain adjacent et, par conséquent, une diminution du stock de follicules primordiaux. Une réaction inflammatoire locale secondaire à la présence d'endométriomes est plausible [4]. En effet, des altérations tissulaires en lien avec la formation de fibrose et un défaut de vascularisation sont évoqués, indépendamment du simple étirement mécanique que peut entraîner la présence de kystes endométriosiques. Cependant, une étude portant sur plus de 700 patientes endométriosiques montrait des taux d'AMH comparables entre les patientes ayant des endométriomes et les témoins indemnes [5].

En plus du possible impact négatif de l'endométriome *per se* sur la réserve ovarienne, de nombreuses études s'accordent sur l'effet néfaste de la chirurgie de l'endométriome sur la réserve ovarienne et sur la fertilité des patientes [6]. En cas de kystectomie pour un ou des endométriomes, il existe un risque quasi constant d'exérèse de tissu ovarien sain, responsable d'une altération de la réserve ovarienne se traduisant par une baisse de l'AMH et du nombre de follicules antraux en postopératoire [7]. Ainsi, la réponse à la stimulation ovarienne est plus faible chez les patientes endométriosiques ayant un ATCD de kystectomie pour endométriomes [8, 9]. Enfin, il a été montré que l'âge de la ménopause pourrait être plus précoce chez les patientes avec un ATCD de kystectomie d'endométriomes [6]. Ainsi, l'altération de la réserve ovarienne après traitement chirurgical des lésions ovariennes est clairement démontrée, même entre les mains de chirurgiens experts, et en particulier dans le cas de lésions ovariennes bilatérales [10] et de chirurgies itératives [11]. La décision d'opérer un endométriome peut donc être lourde de conséquences pour la fertilité des patientes. Dans la très grande majorité des cas, il convient de ne pas opérer les patientes lorsqu'une prise en charge en AMP est envisagée.

Effet sur la qualité ovocytaire

Le potentiel rôle de l'endométriose sur la qualité ovocytaire est suggéré par des études fondamentales, mais reste débattu [12]. Des études sur le liquide folliculaire ont mis en évidence une modification du micro-environnement folliculaire, notamment par un excès de stress oxydatif chez les patientes atteintes d'endométriose [13], ou encore des modifications du profil métabolomique [14, 15] pouvant être le reflet d'une modification au niveau ovocytaire. Cependant, l'impact de l'endométriose sur la qualité ovocytaire n'est pas clairement démontré à ce jour. En effet, une atteinte ovarienne isolée ne serait pas un facteur de risque d'infertilité en soi. Cela peut laisser penser que la présence d'endométriome n'impacte pas la qualité ovocytaire [16]. Chez les patientes atteintes d'endométriose, plusieurs anomalies cytoplasmiques et nucléaires ont été observées au cours du développement embryonnaire [17]. Il a été décrit que la qualité embryonnaire pourrait être altérée en présence d'une endométriose, reflétant une qualité ovocytaire diminuée mais cela reste débattu [18]. En effet, il ne semble pas y avoir de majoration du taux d'embryons aneuploïdes chez les patientes endométriosiques [19].

Atteinte utérine et réceptivité endométriale

Des données ont montré que l'endomètre eutopique était altéré en cas d'endométriose [20]. Cela pourrait entraîner une diminution des chances d'implantation qui expliquerait en partie l'hypofertilité constatée chez les patientes endométriosiques. Dans le modèle murin, l'apport de liquide péritonéal de patientes infertiles atteintes d'endométriose diminue significativement le nombre de sites d'implantation, par comparaison avec des souris recevant du liquide péritonéal de patientes fertiles [21]. De nombreux gènes connus pour être impliqués dans la réceptivité endométriale sont également exprimés de manière aberrante dans l'endomètre des femmes atteintes d'endométriose [22]. Les principaux mécanismes en cause sont la résistance à la progestérone, l'inflammation, et l'existence d'une stéroïdogenèse accrue [12].

En cas d'adénomyose, des modifications au sein de l'endomètre eutopique et ectopique [23, 24] ont également été mises en évidence, pouvant interférer avec l'implantation embryonnaire. En effet, une série de réponses immunitaires anormalement activées, concernant l'immunité à la fois cellulaire et humorale, ont été décrites [25, 26]. De plus, une altération du stress oxydatif [27], du métabolisme des stéroïdes [28-33], ainsi qu'une expression altérée de différents gènes impliqués dans l'implantation ont été retrouvées au niveau de l'endomètre eutopique et/ou ectopique des utérus adénomyosiques [34, 35]. Ces phénomènes pourraient contribuer à une altération de la réceptivité endométriale et de l'implantation.

Modifications mécaniques

Des adhérences, fréquentes en cas de DIE, peuvent également altérer l'anatomie pelvienne et interférer avec la fonction tubaire. Il en résulte une diminution des chances de conception spontanée. La formation d'hémato/hydrosalpinx peut être une séquelle de l'inflammation chronique et de la fibrose en regard des lésions, mais également du traitement chirurgical de l'endométriose [36]. Enfin, les dyspareunies fréquentes chez les patientes atteintes de DIE pourraient également entraîner une diminution des rapports sexuels et, indirectement, une baisse de la fertilité [37].

Enfin, dans l'adénomyose, les caractéristiques structurales du myomètre sont altérées et pourraient entraîner un dyspéristaltisme utérin [38, 39] pouvant être impliqué dans l'altération de la fertilité, en interférant avec le transport du sperme [40] et l'implantation [41].

En pratique

La prise en charge de l'infertilité dans un contexte d'endométriose doit être globale en tenant compte non seulement des douleurs qui peuvent être associées à l'infertilité, mais aussi du phénotype des lésions endométriosiques (SUP, OMA, DIE), éventuellement associées à une adénomyose. Cette prise en charge optimale nécessite des centres pluridisciplinaires comprenant des chirurgiens, des praticiens experts en AMP, des endocrinologues, des radiologues. La patiente doit pouvoir bénéficier d'un diagnostic de qualité avant de pouvoir avoir accès, au sein d'une même structure, à la totalité des options thérapeutiques possibles [1].

Seules deux options thérapeutiques sont envisageables et efficaces sur la fertilité [1, 2] :

- la chirurgie d'exérèse de toutes les lésions d'endométriose ;
- l'AMP type FIV/ICSI.

La chirurgie de l'endométriose

La chirurgie d'emblée sera plutôt proposée aux patientes jeunes, jamais opérées d'endométriose, ayant une courte durée d'infertilité, dont la réserve ovarienne est normale, sans autres facteurs d'infertilité associés, et présentant une symptomatologie douloureuse invalidante, résistante au traitement médical (tableau 6.1) [1].

Tableau 6.1. Critères de choix entre la chirurgie et l'AMP en cas d'infertilité liée à l'endométriose [1].

	En faveur de la chirurgie	En faveur de l'AMP
Réserve ovarienne	Satisfaisante	Diminuée
Préférences et priorités de la patiente/couple	Au choix	Au choix
Âge	≤ 35 ans	> 36 ans
Durée de l'infertilité	Courte	Longue
Autre cause d'infertilité associée	Non	Oui
Antécédent de chirurgie d'endométriose	Non	Oui
Intensité de la douleur	Intense	Faible
Présence d'endométriome	Non	Oui
Présence d'adénomyose	Non	Oui

Source : Chapron et al; traduit de Rethinking mechanisms, diagnosis and management of endometriosis. Nat Rev Endocrinol 2019;15(11):666-82. doi:10.1038/s41574-019-0245-z.

En effet, il a été montré que la chirurgie augmentait les chances de conception spontanée dans les 6 à 18 mois postopératoires. Ainsi, il est important de déterminer initialement si une conception spontanée est envisageable avant de planifier la prise en charge chirurgicale. De ce fait, il est nécessaire de s'assurer de la qualité du sperme et de la perméabilité tubaire. Il est également indispensable de déterminer à l'avance s'il paraît raisonnable pour la patiente de s'accorder ce délai de 6 à 18 mois après la chirurgie, dans le but d'obtenir une conception spontanée. Pour cela, il convient d'étudier la réserve ovarienne (FSH et E2 à J3, AMH et compte folliculaire) et de s'assurer que la patiente accepte ce délai. Les principes de la prise en charge chirurgicale se fondent sur la « radicalité de l'exérèse », reposant sur l'excision complète des lésions d'endométriose [42, 43].

Une telle stratégie ne pourra être envisagée qu'après avoir réalisé une cartographie préopératoire de toutes les lésions d'endométriose à l'aide de l'imagerie (échographie pelvienne, IRM et échographie endorectale). Dans la pratique quotidienne, l'évaluation de l'intensité des symptômes douloureux permet d'orienter la réalisation des examens complémentaires radiologiques, notamment en cas d'endométriome ovarien [44]. En effet, en présence d'OMA, les douleurs pelviennes sévères sont significativement corrélées à la présence de lésions de DIE associées. En cas d'endométriome douloureux, le clinicien doit réaliser un bilan approprié afin d'apprécier l'étendue de la maladie et de rechercher des lésions de DIE. Il convient également de rechercher une adénomyose associée. Il a été montré que l'efficacité de la chirurgie de l'endométriose sur la fertilité était limitée en cas d'association d'une DIE à une adénomyose [45].

Cette stratégie de prise en charge globale est non seulement efficace sur la symptomatologie douloureuse mais aussi sur les possibilités de grossesse, tout en minimisant le risque de récidive [46]. Dans ce contexte, la chirurgie peut nécessiter la réalisation de résections étendues (coloproctectomie, cystectomie partielle, chirurgie urétérale), avec pour conséquence un risque de réelles complications (rétention chronique d'urine, fistule recto-vaginale par exemple) [47]. La chirurgie, notamment pour les patientes présentant des lésions de DIE, doit être réalisée par des équipes entraînées offrant un plateau chirurgical multidisciplinaire (chirurgies gynécologique, intestinale et urologique [48]).

Si une indication chirurgicale est retenue, il n'y a pas d'intérêt à proposer des procédures intermédiaires comme les stimulations/inséminations intra-utérines (IIU), qui n'offrent aucun bénéfice démontré dans ce contexte [49]. Au bout du délai préétabli de 6 à 18 mois et en l'absence de conception spontanée, une FIV/ICSI doit être proposée.

L'AMP type FIV/ICSI

L'AMP sera proposée d'emblée en cas d'altération de la réserve ovarienne chez des patientes présentant d'autres facteurs d'infertilité ou préalablement opérées pour leur endométriose, et ce d'autant plus qu'il existe des OMA et/ou une adénomyose (tableau 6.1). L'âge et le choix de la patiente sont également importants à prendre en considération [1].

Si une prise en charge en AMP est décidée, on pourra proposer une désensibilisation hypothalamo-hypophysaire prolongée par 6 à 8 semaines de pilule oestroprogestative ou progestative, ou 3 à 6 mois d'agoniste GnRH, avant la stimulation ovarienne. Il n'y a pas d'argument pour préférer un protocole agoniste ou antagoniste. Néanmoins, le protocole antagoniste présente deux avantages :

- stimuler avec de fortes doses de gonadotrophines, ce qui est particulièrement intéressant chez les patientes endométriosiques dont la réponse à la stimulation peut être diminuée (endométriomes, ATCD de chirurgie de l'endométriose...), sans craindre le syndrome d'hyperstimulation ovarienne (SHO) [9] ;
- déclencher l'ovulation par agoniste de la GnRH, qui, tout en évitant le risque de SHO, est associé à une diminution significative de la symptomatologie douloureuse postponction, comparativement à l'hCG [50].

Le transfert d'embryons différé plus ou moins associé à une désensibilisation hypothalamo-hypophysaire prolongée avant le transfert d'embryons congelés (TEC) pourrait optimiser les chances de succès et ce d'autant plus qu'il existe une adénomyose [51, 52].

La chirurgie n'est pas recommandée avant l'AMP, puisqu'elle n'améliore pas les chances de succès [53, 54]. Cette règle – « pas de chirurgie avant FIV » – comporte tout de même certaines exceptions : Elle peut être envisagée avant AMP en cas de :

1. douleurs pelviennes invalidantes malgré le traitement médical ;
2. présence d'une lésion sévère mettant en péril la fonction d'un organe (par exemple digestif ou rénal), cette situation étant très rare ;
3. quand il y a un doute sur la bénignité de la lésion ovarienne ;
4. enfin, en cas d'hydrosalpinx, une déconnexion tubaire ou une salpingectomie devra être réalisée avant un transfert d'embryons pour augmenter les chances d'implantation [55].

Cette chirurgie se fera sans geste associé sur les lésions d'endométriose.

Le cas particulier de l'endométriome

L'endométriome est la « lésion clé » en matière de prise en charge de l'endométriose. En effet, il a été démontré que si la chirurgie permet d'augmenter les chances de grossesse spontanée, elle est aussi associée à une altération de la réserve ovarienne [7]. Dans un contexte d'endométriose, la diminution de réserver ovarienne (DRO) a un pronostic de fertilité nettement moins bon comparé à celui d'une DRO d'autre origine [56]. Puisqu'il n'existe aucune évidence à l'heure actuelle quant à la supériorité de la chirurgie par rapport à l'AMP en termes de taux de grossesse, en présence d'endométriome, la stratégie thérapeutique dépend de la balance bénéfices/risques.

En cas d'endométriome bilatéral chez une patiente infertile ou de récidive d'endométriome après kystectomie, le risque d'altération de la réserve ovarienne est majeur [5, 11, 57, 58] et doit faire orienter la patiente vers l'AMP de première intention.

Dans tous les cas où une AMP a été décidée dans un contexte d'OMA, une antibioprophylaxie doit encadrer la ponction d'ovocytes afin de diminuer le risque d'infection postopératoire.

Selon certaines équipes, la taille importante de l'endométriome peut motiver les praticiens à réaliser une kystectomie avant prise en charge en AMP afin de diminuer les risques liés à l'AMP, à savoir : infection d'endométriome, rupture kystique, difficulté d'accès aux follicules, ou encore aggravation d'une éventuelle symptomatologie douloureuse. Cependant, ces risques demeurent théoriques et nous ne recommandons pas une exérèse systématique des endométriomes avant AMP [59, 60]. En conséquence, se pose l'éternel problème de la taille limite de l'endométriome au-delà de laquelle une prise en charge chirurgicale est indispensable avant AMP. De nos jours, les données de la littérature sont insuffisantes pour établir un seuil de taille précis. Nous pensons qu'en dessous de 6–8 cm, aucun geste n'est nécessaire avant une prise en charge en AMP [59]. En cas d'endométriome très volumineux et douloureux ou d'ATCD de réponse insuffisante à une première stimulation, un drainage transvaginal écho-guidé deux à quatre semaines avant la procédure d'AMP peut être envisagé et semble améliorer les résultats de la stimulation [61].

Lorsque la chirurgie ne peut pas être évitée, surtout en présence d'une lésion ovarienne, il paraît utile de mettre en place une stratégie de préservation de la fertilité préopératoire *via* une cryopréservation d'ovocytes ou embryons [62, 63].

Conclusion

La prise en charge de l'endométriose dans un contexte d'infertilité exige une réflexion globale sur les chances de conception spontanée, mais aussi la réalisation d'un bilan exact de l'étendue des lésions endométriosiques, ainsi que l'évaluation de leur impact clinique.

Si la décision d'effectuer une intervention chirurgicale est retenue, la question de la préservation de la fertilité avant la chirurgie doit impérativement être posée, notamment en cas d'endométriome. En effet, si après la chirurgie aucune grossesse spontanée n'est obtenue, il pourra alors être possible de réaliser une AMP avec des ovocytes cryoconservés avant l'intervention.

Références

[1] Chapron, C., Marcellin, L., Borghese, B., Santulli, P., 2019. Rethinking mechanisms, diagnosis and management of endometriosis. Nat Rev Endocrinol 15 (11), 666–682. https://doi.org/10.1038/s41574-019-0245-z.

[2] Vercellini, P., Somigliana, E., Viganò, P., et al., 2009. Surgery for endometriosis-associated infertility: a pragmatic approach. Hum Reprod 24 (2), 254–269. https://doi.org/10.1093/humrep/den379.

[3] Stepniewska, A., Pomini, P., Bruni, F., et al., 2009. Laparoscopic treatment of bowel endometriosis in infertile women. Hum Reprod 24 (7), 1619–1625. https://doi.org/10.1093/humrep/dep083.

[4] Sanchez, A.M., Vigano, P., Somigliana, E., et al., 2014. The distinguishing cellular and molecular features of the endometriotic ovarian cyst: from pathophysiology to the potential endometrioma-mediated damage to the ovary. Hum Reprod Update 20 (2), 217–230. https://doi.org/10.1093/humupd/dmt053.

[5] Streuli, I., de Ziegler, D., Gayet, V., et al., 2012. In women with endometriosis anti-Müllerian hormone levels are decreased only in those with previous endometrioma surgery. Hum Reprod 27 (11), 3294–3303. https://doi.org/10.1093/humrep/des274.

[6] Coccia, M.E., Rizzello, F., Mariani, G., et al., 2011. Ovarian surgery for bilateral endometriomas influences age at menopause. Hum Reprod 26 (11), 3000–3007. https://doi.org/10.1093/humrep/der286.

[7] Raffi, F., Metwally, M., Amer, S., 2012. The impact of excision of ovarian endometrioma on ovarian reserve: a systematic review and meta-analysis. J Clin Endocrinol Metab 97 (9), 3146–3154. https://doi.org/10.1210/jc.2012-1558.

[8] Garcia-Velasco, J.A., Somigliana, E., 2009. Management of endometriomas in women requiring IVF: to touch or not to touch. Hum Reprod 24 (3), 496–501. https://doi.org/10.1093/humrep/den398.

[9] Bourdon, M., Raad, J., Dahan, Y., et al., 2018. Endometriosis and ART: A prior history of surgery for OMA is associated with a poor ovarian response to hyperstimulation. PLoS One 13 (8), e0202399. https://doi.org/10.1371/journal.pone.0202399.

[10] Younis, J.S., Shapso, N., Fleming, R., Ben-Shlomo, I., Izhaki, I., 2019. Impact of unilateral versus bilateral ovarian endometriotic cystectomy on ovarian reserve: a systematic review and meta-analysis. Hum Reprod Update 25 (3), 375–391. https://doi.org/10.1093/humupd/dmy049.

[11] Muzii, L., Achilli, C., Lecce, F., et al., 2015. Second surgery for recurrent endometriomas is more harmful to healthy ovarian tissue and ovarian reserve than first surgery. Fertil Steril 103 (3), 738–743. https://doi.org/10.1016/j.fertnstert.2014.12.101.

[12] de Ziegler, D., Borghese, B., Chapron, C., 2010. Endometriosis and infertility: pathophysiology and management. Lancet 376 (9742), 730–738. https://doi.org/10.1016/S0140-6736(10)60490-4.

[13] Dumesic, D.A., Meldrum, D.R., Katz-Jaffe, M.G., Krisher, R.L., Schoolcraft, W.B., 2015. Oocyte environment: follicular fluid and cumulus cells are critical for oocyte health. Fertil Steril 103 (2), 303–316. https://doi.org/10.1016/j.fertnstert.2014.11.015.

[14] Marianna, S., Alessia, P., Susan, C., et al., 2017. Metabolomic profiling and biochemical evaluation of the follicular fluid of endometriosis patients. Mol Biosyst 13 (6), 1213–1222. https://doi.org/10.1039/c7mb00181a.

[15] Pocate-Cheriet, K., Santulli, P., Kateb, F., et al., 2020. The follicular fluid metabolome differs according to the endometriosis phenotype. Reprod Biomed Online 41 (6), 1023–1037. https://doi.org/10.1016/j.rbmo.2020.09.002.

[16] Santulli, P., Lamau, M.C., Marcellin, L., et al., 2016. Endometriosis-related infertility: ovarian endometrioma per se is not associated with presentation for infertility. Hum Reprod 31 (8), 1765–1775. https://doi.org/10.1093/humrep/dew093.

[17] Brizek, C.L., Schlaff, S., Pellegrini, V.A., Frank, J.B., Worrilow, K.C., 1995. Increased incidence of aberrant morphological phenotypes in human embryogenesis- -an association with endometriosis. J Assist Reprod Genet 12 (2), 106–112. https://doi.org/10.1007/BF02211378.

[18] Falconer, H., Sundqvist, J., Gemzell-Danielsson, K., et al., 2009. IVF outcome in women with endometriosis in relation to tumour necrosis factor and anti-Müllerian hormone. Reprod Biomed Online 18 (4), 582–588. https://doi.org/10.1016/s1472-6483(10)60138-1.

[19] Juneau, C., Kraus, E., Werner, M., et al., 2017. Patients with endometriosis have aneuploidy rates equivalent to their age-matched peers in the in vitro fertilization population. Fertil Steril 108 (2), 284–288. https://doi.org/10.1016/j.fertnstert.2017.05.038.

[20] Giudice, L.C., Telles, T.L., Lobo, S., Kao, L., 2002. The molecular basis for implantation failure in endometriosis: on the road to discovery. Ann N Y Acad Sci 955, 252–264. discussion 293-5, 396-406.

[21] Illera, M.J., Juan, L., Stewart, C.L., et al., 2000. Effect of peritoneal fluid from women with endometriosis on implantation in the mouse model. Fertil Steril 74 (1), 41–48.

[22] Kao, L.C., Germeyer, A., Tulac, S., et al., 2003. Expression profiling of endometrium from women with endometriosis reveals candidate genes for disease-based implantation failure and infertility. Endocrinology 144 (7), 2870–2881. https://doi.org/10.1210/en.2003-0043.

[23] Tremellen, K.P., Russell, P., 2012. The distribution of immune cells and macrophages in the endometrium of women with recurrent reproductive failure. II: Adenomyosis and macrophages. J Reprod Immunol 93 (1), 58–63. https://doi.org/10.1016/j.jri.2011.12.001.

[24] Zhihong, N., Yun, F., Pinggui, Z., Sulian, Z., Zhang, A., 2016. Cytokine Profiling in the Eutopic Endometrium of Adenomyosis During the Implantation Window After Ovarian Stimulation. Reprod Sci 23 (1), 124–133. https://doi.org/10.1177/1933719115597761.

[25] Xiaoyu, L., Weiyuan, Z., Ping, J., Anxia, W., Liane, Z., 2013. Comparative serum proteomic analysis of adenomyosis using the isobaric tags for relative and absolute quantitation technique. Fertil Steril 100 (2), 505–510. https://doi.org/10.1016/j.fertnstert.2013.04.008.

[26] Bourdon, M., Santulli, P., Jeljeli, M., et al., 2020. Immunological changes associated with adenomyosis: a systematic review. Hum Reprod Update 27 (1), 108–129. https://doi.org/10.1093/humupd/dmaa038.

[27] Ota, H., Igarashi, S., Hatazawa, J., Tanaka, T., 1999. Immunohistochemical assessment of superoxide dismutase expression in the endometrium in endometriosis and adenomyosis. Fertil Steril 72 (1), 129–134. https://doi.org/10.1016/s0015-0282(99)00152-1.

[28] Urabe, M., Yamamoto, T., Kitawaki, J., Honjo, H., Okada, H., 1989. Estrogen biosynthesis in human uterine adenomyosis. Acta Endocrinol (Copenh) 121 (2), 259–264. https://doi.org/10.1530/acta.0.1210259.

[29] Kitawaki, J., Koshiba, H., Ishihara, H., et al., 2000. Progesterone induction of 17beta-hydroxysteroid dehydrogenase type 2 during the secretory phase occurs in the endometrium of estrogen-dependent benign diseases but not in normal endometrium. J Clin Endocrinol Metab 85 (9), 3292–3296. https://doi.org/10.1210/jcem.85.9.6829.

[30] Kitawaki, J., Obayashi, H., Ishihara, H., et al., 2001. Oestrogen receptor-alpha gene polymorphism is associated with endometriosis, adenomyosis and leiomyomata. Hum Reprod 16 (1), 51–55. https://doi.org/10.1093/humrep/16.1.51.

[31] Chen, Y.J., Li, H.Y., Huang, C.H., et al., 2010. Oestrogen-induced epithelial-mesenchymal transition of endometrial epithelial cells contributes to the development of adenomyosis. J Pathol 222 (3), 261–270. https://doi.org/10.1002/path.2761.

[32] Nie, J., Liu, X., Guo, S.W., 2010. Promoter hypermethylation of progesterone receptor isoform B

(PR-B) in adenomyosis and its rectification by a histone deacetylase inhibitor and a demethylation agent. Reprod Sci 17 (11), 995–1005. https://doi.org/10.1177/1933719110377118.

[33] Mehasseb, M.K., Panchal, R., Taylor, A.H., et al., 2011. Estrogen and progesterone receptor isoform distribution through the menstrual cycle in uteri with and without adenomyosis. Fertil Steril 95 (7). https://doi.org/10.1016/j.fertnstert.2011.02.051. 2228-35.e1.

[34] XY, SX, YX, et al., 2010. Leukemia inhibitory factor is dysregulated in the endometrium and uterine flushing fluid of patients with adenomyosis during implantation window. Fertil Steril 94 (1), 85–89. https://doi.org/10.1016/j.fertnstert.2009.03.012.

[35] Campo, S., Campo, V., Benagiano, G., 2012. Infertility and adenomyosis. Obstet Gynecol Int 2012, 786132. https://doi.org/10.1155/2012/786132.

[36] Somigliana, E., Vigano, P., Benaglia, L., et al., 2012. Adhesion prevention in endometriosis: a neglected critical challenge. J Minim Invasive Gynecol 19 (4), 415–421. https://doi.org/10.1016/j.jmig.2012.03.004.

[37] Oehmke, F., Weyand, J., Hackethal, A., et al., 2009. Impact of endometriosis on quality of life: a pilot study. Gynecol Endocrinol 25 (11), 722–725. https://doi.org/10.3109/09513590903159607.

[38] Devlieger, R., D'Hooghe, T., Timmerman, D., 2003. Uterine adenomyosis in the infertility clinic. Human Reprod Update. 9 (2), 139–147. https://doi.org/10.1093/humupd/dmg010.

[39] Kissler, S., Hamscho, N., Zangos, S., et al., 2006. Uterotubal transport disorder in adenomyosis and endometriosis- -a cause for infertility. BJOG 113 (8), 902–908. https://doi.org/10.1111/j.1471-0528.2006.00970.x.

[40] Kunz, G., Beil, D., 2010. Characterization of the uterine junctional zone prior to IVF/ICSI: an observational study. Arch Gynecol Obstet 281 (5), 945–953. https://doi.org/10.1007/s00404-009-1285-8.

[41] Quinn, M., 2007. Uterine innervation in adenomyosis. J Obstet Gynaecol 27 (3), 287–291. https://doi.org/10.1080/01443610701213976.

[42] Dousset, B., Leconte, M., Borghese, B., et al., 2010. Complete surgery for low rectal endometriosis: long-term results of a 100-case prospective study. Ann Surg 251 (5), 887–895. https://doi.org/10.1097/SLA.0b013e3181d9722d.

[43] Meuleman, C., Tomassetti, C., D'Hoore, A., et al., 2011. Surgical treatment of deeply infiltrating endometriosis with colorectal involvement. Hum Reprod Update 17 (3), 311–326. https://doi.org/10.1093/humupd/dmq057.

[44] Chapron, C., Santulli, P., de Ziegler, D., et al., 2012. Ovarian endometrioma: severe pelvic pain is associated with deeply infiltrating endometriosis. Hum Reprod 27 (3), 702–711. https://doi.org/10.1093/humrep/der462.

[45] Vercellini, P., Barbara, G., Buggio, L., et al., 2012. Effect of patient selection on estimate of reproductive success after surgery for rectovaginal endometriosis: literature review. Reprod Biomed Online 24 (4), 389–395. https://doi.org/10.1016/j.rbmo.2012.01.003.

[46] Guo, S.W., 2009. Recurrence of endometriosis and its control. Human Reprod Update 15 (4), 441–461. https://doi.org/10.1093/humupd/dmp007.

[47] Abo, C., Bendifallah, S., Jayot, A., et al., 2019. Discoid resection for colorectal endometriosis : results from a prospective cohort from two French tertiary referral centres. Colorectal Dis 21 (11), 1312–1320. https://doi.org/10.1111/codi.14733.

[48] Bendifallah, S., Roman, H., Mathieu d'Argent, E., et al., 2017. Colorectal endometriosis-associated infertility: should surgery precede ART? Fertil Steril 108 (3). https://doi.org/10.1016/j.fertnstert.2017.07.002. 525-31.e4.

[49] Gandhi, A.R., Carvalho, L.F., Nutter, B., Falcone, T., 2014. Determining the fertility benefit of controlled ovarian hyperstimulation with intrauterine insemination after operative laparoscopy in patients with endometriosis. J Minim Invasive Gynecol 21 (1), 101–108. https://doi.org/10.1016/j.jmig.2013.07.009.

[50] Bourdon, M., Santulli, P., de Ziegler, D., et al., 2017. Does GnRH Agonist Triggering Control Painful Symptom Scores During Assisted Reproductive Technology? A Retrospective Study. Reprod Sci 24 (9), 1325–1333. https://doi.org/10.1177/1933719116687659.

[51] Bourdon, M., Santulli, P., Maignien, C., et al., 2018. The deferred embryo transfer strategy improves cumulative pregnancy rates in endometriosis-related infertility: A retrospective matched cohort study. PLoS One 13 (4), e0194800. https://doi.org/10.1371/journal.pone.0194800.

[52] Niu, Z., Chen, Q., Sun, Y., Feng, Y., 2013. Long-term pituitary downregulation before frozen embryo transfer could improve pregnancy outcomes in women with adenomyosis. Gynecol Endocrinol 29 (12), 1026–1030. https://doi.org/10.3109/09513590.2013.824960.

[53] Maignien, C., Santulli, P., Gayet, V., et al., 2017. Prognostic factors for assisted reproductive technology in women with endometriosis-related infertility. Am J Obstet Gynecol 216 (3), 280.e1–280.e9. https://doi.org/10.1016/j.ajog.2016.11.1042.

[54] Maignien, C., Santulli, P., Marcellin, L., et al., 2021. Infertility in women with bowel endometriosis: first-line assisted reproductive technology results in satisfactory cumulative live-birth rates. Fertil Steril 115 (3), 692–701. https://doi.org/10.1016/j.fertnstert.2020.09.032.

[55] Capmas, P., Suarthana, E., Tulandi, T., 2021. Management of Hydrosalpinx in the Era of Assisted Reproductive Technology: A Systematic Review and Meta-analysis. J Minim Invasive Gynecol 28 (3), 418–441. https://doi.org/10.1016/j.jmig.2020.08.017.

[56] Roustan, A., Perrin, J., Debals-Gonthier, M., et al., 2015. Surgical diminished ovarian reserve after

endometrioma cystectomy versus idiopathic DOR: comparison of in vitro fertilization outcome. Hum Reprod 30 (4), 840–847. https://doi.org/10.1093/humrep/dev029.

[57] Ferrero, S., Scala, C., Racca, A., et al., 2015. Second surgery for recurrent unilateral endometriomas and impact on ovarian reserve: a case-control study. Fertil Steril 103 (5), 1236–1243. https://doi.org/10.1016/j.fertnstert.2015.01.032.

[58] Busacca, M., Riparini, J., Somigliana, E., et al., 2006. Postsurgical ovarian failure after laparoscopic excision of bilateral endometriomas. Am J Obstet Gynecol 195 (2), 421–425. https://doi.org/10.1016/j.ajog.2006.03.064.

[59] Bourdon, M., Dahan, Y., Maignien, C., et al., 2022. Influence of endometrioma size on ART outcomes. Reprod Biomed Online 45 (6), 1237–1246. https://doi.org/10.1016/j.rbmo.2022.08.097.

[60] Somigliana, E., Benaglia, L., Paffoni, A., et al., 2015. Risks of conservative management in women with ovarian endometriomas undergoing IVF. Hum Reprod Update 21 (4), 486–499. https://doi.org/10.1093/humupd/dmv012.

[61] Guo, Y.H., Lu, N., Zhang, Y., et al., 2012. Comparative study on the pregnancy outcomes of in vitro fertilization–embryo transfer between long-acting gonadotropin-releasing hormone agonist combined with transvaginal ultrasound-guided cyst aspiration and long-acting gonadotropin-releasing hormone agonist alone. Contemp Clin Trials 33 (6), 1206–1210. https://doi.org/10.1016/j.cct.2012.07.009.

[62] Santulli, P., Bourdon, M., Koutchinsky, S., et al., 2021. Fertility preservation for patients affected by endometriosis should ideally be carried out before surgery. Reprod Biomed Online 43 (5), 853–863. https://doi.org/10.1016/j.rbmo.2021.08.023.

[63] Cobo, A., Giles, J., Paolelli, S., Pellicer, A., Remohí, J., García-Velasco, J.A., 2020. Oocyte vitrification for fertility preservation in women with endometriosis: an observational study. Fertil Steril 113 (4), 836–844. https://doi.org/10.1016/j.fertnstert.2019.11.017.

Pathologies endocrines et infertilité

Chapitre 7

V. Bernard, T. Lecot-Connan, L. Jacquesson, C. Sonigo

Introduction

De nombreuses pathologies endocriniennes peuvent se rencontrer au cours d'une prise en charge en médecine de la reproduction. Alors que certaines peuvent être une cause de l'infertilité du couple, d'autres nécessitent une prise en charge spécifique avant ou pendant la grossesse.

Les hypogonadismes hypogonadotropes et le SOPK faisant l'objet d'un chapitre spécifique, nous n'abordons ici que les autres endocrinopathies fréquentes, telles que l'hyperprolactinémie, les pathologies thyroïdiennes ou surrénaliennes ainsi que l'IOP. L'objectif est de décrire leur impact sur la fertilité et de discuter les principes de leur prise en charge.

Hyperprolactinémie

L'hyperprolactinémie est définie par une élévation de la concentration sérique de prolactine (PRL) au-delà de la limite supérieure du dosage, variant selon les méthodes utilisées, le plus souvent de 20 à 25 ng/mL. La plus haute incidence a été mise en évidence chez les femmes de 25 à 34 ans [1]. Devant toute hyperprolactinémie, il faut, en premier lieu, éliminer la présence d'une grossesse ou d'un allaitement en cours. En l'absence de ces situations d'hyperprolactinémie physiologiques, il est recommandé de contrôler le dosage dans un laboratoire d'hormonologie spécialisé. En effet, des fausses hyperprolactinémies sont souvent observées, alors même qu'il n'existe aucun symptôme en rapport avec une hypersécrétion de PRL. Ce phénomène appelé « macroprolactinémie » est un artéfact de dosage lié à la présence de molécules de PRL glycosylées couplées à des immunoglobulines, sans activité biologique, qui sont prises en compte par certains kits de dosage. La variabilité des résultats d'un type de dosage à l'autre est évocatrice. La chromatographie de filtration sur gel est la méthode de référence pour détecter la macroprolactinémie mais n'est effectuée que par certains laboratoires spécialisés. L'alternative la plus répandue est le test de précipitation au polyéthylène glycol (PEG).

L'hyperprolactinémie pathologique est, en général, associée à des troubles de l'ovulation et des troubles du cycle. C'est, en effet, la principale étiologie d'hypogonadisme hypogonadotrope acquis et une des étiologies les plus fréquentes de troubles du cycle. Toutes causes confondues, elle représente environ 15 % des aménorrhées secondaires chez la femme jeune [2]. L'hyperprolactinémie peut induire différents tableaux cliniques allant du classique syndrome « aménorrhée-galactorrhée » à l'aménorrhée ou oligo-spanioménorrhée isolée, voire à des cycles anovulatoires mais de durée sensiblement normale. L'hyperprolactinémie, observée principalement chez les femmes jeunes en âge de procréer, représente ainsi une cause essentielle d'infertilité par anovulation, en deuxième position après le SOPK.

Le mécanisme de l'insuffisance gonadotrope secondaire à l'hyperprolactinémie a été récemment élucidé. Il est maintenant admis que la PRL inhibe la sécrétion de GnRH de manière indirecte, *via* la diminution de sécrétion de kisspeptine par les neurones Kiss hypothalamiques [3–5]. L'administration de kisspeptine en cas d'hyperprolactinémie permet de rétablir les sécrétions de l'axe gonadotrope chez la souris comme dans l'espèce humaine [6, 7].

En cas d'hyperprolactinémie pathologique avérée, un bilan étiologique rigoureux doit être réalisé. Il est indispensable de rechercher en premier lieu une origine iatrogène. De nombreux médicaments psychotropes (neuroleptiques, antidépresseurs) mais aussi des antihypertenseurs, opiacés ou certains antiémétiques (neuroleptiques cachés), induisent une élévation de la PRL. Un interrogatoire soigneux sur la prise de traitements médicamenteux est donc crucial. Par ailleurs, les causes générales d'élévation de la PRL sont à rechercher par un dosage de la TSH (*Thyroid Stimulating Hormone*) (hypothyroïdie périphérique) et de créatinine (insuffisance rénale chronique). En l'absence des étiologies précédemment citées, il faut rechercher une pathologie hypothalamo-hypophysaire. L'IRM hypophysaire est alors l'examen morphologique de référence. Le plus fréquemment elle permettra la mise en évidence d'un adénome à PRL (ou prolactinome) qui pourra être un microadénome (si diamètre < 10 mm) ou, plus rarement, un macroadénome (si diamètre > 10 mm). Les prolactinomes représentent 30 à 40 % des adénomes hypophysaires et seraient la cause d'environ 50 % des hyperprolactinémies. D'autres lésions tumorales (craniopharyngiome, méningiomes, métastases hypothalamiques…) ou infiltratives hypothalamiques ou hypophysaires (sarcoïdose, tuberculose…) peuvent être à l'origine d'une hyperprolactinémie dite de déconnexion, par compression de la tige pituitaire et perte du tonus inhibiteur dopaminergique. Enfin, parmi les causes exceptionnelles d'hyperprolactinémie, on peut également citer les sécrétions ectopiques de PRL et les mutations par perte de fonction du récepteur de la PRL récemment rapportées dans la littérature [8, 9].

Dans la situation la plus fréquente de désir de grossesse chez une patiente porteuse d'un prolactinome, le traitement médicamenteux permet la restauration de la fertilité dans 90 % des cas. La bromocriptine est le seul des agonistes dopaminergiques à avoir l'autorisation de mise sur le marché (AMM) dans ce contexte, mais les données sont rassurantes en ce qui concerne la cabergoline [10-13]. Un traitement chirurgical peut être proposé en cas d'intolérance ou de résistance aux agonistes dopaminergiques. Une fois la grossesse obtenue, et dans le cas d'un microprolactinome, le risque d'augmentation de la taille tumorale sans traitement est faible (environ 2 %) [14]. Il est donc préconisé d'arrêter le traitement dès l'obtention de la grossesse. Une IRM hypophysaire sans gadolinium ne sera réalisée qu'en cas de symptômes à type de céphalée ou de perturbation du champ visuel. Aucun dosage de PRL n'est recommandé. L'allaitement maternel est autorisé. Chez une patiente porteuse d'un macroprolactinome, le risque de croissance tumorale sans traitement est plus élevé (de 20 à 30 %) [14]. L'arrêt des agonistes au cours de la grossesse n'est donc pas recommandé en cas d'expansion supra-sellaire. Un suivi mensuel par un endocrinologue spécialisé est essentiel, et une surveillance du champ visuel doit être mise en place. La possibilité d'allaitement maternel sera discutée au cas par cas.

Pathologies thyroïdiennes

Hypothyroïdie

L'hypothyroïdie est une pathologie qui touche 3 à 5 % des femmes enceintes [15]. Elle se caractérise par une baisse de la synthèse d'hormones thyroïdiennes (T4L et T3L) entraînant une élévation de la TSH (hypothyroïdie dite périphérique). Les principaux symptômes de l'hypothyroïdie sont : asthénie, prise de poids, constipation, frilosité, atteinte cutanée et des phanères (peau pâle, dépilée et sèche, chute de cheveux), bradycardie. La cause la plus fréquente pendant la grossesse, dans les pays où les apports iodés sont suffisants comme la France, est la thyroïdite d'Hashimoto. Le diagnostic de cette pathologie auto-immune repose, en première intention, sur une élévation franche de la TSH (supérieure à 10 mUI/L). Dans ce cas, le dosage de T4 libre pourra confirmer la profondeur de l'hypothyroïdie et la recherche anti-thyroperoxydase (anti-TPO) s'avère nécessaire au diagnostic étiologique. Plus rarement, en cas de négativité des anticorps (Ac) anti-TPO, la présence d'Ac anti-thyroglobuline (anti-Tg) permet d'affirmer le diagnostic. Le traitement repose sur l'hormonothérapie substitutive *per os* par lévothyroxine (LT4). Une hypothyroïdie peut être responsable d'infertilité. En effet, il existe plusieurs interactions entre les hormones thyroïdiennes et l'axe hypothalamo-hypophyso-ovarien [16]. Par exemple, la FSH et la T3 agissent de manière synergique afin de stimuler les cellules de la granulosa ou la formation des récepteurs de la (*Luteizing Hormone*) LH/hCG. Les hormones thyroïdiennes peuvent également réduire l'activité aromatase des cellules de la granulosa et altérer le développement des follicules préantraux. Les récepteurs de la T3 et de la TSH sont présents sur l'ovocyte en développement et mature, et la T3, la T4 et les Ac thyroïdiens sont présents dans le liquide folliculaire. En dehors de l'impact sur la fonction ovarienne, l'hypothyroïdie est responsable d'une baisse de la concentration de la *Sex Hormone Binding Globulin* (SHBG) entraînant une baisse des taux sériques totaux d'E2 et de testostérone. Par ailleurs, en cas d'hypothyroïdie sévère, la prolactinémie tend à augmenter. Cliniquement, on peut observer des troubles du cycle menstruel ou une galactorrhée [17]. De plus, la présence isolée d'Ac anti-TPO au 1er trimestre de grossesse a été retrouvée corrélée à un surrisque d'infertilité inexpliquée. Enfin, une élévation de la TSH et/ou la présence d'Ac anti-TPO ont également été identifiées comme responsables de fausses couches spontanées (FCS) et de FCS à répétition, de prééclampsie, de surmortalité périnatale, de poids de naissance diminué, et de prématurité.

Les recommandations américaines de l'American Thyroid Association (ATA) publiées en 2017 préconisent un dépistage à la recherche d'une hypothyroïdie chez les patientes enceintes ou ayant un projet de grossesse présentant un ou plusieurs des facteurs de risque suivants [18] :

- ATCD de dysthyroïdie ou symptômes/signes actuels en faveur d'une dysthyroïdie;
- ATCD d'irradiation de la tête ou du cou ou ATCD de chirurgie thyroïdienne;
- ATCD familial de pathologie thyroïdienne auto-immune ou de dysthyroïdie;
- ATCD de pathologie auto-immune (diabète de type 1 ou autre);
- ATCD de fausse couche, d'accouchement prématuré ou d'infertilité;
- utilisation d'amiodarone ou de lithium ou administration de produit de contraste iodé au cours des 3 derniers mois;
- positivité connue des Ac thyroïdiens;
- présence d'un goitre;
- âge > 30 ans;
- obésité de grade 3 ≥ 40 kg/m^2;
- multiparité ≥ 2 grossesses;
- résidence en zone de carence iodée modérée à sévère.

La recherche d'une hypothyroïdie est donc primordiale dans un contexte d'infertilité ou de fausses couches à répétition.

L'arbre décisionnel regroupant les recommandations italiennes de l'*Italian Society of Endocrinology* et de l'*Italian Thyroid Association* publiées en 2017 et les recommandations américaines de l'ATA revisitées en 2020 du traitement d'une hypothyroïdie subclinique est représenté dans la figure 7.1.

Une hypothyroïdie maternelle non équilibrée ou la présence d'Ac anti-TPO est à risque tant pour la mère (FCS, anémie, prééclampsie, hypertension gravidique, décollement placentaire, hémorragie du post-partum) que pour l'enfant à naître (prématurité, petit poids de naissance, détresse respiratoire néonatale, impact sur le développement neuropsychologique) [15, 18].

En cas d'hypothyroïdie clinique ou subclinique traitée ou chez les patientes présentant une hypothyroïdie connue et ayant un projet de grossesse, l'objectif de TSH sous lévothyroxine *per os* est inférieur à 2,5 mUI/L [18]. Chez les patientes présentant une hypothyroïdie connue, il est nécessaire de majorer le dosage en cas de grossesse car les besoins en iode et en hormones thyroïdiennes augmentent pendant la grossesse [19]. Il est ainsi recommandé d'augmenter son traitement d'environ 20 à 30 % en prenant par exemple 2 comprimés supplémentaires par semaine [18].

Hyperthyroïdie

L'hyperthyroïdie est moins fréquente que l'hypothyroïdie et concerne 0,1 à 0,4 % des grossesses [21]. Elle se caractérise par une augmentation de la synthèse d'hormones thyroïdiennes (T4L et T3L) entraînant une baisse de la TSH par rétrocontrôle négatif (hyperthyroïdie dite périphérique). Les principaux symptômes de l'hyperthyroïdie sont : palpitations, tremblements, agitation psychomotrice, voire asthénie, thermophobie, hypersudation, perte de poids, amyotrophie, diarrhées. La maladie de Basedow et la thyrotoxicose gestationnelle transitoire sont les deux causes les plus fréquentes d'hyperthyroïdie pendant la grossesse [19]. Le diagnostic de la maladie de Basedow repose sur le dosage des Ac antirécepteurs de la TSH (TRAK).

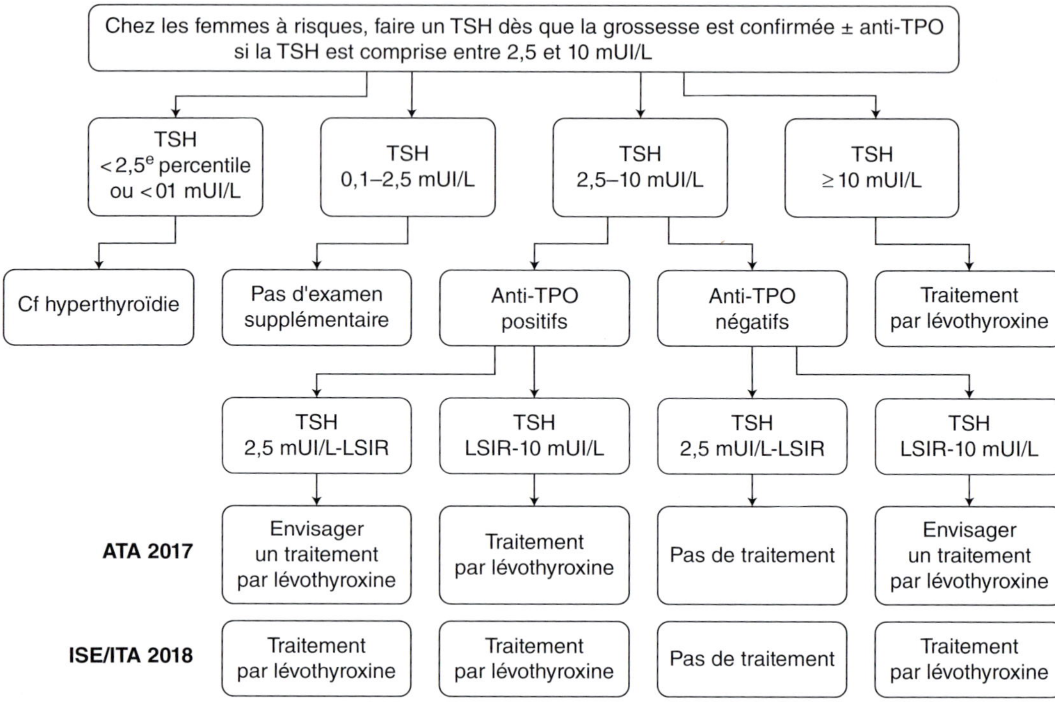

Figure 7.1. Algorithme du diagnostic et du traitement de l'hypothyroïdie subclinique chez la femme enceinte.
LSIR : Limite supérieure de l'intervalle de référence. Adapté de : Alexander EK, Pearce EN, Brent GA, et al. 2017 Guidelines of the American Thyroid Association for the Diagnosis and Management of Thyroid Disease During Pregnancy and the Postpartum. Thyroid 2017 Mar;27(3):315-89; [20].

Une hyperthyroïdie peut également être responsable d'infertilité. En effet, on observe une élévation de la concentration de la SHBG entraînant une augmentation des taux sériques totaux d'E2 et de testostérone [22]. Par ailleurs, la LH et la FSH peuvent également être augmentées. Cliniquement, on peut observer des troubles du cycle menstruel.

Une hyperthyroïdie maternelle non équilibrée est à risque tant pour la mère (diabète gestationnel, prééclampsie, insuffisance cardiaque, crise thyrotoxique) que pour l'enfant à naître (prématurité, retard de croissance intra-utérin, dysthyroïdie, goitre, craniosténose). Il est donc nécessaire d'équilibrer le bilan thyroïdien avec une T4L dans la limite supérieure de la normale [18].

Les recommandations américaines de l'ATA de 2017 préconisent le recours au Propylthiouracil (PTU) par rapport aux autres antithyroïdiens de synthèse (ATS type Néo-Mercazole®) dans la maladie de Basedow pour limiter le risque tératogène [18]. Les recommandations françaises de la Société française d'endocrinologie (SFE) publiées en 2018 suggèrent que le PTU peut être remplacé par le Carbimazole (Néo-Mercazole®) aux 2e et 3e trimestres [23]. L'irathérapie est contre-indiquée dans le cadre de la grossesse. En cas d'allergie ou d'échec du traitement médical, la chirurgie thyroïdienne peut être proposée à partir du 2e semestre mais implique une hormonothérapie substitutive à vie. La surveillance du bilan thyroïdien (T4L et TSH) est d'abord bimensuelle puis mensuelle une fois le bilan stabilisé.

En cas de maladie de Basedow traitée par ATS et/ou TRAK positifs ou en cas de maladie de Basedow traitée antérieurement par chirurgie ou irathérapie avec persistance de TRAK positifs, une surveillance échographique à la recherche d'une dysthyroïdie fœtale est nécessaire [23]. En effet, le placenta est perméable aux ATS et aux TRAK, ce qui expose le fœtus à un risque de dysthyroïdie. La surveillance échographique comprend une échographie thyroïdienne fœtale, la recherche d'un retard ou d'une avance de maturation osseuse, la mesure de la fréquence cardiaque et l'étude de la mobilité fœtale.

Pathologies surrénaliennes

Hyperplasie congénitale des surrénales (HCS)

La principale pathologie surrénalienne pouvant impacter la fertilité est l'HCS. Il s'agit d'une pathologie génétique de transmission autosomique récessive. Le déficit en 21-hydroxylase, en rapport avec les mutations du gène *CYP21A2*, est impliqué dans 90 à 95 % des cas. Plusieurs mutations peuvent être retrouvées. Le degré variable de déficit est fonction du type de mutation avec une bonne corrélation génotype/phénotype. Les patientes atteintes d'HCS peuvent être homozygotes ou hétérozygotes composites, l'expression de la maladie étant déterminée par la mutation la moins sévère.

Le déficit en 21-hydroxylase entraîne une augmentation de la sécrétion des précurseurs du cortisol (en particulier de la 17-hydroxyprogestérone [17OHP]), des précurseurs de l'aldostérone (en particulier de la progestérone) mais aussi des androgènes surrénaliens dont la delta 4 androstènedione.

Selon le degré du déficit, il existe plusieurs formes cliniques allant de la forme classique (FC) sévère, à révélation néonatale avec déficit en aldostérone et perte de sel, à la forme non classique (FNC), à révélation tardive. Les prévalences estimées des FC et FNC sont respectivement de 1/15000 et 1/1000. La FNC peut être diagnostiquée dans le cadre d'un bilan d'hyperandrogénie clinique, de puberté précoce, de dysovulation ou d'infertilité. Du fait des similitudes cliniques, la FNC du déficit en 21-hydroxylase est le principal diagnostic différentiel du SOPK. Le diagnostic peut également être porté devant une augmentation du taux de progestérone en phase folliculaire ou après désensibilisation de l'axe gonadotrope chez des patientes suivies en aide médicale à la procréation.

Le diagnostic biologique repose sur le dosage de la 17OHP plasmatique de base, le matin à jeun, en première partie de cycle chez les femmes ovulatoires et à distance d'un traitement par glucocorticoïdes. En cas de valeur inférieure à 2 ng/mL, le diagnostic de FNC du déficit en 21-hydroxylase peut être écarté. En cas de valeur de base supérieure à 2 ng/mL, un test de stimulation par 0,25 mg de Synacthène® (ACTH [*Adrenocorticotropic Hormone*] de synthèse) est préconisé. La valeur seuil de 10 ng/mL après injection de Synacthène® est alors la plus communément admise pour dépister cette pathologie [24]. En cas de valeur de base supérieure à 10 ng/mL, on peut surseoir au test au Synacthène® pour poser le diagnostic. Celui-ci sera ensuite confirmé par le séquençage du gène *CYP21A2*.

L'origine de l'infertilité parfois présente chez les patientes présentant une FNC est multifactorielle. Elle peut être secondaire à une anovulation chronique et/ou à des anomalies endométriales. Les troubles du cycle, retrouvés chez environ 50 % des patientes, peuvent être expliqués par :

- l'hypersécrétion permanente d'androgènes surrénaliens qui ont un effet ovarien *via* des récepteurs présents sur les cellules de la granulosa;
- l'hyperœstrogénie secondaire à l'aromatisation des androgènes et qui exercerait un rétrocontrôle négatif continu sur l'axe hypothalamo-hypophysaire entraînant une perte de cyclicité de la sécrétion des gonadotrophines, d'où une perturbation de l'ovulation;
- l'hypersécrétion de progestérone responsable également d'une altération de la maturation endométriale et de la glaire cervicale et qui peut engendrer également une anomalie de pulsatilité de la GnRH et une dysovulation.

Par ailleurs, une augmentation du risque de FCS est constatée dans cette population. Cependant, dans ce contexte, la fertilité spontanée de ces patientes n'est que rarement altérée bien qu'améliorée par des traitements ponctuels par glucocorticoïdes. Ainsi, chez des patientes porteuses d'une FNC de bloc en 21-hydroxylase, un traitement par hydrocortisone peut être mis en place pour tenter d'améliorer la fertilité et éviter un surrisque de FCS [25].

Le traitement des FNC est symptomatique. En cas d'hyperandrogénie, les traitements antiandrogènes sont les plus efficaces. En cas de désir de grossesse ou de prise en charge en AMP, le traitement par glucocorticoïde (Hydrocortisone) exerce un rétrocontrôle négatif sur l'ACTH, réduisant ainsi la sécrétion des androgènes surrénaliens et de leurs précurseurs. Il permet, de ce fait, de normaliser les taux d'hormones stéroïdiennes dans près de 90 % des cas et d'améliorer la régularité des cycles menstruels, l'implantation, les chances de grossesse, et de diminuer les risques de FCS.

Avant d'envisager une grossesse, il est primordial d'informer la patiente du risque de transmission de la pathologie à la descendance. En effet, dans la FNC, la patiente peut être porteuse soit de deux mutations non sévères, soit d'une mutation sévère associée à une mutation non sévère. Le dépistage du conjoint doit être systématique, avant tout projet parental, en cas de présence d'une mutation sévère sur l'un des deux allèles de la patiente. En effet, le risque que le conjoint soit porteur d'un allèle sévère est d'environ 1/60 dans la population générale.

Si la grossesse est à risque (mutation sévère chez les deux parents), le couple doit être pris en charge dans une structure spécialisée dès l'annonce de la grossesse. Un traitement par dexaméthasone en vue de prévenir la virilisation d'un fœtus féminin doit être évoqué idéalement en préconceptionnel ou en tout début de grossesse. Une détermination du sexe sur sang fœtal maternel peut être réalisée rapidement. En cas de fœtus féminin, le traitement est poursuivi jusqu'au diagnostic moléculaire qui peut être réalisé à partir de 11-12 SA. En cas d'atteinte sévère de fœtus porteur d'une FC, le traitement peut être poursuivi pendant toute la grossesse et une prise en charge néonatale sera à prévoir.

Dans le cadre de la FC, il est également important de connaître le statut du conjoint avant tout projet parental. La prise en charge en cas de grossesse à risque est identique à la FNC. L'obtention d'une grossesse est conditionnée par le taux plasmatique de progestérone en phase folliculaire. L'objectif est d'atteindre un taux sérique de progestérone inférieur à 0,8 ng/mL en début de cycle. Pour cela, plusieurs options thérapeutiques sont possibles : l'augmentation de l'hydrocortisone le soir, l'ajout de Dectancyl® et/ou l'augmentation de la fludrocortisone. L'ajustement des doses est réalisé en fonction de la rénine plasmatique, du ionogramme sanguin, du taux de progestérone et des symptômes cliniques. En raison de l'altération de la maturation endométriale par l'hypersécrétion de progestérone, il faut contrôler l'épaisseur de l'endomètre en phase lutéale (risque d'endomètre fin). Il est important de prévenir les patientes que l'endomètre peut mettre plusieurs mois à retrouver une épaisseur normale après contrôle du taux de progestérone. Quand le bloc est bien contrôlé, la fertilité est identique à celle de la population générale. Du fait d'un risque augmenté de diabète gestationnel chez les femmes avec une FC, le dépistage précoce est préconisé au cours de la grossesse.

Syndrome de Cushing

Le syndrome de Cushing correspond à une sécrétion excessive de cortisol par la corticosurrénale. L'hypercortisolisme peut être secondaire à une tumeur surrénalienne, bénigne (adénome surrénalien) ou maligne (corticosurrénalome), sécrétant de façon autonome du cortisol. Il peut également être lié à la stimulation de la surrénale parfois secondaire à des tumeurs hypophysaires ou ectopiques sécrétant excessivement de l'ACTH. Les signes évocateurs d'un syndrome de Cushing sont : une prise de poids avec répartition faciotronculaire des graisses, une érythrose faciale, une bosse de bison, une atrophie musculaire des racines, une fragilité cutanée avec présence de vergetures pourpres, des ecchymoses spontanées, un diabète, une hypokaliémie, une hypertension artérielle, une ostéoporose. L'hypersécrétion de cortisol peut également entraîner une hyperandrogénie clinique, une aménorrhée par déficit gonadotrope et une infertilité par dysovulation. Ainsi, le syndrome de Cushing est également un diagnostic différentiel du SOPK.

En première intention, en cas de suspicion de syndrome de Cushing, un test diagnostique doit être réalisé parmi les trois tests suivants : freinage minute par 1 mg de Dexamethasone, cortisol salivaire à minuit, cortisol libre urinaire des 24 heures. On préférera le cortisol libre urinaire des 24 heures en cas de syndrome de Cushing cliniquement évident, voire sévère; le freinage minute en cas de forme moins évidente en raison de sa très bonne sensibilité et le cortisol libre urinaire des 24 heures ou le cortisol salivaire à minuit en cas de prise d'œstroprogestatifs. En effet, la contraction œstroprogestative augmente la synthèse hépatique de *Cortisol Binding Globulin* (CBG) et fausse le dosage plasmatique de cortisol. Une fois l'hypercortisolisme confirmé, la patiente sera obligatoirement adressée en endocrinologie pour la poursuite du bilan étiologique et la prise en charge. Le dosage d'ACTH permettra d'orienter le diagnostic vers un syndrome de Cushing ACTH dépendant ou indépendant. Les tests dynamiques et les examens morphologiques seront adaptés en conséquence. La prise en charge de l'infertilité dans cette situation pathologique est contre-indiquée jusqu'à la guérison du syndrome. Lorsqu'une grossesse est autorisée par l'endocrinologue, un bilan métabolique et vasculaire doit être réalisé avant la mise en route du projet parental.

Le diagnostic du syndrome de Cushing au cours de la grossesse est à évoquer devant une hypertension artérielle, un diabète, une répartition facio-tronculaire des graisses, des vergetures inhabituellement importantes, une acné, un hirsutisme, une amyotrophie, une hypokaliémie. Le diagnostic est posé devant une abolition du rythme nycthéméral du cortisol plasmatique, un cortisol salivaire à minuit élevé ou un cortisol libre urinaire des 24 heures supérieur à la normale pour le terme. Le freinage minute n'est pas recommandé. Au cours de la grossesse, les causes surrénaliennes sont les plus fréquentes. La patiente sera adressée en endocrinologie pour la poursuite du bilan étiologique et la prise en charge.

IOP

L'IOP est définie par une aménorrhée de plus de 4 mois, liée à un hypogonadisme hypergonadotrope (taux de FSH en phase folliculaire > 25 UI/L sur deux prélèvements à 1 mois d'intervalle) avant l'âge de 40 ans [26]. Elle touche environ 1 % des femmes dans la population générale. Hormis les complications de l'hypoœstrogénie à court terme (bouffées vasomotrices, sécheresse vaginale...) et à long terme (ostéoporose, risque cardiovasculaire), la principale conséquence de l'IOP est l'infertilité. Les taux de grossesse spontanées, dans le cadre d'une IOP avérée, sont estimés entre 3 et 10 % [27]. Ces grossesses sont probablement liées aux formes fluctuantes d'IOP, dont la prévalence est estimée autour de 20 % [28].

L'IOP est un trouble hétérogène et multifactoriel dont l'étiologie reste inconnue dans la majorité des cas. Les étiologies pouvant conduire à une IOP sont multiples et peuvent être classées entre étiologies primaires (chromosomique, génétique et auto-immune) et secondaires ou iatrogènes (chirurgicale, chimio- ou radiotoxique). Cependant, pour la majorité des IOP primaires, l'étiologie demeure inconnue, on parle alors d'IOP idiopathiques [29].

Le bilan étiologique de première intention comporte la réalisation d'un caryotype à la recherche d'un syndrome de Turner, la recherche d'une prémutation du gène *FMR1*, et la recherche d'Ac anti 21-hydroxylase.

Le syndrome de Turner, touchant environ 1/2 500 à 1/3 000 naissances féminines, est l'anomalie chromosomique la plus fréquente chez les filles. Il se caractérise par une monosomie totale ou partielle, ou une anomalie de structure de l'un des deux chromosomes X responsable, notamment, d'une dysgénésie gonadique. C'est la première cause chromosomique d'IOP. Le mécanisme de la déplétion folliculaire serait une accélération de l'atrésie folliculaire physiologique. Dans la majorité des cas, l'IOP est précoce, se manifestant par un impubérisme et une aménorrhée primaire, des ovaires de petite taille (ou en bandelette), voire absents, ainsi qu'une hypoplasie utérine par hypoœstrogénie. Cependant, le tableau clinique peut être très variable, en fonction du stock folliculaire résiduel. Ainsi, jusqu'à 25 % des patientes présentent un certain degré de développement pubertaire spontané. Une ménarche spontanée est décrite dans 15 à 20 % des cas [30]. Les grossesses spontanées sont rares, de l'ordre de 5 %, et surviennent en majorité chez des patientes présentant un caryotype mosaïque [31-35].

La prévalence de l'IOP chez les femmes porteuses d'une prémutation *FMR1* est estimée entre 13 et 26 %. Le risque d'IOP est corrélé au nombre de triplets CGG selon une relation non linéaire : il serait relativement faible entre 60 et 79 répétitions, maximal entre 80 et 99 et intermédiaire au-delà de 100 triplets. Une prémutation est retrouvée dans 0,8 à 7,5 % des cas d'IOP sporadique et dans plus de 13 % des cas d'IOP familiale [36]. Les femmes porteuses d'une mutation complète ne présentent pas de surrisque d'IOP. Outre une IOP avérée, ces femmes peuvent présenter une altération de la fonction reproductive se traduisant par une irrégularité menstruelle, un raccourcissement de la phase folliculaire, une augmentation du taux de FSH ou une diminution du taux d'AMH par rapport à des patientes du même âge non porteuses. Chez des patientes présentant une insuffisance ovarienne occulte (c'est-à-dire patientes présentant une baisse de la réserve ovarienne mais conservant des cycles réguliers), la prévalence de la prémutation est plus élevée.

La prise en charge de l'infertilité dépend de la sévérité de l'IOP. Le don d'ovocytes doit être proposé lorsque l'IOP est avérée. En outre, une prise en charge en préservation de la fertilité peut être proposée si le diagnostic est posé suffisamment tôt et s'il persiste une activité ovarienne résiduelle. Par ailleurs, la prise en charge de l'infertilité des patientes présentant un syndrome de Turner ou une prémutation du gène *FMR1* pose certains problèmes spécifiques. Dans le cadre du syndrome de Turner, un bilan à la recherche de malformations cardiaques ou aortiques doit être systématique avant toute prise en charge, y compris avant don d'ovocytes. Dans le cadre d'une prémutation *FMR1*, le risque de transmission à la descendance d'un syndrome de l'X fragile, première cause génétique de retard mental chez le garçon, doit être évoqué, et une prise en charge en diagnostic génétique préimplantatoire (DPI) ou prénatal doit être proposée. Enfin, en dehors d'un projet de grossesse, la prescription d'un traitement hormonal substitutif (THS) ne doit pas être oubliée afin de prévenir les risques ostéoporotiques et cardiovasculaires liés à la carence œstrogénique, et améliorer le confort de ces patientes (bouffées vasomotrices, sécheresse vaginale…).

Ainsi, la recherche d'une endocrinopathie est indispensable au cours de la prise en charge d'une infertilité féminine, surtout si la patiente présente des troubles de l'ovulation. Les explorations doivent être guidées par l'interrogatoire et l'examen clinique. La prise en charge de ces patientes nécessitera l'étroite collaboration entre gynécologues et endocrinologues. La mise en place d'un traitement spécifique permet d'améliorer le plus souvent le pronostic de fertilité et de participer à la prise en charge globale des patientes.

Références

[1] Kars, M., Souverein, P.C., Herings, R.M.C., Romijn, J.A., Vandenbroucke, J.P., de Boer, A., et al., 2009. Estimated age- and sex-specific incidence and prevalence of dopamine agonist-treated hyperprolactinemia. J Clin Endocrinol Metab 94 (8), 2729–2734. Aug.

[2] Practice Committee of American Society for Reproductive Medicine, 2008. Current evaluation of amenorrhea. Fertil Steril 90 (5 Suppl), S219–S225. Nov.

[3] Sonigo, C., Bouilly, J., Carré, N., et al., 2012. Hyperprolactinemia-induced ovarian acyclicity is reversed by kisspeptin administration. J Clin Invest 122 (10), 3791–3795. Oct.

[4] Smith, J.T., Li, Q., Yap, K.S., et al., 2011. Kisspeptin is essential for the full preovulatory LH surge and stimulates GnRH release from the isolated ovine median eminence. Endocrinology 152 (3), 1001–1012. Mar.

[5] Li, Q., Rao, A., Pereira, A., Clarke, I.J., Smith, J.T., 2011. Kisspeptin cells in the ovine arcuate nucleus express prolactin receptor but not melatonin receptor. J Neuroendocrinol 23 (10), 871–882. Oct.

[6] Millar, R.P., Sonigo, C., Anderson, R.A., et al., 2017. Hypothalamic-Pituitary-Ovarian Axis Reactivation by Kisspeptin-10 in Hyperprolactinemic Women With Chronic Amenorrhea. J Endocr Soc 1 (11), 1362–1371. Oct 16.

[7] Hoskova, K., Kayton Bryant, N., Chen, M.E., et al., 2022. Kisspeptin Overcomes GnRH Neuronal Suppression Secondary to Hyperprolactinemia in Humans. J Clin Endocrinol Metab 107 (8), e3515–e3525. Jul 14.

[8] Newey, P.J., Gorvin, C.M., Cleland, S.J., et al., 2013. Mutant prolactin receptor and familial hyperprolactinemia. N Engl J Med 369 (21), 2012–2020. Nov 21.

[9] Kobayashi, T., Usui, H., Tanaka, H., Shozu, M., 2018. Variant Prolactin Receptor in Agalactia and Hyperprolactinemia. N Engl J Med 379 (23), 2230–2236. Dec 6.

[10] Colao, A., Abs, R., Bárcena, D.G., et al., 2008. Pregnancy outcomes following cabergoline treatment: extended results from a 12-year observational study. Clin Endocrinol (Oxf) 68 (1), 66–71. Jan.

[11] Lebbe, M., Hubinont, C., Bernard, P., Maiter, D., 2010. Outcome of 100 pregnancies initiated under treatment with cabergoline in hyperprolactinaemic women. Clin Endocrinol (Oxf) 73 (2), 236–242. Aug.

[12] Auriemma, R.S., Perone, Y., Di Sarno, A., et al., 2013. Results of a single-center observational 10-year survey study on recurrence of hyperprolactinemia after pregnancy and lactation. J Clin Endocrinol Metab 98 (1), 372–379. Jan.

[13] Maiter, D., 2016. Prolactinoma and pregnancy : From the wish of conception to lactation. Ann Endocrinol (Paris) 77 (2), 128–134. Jun.

[14] Molitch, M.E., 1999. Management of prolactinomas during pregnancy. J Reprod Med 44 (12 Suppl), 1121–1126. Dec.

[15] Teng, W., Shan, Z., Patil-Sisodia, K., Cooper, D.S., 2013. Hypothyroidism in pregnancy. Lancet Diabetes Endocrinol 1 (3), 228–237. Nov.

[16] Poppe, K., 2021. MANAGEMENT OF ENDOCRINE DISEASE : Thyroid and female infertility : more questions than answers?! Eur J Endocrinol 184 (4), R123–R135. Apr.

[17] Chaker, L., Bianco, A.C., Jonklaas, J., Peeters, R.P., 2017. Hypothyroidism. Lancet 390 (10101), 1550–1562. Sep 23.

[18] Alexander, E.K., Pearce, E.N., Brent, G.A., et al., 2017. 2017 Guidelines of the American Thyroid Association for the Diagnosis and Management of Thyroid Disease During Pregnancy and the Postpartum. Thyroid 27 (3), 315–389. Mar.

[19] Lee, S.Y., Pearce, E.N., 2022. Assessment and treatment of thyroid disorders in pregnancy and the postpartum period. Nat Rev Endocrinol 18 (3), 158–171. Mar.

[20] Rotondi, M., Chiovato, L., Pacini, F., Bartalena, L., Vitti, P., 2018. Management of Subclinical Hypothyroidism in Pregnancy : A Comment from the Italian Society of Endocrinology and the Italian Thyroid Association to the 2017 American Thyroid Association Guidelines-"The Italian Way". Thyroid 28 (5), 551–555. May.

[21] Glinoer, D., 1998. Thyroid hyperfunction during pregnancy. Thyroid 8 (9), 859–864. Sep.

[22] Koutras, D.A., 1997. Disturbances of menstruation in thyroid disease. Ann N Y Acad Sci 17 (816), 280–284. Jun.

[23] Illouz, F., Luton, D., Polak, M., Besançon, A., Bournaud, C., 2018. Graves' disease and pregnancy. Ann Endocrinol (Paris) 79 (6), 636–646. Dec.

[24] Speiser, P.W., Arlt, W., Auchus, R.J., et al., 2018. Congenital Adrenal Hyperplasia Due to Steroid 21-Hydroxylase Deficiency : An Endocrine Society Clinical Practice Guideline. J Clin Endocrinol Metab 103 (11), 4043–4088. Nov 1.

[25] Anon., 2011. Protocole national de diagnostic et de soins (PNDS) pour les maladies rares. Hyperplasie congénitale des surrénales par déficit en 21-hydroxylase. Avril.

[26] European Society for Human Reproduction and Embryology (ESHRE) Guideline Group on POI, Webber, L., Davies, M., et al., 2016. ESHRE Guideline : management of women with premature ovarian insufficiency. Hum Reprod 31 (5), 926–937. May.

[27] Letur, H., Martin-Pont, B., Fénichel, P., GEDO., 2004. Spontaneous pregnancies and premature menopause. Gynecol Obstet Fertil 32 (9), 748–755. Sep.

[28] Bachelot, A., Nicolas, C., Bidet, M., et al., 2017. Long-term outcome of ovarian function in women with intermittent premature ovarian insufficiency. Clin Endocrinol (Oxf). 86 (2), 223–228. Feb.

[29] Anon., 2021. Protocole national de diagnostic et de soins (PNDS). Insuffisance ovarienne prématurée/primitive (en dehors du syndrome de Turner). Mars.

[30] Pasquino, A.M., Passeri, F., Pucarelli, I., Segni, M., Municchi, G., 1997. Spontaneous pubertal development in Turner's syndrome. Italian Study Group for Turner's Syndrome. J Clin Endocrinol Metab 82 (6), 1810–1813. Jun.

[31] Hovatta, O., 1999. Pregnancies in women with Turner's syndrome. Ann Med 31 (2), 106–110. Apr.

[32] Birkebaek, N.H., Crüger, D., Hansen, J., Nielsen, J., Bruun-Petersen, G., 2002. Fertility and pregnancy outcome in Danish women with Turner syndrome. Clin Genet 61 (1), 35–39. Jan.

[33] Bernard, V., Donadille, B., Zenaty, D., et al., 2016. Spontaneous fertility and pregnancy outcomes amongst 480 women with Turner syndrome. Hum Reprod 31 (4), 782–788. Apr.

[34] Bryman, I., Sylvén, L., Berntorp, K., et al., 2011. Pregnancy rate and outcome in Swedish women with Turner syndrome. Fertil Steril 95 (8), 2507–2510. Jun 30.

[35] Hadnott, T.N., Gould, H.N., Gharib, A.M., Bondy, C.A., 2011. Outcomes of spontaneous and assisted pregnancies in Turner syndrome : the U.S. National Institutes of Health experience. Fertil Steril 95 (7), 2251–2256. Jun.

[36] Murray, A., Schoemaker, M.J., Bennett, C.E., et al., 2014. Population-based estimates of the prevalence of FMR1 expansion mutations in women with early menopause and primary ovarian insufficiency. Genet Med 16 (1), 19–24. Jan.

La spermatogenèse

Chapitre 8

M. Bendayan, F. Boitrelle

Introduction

La spermatogenèse se définit comme le processus de formation des gamètes mâles, les spermatozoïdes. Elle s'effectue à partir d'une spermatogonie souche au niveau des tubes séminifères situés dans les testicules pour aboutir à la formation d'un spermatozoïde mature. C'est un phénomène continu de la puberté à la mort.

Rappels sur l'anatomie du testicule

Le siège de la spermatogenèse est le testicule. Le testicule est délimité par une capsule conjonctive, l'albuginée, qui envoie des cloisons délimitant des lobules (environ 200 à 300 par testicule). On trouve à l'intérieur de ces lobules 1 à 4 tubes séminifères très contournés, en pelote, où sont produits les spermatozoïdes. Les tubes séminifères se terminent dans les tubes droits, qui s'abouchent ensuite dans le *rete testis*, creusé dans le corps de Highmore [1]. Les spermatozoïdes nouvellement produits transitent ensuite par les canaux efférents qui se jettent dans le canal épididymaire. L'épididyme est composé d'une tête, d'un corps et d'une queue et est le milieu de transit mais aussi de maturation des spermatozoïdes, qui vont y acquérir une mobilité progressive notamment.

Au niveau histologique, on distingue dans le testicule deux compartiments : les tubes séminifères, composés des cellules germinales et des cellules de Sertoli, et le tissu interstitiel qui entoure les tubes séminifères, composé essentiellement des cellules de Leydig.

Déroulement de la spermatogenèse

La spermatogenèse dure chez l'homme 74 jours et comprend 3 phases : une phase de multiplication cellulaire des spermatogonies, d'une durée de 27 jours, une phase de méiose des spermatocytes I et II, d'une durée de 24 jours et enfin une phase de différenciation et maturation cellulaire, appelée spermiogenèse, d'une durée de 23 jours [2] (figure 8.1).

Phase de multiplication goniale

Elle concerne les spermatogonies et est très importante pour l'efficacité de la spermatogenèse. Elle a lieu dans le compartiment basal des tubes séminifères. On distingue deux types de spermatogonies selon leur aspect morphologique en microscopie électronique. Il y a les spermatogonies A, qui se classent en deux sous-types : les Ad, ayant une chromatine granuleuse et dense, et les Ap, ayant une chromatine fine et claire. On trouve également les spermatogonies B qui sont issues des mitoses des spermatogonies Ap, et qui sont les précurseurs des spermatocytes I.

Les spermatogonies vont se multiplier par mitose. Ces étapes ont été décrites en 1972 par Y. Clermont [3]. Les spermatogonies Ad constituent le pool de réserve et sont considérées comme des spermatogonies souches. Les spermatogonies Ap se divisent par mitose pour donner les spermatogonies B. Ainsi, les divisions mitotiques successives assurent le maintien d'une réserve de spermatogonies souches tout en alimentant la lignée germinale à partir des cellules filles.

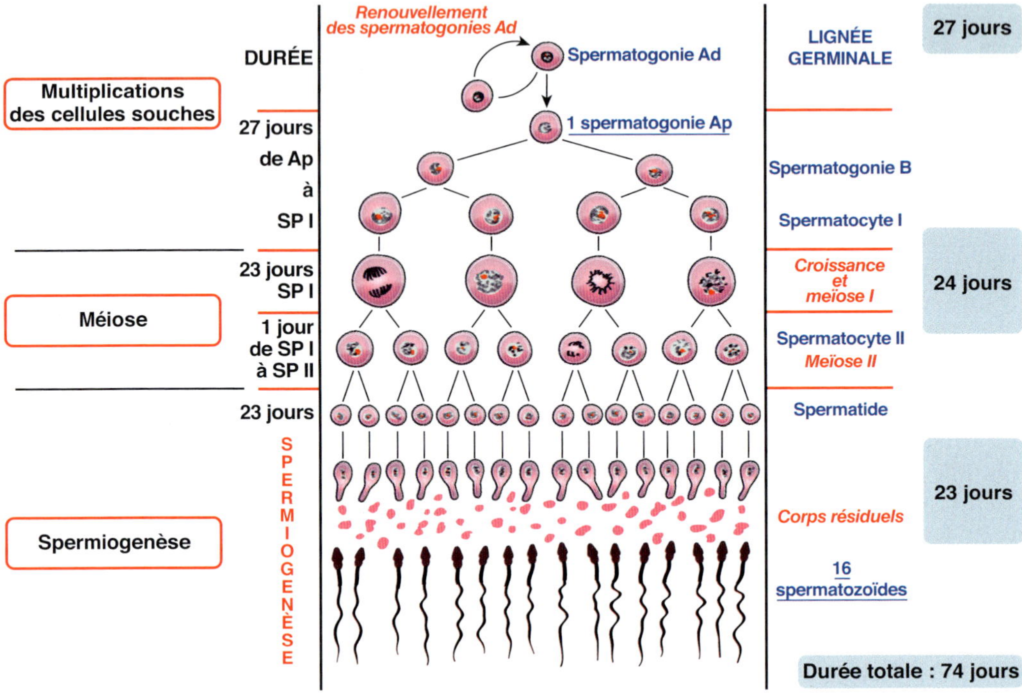

Figure 8.1. Le cycle spermatogénétique : durée et rendement.
SP : spermatocyte.

Les spermatogonies B se divisent en spermatocytes I qui rentreront en méiose. Le spermatocyte I effectue une dernière synthèse d'ADN avant la méiose, c'est le stade préleptotène.

Phase de méiose

La phase de méiose comporte deux divisions. Le spermatocyte I effectue la première division méiotique et donne deux spermatocytes II. Chaque spermatocyte II donne naissance après la deuxième division méiotique à deux spermatides.

Si l'on considère le contenu en ADN de ces cellules, les spermatocytes I après la synthèse d'ADN préméiotique comportent chacun 46 chromosomes formés de 2 chromatides, soit 4 quantités d'ADN. Après la première division méiotique, le spermatocyte II est composé de 23 chromosomes formés de 2 chromatides, soit 2 quantités d'ADN. Après la deuxième division méiotique, chaque spermatide contient 23 chromosomes formés d'une chromatide, soit une quantité d'ADN. On obtient ainsi des spermatides haploïdes.

Phase de différenciation : la spermiogenèse

La dernière phase est la spermiogenèse, et est une phase de différenciation et de maturation cellulaire. Elle a lieu au niveau du pôle apical des tubes séminifères, dans le compartiment adluminal. Pendant la spermiogenèse, les spermatides rondes haploïdes, issues de la deuxième division méiotique, vont subir d'importantes transformations morphologiques, biochimiques, physiologiques dont la résultante est la formation du gamète mâle mature : le spermatozoïde (figure 8.2). Ces modifications simultanées intéressent à la fois le cytoplasme et le noyau, et consistent en plusieurs événements :

- la condensation de la chromatine : elle est due à un remplacement de la quasi-totalité des histones par des protamines, qui sont riches en arginine et ont la particularité de condenser la chromatine [4]. Le noyau va ainsi changer de morphologie et devenir ovoïde. Cette condensation assure la protection du génome du spermatozoïde et un défaut de condensation peut se

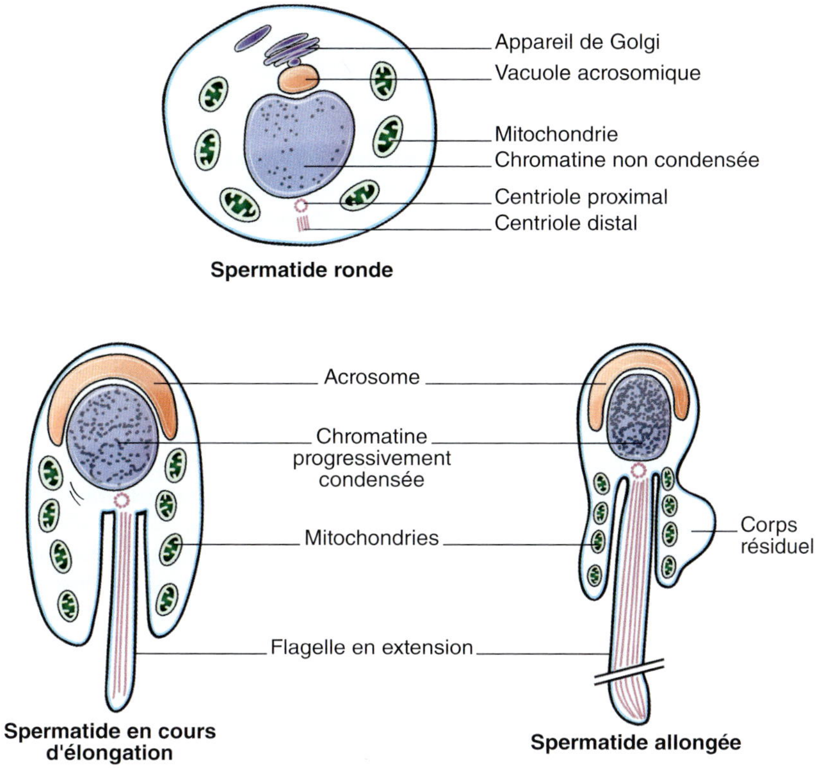

Figure 8.2. La spermiogenèse.

traduire par un pourcentage plus élevé de spermatozoïdes avec un ADN fragmenté;

- la formation et la mise en place de l'acrosome : à partir de vésicules de l'appareil de Golgi, qui vont fusionner pour former une poche enzymatique recouvrant les deux tiers antérieurs du noyau;
- la migration et l'assemblage des structures qui vont former le flagelle : l'ébauche du flagelle se forme à partir du centriole distal;
- la migration et le regroupement des mitochondries : les mitochondries vont s'organiser en un manchon autour du flagelle;
- la réorganisation du cytoplasme : il y a une redistribution du cytoplasme et des organites, avec une partie du cytoplasme qui est éliminée sous la forme d'un corps résiduel au moment de la spermiation.

La spermiogenèse se termine par une dernière étape : la spermiation. Il s'agit de la libération des spermatozoïdes dans la lumière des tubes séminifères. Les corps résiduels sont phagocytés par les cellules de Sertoli en fin de spermiogenèse, et on observe une rupture des jonctions entre les têtes spermatiques et les cellules de Sertoli, permettant la libération des spermatozoïdes dans la lumière.

Spermatozoïde

Les spermatozoïdes obtenus ne sont pas encore matures puisqu'ils maturent dans l'épididyme mais ils ont déjà leur structure et sont composés d'une tête, d'un cou et d'un flagelle (figure 8.3). La tête est ovalaire, à contours réguliers, et contient le noyau, l'acrosome et la membrane plasmique. Sa forme est spécifique d'espèce. Le noyau est très épais en arrière et aplati en avant (on parle de forme en flamme de bougie). Un anneau nucléaire délimite ces 2 parties et correspond à un plissement de la membrane plasmique. L'acrosome contient les enzymes nécessaires à la fusion gamétique, et coiffe les deux tiers antérieurs du noyau.

Le cou est de petite taille et contient la pièce connective et le centriole proximal.

Le flagelle comporte 3 parties : la pièce intermédiaire, la pièce principale et la pièce terminale. Il est organisé autour de l'axonème, formé à partir

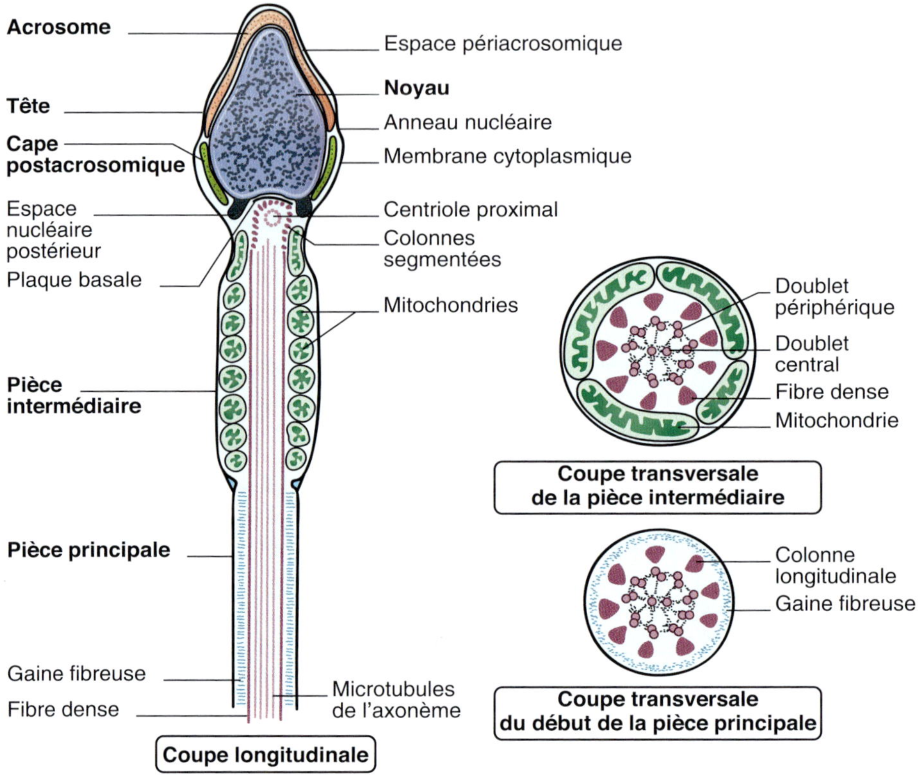

Figure 8.3. Ultrastructure du spermatozoïde.

du centriole distal, et composé de 9 doublets de microtubules périphériques, reliés par des ponts de nexine, et d'un doublet central.

Cycle de l'épithélium séminifère

Pour permettre une production régulière de spermatozoïdes, il y a en divers points du tube séminifère des démarrages d'une spermatogenèse. Le démarrage de la spermatogenèse et donc d'une nouvelle génération de cellules germinales est enclenché selon une périodicité régulière qui est spécifique d'espèce. Chez l'homme, cette périodicité est de 16 jours.

Régulation de la spermatogenèse

Cellule de Sertoli

Le chef d'orchestre de la spermatogenèse est la cellule de Sertoli, qui va jouer des rôles cruciaux dans la spermatogenèse. Elle se situe au niveau des tubes séminifères, au contact des cellules germinales. Il s'agit d'une grande cellule dont le cytoplasme occupe toute la hauteur de l'épithélium séminifère. Elle participe au maintien de la structure des tubes séminifères et va permettre la compartimentalisation de l'épithélium séminifère par le biais de jonctions serrées. Elle forme ainsi la barrière hémato-testiculaire dont le rôle est de contrôler les échanges entre les tubes séminifères et le tissu interstitiel [5]. Elle joue également un rôle important dans la régulation de la multiplication des spermatogonies [6].

La cellule de Sertoli est extrêmement complexe sur les plans structural et fonctionnel, et assure :

- le passage des cellules germinales du compartiment externe (basal) au compartiment interne (adluminal) ;
- la phagocytose des cellules en apoptose ;
- la libération des spermatozoïdes (lors de la spermiation) ;
- la sécrétion du fluide des tubes séminifères ;
- un rôle nourricier (apport de substrat énergétique) ;

- la production de facteurs régulateurs de la spermatogenèse (dont l'inhibine B notamment).

La cellule de Sertoli constitue ainsi le principal acteur de régulation endocrine, paracrine et autocrine de la spermatogenèse.

Régulation hormonale

La régulation de la spermatogenèse est sous le contrôle de l'axe hypothalamo-hypophysaire. La FSH stimule les cellules de Sertoli *via* des récepteurs membranaires, et les cellules de Sertoli vont sécréter en réponse de nombreuses protéines :

- l'ABP (*Androgen Binding Protein*) qui va assurer le rôle de transporteur de la testostérone;
- l'inhibine B qui inhibe les mitoses des spermatogonies et exerce un rétrocontrôle négatif sur la FSH.

Les cellules de Sertoli vont transmettre aux cellules germinales (sur un mode paracrine) les signaux hormonaux de la FSH.

La testostérone, produite par les cellules de Leydig du compartiment interstitiel, et transportée par ABP, a une concentration intratubulaire plus de 100 fois supérieure à la concentration sanguine. Elle va avoir une action sur les cellules péritubulaires (stimulation de la production d'ABP), sur les cellules de Sertoli (action indirecte sur les cellules germinales) et sur les cellules de Leydig (modulation de façon paracrine de l'action de la LH).

Ainsi, la FSH est nécessaire pour assurer une spermatogenèse quantitativement normale, et la testostérone intratesticulaire est nécessaire pour l'initiation et le maintien de la spermatogenèse.

Régulation thermique

La spermatogenèse a lieu de manière optimale à une température de 34–35 °C. Pour cela, il existe deux mécanismes de refroidissement de la température : le système vasculaire et le système scrotal.

Concernant le système vasculaire, l'artère testiculaire est entourée d'un réseau veineux appelé le plexus pampiniforme. Il y a ainsi des échanges de chaleur à contre-courant entre l'artère et le plexus veineux, permettant de refroidir le sang artériel qui irrigue le testicule.

Le système scrotal est un système mécanique, mettant en jeu le dartos, qui est la structure la plus externe du scrotum. Il s'agit d'une tunique composée de cellules musculaires lisses et de fibres élastiques. Ainsi, en cas de température ambiante élevée, le dartos se relâche et la peau se déplisse permettant une augmentation de la surface d'échanges thermiques avec l'extérieur induisant un refroidissement.

Altérations de la spermatogenèse

Il existe de nombreuses causes d'altérations de la spermatogenèse. On peut les séparer en deux groupes :

- les troubles quantitatifs de la spermatogenèse, conduisant à une faible production de spermatozoïdes, voire à une absence de production de spermatozoïdes (azoospermie). Les étiologies sont multiples et peuvent être génétiques, hormonales ou anatomiques;
- les troubles qualitatifs de la spermatogenèse, conduisant à une altération de structure des spermatozoïdes, comme la présence de vacuoles nucléaires, d'anomalies de structure du flagelle (dyskinésie flagellaire), ou encore la production de spermatozoïdes dépourvus d'acrosome (globozoocéphalie). Ces anomalies vont avoir un impact plus ou moins important sur la fécondation et le développement embryonnaire.

Conclusion

La spermatogenèse est un mécanisme complexe, qui « transforme » la spermatogonie, cellule germinale, diploïde, ronde, en spermatozoïde, cellule haploïde hautement différenciée, effilée et très spécialisée. La cellule de Sertoli joue un rôle majeur en assurant le bon déroulement de cette spermatogenèse. Toute atteinte de ce processus peut conduire à des défauts quantitatifs ou qualitatifs de la spermatogenèse et donc être à l'origine d'une infertilité.

Références

[1] Bisson, J., David, G., Luciani, J., 1980. L'appareil génital masculin. In: Précis d'histologie. Masson, Issy-les-Moulineaux.

[2] Dadoune, J.P., Demoulin, A., 2001. Structure et fonctions du testicule. In: Thibault, C., Levasseur, M.C. (Eds.), La reproduction chez les mammifères et l'homme. Ellipses, Paris.

[3] Clermont, Y., 1972. Kinetics of spermatogenesis in mammals : seminiferous epithelium cycle and spermatogonial renewal. Physiol Rev 52 (1), 198–236. Jan.

[4] Oliva, R., De Mateo, S., 2011. Medical implications of sperm nuclear quality. In: Rousseaux, S., Khochbin, S. (Eds.), Epigenetics and human reproduction. Springer-Verlag, Berlin.
[5] Mruk, D.D., Cheng, C.Y., 2015. The Mammalian Blood-Testis Barrier : Its Biology and Regulation. Endocr Rev 36 (5), 564–591. Oct 1.
[6] Caires, K., Broady, J., McLean, D., 2010. Maintaining the male germline : regulation of spermatogonial stem cells. J Endocrinol 205 (2), 133–145. May.

Lecture du spermogramme, du spermocytogramme et examens complémentaires

Chapitre 9

E. Lefranc, N. Louanjli, D. Montjean, M. Mamoune Mbaye, R. Cabry, P. Miron, M. Benkhalifa

Introduction

L'analyse du sperme, comprenant entre autres le spermogramme et le spermocytogramme, est l'examen médical de première intention dans l'évaluation de l'infertilité masculine. Bien que soumise à des valeurs seuils, l'interprétation de cet examen reste délicate de par la grande variabilité possible des paramètres spermatiques entre deux recueils chez un même patient, ainsi que par la nécessité d'interpréter les résultats d'un point de vue global, dans le cadre d'une prise en charge de couple.

Lecture du spermogramme et détermination des seuils : différences entre la 5e et la 6e édition du guide de l'Organisation mondiale de la santé (OMS)

L'interprétation des analyses spermatiques chez l'homme est soumise aux recommandations présentées dans le guide de l'OMS, dont la 6e version est parue en juillet 2021 [1]. La 5e version [2] proposait des valeurs de référence pour les paramètres standard, en deçà desquelles un diagnostic d'infertilité pouvait être posé. La 6e édition a réévalué ces seuils *via* une population d'hommes fertiles plus importante et plus variée, en précisant que ces valeurs seuils ne représentent qu'une aide à l'interprétation des analyses spermatiques sans permettre de poser un diagnostic certain d'infertilité (tableau 9.1). Les termes « normozoospermie », « asthénozoospermie », « nécrozoospermie », « tératozoospermie » ne sont plus utilisés dans la 6e édition du manuel de l'OMS. Ces termes ont été volontairement supprimés par les rédacteurs qui expliquent, à juste titre, que les seuls seuils de référence ne sont pas suffisants pour poser un diagnostic d'infertilité masculine. Cette dernière affirmation est correcte, mais dans la pratique réelle, il est fort probable que les cliniciens et biologistes rencontrent une certaine confusion avec l'absence de réelles valeurs pathologiques de référence.

Recueil de sperme

Il doit être effectué par le patient par masturbation, idéalement au laboratoire, après un délai d'abstinence de 2 à 5 jours. Le sperme éjaculé est collecté dans un réceptacle stérile et non toxique préalablement conservé à température ambiante ou à 37 °C.

Tableau 9.1. Valeurs seuils des paramètres caractéristiques d'un sperme normal : OMS 2010 (5e édition) et OMS 2021 (6e édition) (cinquième percentile avec intervalle de confiance à 95 %).

	OMS-2010	OMS-2021
Volume de sperme (mL)	1,5	1,4
Concentration en spermatozoïdes (106 par mL)	15	16
Nombre total de spermatozoïdes (106 par éjaculat)	39	39
Mobilité totale (%)	40	42
Mobilité progressive (%)	32	30
Motilité non progressive (%)	/	1
Spermatozoïdes immobiles (%)	/	20
Vitalité (%)	58	54
Formes typiques (%)	4	4

Exceptionnellement, si le recueil ne peut se faire au laboratoire, le prélèvement doit être conservé à une température de 20 à 37 °C et apporté au laboratoire dans la demi-heure qui suit l'éjaculation.

Dans tous les cas, le recueil de sperme par coït interrompu ou avec utilisation d'un préservatif/de lubrifiant n'est pas recommandé.

Le sperme doit ensuite être idéalement maintenu à 37 °C pour favoriser sa liquéfaction, et analysé dans un délai de 30 à 60 minutes après recueil.

Évaluation macroscopique

L'évaluation initiale du sperme se fera après un délai de liquéfaction permettant de faciliter sa manipulation. La liquéfaction complète de l'éjaculat est normalement obtenue en 30 à 60 minutes à température ambiante, elle est facilitée par une conservation de l'échantillon à 37 °C.

Une fois l'état de liquéfaction atteint, les éléments macroscopiques suivants doivent être analysés :

- **l'aspect :** un éjaculat liquéfié normal a un aspect macroscopiquement homogène, gris/crème opalescent. Il peut apparaître moins opaque si la concentration de spermatozoïdes est très faible; la couleur peut également être différente dans certaines situations : légèrement jaunâtre en cas d'abstinence prolongée, rouge-brun lorsque des globules rouges sont présents (hémospermie), ou jaune clair chez un patient ictérique ou après la prise de certains médicaments ou vitamines;
- **la viscosité :** elle est évaluée par aspiration/refoulement de l'éjaculat au goutte-à-goutte dans une pipette en plastique idéalement stérile et présentant un diamètre de 1,5 mm. Une viscosité est dite normale si les gouttes s'écoulent de manière régulière et sont bien séparées entre elles. Des gouttes formant des filets de plus de 2 cm et s'écoulant de manière plus irrégulière indiquent une viscosité augmentée;
- **le volume :** le volume minimal normal d'un échantillon de sperme est de 1,4 ml. La mesure précise du volume est idéalement effectuée par pesée et est essentielle dans toute évaluation de l'éjaculat car elle renseigne sur les fonctions de sécrétion des glandes annexes (vésicules séminales, prostate, glandes de Cowper…) :
  - un faible volume de sperme (hypospermie) peut être caractéristique d'une obstruction du canal éjaculateur, d'une agénésie bilatérale congénitale du canal déférent, d'une éjaculation rétrograde, d'un déficit en androgène ou d'un recueil de sperme incomplet,
  - un volume augmenté de sperme peut refléter une exsudation active en cas d'inflammation des glandes accessoires;
- **le pH :** l'intérêt clinique de l'évaluation du pH de l'éjaculat est relativement faible. Il permet néanmoins une évaluation du rapport des sécrétions des glandes accessoires : sécrétions acides de la prostate et sécrétions alcalines des vésicules séminales. Une valeur de pH inférieure à 7,2 peut orienter vers une anomalie de sécrétion des vésicules séminales ou vers une contamination urinaire du prélèvement.

Évaluation microscopique

L'évaluation microscopique du sperme se fera sur un échantillon représentatif de l'éjaculat, correctement liquéfié et homogénéisé.

L'examen microscopique initial doit se faire au faible grossissement (× 100) et est suivi d'un examen au fort grossissement (× 200 ou × 400) permettant l'évaluation de la mobilité, de la dilution nécessaire au calcul de la numération, la recherche d'amas ou de cellules autres que les spermatozoïdes.

Évaluation des amas de spermatozoïdes

Agrégats de spermatozoïdes

L'adhésion de spermatozoïdes immobiles entre eux ou de spermatozoïdes mobiles au mucus, aux cellules non spermatiques ou aux débris est définie comme une agrégation non spécifique (figure 9.1).

Agglutinats de spermatozoïdes

L'agglutination désigne spécifiquement les spermatozoïdes mobiles collés les uns aux autres soit par la tête, soit par le flagelle, soit de manière mixte. Une agglutination importante peut dans certains cas immobiliser les spermatozoïdes. Le type d'agglutination majoritaire (par la tête, la queue ou le milieu du corps) ainsi que le degré d'agglutination (isolé, modéré, important, très important) doivent être précisés. La présence d'agglutinats indique la recherche d'Ac dirigés contre les spermatozoïdes.

Évaluations des autres éléments cellulaires

L'éjaculat contient des cellules autres que les spermatozoïdes, dont certaines peuvent être cliniquement pertinentes. Il s'agit notamment des cellules épithéliales de l'appareil génito-urinaire, ainsi que des leucocytes et des cellules germinales immatures, ces deux derniers étant collectivement appelés « cellules rondes » [3]. Il n'est pas possible de faire la distinction entre les leucocytes et les cellules germinales immatures avec un haut degré de certitude en examinant un frottis coloré à un grossissement × 1 000. D'autres tests d'identification spécifiques doivent donc être réalisés, comme le test à la peroxydase pour l'identification des polynucléaires neutrophiles.

Le seuil de leucospermie pathologique retenu est de 1 million/ml. La valeur clinique de l'identification des autres cellules rondes n'étant pas claire, il n'existe pas de seuil quantitatif pathologique de ces cellules dans le sperme.

Spermogramme

Concentration et numération

La numération totale des spermatozoïdes est calculée à partir de la concentration en spermatozoïdes par millilitre et du volume de l'éjaculat. Une dilution appropriée de l'échantillon analysé par une solution de fixation doit être préalablement réalisée afin de compter les spermatozoïdes. Le calcul du nombre de spermatozoïdes se fait ensuite grâce à un hémocytomètre avec grille de comptage de type cellule de Neubauer. Le seuil normal de concentration en spermatozoïdes du sperme est de 16 millions/ml et le nombre total de spermatozoïdes de 39 millions par éjaculat.

Les faibles concentrations en spermatozoïdes ne permettent pas toujours de rendre un calcul exact. Une estimation du nombre de spermatozoïdes présents dans l'éjaculat peut alors être proposée

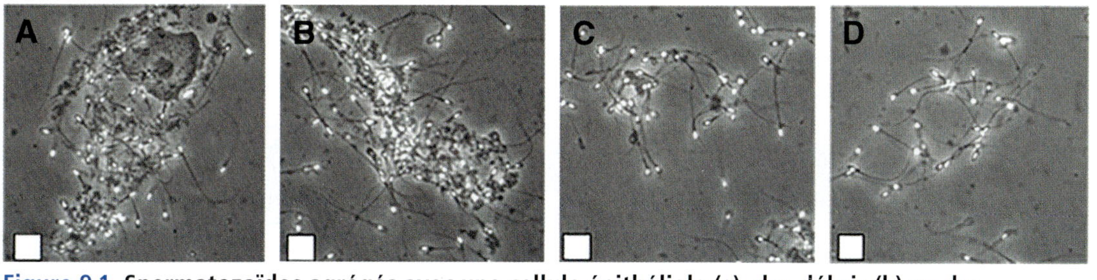

Figure 9.1. Spermatozoïdes agrégés avec une cellule épithéliale (a), des débris (b) ou des spermatozoïdes (c, d).

à l'état frais après observation et comptage du nombre de spermatozoïdes présents sur la totalité d'un dépôt entre lame/lamelle. Il conviendra de préciser qu'il s'agit alors d'une estimation dans le rapport final du spermogramme. Si aucun spermatozoïde n'est observé lors de l'état frais, une absence totale de spermatozoïdes (azoospermie) peut être suspectée. Il est généralement admis que le terme «azoospermie» ne peut être utilisé que si aucun spermatozoïde n'est trouvé dans le culot d'un échantillon centrifugé. Cependant, il convient de garder à l'esprit que :

- la présence ou non de spermatozoïdes dans le culot dépend du temps et de la vitesse de centrifugation et de la quantité de culot examinée;
- la centrifugation à 3000 g pendant 15 minutes ne permet pas toujours d'obtenir un culot de spermatozoïdes analysable;
- après centrifugation, la mobilité peut être altérée [4] et la concentration sera sous-estimée; si des comptages ont été effectués sur un échantillon centrifugé, cela doit être clairement indiqué dans le rapport final.

Évaluation de la mobilité

Il est recommandé d'analyser la mobilité au microscope sur deux dépôts de sperme, gardés à une température homogène du début à la fin de l'analyse (idéalement à 37 °C, même si une lecture à température ambiante est possible). Une évaluation du type de mobilité en 4 catégories est recommandée et permet de différencier les spermatozoïdes : progressifs rapides, progressifs lents, non progressifs et immobiles. L'évaluation de la mobilité se fait en pourcentage de spermatozoïdes mobiles, et peut être effectuée par estimation ou comptage.

Les valeurs seuils de mobilité sont :

- une mobilité totale de 42 %;
- une mobilité progressive de 30 %;
- une mobilité non progressive de 1 %;
- un pourcentage d'immobilité des spermatozoïdes de 20 %.

Évaluation de la vitalité

La vitalité permet d'évaluer l'intégrité de la membrane plasmique du spermatozoïde. Il n'est pas nécessaire de l'évaluer pour les spermes dont la mobilité totale est supérieure à 40 %.

Dans les échantillons à faible mobilité, la vitalité permettra de distinguer les spermatozoïdes immobiles morts des spermatozoïdes immobiles vivants. La présence d'un taux élevé de spermatozoïdes immobiles vivants peut indiquer la présence d'un défaut de la structure du flagelle tandis que la présence de nombreux spermatozoïdes morts peut orienter vers un processus infectieux/oxydatif en cours ou une pathologie épididymaire.

Le test recommandé est le test à l'éosine-nigrosine (figure 9.2). La lecture doit idéalement s'effectuer sur un total de 200 spermatozoïdes. Pour un échantillon considéré normal, le pourcentage des spermatozoïdes vivants doit être supérieur ou égal à 54 %.

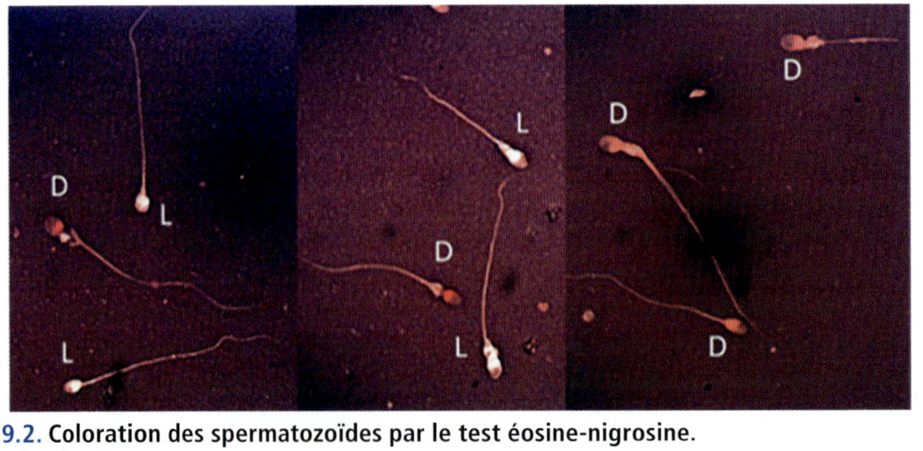

Figure 9.2. Coloration des spermatozoïdes par le test éosine-nigrosine.
D = mort; L = vivant.

Spermocytogramme

Le spermocytogramme correspond à l'examen permettant d'évaluer la morphologie du spermatozoïde. Sa valeur prédictive dans l'obtention d'une grossesse spontanée et pour évaluer l'issue d'une tentative en AMP est limitée et nécessite une formation technique rigoureuse.

L'évaluation d'un spermatozoïde « normal » *vs* « anormal » n'est pas suffisante pour évaluer le bon fonctionnement du tractus génital masculin et la spermatogenèse, et chaque élément constituant le spermatozoïde (tête, pièce intermédiaire, pièce principale, reste cytoplasmique) doit être analysé séparément à la recherche d'une anomalie. Dans la classification proposée par l'OMS 2021, les spermatozoïdes décrits comme « normaux » ou « typiques » ont été évalués grâce à des études réalisées sur des spermatozoïdes ayant été capables de traverser le mucus cervical ou de se lier à la ZP d'un ovocyte, et donc considérés comme capables de féconder un ovocyte. Les variations morphologiques de ces critères ont permis de classer différentes anomalies, et de déterminer un seuil considéré comme capable de différencier une population fertile d'une population subfertile ou infertile.

Le spermocytogramme s'effectue après réalisation d'un frottis de sperme, fixé puis coloré, avec lecture au microscope × 1 000 avec objectif à immersion de 200 spermatozoïdes dans l'idéal.

Différentes colorations peuvent être utilisées après validation de méthode; la méthode de référence étant la coloration de Papanicolaou (figure 9.3).

Les critères stricts de Tygerberg sont recommandés pour le rendu des résultats. Un pourcentage de formes typiques supérieur ou égal à 4 % est considéré comme normal. Un pourcentage de formes normales inférieur à 4 % doit nous pousser à un typage des différentes anomalies (tableau 9.2). Les catégories, ou régions, d'intérêt à analyser sont :

- la tête : elle doit être lisse, régulière et de forme ovale. la région acrosomique doit être bien définie et comprendre environ 40-70 % de la surface de la tête. la région acrosomique ne doit pas comprendre de grosse vacuole, ou ne doit pas contenir plus de deux petites vacuoles. la région postacrosomique ne doit comprendre aucune vacuole;
- le col et la pièce intermédiaire : elle doit être fine, régulière, et avoir la même longueur que la tête. l'axe principal de la pièce intermédiaire doit être en continuité avec l'axe principal de la tête;
- la queue : la pièce principale doit avoir un calibre homogène sur toute sa longueur, être plus fine que la pièce intermédiaire et mesurer environ 45 µm de long. elle peut être légèrement courbée, mais ne doit pas présenter une angulation trop brutale;
- le reste cytoplasmique : un reste cytoplasmique > 1/3 de la taille de la tête est à considérer comme anormal (figure 9.4).

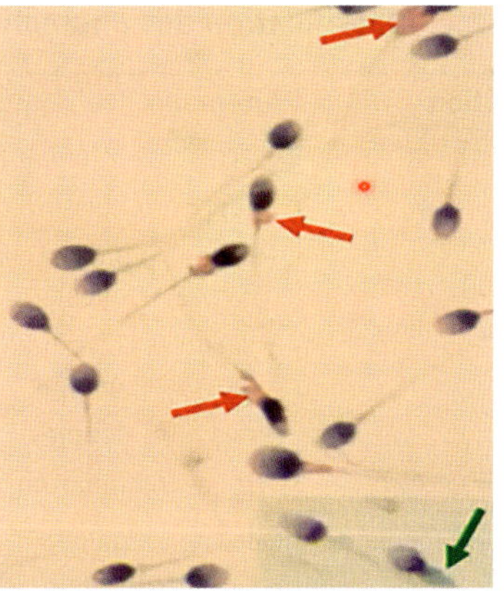

Figure 9.3. Spermocytogramme : coloration de Papanicolaou/spermatozoïde typique (vert) et atypique (rouge).

Bien que souvent hétérogènes, il arrive que certaines anomalies soient présentes de manière monomorphe et observées sur une grande quantité de spermatozoïdes de l'éjaculat.

Ces anomalies comprennent notamment l'absence d'acrosome (« globozoospermie »), la présence de flagelles seuls ou encore la présence de têtes isolées. Les patients dont l'ensemble des spermatozoïdes présentent ces défauts de morphologie sont généralement infertiles. Si partielles, ces anomalies peuvent être quantifiées spécifiquement.

Le spermocytogramme, en plus de l'évaluation des spermatozoïdes, permet également l'évaluation et la reconnaissance de certaines cellules non spermatiques ou de cellules spermatiques immatures.

Tableau 9.2. Classification des anomalies des spermatozoïdes OMS 2021 (6e édition).

Localisation	Anomalie
Tête	– acrosome inférieur à 40 % ou supérieur à 70 % de la surface normale de la tête – rapport longueur/largeur inférieur à 1,5 (rond) ou supérieur à 2 (allongé) – forme : piriforme (en forme de poire), amorphe, asymétrique, ou non ovale dans la partie apicale – vacuoles constituant plus d'un cinquième de la surface de la tête ou situées dans la zone postacrosomique – des têtes doubles – toute combinaison
Col et pièce médiane	– forme irrégulière – mince ou épaisse – insertion asymétrique ou angulaire à la tête – fortement courbée – toute combinaison
Queue	– des virages à angle aigu – coudes lisses en épingle à cheveux – enroulées – courtes (cassées) – largeur irrégulière – queues multiples – toute combinaison
Résidu cytoplasmique	– le cytoplasme résiduel n'est considéré comme une anomalie que lorsqu'il dépasse un tiers de la taille normale de la tête du spermatozoïde

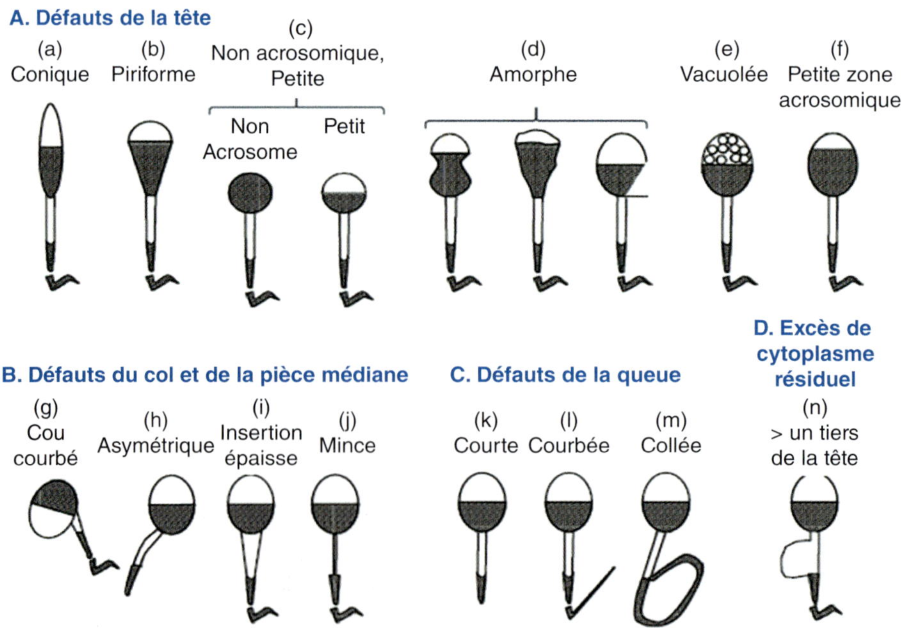

Figure 9.4. Principales anomalies morphologiques du spermatozoïde.

Examens complémentaires

Test de migration survie

C'est un examen de deuxième intention dans la prise en charge d'un couple infertile. Le choix de la technique de l'AMP dépend de ses résultats.

C'est un test de sélection et de préparation des spermatozoïdes. Il mime *in vitro* les étapes de sélection et de capacitation des spermatozoïdes qui s'opèrent dans le tractus génital féminin.

La technique utilisée est la centrifugation sur gradient de densité. Elle sélectionne les spermatozoïdes selon leur densité nucléaire. La concentration, la mobilité et la vitalité des spermatozoïdes sont déterminées avant et après gradient.

La survie des spermatozoïdes est évaluée après 24 heures d'incubation à température ambiante.

Biochimie séminale

La biochimie séminale permet l'évaluation des sécrétions des glandes génitales masculines accessoires, pouvant être perturbées en cas de processus infectieux ou inflammatoire. Le plasma séminal (PS) est en effet constitué par les sécrétions épididymaires, des vésicules séminales et de la prostate, chacune ayant une composition spécifique. Les indications de la réalisation d'une biochimie séminale sont principalement une hypospermie et une anomalie au niveau du pH. Les marqueurs de la sécrétion épididymaire sont la L-carnitine, la glycéro-phosphocholine et l'alpha-1,4-glucosidase, le marqueur principal de la sécrétion des vésicules séminales est le fructose et les marqueurs de la sécrétion prostatique sont l'acide citrique, les phosphatases acides et le zinc.

Ces marqueurs sont dosables par spectrophotométrie et les limites inférieures de référence sont :

- alpha-1,4-glucosidase : 20 micromoles/éjaculat;
- fructose : 13 micromoles/éjaculat;
- zinc : 2,4 micromoles/éjaculat;
- acide citrique : 40 micromoles/éjaculat.

Tests immunologiques

Certaines infertilités masculines peuvent être d'origine immunologique, caractérisées par la présence dans le sperme d'Ac dirigés contre les spermatozoïdes (ACAS [anticorps antispermatozoïde]) de type IgG (immunoglobuline G) ou IgA (immunoglobuline A). Les IgA ont en général un plus grand impact clinique.

La recherche de ces Ac est indiquée en cas de présence d'agglutinats dans le sperme, d'une asthénozoospermie, d'ATCD d'infections urogénitales, de traumatisme ou de chirurgie des voies génitales. La présence d'ACAS dans le sperme peut entraîner des défauts de transit du spermatozoïde dans le tractus féminin, une absence de liaison à la ZP ou un défaut de réaction acrosomique.

Il existe des tests directs ou indirects pour détecter les Ac. Le plus fréquemment utilisé est le test direct MAR-test (*Mixed Antiglobulin Reaction test*), qui permet de déterminer le pourcentage de spermatozoïdes mobiles présentant un Ac à sa surface, *via* la fixation d'une bille présentant un antigène spécifique. Le test permet également de déterminer le lieu de fixation (tête/pièce intermédiaire/queue). Le test est positif si 50 % ou plus des spermatozoïdes présentent un Ac spécifique.

Spermoculture

Elle constitue en France une exigence réglementaire du bilan d'infertilité et est à réaliser au minimum lors du bilan de première intention chez l'homme. Elle peut également être réalisée sur point d'appel infectieux : leucospermie > 1.10^6/ml, présence de nombreux spermatozoïdes avec un flagelle enroulé, asthénozoospermie. La mise à jour de la spermoculture du conjoint durant son parcours d'AMP sans point d'appel infectieux est ensuite réalisée à une fréquence déterminée par le centre de prise en charge, elle est en général recontrôlée tous les 6 mois ou tous les ans. Les analyses bactériologiques à réaliser sont :

- sur le sperme : recherche de germes standard et de mycoplasmes urogénitaux;
- sur les urines : recherche de *Chlamydia trachomatis* et gonocoque sur le premier jet urinaire.

Le seuil de positivité pour une espèce potentiellement pathogène (bacilles à gram négatif) est de 5×10^3 UFC/ml. Les germes de la flore urétrale ou cutanée ne sont à prendre en compte que s'ils sont en culture monomicrobienne ou majoritaire > à 10^4 UFC/mL. Une spermoculture positive doit être contrôlée pour mettre en place le traitement adapté. Il faut insister sur les conditions d'hygiène au moment du recueil et conseiller au patient de boire beaucoup d'eau avec des éjaculations rapprochées avant le contrôle. En cas de résultat positif sur un deuxième prélèvement, une antibiothérapie adaptée sera mise en place. Un prélèvement vaginal doit être effectué dans les cas d'infection à *Ureaplasma*, *Chlamydia*, gonocoque ou *Gardnerella*, pour traiter le couple si besoin.

Indice de fragmentation de l'ADN

L'analyse repose sur l'identification de cassures simples ou double brin de l'ADN du spermatozoïde. Ces cassures peuvent être dues à une anomalie de condensation du noyau lors de la spermatogenèse, le rendant plus fragile aux agressions, ou à divers états pathologiques et facteurs environnementaux entraînant un état de stress oxydant spermatique. Bien que n'ayant *a priori* pas d'impact sur la fécondation, un pourcentage élevé de spermatozoïdes à ADN fragmenté a été retrouvé comme délétère pour le développement embryonnaire, l'implantation et l'évolutivité des grossesses.

Différentes techniques permettent l'évaluation de l'état de fragmentation de l'ADN spermatique dont la technique TUNEL avec lecture au microscope à fluorescence (figure 9.5) ou en cytométrie en flux, la technique COMET, le test à l'acridine orange ou le test de dispersion de la chromatine spermatique.

Il n'existe aucun seuil consensuel mis en place pour chacune de ces techniques, et l'OMS recommande à chaque centre d'établir ses normes en fonction de sa technique de référence et de sa population.

Il est néanmoins souvent admis par la littérature qu'un seuil de spermatozoïdes présentant un ADN fragmenté > 30 % est considéré comme ayant un impact clinique significatif.

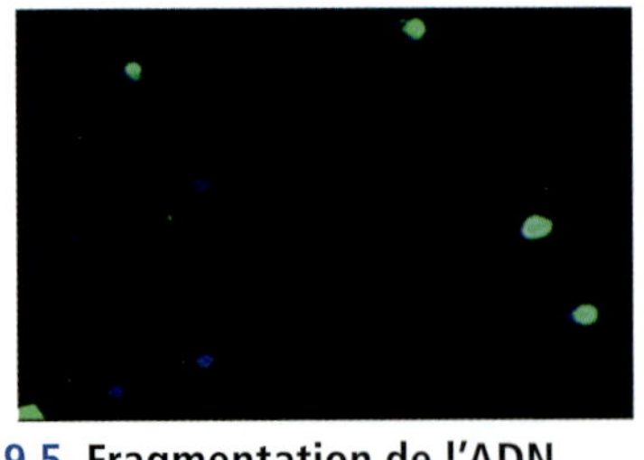

Figure 9.5. Fragmentation de l'ADN spermatique par la technique TUNEL avec lecture au microscope à fluorescence : spermatozoïde avec ADN fragmenté en vert, normal en bleu.

Indice de dénaturation de la chromatine

La condensation élevée de la chromatine spermatique est essentielle à la protection du génome paternel et donc au bon développement embryonnaire futur. Un état de décondensation du noyau du spermatozoïde peut être responsable d'anomalie de la fécondation, et entraîner des cassures des brins d'ADN (fragmentation). L'évaluation de la qualité de la chromatine spermatique peut être faite par la coloration au bleu d'aniline (figure 9.6) ou à la chromomycine A3. La technique au bleu d'aniline est la plus fréquemment utilisée, et consiste en une coloration spécifique des histones de l'ADN du spermatozoïde, présentes en excès en cas de mauvaise condensation du noyau. Après lecture au microscope, un pourcentage de spermatozoïdes présentant une décondensation de leur chromatine est calculé. Comme pour la fragmentation, il n'existe pas de seuil consensuel et chaque laboratoire devra adapter ses résultats en fonction de sa population.

Analyse de l'aneuploïdie chromosomique

L'aneuploïdie spermatique correspond au gain ou à la perte d'un ou plusieurs autosomes ou chromosomes sexuels. Elle est 10 fois plus importante dans la population des hommes infertiles que dans la population générale et peut notamment entraîner des échecs de développement embryonnaire, des fausses couches ou des pathologies du développement chez les enfants nés.

La technique consiste en une hybridation *in situ* multifluorescente (figure 9.7) et étudie spécifiquement les chromosomes X, Y, 13, 18 et 21.

Autres examens

Les analyses traditionnellement prescrites dans l'exploration de la fertilité masculine ne permettent pas la détection d'anomalies spermatiques à l'échelle moléculaire, ni sur un point purement fonctionnel. En effet, l'analyse du sperme, telle que recommandée par l'OMS, ne donne qu'un aperçu de la santé reproductive d'un individu, mais certains autres biomarqueurs pourraient fournir des

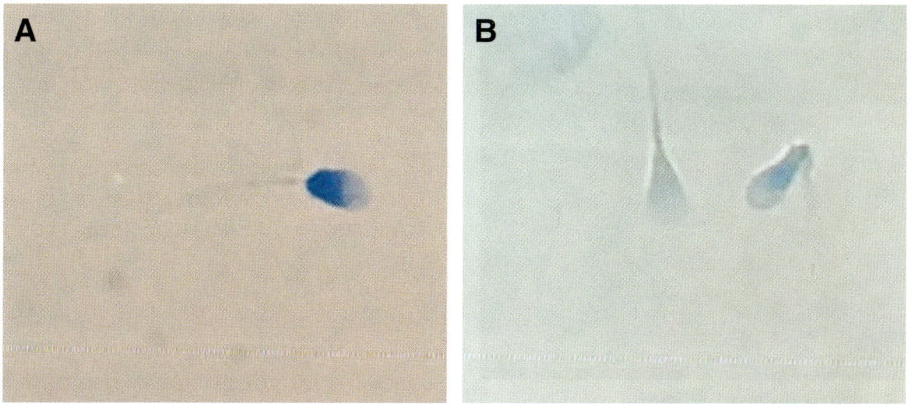

Figure 9.6. Coloration au bleu d'aniline : (A) spermatozoïdes dénaturés et (B) spermatozoïdes normaux.

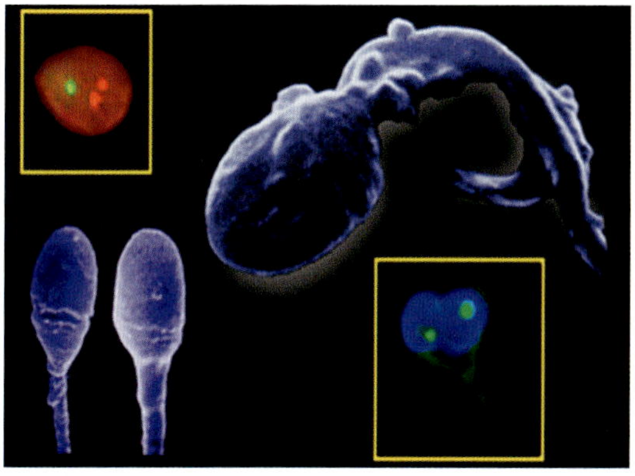

Figure 9.7. Disomie 15 (en rouge) et monosomie Y (en jaune)/disomie X (en vert) sur spermatozoïde bicéphale.

informations supplémentaires qui permettraient d'affiner le diagnostic et de mieux orienter la prise en charge thérapeutique. Parmi les biomarqueurs potentiels, il existe l'évaluation du niveau de méthylation de l'ADN spermatique et le dosage de la PLCζ (phospholipase C zêta) spermatique.

Indice de méthylation de l'ADN

L'établissement de la méthylation de l'ADN dans la lignée germinale masculine n'est pas seulement important pour assurer une fonction de sperme normale mais il contribue également au développement embryonnaire et impacte la santé des enfants qui en sont issus. L'hypométhylation (baisse du niveau de méthylation) de l'ADN du spermatozoïde est associée à une altération de l'histologie testiculaire, à une réduction de la production de sperme et à l'infertilité masculine [5, 6]. En effet, les observations préliminaires faites chez les rongeurs ont été rapidement confirmées chez l'homme puisque la méthylation de l'ADN spermatique a été également altérée dans le sperme d'hommes exposés à des facteurs environnementaux ou encore des hommes souffrant d'infertilité [7-16]. De plus, d'autres études ont conclu que ces altérations du profil de méthylation peuvent affecter le génome entier [8, 15].

En revanche, le débat demeure ouvert concernant la tendance des changements globaux de méthylation d'ADN spermatique chez des hommes infertiles par rapport à ceux à contrôles normospermiques. Le caractère contradictoire des résultats obtenus appelle à de nouvelles investigations pour mieux caractériser les erreurs de méthylation de l'ADN associées à une spermatogenèse perturbée et élucider les mécanismes biologiques et les conséquences cliniques de ces épimutations.

L'analyse du profil de méthylation spermatique aura certainement sa place dans le diagnostic de l'infertilité masculine car une altération peut conduire à des défauts potentiels du sperme associés à des troubles de la fertilité. De plus, une altération du profil de méthylation peut être transmise de manière transgénérationnelle à la descendance, entraînant l'hérédité de diverses pathologies telles que les défauts de spermatogenèse, l'infertilité masculine, le cancer du sein, les dysfonctionnements rénaux, prostatiques et immunitaires [17, 18] (figure 9.8).

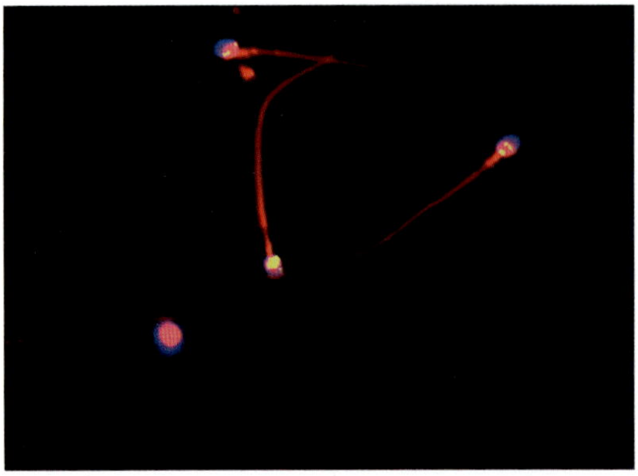

Figure 9.8. Indice de méthylation : méthode sandwich avec Ac antiméthylcytosine en double couche, méthylation totale et partielle (coloration en jaune de la tête du spermatozoïde).

PLC zêta

La PLCζ est une protéine localisée dans les régions équatoriale et acrosomique des spermatozoïdes. C'est un acteur crucial dans l'initiation de la cascade de signalisation marquant des premières étapes de la fécondation. En effet, elle induit les oscillations de calcium (Ca^{2+}) intracellulaire nécessaires à l'activation des ovocytes après la fécondation [19-21]. Lors de la fécondation, la PLCζ est libérée dans le cytoplasme de l'ovocyte et induit des oscillations du Ca^{2+} *via* la voie de signalisation de l'inositol 1,4,5-triphosphate [22]. Dans les cas d'absence (KO) ou de déficience des spermatozoïdes en PLCζ, dans des modèles animaux, les taux de fécondation et de développement embryonnaire précoce étaient négativement impactés avec une incapacité à induire des oscillations de Ca^{2+} [23]. De plus, la micro-injection de protéine PLCζ ou d'ARNm (acide ribonucléique messager) dans des ovules de souris a permis de corriger le phénotype observé chez les souris KO, rétablissant une fécondation et un développement embryonnaire normaux [24-26]. L'évaluation des niveaux de protéine PLCζ dans les spermatozoïdes lors d'un bilan d'infertilité masculine pourrait alors aider à détecter les patients susceptibles d'être peu fécondants et à les orienter rapidement vers une FIV. Dans de tels cas, l'activation ovocytaire artificielle pourrait être induite artificiellement (mécaniquement ou chimiquement). Cette méthode permettrait d'améliorer significativement les taux de fécondation et d'activation ovocytaire chez des patients atteints d'une déficience en PLCζ [27-29].

Des travaux visant à l'identification d'une valeur seuil pathologique de PLCζ par cyrtométrie en flux sont en cours (figure 9.9). Le but de ces recherches est d'identifier les patients souffrant d'une déficience et de leur proposer le traitement approprié tel que l'activation ovocytaire artificielle.

Conclusion

Toute anomalie du spermogramme doit être contrôlée. Une spermatogenèse complète nécessite un délai de 74 jours auxquels s'ajoutent 12 jours environ de transit épididymaire. Toute anomalie

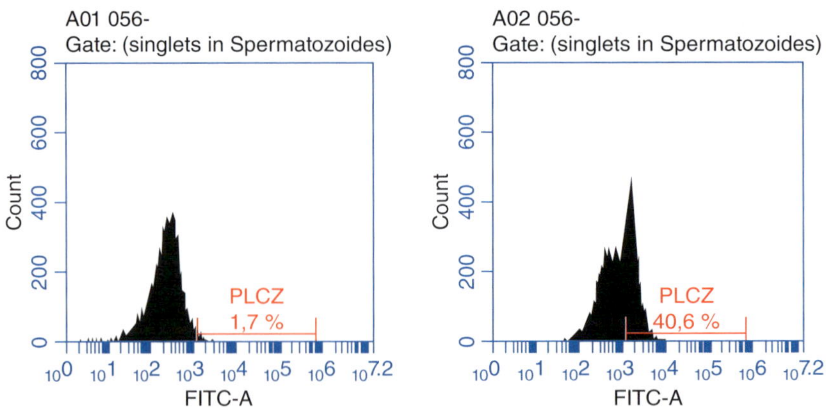

Figure 9.9. Analyse du profil de la PLCζ par cytométrie en flux.

du spermogramme doit donc idéalement être recontrôlée après un délai de 3 mois afin d'écarter une anomalie aiguë.

L'examen du sperme, même s'il apporte des informations importantes dans l'exploration de l'infertilité masculine, ne peut être isolé du contexte de l'infertilité du couple.

De nombreux tests, non réalisés en routine à l'heure actuelle, semblent prometteurs afin de compléter l'étude fonctionnelle du spermatozoïde.

Références

[1] World Health Organization, 2021. WHO laboratory manual for the examination and processing of human semen, sixth ed. WHO Press, Geneva, Switzerland. Available online:. www.who.int/publications/i/item/9789240030787 (accessed on 3 December 2021).

[2] World Health Organization, 2010. WHO laboratory manual for the examination and processing of human semen, fifth ed. WHO Press, Geneva, Switzerland.

[3] Long, S., Kenworthy, S., 2022. Round cells in diagnostic semen analysis: a guide for laboratories and clinicians. Br J Biomed Sci 79, 12.

[4] Leisegang, K., Sengupta, P., Agarwal, A., Henkel, R., 2021. Obesity and male infertility: Mechanisms and management. Andrology 53. e13617.

[5] Doerksen, T., Trasler, J., 1996. Developmental exposure of male germ cells to 5-azacytidine results in abnormal preimplantation development in rats. Biol Reprod 55, 1155–1162.

[6] Egger, G., Liang, G., Aparicio, A., Jones, P., 2004. Epigenetics in human disease and prospects for epigenetic therapy. Nature 429, 457–463.

[7] Marques, C.J., Carvalho, F., Sousa, M., Barros, A., 2004. Genomic imprinting in disruptive spermatogenesis. Lancet 363, 1700–1702.

[8] Houshdaran, S., Cortessis, V.K., Siegmund, K., et al., 2007. Widespread epigenetic abnormalities suggest a broad DNA methylation erasure defect in abnormal human sperm. PLoS One 2. e1289.

[9] Kobayashi, H., Sato, A., Otsu, E., et al., 2007. Aberrant DNA methylation of imprinted loci in sperm from oligospermic patients. Hum Mol Genet 16, 2542–2551.

[10] Marques, C.J., Costa, P., Vaz, B., et al., 2008. Abnormal methylation of imprinted genes in human sperm is associated with oligozoospermia. Mol Hum Reprod 14, 67–74.

[11] Boissonnas, C.C., Abdalaoui, H.E., Haelewyn, V., et al., 2010. Specific epigenetic alterations of IGF2-H19 locus in spermatozoa from infertile men. Eur J Hum Genet 18, 73–80.

[12] Montjean, D., Ravel, C., Benkhalifa, M., et al., 2013. Methylation changes in mature sperm deoxyribonucleic acid from oligozoospermic men: assessment of genetic variants and assisted reproductive technology outcome. Fertil Steril 100, 1241–1247.

[13] Kuhtz, J., Schneider, E., El Hajj, N., et al., 2014. Epigenetic heterogeneity of developmentally important genes in human sperm: Implications for assisted reproduction outcome. Epigenetics 9, 1648–1658.

[14] Laurentino, S., Beygo, J., Nordhoff, V., et al., 2015. Epigenetic germline mosaicism in infertile men. Hum Mol Genet 24, 1295–1304.

[15] Montjean, D., Zini, A., Ravel, C., et al., 2015. Sperm global DNA methylation level: association with semen parameters and genome integrity. Andrology 3, 235–240.

[16] Urdinguio, R.G., Bayón, G.F., Dmitrijeva, M., et al., 2015. Aberrant DNA methylation patterns of spermatozoa in men with unexplained infertility. Hum Reprod 30, 1014–1028.

[17] Anway, M.D., Cupp, A.S., Uzumcu, M., Skinner, M.K., 2005. Epigenetic transgenerational actions of endocrine disruptors and male fertility. Science 308, 1466–1469.

[18] Manikkam, M., Tracey, R., Guerrero-Bosagna, C., Skinner, M.K., 2013. Plastics derived endocrine disruptors (BPA, DEHP and DBP) induce epigenetic transgenerational inheritance of obesity, reproductive disease, and sperm epimutations. PLoS One 8. e55387.

[19] Grasa, P., Coward, K., Young, C., Parrington, J., 2008. The pattern of localization of the putative oocyte activation factor, phospholipase Czeta, in uncapacitated, capacitated, and ionophore-treated human spermatozoa. Hum Reprod 23 (11), 2513–2522. Nov. Doi : https://doi.org/10.1093/humrep/den280. Epub 2008 Jul 24. PMID : 18653671.

[20] Saleh, A., Junaid, K., Angelos, T., et al., 2020. Essential Role of Sperm-Specific PLC-Zeta in Egg Activation and Male Factor Infertility: An Update. Frontiers in Cell and Developmental Biology, 28. https://doi.org/https://doi.org/10.3389/FCELL.2020.00028.

[21] Nomikos, M., Kashir, J., Swann, K., Lai, F.A., 2013. Sperm PLCζ: From Structure to Ca2+ Oscillations. Egg Activation and Therapeutic Potential, FEBS Letters 587 (22), 3609–3616.

[22] Nomikos, M., Kashir, J., Lai, F.A., 2017. The Role and Mechanism of Action of Sperm PLC-Zeta in Mammalian Fertilisation. The Biochemical Journal 474 (21), 3659–3673.

[23] Nozawa, K., Satouh, Y., Fujimoto, T., Oji, A., Ikawa, M., 2018. Sperm-Borne Phospholipase C Zeta-1 Ensures Monospermic Fertilization in Mice. Scientific Reports 8, 1.

[24] Saunders, C.M., Larman, M.G., Parrington, J., et al., 2002. PLC zeta: a sperm-specific trigger of Ca (2+) oscillations in eggs and embryo development. Development. 129 (15), 3533–3544.

[25] Kouchi, Z., Fukami, K., Shikano, T., et al., 2004. Recombinant Phospholipase Czeta Has High Ca2+ Sensitivity and Induces Ca2+ Oscillations in Mouse Eggs. The Journal of Biological Chemistry 279 (11), 10408–10412.

[26] Yoon, S., Teru, J., Ana Maria, S., et al., 2008. Human Sperm Devoid of PLC, Zeta 1 Fail to Induce Ca2+ Release and Are Unable to Initiate the First Step of Embryo Development'. The Journal of Clinical Investigation 118 (11), 3671.

[27] Ebner, T., Montag, M., Montag, M., et al., 2015. Live Birth after Artificial Oocyte Activation Using a Ready-to-Use Ionophore: A Prospective Multicentre Study'. Reproductive Biomedicine Online 30 (4), 359–365.

[28] Bonte, D., Ferrer-Buitrago, M., Dhaenens, L., et al., 2019. Assisted Oocyte Activation Significantly Increases Fertilization and Pregnancy Outcome in Patients with Low and Total Failed Fertilization after Intracytoplasmic Sperm Injection: A 17-Year Retrospective Study'. Fertility and Sterility 112 (2), 266–274.

[29] Nazarian, H., Nahid, A., Nazari, L., et al., 2019. Effect of Artificial Oocyte Activation on Intra-Cytoplasmic Sperm Injection Outcomes in Patients with Lower Percentage of Sperm Containing Phospholipase Cζ : A Randomized Clinical Trial'. Journal of Reproduction & Infertility 20, 1.

Bilan d'un patient présentant une oligoasthénotératozoo-spermie (OATS) ou une azoospermie

Chapitre 10

C. Methorst

Une fois le diagnostic établi d'une OATS ou d'une azoospermie par deux spermocytogrammes réalisés dans des laboratoires rompus à la biologie de la fertilité, à trois mois d'intervalle, en dehors d'un épisode fébrile et avec centrifugation, le bilan va permettre de préciser :

- les causes de ces pathologies ;
- les conditions qu'il est possible de corriger ;
- les conditions faisant courir un risque grave pour le patient (infertilité révélatrice d'une pathologie) ;
- les anomalies pouvant affecter la santé du conceptus (génétiques ou autres) ;
- les conditions irréversibles pour lesquelles il est nécessaire de recourir à l'utilisation de sperme de donneur ou à l'adoption.

Examen clinique et interrogatoire de l'homme infertile

Trop souvent, le spermogramme est prescrit lors d'une consultation de la partenaire féminine du couple sans que l'homme puisse être examiné ou interrogé auparavant. Cela pointe aussi une autre problématique : d'une part, l'homme se réduit à un examen de laboratoire, d'autre part, le spermogramme est un examen qu'il vaut mieux expliquer en quelques minutes avant qu'il ne soit réalisé : importance du recueil complet, durée de l'abstinence considérée comme optimale par le praticien, etc.

La première partie du bilan consiste en un interrogatoire policier.

Histoire reproductive

- Durée d'infertilité.
- Fertilité antérieure.
- Caractère primaire ou secondaire.

ATCD personnels

- **Endocrinopathie**
  - Diabète, adénome à PRL.
- **Trouble du développement génito-urinaire**
  - Dysgénésie gonadique.
  - Hypospadias.
  - Cryptorchidie.
  - Épispadias.
- **Cancers**
- **Pathologies ORL et respiratoires**
  - Pathologies pouvant orienter vers une mucoviscidose.

ATCD infectieux

- **Tuberculose**
- **Épididymite, orchite, prostatite**

- **Troubles sexuels**
  - Dysfonction érectile ou éjaculatoire.
  - Baisse de la libido.
  - Conjugopathie.
- **Varicocèle**

ATCD chirurgicaux

En particulier, les chirurgies inguino-scrotales (cryptorchidie, hernie inguinale), génito-urinaires, pelviennes, le curage lombo-aortique, les chirurgies de la charnière recto-sigmoïdienne et hypothalamo-hypophysaire.

- **Traitements médicamenteux**
  - Chimiothérapie antimitotique : dont les agents alkylants et les sels de platine.
  - Anti-infectieux : nitrofuranes et kétoconazole.
  - Médicaments antidépresseurs et neuroleptiques : baisse de la libido, retard de l'éjaculation ou anéjaculation.
  - Stéroïdes.
  - Traitement de l'hypertrophie bénigne de la prostate.
  - Cimétidine, colchicine et salazopyrine.
  - Radiothérapie : zone irradiée et dose cumulée.
- **Notion de professions à risque**
  - Chaleur : boulangers, cuisiniers, positions assises prolongées.
  - Exposition aux perturbateurs endocriniens (PE) (agriculture, industrie chimique, produits de nettoyage, peinture, coiffure).
  - Radiations ionisantes.
  - Stress.
  - Travail de nuit.
- **Prise de toxiques**
  - Alcool en quantifiant la consommation (nombre de verres par jour) et en précisant son mode (occasionnel ou régulier).
  - Tabac.
  - Cannabis.
  - Autres stupéfiants.
  - Vitamines et autres automédications.
- **Taille, poids, et variations de poids**
- **Activité physique**

ATCD familiaux

- Généraux et reproductifs.
- Traitements pris par la mère pendant la grossesse.
- Notion de consanguinité.

L'examen clinique vient faire le prolongement de cet interrogatoire systématique, il doit être complet et fait l'objet d'une expertise urologique ou andrologique.

On évaluera :

- le morphotype ;
- la présence des caractères sexuels secondaires ;
- la pilosité ;
- la présence d'une gynécomastie ;
- la palpation :
  - des testicules : trophicité, lésion, taille, douleur,
  - des épididymes,
  - des déférents ;
- la recherche d'une varicocèle en position couchée et debout, avec et sans Valsalva ;
- l'examen du pénis : anomalie du méat urétral, phimosis, taille, etc. ;
- le toucher rectal en cas de suspicion de prostatite chronique ;
- le périmètre abdominal dans le cadre d'un syndrome métabolique.

Évaluation hormonale plasmatique

Le bilan hormonal [1] est recommandé par les différentes sociétés savantes en cas :

- d'oligospermie < 10 millions/mL et donc d'azoospermie ;
- d'hypospermie ;
- de troubles sexuels (baisse de la libido, dysfonction érectile, anorgasmie) ;
- de symptômes et/ou d'examen clinique suggérant un hypogonadisme, des caractères sexuels anormaux, des volumes testiculaires abaissés.

L'évaluation hormonale est l'une des pierres angulaires du diagnostic étiologique de l'infertilité de l'homme car elle va révéler aussi bien la défaillance testiculaire primitive que les pathologies de l'axe hypothalamo-hypophysaire.

L'évaluation minimale comporte le dosage de la testostérone totale et biodisponible (prélevée le matin) et de la FSH.

En cas d'anomalies [2], on demandera un dosage :

- de PRL ;
- de LH ;

- d'inhibine B, sécrétée par les cellules de Sertoli et stimulée par la FSH, elle renseigne sur la capacité de production de spermatozoïdes.

En fonction des anomalies retrouvées, d'autres examens spécifiques pourront être demandés, par exemple une IRM de la selle turcique en cas d'hypogonadisme hypogonadotrope ou d'augmentation de la PRL.

Ces dosages peuvent être normaux chez les patients présentant une azoospermie non obstructive (ANO), en particulier en cas de blocage précoce de la spermatogenèse (c'est-à-dire microdélétion du chromosome Y AZFb).

Une FSH et une LH faibles ou inadéquatement normales associées à un faible niveau de testostérone totale sont évocateurs d'un hypogonadisme secondaire.

Dans le cadre des AO, les dosages hormonaux seront le plus souvent normaux.

Échographie

L'échographie scrotale ne remplace pas l'examen clinique et doit être systématique chez l'homme infertile puisqu'il s'agit d'une population où l'incidence du cancer testiculaire est augmentée.

Au mieux l'échographie est réalisée par un praticien de l'imagerie rompu à l'exploration des troubles masculins de la fertilité.

Échographie scrotale et Doppler

Elle va d'abord permettre de mesurer objectivement le volume testiculaire (normale > 15 mL) et comparer des volumes droit et gauche, de vérifier la présence des conduits déférents.

Ensuite, l'échographie scrotale permet de trouver une pathologie chez 50 % des patients :

- 18 % de varicocèle ;
- 14 % de lésion de l'épididyme ;
- 5 % de spermatocèle ;
- et la détection de petite tumeur maligne non palpable (chez 0,5 % des patients) et de tumeur bénigne (1 %) [3].

Enfin, les microcalcifications sont décrites chez 4 % des patients infertiles.

L'échographie Doppler du cordon permettra de compléter le diagnostic de varicocèle, en précisant son grade selon les critères de Dublin.

Échographie des organes génitaux profonds ou IRM pelvienne

Elle est demandée en cas d'hypospermie suspectant une pathologie obstructive à la recherche d'une absence des vésicules séminales, d'un kyste de l'utricule.

Elle est aussi utile lorsque l'on suspecte une pathologie du bas appareil urinaire associée telle que la prostatite chronique où la description d'images inflammatoires et de calcifications aidera au traitement de cette pathologie quelquefois silencieuse.

L'apport de l'échographie dans le diagnostic d'une AO est indéniable.

Cependant, cet examen est vécu comme invasif par le patient souvent jeune et doit lui être expliqué suffisamment pour être acceptable avant.

Analyse sémiologique de l'ADN du spermatozoïde éjaculé

Ces techniques vont s'intéresser à la structure primaire et secondaire de l'ADN. Plusieurs publications se sont intéressées au lien qui peut exister entre la structure de la chromatine et le taux de fécondation. Longtemps les résultats de ces études ont été controversés du fait de l'inhomogénéité des techniques utilisées (TUNEL, Comet et SCSA), cependant, un faisceau d'arguments est en faveur de l'utilisation de ces techniques dans certains cas.

La difficulté consiste en ce que les informations fournies par chaque test ne concordent pas nécessairement mais les différents tests pourraient se compléter dans différents contextes cliniques.

La décondensation de la chromatine est une atteinte de la structure tertiaire du spermatozoïde. La condensation anormale du noyau est principalement associée à une carence en protamine ou à un mauvais emballage de la protamine *via* des liaisons ioniques ADN-protéine rompues (tests : chromomycine A3, coloration à l'acridine orange, coloration au bleu de toluidine et coloration au bleu d'aniline).

La fragmentation de l'ADN est principalement liée au stress oxydatif (tests : TUNEL, ISNT, SCSA, SCD et Comet) [4].

Là aussi l'intérêt de la technique est débattu mais il semblerait que l'atteinte du taux de décondensation soit un marqueur prédictif de l'échec de fécondation en *in vitro*.

- La Society for Translational Medicine le propose en cas :
  - d'infertilité inexpliquée ;
  - de fausses couches à répétition ;
  - d'infertilité masculine idiopatique avec des facteurs de risque (c'est-à-dire *lifestyle*, exposition à des substances toxiques) ;
  - d'échec non expliqué d'une technique d'assistance médicale à la procréation (AMP).
- L'American Urological Association (AUA) et l'American Society for Reproductive Medicine (ASRM) le proposent en cas :
  - d'échec non expliqué d'une technique d'AMP.
  - de varicocèle.
- L'ESHRE le propose en cas de fausses couches à répétition.
- L'European Association of Urology (EAU) le propose en cas :
  - de couple avec fausses couches à répétition après une conception naturelle, IUI et FIV/ICSI ;
  - d'hommes présentant une infertilité inexpliquée ;
  - de varicocèle ;
  - d'échec des techniques de procréation médicalement assistée.

La décondensation de la chromatine est une atteinte de la structure tertiaire du spermatozoïde. Là aussi, l'intérêt de la technique est débattu, mais il semblerait que l'atteinte du taux de décondensation soit un marqueur prédictif de l'échec de FIV [4].

Examens génétiques

Les investigations génétiques s'entendent dès que le patient présente une oligozoospermie inférieure à 10 millions de spermatozoïdes/mL de spermatozoïdes dans le culot de centrifugation, ce qui est bien entendu le cas chez les patients azoospermiques ou présentant une OATS sévère, voire une cryptozoospermie.

Les investigations génétiques doivent bien entendu être orientées en fonction du type d'azoospermie.

La fréquence des anomalies génétiques chez les patients présentant une infertilité est inversement proportionnelle à la profondeur de l'OATS :

- 17 % d'anomalies chromosomiques en cas d'azoospermie [5] ;
- 10 % si la numération de spermatozoïdes est < 5 millions/mL ;
- 4 % entre 5 et 10 millions/mL ;
- moins de 1 % entre 10 et 20 millions/mL.

Récemment, avec l'avènement des techniques génomiques, un certain nombre d'autres gènes responsables de l'ANO ont été identifiés : *NR5A1* (*SF1*), *HSF2*, *SYCP3*, *SOHLH1* et *TEX11*.

Les anomalies des chromosomes sexuels (syndrome de Klinefelter [SK] XXY) représentent ⅔ des anomalies chromosomiques observées chez l'homme infertile, en particulier en cas d'azoospermie.

Les translocations autosomiques robertsoniennes et réciproques prédominent en cas d'OATS, avec un risque d'échecs de FIV/ICSI, de FCS précoce ou, plus rarement, d'une malformation du conceptus.

Actuellement, les recommandations des sociétés savantes proposent de prescrire un caryotype chez les hommes :

- qui présentent une ANO ;
- qui présentent une oligozoospermie < 10 millions/mL (incidence 10 fois plus élevée que la population générale) ;
- qui présentent des ATCD de fausses couches à répétition, de malformations, de retards mentaux, voire en cas d'infertilité inexpliquée ;
- avant une FIV ou ICSI.

Syndrome de Klineflter

Les anomalies de nombre de chromosomes sexuels représentent les deux tiers des anomalies retrouvées chez l'homme infertile (aneuploïdies gonosomiques). Le SK est la plus fréquente anomalie numérique chromosomique avec une fréquence d'environ un homme sur 600. Le chromosome X supplémentaire dérive de l'un des 2 parents par non-disjonction méiotique [6].

Chez les patients porteurs d'une ANO, 14 % d'entre eux ont un SK avec des caractéristiques cliniques qui peuvent être variables : grande taille, réparation des graisses gynoïdes, petits testicules et profil hormonal plasmatique montrant une testostérone basse et une FSH élevée.

L'azoospermie est présente dans 98 % des cas mais l'extraction chirurgicale de spermatozoïdes sera positive dans 50 % des cas d'autant plus que celle-ci a lieu tôt dans l'âge chronologique du patient puisqu'il existe une nette détérioration de la qualité de la spermatogenèse chez les SK plus âgés (les biopsies positives décroissent très vite en fonction de l'âge du patient).

Fructueuse quand elle est proposée tôt chez un très jeune adulte, elle se heurte au choc psychogène d'annoncer à un patient à l'instant sans recherche de paternité un diagnostic d'hypofertilité.

Ainsi, certaines équipes proposent une biopsie testiculaire (BT) de préservation juste après la puberté pour augmenter les probabilités de conserver une fertilité future.

Recherche de microdélétions du bras long du chromosome Y

Les microdélétions du bras long du chromosome Y sont spécifiques des troubles de la spermatogenèse.

La fréquence des microdélétions du chromosome Y des hommes atteints d'azoospermie [7] varie selon les études de 1,7 à 6,4 %.

Il existe trois zones situées sur le bras long du chromosome Y : la région proximale AZFa (fréquence : 0,5 à 4 %), la région centrale AZFb (fréquence : 1 à 5 %) et la région distale AZFc (fréquence : 80 %).

Les mutations AZF peuvent être complètes ou non et associées ou non.

La délétion AZFa est beaucoup plus délétère en termes de spermatogenèse que les autres et cette mutation complète est considérée comme associée avec un *Sertoli Cell-Only Syndrome* (SCOS) [8], qui dispense ou contre-indique la BT.

La microdélétion AZFb est déroutante puisqu'ils s'y associent des bilans hormonaux et un volume testiculaire normaux, cependant, d'un point de vue histologique, il s'agit d'un blocage en méiose et la BT est le plus souvent négative (quelques rares cas de BT positives ont été décrits dans la littérature).

La délétion AZFc est la moins délétère et est compatible avec le fait de retrouver des spermatozoïdes dans l'éjaculat [9], au niveau histologique, il s'agit d'une hypospermatogenèse.

Recherche des mutations du gène *ABCC7* (ex-*CFTR*)

La résultante d'une anomalie de développement des canaux de Wolff est une absence (unilatérale ou) bilatérale des conduits déférents plus ou moins associée à des anomalies des épididymes et des vésicules séminales [10].

Le tableau associe une AO avec un volume séminal faible, un pH diminué, des marqueurs épididymaires et vésiculaires diminués (un taux de glucosidase faible), un volume testiculaire normal et un profil plasmatique normal.

Tout homme ayant une absence bilatérale des canaux déférents (ABCD) ou des symptômes de mucoviscidose doit être informé de la forte association entre l'absence vésiculo-déférentielle et la présence de mutation du gène de la mucoviscidose, et avoir une étude du gène *CFTR*.

En cas de résultat positif, une recherche du même gène doit être proposée à la partenaire (environ 1 risque sur 30) [11]. En cas de mutation chez les 2 partenaires, une consultation de conseil génétique doit être proposée avant la conception pour y expliquer les risques inhérents et évoquer le diagnostic prénatal (DPN) ou préimplantatoire.

Un nouveau gène lié à l'X *ADGRG2* codant pour un récepteur couplé aux protéines de classe d'adhésion G fortement exprimé dans les canaux efférents a récemment été mis en évidence dans les AO.

Tests en cas d'hypogonadisme hypogonadotrope

Les hypogonadismes hypogonadotropes représentent 1,5 % des causes d'infertilités, ils peuvent être primaire et souvent détectés tôt car s'associant à un retard de développement pubertaire.

Primaires ils vont être le plus souvent associés à des atteintes neurologiques (**syndrome de Willi-Prader, syndrome de Laurence-Moon, syndrome de Bardet-Biedl...**) ou à des atteintes endocriniennes (**syndrome de Kallmann de Morsier, anomalies des gènes de la leptine et de son récepteur, anomalie de la prohormone convertase 1, mutations inactivatrices du gène DAX-1...**).

Secondaires, on les retrouve en cas d'**insuffisances gonadotropes (adénome hypophysaire, craniopharyngiomes, histiocytose X, sarcoïdose, leucémies, traumatisme crânien, séquelles de méningite) d'hyperprolactinémie, ou de freinage gonadotrope (dopage, bodybuilding, tumeur à cellules de Leydig, tumeurs sécrétant de l'hCG).**

Les taux de FSH, de LH et de testostérone sont bas, les testicules sont de petites tailles.

Associé à une anosmie, le syndrome de Kallmann-de Morsier est évoqué et une mutation des gènes *KAL1* et *KAL2* va être recherchée. Cependant, il existe d'autres anomalies génétiques qui peuvent entraîner ce trouble.

Tests à venir

Le polymorphisme du gène *FSHB* a été mis en évidence comme associé à une diminution de la FSH, une diminution du volume des testicules et une oligospermie [12].

Cette voie de recherche est d'autant plus intéressante que la substitution en FSH permet une amélioration du nombre de spermatozoïdes.

Tests prédictifs de spermatozoïdes à la biopsie

Le volume testiculaire, les taux de FSH et d'inhibine B ont été utilisés pour développer un score de probabilité de retrouver des spermatozoïdes lors de l'extraction chirurgicale.

Score = (915 × FSH)/(volume testiculaire total × inhibine B)

Ce score utilisé chez des patients ayant une ANO se corrèle relativement bien à la probabilité de retrouver des spermatozoïdes à la biopsie. L'intérêt d'un tel calcul est d'une part de donner une probabilité au patient de retrouver des spermatozoïdes à la biopsie et d'autre part aussi d'adapter la technique chirurgicale en proposant plus facilement des micro-TESE si les probabilités sont faibles [13].

Outre ces scores, c'est principalement l'origine de l'ANO qui va prédire la probabilité de retrouver des spermatozoïdes lors de l'extraction.

Facteurs pronostiques	Probabilité
Arrêt partiel de la spermatogenèse (AZFc del)	75 %
Cryptorchidie	74 %
Hypogonadisme hypogonadotrope	73 %
Klinefelter	57 %
Tumeur testiculaire	45 %
Après traitement gonadotoxique	45 %
Petits testis, FSH élevée	29 %
Arrêt spermatogenèse (AZFa et AZFb del)	0 %

Le bilan de l'homme azoospermique doit donc être complet et passe par une consultation andrologique pour mettre en évidence les causes de l'azoospermie ou de l'OATS mais aussi les moyens qui pourraient être mis en œuvre pour améliorer l'extraction chirurgicale lors de la biopsie.

Cette biopsie sera vue dans un autre chapitre qui se fera aussi en fonction des équipes d'une part mais aussi de la cause de l'infertilité d'autre part, de manière à potentialiser les résultats des techniques d'aide médicale à la procréation.

Références

[1] Huyghe, E., Boitrelle, F., Methorst, C., et al., 2021. AFU and SALF recommendations for the evaluation of male infertility. Prog Urol. 31 (3), 131–144. Mar. doi: https://doi.org/10.1016/j.purol.2020.09.011. Epub 2020 Dec 9. PMID: 33309127.

[2] Chehab, M., Madala, A., Trussell, J.C., 2015. On-label and off-label drugs used in the treatment of male infertility. Fertil Steril. 103 (3), 595–604. Mar. doi: https://doi.org/10.1016/j.fertnstert.2014.12.122. Epub 2015 Feb 3.PMID: 25660648.

[3] Ammar, T., Sidhu, P.S., Wilkins, C.J., 2012. Male Infertility: the role of imaging in diagnosis and management. Brit J Radiodol 85, S59–S68.

[4] Esteves, S.C., Zini, A., Coward, R.M., et al., 2021 Mar. Sperm DNA fragmentation testing: Summary evidence and clinical practice recommendations. Andrologia. 53 (2). e13874. doi: https://doi.org/10.1111/and.13874. Epub 2020 Oct 27.

[5] Tüttelmann, F., Gromoll, J., Kliesch, S., 2008. Genetics in male infertility. Urologe A 47, 1561–1567.

[6] Tüttelmann, G., Gromoll, J., 2010. Novel genetic aspects of Klinefelter's syndrome. Mol Hum Reprod 16, 386–395. pp.

[7] Simoni, M., Tüttelmann, F., Gromoll, J., Nieschlag, E., 2008. Clinical consequences of microdeletions

of the Y chromosome: the extended Münster experience. Reprod Biomed Online 16, 289–303. pp.

[8] Krausz, C., Hoefsloot, L., Simoni, S., Tüttelmann, F., 2014. EAA/EMQN best practice guidelines for molecular diagnosis of Y-chromosomal microdeletions: state-of-the-art 2013. Andrology 2, 5–19. pp.

[9] Soares, A.R., Costa, P., Silva, J., et al., 2012. AZFb microdeletions and oligozoospermia–which mechanisms? Fertil Steril 97, 858–863. pp.

[10] de Braaekeleer, M., Ferec, C., 1996. Mutations in the cystic fibrosis gene in men with congenital bilateral absence of vas deferens. Mol Hum Reprod 2, 669–677.

[11] Bieth, E., Hamdi, S.M., Mieusset, R., 2021. Genetics of the congenital absence of the vas deferens. Hum Genet. 140 (1), 59–76. Jan. doi: https://doi.org/10.1007/s00439-020-02122-w. Epub 2020 Feb 5. PMID: 32025909.

[12] Tüttelmann, F., Laan, M., Grigorova, M., et al., 2012. Combined effects of the variants FSHB -211G>T and FSHR 2039A>G on male reproductive parameters. J Clin Endocrinol Metab 97, 3639–3647.

[13] Pantke, P., Diemer, T., Marconi, M., et al., 2008. Testicular sperm retrieval in azoospermic men. Eur Urol 7 (suppl), 703. p.

Infertilité par insuffisance gonadotrope

Chapitre 11

C. Grysole, D. Dewailly

Les causes d'insuffisance hypogonadotrope sont nombreuses et variées. Elles sont le plus souvent isolées mais parfois associées à d'autres déficits hypophysaires. Après avoir éliminé aisément une hyperprolactinémie, et avant d'évoquer un hypogonadisme hypogonadotrope congénital, il est essentiel de connaître les autres étiologies qui peuvent être fonctionnelles ou organiques.

Caractéristiques générales des insuffisances gonadotropes

Clinique

Chez la femme, le tableau clinique est dominé par une anomalie du cycle, avec le plus souvent une aménorrhée secondaire (ou primaire si le déficit est présent dès la puberté). L'absence d'ovulation est responsable de l'infertilité (classe I de l'OMS). Par ailleurs, l'hypo-œstrogénie peut être responsable d'un grand nombre de symptômes : diminution de la pilosité, involution mammaire, baisse de la libido, ainsi qu'un risque ostéoporotique. À l'inverse de l'hypogonadisme périphérique, il n'existe pas de bouffées vasomotrices.

Chez l'homme, le principal motif de consultation est l'infertilité, avec diminution du volume testiculaire et oligo-azoospermie. Par ailleurs, la carence en testostérone peut entraîner une diminution de la musculature, de la pilosité et de la libido, ainsi qu'une gynécomastie et une ostéoporose.

Paraclinique

Chez la femme, un taux d'E2 bas associé à des taux bas ou normaux de gonadotrophines oriente le diagnostic vers une insuffisance gonadotrope. Chez l'homme, on retrouve une baisse concomitante des gonadotrophines hypophysaires et de la testostérone totale.

Bien que largement utilisé, l'intérêt diagnostique du test à la GnRH a été remis en cause en raison de sa faible rentabilité. Il est primordial d'évaluer l'ensemble des fonctions hypophysaires afin d'écarter une insuffisance anté-hypohysaire globale. Un bilan minimum s'impose, comprenant les dosages de la TSH couplée à la T4 libre, de l'IGF-1 et de l'ACTH et du cortisol à 8 h [1].

L'IRM hypothalamo-hypophysaire est indispensable pour rechercher une tumeur de la région hypothalamo-hypophysaire. L'ostéodensitométrie osseuse est utile pour rechercher une ostéopénie ou ostéoporose [1].

Étiologies

Hypogonadisme hypogonadotrope congénital (HHC)

Diagnostic

Chez la plupart des patients présentant un HHC et consultant pour infertilité, le diagnostic aura déjà été fait. En effet, cette pathologie se révèle le plus souvent par un retard pubertaire. Parfois, chez le garçon, il peut être suspecté lors de la période néonatale devant un micropénis ou une cryptorchidie uni- ou bilatérale [2, 3].

Cependant, certaines formes partielles peuvent se diagnostiquer au moment du bilan d'infertilité. Il est alors parfois difficile, chez la femme, de les différencier d'une aménorrhée hypothalamique fonctionnelle si l'olfaction est normale et s'il n'y a pas de mutation identifiée. Des formes réversibles ont été détectées, principalement chez les patients masculins atteints du syndrome de Kallmann. Lorsque ces formes réversibles surviennent avant 20 ans chez un sujet avec olfaction normale et sans mutation identifiée, il est difficile de les distinguer du retard pubertaire simple [4].

L'examen clinique doit rechercher d'autres signes présents dans le syndrome de Kallmann. En effet, en dehors de l'anosmie/hyposmie, on peut retrouver chez ces patients des anomalies craniofaciales (fente labiopalatine), une surdité neurosensorielle, des troubles neurologiques (ataxie cérébelleuse), des malformations des doigts (clinodactylie) ou encore une agénésie rénale unilatérale [1].

L'IRM cérébrale avec coupes spécifiques du tractus olfactif est intéressante dans le diagnostic du syndrome de Kallmann, à la recherche d'une hypoplasie/agénésie uni- ou bilatérale des bulbes olfactifs.

L'étude génétique est souvent la dernière étape dans l'enquête de l'HHC. Elle est orientée selon la présence ou non d'une anosmie et les autres signes cliniques associés [5].

À ce jour, des mutations responsables de l'HHC ont été identifiées dans plus de 60 gènes, reflétant la complexité génétique de cette maladie. De plus, la pénétrance incomplète, l'expressivité variable et les différents modes de transmission dont l'oligogénécité témoignent d'une hétérogénéité génétique [6, 7]. Toutefois, l'exploration génétique restera négative dans environ un cas sur deux, expliquant en partie le sous-diagnostic de la pathologie. Plus récemment, l'avènement du séquençage de l'exome par CGHarray/CMA (Comparative Genomic Hybridization array / Chromosomal MicroArray) a permis d'augmenter le taux de diagnostic génétique, bien qu'il reste un outil de deuxième ligne diagnostique [7, 8].

Traitement

Les objectifs de la thérapie pour les adolescents ou les jeunes adultes atteints d'HHC sont l'induction et le maintien de la puberté normale et l'induction de la fertilité quand le patient le désire.

Chez la femme, deux possibilités existent pour induire l'ovulation :

- l'administration pulsatile de GnRH par un système de pompe portable. Cependant, cette option thérapeutique ne peut être envisagée en cas de mutation très invalidante du gène du récepteur de la GnRH, d'où l'intérêt du bilan génétique ;
- l'administration de gonadotrophines : l'association de FSH et de LH permet une croissance folliculaire, puis l'ovulation est déclenchée par de l'hCG *(human chorionic gonadotropin)* ou de la LH recombinante.

Les femmes avec un HHC ont souvent de faibles taux sériques d'AMH, conséquence d'un défaut de folliculogenèse secondaire à une insuffisance en LH et FSH. Néanmoins, cette diminution ne doit pas être interprétée comme un facteur pronostique défavorable pour la fertilité future, car l'administration pulsatile de GnRH ou de gonadotrophines s'accompagnera le plus souvent d'une élévation de l'AMH [9].

Il n'y a pas de consensus concernant l'approche optimale pour le traitement de la fertilité chez les hommes. La thérapie par les gonadotrophines (associant FSH et hCG) est nécessaire pour induire la spermatogenèse [10]. Certains facteurs sont péjoratifs : un volume testiculaire initial inférieur à 4 mL, un taux sérique d'inhibine B inférieur à 60 pg/mL et l'ATCD de cryptorchidie [11].

Se pose le problème du moment optimal pour débuter le traitement par gonadotrophines.

Le traitement dès l'adolescence par hCG seul ou combiné avec la FSH pour l'induction de la puberté peut entraîner une croissance des testicules et l'amélioration de la fertilité par rapport au traitement par testostérone, cependant il existe peu d'études validant cette attitude.

L'administration pulsatile de GnRH peut également être une option chez les hommes dans le but d'obtenir une induction de la spermatogenèse, bien que les injections sous-cutanées (SC) de gonadotrophines restent plus communément utilisées car plus simples à utiliser [12].

Hyperprolactinémie

L'hyperprolactinémie est la cause la plus fréquente d'insuffisance gonadotrope acquise. Le déficit gonadotrope partiel résulte de l'altération de la sécrétion de GnRH [13]. L'excès de PRL agirait sur les neurones du noyau arqué pour inhiber l'expression des kisspeptines et ainsi ralentir la pulsatilité de la GnRH [14, 15]. La liste complète des étiologies des hyperprolactinémies ne sera pas développée ici mais peut être trouvée dans une revue [16].

Diagnostic

Clinique

Chez la femme, l'association aménorrhée–galactorrhée est très évocatrice d'hyperprolactinémie. Les troubles du cycle peuvent être variables. Le test aux progestatifs sera souvent negatif [17].

Chez l'homme, le tableau est souvent peu symptomatique expliquant la découverte tardive. Il associe des troubles de la libido à une galactorrhée.

Un temps important de l'examen clinique sera de rechercher des signes évoquant un syndrome tumoral hypophysaire, tels que des céphalées, une réduction du champ visuel, une diplopie. Il faudra également rechercher des signes d'insuffisance antéhypophysaire (thyréotrope, corticotrope ou somatotrope) ou une hypothyroïdie périphérique ainsi qu'un syndrome polyuropolydipsique évocateur d'un diabète insipide. Enfin, on interrogera le patient sur ses ATCD à la recherche d'une insuffisance rénale ou hépatique, sur ses prises médicamenteuses.

Paraclinique

Une seule mesure de la PRL sérique est nécessaire pour établir le diagnostic d'hyperprolactinémie, réalisée par ponction veineuse, au repos. Un taux supérieur à 25 ng/mL suffit à poser le diagnostic. Un taux de PRL supérieur à 500 ng/mL affirme le diagnostic de macroprolactinome [18].

Chez les patients présentant une hyperprolactinémie asymptomatique, il convient de prescrire une chromatographie de la PRL, afin de rechercher un excès de formes macromoléculaires de PRL, appelées big-prolactine ou big-big-prolactine.

Après avoir éliminé une grossesse, une hyperprolactinémie iatrogène, une insuffisance rénale ou hépatique et hypothyroïdie périphérique, il conviendra de réaliser une IRM hypothalamo-hypophysaire [19]. Les prolactinomes se présentent sous la forme d'un hyposignal T1 et d'un hypersignal T2, et sont rehaussés après gadolinium. L'IRM permet de distinguer les micro-adénomes (< 10 mm) des macro-adénomes (≥ 10 mm). Pour ces derniers, il faut rechercher une extension suprasellaire comprimant le chiasma optique et/ou une extension vers les sinus caverneux. L'IRM hypophysaire permet en outre de diagnostiquer les autres causes tumorales telles que les tumeurs de la région supra-hypophysaire (méningiomes, craniopharyngiomes, germinomes) ou les atteintes de la tige pituitaire (sarcoïdose, macro-adénomes non lactotropes compressifs).

Traitements

Le but du traitement est de normaliser la PRL, afin de réduire la taille de la tumeur (pour les prolactinomes), de restaurer des cycles réguliers et donc d'améliorer la fertilité.

Les agonistes dopaminergiques sont les médicaments de première ligne [20]. Ils sont extrêmement efficaces dans la suppression de la sécrétion de la PRL, indépendamment de la cause. Chirurgie et radiothérapie sont réservées aux cas exceptionnels de résistance et/ou une intolérance au traitement médical.

La cabergoline (Dostinex®) est le traitement de première intention. Il peut être poursuivi jusqu'à la confirmation d'une grossesse. Si le traitement médical doit être maintenu pendant la grossesse, la cabergoline pourra être utilisée, bien qu'il existe moins de données de pharmacovigilance avec la cabergoline qu'avec la bromocriptine [21].

Aménorrhée hypothalamique fonctionnelle (AHF)

L'AHF est une forme réversible de déficit en GnRH, due à une balance énergétique négative, pouvant résulter d'une restriction alimentaire ou d'une activité physique excessive. Elle représente 15 % des aménorrhées secondaires et est la deuxième cause la plus fréquente d'insuffisance gonadotrope, après l'hyperprolactinémie. Elle est caractérisée par la suppression ou le ralentissement de la pulsatilité de la GnRH, entraînant une diminution de la sécrétion des gonadotrophines hypophysaires, ayant pour conséquence l'anovulation.

Diagnostic

Clinique

L'AHF est un diagnostic d'élimination. Habituellement, l'aménorrhée est présente depuis plus de 6 mois, peut être primaire (chez les adolescentes) ou secondaire et résiste au test aux progestatifs. Trois principales causes d'AHF sont reconnues : associée à un stress, à un amaigrissement, à une pratique sportive intensive. Dans la majorité des cas, tous ces facteurs sont présents, mais ces distinctions expliquent que des femmes de poids normal peuvent être touchées. L'anamnèse doit rechercher une perte de poids, des troubles de l'alimentation, une pratique physique intensive, un stress psychosocial [22].

On observe fréquemment des signes d'hypoestrogénie (sécheresse vaginale, troubles de la libido), d'hypométabolisme (érythrocyanose des extrémités, frilosité, lanugo, bradycardie, hypotension artérielle), de vomissements chroniques (perte de l'émail dentaire, abrasions gingivales, hypertrophie de la parotide).

L'examen clinique doit s'attarder à rechercher des signes d'autres causes d'aménorrhée, en particulier une hyperprolactinémie ou une cause centrale organique. Enfin, il n'y a pas d'hyperandrogénie dans l'AHF [22].

Paraclinique

Le bilan hormonal retrouve typiquement un taux d'E2 effondré, une LH basse et une FSH normale ou basse, avec une réponse préservée des gonadotrophines au test à la GnRH. En raison de l'hypo-insulinémie, la SHBG *(sex hormone binding globulin)* est augmentée et la T3 libre est abaissée du fait de l'hypométabolisme.

L'échographie pelvienne montre un petit utérus avec une atrophie endométriale, ainsi que des ovaires de taille réduite mais le comptage folliculaire est normal. On observe même dans 30 à 50% des cas environ un excès folliculaire et donc une morphologie d'ovaires polykystiques (PCOM) sans qu'il y ait de réel SOPK [23]. En effet, les niveaux d'AMH ne sont paradoxalement pas diminués chez les femmes atteintes d'AHF, mais après exclusion des patientes AHF avec PCOM, ces taux diminuent, comme cela a été rapporté chez les femmes avec HHC [24]. Il est donc important de ne pas diagnostiquer à tort un SOPK, ayant pour risque de sous-diagnostiquer l'AHF. Dans cette situation, l'anamnèse, l'analyse clinique et le dosage de la LH plasmatique peuvent aider.

Il faut toujours garder à l'esprit que l'AHF est un diagnostic d'exclusion. Le bilan paraclinique vise donc à écarter toute cause organique d'anovulation. L'IRM cérébrale doit être réalisée de manière systématique dans l'AHF, afin d'éliminer une tumeur hypophysaire ou supra-hypophysaire. Des céphalées persistantes ou intenses, des vomissements non provoqués ou des troubles de la vision sont, en effet, des symptômes trop tardifs.

Traitements

Le premier défi pour ces patientes sera de modifier leurs habitudes alimentaires, en suivant des règles hygiéno-diététiques visant à réintroduire les lipides et à réduire l'activité physique. Un contrat de poids peut être mis en place entre la patiente et le praticien. Cette prise en charge diététique conduira, le plus souvent, à la récupération de cycles. Une prise en charge psychologique pourra également les aider, notamment pour faire face à leurs phobies alimentaires et leur dysmorphophobie. Il s'agit d'un suivi au long cours dans le cadre d'une coopération multidisciplinaire.

Par ailleurs, l'hypo-œstrogénie doit être corrigée pour limiter le risque d'ostéoporose et améliorer la qualité de vie. On peut avoir recours à une contraception œstroprogestative ou un THS.

Dans le cadre de l'infertilité, avant la mise en route du traitement, il convient d'obtenir une correction diététique au moyen, si nécessaire, d'un contrat de poids. Il faut dépister et corriger au préalable un trouble du comportement alimentaire tel que l'anorexie, la boulimie ou les vomissements chroniques (chlorurèse effondrée) car ils sont à risque d'une situation de vomissements incoercibles en début de grossesse qui peut être dramatique [25].

Le traitement consiste en l'administration pulsatile de GnRH par une pompe SC. En cas d'échec, il faudra utiliser une association de FSH et LH recombinantes ou une association de FSH et hCG. À noter que la pompe à GnRH semble plus efficace que l'administration de gonadotrophines chez les patientes AHF avec PCOM, en terme de taux d'ovulation et de taux de grossesse, tout en limitant le risque d'hyper-réponse ovarienne [26]. D'où l'intérêt encore une fois de ne pas méconnaître une AHF chez une patiente présentant un

PCOM afin d'adopter la meilleure prise en charge thérapeutique.

Autres causes acquises

L'hypogonadisme fait partie des deux complications endocrines les plus fréquentes de l'hémochromatose, avec le diabète. Il existe des dépôts ferriques hypophysaires dans les cellules gonadotropes. Malgré le traitement par saignées, la normalisation de la fonction hypophysaire est exceptionnelle.

Les déficits hypophysaires après radiothérapie cérébrale sont de l'ordre de 80 % et peuvent survenir jusqu'à 10 ans après l'irradiation et sont présents dans 10 à 30 % des cas après un traumatisme crânien ou une hémorragie méningée, sans corrélation avec la gravité du traumatisme.

Les pathologies infiltratives et inflammatoires de l'hypophyse, telles que la sarcoïdose ou l'hypophysite lymphocytaire, peuvent entraîner un déficit gonadotrope, fréquemment associé à d'autres déficits hypophysaires.

L'hypogonadisme hypogonadotrope peut également se rencontrer dans le syndrome de Cushing, l'acromégalie et le syndrome de Sheehan; mais il peut aussi être d'origine iatrogène, causé par les opiacés (méthadone) ou la corticothérapie à forte dose et au long cours.

Conclusion

Les insuffisances gonadotropes sont des causes fréquentes d'infertilité qu'il faut savoir détecter, car la prise en charge thérapeutique est spécifique.

Ces pathologies sont trop souvent sous-diagnostiquées. En effet, la présentation clinique est variable, tout comme le tableau hormonal. Cette variabilité doit être connue pour ne pas sous-estimer leur prévalence. Une analyse clinique minutieuse et un bilan hormonal adapté permettent de les reconnaître. La collaboration avec un endocrinologue, et, en fonction des cas, un nutritioniste et un psychiatre est hautement recommandée.

Références

[1] Silveira, L.F.G., Latronico, A.C., 2013. Approach to the Patient With Hypogonadotropic Hypogonadism. J Clin Endocrinol Metab. 98 (5), 1781–1788.

[2] Bry-Gauillard, H., Trabado, S., Bouligand, J., Sarfati, J., Francou, B., Salenave, S., et al., 2010. Congenital hypogonadotropic hypogonadism in females: Clinical spectrum, evaluation and genetics. Ann Endocrinol. 71 (3), 158–162.

[3] Brioude, F., Bouligand, J., Trabado, S., Francou, B., Salenave, S., Kamenicky, P., et al., 2010. Non-syndromic congenital hypogonadotropic hypogonadism: clinical presentation and genotype-phenotype relationships. Eur J Endocrinol. 162 (5), 835–851.

[4] Ghervan, C., Young, J., 2014. Hypogonadismes hypogonadotrophiques congénitaux et syndrome de Kallmann chez l'homme. Presse Médicale. 43 (2), 152–161.

[5] Valdes-Socin, H., Rubio Almanza, M., Tomé Fernández-Ladreda, M., Debray, F.G., Bours, V., Beckers, A., 2014. Reproduction, smell, and neurodevelopmental disorders: genetic defects in different hypogonadotropic hypogonadal syndromes. Front Endocrinol. 5, 109.

[6] Young, J., Xu, C., Papadakis, G.E., Acierno, J.S., Maione, L., Hietamäki, J., et al., 2019. Clinical Management of Congenital Hypogonadotropic Hypogonadism. Endocr Rev. 40 (2), 669–710.

[7] Stamou, M.I., Brand, H., Wang, M., Wong, I., Lippincott, M.F., Plummer, L., et al., 2022. Prevalence and Phenotypic Effects of Copy Number Variants in Isolated Hypogonadotropic Hypogonadism. J Clin Endocrinol Metab. 107 (8), 2228–2242.

[8] Young, J., 2022. Exome sequencing as a tool for detecting point mutations and deletions in patients with hypogonadotropic hypogonadism. J Clin Endocrinol Metab., dgac377.

[9] Bry-Gauillard, H., Larrat-Ledoux, F., Levaillant, J.M., Massin, N., Maione, L., Beau, I., et al., 2017. Anti-Müllerian Hormone and Ovarian Morphology in Women With Isolated Hypogonadotropic Hypogonadism/Kallmann Syndrome: Effects of Recombinant Human FSH. J Clin Endocrinol Metab. 102 (4), 1102–1111.

[10] Pitteloud, N., Dwyer, A., 2014. Hormonal control of spermatogenesis in men: Therapeutic aspects in hypogonadotropic hypogonadism. Ann Endocrinol. 75 (2), 98–100.

[11] Dwyer, A.A., Raivio, T., Pitteloud, N., 2015. Gonadotrophin replacement for induction of fertility in hypogonadal men. Best Pract Res Clin Endocrinol Metab. 29 (1), 91–103.

[12] Boehm, U., Bouloux, P.M., Dattani, M.T., de Roux, N., Dodé, C., Dunkel, L., et al., 2015. Expert consensus document: European Consensus Statement on congenital hypogonadotropic hypogonadism- -pathogenesis, diagnosis and treatment. Nat Rev Endocrinol. 11 (9), 547–564.

[13] Sonigo, C., Young, J., Binart, N., 2013. Hyperprolactinémie et infertilité: Approche physiopathologique. médecine/sciences 29 (3), 242–244.

[14] Sonigo, C., Bouilly, J., Carré, N., Tolle, V., Caraty, A., Tello, J., et al., 2012. Hyperprolactinemia-induced

ovarian acyclicity is reversed by kisspeptin administration. J Clin Invest. 122 (10), 3791–3795.

[15] Araujo-Lopes, R., Crampton, J.R., Aquino, N.S.S., Miranda, R.M., Kokay, I.C., Reis, A.M., et al., 2014. Prolactin Regulates Kisspeptin Neurons in the Arcuate Nucleus to Suppress LH Secretion in Female Rats. Endocrinology. 155 (3), 1010–1020.

[16] Cortet-Rudelli, C., Sapin, R., Bonneville, J.F., Brue, T., 2007. Diagnostic étiologique d'une hyperprolactinémie. Ann Endocrinol. 68 (2-3), 98–105.

[17] Prabhakar, V.K.B., Davis, J.R.E., 2008. Hyperprolactinaemia. Best Pract Res Clin Obstet Gynaecol. 22 (2), 341–353.

[18] Melmed, S., Casanueva, F.F., Hoffman, A.R., Kleinberg, D.L., Montori, V.M., Schlechte, J.A., et al., 2011. Diagnosis and Treatment of Hyperprolactinemia: An Endocrine Society Clinical Practice Guideline. J Clin Endocrinol Metab. 96 (2), 273–288.

[19] Bonneville, J.F., Bonneville, F., Cattin, F., 2005. Magnetic resonance imaging of pituitary adenomas. Eur Radiol. 15 (3), 543–548.

[20] Unuane, D., Tournaye, H., Velkeniers, B., Poppe, K., 2011. Endocrine disorders & female infertility. Best Pract Res Clin Endocrinol Metab. 25 (6), 861–873.

[21] Molitch, M.E., Drummond, J., Korbonits, M., 2000. Prolactinoma Management. In: Feingold, K.R., Anawalt, B., Boyce, A., Chrousos, G., de Herder, W.W., Dhatariya, K., et al. (Eds.), Endotext. MDText.com, Inc, South Dartmouth (MA). [cité 29 sept 2022]. Disponible sur http://www.ncbi.nlm.nih.gov/books/NBK279174/.

[22] Gordon, C.M., 2010. Clinical practice. Functional Hypothalamic Amenorrhea. N Engl J Med. 363 (4), 365–371.

[23] Robin, G., Gallo, C., Catteau-Jonard, S., Lefebvre-Maunoury, C., Pigny, P., Duhamel, A., et al., 2012. Polycystic Ovary-Like Abnormalities (PCO-L) in women with functional hypothalamic amenorrhea. J Clin Endocrinol Metab. 97 (11), 4236–4243.

[24] Makolle, S., Catteau-Jonard, S., Robin, G., Dewailly, D., 2021. Revisiting the serum level of anti-Müllerian hormone in patients with functional hypothalamic anovulation. Hum Reprod. 36 (4), 1043–1051.

[25] Mantel, Ä., Hirschberg, A.L., Stephansson, O., 2020. Association of Maternal Eating Disorders With Pregnancy and Neonatal Outcomes. JAMA Psychiatry. 77 (3), 285–293.

[26] Dumont, A., Dewailly, D., Plouvier, P., Catteau-Jonard, S., Robin, G., 2016. Comparison between pulsatile GnRH therapy and gonadotropins for ovulation induction in women with both functional hypothalamic amenorrhea and polycystic ovarian morphology. Gynecol Endocrinol. 32 (12), 999–1004.

SOPK, une pathologie fréquente, et mal nommée

Chapitre 12

P. Bouchard

Le SOPK est une affection fréquente qui touche 15 % des femmes, et débute dans l'adolescence. C'est le dysfonctionnement hormonal le plus fréquent de la femme.

Révélé par des cycles longs par dysovulation, et une hyperandrogénie clinique et parfois biologique, le SOPK est caractérisé par un développement multifolliculaire ovarien hérité de manière autosomique et dominante.

En dehors de pathologies rares : syndrome de Cushing, hyperandrogénie d'origine ovarienne par bloc de l'hormonosynthèse du cortisol (hyperplasie congénitale des surrénales par mutations sur la 21 hydroxylase (CYP 21), tumeurs androgéno-sécrétantes, le SOPK est la première cause de troubles des règles, d'acné et d'hirsutisme à début pubertaire.

L'élément nouveau qui impose de revisiter son nom est qu'il s'agit d'un syndrome non seulement à composante reproductive mais aussi métabolique avec un risque élevé de syndrome métabolique, de diabète gestationnel, de diabète de type 2 et de stéatose hépatique. Cette composante métabolique est d'autant plus présente et importante qu'il existe une obésité, laquelle ne fait pas partie de la maladie ovarienne tout en amplifiant la symptomatologie reproductive et, aussi et surtout métabolique. Bien entendu cette composante métabolique perdure au-delà de la période de reproduction, après la ménopause [1, 2].

Les incertitudes qui entourent la physiopathologie des ovaires polykystiques (OPK) sont une source d'anxiété chez les femmes atteintes qu'il importe d'évaluer et de rassurer notamment en ce qui concerne leur potentiel de fertilité.

La définition

S'il est connu depuis la Haute Antiquité qu'il existe chez certaines femmes, l'association d'infertilité, de troubles des règles et d'hyperandrogénie, la maladie a été réellement « constatée » dès les années 1930 par deux gynécologues de Chicago : Irving Stein et Michael Leventhal qui ont constaté lors d'exploration chirurgicale de ces femmes, l'existence de gros ovaires, siège de multiples formations liquidiennes périphériques, qu'ils avaient dénommé « ovaires huîtres » qui, en fait, consistent dans la présence de multiples follicules ovariens situés en périphérie de l'ovaire et correspondant à des follicules normaux bloqués au stade de 7–8 mm, par défaut de sélection du follicule dominant.

La conférence de consensus de Rotterdam en 2003 coorganisée par l'ESHRE et l'ASRM a précisé les critères diagnostiques : Le diagnostic de SOPK repose sur la constatation de 2 des 3 éléments suivants [3] :

- troubles des règles par dysovulation ;
- hyperandrogénie clinique (acné, hirsutisme, voire alopécie androgénique) et parfois biologique ;
- ovaires multifolliculaires sur l'échographie : présence de dix follicules ou plus en périphérie de l'ovaire.

Ces critères de Rotterdam malgré des discussions concernant la nécessité, ou non, de la constatation d'une hyperandrogénie biologique ont *in fine* reçu une reconnaissance officielle par le NIH en 2012.

Autant cette définition est maintenant reconnue de manière universelle, autant elle ne recouvre que la présentation « reproductive » du syndrome, et ignore la composante métabolique. Malgré une recherche intensive d'une nouvelle terminologie pour qualifier ce syndrome reproductif mais aussi métabolique, aucune nouvelle dénomination n'a été proposée avec succès.

La répartition géographique

La répartition géographique est mondiale, avec une variation phénotypique dépendant de composantes ethniques, et surtout nutritionnelles. Rappelons-le, le surpoids et l'obésité ne sont pas consubstantiels au syndrome mais quand ils existent, amplifient le phénomène, essentiellement, en augmentant la résistance à l'insuline, anomalie hormonale, qui agit sur la synthèse des androgènes ovariens mais aussi a un impact sur le risque de syndrome métabolique et éventuellement de diabète de type 2. Inversement, la perte de poids permet une normalisation du phénotype. Ceci explique que la maladie perdure depuis des siècles alors que dans la FC elle est responsable d'une infertilité.

Les sociétés savantes ont publié plusieurs EBG (Evidence Based Guidelines) notamment celui de 2018, qui met en évidence la réalité des symptomes et les difficultés réelles liées à cette pathologie sur le long terme. Ces documents doivent être proposés aux médecins et aux patientes si necessaire (Teede HJ, Misso ML, Costello MF et al. Recommendations from the international evidence-based guideline for the assessment and management of polycystic ovary syndrome. Human Reprod 2018; 33 : 1602-1618).

Les anomalies hormonales

Rappelons-le, toute hyperandrogénie associée à des cycles longs, suggère le diagnostic de SOPK. L'établissement du diagnostic biologique repose sur : des dosages hormonaux pratiqués au deuxième jour du cycle (des règles), ou bien sûr en aménorrhée. Ils peuvent également être pratiqués au deuxième jour des règles après la prise de 10 jours de progestérone ou équivalent :

- E2 ;
- LH, FSH ;
- Testostérone, androstènedione ;
- PRL (systématique en cas de dysovulation).

On y ajoute le dosage d'AMH qui est l'équivalent de l'échographie pelvienne et qui permet d'évaluer le nombre de petits follicules dans l'ovaire, ce qui est utile, notamment chez les adolescentes. Un taux supérieur à 3,5 ng/mL est considéré comme en faveur d'un développement multifolliculaire.

Au moindre doute, il faudra éliminer un syndrome de Cushing par un freinage minute : dosage du cortisol à 8 h après la prise de 1 mg de dexaméthasone la veille à minuit, et, un bloc en 21-hydroxylase par un dosage de 17-OH progestérone de base et après 0,25 mg de Synacthène® immédiat.

Habituellement, la testostérone est normale ou modérément élevée, la constatation d'un taux supérieur à 1,5 ng/mL est évocateur d'une tumeur androgénosécrétante ovarienne ou surrénalienne, et dans cette dernière circonstance est habituellement associée à un hypercorticisme. Dans cette rare circonstance, l'hyperandrogénie d'origine tumorale est de survenue récente et rapidement évolutive.

Le taux de LH est souvent supérieur à celui de la FSH, son élévation est probablement secondaire à la dysovulation et à sa conséquence : la non-élévation régulière de la progestérone qui, physiologiquement, ralentit la fréquence de la sécrétion pulsatile de la GnRH. Certains suggèrent un mécanisme potentiellement associé : un impact des taux élevés d'insuline.

L'échographie pelvienne

L'échographie pelvienne est un temps obligatoire de l'examen de ces femmes : elle montre souvent une augmentation du volume ovarien, le développement multifolliculaire caractéristique, et éventuellement une hyperplasie du stroma ovarien, inconstant.

La physiopathologie

Les mécanismes sont encore mal élucidés mais font intervenir deux mécanismes fondamentaux :

- **une production accrue d'andogènes ovariens,** sous la dépendance de la LH, associée à une fréquence accrue des pulses de GnRH est clairement démontrée. Les taux élevés de testostérone entraînent un développement multifolliculaire. Il a été suggéré que l'exposition des ovaires aux androgènes pouvait être d'origine maternelle, pendant la grossesse. Cette hypothèse n'a jamais reçu de confirmation puisque les androgènes maternels sont métabolisés par le placenta, et que le dosage dans le sang du cordon de mère porteuse d'OPK n'a pas montré de taux élevés. Il n'en reste pas moins que l'administration de testostérone, chez des primates prépubères, entraîne un développement multifolliculaire chez des animaux dépourvus de gonadotrophines. Ceci a été également démontré chez des femmes transgenres recevant des injections d'androgènes. De même, au cours des hyperandrogénies surrénaliennes, par exemple au cours des blocs en 21-hydroxylase, il existe un développement multifolliculaire du fait de l'exposition ovarienne à des taux élevés d'androgènes. L'origine de l'hyperandrogénie est très probablement en rapport avec des anomalies génétiques héritées. Parmi les gènes impliqués, des données récentes impliquent un rôle central de la surexpression du gène *DENND1A*, (*Differentially Expressed in Normal and Neoplastic cells*), qui code pour la protéine connecdenn 1, notamment de son variant 2 *(DENND1A.V2)* impliqué dans le fonctionnement des cellules de la thèque, ce gène est localisé sur le chromosome 9 (9q33) [4].

- L'AMH est sécrétée en quantité importante chez les femmes présentant ce syndrome témoignant d'une folliculogénèse élevée. L'AMH, notamment chez la souris, semble également impliquée dans la sécrétion de GnRH (Dapas M, Dunaif A. Endocrine Reviews 43 : 927-965, 2022).
- **La deuxième mécanisme est l'insulinorésistance**: évoquée dès 1976 par CR Kahn [5], qui a décrit l'existence d'une hyperandrogénie avec acanthosis nigricans chez des femmes porteuses de mutations perte de fonction des récepteurs de l'insuline. Chez ces femmes, il existe une altération de la signalisation de l'insuline et les taux élevés d'insuline agissent sur des récepteurs apparentés aux récepteurs de l'insuline : les récepteurs de l'*IGF1*, qui vont se comporter comme la LH au niveau de l'ovaire, où ces récepteurs sont exprimés. Plus récemment, il a été montré qu'un pourcentage élevé de femmes porteuses d'OPK présentait une résistance à l'insuline. Ceci est particulièrement évident en cas d'obésité ou de surpoids.
- Un exemple expérimental du rôle des taux élevés d'insuline sur la fonction ovarienne a été fourni par l'étude de femmes présentant une lipoatrophie génétique [6] : chez ces femmes il existe des taux élevés d'insuline et une hyperandrogénie, la correction de l'hyperinsulinisme par l'administration de leptine recombinante corrige l'hyperandrogénie.
- Il existe également des arguments suggérant que l'insuline augmente la production dans le tissu adipeux d'androgènes, en stimulant la 17 Ceto reductase de Type 3 (AKR1C3), chez les femmes présentant une insulinorésistance (O'Reilly M, Gathercole L, Capper F, Arlt W, Tomlinson J. Effect of insulin on AKR1C3 expression in female adipose tissue : in vivo and in vitro study of adipose androgen generation in polyssytic ovary syndrome. Lancet 2015 : 385 Suppl 1 : S 16).

La génétique

Le SOPK est habituellement transmis de façon non mendélienne, mais est parfois à transmission autosomique et dominante (Dapas M, Dunaif A. Endocrine Reviews 43 : 927-965, 2022). Cette transmission dominante est suggérée par l'étude des jumelles homozygotes où la deuxième jumelle est atteinte dans 70 % des cas. De même l'étude des sœurs de femmes présentant des OPK montre qu'elles présentent des ovaires multifolliculaires dans 50 % des cas, et même éventuellement un syndrome complet dans un certain nombre de cas, notamment en cas d'obésité.

Cette transmission génétique clairement démontrée fait appel à plusieurs gènes, c'est donc bien une pathologie oligogénique sur laquelle l'environnement vient apporter une aggravation éventuelle notamment par le biais de l'insulinorésistance.

Dans un premier temps, de multiples gènes candidats ont été étudiés, aucun n'a apporté de contribution significative.

Les progrès sont venus de l'étude du génome (GWAS), réalisées en Chine chez les Chinoises « han » porteuses du SOPK [7, 8]. Vingt loci associés au syndrome ont été mis en évidence et ont apporté un éclairage nouveau en montrant une liaison forte avec des gènes du diabète de type 2, des gonadotrophines et de leurs récepteurs, et de la synthèse des androgènes. Ces résultats ont été confirmés récemment par un consortium États-Unis–Europe [9]. Les loci impliqués sont les récepteurs LHCGR, FSHR, DENND1A , INSR, RAB5B, AMH, AMHR2 et THADA, tous régulateurs de la production androgénique par les cellules de la thèque et/ou associés au diabète de type 2.

Il apparaît ainsi clairement que le SOPK est une maladie génétique impliquant les gènes impliqués dans la folliculogenèse, la synthèse des androgènes et le diabète de type 2. La composante génétique est impliquée pour environ 70 % du mécanisme du syndrome.

Le risque métabolique

Ce risque est donc important et peut être associé à la dysovulation ou survenir plus tard et perdurer au-delà de la période de reproduction. Ce risque est d'autant plus important qu'il existe une obésité et une résistance à l'insuline significative.

Un syndrome métabolique est observé dans plus de 20 % des cas de SOPK (RR 2,8). Le RR de prédiabète de type 2 est de 2,5 et celui de type 2 atteint plus de 4 en cas de surpoids.

Le diabète gestationnel est observé chez 22 % des SOPK dans une étude récente faites au Pays-Bas.

Ces faits justifient une surveillance glycémique et une hyperglycémie *per os* (HGPO) au cours de la surveillance des SOPK.

Enfin, récemment un fort pourcentage de stéatose hépatique a été mis en évidence notamment en cas de surpoids. Cette stéatose est objectivée par des anomalies des transaminases et par l'échographie hépatique. La stéatose doit inciter à une prise en charge médicale en raison du risque de cirrhose et de ses conséquences.

Le risque cardiovasculaire

Malgré l'existence de multiples facteurs de risque et d'anomalies de marqueurs d'inflammation, et malgré l'augmentation de journées d'hospitalisation observée en Australie [10], l'augmentation du risque cardiovasculaire chez les femmes présentant un SOPK est incertaine en dehors de l'existence de facteurs de risque associés comme l'hypertension artérielle, bien sûr le diabète de type 2, une hypercholestérolémie [11].

Le risque de cancer

Le risque de cancer est associé à la dysovulation, responsable d'une hyperplasie de l'endomètre, et éventuellement à l'insulinorésistance comme dans le diabète de type 2.

Le traitement

Dans la mesure où il s'agit d'une pathologie syndromique dont la physiopathologie est incomplètement élucidée, le traitement est essentiellement symptomatique. *Joham AE, Norman RJ, Stener-Victorin E, Legro RS, Franks S, Moran LJ, Boyle J, Helena J Teede . Polycystic ovary syndrome. Lancet Diabetes Endocrinol 2022 10 (9) 668-680.*

- En l'absence de désir de grossesse, le traitement doit comporter un traitement progestatif séquentiel et des mesures hygiéno-diététiques.
- Le traitement de l'acné et de l'hirsutisme procède dans un premier temps de la prescription d'une contraception œstroprogestative, notamment contenant du norgestimate, et en deuxième ligne l'association d'un antiandrogène comme la spironolactone.
- Dans tous les cas, des mesures hygiéno-diététiques doivent être proposées, avec perte de poids, ceci afin de corriger l'insulinorésistance et d'améliorer les symptômes et le risque métabolique.
- La metformine est indiquée chaque fois qu'il existe une insulinorésistance ou bien sûr un diabète de type 2 ou une intolérance aux hydrates de carbone. Ce traitement corrige la résistance à l'insuline, en agissant sur l'AMP Kinase. En relation avec cette efficacité, son usage améliore le risque métabolique et éventuellement les symptômes. Il n'a cependant aucune efficacité dans le traitement de l'infertilité.
- Le traitement de l'infertilité n'a qu'un seul objectif : corriger l'anovulation. Il a été revu extensivement au cours de la conférence de consensus de Thessalonique, organisée une nouvelle fois par l'ESHRE et l'ASRM en 2008 [12].

La prise en charge de l'anovulation repose sur :

- des mesures hygiéno-diététiques : une perte de poids reposant sur une diététique excluant les sucres rapides. Une étude récente a montré de manière convaincante que 4 mois de régime avant le traitement inducteur de l'ovulation améliore très notablement les performances de celui-ci ;
- la première ligne de traitement de l'anovulation qui est le citrate de clomifène (Clomid®). Prescrit du deuxième au septième jour des règles, sa dose initiale doit impérativement être de 50 mg/jour, avec surveillance échographique aux 8e et 10e jour du cycle traité. En cas d'échec, la dose peut être augmentée à 100 mg/jour. L'adjonction d'un traitement œstrogénique pour améliorer la glaire est inutile. Le taux d'ovulation est d'environ 80 % et le taux de grossesse de 50 % ;

Récemment, Legro et al. [13] ont rapporté de bons résultats avec un autre inducteur de l'ovulation, également un SERM, supérieurs au citrate de clomifène. Cependant dans cette étude le BMI moyen était > 30, ce qui ne ressemble guère à la population européenne, d'autre part en raison d'un potentiel effet tératogène ou épigénétique, ce traitement n'est pas autorisé en Europe.

En cas d'échec du Clomid®, deux modalités sont possibles :

- le traitement par de faibles doses de FSH selon le protocole de Franks : donne d'excellents résultats sans risque d'hyperstimulation. Le principe est de commencer par un palier de 7 à 14 jours à faible dose : 37,5 UI. La dose est ensuite augmentée de 50 % par palier de 7 jours pour aboutir idéalement à un ou deux follicules ≥ 14 mm. Les résultats sont identiques au traitement par Clomid® ;
- l'autre alternative est le drilling ovarien, cette technique chirurgicale doit faire appel à un nombre limité de ponctions ovariennes, au maximum de quatre. Les résultats du drilling sont bons mais ce traitement doit souvent faire appel à un traitement complémentaire par clomifène ou FSH.

Conclusion

Rappelons-le, la metformine est un remarquable traitement de la résistance à l'insuline, mais n'est d'aucune aide directe dans le traitement de l'infertilité.

Au total, le SOPK est une maladie familiale, imposant d'ailleurs un dépistage familial, elle associe trouble des règles et hyperandrogénie. Sa transmission est dominante, le risque métabolique est certain, justifiant un éventuel changement de son nom pour mieux mettre en avant ses deux composantes : reproductive, avec anovulation et hyperandrogénie, et métabolique, avec son risque de syndrome métabolique, de diabète de type 2 et de stéatose. La surveillance de ces femmes doit s'étendre bien au-delà de la période de reproduction.

Enfin, la fertilité de ces femmes n'est pas dramatiquement perturbée puisque l'étude systématique de 6000 Finlandaises nées en 1966, dont plus de 20 % présentent un SOPK, montre que ces femmes ont en moyenne, avec ou sans traitement, deux enfants avec simplement une première conception retardée.

L'essentiel est donc de penser à cette pathologie devant tous les troubles des règles à début pubertaire, notamment s'il existe une acné ou un hirsutisme. Il faut également y penser en cas d'obésité associée à des troubles des règles. Tous les médecins impliqués (pédiatres, généralistes, gynécologues et endocrinologues) doivent collaborer pour la prise en charge de ces femmes de la puberté pendant la période de reproduction et au-delà [14].

Références

[1] Conway, G., et al., 2014. The Polycystic Ovary syndrome : a position statement from the European Society of Endocrinology. Eur J of Endocrinol 171 (4), P1–29.

[2] Franks, S., 2015. Polycystic ovary syndrome : Not just a fertility problem. Womens Health 11, 433–436.

[3] Rotterdam ESHRE/ASRM-sponsored PCOS consensus workshop group, 2004. Revised 2003 consensus on diagnostic criteria and long term health risks related to PCOS. Human Reprod 19, 41–47.

[4] Mc Allister, J., et al., 2014. Overexpression of a DENND1A isoforms produces a polycystic ovary syndrome theca phenotype. Proc Natl Acad Sci USA 111 (15), E1519–E1527.

[5] Kahn, C.R., et al., 1976. The syndromes of insulin resistance and acanthosis nigricans. Insulin-receptors disorders in man. New Engl J Med 294 (14), 739–745.

[6] Lungu, A.O., et al., 2012. Insulin Resistance is a sufficient basis for hyperandrogenism in lipodsystrophic women with polycystic ovarian syndrome. J Clin Endocrinol Metab 97, 563–567.

[7] Chen, Z.J., et al., 2011. Genome-wide association study identifies susceptibility loci for polycystic ovariy syndrome on Chromosome 2p16.3, 2p21 and 9q33.3. Nat Genet 43 (1), 55–59.
[8] Shi, Y., et al., 2012. Genome-wide association study identifies eight new risk loci for polycystic ovary syndrome. Nat Genet 44, 10220–11025.
[9] Hayes, M.G., et al., 2015. Genome-wide association of polycystic ovary syndrome implicates alterations in gonadotropin secretion in European ancestry populations. Nature Communications 6, 7502.
[10] Hart, R., Doherty, D.A., 2015. The potential implications of a polycystic ovary syndrome diagnosis on a woman's long-term health using data linkage. J clin Endocrinol Metab 100, 911–919.
[11] Fauser, B.C., Bouchard, P., 2011. Uncertainty remains in women with polycystic ovary syndrome regarding the increased incidence of cardiovascular disease later in life despite the indisputable presence of multiple cardiovascular risk factors at a young age. J Clin Endocrinol Metab 96 (12), 3675–3677.
[12] Thessaloniki ESHRE/ASRM -sponsored PCOS Consensus Workshop Group, 2008. Consensus on infertility treatment related to polycystic ovary syndrome. Hum Reprod 23, 462–477.
[13] Legro, R.S., et al., 2015. Randomized controlled trial of preconception interventions in infertile women with polycystic ovary syndrome. J Clin Endocrinol Metab.
[14] Bouchard, Ph., Fauser, B.C.J.M., 2014. PCOS : an heterogenous condition with multiple faces for multiple doctors. Eur J Endocrinol 171, E1–E2.

Infertilité du couple : la première consultation

Chapitre 13

E. Adda-Herzog

On estime qu'en moyenne, un couple sur six consulte pour un problème d'infertilité primaire ou secondaire. Le délai entre le désir de grossesse et la première consultation pour infertilité varie principalement en fonction de l'âge de la femme et du niveau d'information sur les délais naturels de conception à la portée du couple qui recherche une aide médicale.

Devant une première consultation pour infertilité, le spécialiste doit mener une enquête exhaustive afin de pouvoir établir un diagnostic et une démarche thérapeutique qui peut aller de simples recommandations de modifications de style de vie jusqu'à la FIV. La première consultation pour infertilité est une épreuve stressante dans le parcours d'un couple. Il est important que cette consultation se fasse avec les deux membres du couple et que ceux-ci trouvent écoute et bienveillance auprès du professionnel de soin.

Les informations récupérées par le spécialiste intéressent principalement le couple dans son ensemble (aussi bien la femme que l'homme) notamment en ce qui concerne l'âge, l'histoire clinique et les ATCD, mais aussi en ce qui concerne les bilans à réaliser que ce soit en première ou en seconde intention.

Interrogatoire et explorations de la femme

L'ancienneté et le type d'infertilité sont des paramètres importants à relever. L'interrogatoire de la femme doit être méthodique et complété par un examen clinique à la recherche d'étiologies possibles.

Âge

L'âge de la femme est le premier facteur pronostic de fertilité du couple. Or, les femmes ont des enfants de plus en plus tard [1]. Avec l'augmentation de l'âge de la femme, le taux d'aneuploïdie embryonnaire augmente jusqu'à atteindre 70 % à 40 ans [2]. En conséquence, les délais de conception augmentent ainsi que les risques d'infertilité et de fausses couches. L'âge étant un facteur incontrôlable, si à 30 ans les chances de concevoir spontanément par cycle sont de l'ordre de 20 %, celles-ci sont réduites à 5 % à 40 ans [3].

Par ailleurs, les femmes âgées ont plus de risque de développer des complications de la grossesse telles qu'un diabète gestationnel, des anomalies de placentation (placenta praevia, hématome rétroplacentaire) et d'avoir un accouchement dystocique ou une mort fœtale *in utero* [4]. Le médecin a un devoir d'information fondamental : toute femme devrait avoir connaissance de l'influence de l'âge sur la fertilité et sur les risques de la grossesse avant même d'avoir un projet de grossesse afin qu'elle puisse prendre des décisions de vie éclairées. De même, un couple qui souhaite un enfant "tardivement" doit être parfaitement informé des risques que comporte la grossesse.

Poids

L'indice de masse corporelle (IMC) est un indicateur fréquemment utilisé pour évaluer le poids.

Une femme est en surpoids lorsque l'IMC est entre 25 et 29,9 kg/m^2 et obèse au-delà de 30 kg/m^2. Le surpoids et l'obésité réduisent les chances de conception spontanées et après traitement [5]. Ils augmentent également le risque de complications obstétricales (fausses couches, hypertension, pré-éclampsie, diabète gestationnel, infections, phlébites, travail dystocique, accouchement par césarienne) et de morbidité et de mortalité néonatales. Une réduction du poids avant la conception permet de diminuer ces risques [6] et doit donc être vivement encouragée et facilitée par le praticien.

ATCD

Gynéco-obstétricaux

On note en particulier l'âge des premières règles, la longueur du cycle, un syndrome prémenstruel, la durée des règles, le mode de contraception utilisé antérieurement, les grossesses antérieures et leur issue (IVG, FCS, grossesse extra-utérine ou GEU, accouchement), la notion d'infection génitale basse ou haute (salpingite), les explorations chirurgicales utéro-annexielles avec si possible le compte rendu opératoire et les traitements déjà prescrits.

Médicaux

Recherche d'une maladie chronique (diabète, hypertension, dysthyroïdie), d'un ATCD de maladie infectieuse (tuberculose) ou d'un cancer traité par chimiothérapie ou radiothérapie, d'éventuels traitements au long cours.

Chirurgicaux

Appendicite compliquée ou toute autre chirurgie digestive ou pelvienne.

Facteurs environnementaux et style de vie

Tabac

Le tabagisme actif chronique (> 10 ans) a des effets délétères sur la fertilité. Des effets négatifs du tabagisme passif (inhalation de fumée du conjoint ou d'autres personnes vivant avec la patiente) ont été également décrits mais restent controversés [7]. Les délais de conception sont plus longs chez les fumeurs que chez les non-fumeurs et les problèmes d'infertilité sont deux fois plus fréquents. On estime que la plupart des effets négatifs du tabagisme sur la fécondité sont inversés après 12 mois d'arrêt du tabac. À nouveau, un arrêt du tabac avant la conception doit être encouragé et facilité par le praticien.

Alcool

L'abus d'alcool peut certainement avoir une incidence sur la fécondité, l'augmentation des délais de conception et réduire les chances d'avoir un bébé en bonne santé. Si les recommandations internationales sur l'alcool limitent la consommation pour les femmes en bonne santé à moins de deux verres par jour et à moins de quatre verres par occasion, pour les femmes qui sont enceintes ou qui planifient une grossesse ou qui allaitent, ne pas boire est l'option la plus sûre [8].

Autres facteurs

D'autres facteurs ont été incriminés dans l'hypofertilité comme les consommations importantes de caféine (> 500 mg/j), de drogues, de certains médicaments et expositions professionnelles à des toxiques chimiques, métaux lourds, polluants organiques…

Bilan préliminaire

Bilan hormonal de la réserve ovarienne

Selon les dernières recommandations du Collège national des gynécologues et obstétriciens français (CNGOF) [9], il est indiqué de faire un bilan de réserve ovarienne chez la femme d'un couple pris en charge pour infertilité, avant AMP.

Les marqueurs validés de la réserve ovarienne sont la FSH couplée à l'E2 et l'AMH . Une bonne interprétation de la FSH requiert le dosage conjoint de l'E2 le même jour en début de cycle (J2-J4). Malgré sa faible variabilité pendant le cycle, l'AMH est souvent dosée en début du cycle également. On associe fréquemment à ce bilan préliminaire un dosage de PRL et de TSH pour éliminer une hyperprolactinémie ou une dysthyroïdie qui peuvent être à l'origine d'une infertilité.

Mise à part une élévation franche de la FSH, la décision de prise en charge en AMP tiendra compte de plusieurs facteurs et arguments réunis et non d'un seul marqueur.

Échographie pelvienne

L'échographie pelvienne a pris une importance croissante ces dernières années. Dans des mains entraînées, elle permet de faire une grande partie du bilan de fertilité. Celle-ci permet un bilan anatomique exhaustif utérin et annexiel et en particulier :

- la morphologie utérine en 2D avec recherche et cartographie des myomes ou recherche de signes d'adénomyose (asymétrie des berges, présence de lacunes...). L'échographie 3D a montré sa pertinence dans le diagnostic et la classification des malformations utérines. Complétée par l'injection de sérum physiologique (hystérosonographie), le dépistage des anomalies intracavitaires devient très performant ;
- la mesure de la distance entre l'orifice cervical externe et le fond utérin et l'angulation col/corps ; l'épaisseur et le statut endométrial ; les dopplers des artères utérines (index de pulsatilité ou IP, index de résistance ou IR, présence de Notch) ;
- le comptage exhaustif et chiffré des follicules antraux (follicules de 3 à 10 mm) dans chaque ovaire. Le compte des follicules antraux est un marqueur validé de la réserve ovarienne. L'AMH et le compte des follicules antraux donnent une information comparable [10] ;
- la localisation des ovaires et leur accessibilité à une éventuelle ponction ;
- la notification d'une éventuelle image annexielle évocatrice d'un hydrosalpinx ;
- la présence de signes directs ou indirects d'endométriose ;
- la position des organes pelviens et leur mobilité les uns par rapport aux autres permet d'évaluer les adhérences entre les organes ;
- enfin, l'HyFoSy est pratiquée par plusieurs équipes afin d'évaluer la perméabilité tubaire. L'instillation d'une mousse hyperéchogène dans l'utérus permet de suivre les trompes à leur sortie de l'utérus. Lorsqu'elle est retrouvée autour des ovaires et dans le pelvis, elle permet de présumer de la perméabilité tubaire [11].

Lorsqu'il est comparé à l'hystérosalpingographie, les résultats sont similaires dans 87 % des cas, les douleurs sont nettement diminuées, et le parcours de soin est simplifié. La validation de cette technique repose cependant sur des séries de petits effectifs et il faut noter que cet examen dépend grandement de l'opérateur.

Sérologie *Chlamydiae*

La présence d'Ac anti-*Chlamydiae* est un marqueur d'une exposition antérieure au *Chlamydia*, facteur étiologique le plus fréquent des atteintes infectieuses génitales hautes. Les publications colligeant les pathologies pelviennes retrouvées en cœlioscopie chez des femmes séronégatives objectivent la faible sensibilité (67 %) de cet examen, même s'il est couplé à une anamnèse et à une échographie pelvienne. Dans la méta-analyse de Mol *et al.* [12], la sérologie *Chlamydiae* montre des résultats comparables à ceux de l'hystérosalpingographie dans le diagnostic d'obstruction tubaire ou d'hydrosalpinx d'origine infectieuse avec une valeur prédictive positive de 35 % et négative de 91 %. Cette sérologie reste cependant décevante dans le contexte général pour le diagnostic d'une étiologie non infectieuse de l'infertilité, la valeur prédictive négative se réduisant à 65 % dans ce cas-là.

Hystérosalpingographie (HSG)

La fiabilité de l'HSG dans l'évaluation tubo-péritonéale n'est pas absolue non plus. Selon la méta-analyse de Swart *et al.* [13], l'HSG présente une bonne spécificité (83 %) mais une faible sensibilité (65 %) dans le diagnostic d'une obstruction tubaire. Par ailleurs, l'interprétation de l'HSG présente une variabilité interopérateur non négligeable.

Bilan secondaire

IRM

L'IRM pelvienne a pris également une importance croissante dans le bilan de fertilité et permet d'affiner certains diagnostics échographiques.

On pourra proposer l'IRM pelvienne dans plusieurs cas :

- dans le bilan d'une endométriose ou d'une adénomyose ;

- pour l'exploration approfondie d'une image ovarienne (kyste complexe);
- en cas de fibromes (surtout lorsqu'ils sont volumineux ou multiples);
- en cas de malformation génitale complexe;
- devant des anomalies suspectes du col ou de l'endomètre.

Certains radiologues se sont spécialisés en IRM pelvienne.

Hystéroscopie

Certains auteurs ont montré l'intérêt d'une hystéroscopie diagnostique systématique avant toute prise en charge en FIV [14]. Elle permet de vérifier l'intégrité de la cavité utérine, l'aspect de l'endomètre et sa trophicité, et de traiter une synéchie utérine, un polype endométrial ou un myome sous-muqueux, le cas échéant. Elle permet aussi de traiter une cloison utérine avant l'AMP [15].

Interrogatoire et explorations de l'homme

Il existe dans la littérature un lien indirect entre l'infertilité masculine et les antécédents génitaux d'une part, et l'exposition environnementale ou professionnelle et le mode de vie d'autre part, soulignant ainsi l'importance de l'anamnèse dans la prise en charge de l'homme infertile et justifiant un examen clinique centralisé sur les organes génitaux.

Âge

L'âge du père peut avoir un impact sur les délais de conception, les risques de fausse couche et la santé de l'enfant. En effet, la qualité du sperme diminue avec l'âge ce qui a pour conséquence d'augmenter les risques d'hypofertilité ou d'infertilité. Le volume spermatique et la mobilité sont en décroissance constante entre 20 et 80 ans [16].

Après 45 ans, le risque de fausses couches est deux fois plus élevé que celui des hommes de moins de 25 ans et ce, quel que soit l'âge de la femme. Le risque de néo-mutation et d'autisme augmente avec l'âge paternel et nécessite une information précise.

Poids

Les hommes obèses ou en surpoids ont une qualité de sperme inférieure à celle des hommes ayant un poids normal. La surcharge pondérale et l'obésité peuvent également provoquer des changements hormonaux avec diminution des taux de testostérone qui réduisent la fertilité et la libido. Les hommes sont également plus susceptibles d'éprouver des problèmes d'érection. Ensemble, ces facteurs contribuent à réduire les chances de paternité des hommes qui sont en surcharge pondérale importante.

Antécédents

Médicaux

La notion de paternité d'une précédente union est notée. Des difficultés éventuelles de conception sont relevées (délai à l'obtention d'une grossesse, spontanée ou médicalisée). Les antécédents andrologiques sont aussi détaillés : développement de la puberté, notion de traumatisme testiculaire, de cryptorchidie, antécédents d'infections urinaires ou génitales (modalités de diagnostic et traitement). Des troubles de la miction doivent entraîner un bilan urologique car une simple sténose de l'urètre peut être la cause de l'infertilité.

Chirurgicaux

La notion d'intervention chirurgicale sur les testicules ou d'une cure chirurgicale pour hernie inguinale, éventuellement bilatérale, est relevée (risque de ligature du canal déférent lors du geste).

Facteurs environnementaux et style de vie

Tabac

Le risque d'infertilité chez les fumeurs peut être le double de celui des non-fumeurs. Si un partenaire masculin est un gros fumeur, cela contribuera sensiblement à un retard de la conception par l'intermédiaire du tabagisme passif. Les gros fumeurs produisent jusqu'à 20 % moins de sperme que les non-fumeurs. L'ADN spermatique peut également être endommagé par les substances chimiques présentes dans la fumée de cigarette, ce qui augmente les taux de fragmentation [17].

Alcool

Les mécanismes par lesquels l'alcool peut influencer la fertilité sont peu connus chez l'homme, mais l'alcoolisme peut entraîner une impuissance, réduire la libido et altérer la qualité spermatique [18]. Une étude sur la consommation d'alcool dans l'année précédant le traitement de l'infertilité a montré une diminution des chances de naissances vivantes liée à la consommation d'alcool à la fois chez l'homme et chez la femme.

Autres facteurs

Consommation de drogues, métiers à risque (exposant les testicules à la chaleur pendant de longues périodes), bains chauds fréquents, et certains traitements médicamenteux (chimiothérapie, traitements pour les chutes de cheveux…).

Bilan préliminaire (spermiologie)

Spermogramme et spermocytogramme

Malgré les limites du spermogramme en termes de sensibilité et de spécificité, le spermogramme avec spermocytogramme reste la base de l'exploration de l'homme infertile, qui pourra être orienté vers un spécialiste en andrologie ou en médecine de la reproduction s'il y a une anomalie.

Compte tenu de la forte variabilité d'interprétation des résultats, il est conseillé de réaliser un spermogramme avec spermocytogramme dans un laboratoire de spermiologie agréé en AMP et d'envisager un contrôle sur un second échantillon en cas d'anomalies.

Spermoculture

Les infections bactériennes peuvent avoir un effet négatif sur les paramètres spermatiques et exposent au risque de contamination des milieux de culture en cas d'AMP. Il n'existe pas à ce jour d'étude de niveau de preuve élevé démontrant l'intérêt d'une spermoculture systématique dans le diagnostic et la prise en charge de l'infertilité masculine. Néanmoins, il est important de la prescrire devant des signes d'appel infectieux. La spermoculture est obligatoire avant AMP et doit dater de moins de 6 mois.

Test de migration survie (TMS)

Il est recommandé de faire un TMS avant la pratique d'une AMP. Celui-ci est utile pour sélectionner le type de technique à envisager, mais son intérêt pour diagnostiquer une pathologie spermatique n'a pas été suffisamment évalué.

Bilans secondaires

Échographie testiculaire et autres imageries

En cas d'anomalies spermiologiques sévères et/ou de signes cliniques ou anamnestiques, une échographie testiculaire et des voies excrétrices du sperme sont indiquées et peuvent être couplées à une échographie prostatique. En effet, on retrouve une prévalence élevée des anomalies testiculaires chez les hommes infertiles, d'où l'intérêt de l'échographie scrotale pour la détection de certaines d'entre elles, en particulier les lésions tumorales dans ces groupes à risque [19].

Fragmentation et décondensation de l'ADN spermatique, biochimie séminale

Ces examens peuvent être indiqués sur indications spécifiques variables d'un centre à l'autre.

Autres tests pour le couple

En cas d'une indication évidente de prise en charge en AMP, les tests de sécurité sanitaire (dépistage VIH [virus de l'immunodéficience humaine], VHB [virus de l'hépatite B], VHC [virus de l'hépatite C] et syphilis) sont obligatoires, et peuvent être demandés dès la première consultation. Les résultats doivent dater de moins de 3 mois avant la première tentative, puis renouvelés tous les ans.

Simplification du parcours de soin et prise en charge globale du couple

Depuis quelques années, plusieurs équipes ont décidé de simplifier ce bilan en réunissant une grande partie des examens en un seul endroit, sur une seule journée. Cette journée est programmée entre J5 et J10 du cycle car c'est un créneau compatible avec l'ensemble des examens. Les couples peuvent bénéficier de plusieurs interventions :

- une consultation avec un spécialiste de la fertilité qui permet un interrogatoire exhaustif sur les ATCD personnels, familiaux et les habitudes de vie;
- une prise de sang : sérologies et dosages hormonaux. Éventuellement, des examens biologiques complémentaires peuvent être prescrits en fonction du contexte (caryotype, bilan immunitaire, de coagulation, électrophorèse de l'hémoglobine…);
- une échographie détaillée avec reconstruction 3D, hystérosonographie +/- HyFoSy;
- une hystéroscopie;
- la réalisation de l'examen de sperme sur place serait idéale dans le cadre de la prise en charge d'un couple hétérosexuel;
- une session d'information sur l'impact de la nutrition, d'une pratique sportive, du sommeil et de la consommation de toxiques sur la fertilité grâce à un support diaporama. Ce diaporama comprend également une présentation de l'équipe médicale et paramédicale, et des traitements;
- une éducation thérapeutique par une infirmière qui leur montre comment faire une injection SC;
- enfin, des «options» sont possibles afin de personnaliser au maximum leur prise en charge : rencontrer l'équipe d'addictologie par exemple, faciliter l'accès à des consultations supplémentaires comme les services de nutrition, de psychologie.

En plus de simplifier le parcours patient, cette journée permet une interaction entre les différents intervenants riches en information et un gain de temps précieux.

Elle répond également à un besoin de prévention : les couples pris en charge en AMP sont de plus en plus âgés et ont souvent des comorbidités : surpoids, addictions, stress. La prise en charge en fertilité doit être une porte d'entrée de prévention cardiovasculaire.

Conclusion

La conduite d'une première consultation chez un couple infertile doit être méthodique et complète tout en assurant écoute et bienveillance. Plusieurs points importants peuvent être relevés de l'anamnèse et permettent d'orienter le diagnostic ainsi que les bilans préliminaires à réaliser chez l'homme et la femme. Des bilans plus spécialisés peuvent être indiqués secondairement.

Ne pas oublier que l'âge de la femme est le facteur pronostique le plus important pour l'obtention d'un enfant en bonne santé. L'âge de l'homme influence également ce pronostic.

Une modification du style de vie (arrêt du tabac et de l'alcool, alimentation saine, perte de poids en cas de surpoids ou d'obésité) permet d'améliorer les chances de grossesse et de raccourcir les délais de conception.

Références

[1] Insee, 1994. Âge moyen de la mère à l'accouchement. Données annuelles de. à 2022 https://www.insee.fr/fr/statistiques/2381390.

[2] Escudero, T., Ribustello, L., Sumarroca, M., et al., 2016. Next generation sequencing (NGS) and the rate of partial aneuploidy in preimplantation genetic screening (PGS). Fertility and Sterility 105 (2), e20–e21.

[3] Kimberley, E.L, Case A, Advanced reproductive age and fertility. J Obstet Gynaecol Can 2017.

[4] Lisonkova, S., Potts, J., Muraca, G., et al., 2017. Maternal age and severe maternal morbidity: A population-based retrospective cohort study. PLoS Med 30 (14(5)).

[5] Van der Steeg, J.W., Steures, P., Eijkemans, M.J., et al., 2008. Obesity affects spontaneous pregnancy chances in subfertile, ovulatory women. Hum Reprod. 23, 324–328.

[6] Barton, J.R., Sibai, A.J., Istwan, N.B., et al., 2014. Spontaneously conceived pregnancy after 40: influence of age and obesity on outcome. Am J Perinatol 31, 795–798.

[7] Radin, R.G., Hatch, E.E., Rothman, K.J., et al., 2014. Active and passive smoking and fecundability in Danish pregnancy planners. Fertil Steril 102, 183–191.e2.

[8] Elliott, E.J., 2015. Fetal alcohol spectrum disorders in Australia- -the future is prevention. Public Health Res Pract 25.

[9] Ferté-Delbende, C., Catteau-Jonard, S., Barrière, P., Dewailly, D., 2010. Evaluation of the ovarian reserve. J Gynecol Obstet Biol Reprod (Paris) 39, S27–S33.

[10] Broekmans, F.J., Kwee, J., Hendriks, D.J., et al., 2006. A systematic review of tests predicting ovarian reserve and IVF outcome. Hum Reprod Update 12, 685–718.

[11] Van Rijswijk, J., van Welie, N., Dreyer, K., et al., 2018. The FOAM study: is Hysterosalpingo foam sonography (HyFoSy) a cost-effective alternative for hysterosalpingography (HSG) in assessing tubal patency in subfertile women? Study protocol for a randomized controlled trial. BMC Womens Health. 18 (1), 64. 09.

[12] Mol, B.W., Dijkman, B., Wertheim, P., et al., 1997. The accuracy of serum chlamydial antibodies in the

diagnosis of tubal pathology : a meta-analysis. Fertil Steril 67, 1031–1037.
[13] Swart, P., Mol, B.W., van der Veen, F., et al., 1995. The accuracy of hysterosalpingography in the diagnosis of tubal pathology : a meta-analysis. Fertil Steril 64, 486–491.
[14] Pundir, J., Pundir, V., Omanwa, K., et al., 2014. Hysteroscopy prior to the first IVF cycle : a systematic review and meta-analysis. Reprod Biomed Online 28, 151–161.
[15] Yazbeck, C., Fauconnier, A., Pouly, J.L., 2010. Reproductive surgery. J Gynecol Obstet Biol Reprod (Paris) 39, S75–S87.
[16] Belloc, S., Hazout, A., Zini, A., et al., 2014. How to overcome male infertility after 40: influence of paternal age on fertility. Maturitas 78, 22–29.
[17] Zenzes, M.T., 2000. Smoking and reproduction : gene damage to human gametes and embryos. Hum Reprod Update 6, 122–131.
[18] Muthusami, K.R., Chinnaswamy, P., 2005. Effect of chronic alcoholism on male fertility hormones and semen quality. Fertil Steril 84 (4), 919–924.
[19] Freour, T., Delvigne, A., Barrière, P., 2010. Evaluation of the male of the infertile couple. J Gynecol Obstet Biol Reprod (Paris) 39, S45–S52.

Importance des facteurs toxiques, de la nutrition, du poids et de l'environnement dans la fertilité du couple : développer la prévention précoce

S. Alvarez

L'infertilité en France

En France un couple sur quatre à six est concerné par une infécondité d'un an. Elle touche environ 3,3 millions de nos concitoyens et probablement le chiffre est en augmentation.

Le niveau relativement élevé de la fécondité en France par rapport à ses voisins ne doit pas donner l'illusion d'une absence des troubles de la fertilité dans la population. Le recul de l'âge de procréer participe au déclin de la fertilité.

Les problèmes recensés sont :

- la détérioration des paramètres spermatiques dans certaines régions des pays industrialisés ;
- l'augmentation de l'incidence du cancer du testicule en Europe et l'augmentation des anomalies de l'appareil génital masculin de type hypospadias et ectopies [1] ;
- l'augmentation des dysthyroïdies, et surtout l'augmentation des cancers de la thyroïde chez la femme de moins de 40 ans, avec des conséquences sur la fertilité.

Le *Bulletin Épidémiologique Hebdomadaire* (BEH) de l'Institut de veille sanitaire de février 2012 a édité un numéro spécial triple sur les enjeux environnementaux pour la fertilité humaine.

Parmi les couples infertiles, 20 à 30 % présentent une infertilité dite inexpliquée, pour laquelle aucune cause médicale connue n'est retrouvée, néanmoins une endométriose méconnue peut être la cause dans le retard à la fécondité. L'endométriose concerne environ 1 femme sur 10.

Les modes de vie et les PE jouent un rôle dans les infertilités, provoquant un retard à la fécondité et une diminution des résultats dans le cadre de l'AMP.

Ainsi, de nombreuses substances ont été identifiées comme nocives pour la fertilité de la femme et de l'homme, mais d'autres restent encore à étudier. Les substances nocives pour la fertilité et le développement de l'embryon peuvent provenir de :

notre environnement quotidien ;
certains médicaments ;
nos habitudes de vie.

Prévenir l'infertilité

Prévention

La prise en charge de l'infertilité doit se placer dans un autre cadre que la thérapeutique et les techniques invasives : l'objectif est de situer le couple dans un contexte humain et émotionnel, l'infertilité est source de souffrances, des problèmes sociétaux et des implications négatives sur les travail des femmes particulièrment, dans ces conditions le dépistage des modes de vie influençant la fertilité devrait se développer de plus en plus en infertilité et ce dépistage devrait faire partie du dossier du couple.

En raison de l'augmentation de l'âge pour le projet d'enfant (31 ans en moyenne) et la longue exposition éventuel des toxiques qui commence à l'adolescence dans la plupart des cas (tabac, alcool, troubles de sommeil, cannabis, obésité, entre autres), il est capital de développer des campagnes d'information auprès des médecins généralistes, sages-femmes, gynécologues, urologues. le plan nationale de fertilité établie une stratégie de lutte contre l'infertilité au niveau national (Rapport du 21 février 2022). La nouvelle loi de bioéthique du 2 août 2021 autorise la préservation des ovocytes avant 37 ans, néanmoins il faut développer l'information auprès des adolescents sur l'âge de la fecondité et les facteurs qui participent à diminuer la fertilité. Le développement de **la prévention primaire** est capital :

Il existe des périodes critiques d'action des facteurs toxiques et des pertubateus endocriniens : la grossesse, la petit enfance, l'adolescence.

Il n'est jamais trop tard pour alerter et informer les jeunes femmes et les jeunes hommes. La prévention primaire doit commencer dès la grossesse et permettrait de protéger la fertilité future de l'enfant à naître : ainsi, la nutrition maternelle, le poids pris pendant la grossesse, l'état metabolique vont avoir une conséquence majeure sur la fertilité de la descendance.

La période périconceptionnelle a aussi une grande importance sur le long terme, les facteurs gonadotoxiques (par exemple tabac, alcool) devraient être diminués voire arrêtés dès l'interruption de la contraception et au moins 3 mois avant la conception.

La prévention secondaire doit se réaliser à l'âge adulte et participer à modifier les comportements et pratiquer le dépistage des modes de vie altérant la fertilité lors d'une consultation d'infertilité et aussi lors de la consultation de contraception.

Environnement

Dans l'environnement, on rencontre 400 000 millions de tonnes de produits chimiques, et actuellement 500 à 1000 substances sont mises en cause dans les problèmes d'infertilité.

Les facteurs toxiques responsables d'infertilité se rencontrent dans l'environnement (pollution, PE, produits antialopécie), dans la nutrition (déséquilibres, produits dits phytosanitaires) et aussi dans les modes de vie (alimentation industrielle, cosmétiques, tabac).

Cette contamination intra-utérine laisse des traces à l'âge adulte : stress, sensibilité ou appétence aux toxiques, qualité de vie, nutrition [2].

PE

Ils interviennent dans l'homéostasie de la reproduction en modifiant la balance androgènes–œstrogènes. Cette modification provoque une reprogrammation des stéroïdes sexuels.

On retrouve ainsi, deux « fenêtres critiques » : les périodes fœtale et post-natale (troubles de la différenciation sexuelle, puberté précoce).

Lors de la puberté et de l'âge adulte, la fertilité est la première impactée [3].

Les facteurs d'infertilité acquis à l'âge adulte sont le stress, les toxiques, la qualité de vie, la nutrition [4]. Parmi les produits du quotidien, on retrouve très fréquemment les traitements antichute de cheveux particulièrement chez l'homme avec l'utilisation prolongée du finastéride [5].

Le généticien anglais Marcus Pembrey a fait une découverte étonnante : les enfants de la troisième génération, aujourd'hui âgés, souffrent quatre fois plus souvent de diabète de type 2 si leur grand-père a connu une période de récoltes importantes, cela montre la relation entre nutrition et modification du génome.

Les PE les plus connus actuellement sont : les phtalates (cosmétiques, plastiques, peintures entre autres), les dioxines, le bisphénol A que l'on rencontre aussi dans les produits cosmétiques et les plastiques.

Facteurs toxiques liés au comportement

Ils sont avant tout liés au mode de vie.

La consommation du cannabis est en constante augmentation : une augmentation de 24 % chez des adultes a été constatée en 2011 et de 39 % dès l'âge de 15–16 ans.

L'alcool est aussi en augmentation chez les jeunes, y compris sous la forme d'intoxications profondes mais espacées.

Facteurs toxiques les plus courants

- Tabac : 4500 composants, 39 % de fumeurs entre 18 et 44 ans, 60 000 décès par an.
- Alcool : 45 000 décès par an, forte morbidité associée, augmentation de consommation chez les 16–20 ans [6].
- Cannabis : en termes de toxicité, un joint équivaut à cinq cigarettes; 1,2 million de consommateurs. À 17 ans la consommation est régulière chez 15 % des garçons et 6 % des filles.
- Médicaments psychotropes : 12 % des hommes et 20 % des femmes en utilisent régulièrement, surtout les antidépresseurs (6 % des hommes et 12 % des femmes), et dès l'adolescence (à 17 ans, 8 % des garçons et 22 % des filles) d'après l'Institut national de prévention et d'éducation pour la santé [7].

L'Australie et les pays nordiques ont pris conscience des implications de l'effet des modes de vie sur la fertilité [8]. Ils concluent que la modification de ces modes de vie permettrait aux couples de concevoir spontanément et d'optimiser les chances au cours de l'AMP.

Tabac et fertilité

Dans notre étude [9] 48 % de nos consultants en infertilité consomment du tabac.

Chez la femme, des études récentes montrent que la consommation de tabac génère un délai de conception de plus d'un an, qui est dose-dépendant avec la durée d'exposition : 2 fois plus de risque d'être infertile, DRO, cycles courts et irréguliers, davantage d'insuffisances ovariennes et de dysménorrhées.

Des produits contenus dans le tabac (cotinine, acdmium, peroxyde d'oxygène) sont retrouvés dans l'ovaire, avec des altérations sur la qualité des ovocytes. Les hydrocarbures présents dans le tabac ont une incidence sur l'augmentation de l'insuffisance ovarienne constatée chez les femmes jeunes et cette augmentation est en lien avec la durée de l'exposition au tabac.

Chez l'homme, dans le cadre d'études menées en procréation médicalement assistée (PMA), il est montré que le tabagisme des deux conjoints entraîne une diminution de plus de 40 % des chances en PMA, et un taux d'échec en ICSI 3 fois plus élevé chez les fumeurs. De plus le risque de ne pas aboutir à une grossesse en FIV /ICSI est 4 fois plus élevé chez les fumeurs fumant depuis de plus de 5 ans.

Âge, fertilité et durée d'exposition aux toxiques

Les premiers facteurs d'infertilité en France sont l'âge avancé (figure 14.1) ou le déplacement de l'âge pour l'obtention du premier enfant et l'exposition aux toxiques.

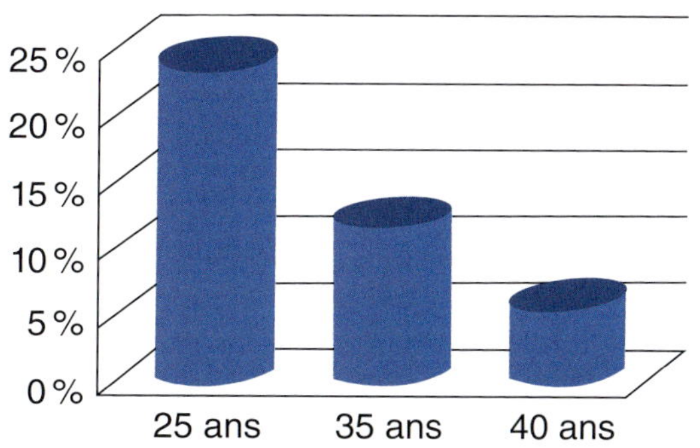

Figure 14.1. Âge et fertilité : fertilité naturelle par cycle.

Mais l'on constate aussi que les femmes nées entre 1975 et 1982 présentent des dysménorrhées plus sévères que celles nées en 1972 et 1962 [10].

L'augmentation de l'endométriose, bien que reconnue [11], reste sous-estimée : absence de reconnaissance de la douleur des règles, dyspareunie, troubles digestifs, atteintes de la qualité de vie des femmes et des couples.

Les associations endométriose–thyroïdite auto-immune ne sont pas rares, mais le lien entre le deux n'a pas été confirmé : nous observons la présence des Ac antithyroïdiens sans modification de la TSH.

Profession, stress et fertilité

Le stress au travail peut aussi être considéré comme un facteur toxique s'additionnant aux modes de vie et au stress lié à l'infertilité.

Environ 30 % des professions seraient plus exposées aux facteurs toxiques : infirmières, aides-soignantes, femmes de ménage, techniciennes de laboratoire, professionnels de la coiffure/esthétique (cohorte Pélagie).

Surpoids, obésité et fertilité

L'obésité a augmenté de 11 % depuis 2006 et de 50 % depuis 2000 chez les femmes en âge de procréer. La fécondabilité (probabilité de concevoir une grossesse pour un cycle donné) est réduite de 8 % en présence de surpoids et de 18 % en cas d'obésité [12].

Le risque de fausse couche est accru lorsque le poids augmente : 38 % chez les femmes obèses. La réduction pondérale est susceptible de réduire le taux de FCS.

Par ailleurs, un poids élevé augmente le risque d'hypertension artérielle et de diabète durant la grossesse : 20 % pour l'obésité et 7 % pour le surpoids. Le risque de malformation est accru. Le taux de césariennes atteint 45 % lorsque le poids est élevé, le risque ne semble pas lié au poids de l'enfant.

Chez l'homme, de plus en plus de donnés indiquent que surpoids et obésité affectent le spermogramme, la mobilité et l'ADN spermatique. Une récente étude de méta-analyse montre un lien dose–effet entre l'index de masse corporelle (IMC) et les anomalies du spermogramme.

En AMP, dans ces cas les chances d'accouchement après FIV/ICSI diminueraient de 35 % par rapport aux hommes de poids normal.

Reste à évaluer l'impact de la fécondabilité et les résultats en AMP lorsque les deux membres du couple présentent un surpoids et/ou obésité.

Observatoire national sur la qualité de vie et les facteurs toxiques [13]

Une première enquête nationale française a été menée sur les modes de vie et les facteurs toxiques chez les couples infertiles[1].

L'enquête prospective a permis de recueillir les réponses de 348 couples venus consulter en centre d'AMP, dans 43 départements de France métropolitaine.

Les rapports sexuels la plupart du temps sont focalisés et ils sont en moyenne de 2,14 par semaine ± 1,1 (étendue 0–7).

Si une femme sur huit déclare avoir des problèmes lors des rapports, ils ne sont que deux hommes sur 100 à se plaindre ($p < 0,001$).

Les problèmes les plus cités par les femmes sont les douleurs, l'insensibilité et les saignements. Les femmes déclarant des problèmes lors des rapports sexuels ont une plus grande probabilité d'être en couple avec un homme qui en déclare aussi ($p = 0,27$).

Les habitudes et mode de vie montrent un peu plus d'intoxication chez les hommes que chez les femmes :

- tabac : 52 % *versus* 40 % ($p < 0,0005$) ;
- cannabis : 13,5 % *versus* 6,9 % ($p < 0,005$) ;
- alcool : 32 % *versus* 23 % ($p < 0,0005$).

Les femmes consommatrices de tabac, de cannabis ou d'alcool ont plus de chance d'être en couple avec un homme présentant la même addiction ($p < 0,005$ quelle que soit l'addiction).

Les cycles menstruels sont indiqués en moyenne de 29,4 jours ± 7,2 (étendue 20–90 jours), avec une

[1] S. Alvarez pour PROCREANAT et E. Devouche pour la faculté Paris V-Descartes, unité de recherche en psychiatrie et psychopathologie, EPS Erasme.

durée de règles de 5 jours ± 1,5 (étendue 2–13) ; 50 % des femmes interrogées déclarent des règles douloureuses.

Le stress est reconnu de façon égale par les hommes et les femmes, qu'il soit au travail (43 % *versus* 41 %) ou familial (12 % *versus* 14 %).

Cependant les femmes déclarant ressentir du stress familial ont une probabilité plus grande de vivre en couple avec un homme déclarant lui aussi du stress familial ($p < 0{,}0001$).

Une femme sur deux est stressée par l'infertilité, contre seulement un homme sur quatre (53 % *versus* 23 %, $p < 0{,}0001$).

Si l'on considère simultanément les 16 facteurs étudiés et qu'on calcule un score sur 16 en attribuant 1 point par facteur de risque présent, on observe que l'absence totale de facteurs de risque est très rare : 1,4 % des femmes et 2,3 % des hommes.

Le cumul est plus important chez les femmes, que ce soit pour quatre facteurs (65 % *versus* 58 %) ou pour sept facteurs (20 % *versus* 12 %).

En moyenne, les femmes présentent 4,60 ± 2,3 (étendue 0–11) facteurs de risque, alors que les hommes en présentent 4,03 ± 2,1 (étendue 0–12), et cette différence est significative ($p < 0{,}001$).

Les couples ayant au moins quatre facteurs négatifs voient le délai de conception augmenté de 7 par rapport à ceux qui n'en ont pas [14].

En effet, on ne doit pas considérer seulement la présence d'un seul facteur gonadotoxique, sinon le cumul des facteurs, afin d'évaluer correctement l'incidence sur l'infertilité et ainsi les modifier pour améliorer la fécondité naturelle.

Comment dépister ? Comment prévenir ?

Prévention primaire

Lors de la consultation préconceptionnelle (recommandation de la Haute Autorité de santé ou HAS) ou de gynécologie et contraception, médecins géneralistes, sages femmes (Plan national de fertilité) :

- aborder les sujets les plus présents habituellement :
  - tabac, alcool, cannabis,
  - poids et troubles alimentaires,
  - dépistage d'une dysménorrhée primaire.

Tableau 14.1. Fiche écrite par le couple pour le dépistage des facteurs toxiques en annexe au dossier médical.

Femme	Homme
Profession Poids Taille, IMC Tabac, alcool, cannabis, médicaments, café ATCD familiaux Stress au travail Habitudes alimentaires Sport Troubles alimentaires à l'adolescence Sommeil Rapports sexuels du couple Médicaments antichute de cheveux Stress au travail Stress infertilité Stress familial Fréquence des rapports Durée des cycles Présence ou pas de douleurs des règles	Profession Poids Taille IMC Tabac, alcool, cannabis, médicaments, café ATCD familiaux Stress au travail Habitudes alimentaires Sport Sommeil Bains chauds Stress au travail Stress infertilité Stress familial

ATCD : antécédent.

L'information lors de la consultation d'obstétrique est nécessaire afin de conseiller les femmes enceintes sur l'utilisation des produits susceptibles d'être gonadotoxiques pour le fœtus : professions, produits ménagers, tabac, alcool, produits cosmétiques, nutrition.

Prévention secondaire

En AMP, elle se fait en dépistant les facteurs toxiques et les anomalies de qualité de vie du couple (tableau 14.1).

En effet, la présence des facteurs toxiques diminue les chances de succès et a une incidence sur l'évolution des grossesses (diminuer le taux de FCS).

Développer une prise en charge globale du stress, de l'alimentation et de la diminution des facteurs toxiques, avec l'aide de l'homéopathie et de l'acupuncture et autres médecines alternatives, permettrait d'améliorer les résultats.

Corriger les facteurs qui diminuent la fécondabilité augmente les chances de grossesse spontanée et les taux de succès des traitements.

Résultats de la correction du tabagisme dans notre série personnelle [15]

- Amélioration de la réserve ovarienne dans 30 % des cas chez les femmes de moins de 40 ans après 3 mois d'arrêt du tabac.
- Amélioration des paramètres spermatiques dans 25 % des cas, avec augmentation du nombre de spermatozoïdes.
- Diminution du taux de FCS de 25 à 9 %.
- Quand la prise en charge tabagique a été réalisée chez le couple sans autre facteur d'infertilité (infertilités « dites idiopathiques »), 35 % de grossesses spontanées ont été obtenues 6 mois après la prise en charge et en dehors de toute technique d'AMP.

Conclusion

Développer la prévention de l'infertilité est capital, elle se fait au travers d'un programme de prise en charge globale au sein des équipes d'AMP, pour développer des informations précoces et une prise de conscience de la société concernant l'âge de concevoir, les facteurs influençant la fertilité et informer les femmes enceintes concernant la prévention de la santé future de leurs enfants : incidence du surpoids, le tabac, les phtalates, l'alcool.

De nos jours, il est essentiel de :

1. placer l'AMP dans un cadre préventif permettant : d'améliorer les pratiques et l'obtention des grossesses spontanées.
2. développer la prévention primaire afin de préserver la fertilité future à travers une consultation préconceptionnelle et lors de la grossesse avec la participation des médecins traitants, gynécologues, obstétriciens, sages-femmes.

Références

[1] Jensen, T.K., Jorgensen, N., Punab, M., et al., 2004. Association of in utero exposure to maternal smoking with reduced semen quality and testis size in adulthood : a cross-sectional study of 1,770 young men from the general population in five European countries. Am J Epidemiol 159, 49–58.

[2] Hull, M.G., North, K., Taylor, H., et al., 2000. Delayed conception and active and passive smoking. The Avon Longitudinal Study of Pregnancy and Childhood Study Team. Fertil Steril 74, 725–733.

[3] Thorup, J., Cortes, D., Petersen, B.L., 2006. The incidence of bilateral cryptorchidism is increased and the fertility potential is reduced in sons born to mothers who have smoked during pregnancy. J Urol 176, 734–737.

[4] Chavatte-Palmer, P., Al Gubory, K., Picone, O., Heyman, Y., 2008. Maternal nutrition : effects on offspring fertility and importance of the periconceptional period on long-term development. Gynecol Obstet Fertil 36, 920–929.

[5] Amory, J.K., Swerdloff, R.S., 2007. The effect of 5 alpha-reductase inhibitions with du- tasteride and finasteride on semen parameters and serum hormones in healthy men. J Clin Endocrinol Metab 92, 1659–1665.

[6] Emanuele, M.A., Emanuele, N., 2001. Alcohol and the male reproductive system. Alcohol Res Health 25, 282–287.

[7] Meltzer, H., Bastani, B., Jayathilake, K., 1997. Fluotexine but not tricyclic antidepressants, potentiates the 5-hydroxytryptophan-mediated increase in plasma cortisol and prolactin secretion in subjects with major depression or with obsessive disorder. Neuropsychopharmacology 17, 1–11.

[8] Homan, G.F., Davies, M., Norman, R., 2007. The impact of lifestyle factors on reproductive performance in the general population and those undergoing infertility treatment : a review. Human Reprod Update 13, 209–223.

[9] Alvarez, S., Devouche, E., 2012. First French national survey on lifestyle and toxic factors in infertile couples. Gynecol Obstet Fertil 40, 765–771.

[10] Lindh, I., Ellström, A.A., Milsom, I., 2012. The effect of combined oral contraceptives and age on dysmenorrhoea : an epidemiological study. Human Reprod 27, 676–682.

[11] Ballester, M., Dehan, P., Béliard, A., et al., 2012. Role of genetic and environmental factors in the development of endometriosis. Rev Med Liege 67, 374–380.

[12] Geslink Law, D.C., Maclehose, R.F., Longnecker, M.P., 2007. Obesity and time to pregnancy. Human Reprod 22, 414–420.

[13] Alvarez, S., 2015. Do some addictions interfere with fertility ? Fertil Steril 103, 22–26.

[14] Hassan, M.A., Killick, S.R., 2004. Negative lifestyle is associated with a significant reduction in fecundity. Fertil Steril 81, 384–392.

[15] Alvarez, S., 2010. Role of toxic factors in the fecundity of the couple. J Gynecol Obstet Biol Reprod 39, 39–40.

Comment établir un pronostic sur les chances de grossesse du couple infertile ?

Chapitre 15

I. Sellami, M. Grynberg

Introduction

L'infertilité, définie par une absence de grossesse après 1 an de rapports sexuels non protégés, présente une source d'anxiété majeure pour les couples se trouvant dans l'incapacité de concevoir avec souvent un vécu douloureux [1]. Après 12 mois de tentatives de conception naturelle, un bilan exhaustif féminin et masculin est souvent prescrit. Dans certaines situations cliniques, le couple est amené à consulter plus rapidement et le bilan pourrait être demandé avant la fin de ces 12 mois. Lors de cette consultation de couple, les spécialistes de la médecine de la reproduction sont souvent confrontés à la question suivante posée par les couples : « Quelles sont nos chances ? » La réponse à cette question est dans la plupart des cas peu précise et requiert une connaissance approfondie de l'épidémiologie globale de l'infertilité, des étiologies de l'infertilité et des différents moyens de prise en charge dont on dispose actuellement.

Épidémiologie de l'infertilité dans le monde

Dans le monde, plus de 186 millions de couples présentent une infertilité et les pays développés sont les plus touchés [2]. Sept à 12 % des couples dans le monde sont considérés comme infertiles et ce pourcentage varie en fonction de l'origine géographique. Une prédominance dans les pays développés a été décrite avec 1 couple sur 4 présentant une infertilité [3]. En France, un couple sur 8 consulte pour une infertilité [4].

Un déclin global du taux de la fertilité de 4,7 à 2,4 naissances vivantes entre 1950 et 2017 dans le monde a été rapporté [5]. Parallèlement à ce déclin, une décroissance de la numération des spermatozoïdes de 0,70 million/mL/an a été décrite [6-8]. Selon des estimations récentes, ce déclin de la fertilité continuera à progresser au fil des années et concernera le monde entier (figure 15.1).

L'infertilité peut être d'origine féminine, masculine, mixte, ou indéterminée. Elle peut être unifactorielle. Cependant, elle est souvent multifactorielle et complexe. L'infertilité d'origine masculine est présente dans 20 à 50 % avec une prédominance dans les pays d'Afrique, d'Europe centrale et d'Europe de l'Est [9-11]. L'infertilité est d'origine féminine dans un tiers des cas et l'âge maternel est considéré comme le principal facteur déterminant des chances de grossesse [12].

Étiologies de l'infertilité et chances de grossesse

Dans un premier temps, et en tenant compte des éléments de l'interrogatoire et des résultats des différents examens, le couple peut être orienté vers une prise en charge personnalisée avec ou sans recours aux techniques de l'AMP. Plusieurs facteurs participent à la survenue d'une infertilité.

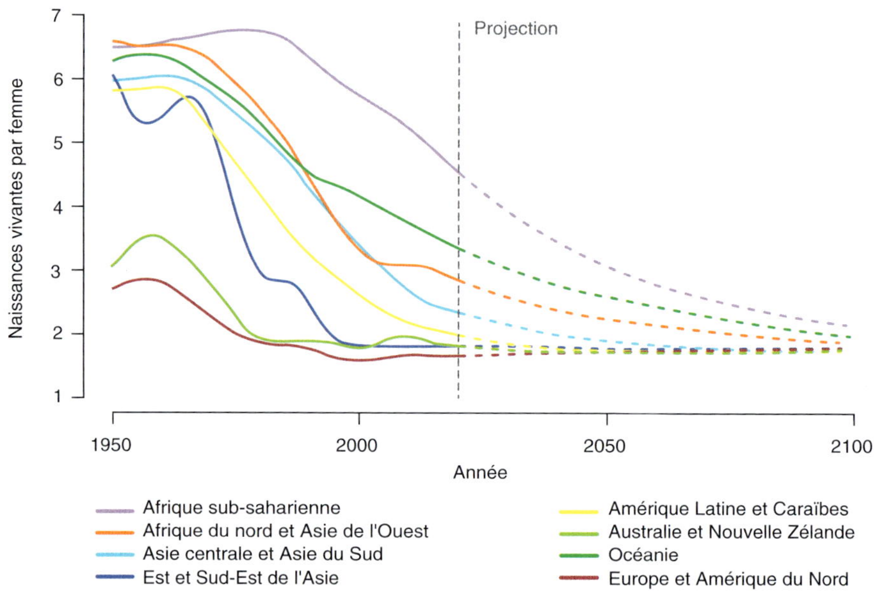

Figure 15.1. Estimation et Projection de la fertilité totale entre 1950 et 2100 en fonction des régions du monde.

Source : United Nations. Department of Economic and Social Affairs. Population Division (2019). World Population Prospects 2019. Highlights. p. 23.

Un des principaux facteurs déterminants de la survenue d'une conception naturelle au sein d'un couple est le *time of unwanted non-conception*. En effet, la majorité des grossesses (80 %) survient au cours des 6 premiers mois de tentatives de conception naturelle. Ensuite, 10 % des grossesses surviennent après 12 mois d'essai. Après ces 12 mois, le couple est considéré comme infertile. En cas d'absence de prise en charge de l'infertilité, 55 % des couples parmi les 10 % des couples infertiles pourront obtenir une grossesse naturelle après 36 mois d'essai. Cependant, en cas d'échec après 48 cycles, environ 5 % des couples n'auront presque aucune chance de conception naturelle [13].

L'âge maternel présente un des principaux facteurs pronostiques dans la survenue de la grossesse. Actuellement, dans les pays occidentaux, la moyenne d'âge maternel de la première naissance se situe entre 30 et 35 ans. Ce décalage, décrit depuis les années 1960, est expliqué principalement par le changement du mode de vie de la femme et sa participation active dans la vie professionnelle [14]. Le décalage du *timing* de la survenue de la première grossesse a un réel impact sur la prévalence de l'infertilité dans les pays développés. En effet, la fertilité féminine présente un pic vers les 25–30 ans puis commence à diminuer progressivement dans le temps jusqu'à l'effondrement après 40 ans. Ce déclin de la fertilité féminine est en lien direct avec les paramètres ovocytaires qualitatifs et quantitatifs [15, 16].

Outre l'âge maternel, il existe d'autres pathologies féminines affectant l'ensemble de l'appareil reproductif féminin pouvant expliquer cette infertilité :

- les pathologies endocriniennes responsables d'une anovulation ou une dysovulation secondaire à un dysfonctionnement de l'axe hypothalamo-hypophysaire ou un SOPK sont une des principales causes des échecs de conception. Lorsque l'infertilité est expliquée uniquement par l'anovulation et/ou la dysovulation, l'induction de l'ovulation représente le traitement de première intention [17]. Dans le cadre de l'hypogonadisme hypogonadotrope, un taux de grossesse cumulé de 70 à 100 % après 6 cycles d'induction de l'ovulation par pompe à GnRH a été rapporté dans une cohorte de patientes en France [18]. En cas d'échec de cette première ligne de prise en charge, le recours aux techniques d'AMP peut être proposé avec un meilleur pronostic par rapport à une population générale de patientes infertiles [19] ;

- l'IOP est une pathologie ovarienne caractérisée par une aménorrhée primaire ou secondaire associée à une augmentation de la FSH qui dépasse les 40 UI/L avant 40 ans chez la femme. Une IOP fluctuante est présente chez 25 % des patientes en IOP, avec en conséquence la possibilité d'ovulations spontanées. Les chances de grossesse naturelle sont d'environ 5 % dans ce cas. Cependant, les chances de grossesse naturelle sont quasi nulles si l'IOP est définitive. Le recours aux techniques d'AMP n'améliore pas les chances de grossesse. Souvent, les couples peuvent être orientés vers le don d'ovocytes avec des chances de grossesse entre 70 et 80 % [20]. Actuellement, certaines techniques de préservation de la fertilité féminine combinées à une potentielle activation du follicule primordial ou l'utilisation de cellules souches sont en cours d'exploration [20, 21]. Par ailleurs, l'adoption reste une alternative à proposer;
- une pathologie tubaire empêchant le passage des spermatozoïdes ou ne facilitant pas leur progression peut être la cause de l'infertilité du couple comme les ATCD d'infections génitales hautes ou une endométriose pelvienne profonde. Le recours aux techniques d'AMP est souvent proposé dans ces situations qui peuvent être associées aux techniques chirurgicales;
- les pathologies utérines peuvent également empêcher la survenue d'une grossesse ou son évolution comme certains types de fibromes endo-utérins, les polypes, certaines malformations utérines, l'adénomyose et l'endométrite chronique (EC). Un traitement médical ou chirurgical en fonction du contexte clinique peut pallier l'infertilité. Dans certaines situations, un recours aux techniques d'AMP peut être proposé;
- les maladies systémiques comme le diabète, les maladies inflammatoires, les pathologies rénales et thyroïdiennes peuvent augmenter les risques d'infertilité d'une manière directe ou indirecte;
- le mode de vie, l'alimentation, l'IMC, les facteurs environnementaux, le stress, l'intoxication tabagique et/ou alcoolique et/ou la prise de toxiques peuvent également participer à l'échec de la conception naturelle et de la prise en charge en AMP. Dépister ces facteurs et sensibiliser les couples sur l'importance du maintien d'une bonne hygiène de vie font partie intégrante de la prise en charge de l'infertilité [9].

Le versant masculin est aussi important que le versant féminin. L'infertilité masculine est souvent sous-estimée par les couples :

- les altérations profondes des paramètres spermatiques sont le plus souvent d'origine testiculaire. Ces altérations reflètent un dysfonctionnement de la spermatogenèse qui peut être total se traduisant donc par une azoospermie au niveau du spermogramme ou partiel touchant un ou plusieurs paramètres spermatiques. Ces altérations peuvent être d'origine constitutionnelle, génétique, acquise ou idiopathique [11]. L'azoospermie d'origine testiculaire décrite plus couramment comme non obstructive présente un mauvais pronostic puisqu'en cas d'absence de spermatozoïde après prélèvement chirurgical, les techniques d'AMP en intraconjugal ne peuvent pas être proposées. Le don de sperme ou l'adoption sont considérés comme des alternatives dans ce cas;
- lorsque ces altérations spermatiques sont d'origine obstructive, acquise ou constitutionnelle, le recueil chirurgical de spermatozoïdes déférentiels, épididymaires ou testiculaires permettra la réalisation d'une AMP;
- outre les altérations quantitatives mises en évidence au spermogramme, des altérations qualitatives spermatiques (fragmentation de l'ADN, le stress oxydatif...) peuvent avoir un impact sur la fertilité du couple [11, 22, 23]. La lutte contre le surpoids et l'obésité, l'activité physique, l'arrêt du tabac sont des éléments importants dans la prise en charge globale du couple infertile [11, 24, 25].

Enfin, lorsque le bilan féminin et masculin du couple infertile ne présente pas d'anomalies expliquant l'absence de survenue de grossesse, on parle d'une infertilité inexpliquée. Elle concerne 15 à 25 % des couples infertiles et présente souvent un moins bon pronostic en termes de grossesses et de naissances vivantes [26].

AMP et chances de grossesse

Depuis leur découverte, les techniques d'AMP ne cessent de s'améliorer afin d'avoir comme finalité l'augmentation des chances de grossesse et de naissances vivantes. Aujourd'hui, chaque pays et plus particulièrement chaque centre d'AMP affiche ses résultats en matière d'efficacité et d'efficience de l'AMP qui sont le plus souvent des cas très différents. En France, le taux de grossesse échographique par ponction est de 22,5 % d'après les données les plus récentes de l'Agence de la biomédecine (ABM) [27]. Certaines cliniques d'Espagne, du Portugal, d'Italie et d'Amérique latine obtiennent un taux de grossesse par FIV de 95 % après trois tentatives avec TEC et un nombre cumulé de grossesses par cycle de 68 %. Aux États-Unis, le pourcentage de transferts d'embryon(s) qui aboutissent à une naissance vivante, rapporté en fonction de l'âge de la patiente, est de 41 % à 30 ans [28]. Ces résultats apparaissent très différents mais en réalité, ils sont difficilement comparables car ils sont exprimés de manières différentes et résultent de méthodes de calcul différentes. Les résultats des centres d'AMP sont influencés par une multitude de paramètres dépendant des pratiques cliniques, biologiques ou des profils des patients pris en charge à l'échelle locale, nationale et internationale.

Prenons comme exemple le cadre législatif français qui ne permet pas le *screening* des aneuploïdies chromosomiques embryonnaires avant l'implantation. Les embryons obtenus par FIV ou ICSI seront donc transférés sans recherche préalable des aneuploïdies. Cependant, dans d'autres pays qui annoncent des taux de succès beaucoup plus élevés qu'en France, la recherche d'aneuploïdies chromosomiques embryonnaires est autorisée. Il a été démontré que le taux d'embryons aneuploïdes augmente avec l'âge, il devient significatif à partir de 38 ans, ce qui pourrait expliquer les échecs d'implantations, et par conséquent des taux diminués de grossesse clinique et de naissances vivantes [29, 30]. Ces mêmes mécanismes pourraient également expliquer la survenue de plus de pertes de grossesses pour cette tranche d'âge.

L'insémination artificielle (intraconjugale ou avec un sperme de donneur) est une technique d'AMP simple et peu coûteuse. Elle est moins souvent utilisée et offre des chances de grossesse aux couples entre 8 et 25 % selon les pays [29].

Conclusion

Malgré l'accessibilité à une multitude de données, le couple consultant pour infertilité surestime souvent ses chances de grossesse avec ou sans recours aux techniques d'AMP. Le spécialiste de la fertilité se doit de répondre de façon honnête et objective à la demande du couple. Après un interrogatoire approprié et un bilan complet féminin et masculin, un pronostic approximatif pourrait être établi. Actuellement, nous ne disposons que de moyens peu précis pour estimer les chances de grossesse qu'elles soient naturelles ou après recours aux différentes techniques d'AMP chez un couple infertile. Quelques équipes commencent à utiliser des algorithmes de prédiction des chances de succès en FIV mais cela reste insuffisant pour les spécialistes de l'infertilité [31]. Avec l'avènement du *big data* et des avancées en termes d'intelligence artificielle, on pourrait imaginer une analyse des données à grande échelle, prenant en compte un très grand nombre de paramètres, en temps réel. Ceci pourrait permettre le développement de nouveaux algorithmes et modèles statistiques d'estimation des chances d'obtenir une naissance vivante de manière adaptée et personnalisée.

De plus, la propagation dans le monde de la préservation de la fertilité féminine qu'elle soit pour raison médicale ou non médicale pourrait atténuer l'effet de l'âge maternel dans l'infertilité du couple.

Références

[1] Zegers-Hochschild, F., Adamson, G.D., Dyer, S., et al., 2017. The International Glossary on Infertility and Fertility Care, 2017. Fertil Steril 108 (3), 393–406. https://doi.org/https://doi.org/10.1016/j.fertnstert.2017.06.005.

[2] Inhorn, M.C., Patrizio, P., 2015. Infertility around the globe : new thinking on gender, reproductive technologies and global movements in the 21st century. Hum Reprod Update 21 (4), 411–426. https://doi.org/10.1093/humupd/dmv016.

[3] Ombelet, W., Cooke, I., Dyer, S., Serour, G., Devroey, P., 2008. Infertility and the provision of infertility medical services in developing countries. Hum Reprod Update 14 (6), 605–621. https://doi.org/https://doi.org/10.1093/humupd/dmn042.

[4] Inserm, La science pour la santé. Infertilité. Des difficultés à concevoir d'origines multiples. www.inserm.fr/dossier/infertilite/ (accessed November 5, 2022).

[5] GBD 2017 Population and Fertility Collaborators, 2018. Population and fertility by age and sex for 195 countries and territories, 1950–2017: a systematic analysis for the Global Burden of Disease Study 2017. Lancet 392 (10159), 1995–2051. https://doi.org/10.1016/S0140-6736(18)32278-5.

[6] Levine, H., Jørgensen, N., Martino-Andrade, A., et al., 2017. Temporal trends in sperm count : a systematic review and meta-regression analysis. Hum Reprod Update 23 (6), 646–659. https://doi.org/https://doi.org/10.1093/humupd/dmx022.

[7] European Association of Urology (EAU). Guidelines on Male Infertility. Sex Reprod Health. uroweb.org/guidelines/sexual-and-reproductive-health/chapter/male-infertility (accessed November 5, 2022).

[8] Björndahl, L., Kirkman Brown, J., 2022. other Editorial Board Members of the WHO Laboratory Manual for the Examination and Processing of Human Semen. The sixth edition of the WHO Laboratory Manual for the Examination and Processing of Human Semen : ensuring quality and standardization in basic examination of human ejaculates. Fertil Steril 117 (2), 246–251. https://doi.org/10.1016/j.fertnstert.2021.12.012.

[9] Vander Borght, M., Wyns, C., 2018. Fertility and infertility : Definition and epidemiology. Clin Biochem 62, 2–10. https://doi.org/https://doi.org/10.1016/j.clinbiochem.2018.03.012.

[10] Agarwal, A., Mulgund, A., Hamada, A., Chyatte, M.R., 2015. A unique view on male infertility around the globe. Reprod Biol Endocrinol 13, 37. https://doi.org/https://doi.org/10.1186/s12958-015-0032-1.

[11] Minhas, S., Bettocchi, C., Boeri, L., et al., 2021. European Association of Urology Guidelines on Male Sexual and Reproductive Health : 2021 Update on Male Infertility. Eur Urol 80 (5), 603–620. https://doi.org/https://doi.org/10.1016/j.eururo.2021.08.014.

[12] Hart, R.J., 2016. Physiological Aspects of Female Fertility : Role of the Environment, Modern Lifestyle, and Genetics. Physiol Rev 96 (3), 873–909. https://doi.org/https://doi.org/10.1152/physrev.00023.2015.

[13] Gnoth, C., Godehardt, E., Frank-Herrmann, P., et al., 2005. Definition and prevalence of subfertility and infertility. Hum Reprod 20 (5), 1144–1147. https://doi.org/https://doi.org/10.1093/humrep/deh870.

[14] Eijkemans, M.J.C., van Poppel, F., Habbema, D.F., et al., 2014. Too old to have children ? Lessons from natural fertility populations. Hum Reprod 29 (6), 1304–1312. https://doi.org/https://doi.org/10.1093/humrep/deu056.

[15] Gruhn, J.R., Zielinska, A.P., Shukla, V., et al., 2019. Chromosome errors in human eggs shape natural fertility over reproductive life span. Science 365 (6460), 1466–1469. https://doi.org/https://doi.org/10.1126/science.aav7321.

[16] Hawkes, K., Smith, K.R., 2010. Do women stop early ? Similarities in fertility decline in humans and chimpanzees. Ann N Y Acad Sci 1204, 43–53. https://doi.org/https://doi.org/10.1111/j.1749-6632.2010.05527.x.

[17] Teede, H.J., Misso, M.L., Costello, M.F., et al., 2018. Recommendations from the international evidence-based guideline for the assessment and management of polycystic ovary syndrome. Hum Reprod 33, 1602–1618. https://doi.org/https://doi.org/10.1093/humrep/dey256.

[18] Christin-Maitre, S., de Crécy, M., 2007. Groupe Français des pompes à GnRH. [Pregnancy outcomes following pulsatile GnRH treatment : results of a large multicenter retrospective study]. J Gynecol Obstet Biol Reprod (Paris) 36 (1), 8–12. https://doi.org/https://doi.org/10.1016/j.jgyn.2006.12.001.

[19] Sha, T., Wang, X., Cheng, W., Yan, Y., 2019. A meta-analysis of pregnancy-related outcomes and complications in women with polycystic ovary syndrome undergoing IVF. Reprod Biomed Online 39 (2), 281–293. https://doi.org/https://doi.org/10.1016/j.rbmo.2019.03.203.

[20] Torrealday, S., Kodaman, P., Pal, L., 2017. Premature Ovarian Insufficiency – an update on recent advances in understanding and management. F1000Res 6, 2069. https://doi.org/10.12688/f1000research.11948.1.

[21] Chon, S.J., Umair, Z., Yoon, M.S., 2021. Premature Ovarian Insufficiency : Past, Present, and Future. Front Cell Dev Biol 9. 672890. https://doi.org/https://doi.org/10.3389/fcell.2021.672890.

[22] Faduola, P., Kolade, C.O., 2015. Sperm chromatin structure assay results in Nigerian men with unexplained infertility. Clin Exp Reprod Med 42 (3), 101–105. https://doi.org/https://doi.org/10.5653/cerm.2015.42.3.101.

[23] Mayorga-Torres, B.J.M., Camargo, M., Cadavid, Á.P., du Plessis, S.S., Cardona Maya, W.D., 2017. Are oxidative stress markers associated with unexplained male infertility ? Andrologia 49 (5). https://doi.org/https://doi.org/10.1111/and.12659.

[24] Rastrelli, G., Lotti, F., Reisman, Y., et al., 2019. Metabolically healthy and unhealthy obesity in erectile dysfunction and male infertility. Expert Rev Endocrinol Metab 14 (5), 321–334. https://doi.org/https://doi.org/10.1080/17446651.2019.1657827.

[25] Sharma, R., Harlev, A., Agarwal, A., Esteves, S.C., 2016. Cigarette Smoking and Semen Quality : A New Meta-analysis Examining the Effect of the 2010 World Health Organization Laboratory Methods for the Examination of Human Semen. Eur Urol 70 (4), 635–645. https://doi.org/10.1016/j.eururo.2016.04.010.

[26] Practice Committee of the American Society for Reproductive Medicine. Effectiveness and treatment

for unexplained infertility. Fertil Steril 86 (5 Suppl 1), S111–S114. https://doi.org/https://doi.org/10.1016/j.fertnstert.2006.07.1475.

[27] Agence de la biomédecine. Du don à la vie. AMP. www.agence-biomedecine.fr/AMP (accessed November 4, 2022).

[28] Centers for Disease Control and Prevention, 2019. Assisted Reproductive Technology Fertility Clinic and National Summary Report. 2019, 112.

[29] European IVF-Monitoring Consortium (EIM) for the European Society of Human Reproduction and Embryology (ESHRE), Wyns, C., De Geyter, C., et al., 2021. ART in Europe, 2017 : results generated from European registries by ESHRE. Hum Reprod Open 2021 (3). hoab026. https://doi.org/10.1093/hropen/hoab026.

[30] Reig, A., Franasiak, J., Scott Jr RT, Seli, E., 2020. The impact of age beyond ploidy : outcome data from 8175 euploid single embryo transfers. J Assist Reprod Genet 37 (3), 595–602. https://doi.org/https://doi.org/10.1007/s10815-020-01739-0.

[31] Nelson, S.M., Lawlor, D.A., 2011. Predicting Live Birth, Preterm Delivery, and Low Birth Weight in Infants Born from In Vitro Fertilisation : A Prospective Study of 144,018 Treatment Cycles. PLoS Med 8 (1). e1000386. https://doi.org/https://doi.org/10.1371/journal.pmed.1000386.

La consultation d'éthique et l'infertilité

Chapitre 16

P. Atlan

Il peut être ressenti comme singulier de mêler éthique et infertilité si l'on considère l'éthique comme ou qu'uniquement morale, or l'éthique est avant tout un questionnement, une responsabilité.

L'infertilité est définie comme la difficulté confinant parfois à l'impossibilité de procréer et l'on comprend bien les questionnements à ce sujet pour un individu par rapport à lui-même, à son conjoint, à sa famille et la responsabilité (c'est-à-dire au sens étymologique les réponses) de la médecine, de la société (l'infertilité est-elle une maladie ?), et du droit.

De plus, il est indispensable de souligner que si l'infertilité est une histoire personnelle, elle est aussi une problématique conjugale, et qu'enfin sa résolution permet la création d'un embryon dont le statut, par les modalités de cette conception, sera à prendre en compte.

Mais de quoi veux-je m'entretenir, bien évidemment non pas des indications des procréations médicalement assistées (AMP ou PMA ?), mais de leurs incidences philosophiques et éthiques.

Les techniques nouvelles d'AMP ont permis à la médecine de la fin du XXe siècle, et du début du XXIe, de toucher à ce qui paraissait immuable depuis le début de l'humanité : la façon de faire des enfants, grâce à l'intervention d'un tiers : le médecin.

En effet :

- dès lors qu'il est possible de procréer en changeant le lieu de fécondation, en utilisant les gamètes (ovule et spermatozoïde) hors de leur cheminement habituel;
- dès lors qu'il est possible de congeler un embryon.

On perçoit que la filiation et le temps n'ont plus le sens que nous leur accordions communément.

La technique de l'AMP est née du désir des médecins (s'inscrivant dans l'histoire de la modernité féminine) d'aider à suppléer les processus défaillants d'une procréation dite naturelle : la rencontre d'un ovule et d'un spermatozoïde par coït aboutissant à la création d'un embryon, rencontre harmonieuse des deux gamètes, à sa nidation et à son développement à l'intérieur de la cavité utérine.

Cette maîtrise des phénomènes de la reproduction, des sciences de la vie, si elle a permis une thérapeutique de certaines formes de stérilité, est en soi une source de questionnements immédiats et à venir. La médecine est aussi une lutte contre la nature. Mais là, quels sont les enjeux, quels sont les dangers, quelles sont les conséquences de ces actes médicaux en fait ?

Une des premières conséquences est une désexualisation de la procréation, ce qui est paradoxal dans une société qui parle beaucoup de sexualité et de sexualisation.

Mais l'enjeu essentiel porte sur la filiation : qu'en est-il de la filiation quand l'ovule, le spermatozoïde et l'utérus ne forment plus ensemble les trois côtés habituels du triangle maternel, qui est mère ? l'ovarienne, la génétique, l'utérine ?

Qu'en est-il du temps, quand la congélation d'embryon permet la conservation d'un embryon en 2022, qui pourra être réimplanté dans un utérus d'une femme de 30 ans, dans trente ans, femme née en même temps que cet embryon aura été créé.

Et qu'en est-il de la filiation et du temps quand, par exemple, cet embryon pourrait être réimplanté chez sa sœur, sa mère, sa grand-mère ?

Enfin, le temps du fœtus peut s'arrêter par la décision de la parturiente en cas de découvertes de malformation ou de pathologie fœtale au DPN de plus en plus performant.

Le développement des sciences de la vie interpelle et interroge la conscience morale, il modifie les mœurs.

Les faits scientifiques peuvent-ils fonder nos choix éthiques ? La science n'est pas extérieure à la société, comme l'écrit Pierre Thuillier.

Et, évidemment, la société qui est la nôtre a des références philosophiques et religieuses qui l'influencent et qui permettent peut-être de comprendre la nécessité ou l'inutilité de légiférer, c'est-à-dire de permettre et d'interdire.

Quel est l'état des lieux ?

Les religions monothéistes

L'**Église catholique** a une attitude cohérente dans sa réflexion et ses interdictions. Ainsi, son refus de toute menace de la vie fait de l'embryon une « personne humaine », dès le premier instant de son existence, c'est-à-dire dès sa conception. La doctrine de l'Église catholique relative au mariage condamne, par conséquent, l'apport de gamètes étrangers au couple, et la dissociation acte sexuel procréation que constitue la FIV est également peu conseillée, même interdite pour la hiérarchie catholique. « La fécondation est licitement voulue, quand elle est le terme d'un acte conjugal apte en soi à la génération auquel le mariage est destiné par sa nature et par lequel les époux deviennent une seule chair. Et la procréation est moralement privée de sa perfection propre quand elle n'est pas voulue comme le fruit de l'acte conjugal. » Extrait de Donum Vitae (instruction de la congrégation pour la doctrine de la foi, 1987).

- Pour le **protestantisme**, la conduite est plus nuancée et se fonde sur deux critères (Jean-Arnold de Clermont, Fédération protestante de France) : le refus de la performance médicale (la médecine doit répondre à une souffrance) et le rejet d'une demande qui ne serait qu'au service du demandeur.
- Le **judaïsme** lui pose la question de l'identité dont on sait que la filiation par la mère en est la condition essentielle, et donc le besoin de précisions quant à l'identité biologique de l'enfant à venir.

L'intervention de gamètes extérieurs, mâles en particulier, au couple, même sans acte sexuel, est considérée comme un adultère et pose le problème de l'interdit fondamental pour le judaïsme : l'inceste. En effet, l'intervention d'un tiers pose la question de l'anonymat de ce tiers si l'on veut éviter le mariage ultérieur d'un frère avec sa sœur ou d'un père avec sa fille par exemple.

Quant à la FIV dans un couple donné, elle est autorisée si toutes précautions sont prises pour éviter et rejeter absolument toute tricherie (grand rabbin Emmanuel CHOUCHENA - ancien directeur du séminaire israélite de France). Néanmoins, la casuistique, l'étude du cas par cas, reste la règle.

- Enfin, pour le point de vue **de l'Islam**, la FIV est autorisée à condition qu'elle ne se produise pas en dehors du mariage, et l'apport de gamètes extérieurs au couple est interdit.

Mise en place d'une consultation d'éthique pratique

La création du Comité consultatif national d'éthique en 1983 a permis une réflexion commune multidisciplinaire juridique et religieuse entre autres à propos de l'éthique en réunissant des représentants de diverses spécialités scientifiques, philosophiques et des représentants des diverses religions de l'horizon spirituel de notre pays.

Il s'en est suivi des multiples rencontres, congrès, colloques, et plus particulièrement pour ce qui nous intéresse, ayant pour sujet le statut de l'embryon et les nouvelles techniques d'AMP qui révolutionnent le traitement de l'infertilité.

Ces considérations théoriques commandaient à mon sens d'être mises en pratique car il fallait ne pas oublier et même privilégier le fait d'être un médecin, autrement dit un praticien, et ainsi de mettre au service des patients, des couples, les diverses réflexions et conclusions de ces rencontres et colloques. C'est pourquoi j'ai créé en 1996 à l'hôpital Antoine-Béclère, dans le service dirigé à l'époque par René Frydman, une consultation d'éthique pratique et de face à face avec les représentants qualifiés des religions monothéistes de notre pays par ordre d'importance numérique par le nombre de fidèles : catholiques, musulmans, protestants, juifs.

Les débats nous permettent une confrontation des idées, un enrichissement intellectuel, mais qu'en est-il de notre pratique si nous ne mettons pas ces connaissances et ces conclusions à disposition de nos patients naturellement dans le cadre des lois de la République française ?
Quelques exemples de situations rencontrées dans cette consultation d'éthique concernant l'infertilité :

- l'âge : en France,la prise en charge par l'assurance maladie des traitements de l'infertilité s'arrête à l'anniversaire des 43 ans de la femme, mais il se présente beaucoup de femmes qui désirent une grossesse au-delà de cet âge et se pose la question de la limite d'âge, même sans remboursement, pour tenter des traitements qui peuvent être plus ou moins dommageables. Bien évidemment, la question de la préservation « sociale » de la fertilité féminine est à discuter grâce à la vitrification ovocytaire, en raison de l'âge repoussé pour une première grossesse. Enfin, la limite d'âge officielle pour l'homme dans le décret du 28 septembre 2021 a été fixée à 60 ans ;
- problématique des investigations et des traitements proposés à une population à pratique religieuse orthodoxe : par exemple l'hystérosalpingographie et hystéroscopie qui peuvent provoquer des saignements et ces saignements interdisent à la femme juive observante d'avoir des rapports sexuels pendant les sept jours qui suivent la fin de ces saignements. La pratique du spermogramme obtenu après masturbation est impossible dans un nombre important de cas ;
- les traitements :
  - l'insémination artificielle intra-utérine avec sperme du conjoint (IAC) : historiquement c'est la première AMP, éthiquement le questionnement se situe à propos de l'obtention du sperme là encore après masturbation et absence de rapport sexuel pour l'obtention d'une grossesse ;
  - problème de l'éventuel décès du conjoint après congélation de son sperme ;
  - l'insémination avec sperme de donneur et le don d'ovocyte : intervention de plusieurs « tiers » dans le processus, en plus du médecin, le donneur ou la donneuse. Anonymat des donneurs ? Filiation non génétique ? Pour des couples hétérosexuels exclusivement ? Des couples homosexuels ? Hommes ou femmes ? Des femmes seules ? Des hommes ayant besoin de mère porteuse ? des femmes ménopausées ? Avec pour le don d'ovocytes, quel est le risque inhérent des traitements médicaux chez la donneuse ?
- la FIV, le DPI, le bébé du « double espoir ;
- La FIV: en plus de la désexualisation de la procréation et des risques de la médicalisation (l'hyperstimulation par exemple), c'est la création d'un embryon *in vitro* avec la considération de son statut, de son devenir en cas d'implantation différée et donc de congélation limitée (ou pas) dans le temps, éternelle ? Destruction de ces embryons ? Recherche sur ces embryons ?
- le DPI : il est indiqué chez des couples féconds porteurs de maladies génétiques à qui on propose une FIV pour ne transférer que des embryons sains : la discussion éthique se positionne dans le « tri » et le choix des indications des affections légitimes de ce tri ;
- le bébé (médicament) du double espoir : créé par FIV pour être un donneur potentiel de cellules saines pour son frère ou sa sœur malade, avec la charge psychique que cela induit dans sa vie future.

Troubles psychiatriques et mise en route de traitements de l'infertilité

Il ne peut s'agir que d'une collaboration étroite avec le psychiatre pour mesurer au plus près les risques des traitements et ceux d'une paternité et d'une maternité.
Peut-on, et à partir de quelles règles éthiques, refuser une aide à la procréation à une femme, à un couple atteints de pathologie psychiatrique grave et dont on peut légitimement présumer (sur quels critères objectifs) qu'elle et/ou le couple ne seront pas en état d'élever son enfant alors que l'on refuse à juste titre de stériliser celles et ceux dans la même situation psychiatrique qui pourraient enfanter naturellement ?

Peut-on aider un couple dont l'un ou les deux seraient atteints d'un handicap physique ?

On y répond positivement dans la mesure où les traitements et l'accouchement ne mettraient pas en jeu la vie de la femme.

Peut-on pratiquer une aide médicale à la procréation chez une femme atteinte d'une grande obésité, doit-on le lui refuser ?

Seulement si l'on juge que cela mettra sa vie en danger. Là encore se rencontrent deux subjectivités, celle de la femme et celle du médecin qui lui devra être aidé par un staff multidisciplinaire.

Commercialisation de l'aide médicale à la procréation

Elle pose enfin une problématique éthique fondamentale qui se construit parallèlement à la problématique d'être ou ne pas être un prestataire de service pour le gynécologue obstétricien. Historiquement, l'irruption de la contraception moderne hormonale et l'apparition des dispositifs intra-utérins au xx^e^siècle dans les années 1960 ont révolutionné la pratique de notre spécialité en nous donnant le rôle de prestataire de service qui ne posait plus les indications d'une prescription médicale mais en vérifiant les contre-indications de celle-ci.

Ce changement mental accompagné par l'apparition dans les années 1980 de l'AMP faisait entrer notre spécialité au cœur même des problématiques sociétales de la maîtrise du désir et du moment d'enfanter.

De plus, le morcellement des éléments constitutifs d'une procréation, l'utérus, l'ovule, spermatozoïde, a incité une recherche de parties externes au couple pour créer des embryons, et même dans certains cas la quête éventuelle de « nids » pour ceux-ci.

Dans notre pays, pour des raisons historiques constitutives de notre philosophie éthique en lien à l'utilisation de corps humain, ce fractionnement s'est inscrit dans le cadre d'une non-commercialisation du corps humain ou d'un quelconque élément entraînant la gratuité (jusqu'à quand ?) de tout don d'organe, ce qui n'est pas le cas dans la majorité des pays occidentaux où le don d'ovocyte et le don de sperme sont rémunérés, pour aboutir pour certains à la location d'utérus constituant la grossesse pour autrui (GPA).

L'infertilité sociétale

L'infertilité conjugale est l'incapacité pour un couple hétérosexuel d'obtenir une grossesse après au moins un an de rapports sexuels réguliers et sans contraception dans le but d'avoir un enfant.

Il est aujourd'hui essentiel de convenir d'une nouvelle définition qui s'y ajoute, c'est l'infertilité sociétale, c'est à dire une infertilité en raison de la sexualité des personnes de même sexe et dont les conséquences sont une infertilité résolue par une AMP et créant ainsi une nouvelle parenté inédite.

L'AMP ne consistait jusqu'alors qu'à réunir les gamètes du couple hétérosexuel, alors que maintenant il est, dans ces cas, demandé à la médecine de réunir des gamètes d'un couple homosexuel aux gamètes manquants, ovules en situation de couple homosexuel masculin, avec inévitablement un utérus d'une mère porteuse, et spermatozoïdes « seulement » en cas de couple homosexuel féminin.

La loi de Gabor (prix Nobel de physique 1971) : « Ce qui peut être fait techniquement sera fait nécessairement » s'applique indubitablement à cette situation.

Éthiquement parlant, est-ce que rendre féconds des personnes potentiellement fécondes naturellement par refus de rapports hétérosexuels est une indication médicale ? Une indication sociétale plus certainement.

Alors une réflexion est à entreprendre : les médecins devenus prestataires de service, car il n'y a pas d'infertilité médicale, mais sociétale, avec des thérapeutiques à potentiel délétère pourraient-ils prétendre à une clause de conscience ?

Évoquer cette problématique dans un chapitre sur l'éthique apparait tout à fait approprié.

L'enjeu anthropologique est tout autant l'apparition d'un nouveau droit, « le droit à l'enfant » avec un risque de réification de l'humain. Et comment articuler la parenté pour un enfant né de ces nouvelles procréations ? La primauté doit-elle être donnée à l'attribution sociale ? Pour désigner le père, la mère, le parent 1, le parent 2 ? Est-ce que la maternité et la paternité seront préférentiellement définies par l'origine génétique des gamètes ? Sans occulter l'épigénétique au travers de l'utérus d'une « mère porteuse ».

Ce sont des questionnements à penser, à préciser dans les années à venir, dans un contexte de doctrine du genre qui s'inscrit dans une idéologie dont la croyance essentielle est de penser que tout est socialement construit et que rien ne relève d'une donnée naturelle.

« L'histoire leur offrira des récits étranges presque incompréhensibles car rien dans leur époque n'aura eu d'exemple dans le passé, ni rien du passé ne survivra dans leur présent. Tout ce qui n'est pas purement physiologique dans l'homme aura changé, puisque nos ambitions, notre politique, nos mœurs sont à présent soumis à un régime de substitutions très rapides. Ils dépendent de plus en plus des sciences positives et donc de moins en moins de ce qui fut. Le fait nouveau tend à prendre toute l'importance que la tradition et le fait historique possédaient jusqu'ici. » Paul Valéry (Propos sur le progrès dans *Regards sur le monde actuel*) 1929.

Éthique professionnelle et convictions et/ou religion du médecin

Un médecin a-t-il la possibilité d'avoir une éthique personnelle et individuelle qui serait coexistante avec le code de déontologie partagé et opposable à tous les médecins ? Et cette éthique peut-elle être influencée par ses convictions religieuses ?

Un médecin aux convictions religieuses bien établies, comment réagit-il face à des patients laïques ou aux convictions religieuses différentes ?

Il semble bien que les convictions religieuses ne peuvent pas ne pas influencer la pratique professionnelle médicale, le médecin dans le choix de l'exercice médical et sa manière d'être sont très probablement en adéquation avec la profondeur de ce qu'il est dans son essence même et lorsqu'il s'agit de mettre en face à face son exercice et les choix de société qui sont le reflet de la donne historique d'un moment, il peut sentir la nécessité et parfois même l'obligation pour sa conscience professionnelle de faire référence à ses convictions les plus intimes comme sa conscience religieuse et naturellement quand il s'agit de la vie et de la mort, les références religieuses sont en premier plan. La gynécologie obstétrique est la spécialité médicale qui, ces dernières années, a été en proue de la réflexion à propos du début de la vie, des manières nouvelles de faire des enfants, de les refuser, des diagnostics anténataux. Ainsi pour l'interruption volontaire de grossesse, le législateur l'a très bien admis en instituant la clause de conscience.

Cependant, comme on vient de l'aborder, le médecin qui a des convictions et une pratique religieuse comme celui qui n'en a pas est placé sous la dépendance et l'autorité des lois du pays dans lequel il exerce, qui peuvent être d'ailleurs, faut-il le souligner, diverses et différentes suivant les pays et les continents, ce qui prouve l'influence culturelle prégnante même dans le domaine juridique. Le médecin ne peut faire valoir ses propres convictions religieuses que si elles ne sont pas en contradiction ou en opposition avec ces lois.

Qu'en est-il de la problématique de la rencontre du médecin aux convictions personnelles et de patients qui en ont aussi mais différentes de celles du médecin ? Là aussi il n'y a pas de conflit supplémentaire car les convictions du médecin ne peuvent pas être en contradiction avec les lois du pays comme celles du patient, et en cas de clause de conscience prévue par la loi, le ou la patiente change de praticien.

Comme on l'a vu plus haut, il y a même une possibilité de mettre en adéquation les convictions religieuses des patients avec la pratique médicale sans occulter les convictions du médecin, c'est celle réalisée par le concept de la consultation éthico-religieuse, la « bien nommée » consultation qui réalise une pratique appliquée de l'abord éthico-religieux en accord avec les lois françaises. Cette consultation permet la pratique d'une mission essentielle du médecin qui est d'aider au mieux les patients qui le consultent dans leurs aspects psychologiques, ce qui est habituel aux médecins, mais sans oublier que l'aspect psychologique est aussi imprégné de la problématique culturelle et de l'unicité de chaque patiente, de chaque patient.

Qu'est-ce que l'éthique ?

Peut-on arrêter la connaissance ? Et comme l'écrit le Professeur Carbonnier (professeur à la faculté de droit à Paris), « le juriste ne pourra jamais s'accréditer de l'assurance divine pour dire la justice. Ce sera toujours une justice des hommes, donc provisoire, mais toujours à découvrir, à refaire, ou à parfaire ».

Et l'éthique ? L'éthique c'est la responsabilité. Responsabilité à propos des conséquences sociales et psychologiques qu'impliquent les changements fondamentaux de la désexualisation de la perpétuation de l'espèce, dont une éventualité, entre autres, est celle d'avoir des femmes qui fournissent des ovules, des femmes qui en bénéficient et des femmes qui ne seraient que des « porteuses ». Effet pervers de la médecine qui, pourtant comme l'a montré Edward Shorter dans *Le corps des femmes*, progrès qui ont permis aux femmes d'acquérir une certaine forme de liberté. Ce qui s'inscrit dans l'histoire de la modernité : par presque la fin de la mortalité féminine due aux maternités, par la découverte et leur appropriation de la contraception, la sexualité sans procréation, et maintenant la procréation sans sexualité.

L'éthique c'est la responsabilité vis-à-vis de cette manipulation de la vie que constitue la création de la vie en laboratoire, manipulation qui bouleverse dans le conscient, et que dire de l'inconscient, l'idée même de filiation. Mais est-ce que cela est une filiation ? Les traitements de l'infertilité peuvent toucher à ce qui paraissait immuable le rapport entre la procréation et le temps, ils peuvent détruire ce qui paraissait immuable : la succession des générations. Avec l'AMP, on pourrait avoir une descendance sans avoir d'enfant.

C'est aujourd'hui que nous décrivons, et demain que sera-t-il si le clonage, et que l'utérus artificiel deviennent possibles. La réflexion éthique doit anticiper ces éventualités.

L'éthique c'est la responsabilité de notre société qui engendre une société nouvelle qui sera le monde dans lequel nos enfants évolueront. Où se situe le gynécologue s'il prend conscience de sa place dans la représentativité de « la scène primitive » ? Et on peut s'interroger avec Pierre Legendre : « Doit-on participer au refoulement de l'interrogation généalogique si fondamentale pour obtenir la différenciation des individus dans l'espèce ? La généalogie, c'est la reproduction de l'être parlant et de ce qui le soutient : le désir. »

L'éthique, c'est la rencontre de la responsabilité et des limites de l'action, limites juridiques, philosophiques, religieuses.

L'éthique peut-elle être universelle ? Elle est comme le droit, le reflet de la donne historique d'un moment, d'une société donnée. « On ne peut parler de la bioéthique comme si elle était une science, ses formes varient selon les pays et les cultures. » (Hubert Doucet).

On peut éventuellement choisir d'appliquer entièrement les quatre principes de l'éthique médicale de Tom L. Beauchamp et James F. Childress :

- le principe d'autonomie ;
- le principe de non-malfaisance ;
- le principe de bienfaisance ;
- le principe de justice.

Ou d'en choisir un ou plusieurs selon ses convictions.

Enfin qu'est-ce que la norme en général, et en éthique plus singulièrement ? On peut avec Ruwen Ogien trouver au mot norme trois sens :

- impératif ou prescriptif : ce qu'il faut faire ou ne pas faire, ce qui est permis, obligatoire ou interdit ;
- appréciatif : ce qui est bon ou correct ou incorrect d'être, de penser, de ressentir ;
- descriptif : manières d'être, d'agir, de penser les plus fréquentes dans une population donnée.

La norme, ce n'est pas seulement ce qui d'une certaine façon est apprécié subjectivement, désiré ou jugé légitime.

« Si on ne sait pas qu'on est fils, on n'a pas envie d'être père. Il faut savoir que l'on a été soi-même l'avenir d'un passé pour pouvoir devenir le passé d'un avenir. » (Rémi Brague).

Bibliographie

Delfraissy JF, Didier E, Duée PH. Quarante ans de bioéthique en France. Odile Jacob ; 2023.

Frydman R. Dieu, la médecine et l'embryon. Odile Jacob ; 1987, 2003.

Partie II

La procréation médicalement assistée en pratique

IIU : indications, réalités, résultats

CHAPITRE 17

S. Loubersac, P. Barrière

Depuis la première insémination réalisée en 1770 par John Hunter et le premier article publié en 1962, sa complexité s'est accrue au niveau de la préparation des spermatozoïdes et de la stimulation. L'objectif reste de faciliter la rencontre des gamètes mâles et femelles au niveau de l'appareil génital de la femme. Si elle reste une technique moins coûteuse au regard de la FIV, on peut se demander quelle est sa véritable place aujourd'hui dans la prise en charge d'une femme seule, d'un couple de femme ou d'un couple hétérosexuel?

Indications cliniques

Les indications des IAC demeurent variées et mal définies. Les indications actuellement décrites des IIU sont : infertilité cervicale, hypofertilité masculine, troubles (physiques ou psychiques) empêchant les rapports sexuels (vaginisme, troubles de l'éjaculation, malformations ou troubles neurologiques et autres troubles sexologiques), infertilité inexpliquée, endométriose modérée, conversion d'une FIV en IIU proposée en cas de réponse ovarienne insuffisante.

Les indications des IIU avec sperme de donneurs (IAD) répondent au projet parentale de femmes seuls, aux couples de femmes, et aux couples hétérosexuels témoignent d'une infertilité masculine et/ou d'une pathologie génétique héréditaire empêchant l'utilisation des gamètes masculines autologues.

Réalisation des inséminations intra-utérines

Stimulation ovarienne

Les IIU peuvent être réalisées théoriquement en cycle spontané ou le plus souvent stimulé par des antiœstrogènes ou des gonadotrophines. Le protocole de stimulation ovarienne doit être fixé après un diagnostic positif et étiologique du trouble de l'ovulation. La seule indication du citrate de clomifène est le SOPK et il n'a pas d'intérêt dans l'infécondité inexpliquée. La posologie usuelle du citrate de clomifène est de 50 mg/jour pendant 5 jours du 2e au 6e jour du cycle spontané ou induit par les progestatifs en cas de spanioménorrhée ou d'aménorrhée (le plus souvent 10 mg/jour pendant 10 jours de didrogestone). En l'absence de réponse échographique et hormonale, le traitement sera modifié à 100 mg/jour. En l'absence de réponse à cette posologie, la plupart des équipes proposent de considérer la patiente comme résistante au clomifène en raison des possibles effets anti-œstrogéniques sur l'endomètre à des posologies supérieures. Le protocole de choix pour les gonadotrophines est le protocole *low-dose-step up*. Le protocole se définit par une posologie initiale faible, éventuellement augmentée par paliers lentement progressifs. La posologie initiale est de 50 à 75 UI et des paliers de 25 à 37,5 UI supplémentaires par jour. L'incrémentation de la dose est proposée pour chaque palier en l'absence de réponse échographique et hormonale après 10 à 14 jours de traitement. L'administration des gonadotrophines se réalise par voie SC pendant 7 à 12 jours en moyenne selon la réponse ovarienne. Dans tous les cas, y compris pour le citrate de clomifène, un monitorage régulier, à la fois échographique et biologique (dosages d'E2, LH, progestérone), est requis de manière à évaluer la réponse ovarienne. Quand un à deux follicules ont atteint la taille de 17 à 18 mm de diamètre avec un taux d'E2 de 150 à 250 pg/mL par follicule mature, une absence de pic de LH et d'élévation prématurée de la progestérone, une injection d'hCG *(human chorionic gonadotropin)* est réalisée pour déclencher l'ovulation.

Le soutien progestatif de la phase lutéale est discuté et ne repose ni sur un consensus ni sur des données bibliographiques certaines. Lorsqu'il est prescrit, la stratégie habituelle est de 200 mg/jour de progestérone micronisée *per os* ou en intravaginale. Il n'y a pas plus de consensus ou de certitude sur le maintien ou non du soutien jusqu'à 10 ou 12 semaines ou sur son arrêt lors du test de grossesse positif en considérant que l'hCG sécrétée par le trophoblaste devient alors un soutien suffisant du CJ.

L'orientation des prises en charge en AMP privilégie désormais la recherche de grossesses monofœtales. En FIV, cet objectif est assuré par le développement des transferts sélectifs d'un embryon. En stimulation simple ou en IIU, le risque est évalué par l'analyse des résultats échographiques et hormonaux. Les critères habituels d'abandon de cycle et de conseil d'abstinence ou de rapports protégés sont la présence de trois ou plus de trois follicules matures associés à des taux d'E2 supérieurs à 800 pg/mL. La proposition de déclenchement doit être discutée au cas par cas si deux ou trois follicules sont présents. L'œstriadiolémie n'est alors pas un critère absolu et des grossesses multiples sont observées lors de stimulations aboutissant à un follicule mature dominant et un ou plusieurs follicules de taille intermédiaire (12 à 14 mm). La croissance folliculaire d'une échographie à l'autre, l'âge de la patiente, la durée d'infécondité, le rang de la tentative et l'analyse des éventuels cibles antérieurs seront les éléments à évaluer pour prendre la meilleure décision. En fonction des situations cliniques, l'objectif pourra être strictement monofolliculaire ou bifolliculaire chez des femmes plus âgées à pronostic faible. Le taux de l'accouchement multiple rapporté par l'ABM) en IIU reste autour de 10 % pour l'année 2019.

Préparation du sperme

Étape préalable à l'insémination, la préparation du sperme a pour but d'éliminer le PS, inhibiteur de la fécondation, ainsi que les éventuels débris, cellules rondes et bactéries, et de sélectionner les spermatozoïdes les plus mobiles et normaux. Cette préparation vise à reproduire l'étape de capacitation *in vivo* lors du passage dans la glaire cervicale et les sécrétions utérotubaires. Plusieurs techniques existent, lavage simple, passage sur gradients discontinus de particules de silice colloïdale avec centrifugation, migration, mais aucune n'a montré sa supériorité en ce qui concerne les spermes normaux. La centrifugation sur gradient discontinu (deux ou trois couches différentes) de particules de silice permet de sélectionner les spermatozoïdes en fonction de leur morphologie et de leur mobilité.

Le jour de l'insémination, le conjoint se rend au sein du laboratoire d'AMP afin de réaliser le recueil de sperme par masturbation. Il aura pris soin auparavant de respecter une abstinence de 2 à 5 jours et de boire moins de 1,5 L d'eau la veille afin d'éviter une contamination bactérienne du prélèvement. Après respect d'un temps de liquéfaction de 30 minutes à température ambiante, le prélèvement peut être traité. Plusieurs millilitres de sperme, avec cependant un volume maximum de 4 mL, sont déposés à la surface des couches de gradients. Une étape de centrifugation de 15 minutes à 1800 tours est réalisée, suivi d'une étape de lavage du culot obtenu dans un milieu de culture. En fonction de la taille du culot, il peut être réalisé une remise en suspension ou un *swim-up*. Une fois ces étapes de sélection-migration réalisées, le prélèvement est conservé a 37 °C pendant au moins 40 minutes [1]. La quantité minimale de spermatozoïdes mobiles déposée dans la cavité utérine varie selon les auteurs, les études les plus récentes définissent un seuil minimale de 1 millions et un seuil maximal de 30 millions [2, 3].

En cas d'IIU avec sperme de donneur (IAD) ou dans des cas particuliers d'IAC (échec de prélèvement, traitement gonadotoxique, absences professionnelles), la sélection des spermatozoïdes se réalise à partir de sperme congelé. Dans ces cas-là, le nombre de paillettes nécessaires pour l'obtention d'une fraction d'insémination satisfaisante est décidé en fonction des résultats du test de décongélation. Les quantités et les concentrations des gradients de silice utilisées seront plus faibles que pour la préparation d'un sperme frais. Dans certains cas, un lavage simple sera préférable aux gradients discontinus de silice.

Geste de l'insémination

L'insémination est pratiquée à l'aide d'un cathéter à usage unique, introduit au milieu de l'utérus. Le volume déposé est de l'ordre de 0,2 à 0,5 mL et ceci 32 à 36 heures après le déclenchement de l'ovulation. L'absence d'intérêt de la réalisation de l'insémination sous échographie a été établie. Après 15 minutes de repos, la patiente peut reprendre une activité normale [4].

Résultats

Insémination avec sperme de conjoint (IAC)

En France, en 2019, plus de 44 200 IAC ont été réalisées, elles occupent toujours une large place au sein des activités d'AMP intraconjugales (25%). Les IAC ont un taux de grossesses échographiques de 12,6 % et un taux d'accouchements de 10,8 %. La moyenne européenne concernant le taux d'accouchement est de 8,9 % en 2018 [5].

Les facteurs influençant les résultats sont :

- l'âge de la patiente : les résultats montrent un taux d'accouchement de 6,1 % pour les moins de 40 ans et de 2,3 % pour les 40 ans et plus. En IAD, les taux passent de 12,8 à 3,8 % [5] ;
- la fraction d'insémination : il est difficile de statuer sur une fraction minimale afin d'optimiser les chances de conception. Ceci peut compliquer la décision de prise en charge ou pas en IIU et peut résulter en des pratiques hétérogènes aboutissant à des faibles taux de succès. Une étude rétrospective récente sur 92 700 cycles a permis de définir la fraction optimale de spermatozoïdes mobiles à inséminer ≥ à 9 millions et en dessous, les taux de grossesse diminuent progressivement [2]. Une méta-analyse n'a pas permis de trancher sur la corrélation entre la qualité du sperme et le succès d'IIU [6]. Les facteurs prédictifs de réussite ne sont pas préférentiellement la numération de la fraction mais plutôt celle de la stimulation ovarienne, le nombre de follicules recrutés et l'âge de la femme [7] ;
- la stimulation ovarienne : les IIU se font préférentiellement à partir d'un cycle stimulé plutôt qu'un cycle naturel, avec de meilleurs taux de grossesse en cycle stimulé mais avec un risque plus élevé de grossesses gémellaires [7] ;
- un autre facteur entrant en compte dans la prise en charge est le coût engendré. L'Assurance maladie prend en charge jusqu'à six IIU en France, mais les études montrent que les grossesses surviennent principalement lors des trois à quatre premières tentatives [8].

L'ensemble des facteurs que sont l'âge, la durée d'infertilité, le bilan féminin, dont la réserve ovarienne, est à considérer afin d'orienter au mieux le couple, notamment quand une prise en charge rapide en FIV paraît nécessaire ou prudente.

Insémination avec don de sperme (IAD)

Depuis la révision de la loi de bioéthique de 2021, les indications des IAD ne se limitent plus à la prise en charge des couples hétérosexuels, elles répondent désormais également au projet parental des femmes seules, et des couples de femmes.

En 2019, 2997 cycles d'IAD ont été réalisés en France, avec un taux de grossesse échographique de 22,3 % et un taux d'accouchement de 19,6 % par cycle. Au niveau européen, les IAD permettent d'obtenir un taux d'accouchement par cycle de 12,6 % [5]. Une méta-analyse récente, comparant l'efficacité et la sécurité de l'IIU et intracervicales (ICI) en IAD n'a pas mis en évidence de différence nette en terme de taux de naissance vivante, confirmant une étude rétrospective qui n'a pas démontré de supériorité des IIU en taux de grossesse cumulé (40,5 versus 37,9 % respectivement) après six cycles, avec un déclin des résultats à partir de 32 ans [9, 10].

Discussion

L'IIU est une technique d'AMP moins coûteuse et plus simple de réalisation que la FIV. Les taux de réussite publiés varient énormément (de 3 à 60 %), ce qui peut s'expliquer par l'hétérogénéité de la population, de la stimulation réalisée et de la technique de préparation du sperme. Cependant, avec un taux d'accouchement proche de 10 %, existe-t-il un bénéfice par rapport aux stimulations simples avec rapport programmé ou à la FIV ?

Insémination intraconjugale comparée aux stimulations ovariennes simples

D'un point de vue réglementaire, l'IIU est soumise aux conditions légales de l'AMP contrairement à une stimulation simple. Les stimulations simples sont soumises à des recommandations de bonnes pratiques et exigent une expérience professionnelle dans ce domaine. Les cycles et les issues des stimulations simples avec rapports programmés ne sont pas soumis à l'obligation d'être renseignés.

Il semble logique de proposer une stimulation simple lorsqu'une dysovulation ou une anovulation est retrouvée de façon isolée. Cependant, il est indispensable de recueillir les informations nécessaires pouvant faire suspecter une autre origine à l'infertilité (état des trompes, paramètres spermatiques du conjoint).

La stimulation ovarienne simple est similaire à celui d'une IIU et adaptée au statut ovarien, le but étant d'obtenir la croissance d'un ou de deux follicules. La différence de prise en charge du couple va porter sur le fait que lors du déclenchement de l'ovulation, des rapports sexuels seront programmés. L'avantage principal, outre le moindre coût financier, est de permettre au couple de moins médicaliser le processus. La stratégie de prise en charge doit être réévaluée après trois à quatre cycles d'induction, car la majorité des grossesses survient au cours des quatre premiers cycles [11].

Les recommandations européennes sont divergentes, ce qui complique l'encadrement et la réalisation des IIU. Les recommandations anglaise de 2013 préconisent la réalisation d'IIU uniquement lorsque les rapports sexuels sont impossibles (pour des raisons physiques, neurologiques ou psychologiques) avec au maximum de 12 cycles. En cas d'infertilité inexpliquée, d'endométriose modérée ou d'hypofertilité masculine modérée, il n'est pas recommandé d'effectuer d'IIU (sauf objections sociales, culturelles ou religieuses à la FIV) et de se tourner vers la FIV après 2 ans de rapport sexuels réguliers [12].

La notion d'« hostilité cervicale » était basée sur l'existence d'un test postcoïtal (TPC) négatif, contrôlé avec optimisation de la glaire par œstrogènes. Le recours à une IIU paraissait logique de manière à aider les spermatozoïdes à franchir cette barrière. Des études ont montré l'intérêt limité du TPC en termes diagnostiques et pronostiques et sa réalisation n'est plus recommandée par de nombreuses organisations internationales. Une méta-analyse de 2005 conclut à l'absence d'utilité de la réalisation d'IIU dans le cadre de supposé dysmucorrhée, car elle n'est que le reflet de la dysovulation qui sera corrigée par la stimulation [13].

Certaines études désormais un peu anciennes évoquent de meilleures chances de grossesse après stimulation de l'ovulation et IIU par rapport à la stimulation seule en cas d'infertilité inexpliquée ou masculine. Une méta-analyse de 2008 retrouve une différence de 6,1 % mais non significative en termes de taux de grossesse en faveur des IIU [14].

Au contraire, une méta-analyse plus récente ne démontrent pas l'intérêt de l'IIU *versus* la stimulation simple [15], ce qui peut signifier que le traitement par stimulation ovarienne est le facteur qui définira l'issue de la tentative et non le traitement du sperme et son dépôt dans l'utérus.

Des facteurs prédictifs de succès d'IIU ont été mis en évidence par différentes équipes et sont indispensables à considérer afin d'orienter la prise en charge d'un couple : durée d'infertilité courte (< 3 ans), âge de la patiente inférieur ou égal à 38 ans, absence d'altération importante des paramètres spermatiques. L'intérêt d'utiliser ces facteurs prédictifs pour cibler la population pouvant bénéficier de stimulations ovariennes avec rapports programmés est discuté [7, 8, 16, 17].

Les IIU peuvent être cependant proposées aux couples ayant des difficultés à gérer les rapports programmés.

Comparaison FIV-IIU

Dans certaines situations, il peut être discuté la possibilité de bénéficier directement d'une FIV plutôt que de tenter les IIU : durée d'infertilité élevée, bilan de réserve ovarienne perturbé, âge féminin élevé, altération des paramètres spermatiques. Depuis quelques années, de nombreuses études ont porté sur la comparaison IIU-FIV d'un point de vue coût-efficacité et pour certaines populations.

Les résultats européens en FIV montrent un taux de grossesse de 25,5 % par ponction et un taux d'accouchement de 19,6 % par ponction [5]. Une étude de coût-efficacité comparant les IIU et les ICSI en cas d'hypofertilité masculine légère montre un coût plus faible des IIU quand le sperme contient plus de 3 millions de spermatozoïdes mobiles et un avantage de l'ICSI pour les spermes contenant moins de 3 millions de spermatozoïdes mobiles. Cependant, le taux de naissances vivantes dans le premier cas s'étend de 5,6 % pour 4 millions à 10,2 % pour plus de 10 millions de spermatozoïdes mobiles dans l'éjaculat. Pour des chiffres de 1, 2 et 3 millions, les taux de naissances respectivement de 1,5, 3,0, et 4,3 %. Les séries rapportées en FIV et en ICSI dans les mêmes contextes rapportent des taux de 21,9 à 27,7 % [18].

Tout d'abord, l'âge de la femme est un facteur déterminant à considérer pour orienter la prise en charge [17]. Des études se sont intéressées aux femmes de plus de 35 ans et montrent que, même si les chances de réussite sont plus faibles, la FIV permet d'obtenir de meilleurs résultats que les IIU. Un autre argument dans ce sens est d'éviter la réalisation de cycles répètes d'IIU, responsables d'une perte de temps [19].

Un cycle de FIV permet d'obtenir un meilleur taux cumulé de naissances vivantes que deux cycles d'IIU (39,2 *versus* 27,6 % respectivement [20].

Lors d'une faible réponse à la stimulation ovarienne, une étude récente comparative randomisée française montre que au-dessus de deux follicules, la conversion à l'IIU n'est pas inférieure à la FIV en termes d'efficacité clinique et taux de naissance vivante. L'IIU est une meilleure alternative pour les patientes, à la fois individuellement (moins invasive) et collectivement [21]. Le bénéfice de l'IIU s'amenuise lorsque la patiente est âgée d'au moins 40 ans [22]. Les données européennes montrent des taux d'accouchement entre en FIV de 7,8 % chez les 40 ans et plus versus 2,3% en IIU [5].

En cas d'infertilité prolongée (≥ 4 ans) et d'infertilité primaire, le passage en FIV est recommandé sans tenter au préalable des inséminations [22, 23, 24].

D'autres études contestent l'intérêt de passer directement en cycle de FIV. Le passage direct à un cycle de FIV suivi d'un transfert d'un embryon unique par rapport à la réalisation de trois cycles d'IIU permet d'obtenir les mêmes chances de grossesse (24 *versus* 21 %) en cas d'infertilité inexpliquée, mais il s'agit d'une population de bon pronostic également [25].

Le choix de la FIV peut avoir un autre avantage. Des études révèlent que l'IIU est responsable de nombreuses grossesses gémellaires, facteur qui peut être contrôlé plus facilement en FIV avec transfert d'un seul embryon [25, 26].

Synthèse IAC

Nous pouvons proposer l'arbre décisionnel suivant dans les indications restrictives analysées.

- Patientes de moins de 38 ans à réserve ovarienne satisfaisante et sans autres facteurs étiologiques : trois à six cycles d'IIU avant FIV.
- Patientes de 38 à 40 ans, à réserve ovarienne satisfaisante, sans autre facteur étiologique (spermogramme et imagerie normaux) : trois cycles d'IIU avant FIV.
- Patientes de plus de 40 ans : FIV d'emblée et réévaluation en fonction de la réponse ovarienne.
- Patientes à réserve ovarienne basse dans la tranche d'âge : FIV d'emblée et réévaluation en fonction de la réponse ovarienne.

Comparaison FIV-D-IAD

Le choix de la stratégie d'AMP entre IIU et FIV doit se faire à partir de l'âge de la patiente, du type d'infertilité féminine, de la réserve ovarienne et du statut ovulatoire.

Les données 2019 du rapport de l'ABM donnent un taux d'accouchements de 19,6 % par cycle d'IIU et de 19,8 % par ponction en FIV.

Des facteurs pronostiques de succès en IAD ont été établis (âge de la patiente et nombre de follicules matures) [27]. Il est établi que les taux de succès diminuent fortement en IAD à partir de 35 ans. Le taux de grossesse est supérieur en FIV en comparaison avec l'IIU et cela même après 40 ans et certains suggèrent que les inséminations ne devraient plus être utilisées après cet âge.

Synthèse IAD

Nous pouvons proposer l'arbre décisionnel suivant.

- Pour les patientes âgées de moins de 37 ans lorsque le bilan est normal, quatre à six tentatives d'IAD peuvent être proposées avant de passer en

FIV avec don de sperme (FIV-D) en cas d'échec. Si la réserve ovarienne est faible dans la tranche d'âge, une prise en charge immédiate en FIV-D peut être discutée.
- Pour les patientes de plus de 37 ans : si le bilan est normal, trois tentatives d'IAD peuvent être proposées avant de passer rapidement en FIV-D en cas d'échec. Si la réserve ovarienne est limite, il est préférable d'envisager une FIV-D d'emblée.

Après six cycles d'IAD sans succès, la patiente ou le couple peuvent être orientés en FIV-D en l'absence de facteurs péjoratifs.

Conclusion

L'IIU est une technique d'AMP utilisée depuis de nombreuses années. Les recommandations varient d'un pays à un autre. En France en 2019, l'IIU occupe toujours une place importante, (30 % des tentatives d'AMP), à l'échelle européen, les inséminations réalisées en France représentaient 30 % de toute l'activité en IAC. Les données actuelles peuvent faire réévaluer, en fonction des situations, la place des IAC par rapport aux stimulations simples avec rapports programmés ou à la FIV conventionnelle.

Le nombre d'IIU avec sperme de donneur (IAD), augmente depuis 2021 suite à l'ouverture de l'AMP aux femmes seuls et aux couples de femmes. Comment ces nouvelles indications d'IAD vont-elles impacter nos pratiques ?

Références

[1] Fauque, P., Lehert, P., Lamotte, M., et al., 2014. Clinical success of intrauterine insemination cycles is affected by the sperm preparation time. Fertil. Steril. 101 (1618-1623), e1–e3. https://doi.org/10.1016/j.fertnstert.2014.03.015.

[2] Muthigi, A., Jahandideh, S., Bishop, L.A., et al., 2021. Clarifying the relationship between total motile sperm counts and intrauterine insemination pregnancy rates. Fertil. Steril. 115, 1454–1460. https://doi.org/10.1016/j.fertnstert.2021.01.014.

[3] Delaroche, L., Caillou, H., Lamazou, F., et al., 2020. Live birth after intrauterine insemination: is there an upper cut-off for the number of motile spermatozoa inseminated? Reprod. Biomed. Online S1472-6483 (20), 30522–30528. https://doi.org/10.1016/j.rbmo.2020.09.017.

[4] Custers, I.M., Flierman, P.A., Maas, P., et al., 2009. Immobilisation versus immediate mobilisation after intrauterine insemination: randomised controlled trial. BMJ 339, b4080. https://doi.org/10.1136/bmj.b4080.

[5] European IVF Monitoring Consortium (EIM), for the European Society of Human Reproduction and Embryology (ESHRE), Wyns, C., De Geyter, C., Calhaz-Jorge, C., Kupka, M.S., Motrenko, T., Smeenk, J., Bergh, C., Tandler-Schneider, A., Rugescu, I.A., Goossens, V., 2022. ART in Europe, 2018: results generated from European registries by ESHRE. Hum. Reprod. Open 2022, hoac022. https://doi.org/10.1093/hropen/hoac022.

[6] Ombelet, W., Dhont, N., Thijssen, A., et al., 2014. Semen quality and prediction of IUI success in male subfertility: a systematic review. Reprod. Biomed. Online 28, 300–309. https://doi.org/10.1016/j.rbmo.2013.10.023.

[7] Nuojua-Huttunen, S., Tomas, C., Bloigu, R., et al., 1999. Intrauterine insemination treatment in subfertility: an analysis of factors affecting outcome. Hum. Reprod. Oxf. Engl. 14, 698–703. https://doi.org/10.1093/humrep/14.3.698.

[8] Farhi, J., Orvieto, R., 2010. Cumulative clinical pregnancy rates after COH and IUI in subfertile couples. Gynecol. Endocrinol. Off. J. Int. Soc. Gynecol. Endocrinol. 26, 500–504. https://doi.org/10.3109/09513590903367036.

[9] Kop, P.A., Mochtar, M.H., O'Brien, P.A., et al., 2018. Intrauterine insemination versus intracervical insemination in donor sperm treatment. Cochrane Database Syst. Rev. 1, CD000317. https://doi.org/10.1002/14651858.CD000317.pub4.

[10] Kop, P.A.L., van Wely, M., Mol, B.W., et al., 2015. Intrauterine insemination or intracervical insemination with cryopreserved donor sperm in the natural cycle: a cohort study. Hum. Reprod. Oxf. Engl. 30, 603–607. https://doi.org/10.1093/humrep/dev004.

[11] Collège national des gynécologues et obstétriciens français, 2010. Management of the infertile couple. J. Gynecol. Obstet. Biol. Reprod. (Paris) 39 (S1), S113–S118.

[12] National Collaborating Centre for Women's and Children's Health (UK), 2013. Fertility: Assessment and Treatment for People with Fertility Problems, National Institute for Health and Clinical Excellence: Guidance. Royal College of Obstetricians & Gynaecologists, London.

[13] Helmerhorst, F.M., Van Vliet, H.a.a.M., Gornas, T., et al., 2005. Intra-uterine insemination versus timed intercourse for cervical hostility in subfertile couples. Cochrane Database Syst. Rev. CD002809. https://doi.org/10.1002/14651858.CD002809.pub2.

[14] Snick, H.K., Collins, J.A., Evers, J.L.H., 2008. What is the most valid comparison treatment in trials of intrauterine insemination, timed or uninfluenced intercourse? A systematic review and meta-analysis of indirect evidence. Hum. Reprod. Oxf. Engl. 23, 2239–2245. https://doi.org/10.1093/humrep/den214.

[15] Ayeleke, R.O., Asseler, J.D., Cohlen, B.J., Veltman-Verhulst, S.M., 2020. Intra-uterine insemination for unexplained subfertility. Cochrane Database Syst. Rev. 3, CD001838. https://doi.org/10.1002/14651858.CD001838.pub6.

[16] Bensdorp, A.J., Cohlen, B.J., Heineman, M.J., Vandekerckhove, P., 2007. Intra-uterine insemination for male subfertility. Cochrane Database Syst. Rev. CD000360. https://doi.org/10.1002/14651858.CD000360.pub4.

[17] Immediata, V., Patrizio, P., Parisen Toldin, M.R., et al., 2020. Twenty-one year experience with intrauterine inseminations after controlled ovarian stimulation with gonadotropins: maternal age is the only prognostic factor for success. J. Assist. Reprod. Genet. 37, 1195–1201. https://doi.org/10.1007/s10815-020-01752-3.

[18] Moolenaar, L.M., Cissen, M., de Bruin, J.P., Hompes, P.G.A., Repping, S., van der Veen, F., Mol, B.W.J., 2015. Cost-effectiveness of assisted conception for male subfertility. Reprod. Biomed. Online 30, 659–666. https://doi.org/10.1016/j.rbmo.2015.02.006.

[19] Wiser, A., Shalom-Paz, E., Reinblatt, S.L., Son, W.-Y., Das, M., Tulandi, T., Holzer, H., 2012. Ovarian stimulation and intrauterine insemination in women aged 40 years or more. Reprod. Biomed. Online 24, 170–173. https://doi.org/10.1016/j.rbmo.2011.11.007.

[20] Chambers, G.M., Sullivan, E.A., Shanahan, M., Ho, M.T., Priester, K., Chapman, M.G., 2010. Is in vitro fertilisation more effective than stimulated intrauterine insemination as a first-line therapy for subfertility? A cohort analysis. Aust. N. Z. J. Obstet. Gynaecol. 50, 280–288. https://doi.org/10.1111/j.1479-828X.2010.01155.x.

[21] Delbos, L., Parot-Schinkel, E., El Hachem, H., Legendre, G., Descamps, P., Boucret, L., Ferré-L'Hotellier, V., Jeanneteau, P., Dreux, C., Morinière, C., May-Panloup, P., Bouet, P.-E., 2018. ConFIRM trial - conversion of in vitro fertilization cycles to intrauterine inseminations in patients with a poor ovarian response to stimulation: a protocol for a multicentric, prospective randomized trial. Trials 19, 565. https://doi.org/10.1186/s13063-018-2936-5.

[22] Dinelli, L., Courbière, B., Achard, V., Jouve, E., Deveze, C., Gnisci, A., Grillo, J.-M., Paulmyer-Lacroix, O., 2014. Prognosis factors of pregnancy after intrauterine insemination with the husband's sperm: conclusions of an analysis of 2,019 cycles. Fertil. Steril. 101, 994–1000. https://doi.org/10.1016/j.fertnstert.2014.01.009.

[23] Zadehmodarres, S., Oladi, B., Saeedi, S., Jahed, F., Ashraf, H., 2009. Intrauterine insemination with husband semen: an evaluation of pregnancy rate and factors affecting outcome. J. Assist. Reprod. Genet. 26, 7–11. https://doi.org/10.1007/s10815-008-9273-7.

[24] Mendieta, M.A. de, Aranda, A.S., López, J.F.M., Sánchez, A.M.R., Mondragón, E.C., Monterrosas, L.Á.D., Ambe, A.K., 2022. Comparative analysis of the pregnancy rate via in vitro fertilization vs. previous artificial insemination in patients with unexplained infertility. JBRA Assist. Reprod. 26, 22–27. https://doi.org/10.5935/1518-0557.20210038.

[25] Custers, I.M., König, T.E., Broekmans, F.J., Hompes, P.G.A., Kaaijk, E., Oosterhuis, J., Mochtar, M.H., Repping, S., van Wely, M., Steures, P., van der Veen, F., Mol, B.W.J., 2011. Couples with unexplained subfertility and unfavorable prognosis: a randomized pilot trial comparing the effectiveness of in vitro fertilization with elective single embryo transfer versus intrauterine insemination with controlled ovarian stimulation. Fertil. Steril. 96, 1107–1111.e1. https://doi.org/10.1016/j.fertnstert.2011.08.005.

[26] van Rumste, M.M.E., Custers, I.M., van der Veen, F., van Wely, M., Evers, J.L.H., Mol, B.W.J., 2008. The influence of the number of follicles on pregnancy rates in intrauterine insemination with ovarian stimulation: a meta-analysis. Hum. Reprod. Update 14, 563–570. https://doi.org/10.1093/humupd/dmn034.

[27] Mokdad, C., Clavier, B., Perdrix, A., Roman, H., Marpeau, L., Rives, N., 2013. Prognosis factors in donor semen insemination: a 10-years follow-up study of 188 patients. Gynecol. Obstet. Fertil. 41, 96–104. https://doi.org/10.1016/j.gyobfe.2012.07.007.

Chapitre 18

La stimulation ovarienne pour FIV : les protocoles courants

A. Oppenheimer, R. Fanchin

Les objectifs principaux de la stimulation ovarienne pour FIV sont d'initier et de soutenir artificiellement la croissance des follicules sélectionnables (classe 5) [1, 2] jusqu'au stade préovulatoire (16–22 mm). D'une manière générale, contrairement aux techniques de stimulation simple en vue de rapports sexuels programmés ou d'insémination artificielle, la technique FIV nécessite souvent un nombre plus important d'ovocytes et d'embryons pour que le choix des embryons les plus aptes au transfert embryonnaire soit le plus aisé possible [3, 4]. L'administration de FSH en association ou non avec l'activité LH a pour effets, dans un premier temps, de reproduire l'élévation intercyclique de la FSH puis de la prolonger afin de maintenir et d'accomplir la croissance des follicules sélectionnables recrutés. L'administration d'hCG vise à reproduire la décharge ovulante de LH.

Du point de vue pratique, la stimulation ovarienne en vue de FIV s'effectue à l'aide de schémas bien établis appelés « protocoles ». Dans les années 1980, l'administration de gonadotrophines exogènes a été associée à la désensibilisation de l'axe hypothalamo-hypophysaire par administration d'un agoniste de la GnRH pour réduire le risque d'ovulation spontanée avant le déclenchement programmé de l'ovulation [5-7]. Le premier protocole utilisé et considéré comme le *gold standard* fut le « protocole agoniste long », consistant à obtenir une suppression profonde et durable des gonadotrophines hypophysaires par administration d'un agoniste de la GnRH avant de débuter l'injection de gonadotrophines exogènes [8]. Par la suite, d'autres combinaisons et d'autres médicaments ont vu le jour. D'une manière générale, les « protocoles » sont donc essentiellement classés selon le type de blocage hypophysaire utilisé.

Protocoles agonistes « longs »

Le protocole agoniste « long » est défini par l'instauration de la désensibilisation hypophysaire complète avant le démarrage de l'administration de gonadotrophines. Le processus de désensibilisation de l'hypophyse à la GnRH native est obtenu à l'aide des analogues agonistes de la GnRH et nécessite quelques jours. En effet, les agonistes de la GnRH entraînent dans un premier temps une libération transitoire mais puissante de LH et FSH par l'hypophyse (appelé effet *flare-up*) avant que les récepteurs de cette glande ne deviennent insensibles à la GnRH native conduisant à la prévention du pic prématuré de LH. Deux sortes de protocoles agonistes longs sont utilisées selon la dose d'agoniste de la GnRH administrée : les protocoles forme retard ou forme quotidienne.

Le protocole long forme retard utilise une dose d'agoniste de la GnRH puissante et unique. Comme illustré dans la figure 18.1, l'injection, dont la voie d'administration choisie est souvent l'intramusculaire (IM), doit se faire préférentiellement en tout début des règles ou pendant la phase lutéale. Cette stratégie permet d'éviter la régression brutale du follicule dominant par atrésie et sa transformation en kyste fonctionnel suite à la privation de FSH engendrée par l'injection d'agoniste de la GnRH. L'avantage principal des protocoles longs sous forme retard est leur simplicité, bien qu'ils soient souvent associés à des métrorragies

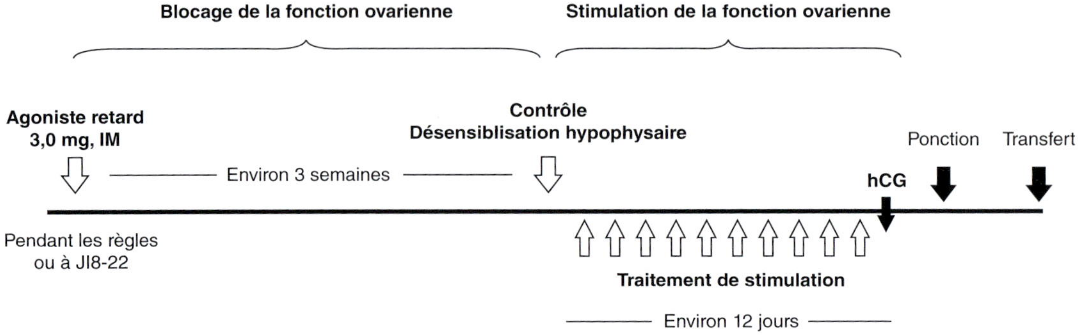

Figure 18.1. Protocole agoniste long (forme retard) : schéma thérapeutique.

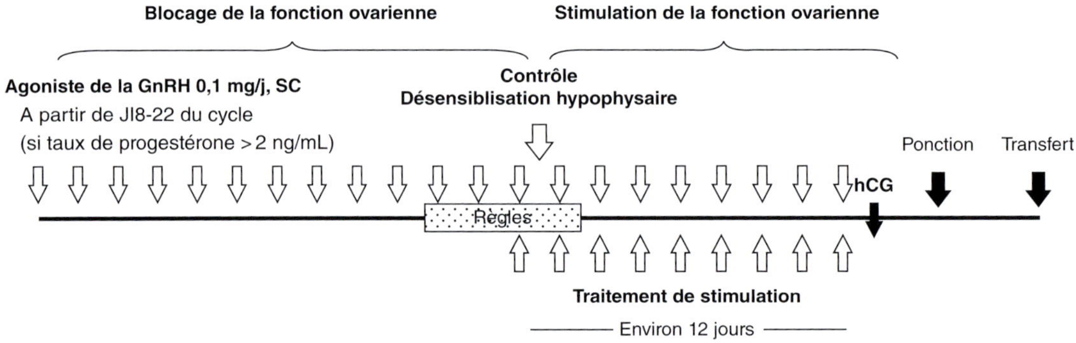

Figure 18.2. Protocole agoniste long (forme quotidienne) : schéma thérapeutique.

fugaces et/ou des signes d'hypoœstrogénie liés à la brusque variation hormonale due à l'action pharmacologique du produit. Ces symptômes s'estomperont avec le démarrage de la stimulation ovarienne proprement dite. Celle-ci à son tour ne devra être initiée sans qu'on se soit préalablement assuré de l'effondrement des taux circulants de LH et d'E2 et de l'absence de « kystes » ovariens. Le protocole long sous forme quotidienne est une variante du précédent protocole. Les injections d'agoniste de la GnRH sont répétées quotidiennement et engendrent chacun un mini-effet *flare-up* jusqu'à ce que l'hypophyse ne réponde plus aux *stimuli* de la GnRH. Une autre option moins invasive et efficace aux injections est l'administration d'agoniste de la GnRH par voie nasale. Le démarrage du traitement agoniste se fait souvent après l'ovulation (vers le milieu de phase lutéale) mais certains préfèrent l'utiliser dès le début des règles, pour les mêmes raisons que le protocole retard. Étant donné que l'action des agonistes de la GnRH est dose-dépendante, le freinage obtenu est moins prononcé et moins durable avec les protocoles quotidiens par rapport aux protocoles retard. Un schéma classique du protocole long forme quotidienne est détaillé dans la figure 18.2.

Protocoles agonistes « courts »

Contrairement aux protocoles agonistes longs, le protocole agoniste court est caractérisé par l'instauration du blocage hypophysaire en même temps que l'administration de gonadotrophines exogènes. Son but est de profiter de l'effet *flare-up* des gonadotrophines exogènes pour augmenter la puissance de la stimulation. Ce protocole peut être préféré pour les patientes ayant une faible réserve ovarienne ou une mauvaise répondeuse. Étant donné l'absence de période de freinage de l'hypophyse avant la stimulation, la durée totale du traitement est plus brève, ce qui justifie sa simplicité. Néanmoins, le protocole agoniste court présente certains inconvénients.

En particulier, et comme nous verrons par la suite, ce protocole est associé à un plus faible recrutement folliculaire par rapport aux

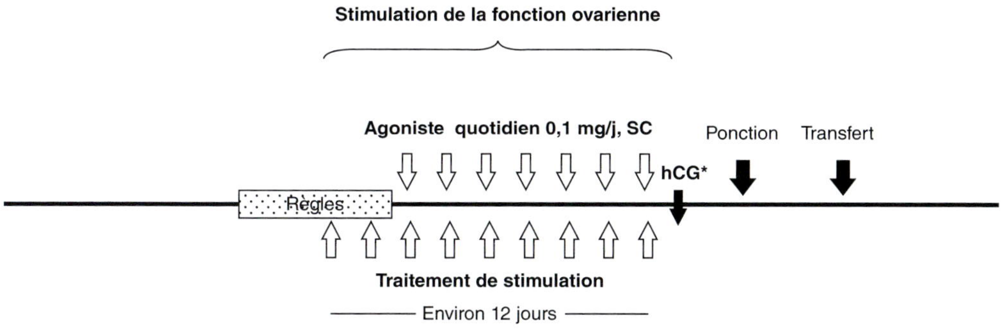

Figure 18.3. Protocole agoniste court : schéma thérapeutique.

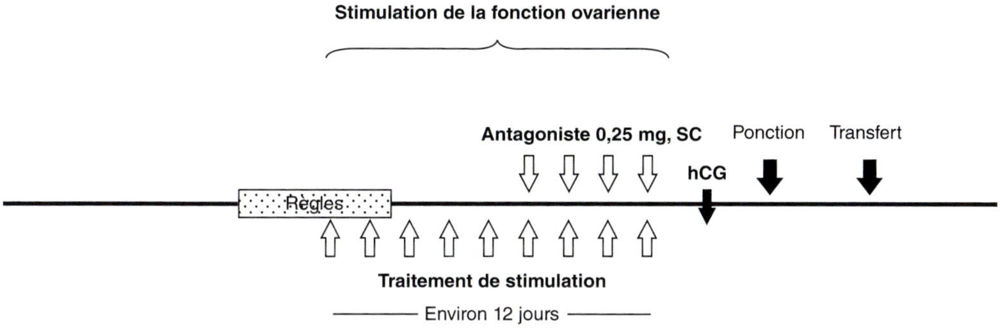

Figure 18.4. Protocole agoniste (doses multiples) : schéma thérapeutique.

protocoles longs, essentiellement expliqué par l'hétérogénéité des tailles folliculaires en début de phase folliculaire, phénomène qui s'accentue d'ailleurs avec l'âge de la patiente. Un schéma de protocole court est détaillé dans la figure 18.3.

Protocoles antagonistes

Les protocoles antagonistes constituent une alternative intéressante aux protocoles agonistes.

Les antagonistes de la GnRH ayant des caractéristiques pharmacologiques différentes des agonistes de la GnRH, notamment l'effet suppresseur immédiat de la sécrétion des gonadotrophines (absence d'effet *flare-up*), ils permettent une utilisation plus tardive pendant la phase de stimulation ovarienne. Il n'y a donc pas de risque de déclenchement involontaire de l'ovulation comme on pourrait craindre si on décidait de suivre la même stratégie avec les agonistes de la GnRH.

Deux variantes des protocoles antagonistes existent : le protocole à doses multiples et à dose unique.

Avec le protocole antagoniste à doses multiples, l'administration de l'antagoniste (0,25 mg/jour) démarre vers J5 ou J6 de la stimulation indépendamment des tailles folliculaires et/ou des dosages hormonaux. Bien qu'il nécessite la répétition quotidienne de petites doses d'antagoniste, son maniement est donc plus aisé et le risque de pic intempestif de LH est faible. Un schéma de cette variante de protocole antagoniste est présenté dans la figure 18.4.

La variante à dose unique des protocoles antagonistes ne requiert qu'une, voire deux injections d'une dose 12 fois plus importante d'antagoniste (3 mg). L'injection d'antagoniste se faisant dès le début de la stimulation ovarienne en même temps que les injections de FSH. L'objectif étant d'éviter l'augmentation du taux d'E2 tout au long de la stimulation ovarienne.

Ce type de protocole est en cours d'étude dans un essai clinique : *Natural Ovarian Stimulation* (NATOS) : protocole de stimulation associant une croissance folliculaire multiple avec un environnement œstrogénique physiologique pouvant être plus propice à l'IR [9].

Depuis ces dernières années, les protocoles antagonistes ont été de plus en plus utilisés du fait de plusieurs avantages : faible durée de stimulation ovarienne, moins de risque d'hyperstimulation ovarienne, possibilité de déclencher l'ovulation par un agoniste de la GnRH (limitant ainsi le risque d'hyperstimulation ovarienne) et la possibilité d'effectuer un double déclenchement susceptible d'augmenter le nombre d'ovocytes matures obtenus [10-12].

Protocole *Progestin-Primed Ovarian Stimulation (PPOS)*

Le PPOS est un nouveau protocole de stimulation ovarienne permettant le blocage du pic prématuré de l'hormone lutéinisante (LH) par la progestérone à la place des injections d'antagoniste ou d'agoniste de la GnRH.

La progestérone réduit la pulsatilité de la GnRH de l'hypothalamus inhibant ainsi la libération de LH associée à l'augmentation du taux d'E2.

Le Duphaston (20 mg par jour) est administré en même temps que les gonadotrophines dès les 2ᵉ à 4ᵉ jours des règles pendant toute la durée de la stimulation ovarienne jusqu'au jour du déclenchement de l'ovulation par l'agoniste de la GnRH (Decapeptyl® 0,1 mg) et 1 000 UI d'hCG. Ce protocole permet ainsi de limiter les injections et de diminuer le coût du traitement. Cependant, l'effet de la progestérone sur l'endomètre (maturation endométriale) ne permet pas le transfert embryonnaire en frais mais en différé après vitrification embryonnaire. Ce protocole est surtout utilisé en cas de préservation ovocytaire ou embryonnaire ou en cas de don d'ovocytes [13].

Certaines contraintes physiologiques

L'utilisation adéquate des différents protocoles décrits ci-dessus ainsi que la bonne appréciation de la réponse ovarienne se basent sur la maîtrise de certaines notions de la physiopathologie ovarienne.

Celles-ci permettent la bonne individualisation du type de la stimulation et aident à l'interprétation de l'éventuelle réaction ovarienne à un traitement donné. Elles ouvrent également la porte à des protocoles de stimulation alternatifs qui visent essentiellement le bon rapport entre simplicité et efficacité.

Dans le cycle naturel, les concentrations de la FSH endogène augmentent progressivement à partir du 5ᵉ jour qui précède les règles [14, 15]. Pendant la transition lutéo-folliculaire, et selon son seuil de sensibilité à la FSH [16-18], chaque follicule sélectionnable se développe plus ou moins rapidement en réponse à la FSH [19]. En conséquence, l'élévation intercycle de FSH induit la croissance non coordonnée de certains follicules sélectionnables, se traduisant par une hétérogénéité de leur taille (entre 2–9 mm) en début de phase folliculaire [20-25]. Toutefois, lors de la stimulation ovarienne, cette situation peut se révéler « contre-productive ». En pratique, un des impératifs de la stimulation ovarienne pour FIV est la synchronisation de la croissance des follicules en réponse à la FSH. La décision de déclenchement de l'ovulation sera d'autant plus facile que les follicules auront atteint la taille ovulatoire de façon concomitante.

Lorsque les tailles folliculaires sont hétérogènes et que seule une fraction des follicules remplit les critères de maturation folliculaire, la décision d'administrer l'hCG au moment le plus opportun est parfois difficile à prendre. De cette difficulté peut résulter une diminution du nombre d'ovocytes matures et d'embryons obtenus. En conséquence, le choix des embryons à transférer devient laborieux [3, 4]. Ce problème se pose chez les femmes âgées et/ou présentant un déficit ovarien, pour lesquelles le pronostic de grossesse est défavorable. Chez ces patientes, l'hétérogénéité de la taille des follicules sélectionnables [26-29] pourrait induire une aggravation du rendement de la stimulation. Bien que la réponse des follicules à la FSH relève de plusieurs facteurs interliés – intrafolliculaire [16, 17], micro-environnement ovarien [30-34] et la FSH elle-même [35, 36] –, leur degré de développement joue un rôle non négligeable.

Contrairement aux petits follicules, les follicules de grande taille sont très sensibles à la FSH [1, 37-40]. Par conséquent, lors de la stimulation ovarienne, l'administration de doses pharmacologiques de FSH depuis le début de la phase folliculaire peut renforcer l'hétérogénéité folliculaire et permettre la maturation finale de certains follicules, tandis que d'autres n'y parviendront pas. L'hétérogénéité de la taille des follicules sélectionnables pourrait expliquer la différence d'efficacité observée entre divers protocoles de stimulation pour FIV.

Le rendement de cette association agoniste de la GnRH-gonadotrophines est supérieur à celui des traitements classiques sans blocage hypophysaire, utilisant les gonadotrophines exogènes seules ou associées au citrate de clomifène, puisque le nombre d'ovocytes, d'embryons et le taux de grossesse obtenu sont supérieurs à ceux résultant de stimulations simples. Ces résultats sont en partie expliqués par l'obtention d'une cohorte folliculaire homogène, grâce à la suppression de la sécrétion des gonadotrophines endogènes [41]. Des variantes de l'association agoniste de la GnRH-gonadotrophines, les protocoles agonistes courts qui dispensent de la suppression préalable des gonadotrophines endogènes pour tirer bénéfice de l'effet libérateur initial de FSH et de LH (*flare-up*), se sont montrées moins efficaces que les protocoles agonistes longs [42-45]. Ces résultats ont été par la suite confirmés par une méta-analyse comparant l'efficacité des deux types de protocoles [46].

De manière similaire, des études ont constaté une différence des taux de grossesse entre les protocoles agonistes longs et les protocoles antagonistes de la GnRH [47, 48]. Comme pour les protocoles agonistes courts, ces résultats ont été confirmés ultérieurement par une méta-analyse [49]. De plus, comparés aux protocoles agonistes longs, les protocoles antagonistes [47-49], comme les protocoles agonistes courts [42-44, 46], sont associés à une durée de la stimulation plus brève et à l'obtention d'un nombre plus faible d'ovocytes et d'embryons.

Ces données suggèrent que les différences d'efficacité entre, d'une part, les protocoles agonistes courts ou antagonistes et, d'autre part, les protocoles agonistes longs pourraient reposer sur l'existence de configurations folliculaires différentes avant le début de l'administration des gonadotrophines exogènes. En effet, il est possible que la suppression ou la diminution de la FSH endogène, obtenue par la désensibilisation hypophysaire, joue un rôle sur la croissance des follicules en réduisant leur taille moyenne et les écarts entre leurs tailles. Ceci explique par ailleurs les différences de durée de stimulation et de nombre d'ovocytes matures récupérés à la ponction, observées entre les protocoles agonistes longs et les protocoles agonistes courts [42-44, 46] ou antagonistes de la GnRH [47-49]. Pour optimiser les résultats obtenus avec les deux dernières modalités de stimulation ovarienne évoquées ci-dessus (protocoles agonistes courts ou antagonistes), il serait souhaitable de tenter de réduire les écarts de taille entre les follicules de 2 à 9 mm avant toute administration de FSH exogène. Pour y parvenir, la suppression ou la diminution de la sécrétion de FSH pendant la phase lutéale tardive pourraient être d'un grand intérêt.

À part le blocage hypophysaire induit par les agonistes de la GnRH lors de leur utilisation dans les protocoles agonistes longs, d'autres approches sont envisageables. L'une d'entre elles consiste en l'administration d'une pilule contraceptive avant la stimulation ovarienne [50, 51]. En pratique, cette méthode a été surtout utilisée pour décaler la survenue des règles et le début de la stimulation afin de pouvoir programmer le recueil ovocytaire [52-55]. Elle a également été utilisée dans le but précis d'améliorer la coordination de la croissance folliculaire grâce à la diminution des concentrations circulantes de gonadotrophines hypophysaires [56]. Ainsi, une pilule contraceptive administrée avant la stimulation ovarienne par du citrate de clomifène a permis d'augmenter de manière significative le nombre d'ovocytes recueillis et d'améliorer les taux de grossesse [56].

Cette stratégie a été reprise de manière efficace par d'autres équipes [57]. Certains auteurs ont même, par cette méthode, obtenu une amélioration de la réponse ovarienne à la stimulation [58-62].

Une autre approche simple et efficace est l'administration de doses physiologiques d'E2 en phase lutéale. L'administration d'E2 pendant la phase lutéale tardive offre la possibilité de synchroniser l'élévation de la FSH endogène avec le début d'administration de la FSH exogène [63].

Un délai de 3 jours après l'arrêt de l'administration d'E2 avant de débuter le traitement par FSH exogène permet, selon ces auteurs, de bénéficier des effets de la sécrétion de FSH endogène [63].

Cette astucieuse manipulation hormonale autorise effectivement la synchronisation des signaux FSH endogène et exogène. Néanmoins, selon l'approche recommandée par de Ziegler *et al.*

[63], il est possible que l'arrêt de l'administration d'E2 conduise à une libération progressive de FSH endogène dont le profil sera proche de celui observé en fin de phase lutéale et module négativement la synchronisation de la croissance folliculaire. Dans le cadre de la stimulation ovarienne pour FIV, cet effet pourrait être dommageable.

Nous avons utilisé l'E2 pour diminuer la sécrétion de FSH pendant la phase lutéale [64] sur une base distincte de celle mentionnée précédemment [63]. Notre objectif principal a été de réduire les écarts entre les tailles folliculaires pour optimiser le rendement de la stimulation ovarienne.

Ainsi, contrairement à de Ziegler *et al.* [63], nous avons débuté la stimulation ovarienne après arrêt du traitement œstrogénique, ce qui a pour but de préserver les follicules sélectionnables de toute exposition prématurée à l'augmentation progressive de la FSH pouvant favoriser leur croissance hétérogène. Ce schéma de protocole œstradiol-antagoniste est illustré dans la figure 18.5. Les résultats de ces études [64, 65] indiquent que l'administration lutéale d'E2 constitue une alternative intéressante pour augmenter le rendement de la stimulation ovarienne. Il est, par ailleurs, probable que l'efficacité du prétraitement par E2 en phase lutéale puisse rivaliser avec celle des protocoles agonistes longs ou avec d'autres approches visant la suppression de la FSH lutéale, comme l'administration d'une pilule contraceptive avant la stimulation ovarienne [50, 51, 57, 66]. D'autres études comparatives doivent cependant être envisagées pour confirmer cette hypothèse.

L'autre approche que nous avons évaluée pour diminuer les taux circulants de FSH et homogénéiser les tailles des follicules supérieurs à 2 mm en début de phase folliculaire est l'administration d'un antagoniste de la GnRH en phase lutéale tardive [67]. À part la diminution des taux de FSH, ce traitement réduit aussi la sécrétion endogène de LH, ce qui peut précipiter l'arrêt fonctionnel du CJ. Comme avec le traitement œstrogénique, cette approche a permis une réduction des écarts de taille entre les follicules supérieurs à 2 mm et une réduction des diamètres folliculaires moyens en début de phase folliculaire, et pourrait servir de base pour un nouveau concept de stimulation ovarienne. Toutefois, l'étude de la réponse ovarienne à la stimulation précédée ou non par l'administration prémenstruelle d'antagoniste de la GnRH s'avère nécessaire pour tester son intérêt pratique. En outre, l'efficacité des diverses approches visant à réduire les taux de FSH en phase lutéale (agonistes de la GnRH en protocole long, pilule

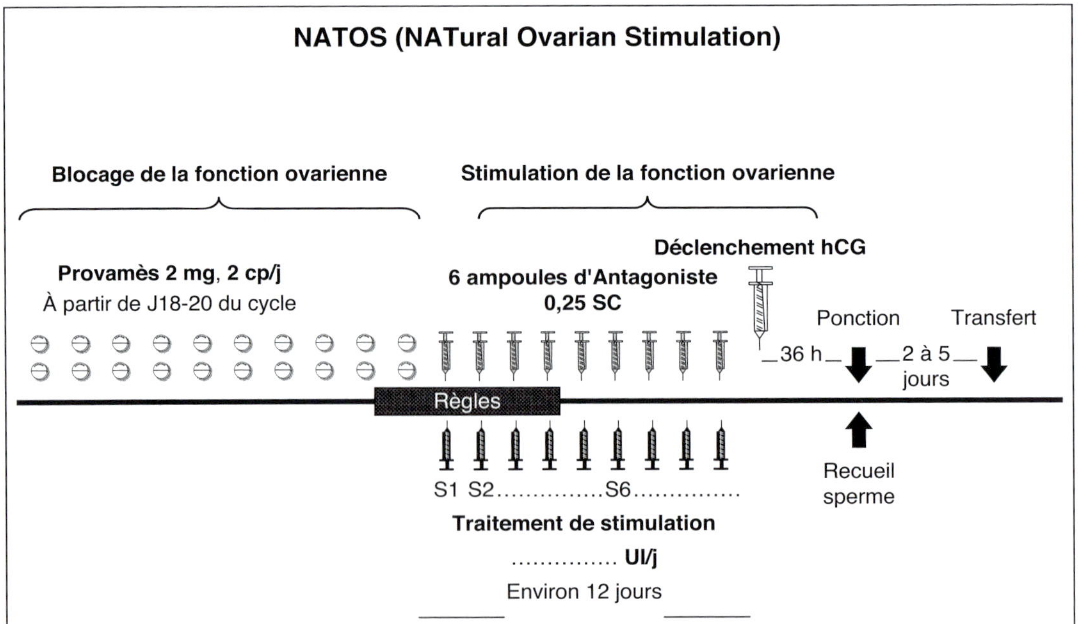

Figure 18.5. Protocole œstradiol-antagoniste (doses multiples) : schéma thérapeutique.

contraceptive, E2 ou administration prémenstruelle d'antagoniste de la GnRH) doit être comparée à celle des protocoles sans inhibition de la FSH lutéale (protocoles sans désensibilisation hypophysaire, agonistes courts et antagonistes) lors d'études prospectives randomisées.

La pilule œstroprogestative en prétraitement, du fait d'un impact également sur la LH en plus de la FSH, nécessite une période de *wash-out* de 5 jours avant de démarrer une stimulation ovarienne pour ne pas avoir d'effet délétère sur le taux de grossesse évolutif [68].

Par ailleurs, les clés du succès dans la stimulation ovarienne demeurent également dans le choix des molécules utilisées pour le déclenchement de l'ovulation et le support de la phase lutéale.

Déclenchement de l'ovulation

Lorsque les diamètres des follicules préovulatoires ont dépassé 15 mm et que le taux d'E2 est suffisant (en général > 200 pg/mL), le déclenchement est réalisé par l'hCG recombinante (250 µg par voie SC).

Ainsi ce traitement mime le pic de LH et permet aux ovocytes de reprendre leur méiose.

La ponction folliculaire est réalisée approximativement 36 heures après.

L'hCG a un double intérêt :

- elle permet la maturation ovocytaire finale;
- elle stimule la production endogène de progestérone par les multiples CJ à l'origine du support initial de la phase lutéale précédant l'implantation [69].

Depuis le début des années 1990, l'agoniste de la GnRH (Decapeptyl® 0,1 mg) est également utilisé pour le déclenchement de l'ovulation [66, 70, 71]. Son mécanisme d'action est différent de celui de l'hCG. En effet, il déclenche un pic endogène de LH et FSH par l'hypophyse et c'est donc la LH endogène qui assure la maturation folliculaire finale et l'ovulation. Il s'agit d'un procédé qui s'apparente plus à la physiologie que le déclenchement par l'hCG. L'agoniste de la GnRH ne peut être utilisé dans les protocoles avec blocage par agonistes de la GnRH. De ce fait, sa place est réservée aux protocoles antagonistes de la GnRH. Bien que l'efficacité de l'agoniste de la GnRH soit la même que l'hCG pour le déclenchement de l'ovulation en termes d'ovocytes matures et de qualité embryonnaire, sa demi-vie courte ne lui permet pas de prolonger la durée de vie du CJ contrairement à l'hCG. Ceci est à l'origine d'une insuffisance lutéale et d'un plus faible taux de grossesse par défaut d'implantation [72-74]. Cependant le risque d'hyperstimulation est quasi nul avec un déclenchement par l'agoniste de la GnRH. Ceci a un intérêt chez les patientes à risque d'hyperstimulation ovarienne mais nécessite une vitrification ovocytaire ou embryonnaire systématique à cause de l'insuffisance lutéale. Ce traitement est également utile chez les donneuses d'ovocytes pour éviter tout risque d'hyperstimulation ovarienne.

Support de la phase lutéale

La phase lutéale est définie comme la période entre l'ovulation et la survenue des règles ou le début de la grossesse. Suite à l'ovulation, déclenchée par le pic de LH ou l'apport exogène d'un bolus d'hCG, le CJ est créé par la transformation des cellules de la granulosa et de la thèque en cellules lutéales. La fonction majeure du CJ est la sécrétion de progestérone par les cellules de la granulosa sous l'effet de la LH. La progestérone permet la différenciation de l'endomètre, ce qui le rend apte à l'implantation.

Les glandes deviennent tortueuses et les artères sinueuses, le stroma conjonctif est le siège de transformations œdémateuses appelées décidualisation. En cas d'implantation, le blastocyste sécrète de l'hCG qui permet le maintien du CJ.

Un déficit dans la concentration de progestérone au moment de l'implantation ou en début de grossesse peut être la cause de fausses couches précoces ou d'échecs d'implantation. L'insuffisance lutéale est retrouvée chez 3,5 à 20 % des patientes infertiles [75]. En plus d'intervenir dans la maturation de l'endomètre, la progestérone facilite l'implantation en stimulant la production de cytokines par les cellules non inflammatoires T-helper 2 [76].

Par ailleurs, la progestérone stimule la production de monoxyde d'azote et induit ainsi une vasodilatation et une augmentation d'apport en oxygène à l'endomètre [77, 78]. La progestérone inhibe la contractilité utérine en diminuant le nombre de récepteurs à l'ocytocine. Il existe une corrélation entre la baisse des taux de grossesse et l'augmentation des contractions utérines objectivées à l'échographie au moment du transfert embryonnaire. Une corrélation inverse est retrouvée entre la fréquence des contractions utérines et la concentration de progestérone soulignant ainsi le bénéfice de celle-ci en FIV [79].

Lors des cycles stimulés pour FIV, plusieurs étiologies peuvent être à l'origine des dysfonctionnements du CJ à l'origine de l'insuffisance lutéale [80] :

- la ponction folliculaire emmène une partie de la granulosa réduisant de ce fait le CJ ;
- la lutéinisation de la granulosa et sa transformation progressive en CJ du fait de la sécrétion de progestérone peuvent survenir de façon prématurée avant le pic ovulatoire d'hCG. Ceci occasionne une accélération de la transformation de l'endomètre qui avance sa fenêtre d'implantation par rapport à l'évolution de l'embryon ;
- les analogues du GnRH perturbent la sécrétion naturelle de LH qui est l'élément physiologique de soutien de la phase lutéale. En protocole long, l'impact des agonistes de la GnRH est majeur. Avec des analogues rapides (Decapeptyl® 0,1 mg), l'effet de blocage de la sécrétion de LH persiste pendant 4 à 6 jours. Avec les analogues retard (Decapeptyl® 3 mg par exemple), l'effet peut persister durant toute la phase lutéale ;
- les antagonistes du GnRH inhibent la sécrétion naturelle de LH, qui est l'élément de soutien de la phase lutéale. Cet effet est réduit dans le temps par rapport aux analogues, particulièrement par l'usage des formes quotidiennes ;
- les taux élevés d'E2 et de progestérone produits par les différents CJ sont à l'origine, durant la phase lutéale précoce, d'une inhibition de la sécrétion de LH par feedback négatif sur l'axe hypothalamo-hypophysaire [81].

Le déficit en LH provoque une lutéolyse prématurée [82]. Le soutien de la phase lutéale est donc crucial en cas de FIV avec réponse multifolliculaire pour améliorer l'implantation et le taux de grossesse. Le taux de grossesse est corrélé à une concentration de progestérone plus élevée en milieu de la phase lutéale, soit 7 jours après la ponction folliculaire [83-85]. Un déclin du taux de fausse couche précoce de 80 à 10 % est observé lorsque la concentration de progestérone en milieu de phase lutéale augmente de 40 nmol/L à 80 à 100 nmol/L. La plupart des études récentes suggèrent que le taux de fausse couche précoce est diminué et le taux de grossesse évolutive (TGE) est augmenté par l'apport d'un taux de progestérone adéquat au moment de l'implantation. Pour un cycle naturel, un taux dépassant 25 à 30 nmol/L semble suffisant, alors que des taux 3 fois supérieurs, soit 80 à 100 nmol/L, sont nécessaires après une stimulation ovarienne par gonadotrophines [69, 86].

La demi-vie longue de l'hCG permet une activité de LH durant la première moitié de la phase lutéale permettant la stimulation du CJ et l'obtention de concentration en progestérone excédant 150 nmol/L au moment du transfert embryonnaire. Cette concentration maximale de progestérone est atteinte au moment du transfert embryonnaire puis décroît après une semaine [87]. Les taux de progestérone obtenus par un apport exogène seul sont relativement modestes (entre 30 et 40 nmol/L) [88].

Les différentes molécules pour soutenir la phase lutéale

Compte tenu de la physiologie du CJ et de l'intérêt de la progestérone dans la gestation, la supplémentation peut se faire soit par de la progestérone (voies *per os*, vaginale ou IM), soit par un produit ayant un effet LH-*like* à savoir l'hCG. La progestérone orale micronisée a été utilisée comme soutien de la phase lutéale jusqu'à la fin des années 1980 avec des résultats décevant du fait de sa faible biodisponibilité. Ce défaut a été corrigé par l'utilisation de la dydrogestérone (DYD) orale. L'apport de la progestérone micronisée vaginale semble plus efficace que la DYD orale dans la transformation endométriale [89].

Suite à l'administration de progestérone intravaginale, de hautes concentrations de progestérone utérine sont atteintes. Elle constitue la voie d'administration préférentielle car le passage systémique est réduit [90] et permet ainsi de diminuer les effets secondaires telle la somnolence. La dose recommandée varie de 300 à 600 mg/jour répartie en deux ou trois prises.

L'administration de la progestérone en IM est souvent associée à des effets secondaires de type douleur et rash [91]. L'apport additionnel d'E2 en phase lutéale de cycle stimulé semble augmenter le taux d'implantation [92, 93]. L'utilisation de l'hCG pour soutenir la phase lutéale est largement admise [94] malgré le risque d'hyperstimulation dont la probabilité est corrélée à l'importance du bolus initial d'hCG.

L'administration d'hCG permet de soutenir le CJ et d'augmenter les concentrations en E2 et progestérone.

La poursuite des agonistes de la GnRH en phase lutéale en complément de la progestérone semble aboutir à une amélioration des taux de grossesse [95]. Cet effet peut être expliqué par la présence de récepteurs au GnRH au niveau du cytotrophoblaste du blastocyste, du bouton embryonnaire, du CJ et de l'endomètre.

D'autres études récentes ne retrouvent pas de bénéfice [96]. D'autres études randomisées seront nécessaires pour conclure à une quelconque efficacité.

L'apport additionnel d'aspirine à petites doses a été proposé pour améliorer la vascularisation endométriale. Mais aucune étude randomisée ne semble montrer le moindre bénéfice sur l'implantation [97]. Il en est de même pour l'héparine de bas poids moléculaire qui n'a montré son efficacité qu'en cas de thrombophilie [98, 99].

Conclusion

La phase de stimulation ovarienne est sans doute un des piliers de la réussite de toute FIV.

Hélas, les recettes « magiques » n'existent pas dans ce domaine et le choix du type et de la dose de stimulation pour chaque patiente doit tenir compte de nombreux paramètres comme l'environnement ovarien et la fonction ovarienne proprement dite. Bien évidemment, la mauvaise utilisation d'un protocole peut aboutir à des complications redoutables pour la patiente et ainsi diminuer les chances de grossesse. Tout au long de ce chapitre, que nous avons voulu à la fois pratique mais aussi centré sur des enseignements de la physiopathologie ovarienne, l'essentiel des connaissances pour le praticien a été présenté et discuté. Ces notions seront utiles pour la personnalisation de la stimulation ovarienne, la meilleure stratégie pour aboutir au meilleur rapport efficacité-simplicité-coût-risques au bénéfice des patientes.

Références

[1] McNatty, K.P., Hillier, S.G., van den Boogaard, A.M., Trimbos-Kemper, T.C., Reichert, L.E., van Hall, E.V., 1983. Follicular development during the luteal phase of the human menstrual cycle. J Clin Endocrinol Metab. 56 (5), 1022–1031. May.

[2] Chikazawa, K., Araki, S., Tamada, T., 1986. Morphological and endocrinological studies on follicular development during the human menstrual cycle. J Clin Endocrinol Metab. 62 (2), 305–313. Feb.

[3] Templeton, A., Morris, J.K., 1998. Reducing the risk of multiple births by transfer of two embryos after in vitro fertilization. N Engl J Med. 339 (9), 573–577. Aug 27.

[4] Devreker, F., Pogonici, E., De Maertelaer, V., Revelard, P., Van den Bergh, M., Englert, Y., 1999. Selection of good embryos for transfer depends on embryo cohort size: implications for the « mild ovarian stimulation » debate. Hum Reprod. 14 (12), 3002–3008. Dec.

[5] Neveu, S., Hedon, B., Bringer, J., Chinchole, J.M., Arnal, F., Humeau, C., et al., 1987. Ovarian stimulation by a combination of a gonadotropin-releasing hormone agonist and gonadotropins for in vitro fertilization. Fertil Steril. 47 (4), 639–643. Apr.

[6] Frydman, R., Parneix, I., Belaisch-Allart, J., Forman, R., Hazout, A., Fernandez, H., et al., 1988. LHRH agonists in IVF: different methods of utilization and comparison with previous ovulation stimulation treatments. Hum Reprod. 3 (4), 559–561. May.

[7] Meldrum, D., 1989. GnRH agonists as adjuncts for in vitro fertilization. Obstet Gynecol Surv. 44 (5), 314–316. May.

[8] Hughes, E.G., Fedorkow, D.M., Daya, S., Sagle, M.A., Van de Koppel, P., Collins, J.A., 1992. The routine use of gonadotropin-releasing hormone agonists prior to in vitro fertilization and gamete intrafallopian transfer: a meta-analysis of randomized controlled trials. Fertil Steril. 58 (5), 888–896. Nov.

[9] Fanchin, R., 2017. Natural ovarian stimulation (NATOS): effectively natural. Fertil Steril. 107 (5), 1120–1121. May.

[10] Toftager, M., Bogstad, J., Bryndorf, T., Løssl, K., Roskær, J., Holland, T., et al., 2016. Risk of severe ovarian hyperstimulation syndrome in GnRH antagonist versus GnRH agonist protocol: RCT including 1050 first IVF/ICSI cycles. Hum Reprod. 31 (6), 1253–1264. Jun.

[11] Griesinger, G., Schultz, L., Bauer, T., Broessner, A., Frambach, T., Kissler, S., 2011. Ovarian hyperstimulation syndrome prevention by gonadotropin-releasing hormone agonist triggering of final oocyte maturation in a gonadotropin-releasing hormone antagonist protocol in combination with a « freeze-all » strategy: a prospective multicentric study. Fertil Steril. 95 (6), 2029–2033. May. 2033.e1.

[12] Haas, J., Bassil, R., Samara, N., Zilberberg, E., Mehta, C., Orvieto, R., et al., 2020. GnRH agonist and hCG (dual trigger) versus hCG trigger for final follicular

maturation: a double-blinded, randomized controlled study. Hum Reprod. 35 (7), 1648–1654. Jul 1.

[13] Guan, S., Feng, Y., Huang, Y., Huang, J., 2021. Progestin-Primed Ovarian Stimulation Protocol for Patients in Assisted Reproductive Technology: A Meta-Analysis of Randomized Controlled Trials. Front Endocrinol (Lausanne). 12, 702558.

[14] Mais, V., Cetel, N.S., Muse, K.N., Quigley, M.E., Reid, R.L., Yen, S.S., 1987. Hormonal dynamics during luteal-follicular transition. J Clin Endocrinol Metab. 64 (6), 1109–1114. Jun.

[15] Roseff, S.J., Bangah, M.L., Kettel, L.M., Vale, W., Rivier, J., Burger, H.G., et al., 1989. Dynamic changes in circulating inhibin levels during the luteal-follicular transition of the human menstrual cycle. J Clin Endocrinol Metab. 69 (5), 1033–1039. Nov.

[16] Brown, J.B., 1978. Pituitary control of ovarian function- -concepts derived from gonadotrophin therapy. Aust N Z J Obstet Gynaecol. 18 (1), 46–54. Feb.

[17] van der Meer, M., Hompes, P.G., Scheele, F., Schoute, E., Veersema, S., Schoemaker, J., 1994. Follicle stimulating hormone (FSH) dynamics of low dose step-up ovulation induction with FSH in patients with polycystic ovary syndrome. Hum Reprod. 9 (9), 1612–1617. Sep.

[18] van Weissenbruch, M.M., Schoemaker, H.C., Drexhage, H.A., Schoemaker, J., 1993. Pharmacodynamics of human menopausal gonadotrophin (HMG) and follicle-stimulating hormone (FSH). The importance of the FSH concentration in initiating follicular growth in polycystic ovary-like disease. Hum Reprod. 8 (6), 813–821. Jun.

[19] Gougeon, A., 1986. Dynamics of follicular growth in the human: a model from preliminary results. Hum Reprod. 1 (2), 81–87. Feb.

[20] Gougeon, A., Lefèvre, B., 1983. Evolution of the diameters of the largest healthy and atretic follicles during the human menstrual cycle. J Reprod Fertil. 69 (2), 497–502. Nov.

[21] Ruess, M.L., Kline, J., Santos, R., Levin, B., Timor-Tritsch, I., 1996. Age and the ovarian follicle pool assessed with transvaginal ultrasonography. Am J Obstet Gynecol. 174 (2), 624–627. Feb.

[22] Scheffer, G.J., Broekmans, F.J., Dorland, M., Habbema, J.D., Looman, C.W., te Velde, E.R., 1999. Antral follicle counts by transvaginal ultrasonography are related to age in women with proven natural fertility. Fertil Steril. 72 (5), 845–851. Nov.

[23] Flaws, J.A., Langenberg, P., Babus, J.K., Hirshfield, A.N., Sharara, F.I., 2001. Ovarian volume and antral follicle counts as indicators of menopausal status. Menopause. 8 (3), 175–180.

[24] Erdem, A., Erdem, M., Biberoglu, K., Hayit, O., Arslan, M., Gursoy, R., 2002. Age-related changes in ovarian volume, antral follicle counts and basal FSH in women with normal reproductive health. J Reprod Med. 47 (10), 835–839. Oct.

[25] Chow, G.E., Criniti, A.R., Soules, M.R., 2004. Antral follicle count and serum follicle-stimulating hormone levels to assess functional ovarian age. Obstet Gynecol. 104 (4), 801–804. Oct.

[26] Klein, N.A., Battaglia, D.E., Fujimoto, V.Y., Davis, G.S., Bremner, W.J., Soules, M.R., 1996. Reproductive aging: accelerated ovarian follicular development associated with a monotropic follicle-stimulating hormone rise in normal older women. J Clin Endocrinol Metab. 81 (3), 1038–1045. Mar.

[27] Klein, N.A., Harper, A.J., Houmard, B.S., Sluss, P.M., Soules, M.R., 2002. Is the short follicular phase in older women secondary to advanced or accelerated dominant follicle development? J Clin Endocrinol Metab. 87 (12), 5746–5750. Dec.

[28] van Zonneveld, P., Scheffer, G.J., Broekmans, F.J.M., Blankenstein, M.A., de Jong, F.H., Looman, C.W.N., et al., 2003. Do cycle disturbances explain the age-related decline of female fertility? Cycle characteristics of women aged over 40 years compared with a reference population of young women. Hum Reprod. 18 (3), 495–501. Mar.

[29] Santoro, N., Isaac, B., Neal-Perry, G., Adel, T., Weingart, L., Nussbaum, A., et al., 2003. Impaired folliculogenesis and ovulation in older reproductive aged women. J Clin Endocrinol Metab. 88 (11), 5502–5509. Nov.

[30] Roy, S.K., Wang, S.C., Greenwald, G.S., 1987. Radioreceptor and autoradiographic analysis of FSH, hCG and prolactin binding sites in primary to antral hamster follicles during the periovulatory period. J Reprod Fertil. 79 (1), 307–313. Jan.

[31] Tonetta, S.A., diZerega, G.S., 1989. Intragonadal regulation of follicular maturation. Endocr Rev. 10 (2), 205–229. May.

[32] Hillensjo, I., Bergh, C., Carlsson, B., et al., 1992. In: Growth factors - normal follicular development. In: Local regulation of ovarian function, p. 89. Sjoberg NO, Hemberger L, Jadson PO.

[33] Erickson, G.F., 1996. In: Adashi, E.Y., Rock, J.A., Rosenwaks, Z. (Eds.), The ovarian connection. In: Reproductive endocrinology, surgery, and technology Philâdelphia Lippincott- Raven. p. 1141-60.

[34] Fauser, B.C., 1996. Interference with follicle stimulating hormone regulation of human ovarian function. Mol Hum Reprod. 2 (5), 327–334. May.

[35] McNatty, K.P., Smith, D.M., Makris, A., Osathanondh, R., Ryan, K.J., 1979. The microenvironment of the human antral follicle: interrelationships among the steroid levels in antral fluid, the population of granulosa cells, and the status of the oocyte in vivo and in vitro. J Clin Endocrinol Metab. 49 (6), 851–860. Dec.

[36] Chappel, S.C., 1995. Heterogeneity of follicle stimulating hormone: control and physiological function. Hum Reprod Update. 1 (5), 479–487. Sep.

[37] Ulloa-Aguirre, A., Midgley, A.R., Beitins, I.Z., Padmanabhan, V., 1995. Follicle-stimulating isohormones: characterization and physiological relevance. Endocr Rev. 16 (6), 765–787. Dec.

[38] Harlow, C.R., Shaw, H.J., Hillier, S.G., Hodges, J.K., 1988. Factors influencing follicle-stimulating hormone-responsive steroidogenesis in marmoset granulosa cells: effects of androgens and the stage of follicular maturity. Endocrinology. 122 (6), 2780–2787. Jun.

[39] Hall, J.E., Bhatta, N., Adams, J.M., Rivier, J.E., Vale, W.W., Crowley, W.F., 1991. Variable tolerance of the developing follicle and corpus luteum to gonadotropin-releasing hormone antagonist-induced gonadotropin withdrawal in the human. J Clin Endocrinol Metab. 72 (5), 993–1000. May.

[40] Fauser, B.C., Van Heusden, A.M., 1997. Manipulation of human ovarian function: physiological concepts and clinical consequences. Endocr Rev. 18 (1), 71–106. Feb.

[41] Droesch, K., Muasher, S.J., Brzyski, R.G., Jones, G.S., Simonetti, S., Liu, H.C., et al., 1989. Value of suppression with a gonadotropin-releasing hormone agonist prior to gonadotropin stimulation for in vitro fertilization. Fertil Steril. 51 (2), 292–297. Feb.

[42] Tan, S.L., Kingsland, C., Campbell, S., Mills, C., Bradfield, J., Alexander, N., et al., 1992. The long protocol of administration of gonadotropin-releasing hormone agonist is superior to the short protocol for ovarian stimulation for in vitro fertilization. Fertil Steril. 57 (4), 810–814. Apr.

[43] Ron-El, R., Herman, A., Golan, A., Soffer, Y., Nachum, H., Caspi, E., 1992. Ultrashort gonadotropin-releasing hormone agonist (GnRH-a) protocol in comparison with the long-acting GnRH-a protocol and menotropin alone. Fertil Steril. 58 (6), 1164–1168. Dec.

[44] Cramer, D.W., Powers, D.R., Oskowitz, S.P., Liberman, R.F., Hornstein, M.D., McShane, P.M., et al., 1999. Gonadotropin-releasing hormone agonist use in assisted reproduction cycles: the influence of long and short regimens on pregnancy rates. Fertil Steril. 72 (1), 83–89. Jul.

[45] Tavmergen, E., Göker, E.N.T., Sendag, F., Sendag, H., Levi, R., 2002. Comparison of short and long ovulation induction protocols used in ART applications according to the ovarian response and outcome of pregnancy. Arch Gynecol Obstet. 266 (1), 5–11. Jan.

[46] Daya, S., 2000. Gonadotropin releasing hormone agonist protocols for pituitary desensitization in in vitro fertilization and gamete intrafallopian transfer cycles. Cochrane Database Syst Rev. (2), CD001299.

[47] Borm, G., Mannaerts, B., 2000. Treatment with the gonadotrophin-releasing hormone antagonist ganirelix in women undergoing ovarian stimulation with recombinant follicle stimulating hormone is effective, safe and convenient: results of a controlled, randomized, multicentre trial. The European Orgalutran Study Group. Hum Reprod. 15 (7), 1490–1498. Jul.

[48] Olivenne, F., Ayoubi, J.M., Fanchin, R., Rongières-Bertrand, C., Hamamah, S., Bouchard, P., et al., 2000. GnRH antagonist in single-dose applications. Hum Reprod Update. 6 (4), 313–317.

[49] Al-Inany, H., Aboulghar, M., 2002. GnRH antagonist in assisted reproduction: a Cochrane review. Hum Reprod. 17 (4), 874–885. Apr.

[50] Jones, G.S., De Moraes, Ruehsen M., Johanson, A.J., Raiti, S., Bilzzard, R.M., 1969. Elucidation of normal ovarian physiology by exogenous gondaotropin stimulation following steroid pituitary suppression. Fertil Steril. 20 (1), 14–34.

[51] Pujol-Amat, P., Urgell-Roca, J.M., Mároquez-Ramirez, M., 1971. The ovarian response to gonadotrophins after administration of an oral contraceptive. J Obstet Gynaecol Br Commonw. 78 (3), 261–265. Mar.

[52] Frydman, R., Forman, R., Rainhorn, J.D., Belaisch-Allart, J., Hazout, A., Testart, J., 1986. A new approach to follicular stimulation for in vitro fertilization: programed oocyte retrieval. Fertil Steril. 46 (4), 657–662. Oct.

[53] Patton, P.E., Burry, K.A., Wolf, D.P., Kiessling, A.A., Craemer, M.J., 1988. The use of oral contraceptives to regulate oocyte retrieval. Fertil Steril. 49 (4), 716–718. Apr.

[54] Mashiach, S., Dor, J., Goldenberg, M., Shalev, J., Blankstein, J., Rudak, E., et al., 1988. Protocols for induction of ovulation. The concept of programmed cycles. Ann N Y Acad Sci. 541, 37–45.

[55] Franco Júnior, J.G., Baruffi, R.L., Mauri, A.L., Petersen, C.G., Campos, M.S., 1995. Semi-programmed ovarian stimulation as the first choice in in-vitro fertilization programmes. Hum Reprod. 10 (3), 568–571. Mar.

[56] Gonen, Y., Jacobson, W., Casper, R.F., 1990. Gonadotropin suppression with oral contraceptives before in vitro fertilization. Fertil Steril. 53 (2), 282–287. Feb.

[57] Branigan, E.F., Estes, M.A., 2000. Minimal stimulation IVF using clomiphene citrate and oral contraceptive pill pretreatment for LH suppression. Fertil Steril. 73 (3), 587–590. Mar.

[58] Lindheim, S.R., Barad, D.H., Witt, B., Ditkoff, E., Sauer, M.V., 1996. Short-term gonadotropin suppression with oral contraceptives benefits poor responders prior to controlled ovarian hyperstimulation. J Assist Reprod Genet. 13 (9), 745–747. Oct.

[59] Schoolcraft, W., Schlenker, T., Gee, M., Stevens, J., Wagley, L., 1997. Improved controlled ovarian hyperstimulation in poor responder in vitro fertilization patients with a microdose follicle-stimulating hormone flare, growth hormone protocol. Fertil Steril. 67 (1), 93–97. Jan.

[60] Biljan, M.M., Mahutte, N.G., Dean, N., Hemmings, R., Bissonnette, F., Tan, S.L., 1998. Effects of pretreatment with an oral contraceptive on the time required to achieve pituitary suppression with gonadotropin-releasing hormone analogues and on subsequent implantation and pregnancy rates. Fertil Steril. 70 (6), 1063–1069. Dec.

[61] Surrey, E.S., Bower, J., Hill, D.M., Ramsey, J., Surrey, M.W., 1998. Clinical and endocrine effects of a microdose GnRH agonist flare regimen administered to poor responders who are undergoing in vitro fertilization. Fertil Steril. 69 (3), 419–424. Mar.

[62] Leondires, M.P., Escalpes, M., Segars, J.H., Scott, R.T., Miller, B.T., 1999. Microdose follicular phase gonadotropin-releasing hormone agonist (GnRH-a)

compared with luteal phase GnRH-a for ovarian stimulation at in vitro fertilization. Fertil Steril. 72 (6), 1018–1023. Dec.

[63] de Ziegler, D., Jääskeläinen, A.S., Brioschi, P.A., Fanchin, R., Bulletti, C., 1998. Synchronization of endogenous and exogenous FSH stimuli in controlled ovarian hyperstimulation (COH). Hum Reprod. 13 (3), 561–564. Mar.

[64] Fanchin, R., Salomon, L., Castelo-Branco, A., Olivennes, F., Frydman, N., Frydman, R., 2003. Luteal estradiol pre-treatment coordinates follicular growth during controlled ovarian hyperstimulation with GnRH antagonists. Hum Reprod. 18 (12), 2698–2703. Dec.

[65] Fanchin, R., Cunha-Filho, J.S., Schonäuer, L.M., Kadoch, I.J., Cohen-Bacri, P., Frydman, R., 2003. Coordination of early antral follicles by luteal estradiol administration provides a basis for alternative controlled ovarian hyperstimulation regimens. Fertil Steril. 79 (2), 316–321. Feb.

[66] Gonen, Y., Balakier, H., Powell, W., Casper, R.F., 1990. Use of gonadotropin-releasing hormone agonist to trigger follicular maturation for in vitro fertilization. J Clin Endocrinol Metab. 71 (4), 918–922. Oct.

[67] Fanchin, R., Castelo Branco, A., Kadoch, I.J., Hosny, G., Bagirova, M., Frydman, R., 2004. Premenstrual administration of gonadotropin-releasing hormone antagonist coordinates early antral follicle sizes and sets up the basis for an innovative concept of controlled ovarian hyperstimulation. Fertil Steril. 81 (6), 1554–1559. Jun.

[68] Farquhar, C., Rombauts, L., Kremer, J.A., Lethaby, A., Ayeleke, R.O., 2017. Oral contraceptive pill, progestogen or oestrogen pretreatment for ovarian stimulation protocols for women undergoing assisted reproductive techniques. Cochrane Database Syst Rev. 5 (5), CD006109. May 25.

[69] Yding Andersen, C., Vilbour, Andersen K., 2014. Improving the luteal phase after ovarian stimulation: reviewing new options. Reprod Biomed Online. 28 (5), 552–559. May.

[70] Itskovitz, J., Boldes, R., Levron, J., Erlik, Y., Kahana, L., Brandes, J.M., 1991. Induction of preovulatory luteinizing hormone surge and prevention of ovarian hyperstimulation syndrome by gonadotropin-releasing hormone agonist. Fertil Steril. 56 (2), 213–220. Aug.

[71] Yding Andersen, C., Westergaard, L.G., Figenschau, Y., Bertheussen, K., Forsdahl, F., 1993. Endocrine composition of follicular fluid comparing human chorionic gonadotrophin to a gonadotrophin-releasing hormone agonist for ovulation induction. Hum Reprod. 8 (6), 840–843. Jun.

[72] Acevedo, B., Gomez-Palomares, J.L., Ricciarelli, E., Hernández, E.R., 2006. Triggering ovulation with gonadotropin-releasing hormone agonists does not compromise embryo implantation rates. Fertil Steril. 86 (6), 1682–1687. Dec.

[73] Bodri, D., Guillén, J.J., Galindo, A., Mataró, D., Pujol, A., Coll, O., 2009. Triggering with human chorionic gonadotropin or a gonadotropin-releasing hormone agonist in gonadotropin-releasing hormone antagonist-treated oocyte donor cycles: findings of a large retrospective cohort study. Fertil Steril. 91 (2), 365–371. Feb.

[74] Griesinger, G., Kolibianakis, E.M., Papanikolaou, E.G., Diedrich, K., Van Steirteghem, A., Devroey, P., et al., 2007. Triggering of final oocyte maturation with gonadotropin-releasing hormone agonist or human chorionic gonadotropin. Live birth after frozen-thawed embryo replacement cycles. Fertil Steril. 88 (3), 616–621. Sep.

[75] Balasch, J., Creus, M., Fábregues, F., Carmona, F., Casamitjana, R., Peñarrubia, J., et al., 1995. Hormonal profiles in successful and unsuccessful implantation in IVF-ET after combined GnRH agonist/gonadotropin treatment for superovulation and hCG luteal support. Gynecol Endocrinol. 9 (1), 51–58. Mar.

[76] Druckmann, R., Druckmann, M.A., 2005. Progesterone and the immunology of pregnancy. J Steroid Biochem Mol Biol. 97 (5), 389–396. Dec.

[77] Simoncini, T., Caruso, A., Giretti, M.S., Scorticati, C., Fu, X.D., Garibaldi, S., et al., 2006. Effects of dydrogesterone and of its stable metabolite, 20-alpha-dihydrodydrogesterone, on nitric oxide synthesis in human endothelial cells. Fertil Steril. 86 (4 Suppl), 1235–1242. Oct.

[78] Sladek, S.M., Magness, R.R., Conrad, K.P., 1997. Nitric oxide and pregnancy. Am J Physiol. 272 (2 Pt 2), R441–R463. Feb.

[79] Fanchin, R., Righini, C., Olivennes, F., Taylor, S., de Ziegler, D., Frydman, R., 1998. Uterine contractions at the time of embryo transfer alter pregnancy rates after in-vitro fertilization. Hum Reprod. 13 (7), 1968–1974. Jul.

[80] Pouly, J.L., Crémeau, A.S., Boyer, C., et al., 1991. La stimulation ovarienne. In: Éditions Med'com, pp. 93–102.

[81] Fauser, B.C.J.M., Devroey, P., 2003. Reproductive biology and IVF: ovarian stimulation and luteal phase consequences. Trends Endocrinol Metab. 14 (5), 236–242. Jul.

[82] Duffy, D.M., Stewart, D.R., Stouffer, R.L., 1999. Titrating luteinizing hormone replacement to sustain the structure and function of the corpus luteum after gonadotropin-releasing hormone antagonist treatment in rhesus monkeys. J Clin Endocrinol Metab. 84 (1), 342–349. Jan.

[83] Liu, H.C., Pyrgiotis, E., Davis, O., Rosenwaks, Z., 1995. Active corpus luteum function at pre-, peri- and postimplantation is essential for a viable pregnancy. Early Pregnancy. 1 (4), 281–287. Dec.

[84] Mitwally, M.F., Diamond, M.P., Abuzeid, M., 2010. Vaginal micronized progesterone versus intramuscular progesterone for luteal support in women undergoing in vitro fertilization-embryo transfer. Fertil Steril. 93 (2), 554–569. Feb.

[85] Ellenbogen, A., Gidoni, Y., Michaeli, M., et al., 2004. Mid-luteal serum progesterone and estradiol levels as predictors of pregnancy in IVF-ET cycles : may increasing the dosage of progesterone supplementation improve the outcome? Fertil Steril. 82, 5205 (P201).

[86] Hull, M.G., Savage, P.E., Bromham, D.R., Ismail, A.A., Morris, A.F., 1982. The value of a single serum progesterone measurement in the midluteal phase as a criterion of a potentially fertile cycle ("ovulation") derived form treated and untreated conception cycles. Fertil Steril. 37 (3), 355–360. Mar.

[87] Fauser, B.C., de Jong, D., Olivennes, F., Wramsby, H., Tay, C., Itskovitz-Eldor, J., et al., 2002. Endocrine profiles after triggering of final oocyte maturation with GnRH agonist after cotreatment with the GnRH antagonist ganirelix during ovarian hyperstimulation for in vitro fertilization. J Clin Endocrinol Metab. 87 (2), 709–715. Feb.

[88] Levine, H., Watson, N., 2000. Comparison of the pharmacokinetics of crinone 8% administered vaginally versus Prometrium administered orally in postmenopausal women (3). Fertil Steril. 73 (3), 516–521. Mar.

[89] Fatemi, H.M., Bourgain, C., Donoso, P., Blockeel, C., Papanikolaou, E.G., Popovic-Todorovic, B., et al., 2007. Effect of oral administration of dydrogestrone versus vaginal administration of natural micronized progesterone on the secretory transformation of endometrium and luteal endocrine profile in patients with premature ovarian failure: a proof of concept. Hum Reprod. 22 (5), 1260–1263. May.

[90] de Ziegler, D., Seidler, L., Schärer, E., Bouchard, P., 1995. Non-oral administration of progesterone: experiences and possibilities of the transvaginal route. Praxis (Bern 1994) 84 (5), 127–133. Feb 1.

[91] Lightman, A., Kol, S., Itskovitz-Eldor, J., 1999. A prospective randomized study comparing intramuscular with intravaginal natural progesterone in programmed thaw cycles. Hum Reprod. 14 (10), 2596–2599. Oct.

[92] Pritts, E.A., Atwood, A.K., 2002. Luteal phase support in infertility treatment: a meta-analysis of the randomized trials. Hum Reprod. 17 (9), 2287–2299. Sep.

[93] Farhi, J., Weissman, A., Steinfeld, Z., Shorer, M., Nahum, H., Levran, D., 2000. Estradiol supplementation during the luteal phase may improve the pregnancy rate in patients undergoing in vitro fertilization-embryo transfer cycles. Fertil Steril. 73 (4), 761–766. Apr.

[94] Messinis, I.E., Bergh, T., Wide, L., 1988. The importance of human chorionic gonadotropin support of the corpus luteum during human gonadotropin therapy in women with anovulatory infertility. Fertil Steril. 50 (1), 31–35. Jul.

[95] Kyrou, D., Kolibianakis, E.M., Fatemi, H.M., Tarlatzi, T.B., Devroey, P., Tarlatzis, B.C., 2011. Increased live birth rates with GnRH agonist addition for luteal support in ICSI/IVF cycles: a systematic review and meta-analysis. Hum Reprod Update. 17 (6), 734–740.

[96] Şimşek, E., Kılıçdağ, E.B., Aytaç, P.Ç., Çoban, G., Şimşek, S.Y., Çok, T., et al., 2015. Addition of gonadotropin releasing hormone agonist for luteal phase support in in-vitro fertilization: an analysis of 2739 cycles. J Turk Ger Gynecol Assoc. 16 (2), 96–101.

[97] Groeneveld, E., Broeze, K.A., Lambers, M.J., Haapsamo, M., Dirckx, K., Schoot, B.C., et al., 2011. Is aspirin effective in women undergoing in vitro fertilization (IVF)? Results from an individual patient data meta-analysis (IPD MA). Hum Reprod Update. 17 (4), 501–509.

[98] Qublan, H., Amarin, Z., Dabbas, M., Farraj, A.E., Beni-Merei, Z., Al-Akash, H., et al., 2008. Low-molecular-weight heparin in the treatment of recurrent IVF-ET failure and thrombophilia: a prospective randomized placebo-controlled trial. Hum Fertil (Camb). 11 (4), 246–253. Dec.

[99] Bohlmann, M.K., 2011. Effects and effectiveness of heparin in assisted reproduction. J Reprod Immunol. 90 (1), 82–90. Jun.

Chapitre 19

Stimulation des patientes faibles répondeuses en FIV

C. Tibi

Être amené à stimuler une patiente avec une faible réserve ovarienne dans le cadre de la FIV est une situation fréquente ces dernières années, en partie en raison de l'augmentation de l'âge moyen des patientes entrant en AMP, et aussi de plus en plus chez des femmes plus jeunes; cela pose plusieurs questions non encore toutes résolues et sont souvent sujets de débats car le consensus n'est pas la règle, en particulier pour les protocoles et les doses de stimulation, les études étant parfois contradictoires. Dans tous les cas, la prise en charge des patientes potentiellement faibles répondeuses doit être envisagée avec une vision globale et utiliser l'ensemble des techniques pouvant optimiser leur fertilité, la FIV étant un élément parmi d'autres (IIU, chirurgie de l'infertilité…).

Pourquoi une femme a-t-elle une baisse de la réserve ovarienne ?

Si l'âge est en soi une cause physiologique de baisse de la réserve, car celui-ci se décroît avec le temps, une femme dite « âgée » (en termes de fertilité), par exemple de 40 ans ou plus, peut avoir une réserve ovarienne normale et une femme jeune, au contraire, peut avoir une réserve très basse.

L'âge est surtout le facteur pronostique essentiel avec une diminution des taux de grossesse avec l'âge, constatée quel que soit le protocole [1, 2].

Les autres causes de baisse de réserve sont :

- les causes iatrogènes : chirurgie ovarienne et/ou d'endométriose (surtout en cas d'endométriome), chimio- ou radiothérapie, ATCD d'embolisation utérine pour fibrome, endométriose même non opérée;
- les maladies auto-immunes : par exemple, les Ac antithyroïdiens plus fréquents dans les insuffisances ovariennes [3] ;
- les facteurs environnementaux : tabagisme chronique, alcoolisme, exercice physique intense, phtalates [4] ;
- un IMC élevé qui est inversement corrélé à la réserve ovarienne [5], néanmoins l'on ne peut en conclure que l'amaigrissement chez les patientes s'améliore;
- les stérilités inexpliquées;
- certaines causes génétiques (mutations *FMR1*, polymorphisme du récepteur à la FSH, mosaïques 46,XX,XO…).

Marqueurs de la réserve ovarienne

On ne retient essentiellement aujourd'hui que deux tests pour évaluer la réserve ovarienne :

- l'AMH;
- le CFA.

L'AMH est très corrélée au nombre de follicules antraux, mais semble être le meilleur test de prédiction de la réponse ovarienne [6], bien meilleur que la FSH [7] et, éventuellement, le CFA, ce dernier point étant discuté [8]. Le test présente des limites. **En effet**, un taux d'AMH ne permet pas de prédire une grossesse en cycle spontané. **En effet**, les patientes avec des AMH faibles ne semblent pas avoir de baisse de fertilité naturelle, d'après la méta-analyse de Lin [9]. Une AMH basse ne suffirait donc pas à expliquer une infertilité. L'AMH ne peut prédire la survenue d'une naissance par FIV [10-12].

L'AMH ne pourrait estimer la survenue d'une fausse couche [13], ni la qualité ovocytaire même chez la femme de plus de 37 ans [14], bien que ces derniers points soient discutés [15].

Les anciennes critiques sur la méthodologie et la variabilité des dosages avec intervention humaine de dilution ont presque disparu avec la généralisation des dosages automatisés au prix peut-être d'un manque de discrimination dans les valeurs basses ou de taux globalement plus bas d'environ 10 % [16]. L'AMH peut être dosée à tout moment du cycle avec une faible variation, sauf sous pilule ou blocage agoniste LHRH (*Luteinizing Hormone-Releasing Hormone*) où le taux peut être artificiellement et temporairement sous-estimé. Les normes d'AMH doivent être présentées par classes d'âge et non dans l'absolu.

Le dosage d'AMH, soit seul, soit avec d'autres critères, permet l'ajustement de la dose de départ de gonadotrophines [17].

Le compte folliculaire échographique est aussi un excellent élément d'orientation et de prédiction mais varie en fonction de l'opérateur et de la qualité du matériel échographique.

Ce marqueur ne peut également prédire ni la qualité ovocytaire ou embryonnaire, ni l'issue de la tentative [13-18].

Certains auteurs ne recommandent qu'un seul test, par exemple le CFA, car il est équivalent au cumul des autres facteurs [19] et l'échographie reste un examen toujours pratiqué pour l'importance des autres renseignements qu'elle apporte. Mais le dosage de l'AMH est devenu un test de routine quasi systématique dans le bilan de l'infertilité.

La FSH est beaucoup moins fiable pour la prédiction de réponse ovarienne, mais son taux élevé pourrait être davantage un indice de qualité que de quantité dans les réserves faibles. Un taux supérieur à 15 UI/L après 40 ans est très péjoratif.

Classifications des femmes faibles répondeuses

Pour tenter d'avoir des populations plus homogènes, comparables dans les publications, des essais de consensus ont abouti à plusieurs classifications dont les plus partagées sont les critères de Bologne (consensus de l'ESHRE 2011) [20] qui réclament la présence de deux au moins des trois critères suivants :

- âge maternel supérieur ou égal à 40 ans ou tout autre facteur de réponse faible ;
- ATCD de faible réponse (obtention au maximum de trois ovocytes avec une stimulation dite standard) ;
- résultat de test de réserve ovarienne anormal : CFA < 5-7 ou 0,5 < AMH < 1,1 sng/mL.

Plus récemment, le groupe Poseidon (Patient Oriented Strategies Encompassing Individualized Oocyte Number) [21] a proposé une classification des patientes faibles répondeuses en 4 groupes incluant non seulement l'âge et la réserve ovarienne, mais aussi la sensibilité aux gonadotrophines (faibles réponses inattendues) :

- groupe 1 : femmes < 35 ans, bonne réserve ovarienne (CFA ≥ 5, AMH ≥ 1,2 nn/mL) avec réponse faible inattendue (< 4 ovocytes, sous-groupe 1a) ou réponse suboptimale (4-9 ovocytes, sous-groupe 1b) ;
- groupe 2 : femmes ≥ 35 ans et *idem* du groupe 1, bonne réserve ovarienne (CFA ≥ 5, AMH ≥ 1,2 nn/mL) avec réponse faible inattendue (< 4 ovocytes, sous-groupe 2a) ou réponse suboptimale (4-9 ovocytes, sous-groupe 2b) ;
- groupe 3 : femmes < 35 ans et faible réserve ovarienne (AFC < 5, AMH < 1,2 ng/mL) ;
- groupe 4 : femmes ≥ 35 ans et faible réserve ovarienne (AFC < 5, AMH < 1,2 ng/mL).

Cette dernière classification a aussi été critiquée :

- d'une part, car elle regroupe environ 40 % des patientes des programmes FIV alors que les faibles répondeuses « classiques » n'en représentent qu'environ 20 % ;
- d'autre part, car il existe une discordance AMH-AFC estimée entre 20 et 30 % [22] avec en conséquence une inhomogénéité au sein même d'un même groupe et que les résultats des patientes des groupes 1 et 2, en particulier ceux des patientes avec réponse suboptimale, restent tout à fait satisfaisants [23].

Elle est néanmoins la plus utilisée bien que sa sensibilité pour la prédiction du nombre d'ovocytes recueillis soit faible [24].

Une autre classification, le PROsPeR score, décrite par Lehert *et al*, permettrait de mieux cibler, chez les faibles répondeuses, la probabilité de grossesse en utilisant une combinaison de l'âge, de l'AMH et du nombre d'ovocytes recueillis à la précédente tentative. Ce score pourrait, d'après les auteurs, être utilisé pour la comparaison entre les centres [25].

Pronostic des patientes avec faible réserve ovarienne

Pour certains [26], le niveau d'AMH est corrélé au taux de grossesse par ponction en FIV chez les patientes de plus de 35 ans mais pas avant, ce qui indique que chez les patientes de moins de 35 ans, le niveau d'AMH seul, même faible, ne devrait pas permettre d'exclure une patiente d'un programme de FIV.

De même, l'analyse multicentrique de cohorte observationnelle hollandaise OPTIMIST [27] a retrouvé que les patientes jeunes Poseidon avaient le même pronostic de grossesse en FIV que les normo-répondeuses du même âge suggérant que la quantité ovocytaire compte moins chez les patientes jeunes.

Pour d'autres (Tal *et al.*), le taux d'AMH dans la population des faibles répondeuses est hautement corrélé aux taux de succès, indépendamment de l'âge [28].

Esteves *et al.* [23], sur leur série incluant 4433 patientes qui présentaient des critères Poseidon, ont confirmé cette diminution aussi sur les taux cumulatifs d'accouchements par rapport aux témoins normo-répondeuses mais dans une moindre mesure pour les femmes de moins de 35 ans (groupes 1 et 3) que pour leurs aînées (groupes 2 et 4).

Les taux de grossesse dans les sous-groupes de réponse suboptimale (4-9 ovocytes) avant ou après 35 ans (sous-groupes 1b et 2b) étaient deux fois supérieurs à ceux des groupes 1a et 2a (< 4 ovocytes), rappelant que le nombre d'ovocytes est aussi un facteur majeur de succès à tout âge. Les études de Sunkara puis de Polyzos avaient déjà montré que plus le nombre d'ovocytes est élevé, plus il y a de grossesses en taux par transfert avec un plateau après 20 ovocytes [29] et sans plateau si on considère les taux cumulés (quand on inclut les embryons congelés) [30].

Prétraitements

Bien que les recommandations de l'ESHRE [31] n'en recommandent aucun pour augmenter l'efficacité ou la sécurité, l'on mentionnera néanmoins :

- la pilule œstroprogestative : elle diminuerait pour certains les résultats en cas de protocole antagoniste [32, 33], mais les méta-analyses récentes de Li [34] et de Montoya-Botero [35] ne retrouvent pas cet effet négatif. Son intérêt est plus une meilleure programmation des ponctions qu'un bénéfice pour la patiente. Elle semble inutile en protocole long, et peut parfois être utilisée pour la programmation des protocoles courts agonistes. Son utilisation ajoute un léger risque vasculaire théorique lié à la prise de pilule en particulier chez la fumeuse ou s'il existe une thrombophilie qui n'est pas systématiquement recherchée ;
- les œstrogènes naturels : la freination lutéale par 4 mg/jour de 17-β-œstradiol *per os* débutée vers J21 avant le cycle de stimulation permettrait, en bloquant le pic prémenstruel de FSH, d'améliorer le recrutement et de synchroniser la cohorte des follicules en protocole antagoniste avec de meilleurs résultats [36]. Cela présente également un intérêt pour la programmation du début de la stimulation ;
- l'effet de l'E2 pourrait être reproduit par des antagonistes débutés en phase lutéale avant la stimulation, mais l'association prémenstruelle d'œstrogènes et d'antagonistes a aussi été proposée sans résultat probant [37] ;
- la DHEA (déhydroépiandrostérone) : les études de Barad et Gleicher [38] ont évoqué la possibilité de l'efficacité d'une administration préalable de 75 mg/jour de DHEA pendant 2 à 6 mois pour améliorer la réponse ovarienne (étude avec conflits d'intérêts). Certaines études ne retrouvent aucune efficacité [39], d'autres avec méta-analyses sont plus optimistes [40, 41] mais celles-ci ont été reprises par Richardson *et al.* [42] qui, en ne retenant que les essais contrôlés randomisés, ne retrouvent pas d'effet bénéfique. Une large étude robuste randomisée et multicentrique est donc encore nécessaire pour recommander largement son utilisation ;
- la testostérone : certaines méta-analyses sur l'utilisation des patchs ou du gel de testostérone sur des durées de 5 à 21 jours en pré- ou

cotraitement ont retrouvé une action positive sur les taux de naissances vivantes [43, 44]. Mais, de même que pour la DHEA, Richardson *et al.* [42], en excluant les essais non randomisés, ne retrouvent aucun effet bénéfique de la testostérone. Des prétraitements de 3, voire 6, semaines n'ont par ailleurs pas montré de réelle efficacité [45] et les potentiels effets masculinisants limitent leur utilisation prolongée;

- le coenzyme Q10 : un prétraitement de 60 jours a été utilisé chez un groupe de patientes de type 3 Poseidon et a permis de diminuer les annulations de cycle, et d'obtenir un nombre d'ovocytes plus grand ainsi que les taux de fécondation et un plus grand nombre d'embryons de bonne qualité [46] ;
- le myo-inositol semble améliorer la réponse ovarienne, permettrait de diminuer le nombre d'unités de gonadotrophines pour la stimulation, et augmenterait le nombre d'embryons de bonne qualité [47]. L'action sur les taux de grossesse est discutée [48] ;
- les injections intra-ovariennes de PRP (*Platelet-Rich Plasma*) : Aflatoonian *et al.* [49] puis une étude de Farimani *et al.* [50] ont conclu à l'efficacité de l'injection de 2 mL de PRP dans les ovaires sous échographie vaginale pour augmenter le nombre d'ovocytes chez les patientes faibles répondeuses selon les critères Poseidon. Des études contrôlées plus larges sont nécessaires pour conclure;
- enfin, l'AMH recombinante en prétraitement pourrait peut-être, par son action inhibitrice sur l'entrée en croissance folliculaire, permettre une synchronisation et une accumulation folliculaire et ainsi augmenter le recrutement subséquent lors de la stimulation de l'ovulation comme constaté chez la souris [51] et représente possiblement une piste pour l'avenir.

Cotraitements

- Hormone de croissance (GH) : la méta-analyse de Sood *et al.* en 2021 pour la *Cochrane Database* [52] montre possiblement chez les faibles répondeuses un effet positif sur le nombre d'ovocytes recueillis et sur les taux de grossesse. La GH aurait également un effet bénéfique sur l'endomètre [53].
- Aspirine : elle n'améliore pas le pronostic des mauvaises répondeuses [54].
- Mélatonine : elle semble améliorer la réponse ovarienne en augmentant le nombre d'ovocytes mûrs et les taux de grossesse [55]. D'autres études sont souhaitables.

Doses de gonadotrophines

Bien qu'en pratique la plupart des protocoles pour les faibles répondeuses utilisent souvent de fortes doses de gonadotrophines de 300 à 450 UI/jour pour tenter intuitivement d'obtenir plus d'ovocytes et donc plus de chances de grossesse, de plus en plus d'études ne retrouvent pas de différence dans les taux de grossesse avec des protocoles standard dits « mild » à 150 UI/jour, cette pratique diminuant par ailleurs le coût des tentatives et leur tolérabilité sans, semble-t-il, altérer le taux de grossesse (van Tilborg *et al.* 2017, méta-analyse de Montoya-Botero *et al.* 2021) [27, 56].

Ceci pourrait être lié à un plateau de résultat quand le nombre d'ovocytes est très faible quelle que soit la stimulation.

De même, dans une récente étude randomisée de Liu *et al.* de 2022 sur 661 patientes avec CFA < 10, la stimulation avec 225 UI FSH (pour CFA 7-9) et 300 UI (pour CFA 1-6) n'a pu montrer de différence significative dans les taux cumulatifs de naissances vivantes et les auteurs conseillent de débuter avec une dose de 150 UI/jour [57].

Cozzolino *et al.* en 2021 sur une étude rétrospective de 2002 patientes des groupes 2 et 4 Poseidon retrouvent aussi un meilleur taux cumulatif de grossesse par ovocyte avec une stimulation légère par rapport au traitement conventionnel [58].

Néanmoins, l'on note une certaine contradiction car une augmentation du nombre d'ovocytes est parfois reportée avec des doses plus élevées [59]. Il est aussi possiblement plus difficile de faire ressortir une différence significative quand les taux de grossesse sont faibles et quand les définitions ne sont pas strictes ou trop larges. De plus, certaines études avec 150 UI/jour incluent parfois des patientes du groupe réponse suboptimale pour conclure à l'absence d'effet de la dose et laissent parfois libre l'adaptation de la dose après le premier contrôle à J6. Les traitements à 150 UI/jour comportent aussi plus souvent des annulations de cycle *versus* 300 UI/jour.

Donc d'autres études sont probablement nécessaires pour conclure.

La comparaison entre 450 et 600 UI/jour n'a pu montrer aucun bénéfice à l'augmentation de la dose [60].

Enfin, si certaines études ont évoqué un risque d'aneuploïdie chez les faibles répondeuses recevant de fortes doses de gonadotrophines [61, 62], cela a été invalidé plus récemment par Irani *et al.* [63], qui excluent toute relation entre nombre d'ovocytes, stimulation et ploïdie par une large étude sur biopsies de trophectoderme (TE). De plus, Luo *et al.* [64] ne retrouvent pas de différence de taux d'euploïdie sur les blastocystes des patientes des groupes 3 et 4 Poseidon en comparaison avec les patientes ayant une réserve ovarienne normale (AMH < 1,2 ng/mL *versus* > 1,2 ng/mL).

Types de gonadotrophines

Chez les faibles répondeuses, il n'a pas été noté de différence significative entre uFSH, rFSH et hMG, mais certains auteurs [65, 66] ont suggéré que l'adjonction de rLH à la rFSH, au mieux en milieu de phase folliculaire [67], pouvait entraîner un bénéfice par rapport à la rFSH seule mais cela est controversé [68], d'autres études ne retrouvant pas de différence en cas d'adjonction de rLH [69].

L'adjonction de l'hCG semble également intéressante chez les faibles répondeuses sur une série limitée de patientes [70] en améliorant le taux de naissances vivantes.

Les études sur la corifollitropine alpha, qui pouvaient tirer profit d'un pic plasmatique précoce (2 *versus* 3 à 5 jours pour la FSH) suite à son administration, n'ont pas conclu à une efficacité supérieure dans la méta-analyse de Cozzolino *et al.* en 2019 dans ce sous-groupe [71], ni dans l'étude de Drakopoulos *et al.* [72]. Seuls Fusi *et al.* [73] retrouvent une supériorité de la corifollitropine, en particulier en protocole long.

Protocoles de stimulation

- Les protocoles courts avec agonistes utilisent l'effet flare-up des agonistes lors des premiers jours de stimulation; ils s'accompagnent de taux plus élevés de LH.
- Les protocoles courts avec antagonistes, introduits de façon fixe à J6 ou flexible quand le follicule le plus gros atteint 14 mm ou si le taux d'E2 dépasse 400 pg/mL.
- Les protocoles courts mixtes associent flare-up agoniste initial et introduction de l'antagoniste vers J6-J7 [74].
- Les protocoles longs utilisent la freination préalable par agoniste et plutôt avec des microdoses chez la faible répondeuse [75], nafaréline ou triptoréline, mais la forme retard est possible pour Li *et al.* et semble donner de bons résultats chez les patientes du groupe 3 Poseidon [76]. En cas de protocole long, il conviendrait de privilégier plutôt un début de freinage en phase lutéale, diminuant ainsi la formation de kystes fonctionnels [77].
- Les protocoles *Delayed Start* utilisent un prétraitement lutéal par E2 suivi de 7 jours d'antagonistes avant de débuter la stimulation ovarienne en protocole antagoniste classique [78] et sembleraient améliorer les résultats [79].
- Les protocoles PPOS utilisent les progestatifs (essentiellement la dydrogestérone ou la médroxyprogestérone) pour bloquer le pic de LH pendant la stimulation. Ils nécessitent une stratégie *freeze all* systématique et augmentent donc le délai à concevoir, mais pour la méta-analyse de Cai *et al.* [80], l'on obtient plus d'ovocytes mûrs, plus d'embryons de bonne qualité et de meilleurs taux cumulatifs de grossesse.
- Le protocole naturel strict peut être pratiqué [81] ou plus souvent le protocole naturel modifié ou semi-naturel avec une stimulation dès J7 ou J8 par gonadotrophines associées à un antagoniste [82].
- L'utilisation du clomifène associé aux gonadotrophines et aux antagonistes est parfois un recours utile. Le létrozole ne peut pour l'heure être utilisé en France en AMP.

Déclenchement de l'ovulation avant ponction chez les faibles répondeuses

- Le double déclenchement (agoniste 40 heures avant + hCG 36 heures avant la ponction) semble augmenter le nombre d'embryons top qualité dans une étude préliminaire chez les faibles répondeuses [83], ce qui a été confirmé par Tulek *et al.* dans une étude sur les groupes 3 et 4 Poseidon [84].

- Une double dose de rhCG augmenterait le nombre d'ovocytes recueillis, les taux de fécondation et les taux de grossesse [85].

Choix du protocole de stimulation

- Malgré toutes les options d'induction de l'ovulation ayant été décrites chez les patientes faibles répondeuses, rien ne ressort de façon absolument claire des études et les résultats sont contradictoires ou non significatifs.
- La méta-analyse de Xiao en 2013, regroupant 1 332 cas comparant les protocoles longs agonistes et les protocoles antagonistes, ne retrouve pas de différence en termes de grossesses [86] avec légèrement plus d'ovocytes en protocole long.
- Hu et al. en 2014 ne retrouvent aucune incidence du protocole sur les résultats chez les faibles répondeuses sur 592 patientes répondant aux critères de Bologne [87].
- Lambalk et al. en 2017 [88], dans une méta-analyse comparant les protocoles longs et antagonistes, ont individualisé 6 études sur les faibles répondeuses et ne retrouvent à nouveau pas de différence entre les deux protocoles dans cette population alors que tous groupes confondus les taux étaient meilleurs en protocole long.
- Les protocoles mixtes agonistes ultracourts plus antagonistes ne semblent pas montrer de supériorité [89] par rapport aux cycles antagonistes « simples ».
- Les protocoles naturels ou semi-naturels ont possiblement leur place chez les faibles répondeuses avec des résultats parfois équivalents aux protocoles classiques : ils sont plus économiques et plus légers pour les patientes et leurs ovaires mais sont décevants pour certains [90] et à éviter à partir de 38 ans [82].
- De même, Liu et al. en 2020 [91] sur une étude rétrospective sur 1 058 cycles (699 patientes avec des critères de Bologne) conseillent de débuter par un protocole antagoniste classique, celui-ci donnant de meilleurs taux de grossesse cumulé que les cycles en protocole de stimulation minimale (12,9 versus 4,54 %) avec un délai d'obtention de grossesse plus court pour un coût comparable compte tenu de la répétition des cycles semi-naturels.
- Au contraire, pour d'autres, leur utilisation est plébiscitée par plusieurs études dont celles de Drakopoulos et al. de 2019 [92], de di Guardo et al. de 2022 [93] et celle de De Marco et al. de 2021 [94] chez les patientes de 40 ans et plus avec un meilleur taux d'IR peut-être par l'absence de dysrégulation de l'endomètre.
- Enfin, les cumuls ovocytaires et embryonnaires, pas toujours faciles dans le contexte de faible réserve. Le cumul ovocytaire et la DuoStim : l'accumulation d'ovocytes lors de ponctions successives (voir suite à une double stimulation folliculaire et lutéale dans le même cycle : Shanghai protocol [95]) est une nouvelle option permise par l'amélioration des techniques de vitrification ovocytaire, cela peut créer virtuellement, par l'augmentation du nombre des ovocytes mis en fécondation, une situation de réponse quasi normale.
- L'efficacité d'une double stimulation dans le même cycle ne serait pas tant sur les taux de grossesse par rapport à des traitements successifs mais sur un moindre taux d'abandon, et leur rapidité en cas par exemple de préservation nécessaire avant un traitement gonadotoxique.
- Mais ces cumuls ou DuoStim sont néanmoins discutés car des tentatives successives avec transfert d'embryons à chaque fois permettent pour celles qui sont enceintes d'éviter une seconde ponction et car les taux cumulatifs de grossesse sont comparables.
- L'accumulation des embryons avec leur transfert groupé (frais et congelés) a donné des résultats intéressants [96] mais n'est pas officiellement autorisée en France.

Stratégies alternatives

Aucune stratégie n'est idéale ni supérieure à une autre, les taux de grossesse étant relativement faibles et assez comparables entre protocoles. En pratique, le choix est libre pour chacun après discussion des bénéfices, alternatives et risques de chaque option, la patiente étant un cas particulier et pouvant répondre différemment de la statistique, elle-même étant susceptible d'évoluer dans un sens ou dans un autre.

Il est logique de débuter par un protocole entraînant le moins de désagrément en sachant cependant alterner les propositions de traitement pour parfois trouver celui qui convient le mieux à la patiente.

La transformation de la tentative de FIV en IAC, au cours de réponse monofolliculaire et de stérilité à trompes normales avec sperme normal, est une option en cas de réponse faible et rend l'annulation plus « supportable » tout en ajoutant une petite chance de grossesse après une stimulation coûteuse [97].

Ceci est intéressant si un seul follicule a été obtenu mais le taux de grossesse est meilleur pour le maintien de la ponction dès que l'on obtient deux follicules en stimulation [98] avant 40 ans. Cependant, une étude récente a comparé la FIV à l'IAC chez les femmes avec faible réserve ovarienne (AMH < 1,2 ng/mL) et a conclu à une efficacité comparable [99]. Mais pour les patientes du groupe 3 (jeunes < 35 ans) Poseidon, Wu *et al.* ont montré que les taux de grossesse d'une FIV sont meilleurs que les taux cumulatifs des IAC en cas de stérilité inexpliquée [100].

L'IAC de rattrapage 1 heure après une ponction blanche n'est pas recommandée car inefficace [101].

Enfin, avant de passer en don d'ovocytes ce qui doit nécessiter une réflexion supplémentaire pour le couple (souvent faite au préalable, par une information précoce mais non directive), il pourrait être souhaitable (malgré l'absence de recommandation) hormis les cas avec facteur masculin sévère ou tubaire définitif, si cela n'a jamais été pratiqué, d'avoir aussi éliminé et traité par une cœlioscopie exploratrice toute pathologie organique type endométriose (même si l'IRM est normale) ou adhérences (adhésiolyse) ou lésion tubaire distale type phimosis nécessitant dans le même temps une fimbrioplastie (si sérologie à Chlamydiae positive ou sous-évaluation et faux négatif de l'hystérosalpingogramme), pour optimiser la fertilité naturelle peu dépendante de la réserve ovarienne, ceci au plus tôt, et avant 43 ans au plus tard.

Au total, chez ces patientes dites « faibles répondeuses », à moins bon pronostic global, l'on dispose de multiples armes pour ne pas abandonner trop tôt des perspectives de grossesse, en particulier pour les femmes jeunes, en les informant d'emblée de leurs véritables chances sans les sous-estimer et des alternatives à la FIV.

La façon de présenter les résultats en taux par tentative ou en taux cumulatif comme il se devrait aura indubitablement un impact important sur la décision de la femme (ou du couple) de poursuivre ou d'abandonner l'AMP autologue.

Références

[1] FIVNAT, Belaisch-Allart, J., de Mouzon, J., et al., 1997. Âge et PMA. Contraception, Fertilité, Sexualité 25 (7-8), 746–756.

[2] Sunkara, S.K., Coomarasamy, A., Faris, R., et al., 2011. Association between the number of eggs and live birth in IVF treatment: an analysis of 400 135 treatment cycles. Human Reprod 26 (7), 1768–1774.

[3] Li, Z., Xu, S., Luo, W., et al., 2022. Association between thyroid autoimmunity and the decline of ovarian reserve in euthyroid women. Reprod Biomed Online. 45 (3), 615–622. Sep.

[4] Li, Y., Yao, Y., Xiao, N., et al., 2022. The association of serum phthalate metabolites with biomarkers of ovarian reserve in women of childbearing age. Ecotoxicol Environ Saf. 1 (242). Sep. 113909.

[5] Moslehi, N., Shab-Bidar, S., Ramezani Tehrani, F., Mirmiran, P., Azizi, F., 2018. Is ovarian reserve associated with body mass index and obesity in reproductive aged women? A meta-analysis. Menopause. 25 (9), 1046–1055. Sep.

[6] La Marca, A., Giulini, S., Tirelli, A., et al., 2007. Anti-Müllerian hormone measurement on any day of the menstrual cycle strongly predicts ovarian response in assisted reproductive technology. Hum Reprod. 22 (3), 766–771. Mar.

[7] Hendriks, D.J., Mol, B.W., Bancsi, L.F., et al., 2005. Antral follicle count in the prediction of poor ovarian response and pregnancy after in vitro fertilization : a meta-analysis and comparison with basal follicle-stimulating hormone level. Fertil Steril 83 (2), 291–301.

[8] Broekmans, F.J., Kwee, J., Hendriks, D.J., et al., 2006. A systematic review of tests predicting ovarian reserve and IVF outcome. Hum Reprod Update 12 (6), 685–718.

[9] Lin, C., Jing, M., Zhu, W., et al., 2021. The Value of Anti-Müllerian Hormone in the Prediction of Spontaneous Pregnancy: A Systematic Review and Meta-Analysis. Front Endocrinol (Lausanne). 13 (12). Oct. 695157.

[10] Broer, S.R., Mol, B.W., Hendriks, D., Broekmans, F.J., 2009. The role of antimüllerian hormone in prediction of outcome after IVF : comparison with the antral follicle count. Fertil Steril 91 (3), 705–714.

[11] Reichman, D.E., Goldschlag, D., Rosenwaks, Z., 2014. Value of antimüllerian hormone as a prognostic indicator of in vitro fertilization outcome. Fertil Steril 101 (4), 1012–1018.
[12] Siegel, D.R., Grau, L., Sammel, M., et al., 2022. Anti-Müllerian Hormone and Follicle-Stimulating Hormone Are Poor Independent Predictors of Live Birth After Assisted Reproductive Technology. Reprod Sci. Oct 4.
[13] Tarasconi, B., Tadros, T., Ayoubi, J.M., et al., 2017. Serum antimüllerian hormone levels are independently related to miscarriage rates after in vitro fertilization-embryo transfer. Fertil Steril. 108 (3), 518–524. Sep.
[14] Dai, X., Wang, Y., Yang, H., et al., 2020. AMH has no role in predicting oocyte quality in women with advanced age undergoing IVF/ICSI cycles. Sci Rep. 10 (1), 19750. Nov 12.
[15] Liu, X., Han, Y., Wang, X., et al., 2022. Serum anti-Müllerian hormone levels are associated with early miscarriage in the IVF/ICSI fresh cycle. BMC Pregnancy Childbirth. 22 (1), 279. Apr 2.
[16] Nelson, S.M., Pastuszek, E., Kloss, G., et al., 2015. Two new automated, compared with two enzyme-linked immunosorbent, antimüllerian hormone assays. Fertil Steril 104 (4), 1016–1021. jul 14.
[17] La Marca, A., Papaleo, E., Grisendi, V., et al., 2012. Development of a nomogram based on markers of ovarian reserve for the individualisation of the follicle-stimulating hormone starting dose in in vitro fertilisation cycles. BJOG 119, 1171–1179.
[18] Melo, M.A., Garrido, N., Alvarez, C., et al., 2009. Antral follicle count (AFC) can be used in the prediction of ovarian response but cannot predict the oocyte/embryo quality or the in vitro fertilization outcome in an egg donation program. Fertil Steril 91 (1), 148–156.
[19] Verhagen, T.E., Hendriks, D.J., Bancsi, L.F., et al., 2008. The accuracy of multivariate models predicting ovarian reserve and pregnancy after in vitro fertilization : a meta-analysis. Hum Reprod Update 14 (2), 95–100.
[20] Ferraretti, A.P., La Marca, A., Fauser, B.C., et al., 2011. ESHRE consensus on the definition of «poor response» to ovarian stimulation for in vitro fertilization : the Bologna criteria. Hum Reprod 26 (7), 1616–1624.
[21] Alviggi, C., Andersen, C.Y., Buehler, K., et al., 2016. A new more detailed stratification of low responders to ovarian stimulation: From a poor ovarian response to a low prognosis concept. Fertil. Steril. 105 (6), 1452–1453.
[22] Arvis, P., Rongières, C., Pirrello, O., Lehert, P., 2022. Reliability of AMH and AFC measurements and their correlation: a large multicenter study. J Assist Reprod Genet. 39 (5), 1045–1053. May.
[23] Esteves, S.C., Yarali, H., Vuong, L.N., et al., 2021. Cumulative delivery rate per aspiration IVF/ICSI cycle in POSEIDON patients: a real-world evidence study of 9073 patients. Hum Reprod. 36 (8), 2157–2169. Jul 19.
[24] Esteves, S.C., Yarali, H., Vuong, L.N., et al., 2021. Antral follicle count and anti-Müllerian hormone to classify low-prognosis women under the POSEIDON criteria: a classification agreement study of over 9000 patients. Hum Reprod. 36 (6), 1530–1541. May 17.
[25] Lehert, P., Arvis, P., Avril, C., et al., 2021. A large observational data study supporting the PROsPeR score classification in poor ovarian responders according to live birth outcome. Hum Reprod. 36 (6), 1600–1610. May 17.
[26] Tibi C, Pessah C, Amar E, et al. AMH et prédiction des résultats en FIV; 2014. Communication poster no 69 FFER septembre.
[27] van Tilborg, T.C., Torrance, H.L., Oudshoorn, S.C., et al., 2017. OPTIMIST study group. Individualized versus standard FSH dosing in women starting IVF/ICSI: an RCT. Part 1: The predicted poor responder. Hum Reprod. 32 (12), 2496–2505. Dec 1.
[28] Tal, R., Seifer, D.B., Wantman, E., Baker, V., Tal, O., 2018. Antimüllerian hormone as a predictor of live birth following assisted reproduction: an analysis of 85,062 fresh and thawed cycles from the Society for Assisted Reproductive Technology Clinic Outcome Reporting System database for 2012-2013. Fertil Steril. 109 (2), 258–265. Feb.
[29] Sunkara, S.K., Rittenberg, V., Raine-Fenning, N., et al., 2011. Association between the number of eggs and live birth in IVF treatment: an analysis of 400 135 treatment cycles. Hum Reprod 26 (7), 1768–1774.
[30] Polyzos, N.P., Drakopoulos, P., Parra, J., et al., 2018. Cumulative live birth rates according to the number of oocytes retrieved after the first ovarian stimulation for in vitro fertilization/intracytoplasmic sperm injection: a multicenter multinational analysis including ~15,000 women. Fertil Steril 110, 661–670.
[31] Ovarian Stimulation, T.E.G.G.O., Bosch, E., Broer, S., et al., 2020. ESHRE guideline: ovarian stimulation for IVF/ICSI†. Hum Reprod Open. 2020 (2). May 1. hoaa009.
[32] Griesinger, G., Venetis, C.A., Marx, T., et al., 2008. Oral contraceptive pill pretreatment in ovarian stimulation with GnRH antagonists for IVF : a systematic review and meta-analysis. Fertil Steril 90 (4), 1055–1063.
[33] Farquhar, C., Rombauts, L., Kremer, J.A., Lethaby, A., Ayeleke, R.O., 2017. Oral contraceptive pill, progestogen or oestrogen pretreatment for ovarian stimulation protocols for women undergoing assisted reproductive techniques. Cochrane Database Syst Rev. 5 (5). May 25. CD006109.
[34] Li, J., Sun, Y., Mo, S., Wang, S., Luo, W., 2021. Effects of oral contraceptive for different responder women before GnRH antagonists: a systematic review and meta-analysis. Gynecol Endocrinol. 37 (11), 977–986. Nov.
[35] Montoya-Botero, P., Martinez, F., Rodríguez-Purata, J., et al., 2020. The effect of type of oral contraceptive

pill and duration of use on fresh and cumulative live birth rates in IVF/ICSI cycles. Hum Reprod. 35 (4), 826–836. Apr 28.
[36] Chang, E.M., Han, J.E., Won, H.J., et al., 2012. Effect of estrogen priming through luteal phase and stimulation phase in poor responders in in-vitro fertilization. J Assist Reprod Genet 29 (3), 225–230.
[37] Elassar, A., Nulsen, J., Engmann, L., Benadiva, C., 2015. Estradiol and antagonist pretreatment prior to microdose leuprolide in in vitro fertilization. Does it improve IVF outcomes in poor responders as compared to oral contraceptive pill? J Reprod Med 60, 199–204.
[38] Gleicher, N., Barad, D.H., 2011. Dehydroepiandrosterone (DHEA) supplementation in diminished ovarian reserve (DOR). Reprod Biol Endocrinol 9, 67.
[39] Yeung, T.W., Chai, J., Li, R.H., et al., 2014. A randomized, controlled, pilot trial on the effect of dehydroepiandrosterone on ovarian response markers, ovarian response, and in vitro fertilization outcomes in poor responders. Fertil Steril 102 (1), 108–115.
[40] Wang, J., Liu, B., Wen, J., Qu, B., 2022. The role of dehydroepiandrosterone in improving in vitro fertilization outcome in patients with DOR/POR: a systematic review and meta-analysis. Comb Chem High Throughput Screen. Aug 20.
[41] Chen, S.N., Tsui, K.H., Wang, P.H., et al., 2019. Dehydroepiandrosterone Supplementation Improves the Outcomes of in vitro Fertilization Cycles in Older Patients With Diminished Ovarian Reserve. Front Endocrinol (Lausanne). 15 (10), 800. Nov.
[42] Richardson, A., Jayaprakasan, K., 2021. The Use of Androgen Priming in Women with Reduced Ovarian Reserve Undergoing Assisted Reproductive Technology. Semin Reprod Med. 39 (5-06), 207–219. Nov.
[43] Noventa, M., Vitagliano, A., Andrisani, A., et al., 2019. Testosterone therapy for women with poor ovarian response undergoing IVF: a meta-analysis of randomized controlled trials. J Assist Reprod Genet. 36 (4), 673–683. Apr.
[44] Nagels, H.E., Rishworth, J.R., Siristatidis, C.S., Kroon, B., 2015. Androgens (dehydroepiandrosterone or testosterone) for women undergoing assisted reproduction. Cochrane Database Syst Rev. (11), CD009749. Nov 26.
[45] Hoang, Q.H., Ho, H.S., Do, H.T., et al., 2021. Therapeutic effect of prolonged testosterone pretreatment in women with poor ovarian response: A randomized control trial. Reprod Med Biol. 20 (3), 305–312. Mar 27.
[46] Xu, Y., Nisenblat, V., Lu, C., et al., 2018. Pretreatment with coenzyme Q10 improves ovarian response and embryo quality in low-prognosis young women with decreased ovarian reserve: a randomized controlled trial. Reprod Biol Endocrinol. 16 (1), 29. Mar 27.
[47] Mohammadi, S., Eini, F., Bazarganipour, F., Taghavi, S.A., Kutenaee, M.A., 2021. The effect of Myo-inositol on fertility rates in poor ovarian responder in women undergoing assisted reproductive technique: a randomized clinical trial. Reprod Biol Endocrinol. 19 (1), 61. Apr 23.
[48] Nazari, L., Salehpour, S., Hosseini, S., et al., 2020. Effect of myo-inositol supplementation on ICSI outcomes among poor ovarian responder patients: A randomized controlled trial. J Gynecol Obstet Hum Reprod. 49 (5). May. 101698.
[49] Aflatoonian, A., Lotfi, M., Saeed, L., Tabibnejad, N., 2021. Effects of Intraovarian Injection of Autologous Platelet-Rich Plasma on Ovarian Rejuvenation in Poor Responders and Women with Primary Ovarian Insufficiency. Reprod Sci. 28 (7), 2050–2059. Jul.
[50] Farimani, M., Nazari, A., Mohammadi, S., Anvari, Aliabad R., 2021. Evaluation of intra-ovarian platelet-rich plasma administration on oocytes-dependent variables in patients with poor ovarian response: A retrospective study according to the POSEIDON criteria. Reprod Biol Endocrinol. 19 (1), 137. Sep 8.
[51] Kano, M., Hsu, J.Y., Saatcioglu, H.D., et al., 2019. J Endocr Soc. 3 (11), 2123–2134. Jul 22.
[52] Sood, A., Mohiyiddeen, G., Ahmad, G., et al., 2021. Growth hormone for in vitro fertilisation (IVF). Cochrane Database Syst Rev. 11 (11). Nov 22. CD000099.
[53] Shang, Y., Wu, M., He, R., Ye, Y., Sun, X., 2022. Administration of growth hormone improves endometrial function in women undergoing in vitro fertilization: a systematic review and meta-analysis. Hum Reprod Update. 28 (6), 838–857. Nov 2.
[54] Frattarelli, J.L., McWilliams, G.D.E., Hill, M.J., Miller, K.A., Scott Jr., R.T., 2008. Low-dose aspirin use does not improve in vitro fertilization outcomes in poor responders. Fertil Steril. 89 (5), 1113–1117. May.
[55] Mejlhede, M.A.B., Jepsen, J.B., Knudsen, U.B., 2021. Oral melatonin supplementation during in vitro fertilization treatment: a systematic PRISMA review and meta-analysis of randomized controlled trials. Gynecol Endocrinol. 37 (12), 1079–1085. Dec.
[56] Montoya-Botero, P., Drakopoulos, P., González-Foruria, I., Polyzos, N.P., 2021. Fresh and cumulative live birth rates in mild versus conventional stimulation for IVF cycles in poor ovarian responders: a systematic review and meta-analysis. Hum Reprod Open. 2021 (1). Feb 14.
[57] Liu, X., Wen, W., Wang, T., et al., 2022. Increased versus standard gonadotrophin dosing in predicted poor responders of IVF: an open-label randomized controlled trial. Hum Reprod. 37 (8), 1806–1815. Jul 30.
[58] Cozzolino, M., Cecchino, G.N., Bosch, E., Garcia-Velasco, J.A., Garrido, N., 2021. Minimal ovarian stimulation is an alternative to conventional protocols for older women according to Poseidon's stratification: a retrospective multicenter cohort study. J Assist Reprod Genet. 38 (7), 1799–1807. Jul.

[59] Datta, A.K., Maheshwari, A., Felix, N., Campbell, S., Nargund, G., 2021. Mild versus conventional ovarian stimulation for IVF in poor, normal and hyper-responders: a systematic review and meta-analysis. Hum Reprod Update. 27 (2), 229–253. Feb 19.

[60] Haas, J., Zilberberg, E., Machtinger, R., et al., 2015. Do poor-responder patients benefit from increasing the daily gonadotropin dose during controlled ovarian hyperstimulation for IVF? Gynecol Endocrinol 31 (1), 79–82.

[61] Baart, E.B., Martini, E., Eijkemans, M.J., et al., 2007. Milder ovarian stimulation for in-vitro fertilization reduces aneuploidy in the human preimplantation embryo : a randomized controlled trial. Hum Reprod 22 (4), 980–988.

[62] Verberg, M.F.G., Macklon, N.S., Nargund, G., et al., 2009. Mild ovarian stimulation for IVF. Hum Reprod Update 15 (1), 13–29.

[63] Irani, M., Canon, C., Robles, A., et al., 2020. No effect of ovarian stimulation and oocyte yield on euploidy and live birth rates: an analysis of 12 298 trophectoderm biopsies. Hum Reprod 35 (5), 1082–1089.

[64] Luo, M., Li, D., Xia, M., et al., 2022. Blastocyst euploidy rates in low-prognosis patients according to the POSEIDON criteria: a retrospective analysis of 3016 embryos. Reprod Biomed Online. 44 (2), 247–253. Feb.

[65] Hill, M.J., Levy, G., Levens, E.D., 2012. Does exogenous LH in ovarian stimulation improve assisted reproduction success? An appraisal of the literature. Reprod Biomed Online 24 (3), 261–271.

[66] Lehert, P., Kolibianakis, E.M., Venetis, C.A., et al., 2014. Recombinant human follicle-stimulating hormone (r-hFSH) plus recombinant luteinizing hormone versus r-hFSH alone for ovarian stimulation during assisted reproductive technology: systematic review and meta-analysis. Reprod Biol Endocrinol 12, 17.

[67] Setti, A., Braga, D., Iaconelli Jr., A., Borges Jr., E., 2022. Ovarian stimulation with luteinizing hormone supplementation: the impact of timing on ovarian response and ICSI outcomes. JBRA Assist Reprod. Sep 13.

[68] Fan, W., Li, S., Chen, Q., et al., 2013. Recombinant luteinizing hormone supplementation in poor responders undergoing IVF : a systematic review and meta-analysis. Gynecol Endocrinol 29 (4), 278–284.

[69] Humaidan, P., Chin, W., Rogoff, D., et al., 2017. ESPART Study Investigators‡. Efficacy and safety of follitropin alfa/lutropin alfa in ART: a randomized controlled trial in poor ovarian responders. Hum Reprod. 32 (3), 544–555. Mar 1.

[70] Mak, S.M., Wong, W.Y., Chung, H.S., et al., 2017. Effect of mid-follicular phase recombinant LH versus urinary HCG supplementation in poor ovarian responders undergoing IVF - a prospective double-blinded randomized study. Reprod Biomed Online. 34 (3), 258–266. Mar.

[71] Cozzolino, M., Vitagliano, A., Cecchino, G.N., Ambrosini, G., Garcia-Velasco, J.A., 2019. Corifollitropin alfa for ovarian stimulation in in vitro fertilization: a systematic review and meta-analysis of randomized controlled trials. Fertil Steril. 111 (4), 722–733. Apr.

[72] Drakopoulos, P., Vuong, T.N.L., Ho, N.A.V., et al., 2017. Corifollitropin alfa followed by highly purified HMG versus recombinant FSH in young poor ovarian responders: a multicentre randomized controlled clinical trial. Hum Reprod. 32 (11), 2225–2233. Nov 1.

[73] Fusi, F.M., Zanga, L., Arnoldi, M., et al., 2020. Corifollitropin alfa for poor responders patients, a prospective randomized study. Reprod Biol Endocrinol. 18 (1), 67. Jul 9.

[74] Berger, B.M., Ezcurra, D., Alper, M.M., 2004. The agonist-antagonist protocol : a novel protocol for treating the poor responder. Fertil Steril 82, 216.

[75] Detti, L., Williams, D.B., Robins, J.C., et al., 2005. A comparison of three downregulation approaches for poor responders undergoing in vitro fertilization. Fertil Steril 84 (5), 1401–1405.

[76] Li, W., Zhang, W., Zhao, H., Chu, Y., Liu, X., 2022. Efficacy of the depot gonadotropin-releasing hormone agonist protocol on in vitro fertilization outcomes in young poor ovarian responders from POSEIDON group 3. Int J Gynaecol Obstet. 157 (3), 733–740. Jun.

[77] Albuquerque, L.E., Saconato, H., Maciel, M.C., et al., 2003. Depot versus daily administration of GnRH agonist protocols for pituitary desensitization in assisted reproduction cycles : a Cochrane Review. Hum Reprod 18, 2008–2017.

[78] Cakmak, H., Tran, N.D., Zamah, A.M., Cedars, M.I., Rosen, M.P., 2014. A novel « delayed start » protocol with gonadotropin-releasing hormone antagonist improves outcomes in poor responders. Fertil Steril. 101 (5), 1308–1314. May.

[79] Cozzolino, M., Franasiak, J., Andrisani, A., Ambrosini, G., Vitagliano, A., 2020. « Delayed start » gonadotropin-releasing hormone antagonist protocol in Bologna poor-responders: A systematic review and meta-analysis of randomized controlled trials. Eur J Obstet Gynecol Reprod Biol. 244, 154–162. Jan.

[80] Cai, R., Zheng, B., Lin, Q., et al., 2021. A meta-analysis of the efficacy of progestin-primed ovarian stimulation with medroxyprogesterone acetate in ovulation induction in poor ovarian responders. J Gynecol Obstet Hum Reprod. 50 (7). Sep. 102049.

[81] Nargund, G., Waterstone, J., Bland, J.M., et al., 2001. Cumulative conception and live birth rates in natural (unstimulated) IVF cycles. Hum Reprod 16 (2), 259–262.

[82] Castelo-Branco, A., Frydman, N., Kadoch, J., et al., 2004. The role of the semi natural cycle as option of treatment of patients with a poor prognosis for successful in vitro fertilization. J Gynecol Obstet Biol Reprod (Paris) 33, 518–524.

[83] Haas, J., Zilberberg, E., Nahum, R., et al., 2019. Does double trigger (GnRH-agonist + hCG) improve out-

come in poor responders undergoing IVF-ET cycle? A pilot study. Gynecol Endocrinol. 35 (7), 628–630. Jul.

[84] Tulek, F., Kahraman, A., Demirel, L.C., 2022. Dual trigger with gonadotropin releasing hormone agonist and human chorionic gonadotropin improves live birth rates in POSEIDON group 3 and 4 expected poor responders. Gynecol Endocrinol. 38 (9), 731–735. Sep.

[85] Singh, N., Girish, B., Malhotra, N., Mahey, R., Perumal, V., 2019. Does Double Dose of Recombinant Human Chorionic Gonadotropin for Final Follicular Maturation in In vitro Fertilization Cycles Improve Oocyte Quality: A Prospective Randomized Study. J Hum Reprod Sci. 12 (4), 310–315. Oct-Dec.

[86] Xiao, J., Chang, S., Chen, S., 2013. The effectiveness of gonadotropin-releasing hormone antagonist in poor ovarian responders undergoing in vitro fertilization : a systematic review and meta-analysis. Fertil Steril 100 (6), 1594–1601.

[87] Hu, L., Bu, Z., Guo, Y., et al., 2014. Comparison of different ovarian hyperstimulation protocols efficacy in poor ovarian responders according to the Bologna criteria. Int J Clin Exp Med 7 (4), 1128–1134.

[88] Lambalk, C.B., Banga, F.R., Huirne, J.A., et al., 2017. GnRH antagonist versus long agonist protocols in IVF: a systematic review and meta-analysis accounting for patient type. Hum Reprod Update. 23 (5), 560–579. Sep 1.

[89] Çelik, G.İ., Sütçü, H.K., Akpak, Y.K., Akar, M.E., 2015. A flexible multidose GnRH antagonist versus a microdose flare-uUp GnRH agonist combined with a flexible multidose GnRH antagonist protocol in poor responders to IVF. Biomed Res Int 2015. 970163.

[90] Kolibianakis, E., Zikopoulos, K., Camus, M., et al., 2004. Modified natural cycle for IVF does not offer a realistic chance of parenthood in poor responders with high day 3 FSH levels, as a last resort prior to oocyte donation. Hum Reprod 19 (11), 2545–2549.

[91] Liu, Y., Su, R., Wu, Y., 2021. Cumulative Live Birth Rate and Cost-Effectiveness Analysis of Gonadotropin Releasing Hormone-Antagonist Protocol and Multiple Minimal Ovarian Stimulation in Poor Responders. Front Endocrinol (Lausanne). 14 (11). Jan. 605939.

[92] Drakopoulos, P., Romito, A., Errázuriz, J., et al., 2019. Modified natural cycle IVF versus conventional stimulation in advanced-age Bologna poor responders. Reprod Biomed Online. 39 (4), 698–703. Oct.

[93] Di Guardo, F., Blockeel, C., De Vos, M., et al., 2022. Poor ovarian response and the possible role of natural and modified natural cycles. Ther Adv Reprod Health. 14 (16). Jan. 26334941211062026.

[94] De Marco, M.P., Montanari, G., Ruscito, I., et al., 2021. Natural Cycle Results in Lower Implantation Failure than Ovarian Stimulation in Advanced-Age Poor Responders Undergoing IVF: Fertility Outcomes from 585 Patients. Reprod Sci. 28 (7), 1967–1973. Jul.

[95] Kuang, Y., Chen, Q., Hong, Q., et al., 2014. Double stimulations during the follicular and luteal phases of poor responders in IVF/ICSI programmes (Shanghai protocol). Reprod Biomed Online 29 (6), 684–691.

[96] Shin, J., Kwon, H., Choi, D.H., et al., 2022. Accumulated Vitrified Embryos Could Be a Method for Increasing Pregnancy Rates in Patients with Poor Ovarian Response. J Clin Med. 11 (17), 4940. Aug 23.

[97] Verhaeghe, Caroline, Abnoun, Sarah, May-Panloup, Pascale, et al., 2020. Conversion of in vitro fertilization cycles to intrauterine inseminations in patients with a poor ovarian response: Risk of multiple pregnancies. J Gynecol Obstet Hum Reprod 49 (8). Oct. 101831.

[98] Quinquin, M., Mialon, O., Isnard, V., et al., 2014. In vitro fertilization versus conversion to intrauterine insemination in Bologna-criteria poor responders : how to decide which option? Fertil Steril 102 (6), 1596–1601.

[99] Sapet, C., Gavoille, A., Sesques, A., et al., 2021. Results of in vitro fertilization versus intrauterine insemination in patients with low anti-Müllerian hormone levels. A single-center retrospective study of 639 + 119 cycles. J Gynecol Obstet Hum Reprod. 50 (3). Mar. 101874.

[100] Wu, Y., Liu, H., Liu, J., 2021. The Livebirth Rate Per In Vitro Fertilization Cycle Is Higher Than The Cumulative Live Birth Rates of Intrauterine Insemination for Patients of Poseidon Group 3 With Unexplained Infertility. Front Endocrinol (Lausanne). 12. Dec 1. 768975.

[101] Bortoletto, P., Willson, S.F., Romanski, P.A., Davis, O.K., Rosenwaks, Z., 2020. Outcomes in, and characteristics of, patients who undergo intrauterine insemination immediately after failed oocyte retrieval. F S Rep. 1 (3), 239–242. Oct 13.

Les complications de la FIV

CHAPITRE 20

S. Fay

Comme toute thérapeutique médicale et chirurgicale, la procédure de FIV peut être à l'origine de nombreux effets secondaires et donc comporter certains risques.

Depuis 2004, tout événement indésirable survenant au cours d'une AMP doit être déclaré à l'ABM. Son rapport annuel (AMP vigilance 2020) rapporte 3 types d'effets indésirables (EI) déclarés en AMP, secondaire aux traitements ou au geste de la ponction ovarienne :

- les affections des organes de reproduction qui représentent 60 % des EI : hyperstimulations ovariennes (HSO), torsion d'annexe;
- les affections vasculaires qui représentent 24,9 % des EI : hémopéritoines, thromboses;
- les infections qui représentent 8,6 % des EI : abcès, pyosalpinx, pelvipéritonite.

Les complications possibles de la stimulation ovarienne

Quelques rappels

L'objectif principal de la stimulation ovarienne en vue d'une FIV est d'initier et soutenir artificiellement la croissance des follicules sélectionnables (classe 5) jusqu'au stade préovulatoire (entre 16 et 22 mm). L'utilisation de FSH associée ou non à de la LH est nécessaire dans ce but. La stimulation a pour effet de reproduire l'élévation intercyclique de la FSH dans un premier temps, puis de la prolonger afin de maintenir la croissance des follicules sélectionnables ainsi recrutés. Enfin, le déclenchement de l'ovulation par administration d'hCG (*Human Chorionic Gonadotropin*) ou d'agoniste de la GnRH vise à reproduire la décharge ovulante de LH. L'obtention d'un nombre maximal de follicules matures en fin de stimulation est nécessaire pour espérer recueillir un nombre d'ovocytes et donc d'embryons suffisant afin de pouvoir sélectionner le ou les embryons ayant le meilleur potentiel pour le transfert embryonnaire.

L'HSO secondaire aux injections de gonadotrophines est donc recherchée en FIV. Cependant, le principal risque est qu'elle devienne non contrôlée, l'HSO sévère étant une complication iatrogène qui peut engager le pronostic vital (taux de mortalité estimé à 3/100 000) [1]. Il y a encore quelques années, la survenue d'une HSO non contrôlée en cours de protocole de FIV conduisait à une modification des pratiques afin de limiter les risques d'aggravation, ce qui avait un impact négatif direct sur les taux de succès. Ainsi, le praticien préférait diminuer les doses de gonadotrophines, voire les arrêter (*coasting*), et pouvait même être amené à annuler le cycle de stimulation en cours ou le transfert embryonnaire initialement prévu à cause des risques pour la patiente. En effet, le déclenchement de l'ovulation par hCG ou la survenue d'une grossesse (en cas de transfert frais) majorent la gravité du SHO déjà existant.

Nous allons voir qu'aujourd'hui cette complication est devenue de plus en plus rare grâce à de nouvelles pratiques. L'ABM constate d'ailleurs une baisse des HSO sévères de plus de 20 % en 2020 par rapport aux déclarations faites en 2019.

Quelle est la physiopathologie de l'HSO ?

Afin d'éviter cette complication parfois redoutable, il est utile d'en rappeler la physiopathologie.

L'HSO non contrôlée survient dans la plupart des cas après une stimulation ovarienne quotidienne par des gonadotrophines exogènes et un déclenchement de l'ovulation par hCG [1]. Des cas exceptionnels ont été rapportés lors de grossesses spontanées chez des patientes porteuses d'une mutation du récepteur de la FSH, altérant sa spécificité, ou encore en cas de môle hydatiforme. L'HSO peut être précoce (dans les 7 jours après l'injection d'hCG) ou tardive (au-delà), plus grave, souvent secondaire au phénomène de lutéinisation (avec grossesse dans 95 % des cas).

Le mécanisme principal est une augmentation de la perméabilité capillaire à l'origine d'une extravasation des liquides vers le secteur extravasculaire, entraînant la formation d'un troisième secteur (péritoine, plèvre et péricarde) avec un ou plusieurs épanchements des séreuses [2]. Sur le plan clinique, la gêne peut aller d'une simple distension abdominale à des signes francs d'épanchement abdominal (prise de poids rapide, augmentation du périmètre abdominal, nausées, vomissements, subocclusion), péricardique (tachycardie) ou pleural (dyspnée, à l'extrême syndrome de détresse respiratoire aiguë). Cette extravasation de liquide riche en protéines s'associe à une déplétion volémique intravasculaire, donc une hémoconcentration et une hypovolémie à l'origine d'une hypotension orthostatique, une tachycardie, une oligurie, voire une anurie et une insuffisance rénale fonctionnelle. Des phénomènes thromboemboliques secondaires à une activation plaquettaire par action d'un des facteurs essentiels, le VEGF, peuvent survenir. Plusieurs classifications sur la gravité des HSO ont été proposées. Retenons celle de Humaidan (tableau 20.1).

Les principales molécules responsables de l'initiation de ce phénomène sont connues. Le VEGF semble être le facteur essentiel. Il s'agit d'une cytokine angiogénique hCG-dépendante, produite par les cellules de la granulosa lutéinisées [3]. Ses récepteurs se situent au niveau des endothéliums et des follicules ovariens. Le VEGF augmente la perméabilité vasculaire, stimule la prolifération des cellules endothéliales et la néo-angiogenèse particulièrement au niveau de l'ovaire. Il entraîne ainsi une réduction du gradient osmotique à l'origine du passage extravasculaire. Le VEGF et ses récepteurs sont augmentés dès la phase de stimulation ovarienne par les gonadotrophines. Un pic est observé 48 heures après l'injection d'hCG en particulier au niveau des vaisseaux ovariens [4]. Le VEGF est ainsi reconnu comme étant le principal acteur, mais le mécanisme exact de son activation et de sa régulation reste à définir.

Parmi les autres facteurs incriminés, un taux d'E2 élevé (et surtout une élévation rapide en cours de stimulation) est un facteur de risque, mais non un facteur déclenchant isolé. Par contre, l'hCG et la LH sont des facteurs déclenchants, en particulier l'hCG qui se fixe sur les mêmes récepteurs que la LH mais avec une affinité 6 fois plus élevée [1, 5].

Quelle prise en charge en cas de HSO non contrôlée ?

Bien que l'HSO non contrôlée soit devenue plus rare grâce à de nouvelles pratiques (voir chapitre suivant), il est important de rappeler les modalités de prise en charge. Le traitement dépend de la sévérité de l'HSO (tableau 20.1). Il est essentiellement symptomatique et préventif d'éventuelles complications. Les bas de contention sont prescrits dans tous les cas. La surveillance fait partie intégrante de la prise en charge car l'HSO peut s'aggraver rapidement.

L'HSO légère

Elle est encore assez fréquente, mais peu inquiétante. Un suivi en ambulatoire est suffisant avec une surveillance bihebdomadaire clinique (état général, poids, douleurs) et échographique (épanchement, taille des ovaires). Un arrêt de travail peut être utile.

L'HSO modérée

Elle peut bénéficier du même suivi, avec une surveillance biologique en cas de perturbations biologiques débutantes, modérées. L'hospitalisation est souvent indiquée au moins à la phase initiale, pendant quelques jours.

Les bases de la prise en charge sont le repos au lit, les antalgiques, les antiémétiques si nécessaire, une anticoagulation à doses préventives (héparine de bas poids moléculaire 40 mg/jour en SC) pendant 6 semaines. Une alimentation hyperprotéinée, une hydratation orale de 1 à 1,5 L/jour et une réhydratation par voie veineuse par du sérum physiologique (500 cc/jour) permettent de maintenir

Tableau 20.1. Classification des HSO selon Humaidan et *Practice Committee of the American Society for Reproductive Medicine.*

HSO	Forme légère	Forme modérée	Forme sévère
Douleurs abdominales	Faibles	Modérées	Intenses
Nausées, vomissements	±	±	±
Diarrhées	±	±	±
Ascite sous tension	Non	Non	Oui
Oligoanurie	Non	Non	Oui
Dyspnée	Non	±	Oui
Hyperleucocytose/mm^3	< 15 000	15-25 000	> 25 000
Hématocrite	< 45 %	45-55 %	> 55 %
Cytolyse hépatique	Non	±	Oui
Hyponatrémie	Non	Non	Oui
Hyperkaliémie	Non	Non	> 5 mmol/L
Ascite à l'échographie	Cul-de-sac de Douglas	Dépasse l'utérus	Loge de Morrison
Taille des ovaires	9-12 cm	> 12 cm	> 12 cm
Épanchement pleural	Non	Non	Oui

la tension artérielle et la diurèse (> 20 mL/h) en corrigeant l'hypovolémie et l'hypoperfusion rénale sans aggraver l'hémoconcentration.

La surveillance quotidienne doit être rigoureuse. Cliniquement, on note quotidiennement les constantes, le poids, le périmètre abdominal, la diurèse avec un bilan entrées/sorties, les douleurs, l'apparition d'une dyspnée ou de signes évocateurs d'une thrombose veineuse. Un bilan biologique quotidien est nécessaire, ainsi qu'une échographie pelvienne en cas de majoration des douleurs.

L'HSO sévère

L'HSO est à considérer comme sévère en cas de non-amélioration ou aggravation avec :

- oligurie persistante ou anurie ;
- épanchement des séreuses ;
- hyponatrémie < 130 mmol/L.

La prise en charge est alors pluridisciplinaire, ce qui nécessite parfois une hospitalisation en unité de soins intensifs.

Comment éviter l'HSO non contrôlée ?

Ces dernières années, des équipes ont cherché le moyen de diminuer, voire de supprimer, le risque de survenue d'une HSO non contrôlée sévère, tout en continuant à stimuler à des doses suffisamment fortes pour un bon recrutement folliculaire, et ceci pour toutes les patientes, même celles à risque.

Quelles patientes sont concernées ?

Les patientes particulièrement à risque de faire une HSO non contrôlée sont connues : patientes jeunes de moins de 30 ans présentant un SOPK (figure 20.1), le plus souvent. Mais rappelons que, dans un cas sur 3, l'HSO peut survenir sans qu'aucun facteur de risque ait été identifié [1].

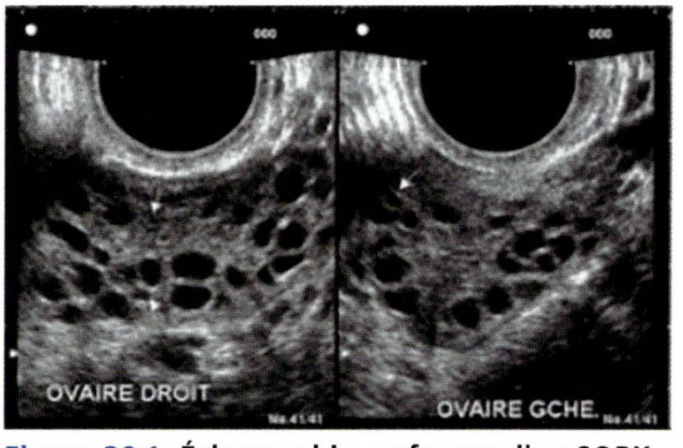

Figure 20.1. Échographie en faveur d'un SOPK.
Source: Catteaud-Jonard S. Imagerie du syndrome des ovaires micropolykystiques. Imagerie de la femme. 2010; vol 20.

En cours de stimulation, le nombre de follicules matures mais aussi intermédiaires (plus de 13 follicules entre 11 et 15 mm) le jour du déclenchement [6] et le nombre d'ovocytes ponctionnés (> 20, voire 30) [7] représentent des facteurs prédictifs d'HSO. D'autres équipes tiennent plutôt compte du nombre de follicules en croissance au 8e ou 9e jour de la stimulation devenant à risque si plus de 14 follicules sont supérieurs à 12 mm [8, 9]. Le taux d'E2 le jour du déclenchement (très variable selon les études, entre 3 000 et 4 500 pg/mL) semble finalement jouer peu de rôle dans l'HSO. C'est un bon marqueur de l'activité ovarienne et l'augmentation rapide de son taux est un signal d'alerte. Mais attention, ce taux est à pondérer en fonction du protocole de blocage choisi : il est moins élevé lors de l'utilisation d'antagonistes, ce qui peut être faussement rassurant.

Quel protocole utiliser ?

L'utilisation de l'agoniste de la GnRH pour déclencher l'ovulation a permis de modifier les pratiques car elle offre de nombreux avantages, ce qui fait que ce type de déclenchement est de plus en plus répandu, au détriment de l'hCG. Cependant, son utilisation n'est pas possible dans les protocoles avec blocage par agoniste de la GnRH (quotidien ou retard), elle ne l'est donc que dans les protocoles avec blocage par antagoniste de la GnRH (Ganirélix, Cétrorélix) [10].

Si on utilise l'agoniste de la GnRH (Triptoréline 0,1 mg, 2-3 ampoules en SC) comme déclencheur de l'ovulation, c'est qu'il est aussi efficace que l'hCG pour le déclenchement de l'ovulation en termes d'ovocytes matures et de qualité embryonnaire. Il présente aussi l'énorme avantage de supprimer le risque d'hyperstimulation sévère, même avec des taux très élevés d'E2 en fin de stimulation [11].

Le mécanisme d'action de l'agoniste de la GnRH est différent de celui de l'hCG : il génère une décharge endogène de LH et de FSH par l'hypophyse (effet *flare-up* 24 à 36 heures après l'injection d'agoniste). Cette décharge mime ainsi le pic physiologique ovulatoire, ce qui assure la maturation folliculaire finale, la reprise de la méiose des ovocytes et l'ovulation. Ce procédé s'apparente donc plus à la physiologie que le déclenchement par hCG. Cependant, la durée du pic de LH endogène induit par l'agoniste est plus courte que celle du pic de LH naturel ou de l'effet LH induit par une injection d'hCG. Ceci explique la très rapide lutéolyse qui suit le déclenchement par agoniste et donc l'insuffisance lutéale à l'origine d'un plus faible taux de grossesse par défaut d'implantation [11-13]. Ainsi, les conséquences de cette différence de demi-vie de la LH sont positives, d'un côté, car le risque d'hyperstimulation ovarienne est quasi nul, mais négatives, d'un autre côté, à cause de l'insuffisance lutéale responsable de la chute des taux de grossesse en cas de transfert embryonnaire frais. Les recommandations actuelles sont donc de ne pas réaliser de transfert frais dans ce cas, mais de congeler l'intégralité de la cohorte embryonnaire (*freeze all*) et de différer le transfert embryonnaire sur un autre cycle.

Le déclenchement par agoniste seul avec congélation de l'intégralité de la cohorte embryonnaire n'est envisageable en routine aujourd'hui que grâce aux progrès techniques récents apportés par la vitrification embryonnaire (méthode de congélation ultrarapide des embryons). Cette méthode, autorisée en France depuis fin 2010, permet de garantir une bien meilleure survie des embryons lors de leur décongélation par rapport à la technique de congélation lente utilisée précédemment. Le taux de survie embryonnaire avoisine les 100 % [14-16].

Ainsi, grâce au protocole antagoniste avec déclenchement par agoniste, le choix des doses de gonadotrophines n'est dorénavant plus limité par la peur du clinicien que la patiente fasse une hyperstimulation sévère entravant le bon déroulement de la stimulation et diminuant ainsi les taux de grossesse. Le déclenchement par agoniste seul (et donc transfert différé) peut être décidé avant le démarrage des injections pour les patientes à risque d'HSO ou en cours de stimulation en cas de réponse excessive.

Autres complications de la stimulation ovarienne

Les accidents thrombotiques (hors HSO)

La phase de stimulation s'accompagne de modifications significatives de l'hémostase qui sont très probablement en rapport avec une hyperœstrogénie induite par la réponse multifolliculaire.

Chez les personnes prédisposées, ces modifications pourraient être le facteur déclenchant d'une thrombose.

Les thromboses des stimulations ovariennes sont particulières car elles concernent souvent le territoire cave supérieur, pour des raisons non connues. La survenue d'une douleur ou d'un œdème du membre supérieur ou du thorax doit y faire penser.

Une étude complète de l'hémostase n'est pas justifiée pour toutes les patientes. Mais un interrogatoire complet sur les ATCD personnels et familiaux de thrombose est indispensable avant toute prise en charge en AMP, et un bilan de dépistage est alors indiqué si les ATCD le justifient.

La torsion d'annexe

C'est une complication rare liée à l'augmentation de volume des ovaires hyperstimulés. La prise en charge est chirurgicale pour la détorsion de l'annexe et le plus rapidement possible.

Les complications possibles de la ponction folliculaire

Ce sont les mêmes que celles connues pour tout geste chirurgical : risques hémorragiques ou infectieux, perforation d'organes, réactions allergiques, ou complications liées à l'anesthésie. Nous détaillerons plus particulièrement les risques hémorragiques et infectieux.

Les complications hémorragiques

Le geste de ponction consiste à piquer, à travers un des culs-de-sac vaginaux, dans les ovaires qui sont très vascularisés après la stimulation.

Les hémorragies vaginales au niveau d'un point de ponction sont assez fréquentes et non répertoriées. Une compression de quelques minutes est le plus souvent suffisante pour faire l'hémostase, sans avoir besoin de faire un point en X dans le cul-de-sac vaginal.

Un saignement intrapéritonéal postponction est très fréquent, souvent méconnu car minime et spontanément résolutif. Les hémopéritoines sévères nécessitant une hospitalisation, avec ou non nécessité d'une hémostase chirurgicale par cœlioscopie, sont rares entre 0,06 % et 0,36 % des tentatives, mais ils représentent la majorité des complications postponctions, soit en moyenne 15 à 20 % des EI déclarés en AMP vigilance (sur les 5 dernières années). Ils seraient plus fréquents chez les patientes présentant un SOPK [17]. Depuis 2016, une enquête épidémiologique cas-témoins sur cette problématique a d'ailleurs été mise en place par l'ABM et est en cours. Le but est d'évaluer les facteurs prédictifs d'hémopéritoine et d'éventuelles défaillances.

Le tableau clinique de l'hémopéritoine est souvent une association de fortes douleurs pelviennes, associées à des malaises, une hypotension artérielle, une tachycardie, avec parfois des vomissements. Il survient le plus souvent entre 2 et 12 heures après la ponction. L'échographie pelvienne (figure 20.2 et 20.3) et la numération

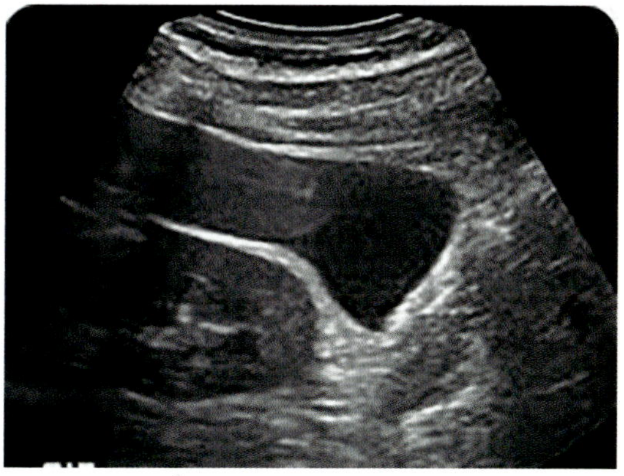

Figure 20.2. **Épanchement dans la loge de Morrison.**
Source: https://aly-abbara.com

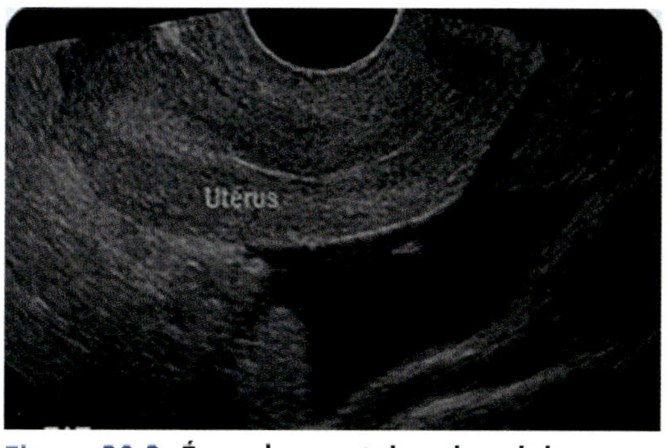

Figure 20.3. **Épanchement dans le cul de sac de Douglas.**
Source: https://aly-abbara.com

formule sanguine permettent d'aider au diagnostic. En cas de doute diagnostique (avec une HSO, par exemple) ou un doute sur un saignement « actif » et si l'état clinique le permet, il est parfois utile de refaire le point (clinique, échographique et biologique) 2 heures après afin de décider si une cœlioscopie est indiquée.

Les complications infectieuses

En 2020, l'AMP vigilance rapporte que 8,6 % des EI déclarés concernaient les complications relatives aux infectieuses, ce qui représente un taux d'infection rapporté au nombre annuel de ponctions estimé entre 0,025 et 0,05 %. Ce taux est cohérent avec les données de la littérature qui positionnent les infections comme complications exceptionnelles dont le taux moyen est estimé entre 0,3 et 0,6 % [18, 19]. La prise en charge est le plus souvent médicale (par antibiothérapie) et parfois chirurgicale (par cœlioscopie pour lavage de la cavité pelvienne ou drainage d'un abcès).

Les infections sont essentiellement pelviennes : pelvipéritonite, abcès de l'ovaire ou pyosalpinx ou abcès pelvien, mais des spondylodiscites ont également été décrites. Les microorganismes les plus souvent retrouvés sont l'*Escherichia coli* et le streptocoque du groupe B et le mécanisme de l'infection le plus souvent évoqué est une inoculation directe des bactéries d'origine vaginale dans la cavité péritonéale à la pointe de l'aiguille d'aspiration [20]. En effet, de grandes séries de PO par voie cœlioscopique ou abdominale ne rapportaient pas d'infections pelviennes. Par ailleurs, la ponction d'un endométriome dont le contenu sanguin constitue un milieu de culture favorable au développement des germes peut également être à l'origine d'une infection pelvienne [21].

Devant ces risques infectieux, l'ABM a demandé en 2011 au Haut Conseil de la santé publique de rédiger des recommandations sur la procédure de désinfections avant une PO. Une antisepsie vulvopérinéale et vulvovaginale est recommandée. La povidone iodée (ou en cas d'allergie : antiseptiques chlorés comme l'hypochlorite de sodium) est le plus couramment utilisée, suivie d'un rinçage au sérum physiologique en raison d'une crainte d'une toxicité vis-à-vis des ovocytes. Il est également préconisé de limiter le nombre de ponctions au travers des culs-de-sac vaginaux [19].

En ce qui concerne l'antibioprophylaxie, il n'y a pas d'études ayant démontré son intérêt en systématique en termes de prévention d'infection. Elle peut être retenue en présence de facteurs de risque : endométriose, ATCD d'infection génitale haute, hydrosalpinx [21, 22]. Par analogie avec la chirurgie gynécologique voie basse, il est possible de se référer aux recommandations de la Société française d'anesthésie et de réanimation (SFAR) en matière d'antibioprophylaxie [23] : dose unique d'une céphalosporine de 2e génération, et en cas d'allergie aux bêtalactamines : gentamycine + métronidazole en peropératoire, voire un relai *per os* de quelques jours.

Pour conclure, il faut rappeler que la particularité de l'AMP est qu'elle concerne des femmes jeunes en bonne santé dans la grande majorité des cas et que ces femmes vont être amenées à subir des traitements potentiellement à risque et des gestes potentiellement invasifs. Il est donc capital de faire le maximum pour en diminuer les risques. Heureusement, on constate que les complications qui nécessitent une hospitalisation sont de plus en plus rares depuis la nette diminution des HSO sévères qui représentaient la principale cause. Il est important de poursuivre les investigations dans ce sens en engageant des actions concrètes qui contribuent à améliorer la sécurité des patientes tout en obtenant des taux de grossesse de plus en plus élevés.

Références

[1] Delvigne, A., 2009. Symposium: update on prediction and management of OHSS. Epidemiology of OHSS. Reprod Biomed Online 19 (1), 33–42.

[2] Geva, E., Jaffe, R.E., 2000. Role of vascular endothelial growth factor in ovarian physiology and pathology. Fertil Steril 74 (3), 429–438.

[3] Neulen, J., Yan, Z., Raczk, S., 1995. Human chorionic gonadotrophin-dependent expression of vascular endothelial growth factor/vascular permeability factor in human granulose cells: importance in ovarian hyperstimulation syndrome. J Clin Endocrinol Metab 80 (6), 1967–1971.

[4] Pellicer, A., Albert, C., Mercader, A., et al., 1999. The pathogenesis of ovarian hyperstimulation syndrome: in vivo studies investigating the role of interleukin-1beta, interleukin-6 and vascular endothelial growth factor. Fertil Steril 71 (3), 482–489.

[5] Soares, S.R., Gómez, R., Simón, C., et al., 2008. Targeting the vascular endothelial growth factor system to prevent ovarian hyperstimulation syndrome. Hum Reprod Update 14 (4), 321–333.

[6] Griffin, D., Benadiva, C., Kummer, N., 2012. Dual trigger of oocyte maturation with gonadotropin-releasing hormone agonist ant low-dose human chorionic gonadotropin to optimize live birth rates in high responders. Fertil Steril 97 (6), 1316–1320.

[7] Asch, R.H., Li, H.P., Balmaceda, J.P., et al., 1991. Severe ovarian hyperstimulation syndrome in assisted reproductive technology: definition of high risk groups. Hum. Reprod 6 (10), 1395–1399.

[8] Navot, D., Relou, A., Birkenfeld, A., et al., 1988. Risk factors and prognostic variables in the ovarian hyperstimulation syndrome. Am. J. Obstet. Gynecol 159 (1), 210–215.

[9] Radesic, B., Tremellen, K., 2011. Oocyte maturation employing a GnRH agonist in combination with low-dose hCG luteal rescue minimizes the severity of ovarian hyperstimulation syndrome while maintaining excellent pregnancy rates. Hum Reprod 26 (12), 3437–3442.

[10] Humaidan, P., Bredkjaer, H., Bungum, L., et al., 2005. GnRH agonist (buserelin) or hCG for ovulation induction in GnRH antagonist IVF/ICSI cycles: a prospective randomized study. Hum Reprod 20 (5), 1213–1220.

[11] Davenport, M.J., Vollenhoven, B., Talmor, A.J., 2017. Gonadotropin-Releasing hormone-agonist triggering and a freeze-all approach: the final step in eliminating ovarian hyperstimulation syndrome? Obstet Gynecol Surv 72 (5), 296–308. may.

[12] Bodri, D., Guillén, J.J., Galindo, A., Mataró, D., Pujol, A., Coll, O., 2009. Triggering with human chorionic gonadotropin or gonadotropin-releasing hormone agonist in gonadotropin-releasing hormone antagonist-treated oocyte donor cycles: findings of a large retrospective cohort study. Fertil Steril 91 (2), 365–371. Feb.

[13] Acevedo, B., Gomez-Palomares, J.L., Ricciarelli, E., et al., 2006. Triggering ovulation with gonadotropin-releasing hormone agonist does not compromise embryo implantation rates. Fertil Steril 86 (6), 1682–1687.

[14] Hesters, L., Achour-Frydman, N., Mandelbaum, J., Levy, R., 2013. Vitrification embryonnaire : état des pratiques en France par les BLEFCO. Gynecol Obstet Fertil 41 (9), 554–557.

[15] Zhu, D., Zhang, J., Cao, S., et al., 2011. Vitrified-warmed blastocyst transfer cycles yield higher pregnancy and implantation rates compared with fresh blastocyst cycles-time for a new embryo transfer strategy? Fertil Steril 95 (5), 1691–1695.

[16] Shapiro, B.S., Daneshmand, S.T., Garner, F.C., Aguirre, M., Hudson, C., Thomas, S., 2011. Evidence of impaired endometrial receptivity after ovarian stimulation for in vitro fertilization: a prospective randomized trial comparing fresh and frozen-thawed embryo transfer in normal responders. Fertil Steril 96 (2), 344–348.

[17] Liberty, G., Hadassah Hyman, J., Eldar-Geva, T., 2010. Ovarian hemorrhage after transvaginal ultrasonographically guided oocyte aspiration: a potentially catastrophic and not so rare complication amoung lean patients with polycystic ovary syndrome. Fertil Steril 93 (3), 874–879.

[18] Aragona, C., Mohamed, M.A., Espinola, M.S.B., et al., 2011. Clinical complications after transvaginal oocyte retrieval in 7,098 IVF cycles. Fertil Steril 95 (1), 293–294.

[19] Sarhan, A., Muasher, S.J., 2007. Surgical complications of in vitro fertilization. Middle East fertility Society Journal 12 (1), 1–7.

[20] El-Shawarby, S., Margara, R., Trew, G., Lavery, S., 2004. A review of complications following transvaginal oocyte retrieval for in-vitro fertilization. Hum fertil 7 (2), 127–133.

[21] Pereira, N., Hutchinson, A.P., Lekovich, J.P., et al., 2016. Antibiotic prophylaxis for gynecologic procedures prior to and during the utilization of Assisted Reproductive Technologies: a systematic review. J Pathog 2016. 4698314.

[22] Benaglia, L., Somigliana, E., Iemmello, R., et al., 2008. Endometrioma and oocyte retrieval-induced pelvic abscess: a clinical concern or an exceptional complication? Fertil Steril 89 (5), 1263–1266.

[23] Société française d'anesthésie-réanimation. Antibioprophylaxie en chirurgie et médecine interventionnelle. Conférence de consensus 2018.

Recueil ovocytaire

CHAPITRE 21

C. Rongières, O. Pirrello

Utilisée depuis plus de 30 ans, la ponction sous échographie transvaginale est le standard pour la ponction ovocytaire (PO) (figure 21.1) [1-3].

C'est la pierre angulaire de la FIV. Geste quotidien, international, se renouvelant des milliers de fois par jour, sans quoi rien ne serait possible. L'amélioration des appareils d'échographie et l'apport de matériels performants et adaptés (aiguilles fines, appareil d'aspiration continu, suivi de la chaîne du chaud) permettent de récupérer la grande majorité des ovocytes dans des follicules mûrs aussi bien qu'immatures, sans les abîmer [4]. Les modes d'anesthésie sont divers.

En 2019, l'ESHRE [5] a formulé des recommandations de bonnes pratiques de la PO, balayant tous les moments où il faut être attentif pour être performant dans le geste et les résultats, s'adapter aux situations complexes et détecter, si ce n'est prévenir, les complications. Il existe une volonté de tous les praticiens au cours de la PO d'être le plus efficient possible, c'est-à-dire de recueillir des ovocytes matures fécondables et surtout de ne pas en perdre.

Il y a une corrélation entre la taille des follicules et la maturité ovocytaire. Il y a également un timing précis à respecter entre le déclenchement et la ponction. Le *flushing* des follicules ou « rinçage des follicules » s'est développé dans le but d'augmenter le rendement du recueil des ovocytes. L'évolution du matériel avec l'apparition d'aiguilles double lumière du même diamètre que les aiguilles simple lumière ont permis de simplifier cette procédure. La ponction d'ovocytes immatures en vue d'une maturation ovocytaire *in vitro* (MIV) est en soi une technique particulière nécessitant un matériel adapté. Enfin, l'apprentissage de la PO est aujourd'hui possible par simulateur et permet aux plus jeunes de s'entraîner sans risque pour les patientes.

La PO sous échographie endovaginale peut être un geste douloureux et potentiellement à risque

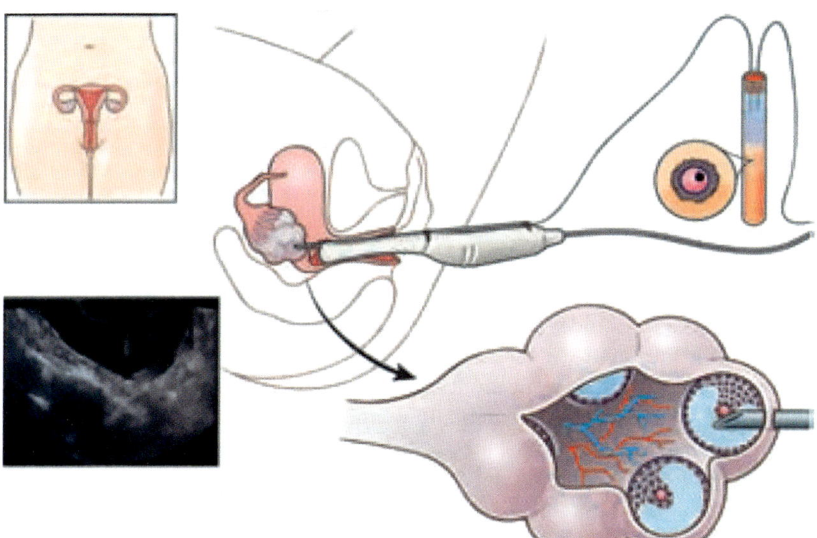

Figure 21.1. **Schéma d'une PO endovaginale.**

de complications. La gestion de la douleur doit être maîtrisée. Les complications sont diverses, essentiellement concentrées dans les hémorragies et les infections. Enfin, dans ce parcours patient très spécifique qu'est la FIV, il est important d'évaluer les risques liés à l'identitovigilance. En effet, une modification de programme dans la chaîne qui fonctionne selon un cheminement très précis entre bloc opératoire et laboratoire de biologie de la reproduction est susceptible d'entraîner des risques d'erreurs majeurs.

En amont du recueil ovocytaire

Temps de latence entre déclenchement et PO

En amont du recueil ovocytaire, il est important d'organiser le déclenchement en fonction de l'heure de la ponction. Dans la préparation de cycles en vue d'une FIV ou d'une ICSI, une hyperstimulation ovarienne contrôlée est effectuée pour recruter les follicules. Cependant, il arrive souvent que les follicules n'évoluent pas à la même vitesse et qu'ils soient, de fait, de diamètres différents. Ainsi, au moment de la PO, cette variation coïncide avec la maturité des ovocytes recueillis. Il existe une corrélation positive entre la taille du follicule et la maturité ovocytaire connue depuis longtemps [6, 7]. La littérature a suggéré que les follicules de plus de 12 mm correspondent à des résultats significativement plus élevés en termes de taux de fécondation et de clivage [8, 9]. Certains considèrent que la taille du follicule est le meilleur facteur prédictif de la maturation ovocytaire en FIV [10]. Néanmoins, la mesure échographique de la taille folliculaire présente une forte variation inter- et intra-observateurs, ce qui rend l'interprétation de l'examen et la décision du moment du déclenchement discutables [11].

Les résultats des différentes études varient en ce qui concerne le temps idéal entre le déclenchement et la ponction. Quelques études ont montré que la longueur du temps de latence n'augmentait pas le nombre d'ovocytes matures ou les taux de grossesse [12, 13], à l'inverse, d'autres études ont trouvé que plus le décalage était grand, plus il y avait production d'ovocytes matures associée à une optimisation des paramètres de réussite [14, 15]. Une étude s'est intéressée à l'intervalle de temps entre le déclenchement par hCG (*Human Chorionic Gonadotropin*) et la PO allant de 33 à 38 heures. La quantité de cycles étudiés n'est probablement pas suffisante mais l'on voit très bien sur le tableau 21.1 que plus le temps est long, plus le nombre d'ovocytes matures est grand. La définition du moment idéal pour déclencher est plus discutable et peut entraîner un biais puisqu'il est défini comme étant l'acquisition d'au moins deux follicules de plus de 17 mm mais à partir de là, le praticien peut décider de retarder d'un ou deux jours le déclenchement de l'ovulation (voir tableau 21.1).

Les auteurs recommandent un temps de latence minimum de 35 heures entre le déclenchement et la ponction d'ovocytes, bien que les résultats ne soient pas compromis si cela doit se faire plus tôt. Cependant, il serait prudent d'adopter une politique qui maximise les pourcentages d'ovocytes matures qui doivent être un plus pour les patientes, en particulier celles qui répondent faiblement. Il est important de se laisser une marge pour l'horaire de la ponction de 35 à 39 heures après le déclenchement. Si l'activité du centre est importante, il faudra prévoir un échelonnement des déclenchements pour garder cet écart [16].

Juste avant la PO

Mesures d'hygiène

Les recommandations de bonnes pratiques de la PO de l'ESHRE décrivent l'ensemble des événements de la préparation de la patiente jusqu'au geste lui-même.

Comme tout geste chirurgical, il doit débuter par une check-list qui concerne autant le matériel utilisé et en état de marche que l'identification de la patiente et sa situation particulière (endométriose, hydrosalpinx, accès des ovaires difficile si connu…). Dans certains blocs opératoires, il est imposé à la patiente une douche préalable à la Betadine®, bien qu'aucune étude n'en ait montré son intérêt dans ce cadre précis. Le Haut Conseil de la santé publique en 2012 [17] recommandait une désinfection vaginale à la povidone iodée avec un rinçage méticuleux. L'ESHRE recommande une désinfection intravaginale par de l'eau saline chauffée. Aucune autre méthode, que ce soit de la chlorhexidine ou de la Betadine®, n'a montré un avantage [18], alors qu'il a été clairement prouvé

Tableau 21.1. Suivi des ovocytes recueillis en fonction du temps de latence entre déclenchement et PO.

Résultats des traitements					
Paramètres	Groupe 1 (n = 122) 33,45 h à 34,44 h	Groupe 2 (n = 222) 34,45 h à 35,44 h	Groupe 3 (n = 131) 35,45 h à 36,44 h	Groupe 4 (n = 36) 36,45 h à 38,25 h	Valeur *P*
Moy. d'ovocytes ponctionnés (médiane)	9,0 ± 6,2 [8]	9,5 ± 7,1 [7]	9,7 ± 6,9 [9]	11,5 ± 8,2 [9]	NS
Moy. ovocytes en ICSI (médiane)	8,1 ± 5,1 [8]	8,8 ± 6,4 [7]	9,3 ± 7,0 [8]	11,2 ± 8,2 [8,5]	NS
Moy. ovocytes en métaphase II (MII) ou Meta II (médiane)	5,0 ± 3,9[a] [4]	6,2 ± 4,9 [5]	6,4 ± 5,6 [5]	7,6 ± 6,0[a] [6]	0,0396
Taux de MII (%)	61,6 ± 27,9[b] [65]	70,9 ± 27,2[b] [78]	66,4 ± 26,9 [69]	70,4 ± 20,6 [69]	0,01
Cycles avec > de 70 % de MII (médiane)	48 (39)[c]	134 (60)[c]	62 (47)	18 (50)	0,0017
Moy. ovocytes injectés (médiane)	5,7 ± 3,8 [5]	6,6 ± 4,9 [5]	6,6 ± 5,6 [6]	7,8 ± 5,9 [6,5]	NS
Moy. ovocytes fécondés (médiane)	4,5 ± 3,2 [4]	5,1 ± 4,4 [4]	5,2 ± 4,7 [4,5]	6,0 ± 5,1 [5]	NS
Taux de fécondation (%)	77,8 ± 23,6 [80]	72,5 ± 26,8 [78]	73,7 ± 27,3 [80]	75,4 ± 25,3 [81]	NS
Moy. d'embryons transférés (médiane)	1,8 ± 0,7 [2]	1,6 ± 0,9 [2]	1,7 ± 0,8 [2]	1,7 ± 0,9 [2]	NS
Test de grossesse positif (%)	40 (33)	69 (31)	40 (31)	12 (33)	NS
Grossesses cliniques (%)	34 (28)	60 (27)	36 (27)	12 (33)	NS

Note : les valeurs sont des moyennes ± ET (médiane) ou nombre (pourcentage). Comparaison par paire. Moy. : moyenne.
[a] $p = 0,0073$; [b] $p = 0,0013$; [c] $p = 0,0002$.
Source : Weiss A, et al. Lag time from ovulation trigger to oocyte aspiration and oocyte maturity in assisted reproductive technology cycles : a retrospective study. Fertil Steril 2014 ; 102 : 419-23.

un effet toxique sur les ovocytes. Si la désinfection se fait avec un de ces produits, il est impératif de rincer à l'eau saline abondamment avant la ponction. Certains pays européens n'effectuent aucune désinfection vaginale préalable sans augmentation *a priori* des risques infectieux.

Matériel de ponction

Dans les recommandations de l'ESHRE, il n'est à aucun moment question d'une aspiration à la seringue. La PO se doit d'être faite par aspiration douce et continue que seule une pompe peut permettre. S'il n'existe pas de pression négative précise recommandée, les variations acceptables vont de 100 à 200 mmHg avec une pompe. Une moyenne autour de 150 mmHg est le plus souvent utilisée. L'ESHRE n'évoque même pas la possibilité d'une aspiration à la seringue. La variation de pression induite par la seringue abîme les ovocytes avec l'apparition d'ovocytes « cassés ». La sonde endovaginale doit être protégée par une protection stérile de type protège-sonde. Dans les recommandations issues de l'ABM, il n'existe aucune précision en ce qui concerne l'hygiène de la sonde endovaginale. Des systèmes de désinfection rapide ont été mis en place permettant en 2 minutes un nettoyage autant efficace que protecteur pour la sonde, le protège-sonde n'étant *a priori* pas suffisante [19]. Ce système a un coût et n'est malheureusement pas utilisé de façon systématique. Pourtant, il assure une sécurité sanitaire tout en préservant la sonde d'autres types de désinfection plus agressive. Quoi qu'il en soit, une procédure précise de désinfection de la sonde vaginale doit exister et être appliquée après chaque ponction (figure 21.2).

Analgésie ou anesthésie pour une PO

La PO implique le passage par voie transvaginale d'une aiguille de ponction et une aspiration des follicules un par un. Bien que le geste soit techniquement facile, il peut être douloureux soit au passage de l'aiguille à travers la paroi vaginale, soit à la ponction un par un des follicules sur des ovaires mobiles, à distance de la paroi vaginale ou simplement distendu par l'hyperstimulation ovarienne les rendant de fait plus sensibles, soit par l'existence d'une pathologie comme l'endométriose ou des adhérences secondaires à une chirurgie ou une infection. Évidemment, la quantité de follicules à ponctionner est proportionnelle à l'augmentation du risque de la douleur et des complications. Il existe assez peu d'études qui clarifient la meilleure méthode d'analgésie pour une ponction.

On peut recourir à :

- une sédation permettant à la patiente de garder une certaine conscience sans ressentir de douleurs;
- une anesthésie locale par bloc paracervical de xylocaïne en général à 10 heures, 2 heures, 4 heures et 8 heures si on veut être exhaustif;
- une anesthésie topique par gel de xylocaïne par voie intravaginale et/ou par un traitement antalgique combiné : antidouleur comme le néfopam (Acupan®) ou association tramadol-paracétamol (Ixprim®);
- une anesthésie générale;
- l'hypnose quand les ressources humaines le permettent.

Une revue de 2013 de la *Cochrane Database* n'arrive pas sur 21 études sélectionnées [20] à extraire un quelconque bénéfice d'une anesthésie par rapport à une autre et l'hétérogénéité de ces études ne permet pas de conclure.

Les différentes comparaisons sont déclinées comme suit :

- sédation et analgésie *versus* placebo;

Check-list avant ponction ovocytaire

- ✓ Il est important qu'avant de démarrer la ponction ovocytaire, l'ensemble du système soit testé en aspirant un peu de milieu de culture (aspiration nulle).
- ✓ S'assurer que la pompe d'aspiration soit en marche et que la pédale d'aspiration fonctionne (de nombreuses pompes d'aspiration ont un voyant qui clignote, et certaines ont des signaux sonores, lorsque la pompe est activée).
- ✓ Vérifier le réglage de la pression d'aspiration en tenant compte de la limite de pression maximale de la pompe d'aspiration.
- ✓ Vérifier la connexion de l'aiguille avec le système de tubulure et assurez-vous qu'elle est bien raccordée sans fuite d'air.
- ✓ S'assurer que le système de tuyaux d'aspiration est neuf ou non endommagé (en cas de réutilisation du système).
- ✓ Exclure toute fissure de l'éprouvette d'aspiration.
- ✓ S'assurer que la tubulure de prélèvement n'est pas pliée ou endommagée.
- ✓ Vérifier l'aiguille et son raccordement au système de tubulure.
- ✓ S'assurer que le guide de l'aiguille est correctement placé sur la sonde à ultrasons sans qu'il y ait d'espace et que la gaine de protection de la sonde ne gêne pas la projection de l'aiguille.
- ✓ S'assurer que le guide de l'aiguille est bien appliqué sur la sonde et qu'il n'est pas desserré.

Figure 21.2. Check-list recommandé avant toute ponction ovocytaire.
Source : ESHRE Working Group on Ultrasound in ART. Recommendations for good practice in ultrasound: oocyte pick up. Hum Reprod Open. 2019(4).

- sédation et analgésie *versus* d'autres actions efficaces ;
- sédation et bloc paracervical *versus* d'autres actions efficaces ;
- sédation et analgésie *patient controlled versus physician controlled* ;
- sédation et analgésie avec différents dosages ou molécules.

Au final, les auteurs concluent que l'expérience de la douleur varie selon les individus et sa prise en charge doit être individualisée en fonction des patientes, en prenant en compte les ressources disponibles. Ces différentes méthodes semblent acceptables et sont associées à un haut degré de satisfaction des patientes.

En 2022, une méta-analyse n'a pas permis de retrouver des recommandations pour soulager la douleur au cours de la PO. Les études étaient de très faible qualité et très hétérogènes [21].

L'analgésie post-ponction est fondamentale pour assurer à la patiente une suite du recueil sans douleur. Elle doit être anticipée, organisée, et débuter dès que nécessaire. Un suivi au moins téléphonique permet le lendemain du geste d'accompagner la patiente et, le cas échéant, de découvrir des signes évocateurs de complications.

Au cours de la PO

Geste

Le geste doit être doux, avec un minimum de mouvement pour minimiser la douleur. Il est important de ponctionner le plus de follicules possible en utilisant le même point de ponction ovarien et *a fortiori* vaginal source de douleurs, de saignements et de risques infectieux (figure 21.3).

Faut-il *flusher* les follicules ?

Au cours des deux dernières décennies, la PO transvaginale est devenue le *gold standard* pour récupérer les ovocytes. Le raffinement des aiguilles a optimisé le nombre d'ovocytes ponctionnés [22]. Les aiguilles double lumière étaient censées récupérer les ovocytes potentiellement retenus dans le follicule en diminuant l'espace mort lié à la longueur de l'aiguille et la tubulure, avec un canal pour l'aspiration et un canal pour rincer le follicule. Ainsi, le rinçage ne repousse pas dans le follicule un ovocyte qui serait coincé dans l'aiguille. Le bénéfice théorique de ces aiguilles double lumière était que le *flushing* de ces follicules devait maximiser la probabilité de récupérer un ovocyte qui aurait été autrement perdu [23]. Ce concept, longtemps soutenu par des études non randomisées, a été mis à mal par des études randomisées qui ont toutefois échoué à démontrer cet avantage [24, 25].

Une *Cochrane Database* sur le sujet en 2018 [26] a montré que sur une population de 928 patientes incluses dans des protocoles randomisés, il n'y avait aucun avantage à *flusher*. Effectivement, le fait de *flusher* le follicule en cas de FIV en cycle semi-naturel avait déjà été considéré comme une évidence pour éviter les échecs de recueils [27, 28]. Dans une étude de 2013 sur 164 cycles [29], les auteurs ont regardé l'intérêt du *flush* sur des cycles monofolliculaires obtenus soit en cycle naturel, soit par des cycles stimulés par du citrate de clomifène (25 mg/jour du 6ᵉ jour à l'induction de l'ovulation), soit par des cycles stimulés par de l'hMG à 75 unités. Seuls les cycles avec un seul follicule étaient analysés. Ils concluent que trois *flushing* doublent non seulement le nombre d'ovocytes récupérés mais aussi le taux de transfert. Le *flushing* en cas de cycles spontanés ayant montré son intérêt, il pourrait être un avantage en cas de mauvaise réponse.

Une étude prospective randomisée en 2020 sur 252 patientes avec une faible réponse et ponctionnées à l'aiguille double lumière a permis de montrer qu'il n'y avait aucun bénéfice à *flusher* systématiquement ces patientes [30-32]. Il reste encore un doute sur le *flush* quand un examen extemporané du biologiste à la recherche de l'ovocyte dans le liquide folliculaire peut être fait dans la suite immédiate de la ponction.

Situations particulières

Endométriome

Certaines équipes mettent encore systématiquement toutes leurs patientes sous antibiotiques (54 %). Pour certaines, elles ne le font qu'en cas d'endométriome (33 %) [33, 34]. Cependant, il n'existe aucun avantage à utiliser des antibiotiques systématiquement au cours d'une PO. Dans le cas des endométriomes, la réponse n'existe pas

Principe de base de la technique de recueil ovocytaire

- ✓ Le mouvement de pivot du transducteur transvaginal est plus facile lorsque la patiente place ses fesses au bord de la table gynécologique et que l'opérateur est debout ou assis entre les jambes en abduction et en appui de la patiente.
- ✓ Il est conseillé de tenir le transducteur transvaginal de manière correcte, car cela permet de mieux voir la proximité des différents tissus et organes sur le moniteur. Le positionnement du transducteur parallèle à la main de l'opérateur permet une meilleure perception tactile car le transducteur devient une extension des doigts de l'opérateur.
- ✓ Le côté gauche du patient apparaît souvent dans la partie droite du moniteur. La sonde apparaît en haut ou en bas du moniteur, selon la préférence de l'opérateur.
- ✓ Éviter de contaminer la pointe de l'aiguille de la sonde lors de son introduction dans le vagin en gardant l'aiguille à l'intérieur du guide-aiguille jusqu'à ce qu'elle soit prête à percer le vagin.
- ✓ L'ovaire doit être aligné sur la position la plus accessible de l'écran.
- ✓ Le transducteur doit être contre l'ovaire (à travers la paroi vaginale). Insérer avec précaution l'aiguille dans le follicule.
- ✓ Idéalement, l'aiguille doit être insérée au milieu de l'ovaire pour éviter que l'ovaire ne bouge et que l'aiguille ne blesse les parties adjacentes.
- ✓ La pointe échogène de l'aiguille doit être identifiée pendant toutes les manœuvres. Le guide de l'aiguille visible sur le moniteur peut faciliter une insertion plus sûre car il projette l'endroit où la pointe de l'aiguille progressera.
- ✓ Il est conseillé de maintenir l'aiguille au centre du follicule pendant l'aspiration et d'observer les parois du follicule s'affaisser autour de la pointe.
- ✓ Les marqueurs de la pointe de l'aiguille doivent être observés à tout moment lorsqu'elle est manœuvrée dans les ovaires et dans chaque follicule ; la pointe de l'aiguille ne doit jamais être avancée si elle n'est pas visible.
- ✓ Aspirer le liquide folliculaire contenant le complexe ovocyte/cumulus par aspiration.
- ✓ Les parois du follicule s'affaissent au fur et à mesure que le liquide est aspiré ; avant de déplacer l'aiguille vers le follicule suivant, les opérateurs doivent s'assurer que le liquide est bien aspiré.
- ✓ L'aiguille peut être avancée dans un follicule adjacent ou retirée jusqu'au bord de l'ovaire ; un réalignement est nécessaire pour avancer dans un autre follicule. Minimiser autant que possible les ponctions répétitives à travers la paroi vaginale.
- ✓ Éviter les mouvements latéraux de l'aiguille pour réduire le risque de lésions vasculaires.
- ✓ Ne pas déplacer le transducteur lorsque l'aiguille est en position avancée.
- ✓ Ponctionner tous les follicules, en particulier en cas de risque élevé de syndrome d'hyperstimulation ovarienne (SHO).
- ✓ Rincer l'aiguille entre les deux ovaires pour éviter tout blocage potentiel causé par des caillots sanguins.

Figure 21.3. Principe de base de la technique de recueil ovocytaire.
Source : ESHRE Working Group on Ultrasound in ART. Recommendations for good practice in ultrasound: oocyte pick up. Hum Reprod Open. 2019(4).

et le travail sur les difficultés de ponction liées à un endométriome a été réalisé sous traitement antibiotique systématique [35]. Ainsi, les auteurs ont montré que si c'était plus compliqué de ponctionner en présence d'un kyste endométriosique, il n'y avait pas de perte de chances et que c'était même tout à fait surmontable d'éviter le kyste. Cependant et bien qu'ils décrivent des infections dans ce groupe, ce n'est pas significatif. Peut-être parce que de façon systématique, toutes les patientes avaient un traitement antibiotique prophylactique, ce qui biaise les conclusions.

Patientes obèses

La nouvelle loi de bioéthique ainsi que les recommandations de bonnes pratiques du CNGOF n'ont pas déterminé d'IMC supérieur pouvant contre-indiquer une prise en charge en AMP. Pourtant, outre la réponse à la stimulation qui est plus aléatoire, le geste du recueil ovocytaire peut inquiéter autant par sa difficulté que par les complications que l'on pourrait rencontrer avec des femmes obèses. Une étude de 2019 [36] a comparé deux groupes de femmes obèses : un de classe III avec un IMC entre 40-49,9 kg/m² et un groupe de classe IV avec un IMC > 50 kg/m² à un groupe de femmes dont l'IMC était < à 40 kg/m² et dont 98,8 % ont eu une ponction sous anesthésie générale.

Les complications per- et postopératoires graves ont été peu fréquentes dans tous les groupes d'IMC, bien que les complications mineures aient été plus fréquentes avec l'obésité de classe III et de classe IV. Ces patientes étaient également plus susceptibles de nécessiter des doses plus élevées de propofol et de fentanyl, d'avoir des prélèvements d'ovocytes plus longs et de nécessiter un prélèvement transabdominal. Mais, concluent les auteurs, dans l'ensemble, le prélèvement d'ovocytes peut être effectué en toute sécurité en ambulatoire chez les femmes souffrant d'obésité de classes III ou IV.

Ponction des ovocytes immatures

Rose B. J., en 2014 [37], a résumé clairement la méthodologie disponible pour les procédures de collecte d'ovocytes immatures en vue d'une MIV, bien que des variations supplémentaires aient été publiées depuis. En raison de la taille considérablement réduite des follicules dans un cycle MIV, la procédure de prélèvement d'ovocytes est plus difficile qu'un prélèvement FIV standard, tout en étant similaire. Il existe quelques différences procédurales mineures qui permettent le prélèvement de follicules plus petits (figure 21.4).

La pression d'aspiration est comprise entre 52,5 mmHg [38] et 200 mmHg [28], et les aiguilles de prélèvement d'ovocytes de FIV standard sont généralement de calibres 16 ou 17 et peuvent être à simple ou double lumière selon la préférence de rinçage folliculaire [38].

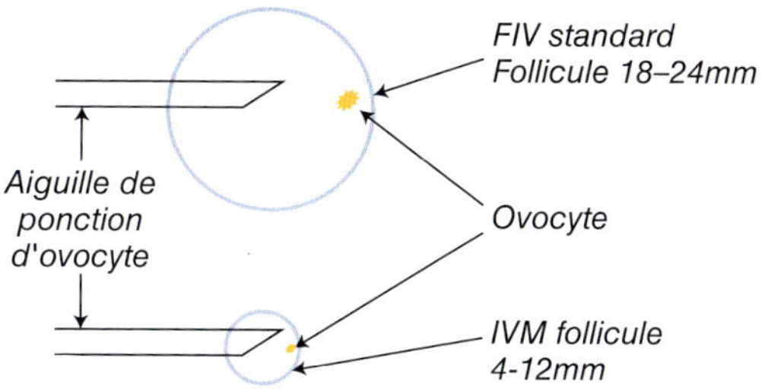

Figure 21.4. Différence de taille folliculaire en cas de maturation *in vitro* ou de stimulation classique pour FIV.

Source : Walls ML, Hart RJ. In vitro maturation. Best Pract Res Clin Obstet Gynaecology 2018;53:60-72.

Complications du recueil ovocytaire

Les complications de la PO restent rares. Une étude en 2006 [39] sur plus de 1 000 ponctions avait retrouvé une faible incidence. En 2018 [40], une étude sur 23 827 ponctions transvaginales consécutives chez 12 615 patientes a montré un taux d'incidence de complications de 0,76 % dont 0,56 % qui ont nécessité une hospitalisation. Ils ont mesuré à 0,1 % de reprise chirurgicale par ponction et 0,19 % par patiente. Ils retrouvent en majorité hémopéritoine et infection. Les facteurs de risque identifiés sont le nombre élevé d'ovocytes recueillis, le temps long de la procédure et la moyenne de temps par ovocyte, l'inexpérience du ponctionneur, les femmes jeunes avec un IMC faible et des ATCD de chirurgie abdomino-pelvienne ou de maladies inflammatoires pelviennes (tableau 21.2).

L'analyse du Système national des données de santé (SNDS) concernant des hospitalisations post-PO, réalisée par l'ABM entre 2012 et 2017, reprenant 156 000 premières PO, a permis de confirmer la sécurité de la procédure avec un taux de complication de 3,2/10 000 ponctions (comprenant les hyperstimulations [41]). De même, l'infection et les saignements sont les principales causes d'hospitalisation. Les autres complications sont plus liées à la stimulation qu'à la ponction (OHSS ou thrombose).

La littérature offre de multiples *case reports* allant des plaies digestives ou urinaires aux complications neurologiques, des sacro-iliites aux complications anesthésiques [42, 43].

Tableau 21.2. Complications en fonction des caractéristiques des patients.

Caractéristiques des patients	Prélèvement d'ovocytes sans complications	Prélèvement d'ovocytes avec complications	Rapport de cotes (95 % CI)
Nombre	23,731	96	
Âge (y)	36,4 ± 4,1	35,1 ± 3,2	0,93 (0,89–0,96)
IMC (kg/m²)	22,2 ± 3,2	21,6 ± 2,6	0,93 (0,87–0,99)
Durée de l'infertilité (mo)	52,6 ± 31,9	51,8 ± 35,2	1,00 (0,99–1,01)
Prélèvement d'ovocytes (no.)	9,6 ± 6,0	11,4 ± 6,5	1,04 (1,02–1,07)
Durée du prélèvement (minutes)	13,9 ± 5,4	15,5 ± 6,4	1,05 (1,02–1,08)
Temps de prélèvement d'un seul ovocyte (min)	2,11 ± 1,97	2,29 ± 3,28	1,04 (0,92–1,17)
Chirurgien expert (n, %)	18,555 (78,19%)	66 (68,75%)	0,61 (0,40–0,95)

Note : Les chiffres sont exprimés en moyenne ± SD. IC = intervalle de confiance ; IMC = indice de masse corporelle.
Source : Levi-Setti PE, et al. Appraisal of clinical complications after 23,827 oocyte retrievals in a large assisted reproductive technology program. Fertil Steril 2018;109(6):1038-43.e1.

Cependant, il est possible de retrouver en fin de ponction – surtout si celle-ci a nécessité plusieurs réintroductions de l'aiguille du fait de mauvaise position de l'ovaire à ponctionner ou de douleurs de la patiente – des saignements de la paroi vaginale aux points de ponction ou du col. Une compression à l'aide d'une compresse pendant quelques minutes permet dans la majorité des cas de stopper les saignements. En cas d'artériole atteinte entraînant un flot continu de saignement non maîtrisé par la compression, un point peut être posé à l'aide d'un fil résorbable pour rapidement arrêter les saignements et éviter les complications. Il est fortement conseillé de laisser sortir la patiente du bloc opératoire quand le saignement vaginal est maîtrisé. Une surveillance de 2 heures avant la sortie de la patiente est dans tous les cas nécessaires. La présence d'un hôpital proche du domicile de la patiente est rassurante en cas de complication secondaire toujours possible. S'il existe un doute quant à la sécurité de la patiente, l'hospitalisation jusqu'au lendemain matin permettra une surveillance rapprochée.

Apprentissage

Par simulation

Les recommandations de l'ESHRE soulignent qu'actuellement, il n'existe pas d'exigences minimales généralement acceptées pour la formation à la PO. Ni le programme de sous-spécialité du Royal College of Obstetricians and Gynaecologists (RCOG), ni l'American Institute of Ultrasound in Medicine (AIUM) ne préconisent de nombre minimal spécifique de PO pour être considéré comme formé.

Pour des raisons de sécurité, et dans la mesure du possible, le simulateur pourrait constituer la partie initiale d'une formation structurée pour les novices qui souhaitent réaliser une PO, leur permettant d'acquérir les compétences de base et d'atteindre un niveau de performance prédéfini dans un environnement sûr et contrôlé, avant d'appliquer la procédure à des patientes réelles. Une équipe française [44] a évalué la faisabilité d'un programme de formation par simulation de la PO pour les internes, en utilisant le système PickUpSim™. Leur étude a démontré que la formation par simulation de la PO à l'aide d'un simulateur haute fidélité (PickUpSim™) est une méthode simple et efficace pour former les internes au prélèvement d'ovocytes. Tous les résidents ont trouvé le programme de simulation bénéfique et formateur, 80 % d'entre eux ayant réussi leurs scénarios dans un temps moyen de 3,4 ± 1,1 minutes et plus de 70 % des follicules ayant été aspirés correctement. Cependant, une étude randomisée sur une plus grande échelle serait nécessaire pour confirmer ces résultats (figure 21.5).

L'ESHRE a donc formulé des recommandations : une formation adéquate de la PO comprend une formation de base en FIV, en écho, et au moins

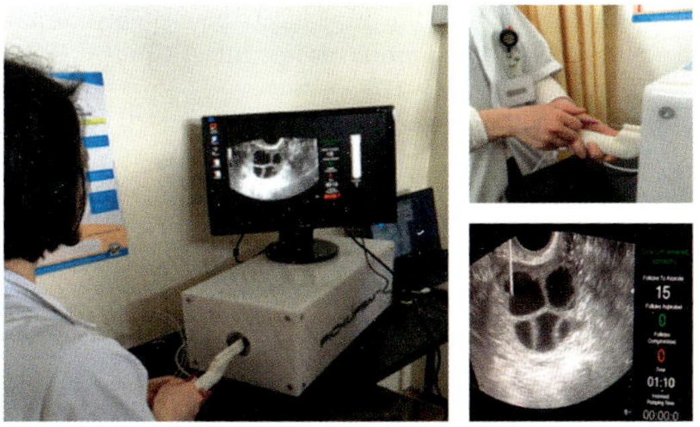

Figure 21.5. Intérêt du simulateur pour l'apprentissage de la ponction.
Source : Bouet PE, et al. Benefits of an oocyte pickup simulation training program using a high-fidelity simulator (PickUpSim™) for obstetrics and gynaecology residents: an observational survey study. J Obstet Gynaecol 2021 ;41(4):631-6.

30 procédures de PO doivent être réalisées sous supervision pour atteindre les critères minimaux de compétence (mais cela peut varier en fonction du type de formation, des ATCD des patientes et des progrès des stagiaires), et au moins 50 PO doivent être réalisées de manière indépendante avant l'acquisition de la qualification.

La compétence a été définie comme la récupération de ≥80 % des ovocytes par rapport à un opérateur senior effectuant une PO dans l'ovaire controlatéral.

Le maintien des compétences est essentiel, en visant au moins 50 PO par an. Si cela ne peut être atteint, une formation supplémentaire sur simulateur peut être utile.

Pour atteindre un niveau d'expertise en matière de PO, il faut réaliser au moins 250 PO, sur la base d'une vaste analyse rétrospective montrant une association entre l'expertise de l'opérateur et le risque de complications, et significativement moins de complications si l'opérateur a réalisé au moins 250 OPU [40].

Ponction transabdominale

Dans le cadre de la préservation de fertilité, une équipe turque a publié la méthode de la ponction transabdominale [45]. La majorité des indications était la virginité de la patiente quelle que soit l'indication de l'autoconservation. Il n'y avait que 3 patientes sur les 64 incluses qui présentaient une indication pour une inaccessibilité aux ovaires ou une malformation. L'intérêt de cette approche est qu'ils utilisent la sonde vaginale avec le guide, exactement comme par voie vaginale. Ce qui leur permet également de n'avoir besoin d'aucune aide. Cette technique devrait être éprouvée quand la voie transabdominale dans certaines situations est nécessaire et utile.

Conclusion

La PO par voie transvaginale est un geste effectué quotidiennement par des milliers de centres d'AMP dans le monde. Le timing correct de la ponction par rapport à l'heure du déclenchement permet l'acquisition de plus d'ovocytes matures.

Le rinçage folliculaire ou *flushing* ovocytaire n'a pas fait la preuve de son efficacité pour améliorer les résultats quand il est utilisé de façon systématique. La prévention de la douleur est une priorité pour le confort des patientes et doit être protocolisée pendant et après le geste. Enfin, bien que ce geste se soit banalisé, il n'en reste pas moins qu'il peut y avoir des complications, rares certes mais qui parfois peuvent être graves. Il faut donc rester vigilant sur la prévention des complications, la surveillance postponction à court et à moyen terme et offrir aux patientes l'accès à un service spécialisé rapidement en cas de saignements, de fièvre ou tout autre symptôme dans les suites d'une PO. Ce pourquoi l'apprentissage par simulateur serait un élément essentiel pour permettre aux plus jeunes de se former sans risque. Les recommandations de l'ESHRE doivent être utilisées. Elles rappellent que c'est un geste chirurgical à risque qui ne déroge pas à la règle de la check-list, de procédures de nettoyage de matériel et d'un apprentissage adapté.

Références

[1] Dellenbach, P., Nisand, I., Moreau, L., et al., 1984. Transvaginal sonographically controlled follicle puncture for oocyte retrieval. Lancet 1, 1467.

[2] Gembruch, U., Diedrich, K., Welker, B., et al., 1988. Transvaginal sonographically guided oocyte retrieval for in-vitro fertilization. Hum Reprod 3, 59–63.

[3] Wikland, M., Enk, L., Hamberger, L., 1985. Transvesical and transvaginal approaches for the aspiration of follicles by use of ultrasound. Ann N Y Acad Sci 442, 182–194.

[4] Kushnir, V.A., Kim, A., Gleicher, N., Barad, D.H., 2013. A pilot trial of large versus small diameter needles for oocyte retrieval. Reproductive Biology and Endocrinology 11, 22.

[5] D'Angelo, A., Panayotidis, C., Amso, N., et al., 2019. Recommendations for good practice in ultrasound:

oocyte pick up†. The ESHRE Working Group on Ultrasound in ART, Human Reproduction Open 2019 (4), 1–25.

[6] Ectors, F.J., Vanderzwalmen, P., Van Hoeck, J., et al., 1997. Relationship of human follicular diameter with oocyte fertilization and development after in-vitro fertilization or intracytoplasmic sperm injection. Hum Reprod 12, 2002–2005.

[7] Scott, R.T., Hofmann, G.E., Muasher, S.J., et al., 1989. Correlation of follicular diameter with oocyte recovery and maturity at the time of transvaginal follicular aspiration. J In Vitr Fert Embryo Transf 6, 73–75.

[8] Wittmaack, F.M., Kreger, D.O., Blasco, L., et al., 1994. Effect of follicular size on oocyte retrieval, fertilization, cleavage, and embryo quality in in vitro fertilization cycles : a 6-year data collection. Fertil Steril 62, 1205–1210.

[9] Bergh, C., Broden, H., Lundin, K., Hamberger, L., 1998. Comparison of fertilization, cleavage and pregnancy rates of oocytes from large and small follicles. Hum Reprod 13, 1912–1915.

[10] Dubey, A.K., Wang, H.A., Duffy, P., Penzias, A.S., 1995. The correlation between follicular measurements, oocyte morphology, and fertilization rates in an in vitro fertilization program. Fertil Steril 64, 787–790.

[11] Forman, R.G., Robinson, J., Yudkin, P., et al., 1991. What is the true follicular diameter - an assessment of the reproducibility of transvaginal ultrasound monitoring in stimulated cycles. Fertil Steril 56, 989–992.

[12] Nargund, G., Reid, F., Parsons, J., 2001. Human chorionic gonadotropin-to-oocyte collection interval in a superovulation IVF program. A prospective study. J Assist Reprod Genet 18, 87–90.

[13] Bjercke, S., Tanbo, T., Dale, P.O., Abyholm, T., 2000. Comparison between two hCG-to-oocyte aspiration intervals on the outcome of in vitro fertilization. J Assist Reprod Genet 17, 319–322.

[14] Reichman, D.E., Missmer, S.A., Berry, K.F., et al., 2011. Effect of time between human chorionic gonadotropin injection and egg retrieval is age dependent. Fertil Steril 95, 1990–1995.

[15] Wang, W., Zhang, X.H., Wang, W.H., et al., 2011. The time interval between hCG priming and oocyte retrieval in ART program : a metaanalysis. J Assist Reprod Genet 28, 901–910.

[16] Weiss, A., Neril, R., Geslevich, J., et al., 2014. Lag time from ovulation trigger to oocyte aspiration and oocyte maturity in assisted reproductive technology cycles : a retrospective study. Fertil Steril 102, 419–423.

[17] Haut Conseil de la santé publique. Procédure de désinfection avant ponction ovocytaire dans le cadre de l'AMP – 28 septembre 2012.

[18] Tsai, E.T., Lin, M.Y.S., Chen, S.H., et al., 2005. Vaginal disinfection with povidone iodine immediately before oocyte retrieval is effective in preventing pelvic abscess formation without compromising the outcome of IVF. J Assist Reprod Genet 22.

[19] Kac, G., Podglagen, I., Si-Mohamed, A., et al., 2010. Evaluation of Ultraviolet C for disinfection of endocavitary ultarsound transducers persisitenly contamintated despite probe covers. Infect Control Hosp Epidemiol 31, 165–170.

[20] Kwan, I., Bhattacharya, S., Knox, F., McNeil, A., 2013. Pain relief for women undergoing oocyte retrieval for assisted reproduction. Cochrane Database Syst Rev 1, CD004829.

[21] Buisman, E.T.I.A., Wang, R.G.H., Bhattacharya, S., et al., 2022. Trends in research on pain relief during oocyte retrieval for IVF/ICSI: a systematic. methodological review Human Reproduction Open 2022 (1), 1–16.

[22] Miller, K.A., Elkind-Hirsch, K., Benson, M., et al., 2004. A new follicle aspiration needle set is equally effective and as well tolerated as the standard needle when used in a prospective randomized trial in a large in vitro fertilization program. Fertil Steril 81, 191–193.

[23] Hill, M.J., Levens, E.D., 2010. Is there a benefit in follicular flushing in assisted reproductive technology? Curr Opin Obstet Gynecol 22, 208–212.

[24] Levens, E.D., Whitcomb, B.W., Payson, M.D., Larsen, F.W., 2009. Ovarian follicular flushing among low responding patients undergoing assisted reproductive technology. Fertil Steril 91, 1381–1384.

[25] Haydardedeoglu, B., Cok, T., Kilicdag, E.B., et al., 2011. In vitro fertilization-intracytoplasmic sperm injection outcomes in single- versus double-lumen oocyte retrieval needles in normally responding patients : a randomized trial. Fertil Steril 95, 812–814.

[26] Georgiou, E.X., Melo, P., Brown, J., Granne, I.E., 2018. Follicular flushing during oocyte retrieval in assisted reproductive techniques. Cochrane Database Syst Rev 4 (4). CD004634.

[27] Rongières-Bertrand, C., Olivennes, F., Righini, C., et al., 1999. Revival of the natural cycles in in-vitro fertilization with the use of a new gonadotrophin-releasing hormone antagonist (Cetrorelix) : a pilot study with minimal stimulation. Hum Reprod 14, 683–688.

[28] Mendez Lozano, D.H., Brum Scheffer, J., Frydman, N., et al., 2008. Optimal reproductive competence of oocytes retrieved through follicular flushing in minimal stimulation IVF. Reprod Biomed Online 16, 119–123.

[29] Von Wolff, M., Hua, Y.Z., Santi, A., et al., 2013. Follicle flushing in monofollicular in vitro fertilization almost doubles the number of transferable embryos. Acta Obstet Gynecol Scand 92, 346–348.

[30] Mok-Lin, E., Brauer, A.A., Schattman, G., et al., 2013. Follicular flushing and in vitro fertilization outcomes in the poorest responders : a randomized controlled trial. Hum Reprod 28, 2990–2995.

[31] Mehri, S., Levi Setti, P.E., Greco, K., et al., 2014. Correlation between follicular diameters and flushing versus no flushing on oocyte maturity, fertilization rate and embryo quality. J Assist Reprod Genet 31, 73–77.

[32] Calabre, C., Schuller, E., Goltzene, M.A., et al., 2020. Follicular flushing versus direct aspiration in poor

responder IVF patients: a randomized prospective study. European J Obstet Gynecol and Reprod Biol 248, 118–122.

[33] Bhandari, H., Agrawal, R., Weissman, A., et al., 2015. Minimizing the risk of infection and bleeding at trans-vaginal ultrasound-guided ovum pick-up: results of a prospective web-based world-wide survey. J. Obstet. Gynaecol. India 65 (6), 389–395.

[34] Kaye, L., Bartels, C., Bartolucci, A., et al., 2017. Old habits die hard: retrospective analysis of outcomes with use of corticosteroids and antibiotics before embryo transfer. Fertil. Steril. 107 (6), 1336–1340.

[35] Benaglia, L., Busnelli, A., Biancardi, R., et al., 2018. Oocyte retrieval difficulties in women with ovarian endometriomas 37 (1), 77–84. RBMO.

[36] Romanski, P.A., Farland, L.V., Tsen, L.C., Ginsburg, E.S., 2019. Lewis EI. Effect of class III and class IV obesity on oocyte retrieval complications and outcomes. Fertil Steril 111 (2), 294–301.

[37] Rose, B.I., 2014. Approaches to oocyte retrieval for advanced reproductive technology cycles planning to utilize in vitro maturation: a review of the many choices to be made. J Assist Reprod Genet 31 (11), 1409–1419.

[38] Walls, M.L., Hart, R.J., 2018. In vitro maturation. Best Pract Res Clinical Obstet Gynaecol 53, 60–72.

[39] Ludwig, A.K., Glawatz, M., Griesinger, G., et al., 2006. Perioperative and post-operative complications of transvaginal ultrasound-guided oocyte retrieval : prospective study of > 1000 oocyte retrievals. Hum Reprod 21, 3235–3240.

[40] Levi-Setti, P.E., Cirillo, F., Scolaro, V., et al., 2018. Appraisal of clinical complications after 23,827 oocyte retrievals in a large assisted reproductive technology program Fertil Steril_ 109 (6), 1038–1043.e1.

[41] Lemardeley, G., Pirrello, O., Dieterlé, S., et al., 2021. Overview of hospitalizations in women undergoing oocyte retrieval for ART in the French national health data system. Hum Reprod 36 (10), 1–13.

[42] El-Shawarby, S., Margara, R., Trew, G., Lavery, S., 2004. A review of complications following transvaginal oocyte retrieval for in-vitro fertilization. Hum Fertil (Camb) 7, 127–133.

[43] Siristatidis, C., Chrelias, C., Alexiou, A., Kassanos, D., 2013. Clinical complications after transvaginal oocyte retrievapl : a retrospective analysis. J Obstet Gynaecol 33, 64–66.

[44] Corroenne, Romain, Legendre, G., Riethmuller, D., et al., 2021. Benefits of an oocyte pickup simulation training program using a high-fidelity simulator (PickUpSimTM) for obstetrics and gynaecology residents: an observational survey study. J Obstet Gynaecol 41 (4), 631–636.

[45] Sönmezer, M., Gülümser, Ç., Sönmezer, M., Sükür, Y.E., Atabekoğlu, C., 2021. Transabdominal ultrasound guided oocyte retrieval using vaginal ultrasound probe: Definition of the technique. J Obstet Gynaecol Res. 47 (2), 800–806.

Chapitre 22

Indications et techniques des prélèvements testiculaires et épididymaires

V. Izard

Introduction

L'infertilité concerne 15 % des couples et la présence d'un facteur masculin est incriminée une fois sur deux. Le recueil chirurgical de spermatozoïdes testiculaires et épididymaires est proposé habituellement aux hommes infertiles dont l'éjaculat est dépourvu de spermatozoïdes. Il peut s'agir de patients présentant une azoospermie obstructive (AO) qui ne peuvent ou ne souhaitent pas bénéficier de microchirurgie réparatrice ou bien de patients présentant une azoospermie non obstructive (ANO) [1, 2].

Le recueil de spermatozoïdes testiculaires peut aussi être proposé en cas de nécrozoospermie majeure, d'un taux maintenu très élevé de fragmentation de l'ADN des spermatozoïdes de l'éjaculat, de cryptozoospermie, d'échecs réitérés d'ICSI avec spermatozoïdes éjaculés dans les cas d'oligozoospermie sévère.

Le recueil chirurgical de spermatozoïdes peut enfin être proposé en cas d'anéjaculation ou de difficultés de recueil dans le cadre d'une neuropathie diabétique, d'une médullopathie post-traumatique, d'une préservation de la fertilité avant traitement stérilisant ou d'une préservation gamétique lors d'une orchidectomie pour motif oncologique (onco-TESE).

Le développement de ces techniques permet d'échafauder les bases de la préservation de la fertilité (PF) au masculin.

Les techniques progressent. Les indications dépendent des causes qui évoluent

Peu après l'avènement de la fécondation *in vitro* classique (FIVc) dans les indications féminines du traitement de l'infertilité, les microchirurgiens de la stérilité masculine vont se rapprocher des équipes biologiques et cliniques d'assistance médicale à la procréation (AMP) [3].

Le recueil de spermatozoïdes épididymaires par micro-aspiration va permettre à une équipe australienne d'obtenir une conception au décours d'échecs successifs de microchirurgie de reperméation chez un ancien vasectomisé [4].

Dans l'étiologie des obstructions post-infectieuses d'alors, l'agent pathogène *Chlamydia Trachomatis* aura remplacé le nodule épididymaire caudal gonococcique. Les séquelles épididymaires sont désormais plus proximales vers le testicule et plus diffuses. Le site d'anastomose, qui se veut proximal sur la tête de l'épididyme, ménage un trajet gamétique de maturation épididymaire pré-anastomotique plus restreint.

L'avènement des techniques de micro-fécondation (SuZI [*SubZonal Insemination*] puis ICSI [Intra Cystoplasmic Sperm Injection]) complète l'essor des techniques de micro-aspiration des spermatozoïdes épididymaires (MESA [*Microsurgical Epididymal Sperm Aspiration*]) sur l'apex de la tête de l'épididyme développées par Silber [5], notamment chez les sujets présentant une absence bilatérale des conduits déférents (ABCD). Cette avancée annonce le déclin de la confection des spermatocèles artificielles [6, 7].

La vaso-épididymostomie séculaire devenue microchirurgicale, muco-muqueuse élective, se raréfie avec l'essor de la microponction épididymaire associée à l'ICSI et à la cryopréservation de spermatozoïdes recueillis chirurgicalement. En France, le Lyonnais Cognat est le premier à obtenir une conception dans les ABCD [8]. Dès 1990, les biologistes auront congelé opportunément de petits effectifs spermatozoïdes épididymaires mobiles prélevés sur le site de confection des anastomoses [9]. En cas d'échec de reperméation ou d'absence de conception, ces gamètes proximales seront utilisables après décongélation grâce aux techniques de micro-fécondation (SuZI, ICSI). Une équipe londonienne présente ses résultats par ponction épididymaire transcutanée (PESA [*Percutaneous Epididymal Sperm Aspiration*]) et s'affranchit du microscope opératoire [10] ; une autre équipe londonienne propose le recueil des spermatozoïdes testiculaires [11]. L'équipe de Vilvoorde obtient des grossesses et des naissances avec des spermatozoïdes testiculaires [12], ce que confirme l'équipe bruxelloise de Van Steirteghem rejointe par Silber [13].

L'équipe de Cornell publie en 1997 les dommages occasionnés avec la BT classique (cTESE [*conventional TEsticular Sperm Extraction*]) avec un recul de plusieurs mois et prône l'essor de la microdissection ou micro-TESE (mTESE [*microsurgical TEsticular Sperm Extraction*]) en la comparant avantageusement avec la TESE contemporaine sur le même testicule [14].De nos jours, la mTESE s'impose comme le processus le plus performant pour retrouver des spermatozoïdes dans les ANO [15].

Une fois établi le bien-fondé du prélèvement chirurgical, se posent les questions de la planification de l'intervention côté masculin : recueil asynchrone ou synchrone du recueil ovocytaire chez l'homme en couple, geste unilatéral (droit ou gauche), geste volontiers bilatéral avant traitement oncologique stérilisant (onco-TESE), site de recueil épididymaire proximal ou bien site de recueil testiculaire d'emblée, type de prélèvement (ponction à l'aiguille, biopsie de pulpe testiculaire classique ou bien prélèvement microchirurgical de canalicules spermatogénétiques). Le souci d'innocuité incite à utiliser graduellement des techniques en allant des procédures peu invasives vers les explorations les plus exhaustives [16]. Tout dépend du bilan étiologique.

Indications

L'azoospermie (absence de spermatozoïdes dans l'éjaculat après centrifugation du culot vérifiée à 3 mois d'intervalle) ne concerne que 1 % des hommes mais s'élève à 15 % des inféconds dans la population des hommes infertiles.

Chez l'homme en couple, le facteur féminin est pris en compte dans la prise de décision.

L'azoospermie obstructive

Dans les cas de prise en charge d'un sujet présentant une AO, la probabilité de retrouver des spermatozoïdes est importante. La cryopréservation de spermatozoïdes permet souvent d'éviter la réalisation de gestes biopsiques itératifs, extensifs et itératifs bilatéraux [17].

Le risque de dégradation résiduelle de la fonction endocrine interstitielle stromale leydigienne est faible du fait du geste initial localisé, peu délétère, sur une gonade trophique.

L'azoospermie non obstructive

Dans les cas d'ANO par déficience de la spermatogenèse, les deux testicules sont volontiers hypotrophiques, de petite taille, de consistance peu ferme.

Les effectifs de spermatozoïdes retrouvés au niveau de la pulpe testiculaire sont souvent réduits, reflets de zones clairsemées de persistance de la spermatogenèse dans les tubes séminifères.

La probabilité de retrouver des spermatozoïdes dans la BT sera esquissée par le reflet du dosage plasmatique de la FSH hypophysaire et de l'inhibine-B sertolienne. L'appréciation clinique des dimensions et de la consistance de la gonade est complétée par les données de l'échographie Doppler du contenu scrotal.

L'abord chirurgical sur le compartiment germinal fait courir un risque résiduel sur la vascularisation du compartiment stromal et sur la fonction endocrine testiculaire résiduelle à distance de l'intervention. L'appréciation biologique de l'imprégnation andrologique porte sur le dosage sanguin matinal à jeun de la testostérone totale, de la testostérone biodisponible, de l'estradiol, de l'hormone anti-müllérienne (AMH) et du dosage de la LH hypophysaire.

Les indications du recueil chirurgical en dehors de l'azoospermie

Il existe des situations particulières où l'extraction chirurgicale de spermatozoïdes peut être préconisée malgré la présence de spermatozoïdes dans le culot de centrifugation de l'éjaculat.

La **nécrozoospermie** reflète un transit séminal manifestement délétère [18]. Il est préférable de proposer le recueil chirurgical quand la prise en charge médicale n'apporte pas l'amélioration spermiologique attendue dans l'éjaculat.

En cas de **cryptozoospermie** (moins de 100 000 spermatozoïdes/mL), il convient de ne pas attendre que les caractéristiques spermatiques se dégradent de manière trop importante et il convient de proper à un recueil gamétique testiculaire. L'effet délétère du temps sur le maintien de la spermatogenèse et sur le tractus séminal est peu prévisible. Il faut certes savoir anticiper et proposer une autoconservation de spermatozoïdes éjaculés. Il faut parfois ne pas attendre l'épuisement d'un stock de gamètes éjaculés congelés médiocres chez un sujet devenu depuis lors azoosperme pour proposer une ponction. Les décisions thérapeutiques multidisciplinaires se prennent au cas par cas en fonction du patient, du statut de la compagne et de la cinétique spermiologique.

En cas d'échec d'AMP avec spermatozoïdes éjaculés présentant un taux élevé de **fragmentation de l'ADN**, les capacités réparatrices de l'ovocyte peuvent être dépassées. Le recueil testiculaire vise à récupérer des gamètes présentant une intégrité de l'ADN et à augmenter le pouvoir fécondant. Il faut savoir privilégier le recueil chirurgical tempestif en tenant là aussi compte du facteur féminin.

Des techniques de recueil de spermatozoïdes adaptées au site de prélèvement

Le conduit déférent

Dans les cas d'**anéjaculation**, le recueil de spermatozoïdes déférentiels aura permis à une équipe de UCLA d'obtenir des grossesses et naissances par recueil de spermatozoïdes avec les techniques d'AMP classique (IA, FIV), avant même l'avènement des techniques de microfécondation [19].

De tels spermatozoïdes doués d'une mobilité fléchante dans la queue de l'épididyme et la lumière du conduit déférent ne sont pas endommagés du fait de l'absence d'obstacle et de stase gamétique mécanique. De tels spermatozoïdes mobiles progressifs sont capables de franchir la zone pellucide de l'ovocyte *in vivo* et *in vitro* et d'engendrer des grossesses et des naissances. Ils sont alors recueillis par incision du conduit déférent [20].

Rompue aux IAC [21], l'équipe clinique et biologique de Bicêtre réunie autour de Georges David, Alain Jardin et Pierre Jouannet utilise dès 1986 l'aiguille 26 gauge biseau court (3/8) utilisée naguère dans la déférentoscopie sur écran radiologique peropératoire pour proposer un recueil peu traumatique par ponction rétrograde à l'aiguille fine du conduit déférent associé au massage doux de la queue de l'épididyme d'amont.

Le canalicule de l'épididyme

La **PESA** est proposée en cas d'AO. Il s'agit d'un prélèvement épididymaire transcutané, sans exploration chirurgicale associée et qui peut être réalisé sous anesthésie locale. L'épididyme est tenu entre les mains de l'opérateur, une aiguille est positionnée à l'aveugle au sein de l'épididyme proximal et lentement retirée en mode aspiratif jusqu'à ce qu'un liquide séminal soit récupéré. La procédure est répétée jusqu'à obtention d'un résultat [22].

Les avantages d'une telle technique résident dans la simplicité, l'absence d'anesthésie locorégionale ou générale, pour un acte impromptu synchrone du recueil ovocytaire, avec très peu de matériel nécessaire. Les inconvénients tiennent au caractère aveugle du geste, au piètre matériel gamétique récupéré, au risque d'hématome et de lésion vulnérante du tractus épididymaire. Elle élude toute possibilité de réparation microchirurgicale de la cause de l'AO, quand elle est possible et souhaitée par le patient.

La **MESA** est une technique « à ciel ouvert » qui va permettre de choisir visuellement la zone optimale pour le prélèvement de spermatozoïdes. L'observation des canalicules au travers de l'albuginée épididymaire transparente tire profit de la magnification optique, sous microscope opératoire ou sous loupe. Un tubule est choisi après fenestration de l'albuginée ou ponctionné en transparence à l'aiguille fine qui va aspirer délicatement le fluide. Elle permet aussi d'associer le traitement microchirurgical de l'obstruction. En cas de vaso-épididymostomie, geste curatif complémentaire du recueil gamétique [23], il faut savoir poursuivre le suivi spermiologique pour juger du bénéfice du geste de reperméation.

Les avantages de la technique sont l'absence de contamination hématique du prélèvement, la qualité et la quantité de spermatozoïdes prélevés, les bons résultats obtenus avec la congélation de ces spermatozoïdes, un meilleur taux de grossesse après ce type d'extraction et un risque minoré d'hématome postopératoire (hémostase bipolaire). Les désavantages de la technique, notamment dans la procédure synchrone, sont inhérents à l'anesthésie, la microchirurgie et l'inconfort postopératoire dû à l'incision scrotale (oschéotomie). Cette technique de choix au niveau épididymaire proximal sur l'apex des cônes efférents (*vasa efferentia*) est désormais volontiers associée, dans les AO, à un prélèvement de pulpe testiculaire homolatéral, surtout en cas de programmation asynchrone sans geste de reperméation.

La pulpe testiculaire

La **TESE** reste d'actualité chez les patients présentant une ANO. La pulpe est exposée à travers une courte albuginotomie testiculaire. Une expression douce entre le pouce et l'index permet de hernier délicatement la pulpe *via* l'incision. Le testicule choisi pour être exploré en premier est celui considéré comme le plus trophique. L'aspect de la pulpe lors de l'examen extemporané permet une première expertise du prélèvement tissulaire : couleur, calibre, homogénéité des tubes séminifères, trophicité générale, vascularisation, présence d'un œdème péritubulaire.

Une dissection extemporanée sur lame de verre stérile aux microciseaux est réalisée aux abords du champ opératoire dans la salle d'opération (dans la pièce de laboratoire contiguë, le cas échéant), et l'examen de la lame au microscope biologique en vision directe ou mieux inversée en contraste de phase (×400) permet de s'assurer de la présence adéquate de spermatozoïdes, de ne pas justifier l'exploration du contenu scrotal controlatéral, voire même de repérer des aspects évidents de blocage de la spermatogenèse en présence de volumineuses cellules germinales isolées.

La biopsie peut être réalisée sur différentes zones du testicule le plus trophique pour augmenter la rentabilité (probabilité d'extraction passant de 20 à 40 %) et ne doit pas hésiter à être bilatérale pour les mêmes raisons (probabilité d'extraction passant de 35 à 49 %) [24].

La technique de **mTESE** est décrite par Schlegel [14]. Elle est réalisée sous microscope opératoire (magnification 20 à 25) avec une incision large délicate de l'albuginée testiculaire à la lame froide, transversale, sur l'équateur du testicule, qui permet l'exposition de la gonade en bivalve. L'opérateur de Cornell met l'accent sur la grande hétérogénéité tissulaire de la spermatogenèse chez l'homme, comparativement aux autres mammifères, hétérogénéité qui donne souvent au verdict anatomopathologique (en fixation formol 4% ou mieux acide formaldéhyde acétique [AFA]) une valeur diagnostique précieuse dans les cas homogènes de blocages méïotiques et de syndromes des cellules de Sertoli isolées (*Sertoli Cells Only Syndrome* [SCOS]) primitifs, mais une valeur pronostique somme toute relative dans l'obsolescence observée dans les cas d'hypospermatogenèse.

Une variante de mTESE est décrite par l'équipe de Kyoto. Il s'agit d'une incision coronale, longitudinale, de l'albuginée testiculaire selon un tracé coronal méridien anti-épididymaire [25] qui ouvre d'emblée un champ d'exploration plus exhaustif, au prix de précautions bipolaires hémostatiques particulières, pour ne pas grever la fonction androgénique résiduelle en postopératoire.

Avec la mTESE [26], la magnification de l'image permet de respecter l'agencement des lobules, de visualiser la couleur de la pulpe, le degré d'homogénéité tissulaire, la disparité de calibre des tubes, l'œdème péritubulaire, la distribution vasculaire, et de prélever le plus délicatement possible les tubules séminifères. Ainsi, les zones optimales de production de spermatozoïdes sont mieux reconnues. Les risques de saignement postopératoire sont minimisés par l'hémostase soigneuse pas à pas à la pince bipolaire. La quantité de parenchyme prélevé est, elle aussi, parcimonieuse et les complications postopératoires sont moindres qu'avec la TESE conventionnelle.

La technique de biopsie percutanée testiculaire décrite sous l'appelation **TEFNA** (*TEsticular Fine Needle Aspiration*) ou encore **FNA** (*Fine Needle Aspiration*) ou **TESA** (*TEsticular Sperm Aspiration*) permet une analyse cartographique du testicule [27]. Elle occasionne classiquement des dommages au niveau des tubules, des risques d'hématome et d'atrophie testiculaire. Entre des mains expertes et méthodiques confrontées à une première micro-TESE bilatérale négative, la FNA permet à une équipe californienne [28] de préconiser *via* cette « biopsie liquide » une cartographie diagnostique exhaustive du volume gonadique en 18 zones (*mapping*) pour mieux cibler les poches de spermatogenèse résiduelle en préopératoire et orienter le recueil microchirurgical itératif (*knowing before you go*).

Préservation de la fertilité et assistance médicale à la procréation

Historiquement, le développement de l'extraction chirurgicale de spermatozoïdes constitue une nouvelle arme avec les techniques de FIV utilisant des spermatozoïdes prélevés dans le conduit déférent en cas de dyséjaculation (diabète, médullopathie post-traumatique), et surtout les techniques de microfécondation avec l'ICSI dans la prise en charge des sujets azoospermes obstructifs. Les premiers spermatozoïdes prélevés au niveau du conduit déférent et de l'épididyme ont été utilisés de façon synchrone à partir de 1985. De tels spermatozoïdes recueillis chirurgicalement sont congelés depuis lors et sont utilisés après décongélation avec succès dans les AO et les cas d'ABCD qui s'apparentent aux causes obstructives (anomalies du gène *CFTR* sur le chromosome 7, du gène ADGRG2 sur le chromosome X, du gène SLC9A3 sur le chromosome 5) où la spermatogenèse est conservée. Des spermatozoïdes prélevés au niveau de la pulpe testiculaire s'avèrent utilisables en ICSI depuis 1995. Injectés frais et après décongélation, ils permettent de prendre en charge désormais aussi les ANO.

Le prélèvement chirurgical de spermatozoïdes chez l'homme consultant en couple peut être orchestré :

- en même temps que le prélèvement des ovocytes chez la partenaire (prélèvement synchrone) ;
- préalablement à la stimulation ovarienne (prélèvement asynchrone avec autoconservation gamétique : cryopréservation de spermatozoïdes) ;
- au décours d'une stimulation de la partenaire, planifiée ou imposée par un échec de recueil masculin, aboutissant à l'autoconservation préalable de plusieurs ovocytes, rendus disponibles.

En cas de prélèvement synchrone fructueux, il est évidemment préconisé de compléter le geste de microfécondation par une autoconservation de gamètes masculins excédentaires (cryopréservation de spermatozoïdes) quand elle est réalisable. L'organisation d'un tel prélèvement (sans autoconservation préalable) se heurte aux aléas d'une biopsie masculine parfois négative le jour du recueil ovocytaire (ponction dite « blanche » avec absence de spermatozoïdes retrouvés) et aussi aux imprévus dans la synchronisation des équipes cliniques et biologiques quand l'opérateur andrologue doit trouver une pole position matinale au bloc opératoire le jour du recueil ovocytaire de la partenaire. La cryopréservation des spermatozoïdes recueillis chirurgicalement permet d'obtenir des résultats superposables à partir des gamètes décongelés et frais dans les recueils épididymaires et testiculaires.

La probabilité de retrouver des spermatozoïdes lors de l'extraction est bien entendu variable selon l'étiologie de l'azoospermie. Elle oscille autour de 40 % dans les ANO et avoisine les 100 % dans les AO [29]. Les hommes présentant une ANO ont une incidence plus élevée d'anomalies chromosomiques au niveau du spermatozoïde [30]. On ne retrouve certes pas de différence significative en termes de taux de fertilisation ou de grossesses avec des spermatozoïdes utilisés frais ou décongelés. Il existe cependant une différence significative en termes d'implantation, qui est plus élevée en cas d'utilisation de sperme frais [31].

Azoospermie obstructive

Site et temps de prélèvement

Les AO représentent 40 % des azoospermies [1]. Les causes des AO sont diverses. Il peut s'agir de cas d'absence des conduits déférents associée à une mutation (mutation du gène *CFTR* sur le chromosome 7, mutation ADGRG2 sur le chromosome X ou mutation SLC9A3 sur le chromosome 5), d'une pathologie distale du carrefour séminal, d'une obstruction épididymaire idiopathique ou post-infectieuse, d'une vasectomie bilatérale intentionnelle, de séquelles de la chirurgie scrotale, herniaire inguinale, ou pelvienne.

Dans le cadre de l'AO, le testicule le plus trophique, le plus volumineux, le plus ferme, sera celui dont la spermatogenèse sera la meilleure, reflétée par les dosages préopératoires de FSH et d'inhibine B plasmatique, d'où l'intérêt d'un examen clinique comparatif et de l'expertise d'un acte échographique éclairé et bien conduit.

Dans les obstructions épididymaires manifestes, des spermatozoïdes jeunes, vivants, mobiles ont pu être retrouvés haut en amont, au niveau de l'apex de l'épididyme proximal, voire dans le testicule, et certains biologistes préconisent un recueil plus volontiers testiculaire qu'épididymaire [32]. En cas de prélèvement épididymaire proximal, il faut savoir choisir, bien examiner sous microscope, l'apex des divers cônes efférents dans les situations où les conditions de spermiophagie des gamètes sont très disparates.

Volontiers utilisée en synchrone chez un sujet anciennement vasectomisé et candidat au prélèvement sans microchirurgie de reconstruction dans l'immédiat, la TESA/TEFNA donne des résultats en termes d'extraction de spermatozoïdes classiquement moins bons que la TESE conventionnelle : 11 % *versus* 43 %.

Azoospermie non obstructive

Les ANO représentent 60 % des azoospermies [1].

La plupart d'entre ces cas d'azoospermies ne présentent pas d'explication pour documenter leur déficience de spermatogenèse et sont dites « idiopathiques » (ANOI), dans l'attente de nouvelles découvertes génétiques.

Parmi les causes connues, on retrouve l'aneuploïdie gonosomique homogène [47,XXY] du syndrome de Klinefelter, les anomalies chromosomiques (microdélétions delYq sur le bras long du chromosome Y, translocations), une notion de cryptorchidie, un ATCD de chimio- ou de radiothérapie, un hypogonadisme hypogonadotrope primitif ou acquis, une addiction compulsive aux androgènes, une atteinte testiculaire post-infectieuse ou autre.

Site et temps de prélèvement

Selon l'équipe lilloise menée par Jean-Marc Rigot [33], le pourcentage d'extractions positives se situe aux alentours de 50 % chez les ANO ; la revue de la littérature de l'équipe bruxelloise retrouve le même taux [29]. Chez de tels patients présentant souvent un volume testiculaire initial assez faible, l'intervention peut altérer la trophicité du testicule, la vascularisation et compromettre la fonction endocrine du testicule. Un score prédictif est élaboré conjointement avec l'équipe de Poissy [34].

En cas de ponction masculine blanche, la déception du couple est bien visible au décours de la stimulation folliculaire ovarienne et de la PO [35], d'autant que la compagne est souvent jeune. Dans les ANO, certaines équipes préfèrent dans certaines situations programmer prématurément le recueil de spermatozoïdes, au lendemain du déclenchement de l'ovulation, à la veille du recueil ovocytaire [36, 37]. La législation de certains pays permet de recourir dans la foulée au processus d'injection de l'ovocyte frais par un spermatozoïde hétérologue, ce qui évite l'étape de vitrification ovocytaire. Une telle procédure n'est pas autorisée en France dans le temps de la procédure autologue.

La programmation asynchrone du prélèvement permet de confirmer qu'il existe bien des spermatozoïdes utilisables et que ceux-ci seront simplement congelés pour une utilisation féminine différée.

Mais le choix rationnel du prélèvement gamétique synchrone est légitimement posé par certaines équipes, selon la situation féminine. Les récentes avancées des biologistes en vitrification ovocytaire viennent pondérer les aléas du prélèvement synchrone. Il est désormais possible de congeler sans trop tarder des ovocytes matures qui n'auront pu être micro-injectés, faute de spermatozoïdes autologues. La micro-fécondation différée de ces ovocytes décongelés avec des spermatozoïdes hétérologues issus du don est envisageable. Au matin d'un recueil décevant de l'éjaculat du conjoint cryptozoosperme, la vitrification d'ovocytes recueillis permet leur utilisation différée avec les spermatozoïdes testiculaires autologues d'un recueil andrologique microchirurgical à programmer.

La ponction synchrone devient donc plus raisonnablement envisageable dans certains cas aléatoires auprès de couples dûment informés et préparés à l'éventualité d'une ponction andrologique blanche. L'inscription pour le don de gamètes masculins dans les Centres d'étude et de conservation des œufs et du sperme humains (CECOS) est limitée notamment en fonction de l'âge de la partenaire (avant la quarantaine). Certains couples engagés dans un processus d'aide médicale à la procréation évoquent ainsi tôt la possibilité de prendre information et date en formalisant une consultation de couple auprès d'un CECOS régional dans l'idée d'un possible recours hétérologue, en cas d'échec du projet conjugal autologue. Le recours à l'utilisation ultérieure de spermatozoïdes dans le cadre du don peut ainsi être évoqué en amont du recueil chirurgical.

Une revue systématique conclut en faveur de la microchirurgie avec un taux d'extraction de 53 % pour la micro-TESE *versus* 33 % pour la TESE [38]. Dans un contexte d'hypospermatogenèse bigarrée et d'hypoplasie sévère proche du SCOS, la mTESE reste la technique appropriée à condition de réserver le microscope opératoire, de disposer d'une plage de durée opératoire plus étendue et de convenir de la courbe d'apprentissage microchirurgical de la technique, d'autant que la notion selon laquelle les tubes susceptibles d'être les plus fournis en gamètes résiduels sont fatalement les tubes les plus trophiques, les plus opaques, les plus blancs, les plus consistants, est tempérée par l'observation pragmatique des opérateurs [28] (figure 22.1).

En cas d'effectif gamétique très réduit, des micro-dispositifs cytologiques de congélation tel le SpermVD (*Sperm Vitrification Device*) visent à tirer parti de techniques de congélation rapide de petits effectifs de spermatozoïdes [39]. Ces

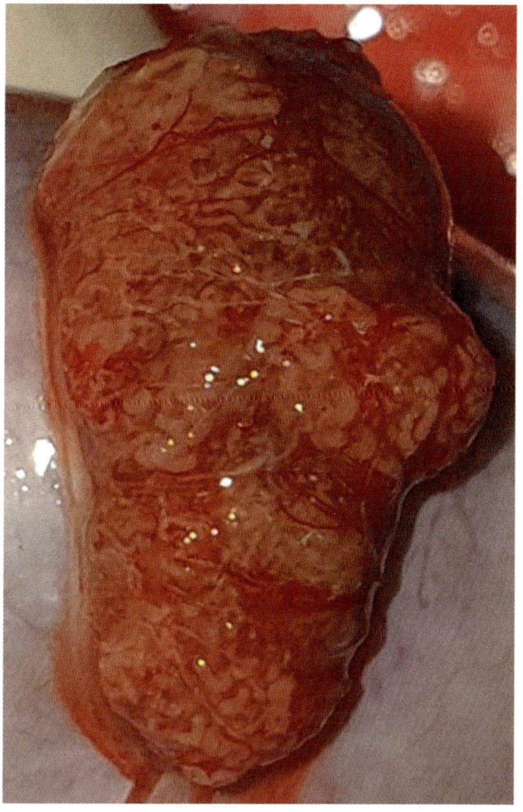

Figure 22.1. Pulpe testiculaire.

dispositifs s'avèrent en fait plutôt destinés à tenter de conserver les rares gamètes présents dans l'éjaculat, en cas de cryptozoospermie. Ils n'ont pu fournir qu'un appoint thérapeutique relativement limité dans certaines biopsies testiculaires asynchrones pour des gamètes rares et décidément bien fragiles.

Une étude comparative rétrospective récente analysant des cycles consécutifs d'ICSI en frais ou en décongelé et sélectionnant uniquement des patients présentant une ANO ne retrouve pas de différence significative en termes de grossesse et de naissance en taux cumulé [40].

La probabilité de retrouver des spermatozoïdes à la ponction est assez faible. Chez ce type de patients présentant des paramètres péjoratifs tels qu'un volume testiculaire faible et des indicateurs biologiques très altérés (certes non réellement prédictifs de la probabilité de retrouver des spermatozoïdes lors de l'extraction), on sait que le recueil risque d'être relativement pauvre et que les rares spermatozoïdes recueillis vivants excédentaires ne seront parfois pas susceptibles de sortir indemnes d'une autoconservation. En ce sens, chez ce type de patients, un prélèvement synchrone doit pouvoir être proposé selon certains équipes pour augmenter les chances de fécondation des ovocytes [41].

Dans une série portant sur 82 sujets, la FNA permet d'objectiver la présence de spermatozoïdes matures dans 29 % des cas et de confirmer, comme d'autres désormais, que ce ne sont pas forcément les zones où les tubes séminifères sont les plus gros et les plus opaques en micro-TESE qui contiennent des spermatozoïdes [42].

Dans une étude randomisée récente, la mTESE reste la stratégie thérapeutique de référence des ANO [27]. Le choix du type de recueil chez ces patients infertiles, venus seuls ou en couple, requiert donc une prise en charge multidisciplinaire où le chirurgien andrologue trouve sa place [43].

Il convient de parfaire l'hémostase et de minimiser les séquelles sur le testicule opéré, eu égard à la morbidité transitoire homolatérale (6 à 12 mois) après cette chirurgie scrotale. En cas de geste itératif sur le même testicule, le prélèvement augmente le risque de complication : hématome scrotal, infection, hématome gonadique, altération du parenchyme et de la vascularisation testiculaire, diminution de la fonction leydigienne du testicule. Le prélèvement synchrone requiert un temps de travail biologique de préparation gamétique en vue de l'ICSI du jour et ne doit pas obérer l'activité d'autoconservation de spermatozoïdes recueillis excédentaires.

Optimalisation du tractus avant le recueil de spermatozoïdes

Des processus visent à améliorer la probabilité de retrouver des spermatozoïdes vivants et de bonne qualité lors du prélèvement comme dans le chapitre 10.

Dès le début de la prise en charge, les cofacteurs d'infertilité environnementaux et les effets toxiques liés à la consommation de produits tels que le tabac et le cannabis doivent être jugulés. Une attention particulière est portée sur la qualité du sommeil, la lutte contre l'hyperinsulinisme, la correction du surpoids, le combat contre la sédentarité, contre la posture assise pérenne au travail posté, contre la pratique sportive excessive hyperthermisante.

La présence d'une varicocèle spermatique gauche peut retentir négativement à terme sur la fonction leydigienne, sur la spermatogenèse, sur la qualité du plasma séminal. Le sevrage tabagique est particulièrement recommandé. Le traitement préliminaire de la varicocèle est également préconisé au cas par cas [44-47], surtout quand l'imagerie constate que le reflux veineux à la manœuvre de Valsalva occasionne la baisse transitoire de perfusion artérielle spermatique homolatérale [48].

La production stromale testiculaire de testostérone est assurée par la cellule de Leydig sous l'action de la LH et le rétrocontrôle de l'estradiol. Il s'avère que la production androgénique endogène fournit un appoint paracrine à la cellule de Sertoli [49].

Une étude ancienne réalisée chez des patients présentant une ANO avec une FSH plasmatique normale ou modérément élevée et ayant bénéficié de la prise orale de citrate de clomifène visait à rehausser un taux bas de testostérone intra-testiculaire [50]. Des études portent actuellement sur le bénéfice attendu de la normalisation de la testostérone circulante et intratesticulaire avec la prescription hors AMM d'antiœstrogènes (citrate de clomifène, tamoxifène) ou d'inhibiteurs de l'aromatase (anastrozole, létrozole).

L'accent est porté en effet désormais sur l'appréciation de l'imprégnation hormonale gonadique préopératoire, et les approches thérapeutiques visent à programmer le geste de recueil après avoir obtenu un taux circulant normal de testostérone et un ratio intragonadique testostérone/estradiol optimal (T/E > 10). Les résultats de ces études sont controversés quant au bénéfice de retrouver ensuite des spermatozoïdes au niveau testiculaire.

La prise en compte de l'hygiène de vie reste une priorité.

Le recueil de spermatozoïdes testiculaires en dehors des cas d'azoospermie

Le recueil chirurgical de gamètes est proposé en cas de vitalité gamétique basse dans l'éjaculat (test éosine-nigrosine de Williams). Dans une étude

portant sur 231 couples dont l'homme présentait une **nécrozoospermie** supérieure à 55 % (taux de formes vivantes inférieur à 45 % sur le test éosine-nigrosine), l'utilisation de spermatozoïdes vivants obtenus par prélèvement chirurgical (d'origine testiculaire) a permis une amélioration du taux de grossesse (36,8 % *versus* 16 %), du taux d'IR (27 % *versus* 12 %), du taux de naissances vivantes (28 % *versus* 13 %), et une diminution du taux de fausses couches (26 % *versus* 17 %) [51]. Le prélèvement est volontiers testiculaire et généralement unilatéral.

En cas d'ATCD de **cryptozoospermie**, un recueil préliminaire de l'éjaculat matinal est volontiers préconisé dans ces situations de prélèvement gamétique synchrone sans retarder l'acheminement du sujet au bloc opératoire. Une étude retrouve une supériorité dans l'utilisation de spermatozoïdes prélevés chirurgicalement sur celle des rares spermatozoïdes éjaculés [52]. Il est mis en évidence une augmentation du taux d'implantation (20 % *versus* 5 %), du taux de grossesse (17 % *versus* 8 %), du taux de naissances vivantes (27 % *versus* 9 %), et une diminution du taux de fausses couches (2 % *versus* 6 %). Il semblerait que la différence des résultats entre spermatozoïdes issus de l'éjaculat et spermatozoïdes prélevés chirurgicalement s'explique par une moindre altération de l'ADN gamétique dans le groupe des sujets prélevés chirurgicalement.

Une analyse multivariée des différents paramètres sur plusieurs cycles consécutifs de prise en charge fait ressortir trois facteurs prédictifs d'obtention d'une grossesse en cas de recueil chirurgical : l'âge maternel, l'utilisation de spermatozoïdes d'origine testiculaire et l'utilisation de spermatozoïdes mobiles. Dans cette étude, tous les cycles initiaux ont été effectués avec des spermatozoïdes frais prélevés chirurgicalement, et l'étude comparative entre spermatozoïdes prélevés frais et congelés a permis de mettre en évidence une différence significativement favorable pour le groupe frais [53].

En cas d'échec d'AMP avec spermatozoïdes éjaculés présentant un taux élevé de **fragmentation de l'ADN**, l'âge féminin doit aussi être pris en compte dans les résultats. Le taux de naissances après ICSI utilisant des spermatozoïdes testiculaires rapporté à l'âge des compagnes passe de 21,8 % dans la tranche 35-37 ans à 15,5 % dans la tranche 38-39 ans et à 8,9 % dans la tranche 40-42 ans, d'après les données de l'autorité du Royaume-Uni (HFEA [Human Fertilisation and Embryology Authority]) [54] qui correspond à l'Agence de la biomédecine sur notre territoire.

La préservation de la fertilité

L'oncofertilité

Le bilan d'imagerie de l'infertilité permet certes parfois de découvrir des lésions testiculaires suspectes dans le parcours de l'homme en couple [55].

Dans le cadre de l'oncofertilité, le contexte est bien différent et le patient est volontiers bien jeune, célibataire, et adressé en urgence avant prise en charge thérapeutique et peut présenter un trouble de l'éjaculation, une localisation germinale primaire dans le testicule ou la localisation secondaire d'un lymphome.

Pour diverses raisons, il est parfois impossible de préserver des gamètes dans l'éjaculat. En cas de balance bénéfices-risques favorable, le recueil gamétique testiculaire est volontiers bilatéral chez l'enfant et volontiers unilatéral chez l'adulte s'il paraît suffisant.

En cas de tumeur germinale intra-testiculaire éligible à l'orchidectomie totale élargie par voie inguinale, la dissection peut se faire *ex vivo* après extraction de la gonade pour prélever de la pulpe en zone saine à distance de la lésion au biologiste de l'AMP sans compromettre l'exhaustivité du bilan anatomopathologique, quitte à s'aider du pathologiste dont la présence en salle d'opération permet de guider le choix des zones d'extraction par rapport au *rete testis*.

Le diabète insulino-dépendant

Quelques équipes ont obtenu des conceptions *in vivo* par IIU intra-conjuguale avec les spermatozoïdes déférentiels chez les patients présentant une anéjaculation ou une éjaculation rétrograde inutilisable en AMP.

La ponction déférentielle reste aujourd'hui volontiers proposée en vue d'ICSI pour quelques rares candidats. Dans un souci de préservation exhaustive, avant une greffe rein-pancréas par exemple, le recueil testiculaire est souvent nécessaire pour s'assurer de préserver des gamètes de bonne qualité.

Il est décidément pertinent d'oser proposer tôt une autoconservation de gamètes éjaculés antégrades dans un CECOS, bien avant la survenue de la neuropathie autonome du diabète de type 1 et de l'éjaculation rétrograde.

La dyséjaculation des médullopathies post-traumatiques

Chez les patients jeunes ou moins jeunes, seuls ou en couple, présentant une médullopathie post-traumatique éligible au recueil [56], il est possible de proposer le recueil de spermatozoïdes quand le statut neurologique et urologique est stabilisé.

La ponction déférentielle laisse désormais volontiers la place au prélèvement testiculaire du fait d'un taux élevé de gamètes présentant une fragmentation de l'ADN dans le tractus séminal [57].

L'aneuploïdie gonosomique du syndrome de Klinefelter

Dans le syndrome de Klinefelter, certaines spermatogonies aneuploïdes [47,XXY] peuvent perdre un gonosome X excédentaire, engendrer une reprise de la spermatogenèse avec une lignée de cellules [23,X] et [23,Y] normales au sein du testicule microrchide, volontiers siège d'une hyperplasie nodulaire leydigienne.

Il est convenu d'évaluer l'imprégnation androgénique du patient. Entouré de son environnement conjugal ou familial, il peut se voir proposer raisonnablement sans précipitation, s'il le souhaite et conjointement avec l'environnement médical [58], une exploration microchirurgicale de la spermatogenèse en mTESE.

La tendance est de proposer cette approche au jeune à sa majorité une fois atteint l'âge adulte et non à l'adolescence au proche décours de la puberté. La situation est discutée cas par cas et dépend de l'imprégnation androgénique préalable du patient.

Conclusion

Si le nombre de patients pour qui se pose la question du prélèvement chirurgical de gamètes est somme toute assez faible, les équipes doivent se donner les moyens de prendre en charge ces patients, qu'ils soient venus seuls ou en couple.

Les acteurs sont déjà sensibilisés aux stratégies de cryopréservation des spermatozoïdes éjaculés. Une attention doit être portée pour prévenir les conséquences traumatiques prévisibles, sur le tractus séminal ou sur les gonades elles-mêmes, de certains actes médicaux ou actes chirurgicaux. La microchirurgie réparatrice doit être envisagée quand elle est possible.

Il n'y a pas de consensus quant au type d'extraction gamétique. La TESE conventionnelle (cTESE) reste licite et pratiquée dans bon nombre d'endroits en cas d'AO.

L'abord microchirurgical et biologique de la pulpe testiculaire en TESE microchirurgicale (mTESE) tend à s'imposer en synchrone dans les équipes qui prennent en charge les ANO. La spermatogenèse y est particulièrement précaire et la fonction androgénique doit être préservée.

Il faut aussi tenir compte du statut de la partenaire dans la prise en charge des couples.

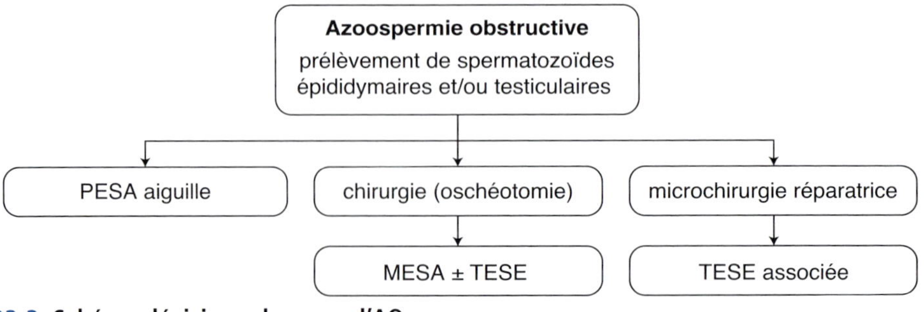

Figure 22.2. Schéma décisionnel en cas d'AO.

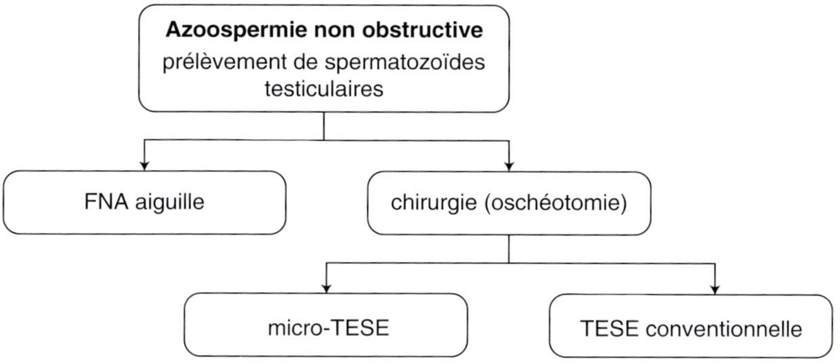

Figure 22.3. Schéma décisionnel en cas d'ANO.
FNA : *Fine Needle Aspiration*; MESA : *Microsurgical Epididymal Sperm Aspiration*; PESA : *Percutaneous Epididymal Sperm Aspiration*; TESE : *Testicular Sperm Extraction.*

Références

[1] Punjani, N., Kang, C., Lamb, D.J., Schlegel, P.N., 2021. Current updates and future perspectives in the evaluation of azoospermia : A systematic review. Arab J Urol 19 (3), 206–214.

[2] Minhas, S., Bettocchi, C., Boeri, L., et al., 2021. European Association of Urology Guidelines on Male Sexual and Reproductive Health : 2021 Update on Male Infertility. Eur Urol 80, 603–620.

[3] Jardin, A., Izard, V., Benoît, G., et al., 1988. Fécondance in vivo et in vitro de spermatozoïdes épididymaires humains immatures. Reprod Nutr Dévelop 28 (5), 1375–1385.

[4] Temple-Smith, P.D., Southwick, G.J., Yates, C.A., Trounson, A.O., de Kretser, D.M., 1985. Human pregnancy by in vitro fertilization (IVF) using sperm aspirated from the epididymis. J In Vitro Fert Embryo Transf 2, 119–122.

[5] Silber, S., Ord, T., Borrero, C., Balmaceda, J., Asch, R., 1987. New treatment for infertility due to congenital absence of vas deferens. Lancet 330 (8563), 850–851.

[6] Kelâmi, A., Rohloff, D., Affeld, K., Schroter, A., Blohm, B., 1977. Alloplastic spermatocele : insemination from epididymal reservoir. Urology 10 (4), 317–319.

[7] Wagenknecht, L.V., Weitze, K.H., Hoppe, L.P., et al., 1980. New development in surgical andrology. Alloplastic spermatocele. Invest Urol 17 (6), 432–434.

[8] Cognat, M., Czyba, J.C., Guerin, J.F., Pinatel, M.C., 1990. Pregnancy following in vitro fertilization with epididymal sperm. Presse Med 19 (36), 1683–1684.

[9] Izard, V., Thiounn, N., Poirot, C., et al., 1999. Intracytoplasmic sperm injection (ICSI) in the management of azoospermia. Prog Urol 9, 502–508.

[10] Craft, I., Tsirigotis, M., Bennett, V., et al., 1995. Percutaneous epididymal sperm aspiration and intracytoplasmic sperm injection in the management of infertility due to obstructive azoospermia. Fertil Steril 63 (5), 1038–1042.

[11] Craft, I., Bennett, V., Nicholoson, N., 1993. Fertilising ability of testicular sperm. Lancet 342, 864.

[12] Schoysman, R., Vanderzwalmen, P., Nijs, M., et al., 1993. Pregnancy after fertilization with human testicular spermatozoa. Lancet 342 (8881), 1237.

[13] Devroey, P., Liu, J., Nagy, Z., et al., 1994. Normal fertilisation of human oocytes after testicular sperm extraction and intracytoplasmic sperm injection. Fertil Steril 62 (3), 639–641.

[14] Schlegel, P.N., Su, L.M., 1997. Physiologic consequences of testicular sperm extraction. Hum Reprod 12 (8), 1688–1692.

[15] Schlegel, P.N., 1999. Testicular sperm extraction : microdissection TESE improves sperm yield with minimal tissue excision. Hum Reprod 14 (14), 131–135.

[16] Eliveld, J., van Wely, M., Meißner, A., et al., 2018. The risk of TESE-induced hypogonadism : a systematic review and meta-analysis. Hum Reprod Update 24 (4), 442–454.

[17] Liu, H., Xie, Y., Gao, L., et al., 2020. Impact on using cryopreservation of testicular or epididymal sperm upon intracytoplasmic sperm injection outcome in men with obstructive azoospermia : a systematic review and meta-analysis. J Ass Reprod Genet 37 (11), 2643-2651.

[18] Agarwal, A., Sharma, R.K., Sajal, G., et al., 2022. Sperm Vitality and Necrozoospermia : Diagnosis, Management, and Results of a Global Survey of Clinical Practice. World J Mens Health 40 (2), 228–242.

[19] Bustillo, M., Rajfer, J., 1986. Pregnancy following insemination with sperm aspirated directly from vas deferens. Fertil Steril 46 (1), 144–146.

[20] Delafontaine D, Siméon S, Mugniot-Bellamy S, et al. Intérêt de la ponction déférentielle dans certaines indications masculines de PMA (IAC, FIV). Cinquièmes journées de périconceptologie GEFF-CECOS. Bordeaux 7,8,9 mai 1990.

[21] David, G., Gernigon, C., Kunstmann, J.M., 1978. Artificial insemination with the sperm of the husband. J Gynecol Obstet Biol Reprod 7, 686–692.

[22] Li, L., Liao, H., Li, M., Li, M., Xiao, J., Wu, L., 2022. Comparative Clinical Study of Percutaneous Epididymal Sperm Aspiration and Testicular Biopsy in the Outcome of ICSI-Assisted Fertility Treatment in Patients with Obstructive Azoospermia. Front Surg 9, 901601.

[23] van Wely, M., Barbey, N., Meissner, A., Repping, S., J.Silber S., 2015. Live birth rates after MESA or TESE in men with obstructive azoospermia : is there a difference ? Hum Reprod 30 (4), 761–766.

[24] Carpi, A., Sabanegh, E., Mechanick, J., 2009. Controversies in the management of nonobstructive azoospermia. Fertil Steril 91 (4), 963–970.

[25] Ichioka, K., Matsui, Y., Terada, N., et al., 2020. Three-dimensional simulation analysis of microdissection testicular sperm extraction for patients with non-obstructive azoospermia. Andrology 8 (5), 1214–1221.

[26] Janosek-Albright, K.J.C., Schlegel, P.N., Dajaba, A.A., 2015. Testis sperm extraction. Asian J Urol 2 (2), 79–84.

[27] Jensen, C.F.S., Ohl, D.A., Fode, M., et al., 2022. Microdissection Testicular Sperm Extraction Versus Multiple Needle-pass percutaneous Testicular Sperm Aspiration in Men with Nonobstructive Azoospermia : A Randomized Clinical Trial. Eur Urol 82, 377–384.

[28] Turek, P.J., Godart, E.S., 2020. The evolution of the testicular sperm extraction and preservation techniques. Fac Rev 9, 2.

[29] Verheyen, G., Popovic Todorovic, B., Tournaye, H., 2017. Processing and selection of surgically-retrieved sperm for ICSI : a review. Basic Clin Androl 27, 6.

[30] Palermo, G.D., Colomber, L.T., Hariprashad, J., Schlegel, P.N., Rosenwaks, Z., 2002. Chromosome analysis of epididymal and testicular sperm in azoospermic patients undergoing ICSI. Human Reprod 17 (3), 570–575.

[31] Kuczyński, W., Dhont, M., Grygoruk, C., et al., 2001. The outcome of intracytoplasmic injection of fresh and cryopreserved ejaculated spermatozoa – a prospective randomized study. Hum Reprod 16 (10), 2109–2113.

[32] Hammoud, I., Bailly, M., Bergere, M., et al., 2017. Testicular Spermatozoa Are of Better Quality Than Epididymal Spermatozoa in Patients With Obstructive Azoospermia. Urology 103, 106–111.

[33] Mitchell, V., Robin, G., Boitrelle, F., et al., 2011. Correlation between testicular sperm extraction outcomes and clinical, endocrine and testicular histology parameters in 120 azoospermic men with normal serum FSH levels. Int J Androl 34(4pt1):299-305.

[34] Boitrelle, F., Robin, G., Marcelli, F., et al., 2011. A predictive score for testicular sperm extraction quality and surgical ICSI outcome in non-obstructive azoospermia : a retrospective study. Hum Reprod 26 (12), 3215–3221.

[35] Grynberg, M., Chevalier, N., Mesner, A., et al., 2011. Azoospermie non obstructive : intérêt du prélèvement testiculaire synchrone du recueil ovocytaire. J Gynecol Obstet Biol Reprod 40 (2), 130–136.

[36] Hu, Y., Maxson, W.S., Hoffman, D.I., et al., 1999. Clinical application of intracytoplasmic sperm injection using in vitro cultured testicular spermatozoa obtained the day before egg retrieval. Fertil Steril 72 (4), 666–669.

[37] Schlegel, P.N., 2018. microTESE : an evolved, effective procedure in the treatment of severe male infertility. Forty years of IVF. Fertil Steril 110, 288–290.

[38] Deruyver, Y., Vanderschueren, D., Van der Aa, F., 2014. Outcome of microdissection TESE compared with conventional TESE in non-obstructive azoospermia : a systematic review. Andrology 2 (1), 20–24.

[39] Berkovitz, A., Miller, N., Silberman, M., Belenky, M., ItsyksonP., 2018. A novel solution for freezing small numbers of spermatozoa using a sperm vitrification device. Hum Reprod 33 (11), 1975–1983.

[40] Amer, M., Fakhry, E., 2021. Fresh vs frozen testicular sperm for assisted reproductive technology in patients with non-obstructive azoospermia : A systematic review. Arab J Urol 19 (3), 247–254.

[41] Grynberg, M., Hesters, L., Thubert, T., et al., 2012. Oocyte cryopreservation following failed testicular sperm extraction : a French case report with implications for the management of non-obstructive azoospermia. Reprod Biomed Online 24 (6), 611–613.

[42] Jarvis S, Yee H, Thomas N, et al. Sperm fine-needle aspiration (FNA) mapping after failed microdissection testicular sperm extraction (TESE) : location and patterns of found sperm. Asian J Androl 2019;21(1):50-55.

[43] Marinaro, J., Goldstein, M., 2022. Microsurgical Management of Male Infertility : Compelling Evidence That Collaboration with Qualified Male Reproductive Urologists Enhances Assisted Reproductive Technology (ART) Outcomes. J Clin Med 11 (15), 4593.

[44] Weedin, J.W., Khera, M., Lipshultz, L.I., 2010. Varicocele repair in patients with nonobstructive azoospermia : a meta-analysis. J Urol 183 (6), 2390–2415.

[45] Kirby, E.W., Weiner, L., Rajanahally, S., Crowell, K., M.Coward R., 2016. Undergoing varicocele repair prior to assisted reproduction improves pregnancy rate and live birth in azoospermic and oligospermic men with varicocele. A systematic review and meta-analysis. Fertil Steril 106 (6), 1338–1343.

[46] Esteves, S.C., Miyaoka, R., Roque, M., Agarwal, A., 2016. Outcome of varicocele repair in men with nonobstructive azoospermia : systematic review and meta-analysis. Asian J Androl 18 (2), 246–253.

[47] Sajadi, H., Hosseini, J., Farrahi, F., et al., 2019. Varicocelectomy May Improve Results for Sperm Retrieval and Pregnancy Rate in Non-Obstructive Azoospermic Men. Int J Fertil Steril 12 (4), 303–305.

[48] Rocher, L., Gennisson, J.L., Baranger, J., et al., 2019. Ultrasensitive Doppler as a tool for the diagnosis of testicular ischemia during the Valsalva maneuver : a new way to explore varicoceles ? Acta Radiol 60, 1048–1056.

[49] Carappo, E., Colpi, G.M., 2021. Hormonal treatment of men with nonobstructive azoospermia : what does the evidence suggest ? J Clin Med 10 (3), 387.

[50] Hussein, A., Ozgok, Y., Ross, L., Niederberger, C., 2005. Clomiphene administration for cases of nonobstructive azoospermia : a multicenter study? J Androl 26 (6), 787–791.

[51] Negri, L., Patrizio, P., Albani, E., et al., 2014. ICSI outcome is significantly better with testicular sperm in patients with necrozoospermia : a retrospective study. Gynecol Endocrinol 30 (1), 48–52.

[52] Ben-Ami, I., Raziel, A., Strassburger, D., et al., 2013. Intracytoplasmic sperm injection outcome of ejaculated versus extracted spermatozoa in cryptozoospermic men. Fertil Steril 99 (7), 1867–1871.

[53] Wood, S., Thomas, K., Schnauffer, K., et al., 2002. Reproductive potential of fresh and cryopreserved epididymal and testicular spermatozoa in consecutive intracytoplasmic sperm injection cycles in the same patients. Fertil Steril 77 (6), 1162–1166.

[54] Esteves, S.C., Roque, M., Bradley, C.K., Garrido, N., 2017. Reproductive outcomes of testicular versus ejaculated sperm for intracytoplasmic sperm injection among men with high levels of DNA fragmentation in semen : systematic review and meta-analysis. Fertil Steril 108 (3), 456–467.

[55] Dupeux, M., Maxwell, F., Rocher, L., et al., 2022. Testicular Lesions in Infertile Men: The Challenges of Frozen Section Examination. Am J Clin Pathol 157 (6), 936–941.

[56] Francois, N., 1995. Management of reproduction disorders in spinal cord injured adolescents. Rev Prat 45, 217–221.

[57] Nassau, D.E., Ramasamy, R., 2021. Sperm retrieval options for men with spinal cord injury. Fertl Steril 115 (5), 1190.

[58] Rocher, L., Moya, L., Correas, J.M., et al., 2016. Testis ultrasound in Klinefelter syndrome infertile men : making the diagnosis and avoiding inappropriate management. Abdom Radiol 41, 1596–1603.

La partie laboratoire : techniques de FIV

Chapitre 23

M. Poulain, A. Benammar, M. Filali, C. Fossard, J. Vandame

La prise en charge en France de couples ou de femmes non mariées en AMP s'inscrit dans un cadre légal précis défini par la loi de bioéthique du 29 juillet 1994, dernière révision du 2 août 2021. Les activités biologiques d'AMP dans le cadre d'une FIV, en vue d'un projet parental immédiat, comprennent : le traitement des gamètes (spermatozoïdes et ovocytes) et leur conservation en vue d'une AMP, la mise en fécondation avec ou sans micromanipulation, la culture embryonnaire et la conservation des embryons en vue d'un transfert. Il peut également être mis en œuvre des techniques biologiques d'AMP hors projet parental, notamment pour préserver la fertilité féminine ou masculine, à savoir la congélation de gamètes et tissus germinaux.

Par définition, la FIV est la mise en contact, en dehors du corps humain, d'un ovocyte avec un spermatozoïde en vue d'obtenir un embryon puis la mise en culture des embryons pendant leur première semaine de développement avant leur replacement dans l'utérus ou leur cryoconservation. Ces étapes doivent se faire en maîtrisant le mieux possible les conditions environnementales au laboratoire (voir chapitre 24).

Ces actes d'AMP sont réalisés sous la responsabilité de praticiens justifiant d'une formation spécialisée et exerçant dans une structure autorisée par l'agence régionale de santé (ARS) et l'ABM. La mise en œuvre des processus biologiques est soumise à accréditation (norme ISO 15189) assurant un respect des bonnes pratiques en AMP. Toutes les étapes biologiques sont réalisées par un personnel formé et habilité à ces pratiques. L'environnement et les équipements du laboratoire doivent être adaptés à l'AMP, en nombre suffisant, et contrôlés pour assurer une sécurité du système de traitement des gamètes et embryons tout au long de leur recueil, leur préparation, leur culture et leur cryoconservation, notamment pour assurer une « chaîne du chaud » et une homéostasie la plus proche des conditions physiologiques à toutes les étapes et un impact de l'environnement extérieur au cours le plus restreint.

Dans ce chapitre, nous aborderons les techniques de routine ainsi que les principales techniques particulières utilisées au laboratoire depuis la mise en fécondation des gamètes (FIVc, ICSI, *Intracytoplasmic Morphologically Selected Sperm Injection* [IMSI]) jusqu'à la sélection des embryons candidats au transfert ou à la cryopréservation (suivi embryonnaire par *Time-Lapse* [TL]) et jusqu'au transfert embryonnaire (éclosion assistée).

Mise en fécondation des gamètes sans et avec micromanipulation : FIVc, ICSI et IMSI

Le jour de la PO, le gynécologue aspire le liquide folliculaire qui s'est formé dans les follicules en croissance au cours de la stimulation ovarienne (voir chapitres 18 et 21). Le liquide folliculaire est transmis au laboratoire de biologie de la reproduction. Si le bloc opératoire n'est pas en communication directe avec le laboratoire, un système de transport adapté doit être prévu et le temps de transport doit être le plus court possible. Le personnel du laboratoire va rechercher les complexes ovocytes-cumulus (ovocyte entouré de ces cellules du cumulus) dans le liquide folliculaire, sous la loupe binoculaire. Ces complexes ovocytes-cumulus sont placés dans un milieu de culture adapté en attente de la fécondation.

La technique de fécondation est décidée en fonction de l'origine du sperme utilisé (éjaculat du conjoint frais ou congelé, sperme testiculaire, tiers donneur congelé), des paramètres spermatiques le jour de la technique et des éléments clinico-biologiques du dossier (durée et type d'infertilité, ATCD).

Classiquement, les indications sont :

- FIVc : au minimum 500 000 spermatozoïdes mobiles progressifs après préparation ;
- ICSI : nombre de spermatozoïdes mobiles progressifs après préparation inférieur à 500 000 ou moins de 60 % de spermatozoïdes progressifs, notion d'asthénozoospermie secondaire (diminution importante de la mobilité dans les heures suivant la préparation), échec ou paucifécondation sur un cycle précédent en FIVc, utilisation de sperme congelé ou chirurgical, présence d'Ac antispermatozoïdes.

La FIV sans micromanipulation ou FIVc

La FIVc consiste à mettre en contact les CCO (ovocyte et cellules du cumulus qui l'entourent) avec plusieurs milliers de spermatozoïdes mobiles dans un milieu de culture adéquat. Les spermatozoïdes doivent féconder *ex vivo* les ovocytes comme ils le feraient dans la trompe utérine. Cette technique est possible lorsque les paramètres spermatiques sont adéquats.

Lorsque la technique est efficiente, le taux de fécondation attendu (nombre d'ovocytes à 2 pronoyaux [PN] le lendemain de la fécondation/nombre d'ovocytes mis en fécondation) doit être au minimum de 60 % [1]. Ce taux de fécondation peut être diminué principalement en cas d'anomalie du pouvoir fécondant du spermatozoïde, un nombre insuffisant de spermatozoïdes mis au contact des ovocytes au cours de la mise en fécondation, un échec d'activation ovocytaire ou une diminution de la compétence ovocytaire, des conditions environnementales non optimales. L'incidence des paucifécondations (< 25 % d'ovocytes avec 2 PN/nombre total d'ovocytes mis en fécondation) et les échecs totaux de fécondation (aucun ovocyte avec les signes de fécondation) ne doivent pas dépasser 15 et 5 % respectivement [1].

La FIV avec micromanipulation : ICSI et IMSI

L'ICSI consiste à injecter un spermatozoïde dans chaque ovocyte grâce à des micromanipulateurs sous un microscope inversé. Cette technique est indiquée en cas de paramètres spermatiques altérés ou en cas d'échec précédent de fécondation en FIVc.

Une mise en fécondation avec micromanipulation, ou ICSI, sera effectuée lorsque moins de 500 000 spermatozoïdes mobiles seront récupérés après préparation, lors de présence d'ACAS, d'une asthénozoospermie secondaire, de l'utilisation de sperme chirurgical ou lors d'échec précédent de fécondation en FIVc.

Dans ce cas, l'ovocyte est débarrassé des cellules du cumulus qui l'entourent grâce à l'action enzymatique de la hyaluronidase qui clive les ponts d'acide hyaluronique entre les cellules [2, 3] et l'action mécanique de la pipette utilisée pour cette étape (capillaire stérile d'environ 150 µm). Cette étape constitue la décoronisation des ovocytes et permet d'apprécier le stade de maturation nucléaire des ovocytes. Les ovocytes recueillis au cours de la PO peuvent être au stade de prophase I (vésicule germinative), au stade de métaphase I (rupture de la vésicule germinative mais non-expulsion du premier globule polaire [GP]) ou au stade de MII (premier GP expulsé). Un spermatozoïde sera micro-injecté dans chaque ovocyte fécondable, c'est-à-dire uniquement au stade de MII, à l'aide d'un micromanipulateur (figure 23.1.A).

Par cette technique, il est attendu un taux de fécondation (nombre d'ovocytes à 2 PN le lendemain de la fécondation/nombre d'ovocytes mis en fécondation) d'au moins 65 % [1]. Le taux de lyse ovocytaire (nombre d'ovocytes dégénératifs après ICSI/nombre d'ovocytes micro-injectés) est également à surveiller et doit rester inférieur à 10 % [1].

Au cours de l'ICSI, l'opérateur sélectionne les spermatozoïdes les plus mobiles et ayant la morphologie la plus typique possible pour la micro-injection. Cependant, même si les principales anomalies morphologiques spermatiques sont observables au grossissement utilisé en ICSI (× 400), il n'est pas possible d'apprécier toutes les anomalies morphologiques des spermatozoïdes à ce grossissement. Le choix du spermatozoïde

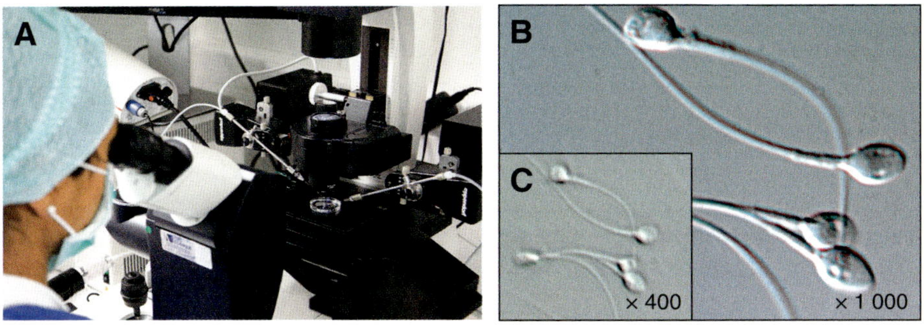

Figure 23.1. A. Poste de micro-injection pour l'ICSI et l'IMSI. B. Spermatozoïdes au grossissement d'ICSI. C. Champ identique au grossissement d'IMSI. Des vacuoles sont alors visibles dans la tête des spermatozoïdes.
AMP : assistance médicale à la procréation ; ICSI : *Intracytoplasmic Sperm Injection* ; IMSI : *Intracytoplasmic Morphologically Selected Sperm Injection*. Sources : photographie de Virginie Bonnefon ; images du centre AMP Foch.

pour l'injection est pourtant très important et influence le bon déroulement de la fécondation et du développement embryonnaire. Une technique de sélection du spermatozoïde pour l'injection à très fort grossissement (× 1 000 optiques et × 6 000 optiques plus numérique), l'IMSI, a été développée dans le but d'optimiser les taux de fécondation, le développement préimplantatoire, les taux d'implantation et le déroulement de la grossesse en FIV [4-10]. À ce grossissement, il est possible d'observer plus en détail la morphologie des spermatozoïdes, notamment la présence de vacuoles au niveau de la tête spermatique (figures 23.1.B et 23.1.C).

Cependant, à ce jour, la supériorité de la technique d'IMSI par rapport à l'ICSI n'est pas démontrée et reste sujette à controverse [11-16]. Cette technique est en effet plus longue et plus coûteuse que l'ICSI, nécessite un équipement adapté et une maîtrise de la technique. De plus, l'origine des vacuoles spermatiques et leur impact sur le développement embryonnaire restent toujours à élucider. Les récentes méta-analyses ne retrouvent pas de supériorité ni d'infériorité de l'IMSI en termes de taux de naissances vivantes, ni de diminution des taux de FCS [17, 18]. Des études restent nécessaires pour comparer l'impact de l'ICSI et de l'IMSI sur la santé des enfants issus de ces techniques [19]. À l'heure actuelle, les indications d'un test pré-IMSI permettant d'évaluer l'intérêt de cette technique pour répondre aux attentes du couple sont :

- ATCD d'échecs d'implantation ou FCS à répétition ;
- taux de fragmentation de l'ADN spermatique élevé ;
- absence de blastocyste après culture prolongée et infertilités inexpliquées.

La culture embryonnaire

Depuis le jour du recueil ovocytaire jusqu'au dernier jour de culture embryonnaire, le processus de culture *in vitro* doit être le plus optimal possible. Le laboratoire doit s'assurer de l'homéostasie du système (température constante de 37 °C, pH du milieu de culture entre 7,2 et 7,4 et osmolarité constante) et du bon fonctionnement des équipements (voir chapitre 24).

Classiquement, les embryons sont régulièrement sortis de l'incubateur pour observer sous le microscope :

- les premiers signes de fécondation 18 à 22 heures après mise en contact des gamètes : présence des deux PN mâle et femelle et expulsion du second GP lors d'une fécondation normale ;
- un éventuel premier clivage précoce du zygote 25 à 27 heures après mise en fécondation, positivement corrélé avec le taux d'implantation ;
- la morphologie aux 2e, 3e, 5e et 6e jours de développement.

L'observation journalière des embryons permet de les classer en fonction de leur potentiel de développement selon des critères morphologiques. La standardisation de ce classement permet une homogénéisation des critères de choix pour les embryons candidats au transfert et à la cryopréservation (voir chapitre 25). Cette observation permet également de suivre les indicateurs de qualité et de performance du laboratoire. Ce suivi, confronté aux données cliniques des patientes, notamment leur âge et leurs ATCD, permet d'alerter en cas de diminution des taux de fécondation ou de clivage embryonnaire, voire des taux d'implantation. Dans ce cas, les processus clinico-biologiques doivent être revus et discutés en équipe afin d'identifier tout événement pouvant expliquer une baisse des résultats (environnement, personnel, équipements et réactifs, procédures, patients…).

Intérêt de la culture prolongée

Il est possible de pratiquer une culture prolongée des embryons jusqu'au stade de blastocyste obtenus classiquement au 5e ou au 6e jour de la culture embryonnaire, certains centres allant jusqu'au 7e jour de la culture. À ce stade, l'embryon est différencié et présente une cavité remplie d'un liquide, le blastocèle, tapissée de cellules du trophectoderme (futures annexes embryonnaires), et un amas cellulaire, la masse cellulaire interne (MCI) (futur fœtus) (voir chapitre 25).

La culture jusqu'au stade de blastocyste permet :

- le transfert plus « physiologique ». En effet, au cours de la reproduction naturelle, c'est à ce stade que l'embryon arrive dans la cavité utérine pour s'implanter. De plus, les contractions utérines seraient moins importantes lors du transfert au stade de blastocyste que lors d'un transfert au stade clivé, ce qui serait moins délétère lors du transfert embryonnaire [20] ;
- la sélection des embryons avec le meilleur potentiel de développement pour le transfert et la cryopréservation. En effet, l'embryon se développe initialement grâce aux réserves accumulées dans l'ovocyte. À partir du 3e jour de développement, le génome embryonnaire s'active et l'embryon doit devenir autonome [21]. Il est établi qu'environ 50 % seulement des embryons conçus *in vitro* atteignent le stade de blastocyste et seraient moins fréquemment porteurs d'aberrations chromosomiques que les embryons n'atteignant pas ce stade [22].

Cependant, tous les centres ne proposent pas cette stratégie de façon systématique, même si la culture prolongée apporte de nombreux avantages en termes de :

- sélection et viabilité embryonnaire au cours de la culture *in vitro* [23] ;
- taux d'implantation et de naissances vivantes supérieurs favorisant le transfert électif d'un embryon et la diminution du risque de grossesse multiple [24-26].

En effet, la culture prolongée exige un programme optimal de culture *in vitro* et un équipement au laboratoire suffit pour assumer une culture des embryons pendant 5 à 7 jours en évitant tout stress embryonnaire. Le nombre d'incubateurs doit être plus important pour éviter l'impact délétère des ouvertures/fermetures répétées des chambres d'incubation pouvant perturber l'environnement de culture et affecter les taux de succès [27]. Dans des conditions de culture adéquates, plus de 40 % des ovocytes fécondés doivent atteindre le stade de blastocyste au 5e jour de la culture embryonnaire [1].

Dans 20 à 25 % des cycles de FIV, aucun embryon n'atteint le stade de blastocyste après culture embryonnaire aboutissant à l'absence de transfert ou de cryopréservation embryonnaire. Les patient(e)s doivent être informé(e)s de ce risque.

Enfin, l'impact potentiel de la culture embryonnaire prolongée sur la mise en place des marques épigénétiques et sur le devenir des enfants reste sujet à controverse et doit être étudié plus amplement à ce jour.

Les outils de sélection embryonnaire et l'éclosion assistée ou *assisted hatching*

Tous les embryons générés *in vitro* ne font pas preuve de viabilité et n'ont pas de devenir reproductif. Le biologiste doit faire le choix, tous les jours, des embryons à transférer *in utero*, à congeler, ou à écarter de la tentative. Ce choix doit se faire le plus éthiquement possible, selon les procédures et résultats du centre et dans le respect des consensus internationaux (ESHRE/ASRM). Le but est de sélectionner le plus rapidement l'embryon qui conduira à une naissance vivante afin de diminuer le temps pour arriver à une grossesse, tout en évitant d'écarter par excès des embryons viables de la tentative. Pour cela, le biologiste doit disposer d'outils fiables, reproductibles et ayant fait preuve d'un intérêt médical.

Suivi continu du développement embryonnaire (TL)

Même si traditionnellement l'évaluation du potentiel des embryons *in vitro* se limite à des critères d'observations morphologiques à des temps déterminés, il est important de rappeler que le développement embryonnaire est un phénomène dynamique continu. La cinétique de division embryonnaire peut apporter de nouveaux arguments quant au potentiel de ces embryons. L'introduction en routine de la technologie de TL couplée aux incubateurs dans les laboratoires d'AMP a permis d'observer en continu le développement *in vitro* des embryons humains. La prise régulière de clichés de l'embryon sur différents plans focaux tout au long de la culture permet d'observer son développement en continu en l'exposant très peu à la lumière et à l'environnement extérieur (figure 23.2). Ce système a été proposé afin d'optimiser les conditions de culture : les embryons sont maintenus dans un environnement clos et contrôlés sans stress de l'environnement extérieur (manipulation, lumière, composés volatils organiques toxiques). Les premières études ont recherché un schéma de dynamique des divisions cellulaires optimal (le temps exact de survenue d'une division cellulaire, sa durée et l'intervalle de temps entre les différentes divisions) corrélé à la compétence de l'embryon. Les premières études observationnelles non randomisées retrouvaient une supériorité de l'observation morphocinétique en comparaison avec la morphologie seule en termes de prédiction de la blastulation et de taux d'implantation [28-30]. Plusieurs études relatent également une corrélation entre les paramètres cinétiques obtenus par TL et la viabilité, la compétence et le statut euploïde des embryons [31].

Ces résultats nécessitent cependant une annotation précise et reproductible des événements cellulaires observés, ce qui rend la mise en œuvre en routine et la transposition des algorithmes obtenus d'un centre à un autre difficiles.

L'utilisation d'outils d'intelligence artificielle couplés aux données du TL permet une automatisation automatique (gain de temps, reproductibilité) et pourrait aider au choix de l'embryon à transférer/congeler. De nombreuses

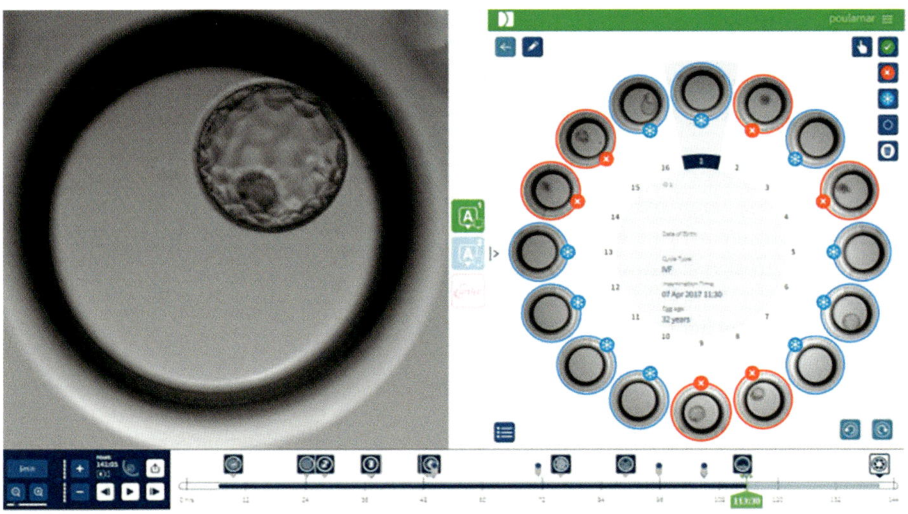

Figure 23.2. Observation des embryons du stade 2 PN au stade de blastocyste par un système de TL avec le GERI®.
AMP : assistance médicale à la procréation ; PN : pronoyaux. *Source : images du centre AMP Foch.*

sociétés ont développé des algorithmes et logiciels d'aide à la décision biologique pour la sélection des embryons mais le coût est important et l'efficacité reste encore à prouver [32, 33] (voir chapitre 25).

Éclosion assistée (*assisted hatching*)

L'ovocyte est entouré d'une matrice acellulaire glycoprotéique de 10 à 20 μm d'épaisseur, la ZP. Cette enveloppe se modifie après fécondation pour bloquer une polyspermie et protège l'embryon au cours des premières divisions. Elle s'affine au stade de blastocyste pour enfin se rompre et laisser l'embryon « éclore », avant l'implantation.

Les échecs d'implantation en FIV peuvent résulter de l'impossibilité de l'embryon à sortir de la ZP et à éclore. Il a été proposé d'affiner ou perforer la ZP avant le transfert embryonnaire pour améliorer les résultats. C'est la technique d'éclosion assistée ou *assisted hatching*. La ZP peut être fragilisée (affinée sur une large surface ou perforée ponctuellement) par une méthode mécanique (dissection partielle de la ZP), chimique (solution de tyrode acide) ou thermique par laser (objectif du microscope équipé d'un faisceau infrarouge) [34, 35].

Les principales indications d'éclosion assistée sont :

- une ZP anormalement épaisse (> 15 μm) ou dense;
- des échecs d'implantation répétés;
- un âge maternel avancé ou un taux de FSH en phase folliculaire élevé;
- des embryons décongelés.

Une large revue de la Cochrane incluant 39 études randomisées et près de 8 000 femmes retrouve un taux de grossesse clinique augmenté, avec un niveau de preuve faible [36]. Certaines indications comme les échecs répétés semblent plus robustes que l'âge maternel avancé ou la décongélation embryonnaire. Dans tous les cas, cette technique n'a pas montré de risques pour l'embryon par la méthode thermique. L'éclosion assistée avait été incriminée dans la survenue de grossesses gémellaires monozygotiques mais les données sur ce sujet sont insuffisantes pour conclure [37] ainsi que les données sur le devenir des enfants issus de cette technique.

Diagnostic préimplantatoire des aneuploïdies (DPI-A)

De nombreuses publications ont mis en évidence la prévalence importante des aneuploïdies embryonnaires en FIV [38-40] et la corrélation entre ces déséquilibres embryonnaires et les échecs d'implantation et/ou FCS précoces. Par conséquent, de nombreuses équipes internationales proposent un DPI-A pour sélectionner les embryons euploïdes lors du transfert embryonnaire. Le TGE par transfert est ainsi significativement augmenté et le temps pour arriver à la grossesse significativement diminué. Le DPI-A avec biopsie de cellules embryonnaires est actuellement la technique de référence car il présente d'excellentes sensibilité et spécificité (98,2 et 99,9 % respectivement selon Capalbo *et al.*, 2015 [41]). Cela reste cependant une technique invasive car elle implique un prélèvement de cellules embryonnaires du TE au stade de blastocyste. Certains programmes de recherche se sont tournés vers des techniques non invasives comme l'analyse des molécules relarguées par l'embryon dans le milieu de culture embryonnaire (MCE) : analyses des micro-ARN (miRNA), de l'ADN nucléaire libre circulant (voir DNA pour *cell-free* DNA) ou de l'ADN mitochondrial (mtDNA). Cependant, ces techniques émergentes présentent jusque-là une sensibilité et une spécificité inférieures à celles obtenues après biopsie embryonnaire. Le potentiel de ces nouvelles techniques non invasives est prometteur mais reste à être démontré [42].

Références

[1] ESHRE Special Interest Group of Embryology and Alpha Scientists in Reproductive Medicine. The Vienna consensus: report of an expert meeting on the development of ART laboratory performance indicators. Reprod Biomed Online. 35 (5), 494–510.

[2] Evison, M., Pretty, C., Taylor, E., Franklin, C., 2009. Human recombinant hyaluronidase (cumulase) improves intracytoplasmic sperm injection. Reprod Biomed online 18 (6), 811–814.

[3] Ebner, T., Moser, M., Sommergruber, M., Shebl, O., Tews, G., 2006. Incomplete denudation of oocytes prior to ICSI enhances embryo quality and blastocyst development. Hum Reprod 21 (11), 2972–2977.

[4] Delaroche, L., Yazbeck, C., Gout, C., et al., 2013. Intracytoplasmic morphologically selected sperm injection (IMSI) after repeated IVF or ICSI failures : a prospective comparative study. Eur J Obstet Gynecol Reprod Biol 167 (1), 76–80.

[5] Junca, A.M., Cohen-Bacrie, P., Hazout, A., 2004. Improvement of fertilization and pregnancy rate after intracytoplasmic fine morphologically selected sperm injection. Fertil Steril 82, S173.

[6] Vanderzwalmen, P., Hiemer, A., Rubner, P., et al., 2008. Blastocyst development after sperm selection at high magnification is associated with size and number of nuclear vacuoles. Reprod Biomed Online 17 (5), 617–627.

[7] Ebner, T., Moser, M., Sommergruber, M., et al., 2005. Occurrence and developmental consequences of vacuoles throughout preimplantation development. Fertil Steril 83 (6), 1635–1640.

[8] Bartoov, B., Berkovitz, A., Eltes, F., et al., 2003. Pregnancy rates are higher with intracytoplasmic morphologically selected sperm injection than with conventional intracytoplasmic injection. Fertil Steril 80 (6), 1413–1419.

[9] Balaban, B., Yakin, K., Alatas, C., et al., 2011. Clinical outcome of intracytoplasmic injection of spermatozoa morphologically selected under high magnification : a prospective randomized study. Reprod Biomed Online 22 (5), 472–476.

[10] Berkovitz, A., Eltes, F., Paul, M., Adrian, E., Benjamin, B., 2007. The chance of having a healthy normal child following intracytoplasmic morphologically-selected sperm injection (IMSI) treatment is higher compared to conventional IVF-ICSI treatment. Fertil Steril 88, S20.

[11] Setti, A.S., Braga, D.P., Figueira, R.C., Iaconelli, A., Borges, E., 2015. Poor-responder patients do not benefit from intracytoplasmic morphologically selected sperm injection. J Assist Reprod Genet 32 (3), 445–450.

[12] Setti, A.S., Braga, D.P., Figueira, R.C., Iaconelli, A., Borges, E., 2014. Intracytoplasmic morphologically selected sperm injection results in improved clinical outcomes in couples with previous ICSI failures or male factor infertility : a meta-analysis. Eur J Obstet Gynecol Reprod Biol 183, 96–103.

[13] Shalom-Paz, E., Anabusi, S., Michaeli, M., et al., 2015 Mar. Can intra cytoplasmatic morphologically selected sperm injection (IMSI) technique improve outcome in patients with repeated IVF-ICSI failure? a comparative study. Gynecol Endocrinol. 31 (3), 247–251.

[14] Mangoli, E., Khalili, M.A., Talebi, A.R., et al., 2020 Oct. Association between early embryo morphokinetics plus transcript levels of sperm apoptotic genes and clinical outcomes in IMSI and ICSI cycles of male factor patients. J Assist Reprod Genet. 37 (10), 2555–2567. https://doi.org/10.1007/s10815-020-01910-7.

[15] Boediono, A., Handayani, N., Sari, H.N., et al., 2021. Morphokinetics of embryos after IMSI versus ICSI in couples with sub-optimal sperm quality: A time-lapse study. Andrologia. 53 (4), e14002.

[16] Moubasher, A., Abdel-Raheem, T., Ahmed, H., et al., 2021. An Open Prospective Study on Whether Intracytoplasmic Morphologically Selected Sperm Injection (IMSI) Offers a Better Outcome Than Conventional Intracytoplasmic Sperm Injection (ICSI). Cureus. 13 (11), e19181.

[17] Teixeira, D.M., Hadyme Miyague, A., Barbosa, M.A., et al., 2020. Regular (ICSI) versus ultra-high magnification (IMSI) sperm selection for assisted reproduction. Cochrane Database Syst Rev. 2 (2), CD010167.

[18] Duran-Retamal, M., Morris, G., Achilli, C., et al., 2020 Jan. Live birth and miscarriage rate following intracytoplasmic morphologically selected sperm injection vs intracytoplasmic sperm injection: An updated systematic review and meta-analysis. Acta Obstet Gynecol Scand. 99 (1), 24–33.

[19] Dieamant, F., Petersen, C.G., Vagnini, L.D., et al., 2021. Impact of Intracytoplasmic Morphologically Selected Sperm Injection (IMSI) on Birth Defects: A Systematic Review and Meta-Analysis. JBRA Assist Reprod. 25 (3), 466–472.

[20] Fanchin, R., Ayoubi, J.M., Righini, C., et al., 2001. Uterine contractility decreases at the time of blastocyst transfers. Hum Reprod 16 (6), 1115–1119.

[21] Duranthon, V., Watson, A.J., Lonergan, P., 2008. Preimplantation embryo programming : transcription, epigenetics, and culture environment. Reproduction 135 (2), 141–150.

[22] Capalbo, A., Bono, S., Spizzichino, L., et al., 2013. Sequential comprehensive chromosome analysis on polar bodies, blastomeres and trophoblast : insights into female meiotic errors and chromosomal segregation in the preimplantation window of embryo development. Hum Reprod 28 (2), 509–518.

[23] Poulain, M., Hesters, L., Sanglier, T., et al., 2014. Is it acceptable to destroy or include human embryos before day 5 in research programmes ? Reprod Biomed Online 28 (4), 522–529.

[24] Quea, G., Romero, K., Garcia-Velasco, J.A., 2007. Extended embryo culture to increase implantation rate. Reprod Biomed Online 14 (3), 375–383.

[25] Blake, D.A., Farquhar, C.M., Johnson, N., Proctor, M., 2007. Cleavage stage versus blastocyst stage embryo transfer in assisted conception. Cochrane Database Syst Rev 17 (4), CD002118.

[26] Franasiak, J.M., Dondik, Y., Molinaro, T.A., et al., 2015. Blastocyst transfer is not associated with increased rates of monozygotic twins when controlling for embryo cohort quality. Fertil Steril 103 (1), 95–100.

[27] Higdon 3rd, H.L., Blackhurst, D.W., Boone, W.R., 2008. Incubator management in an assisted reproductive technology laboratory. Fertil Steril 89 (3), 703–710.

[28] Meseguer, M., Herrero, J., Tejera, A., et al., 2011. The use of morphokinetics as a predictor of embryo implantation. Hum Reprod. 26 (10), 2658–2671.

[29] Basile, N., Vime, P., Florensa, M., et al., 2015. The use of morphokinetics as a predictor of implantation: a multicentric study to define and validate an algorithm for embryo selection. Hum Reprod. 30 (2), 276–283.

[30] Petersen, B.M., Boel, M., Montag, M., Gardner, D.K., 2016. Development of a generally applicable

morphokinetic algorithm capable of predicting the implantation potential of embryos transferred on Day 3. Hum Reprod. 31 (10), 2231–2244.

[31] Milewski, R., Ajduk, A., 2017 Aug. Time-lapse imaging of cleavage divisions in embryo quality assessment. Reproduction. 154 (2), R37–R53.

[32] Berntsen, J., Rimestad, J., Lassen, J.T., Tran, D., Kragh, M.F., 2022 Feb 2. Robust and generalizable embryo selection based on artificial intelligence and time-lapse image sequences. PLoS One. 17 (2), e0262661.

[33] Vandame, J., Fossard, C., Filali, M., et al., 2022 Jul. Investigation of the reliability of semi-automatic annotation by the Geri time-lapse system. Reprod Biomed Online. 45 (1), 35–45.

[34] Feng, H.L., Hershlag, A., Scholl, G.M., Cohen, M.A., 2009. A retroprospective study comparing three different assisted hatching techniques. Fertil Steril 91 (4 Suppl), 1323–1325.

[35] Balaban, B., Urman, B., Alatas, C., et al., 2002. A comparison of four different techniques of assisted hatching. Hum Reprod 17 (5), 1239–1243.

[36] Lacey, L., Hassan, S., Franik, S., Seif, M.W., Akhtar, M.A., 2021. Assisted hatching on assisted conception (in vitro fertilisation (IVF) and intracytoplasmic sperm injection (ICSI)). Cochrane Database Syst Rev. 3 (3), CD001894.

[37] Das, S., Blake, D., Farquhar, C., Seif, M.M.W., 2009. Assisted hatching on assisted conception (IVF and ICSI). Cochrane Database Syst Rev 15 (2), CD001894.

[38] Hassold, T., Hunt, P., 2001. (2001). To err (meiotically) is human: the genesis of human aneuploidy. Nat Rev Genet 2 (4), 280–291.

[39] De Rycke, M., Goossens, V., Kokkali, G., et al., 2017. ESHRE PGD Consortium data collection XIV–XV: cycles from January 2011 to December 2012 with pregnancy follow-up to October 2013. Human Reproduction 32 (10), 1974–1994.

[40] Practice Committees of the American Society for Reproductive Medicine and the Society for Assisted Reproductive Technology, 2018. The use of preimplantation genetic testing for aneuploidy (PGT-A): a committee opinion. Fertility and Sterility 109 (3), 429–436.

[41] Capalbo, A., Treff, N.R., Cimadomo, D., et al., 2015. Comparison of array comparative genomic hybridization and quantitative real-time PCR-based aneuploidy screening of blastocyst biopsies. Eur J Hum Genet 23 (7), 901–906.

[42] Rubio, C., García-Pascual, C.M., Valbuena, D., Simo, C., Department, D, 2019. Embryonic cell-free DNA versus trophectoderm biopsy for aneuploidy testing: concordance rate and clinical implications. Fertility and Sterility 112 (3), 510–519.

Maîtrise des conditions environnementales en FIV

Chapitre 24

X. Pollet-Villard, A. Doshi

Introduction

La conception ainsi que le choix des équipements du laboratoire de FIV ont pour objectif de réduire autant que faire se peut l'exposition des gamètes et des embryons à des sources de stress provenant de l'environnement, de la récolte des CCO jusqu'au transfert embryonnaire, tout en assurant une sécurité optimale lors de la manipulation, de la culture, du transport ou du stockage des échantillons.

La maîtrise des conditions environnementales dans le laboratoire, au niveau des postes de travail et au sein des incubateurs, permet d'éliminer ou de minimiser l'impact des facteurs affectant négativement le système de culture, à savoir une exposition à des conditions de températures, de pH, d'osmolarité et de tension en oxygène non adaptées, ainsi que l'exposition à des contaminants chimiques (composés organiques volatils [COV], NO_2, SO_2, O_3...), particulaires et microbiologiques.

Le choix des équipements, leur positionnement dans le laboratoire ainsi que les systèmes de surveillance mis en place ont pour objectif d'assurer la sécurité du personnel (risque d'accident, de blessure, d'expositions à des contaminants chimiques ou microbiologiques) et des échantillons (risque de perte, de contamination croisée, d'erreur d'identification et d'attribution...). En particulier, le placement du matériel dans le laboratoire doit tenir compte des flux de personnel et d'échantillons dans le temps et dans l'espace, idéalement représentés sous la forme de diagrammes spaghettis [1].

Des considérations générales sur le choix du matériel en rapport avec la sécurité et la maîtrise des risques doivent par ailleurs être respectées. De façon non exhaustive, il convient de considérer la facilité d'utilisation quotidienne, la facilité de maintenance et son coût, le type de caractérisation métrologique et sa fréquence, la possibilité d'un suivi métrologique indépendant, d'un report d'alarme, la présence d'une batterie en cas de coupure électrique prolongée, la notion de back up indépendant, le placement approprié sous la forme de zones de travail dédiées à chaque activité et à l'écart de toutes sources de dysfonctionnement (flux d'air, vibrations, sources de chaleur...).

Des lignes directrices concernant l'environnement dans le laboratoire et le respect des conditions de manipulation et de culture en FIV ont été publiées successivement en 2018 [2] et 2020 [3] et offrent une base solide de travail et de connaissances. Celles-ci doivent cependant être pondérées en fonction des réglementations locales ou nationales applicables, en particulier concernant le choix des postes de travail [4], tandis qu'une mise à jour s'impose concernant les recommandations relatives à l'action des polluants chimiques dans le laboratoire de FIV.

Conditions environnementales dans le laboratoire de FIV

Les variables environnementales d'intérêt à l'échelle du laboratoire ont fait l'objet d'une revue récente [5] et les valeurs recommandées dans le laboratoire de FIV sont présentées dans le tableau 24.1.

Par ailleurs, le tableau 24.2 présente un résumé du cahier des charges pour la conception d'un laboratoire de FIV.

Température et humidité relative

Les cibles de température et d'humidité relative présentées dans le tableau 24.1 permettent d'assurer des conditions environnementales compatibles avec le droit du travail et le fonctionnement du matériel, tout en assurant une température compatible avec les processus de vitrification/réchauffement.

Concernant la température, une attention doit être portée à la stabilité de celle-ci dans le laboratoire, des variations de température pouvant affecter la stabilité thermique du matériel,

Tableau 24.1. Cahier des charges relatif à l'environnement et la qualité de l'air dans le laboratoire de FIV.

Température	20 à 26 °C
Humidité relative	45 +/–5 %
Renouvellement d'air	15/h, dont 3/h en air frais
Surpression totale	>38Pa
Classe particulaire au repos	ISO7 ou meilleure
Classe particulaire en activité	ISO7 ou meilleure
Contamination microbiologique au repos	<10 CFU/m³ et <2 spores/m³
COV totaux	<500 microg/m³, analyse espèce par espèce au seuil de détection d'1microg/m³
Aldéhydes totaux	<5microg/m³

Tableau 24.2. Recommandations pour la conception d'un laboratoire de FIV.

Localisation du site	Si possible à l'écart de sources de pollution chimique et particulaires.
Prise d'air neuf	En position haute, à l'écart (>8m) de toute source de pollution. Présence de pré-filtres adaptés.
Registre d'air neuf	Possibilité de couper l'apport en air neuf en cas de pollution extérieure importante. Registre variable pour adapter la surpression aux ouvertures de portes.
Gaines de ventilation et gaines d'acheminement des fluides médicaux	Lavées, dégraissées, bouchonnées avant mise en place sur site. Étanchéité minimum de classe B. Lignes de gaz en inox. Vannes d'arrêt d'urgence des gaz localisées à l'extérieur de la pièce de culture.
Isolation	À l'aide de matériaux non émissifs, proscrire l'isolation formaldéhyde-urée.
CTA	Dédiée au laboratoire de FIV. Intérieur Inox ou acier galvanisé, lavé et dégraissé. Étanche. Système anti-retour pour l'évacuation d'eau. Permettant de respecter le cahier des charges (tableau 24.1).
Soufflage	Préférentiellement en plafonnier, permettant une ventilation harmonieuse du laboratoire (absence de courants d'air). Utilisation d'une filtration HEPA terminale.
Reprise	Préférentiellement en position basse, permettant une ventilation harmonieuse du laboratoire (absence de courants d'air). Présence de filtres adaptés.
Eclairage	Étanche à l'air, adapté aux salles blanches, filtres UV si besoin.
Réseaux (électriques, informatiques, fluides médicaux)	Préférer une entrée par une trémie unique dans la salle blanche, dont l'étanchéité est reprise après passage des câbles et tuyaux. Prises électriques et informatiques étanches.
Alimentation électrique	Utilisation d'un ondulateur de manière à protéger le matériel électronique présent dans les incubateurs et postes de travail. Secours prévu en cas de défaut d'alimentation électrique (groupe électrogène par exemple).

(Suite)

Tableau 24.2. **Suite.**

Parois du laboratoire	Murs étanches et si possibles continus de dalle à dalle. Adaptées aux salles blanches, surface non poreuse, d'entretien et nettoyage adapté à l'activité. Peinture zero-COVs. Plafond plein de préférence, sinon dalles scellées et adaptées aux salles blanches.
Sol	PVC non émissif, adapté aux salles blanches. Colles non émissives. Remontées murales sur 10cm.
Plomberie	Proscrire les réseaux de plomberie dans le plenum du laboratoire. Installation de systèmes anti-retour pour les points d'eau dans les salles annexes. Éviter les points d'eau dans la pièce de culture.
Passe-plats	Étanchéité des passe-plats. Pas de nécessité de passe-plats ventilés.
Dégazage du laboratoire avant mise en service	Idéalement réalisé pendant 15 jours, à une température élevée (>30 °C). Suivi par un changement des filtres chimiques

assurant le maintien de la chaîne du chaud, en particulier les plaques chauffantes [6].

Une humidité relative comprise aux alentours de 45 % permet de limiter la croissance d'éventuelles moisissures tout en évitant des phénomènes parfois gênants d'électricité statique, en particulier sur les surfaces de travail en inox. De plus, les incubateurs modernes n'étant pour la plupart pas humidifiés, assurer une humidité relative suffisante dans le laboratoire permet de ne pas aggraver l'évaporation des milieux de culture sous huile et réduit l'impact délétère d'une augmentation de l'osmolarité sur les résultats de la culture prolongée [7-10]. Une humidité relative basse dans le laboratoire a par ailleurs été associée à une augmentation du taux de grossesse biochimique [11]. Une humidité relative fluctuante peut aussi modifier la mesure des COV par les appareils de détection basés sur la photo-ionisation (expérience des auteurs), ce dernier point pouvant être lié à une interférence analytique ou à une influence de l'humidité relative sur le relargage de certaines espèces de COV [12].

La stabilité en température et en humidité relative peut être assurée par l'investissement dans une centrale de traitement de l'air (CTA), permettant selon les conditions extérieures une déshumidification ou une humidification de l'air soufflé dans le laboratoire. Certains dispositifs d'humidifications adaptés aux salles blanches peuvent être installés dans le laboratoire si l'investissement dans une nouvelle CTA ou la modification d'une CTA existante ne sont pas envisageables. La mise en place d'une simple climatisation à l'intérieur de la pièce de culture n'est pas recommandée étant donné le risque de développement de microorganismes, moisissures en particulier, à l'intérieur de ce type de dispositif.

Concernant la surveillance métrologique, des capteurs de température et d'humidité relative peuvent être mis en place dans le laboratoire, à distance de toute source de chaleur, d'humidité ou de courants d'air.

Propreté chimique et propreté particulaire de l'air

L'objectif des recommandations du consensus du Caire [2] concernant la propreté chimique et particulaire de l'air est double. Premièrement, assurer des conditions d'hygiène permettant de manipuler les gamètes et les embryons sans risque de contamination particulaire ou microbiologique issue de l'environnement. Deuxièmement, limiter la contamination du système de culture par des polluants chimiques pouvant altérer le bon développement embryonnaire.

Concernant le premier point, un environnement de classe C selon les bonnes pratiques de fabrication européenne (BPFUE) correspond à une zone propre présentant un empoussièrement maximum en activité de type ISO 8, et ISO 7 au repos [13], selon la classification ISO 14644 [14]. Ce type d'environnement est tout à fait atteignable si l'on respecte le taux de renouvellement d'air préconisé, à savoir 15 vol/h, *a fortiori* si ce renouvellement se fait au travers de filtres HEPA (*High Efficiency Particulate Air*). La majorité des laboratoires ayant réalisé ces investissements présente une qualité particulaire de type ISO 6 au repos, et ISO 7 en activité (entre classe B et C selon les BPFUE), ce type d'environnement étant considéré comme permettant la manipulation des ovocytes et des embryons en dehors d'une hotte à flux laminaire dans de nombreux pays [4]. À titre de comparaison et pour que le lecteur évalue mieux les risques encourus par de telles pratiques, il s'agit d'une qualité de l'air particulaire et microbiologique équivalente à celle requise pour un bloc de chirurgie de risque 3, selon la norme NF S90-351, utilisée pour la chirurgie digestive, viscérale, ORL et la neurochirurgie [15].

Les salles propres sont en général qualifiées une fois par an, et il n'est pas nécessaire de surveiller en continu la pollution particulaire dans le laboratoire de FIV ou au niveau des postes de travail.

Concernant les COV, les recommandations du consensus du Caire sont trop imprécises et doivent être affinées pour tenir compte de l'impact des différentes espèces de polluants chimiques sur le système de culture. La nécessité d'effectuer une analyse espèce par espèce des COV présents dans l'atmosphère du laboratoire est renforcée par la publication récente de la modélisation du passage des espèces chimiques volatiles de l'air du laboratoire/de l'incubateur jusqu'à l'embryon reposant dans un milieu de culture sous huile [16], renforçant la causalité suspectée de certains aldéhydes (formaldéhyde, acétaldéhyde, acroléine...), alcools (éthanol, alcool isopropyl), et de certains hydrocarbures (toluène en particulier) dans l'altération des résultats de la FIV. Seule une analyse détaillée espèce par espèce permet donc d'évaluer le risque de toxicité sur le système de culture, tout en offrant la possibilité d'adapter les moyens de filtration aux espèces retrouvées, dans une optique de maîtrise de risque pragmatique.

Par ailleurs, une analyse combinée de polluants atmosphériques classiques (SO_2, NO_2, O_3) peut aussi s'avérer utile car ceux-ci ont été impliqués dans des baisses de résultats potentiellement attribuables à une exposition au moment de la culture [17-19], peuvent réagir avec les surfaces du laboratoire pour créer des dérivés secondaires nocifs tels que le formaldéhyde [20], et sont facilement éliminés par des méthodes traditionnelles de filtration chimique.

La protection contre la pollution particulaire et chimique est assurée par une filtration pouvant être centralisée (*gold standard*), ou par l'installation d'unités mobiles de filtration, cette dernière solution peu coûteuse et simple à mettre en œuvre ayant été rapportée comme étant moins efficace sur le contrôle des polluants chimiques et sur les indicateurs de culture et cliniques [21, 22]. Certains dispositifs mobiles de filtration peuvent par ailleurs générer une surpression, permettant d'envisager une mise à niveau à bas coût lorsque des travaux de grande ampleur sont impossibles à réaliser.

Les méthodes de filtration, initialement basées sur des médias adsorbants (charbon activé) ou présentant un pouvoir oxydant sur les COV (permanganate), tendent à évoluer vers des méthodes physiques (photocatalyse UV, génération de plasma froid...). Celles-ci demandent un temps de résidence plus court et présentent moins de résistance au passage de l'air, nécessitant ainsi des CTA moins puissantes et moins coûteuses.

Bien que la technologie évolue, des règles de bon sens permettent de limiter la pollution chimique dans le laboratoire (assurer une ventilation suffisante : amenée d'air neuf à distance de toutes sources de pollution, utilisation de matériaux de laboratoire non ou peu émissifs, éviction des produits cosmétiques, utilisation de désinfectants non émissifs et éviction des sprays...). Le personnel doit être sensibilisé au risque chimique et éviter l'utilisation de parfums et de produits cosmétiques potentiellement émissifs.

Par ailleurs, bien qu'assurer une surpression en cascade en respectant les incréments de pression recommandés par les BPFUE soit efficace contre la contamination particulaire extérieure, seul un niveau total de surpression >38 Pa est efficace contre les COV de plus faible poids moléculaire présentant un vecteur de diffusion élevé (formaldéhyde, alcools...) [2].

Concernant la mesure des COV, il est avantageux de réaliser une mesure en conditions dégradées (en fin de vie des filtres), de manière à mieux connaître les espèces chimiques en présence et adapter éventuellement le type et la fréquence de changements des filtres utilisés.

CO_2/O_2

La plupart des laboratoires de FIV modernes disposent d'une triple arrivée de gaz CO_2 pur, N_2 pur et gaz prémélangé (en général 6 % CO_2, 5 % O_2

et 89 % N_2). Il convient donc pour des raisons de sécurité d'installer un détecteur de CO_2 et un détecteur d'O_2 en position basse et centrale dans la pièce de culture. En effet, les fuites de CO_2, souvent causées par un flexible ou un incubateur défectueux, peuvent avoir un retentissement potentiellement dangereux pour le personnel exposé, se traduisant par de simples maux de tête à un risque de décès [23]. De plus, une détection précoce d'une fuite permettra d'économiser du gaz médical dont le prix est souvent bien élevé au regard des tests réalisés par les industriels. Il est par ailleurs recommandé de disposer de vannes d'arrêt d'urgence des arrivées de gaz, idéalement situées dans le sas à côté de l'affichage du % CO_2 et du % O_2 dans le laboratoire, de manière à remédier à une éventuelle fuite importante et brutale sans prendre le risque d'entrer dans la zone concernée.

Concernant le risque d'hypoxie lié à la présence d'azote liquide et la sécurisation de la salle de cryoconservation, le lecteur peut se référer aux recommandations récentes du groupe de travail de l'ABM [24] ainsi qu'à l'arrêté relatif aux règles de bonnes pratiques en AMP [25].

Conditions environnementales lors de la manipulation et de la culture

Les variables environnementales à prendre en compte lors de la manipulation et de la culture sont les mêmes que dans le laboratoire, seules les valeurs étant différentes (tableau 24.3). L'exposition à la lumière ne fait pas l'objet d'un paragraphe spécifique dans ce chapitre car les longueurs d'onde courtes peuvent être facilement filtrées dans le laboratoire et aux postes de travail, en particulier durant l'ICSI [26-28], et parce que l'énergie totale d'exposition dans les systèmes de TL est extrêmement limitée. Cependant, les embryons murins semblent être affectés de façon différentielle par des gammes de longueurs d'onde comprises dans la lumière visible, l'effet étant dépendant de l'intensité de l'exposition [29]. Il convient donc de limiter l'exposition à des intensités lumineuses trop élevées ainsi que la durée d'exposition lors des manipulations. De même, certains dispositifs de surveillance en température sans fils placés dans les chambres d'incubation ont été incriminés dans des baisses de résultats dans certains laboratoires (expérience des auteurs).

Tableau 24.3. **Recommandations concernant les conditions d'incubations en FIV.**

Température	Légèrement inférieure à 37 °C
Humidité relative	Élevée
Filtration des COVs	Recommandée
Filtration particulaire	Recommandée
CO2/pH	7,3 +/–0,05. Absence de consensus
Tension en oxygène	5–7 %, possibilité d'exposition biphasique
Exposition aux rayonnements électromagnétiques	Proscrire les longueurs d'ondes courtes (UV, lumière bleue). Éviter l'exposition à une intensité lumineuse élevée. Proscrire les émissions de rayonnement dans la chambre d'incubation (sondes de température sans fil par exemple).

Tout comme les approches de modélisations de transfert des COV de l'atmosphère de culture jusqu'au milieu de culture nous éclairent sur les COV les plus dangereux pour celui-ci, la modélisation des transferts de température et de gaz (CO_2 et O_2) dans le système de culture a permis d'identifier des étapes à risque lors de la manipulation et de la culture dans le laboratoire [30, 31]. La modélisation permet par ailleurs de mieux appréhender les variations environnementales lors des étapes de manipulation pouvant difficilement faire l'objet de mesures, comme les variations de température lors du pipetage et du transfert embryonnaire, les variations de la pression partielle en oxygène dans le milieu de culture en fonction du temps passé hors incubateur ou de la fréquence d'ouverture de l'incubateur [30]. Associée aux études expérimentales publiées et/ou réalisées en interne par chaque laboratoire, la modélisation permet d'optimiser les procédures et de choisir le matériel et les consommables utilisés pour les réaliser afin d'éviter autant que faire se peut les situations de stress ovocytaire et embryonnaire.

Température

La maîtrise de la chaîne du chaud dans le laboratoire de FIV n'est pas chose aisée et nécessite une vérification expérimentale à chaque étape du processus, ainsi qu'un suivi métrologique régulier. Pour ce faire, l'embryologiste dispose de sondes de températures aux performances différentes mais complémentaires. Les thermocouples sont peu coûteux, ont un temps de réponse rapide, sont adaptés de par leur petite taille à la prise de température en microgouttes, mais sont peu précis et fragiles. Les sondes à résistance de platine sont plus coûteuses, plus précises, ont un temps de latence plus grand et sont plus adaptées à la prise de température dans les incubateurs ou sur les surfaces chauffantes.

La température cible idéale pour la culture des ovocytes et des embryons fait encore l'objet de débats, bien que le consensus s'accorde sur une température stable s'approchant le plus de 37 °C mais sans dépasser 37 °C [32-36]. Et cela bien que la température d'exposition *in vivo* soit probablement inférieure d'environ 1,5 à 2 °C à la température centrale, ce qui selon Leese diminuerait d'environ 15 % l'activité métabolique de l'embryon [37, 38]. Contrairement aux incubateurs de grand volume, les incubateurs modernes de type *benchtop* ou TL permettent d'assurer une stabilité thermique optimale et peuvent être surveillés avec des écarts maximums tolérés (EMT) resserrés grâce à l'utilisation de sondes à résistance de platine. Ils sont par ailleurs plus performants que les incubateurs de grand volume en termes de résultats cliniques [39-41].

Le réglage d'une température cible lors des manipulations nécessite d'opter pour des EMT plus larges du fait de l'incertitude des thermocouples utilisés et de la possibilité de refroidissement ou de réchauffement plus important lors de l'utilisation de plaques chauffantes [31], en particulier sous flux laminaire [42]. Avant les manipulations, l'ensemble des plastiques utilisés doit être préchauffé [30], idéalement dans des tiroirs chauffants de manière à ne pas encombrer des incubateurs avec des plastiques potentiellement émissifs de COV.

L'effet du refroidissement sur les microtubules est bien connu, entraînant chez les ovocytes humains des anomalies du fuseau méiotique partiellement récupérables après retour en température [43-45], une diminution des taux de fécondation [46] ainsi que des anomalies ultérieures du développement embryonnaire [47]. De multiples observations des effets adverses de l'hyperthermie ont par ailleurs été rapportées, en particulier une diminution des taux de fécondation et une augmentation des fécondations polyploïdes [36], potentiellement liées à une altération des microtubules [48].

La première situation à risque concerne l'aspiration des fluides folliculaires, avec une chute immédiate de température d'environ 7 °C liée à une forte évaporation lorsque les tubes de récolte ne sont pas préremplis avec 1 à 2 mL de milieu de maintien [49]. La température optimale de récolte des ovocytes semble par ailleurs comprise entre 36,4 et 36,9 °C [50]. La recherche des CCO dans les fluides folliculaires n'étant pas réalisée sous huile, une baisse de température très rapide liée à l'évaporation se produit [51, 52]. Une adaptation de la méthode de récolte, à savoir l'utilisation de boîtes de petit diamètre en remettant le couvercle entre chaque pipetage, permet d'atténuer fortement ce phénomène d'évaporation, tandis que des dispositifs médicaux innovants permettent de réaliser cette étape dans de meilleures conditions de stabilité thermique [52].

Concernant l'ensemble des manipulations sous huile, l'utilisation d'un environnement semi-clos ou clos est supérieure à l'utilisation de plaques chauffantes en termes de maintien thermique [53, 54] et de résultats cliniques [55, 56]. Contrairement à l'utilisation de plaques chauffantes, l'utilisation de ces dispositifs permet de s'affranchir d'une validation de la température d'exposition pour des boîtes de culture de géométrie différente [51]. Les différents types de poste de travail utilisés dans les laboratoires de FIV sont illustrés dans la figure 24.1.

Concernant l'ICSI, les micromanipulations étant difficilement réalisables dans un environnement clos ou semi-clos, il est conseillé d'utiliser une même boîte de culture pour un même réglage de température de surface, ainsi que d'opter pour un système de réchauffement des objectifs [46]. Il est par ailleurs recommandé de placer la platine d'ICSI à l'abri de courants d'air pouvant compromettre la stabilité thermique de la platine chauffante [57]. Enfin, pour éviter une déperdition thermique lors des déplacements des boîtes

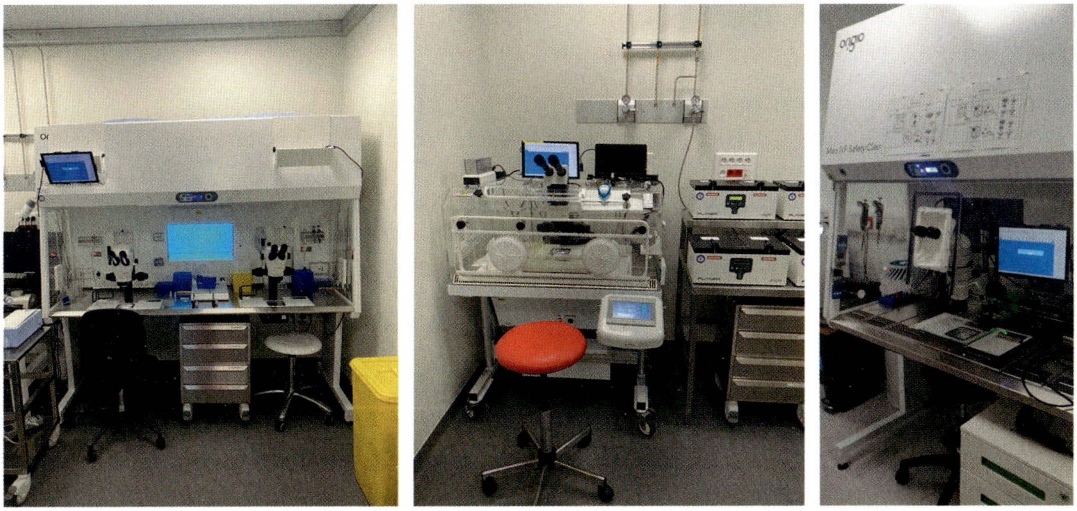

Figure 24.1. Principaux postes de travail utilisés dans les laboratoires de FIV.
Source : Laboratoire Natifiv, Orléans.

de culture, ceux-ci doivent se faire sur de courtes distances, à vitesse réduite et en évitant de faire reposer la boîte de culture sur le plat de la main qui, de façon contre-intuitive, s'apparente à une surface froide [30].

Humidité relative

L'impact négatif de l'absence d'humidification dans la chambre d'incubation a été prouvé cliniquement lors d'un premier essai randomisé contrôlé par l'équipe de Fawzy [58]. Cependant, la géométrie de la boîte de culture utilisée et le faible volume des microgouttes sous huile représentaient une situation à risque d'évaporation et d'augmentation d'osmolarité dont l'impact délétère sur la culture prolongée a été démontré [7-10, 59]. Ces résultats ne sont donc pas transposables à tous les systèmes de culture, d'autant que certaines boîtes de culture modernes permettent de limiter le rapport entre la surface d'échange avec l'huile et le volume du milieu de culture. Malgré cela, la culture continue en TL semble bénéficier d'une humidité relative élevée en termes de grossesse clinique, en particulier lorsqu'une biopsie embryonnaire est réalisée [60]. Il appartient donc à chaque centre de valider une stratégie de culture en fonction des éléments du système de culture choisis, à savoir entre autres le type et la profondeur de l'huile de recouvrement, la géométrie de la boîte de culture, le volume de milieu, la réalisation ou non d'un changement de milieu à J3 [8]. De plus, certaines boîtes de culture permettent d'assurer l'humidification en leur sein de manière à saturer l'environnement de culture immédiate en vapeur d'eau, et semblent présenter une supériorité clinique par rapport à des boîtes classiques lorsque des incubateurs non humidifiés sont utilisés [61, 62]. Enfin, la composition du milieu de culture ne semble pas être significativement altérée par la culture prolongée sous huile dans un incubateur non humidifié [63].

L'incubation en condition d'humidité relative élevée est cependant obligatoire en l'absence d'huile de recouvrement de manière à éviter une évaporation importante du milieu de culture, entraînant une modification rapide de la température et de l'osmolarité. Ce phénomène explique les échecs de développement initiaux des systèmes de culture en microfluidique, dont une solution potentielle réside dans des membranes artificielles empêchant l'évaporation [64].

Pour conclure, quelle que soit l'humidité relative de la chambre d'incubation, elle ne pourrait compenser une préparation non optimale des boîtes de culture, prérequis indispensable à la maîtrise de l'osmolarité des cultures [65].

CO_2/pH

Le CO_2 est un gaz hydrophobe, converti en présence d'H_2O *in vivo* en ses produits d'hydratation, les ions HCO_3^- et H^+, par l'anhydrase carbonique. Le CO_2 utilisé en FIV provient d'obus ou de récipient cryogéniques sous pression dans lesquels le CO_2 est présent en phase liquide. Une phase gazeuse se forme au-dessus de la phase liquide et le gaz ainsi formé est détendu dans le réseau alimentant les incubateurs. Le CO_2 liquide est un puissant solvant utilisé pour le nettoyage des industries polluantes, et concentre en particulier les polluants organiques hydrophobes qui sont alors libérés lorsque le récipient se vide, expliquant le besoin en filtres chimiques dans les lignes de gaz en FIV [66] ainsi que la nécessité de changer d'obus avant que ceux-ci ne se vident.

In vitro, le pH des milieux de culture tamponnés aux bicarbonates, dit « pH extracellulaire [pHe] », est dépendant de l'équilibre entre la tension en CO_2 dans la chambre d'incubation et la concentration en bicarbonates dans le milieu de culture. Le CO_2 gazeux se dissout dans le milieu de culture pour former de l'acide carbonique, en équilibre avec la concentration en ions bicarbonates et H^+. Le pH étant une fonction logarithmique inverse de la concentration en H^+, plus la tension en CO_2 est importante, plus la concentration en H^+ est importante et plus le pH diminue. D'autres facteurs influencent le pHe, comme l'altitude, le type d'incubateur, la température, la composition en macromolécules et en acides aminés, ainsi que la production d'ammonium dans le milieu de culture [67, 68]. Une validation du pH de chaque milieu utilisé dans le laboratoire est donc recommandée [69], que ce soit à l'aide d'un pH-mètre ou d'un appareil des gaz du sang [70].

Les embryons sont capables de métaboliser le CO_2 et les ions bicarbonates [71-73], qui participent à la régulation du pH intracellulaire (pHi) [74]. L'homéostasie du pHi est essentielle pour de nombreux processus cellulaires [75], tels que l'intégrité du cytosquelette d'actine [76-78], des microtubules [79], de la répartition des mitochondries [80-82], du fuseau méiotique [82] et du métabolisme embryonnaire [83, 84]. Des voies de régulations du pHi ont été décrites pour les ovocytes et les embryons préimplantatoires chez les mammifères [67, 85-92]. Chez le rongeur, il a été établi que de faibles fluctuations de pHi peuvent altérer significativement la compétence embryonnaire et qu'une acidose importante au stade zygote a un impact sur le poids et la taille du fœtus [93, 94], tandis qu'une élévation artificielle du pHi au stade zygote a été associée à un petit poids de naissance [95].

Au stade ovocytaire, les cellules du cumulus protègent l'ovocyte et contribuent à la régulation de son pHi. Le pH alcalin retrouvé dans les trompes de Fallope [96] participe à la capacitation et à la réaction acrosomique des spermatozoïdes [97], pouvant expliquer les échecs de fécondations ou les taux plus élevés de zygotes polyploïdes lors de l'utilisation de milieu de fécondation de pH respectivement acides ou alcalin en FIVc (expérience des auteurs). Des pH aussi alcalins ne sont pas adaptés à la culture *in vitro* car l'ovocyte débarrassé des cellules et de la matrice extracellulaire du cumulus est moins apte à réguler son pHi et devient dépendant du pHe [87, 98, 99]. Les ovocytes dénudés et les zygotes sont à ce stade plus sensibles aux variations de pHe [100-103], et certaines techniques de culture comme la culture en groupe permettent d'atténuer les effets délétères de variations importantes du pHe sur le développement embryonnaire ultérieur [104]. À partir du stade morula, l'embryon régulerait plus efficacement le pHi et serait moins sensible aux variations de pHe grâce à une organisation et des jonctions intercellulaires différentes [67, 105]. Les ovocytes et les embryons décongelés sont également plus sensibles aux variations de pHe [106].

Chez l'humain, les pHi moyens des ovocytes et des embryons précompactés ont été mesurés à 7,12 [105] et 7,4 [107] respectivement, et semblent suivre le pHe. Lorsque les embryons humains sont cultivés dans un milieu tamponné en bicarbonates, les mécanismes de régulation sont déclenchés lorsque le pH est compris entre 6,8 et 7,0 pour l'acidose, et 7,2-7,3 pour l'alcalose [105], faisant intervenir des transporteurs et des échangeurs d'ions HCO_3^-, Na^+ et Cl^-.

De nombreuses recommandations ont été publiées concernant les bonnes pratiques de laboratoire permettant d'assurer un contrôle optimal du pH en FIV [108-110]. Bien qu'il n'y ait pas de consensus quant à une valeur optimale de pHe pour la culture des embryons humains, la plupart des laboratoires de FIV règlent la concentration en CO_2 dans leurs incubateurs pour obtenir un pH oscillant entre 7,25 et 7,35. Cette valeur de pHe permettrait d'être légèrement supérieure au pHi observé chez l'humain de manière à tamponner l'acidification du pHi liée au métabolisme, tout en restant dans une étendue de pH à partir de laquelle les mécanismes de protection contre l'acidose et l'alcalose ne seraient pas mis en jeu. Cependant, elle est empirique et des études récentes en *sibling oocytes* ont montré que des valeurs de pH comprises dans cette étendue (≈7,30) pouvaient diminuer la proportion d'embryons euploïdies obtenus par rapport à une valeur plus alcaline (≈7,374), sans impact sur la qualité morphologique au stade blastocyste [111, 112]. Il n'existe pas non plus de consensus concernant les variations de pHe au cours du développement embryonnaire précoce. Certaines études préconisent un pHe plus alcalin au cours de la fécondation et au stade de blastocyste et un pHe plus acide pour le développement au stade clivé [113]. Les données en faveur de cette approche sont encourageantes mais aussi controversées [114-116]. Cette variation peut être obtenue facilement par l'utilisation d'une gamme de milieux séquentiels de concentrations différentes en bicarbonates [117] ou par l'utilisation d'incubateurs différents selon le stade de développement embryonnaire.

Des altérations du pH et de la pression partielle en CO_2 dans le milieu de culture peuvent se produire à plusieurs étapes du processus de FIV, le rôle de l'embryologiste étant de les limiter au maximum, en particulier lors des étapes précoces. En premier lieu, des ouvertures répétées des portes des incubateurs peuvent entraîner des variations suffisantes du taux de CO_2 dans l'enceinte de culture pour faire fluctuer le pHe et impacter le développement embryonnaire [30]. L'utilisation d'incubateurs de TL modernes ou d'incubateurs multichambres permet de limiter fortement mais pas complètement ce phénomène [118]. En second lieu, la manipulation de milieux de culture tamponnés au bicarbonate en dehors d'une atmosphère enrichie en CO_2 expose au risque d'alcalinisation rapide en l'absence d'huile de recouvrement [110], tandis que l'alcalinisation est différée de quelques minutes mais prolongée dans le temps de plusieurs dizaines de minutes dans le cas contraire [109, 119]. Les facteurs pouvant moduler ces variations de pH comprennent le volume et le type d'huile utilisé ainsi que la géométrie de la boîte de culture [30, 120].

Toute manipulation des gamètes et des embryons en dehors d'un système stable en température et riche en CO_2 présente donc un risque d'alcalinisation du pHe. C'est particulièrement le cas des ovocytes au cours de la ponction ovarienne et des étapes de décoronisation et micromanipulation. De nombreuses équipes utilisent des milieux tamponnés avec un ou plusieurs zwitterions (HEPES et MOPS majoritairement) au cours des étapes réalisées à l'extérieur des incubateurs afin d'éviter ce phénomène. Ces milieux tamponnés sont cependant déplétés en ions bicarbonates, pourtant essentiels aux fonctions cellulaires. L'utilisation d'ions bicarbonates en combinaison avec des zwitterions pourrait cependant diminuer leur toxicité cellulaire tout en maintenant le pHe et en conservant une concentration en bicarbonate suffisante pour assurer le métabolisme [121, 122]. Bien que l'HEPES et le MOPS soient utilisés en routine dans les laboratoires de FIV, leur potentielle toxicité reste toujours controversée [122]. Toutefois, il est reconnu qu'une exposition brève à l'HEPES et/ou au MOPS n'a pas de conséquence évidente sur le développement embryonnaire ultérieur [123].

L'utilisation de système semi-clos pour les manipulations hors incubateurs permet de maintenir le pH à sa valeur cible pendant plusieurs heures sans changer de milieu de culture au cours des procédures de lecture de liquide folliculaire, décoronisation mais également micromanipulation, lecture embryonnaire et transfert [124-126]. Leur utilisation permet d'éviter une opportunité d'adaptation et de stress supplémentaire, tout en se passant de l'utilisation de zwitterions. Ce type d'environnement est par ailleurs cliniquement supérieur aux autres postes de manipulation [55, 56, 125], en lien avec un meilleur contrôle de la température, du pH et de l'osmolarité [51, 53, 54, 125].

Oxygène

Le tractus reproductif féminin présente chez les mammifères une tension en dioxygène inférieure de moitié à la tension atmosphérique, l'hypoxie étant plus prononcée dans l'utérus par rapport aux trompes [127]. L'ovocyte et l'embryon préimplantatoire se développent donc dans des conditions d'hypoxie d'autant plus marquées que l'embryon se développe et progresse vers l'utérus. L'impact positif sur le développement embryonnaire d'une tension en oxygène réduite durant la culture a été clairement montré chez la souris [128-130], tandis que la culture en tension oxygène atmosphérique a des conséquences délétères sur l'ultrastructure embryonnaire [131], entraîne une modification de l'expression génique [132] et promeut la génération de dérivés réactifs de l'oxygène ainsi que des altérations métaboliques variées persistantes dans les tissus chez les souris adultes [133]. Ces effets sont d'autant plus marqués que l'exposition est précoce. En effet, une exposition pendant une heure de zygotes murins à une tension en oxygène de 20 % altère significativement le développement ultérieur dans des conditions d'hypoxie [134], tandis que la simple équilibration des boîtes de culture en hypoxie (7 %) permet chez la souris d'améliorer les taux de blastulation par rapport à une équilibration en oxygène atmosphérique [135]. Ce dernier point est probablement lié à la nécessité d'équilibration pendant plusieurs heures en atmosphère hypoxique pour arriver à une tension en oxygène faible dans un milieu de culture sous huile [30], entraînant une exposition à une tension en oxygène élevée persistante malgré la mise en culture dans un incubateur en hypoxie.

Chez le bovin, la tension en oxygène dans le fluide folliculaire est proche de 7 % et remonte rapidement aux alentours de 17 % lors de la collecte en tubes [49]. Cela est probablement comparable chez l'homme, ce qui plaide pour un rinçage rapide des CCO dans un milieu de culture en hypoxie.

Bien que les effets néfastes d'une tension élevée en oxygène soient bien démontrés chez la souris, de nombreux laboratoires travaillent encore dans ces conditions, d'autant plus que les méta-analyses concernant la tension en oxygène en FIV humaine ne font état que d'une amélioration à la marge des performances cliniques lorsque celle-ci est fixée à 5 % [136, 137], et que les résultats obstétriques et néonataux ne semblent pas différer [138].

Plus récemment, certaines équipes ont tenté de cultiver dans des conditions d'hypoxie plus drastique, à savoir 2 %, équivalente à la tension en oxygène dans l'utérus [139], avec des effets bénéfiques sur des embryons clivés de mauvaise qualité [140], tandis qu'un essai clinique récent n'a pas trouvé d'intérêt à une culture à 3,5 % de tension en oxygène comparée à 5 % [141]. D'autres ont essayé de reproduire en culture le gradient de tension en oxygène existant entre les trompes et l'utérus (5 % puis 2 %) avec de meilleurs résultats cliniques et une expression différentielle de gènes impliqués dans le développement et l'implantation [142], confirmant des travaux similaires chez la souris [143]. Enfin, une autre équipe a montré que l'effet délétère de l'exposition à l'oxygène atmosphérique se produit surtout avant la compaction [144].

Les étapes de manipulation rapides peuvent être réalisées en oxygène atmosphérique du fait de la relative inertie de remontée de la pression partielle en oxygène dans le milieu de culture sous huile (environ 10 minutes pour remonter à 10 % dans le milieu sous huile) [30]. Tout comme pour les variations de pH, une variation de la pression partielle en oxygène dans le milieu de culture peut donc être évitée en utilisant une nouvelle boîte prééquilibrée en atmosphère appauvrie en oxygène à la fin de la manipulation. À cet effet, les milieux tamponnés par des zwitterions peuvent être équilibrés dans des incubateurs à 5 % d'oxygène et dans une atmosphère non enrichie en CO_2. Il existe par ailleurs des postes de travail semi-clos permettant de manipuler dans des conditions d'hypoxie, au prix d'une consommation très importante en azote gazeux, et sans effet bénéfique prouvé jusqu'à présent.

Propreté chimique et particulaire de l'air

L'accumulation de polluants chimiques dans les incubateurs de grand volume a été reliée à des altérations des résultats de la FIV, les polluants pouvant venir de l'extérieur du laboratoire, des matériaux utilisés pour l'incubateur, de la source de gaz utilisée mais aussi des boîtes de culture en plastique [66]. L'air issu du laboratoire peut en effet représenter plus de 90 % de l'atmosphère de ce type d'incubateur en condition d'oxygène atmosphérique, et moins de 5 % en conditions d'hypoxie. Des systèmes de filtration ont alors été installés à l'intérieur de la chambre d'incubation, ainsi qu'à l'arrivée des lignes de gaz. L'importance de la propreté chimique de l'atmosphère d'incubation a été mise en évidence suite à des améliorations des performances cliniques lors de l'utilisation de systèmes internes de filtration des COV [145]. Par ailleurs, autoriser une période de dégazage pour les incubateurs neufs permet de réduire la quantité de polluants chimiques dans la chambre d'incubation et est associé à une amélioration des résultats [146].

Concernant les filtres utilisés, l'utilisation de filtres HEPA seuls n'est pas recommandée car la qualité particulaire de l'atmosphère d'incubation ne semble pas avoir d'importance [147] et, en l'absence d'association avec des filtres COV, ceux-ci n'améliorent pas les résultats [33, 148]. Cela peut s'expliquer par la présence d'huile de recouvrement et d'antibiotiques dans les milieux de culture ainsi que par la durée courte de la culture et la faible biomasse des échantillons, comparée à la culture de tissus [149, 150]. Cependant, la présence de polluants chimiques à la surface de certaines particules, diesel en particulier, invite au principe de précaution.

Actuellement, la majorité des incubateurs modernes, de type TL ou incubateurs de paillasse, assurent une filtration et souvent un recyclage de l'air de la chambre d'incubation au travers de filtres particulaires et chimiques. Leur utilisation est donc recommandée, en particulier lorsque le laboratoire ne présente pas des conditions environnementales optimales, d'autant que ces incubateurs sont plus performants en matière de stabilité thermique et de récupération de la phase gazeuse, ainsi qu'en termes de résultats cliniques [39-41]. Il faut remarquer que de nombreux laboratoires équilibrent les boîtes de culture dans des incubateurs de grand volume qui ne présentent pas le même niveau de protection, ce qui présente un risque de contamination d'autant plus important que ces boîtes sont utilisées pour les phases précoces de la culture. Enfin, bien que les incubateurs modernes présentent un niveau de contrôle de l'atmosphère d'incubation très élevé, il est conseillé de réduire le risque de contamination chimique lié aux méthodes d'identification des boîtes qui peuvent avoir un impact conséquent sur le développement embryonnaire [151, 152].

En sus des conditions d'incubations, d'autres facteurs interviennent dans la mitigation du risque chimique dans le système de culture, entre autres la qualité et le volume de l'huile de recouvrement [153-161], la supplémentation en macromolécules et antioxydants [149, 162, 163].

Comme pour les autres facteurs environnementaux, ce sont les stades précoces de développement, en particulier l'ovocyte dénudé, qui semblent les plus sensibles à une exposition aux COV [164].

Conclusion

L'ensemble des infrastructures du laboratoire, du matériel et des méthodes utilisées en FIV ont pour objet de maintenir les ovocytes et les embryons dans un environnement de culture stable, adapté à la physiologie, et non pourvoyeur de stress cellulaire, en particulier lors des étapes précoces de développement.

Un mécanisme commun aux altérations induites par les facteurs environnementaux semble être la génération de stress oxydatif [165, 166] et de stress du réticulum endoplasmique [167]. La nécessité de réparer les macromolécules endommagées peut conduire à des modifications de l'activité métabolique de l'embryon préimplantatoire, normalement situé dans une zone d'équilibre métabolique (*Goldilock zone*) [168], alors que celui-ci effectue une reprogrammation intense de son épigénome au cours de la transition materno-embryonaire [169]. Outre une altération bien décrite dans ce chapitre des taux de fécondation, de blastulation et de grossesse, il existe un risque de génération et de persistance à l'âge adulte d'épimutations pouvant impacter la santé du *conceptus* (concept de l'origine développementale de la santé et des maladies [« DOHaD », pour *Developmental Origins of Health and Disease*]) et se transmettre à la descendance (concept d'héritage épigénétique transgénérationnel). Par ailleurs, il a été démontré chez la souris que des blastocystes cultivés *in vitro* à partir du stade clivé et présentant une cinétique de développement rapide et une bonne qualité morphologique pouvaient présenter des anomalies de l'empreinte et de marqueurs métaboliques [170] et que les anomalies de l'empreinte étaient fréquentes chez les blastocystes humains de bonne qualité obtenus par FIV [171]. La présence d'épimutation passerait alors inaperçue au moment de la sélection embryonnaire, d'autant que la majorité des embryologistes choisit en premier lieu les blastocystes de forte cellularité obtenus précocement.

Bien que le risque pour les enfants nés de la FIV soit faible [172] et difficilement évaluable du fait des limitations des études disponibles [173], il convient de le prendre en compte. La sensibilité de l'ovocyte mature et de l'embryon préimplantatoire aux variations de température, de pH, de pression partielle en O_2 et à la présence de polluants environnementaux doit alors être une préoccupation majeure de l'embryologiste, dont la fonction première est de s'assurer des meilleures conditions de culture et de manipulation, en particulier lorsque celui-ci est supplanté dans le monitoring du développement et l'évaluation embryonnaire par l'intelligence artificielle. Il n'est donc pas étonnant de constater que les infrastructures, les équipements et les protocoles mis en place dans les meilleurs centres des États-Unis d'Amérique ont pour objet d'assurer le meilleur environnement de culture possible et sont en totale cohérence avec la littérature présentée dans ce chapitre [174]. Par ailleurs, la majorité des manipulations lors du processus de FIV concerne l'ovocyte et le zygote, cellules les plus sensibles aux variations des conditions environnementales, faisant de la maîtrise du « J0 » le facteur prépondérant du succès du laboratoire de FIV.

Références

[1] Mortimer, S.T., Mortimer, D., 2015. Quality and Risk Management tools. In: Quality and Risk Management in the IVF Laboratory. Cambridge University Press, Cambridge.

[2] Mortimer, D., Cohen, J., Mortimer, S.T., et al., 2018. Cairo consensus on the IVF laboratory environment and air quality : report of an expert meeting. Reprod Biomed Online 36 (6), 658–674.

[3] Consensus Group C, 2020. 'There is only one thing that is truly important in an IVF laboratory : everything' Cairo Consensus Guidelines on IVF Culture Conditions. Reprod Biomed Online 40 (1), 33–60.

[4] Pollet-Villard, X., Levy, R., 2018. Impact of air quality on practices and results in the IVF laboratory. Gynecol, Obstet, Fertil Senol 46 (10-11), 713–728.

[5] Pollet-Villard, X., 2019. Les variables environnementales d'intérêts et leur mesure dans le laboratoire de FIV. J Biol Med 8 (29), 42–46.

[6] Butler, J.M., Johnson, J.E., Boone, W.R., 2013. The heat is on : room temperature affects laboratory equipment- -an observational study. J Assist Reprod Genet. 30 (10), 1389–1393.

[7] Mullen, S.F., 2021. Toward a predictive theoretical model for osmolality rise with non-humidified incubation : a randomized, multivariate response-surface study. Hum Reprod 36 (5), 1230–1241.

[8] Mestres, E., García-Jiménez, M., Casals, A., et al., 2021. Factors of the human embryo culture system that may affect media evaporation and osmolality. Hum Reprod 36 (3), 605–613.

[9] Boumerdassi, Y., Huet, S., Millin, M., et al., 2021. Impact of the type of incubator (non-humidified versus humidified) on embryo culture media osmolality. Gynecol Obstet Fertil Senol 49 (6), 522–528.

[10] Yumoto, K., Iwata, K., Sugishima, M., et al., 2019. Unstable osmolality of microdrops cultured in non-humidified incubators. J Assist Reprod Genet 36 (8), 1571–1577.

[11] Prien, S., Klukarni, R., Penrose, L., 2013. Low laboratory relative humidities appear to affect initial conception rates but not on-going pregnancies in an ART program. Fertil Steril 100 (3), S246–S247.

[12] Markowicz, P., Larsson, L., 2015. Influence of relative humidity on VOC concentrations in indoor air. Environ Sci Pollut Res Int 22 (8), 5772–5779.

[13] Bonnes pratiques de fabrication, 2011 (2011) Bulletin officiel n° 2011/8 bis. Fascicule spécial. Décision du 13 janvier 2011 relative aux bonnes pratiques de fabrication. JORF n°0055 du 6 mars 2011 page 4267 texte N°14 NOR : ETSM1120016S.

[14] Comité Européen de Normalisation. EN ISO 14644-1, Salles propres et environnements maîtrisés apparentés – Partie 1 : Classification de la propreté particulaire de l'air. 2016.

[15] Association Française de Normalisation (AFNOR). NF S90-351 Établissements de santé – Zones à environnement maîtrisé – Exigences relatives à la maîtrise de la contamination aéroportée. 2013.

[16] Fox, J.T., Ni, P., Urrutia, A.R., Huynh, H.T., Worrilow, K.C., 2023. Modelling the equilibrium partitioning of low concentrations of airborne volatile organic compounds in human IVF laboratories. Reprod Biomed Online 46 (1), 54–68.

[17] Liu, J., Zhao, M., Zhang, H., et al., 2022. Associations between ambient air pollution and IVF outcomes in a heavily polluted city in China. Reprod Biomed Online 44 (1), 49–62.

[18] Shi, W., Sun, C., Chen, Q., et al., 2021. Association between ambient air pollution and pregnancy outcomes in patients undergoing in vitro fertilization in Shanghai, China : A retrospective cohort study. Environ Int 148, 106377.

[19] Choe, S.A., Jun, Y.B., Lee, W.S., Yoon, T.K., Kim, S.Y., 2018. Association between ambient air pollution and pregnancy rate in women who underwent IVF. Hum Reprod 33 (6), 1071–1078.

[20] Rancière, F., Dassonville, C., Roda, C., et al., 2011. Contribution of ozone to airborne aldehyde formation in Paris homes. Sci Total Environ 409 (20), 4480–4483.

[21] Heitmann, R.J., Hill, M.J., James, A.N., et al., 2015. Live births achieved via IVF are increased by improvements in air quality and laboratory environment. Reprod Biomed Online 31 (3), 364–371.

[22] Morbeck, D.E., 2016. Time-lapse implementation in a clinical setting : management of laboratory quality. In: Meseguer, M. (Ed.), Time-Lapse Microscopy in In-Vitro Fertilization. Cambridge University Press, Cambridge.

[23] Langford, N.J., 2005. Carbon dioxide poisoning. Toxicol Rev 24 (4), 229–235.

[24] Agence de la biomédecine. Guide d'aide à la gestion d'une salle de cryoconservation. 2018.

[25] Arrêté du 30 juin 2017 modifiant l'arrêté du 11 avril 2008 modifié relatif aux règles de bonnes pratiques cliniques et biologiques d'assistance médicale à la procréation. 2017.

[26] Pomeroy, K.O., Reed, M., 2015. The effect of light on embryos and embryo culture. In: Woodward, B., Elder, K., Van den Bergh, M. (Eds.), Troubleshooting and Problem-Solving in the IVF Laboratory. Cambridge University Press, Cambridge, pp. 104–116.

[27] Bódis, J., Gödöny, K., Várnagy, Á., et al., 2020. How to Reduce the Potential Harmful Effects of Light on Blastocyst Development during IVF. Med Princ Pract 29 (6), 558–564.

[28] Khodavirdilou, R., Pournaghi, M., Oghbaei, H., et al., 2021. Toxic effect of light on oocyte and pre-implantation embryo : a systematic review. Arch Toxicol 95 (10), 3161–3169.

[29] Campugan, C.A., Lim, M., Chow, D.J.X., et al., 2022. The effect of discrete wavelengths of visible light on the developing murine embryo. J Assist Reprod Genet 39 (8), 1825–1837.

[30] Blomfield, S.E., 2011. Characterisation of the physical environment of embryos throughout *in vitro* culture [Thesis of Doctor of Philosophy]. Massey University, New Zealand.

[31] Blomfield, S., Redding, G.P., Bronlund, J.E., Stewart, B., Peek, J., 2016. A Model for Characterisation of the Thermal Environment of Embryos in a Petri Dish During In Vitro Culture. Cel Mol Bioeng 9, 546–555.

[32] Abramczuk, J.W., Lopata, A., 1986. Incubator performance in the clinical in vitro fertilization program : importance of temperature conditions for the fertilization and cleavage of human oocytes. Fertil Steril 46 (1), 132–134.

[33] Higdon 3rd, H.L., Blackhurst, D.W., Boone, W.R., 2008. Incubator management in an assisted reproductive technology laboratory. Fertil Steril 89 (3), 703–710.

[34] Hong, K.H., Lee, H., Forman, E.J., Upham, K.M., Scott Jr., R.T., 2014. Examining the temperature of embryo culture in in vitro fertilization : a randomized controlled trial comparing traditional core temperature (37 °C) to a more physiologic, cooler temperature (36 °C). Fertil Steril 102 (3), 767–773.

[35] Janssens, R., De Munck, N., Verheyen, G., 2016. PP-010 – Effect of circadian temperature rhythm on human embryo development. Reprod Biomed Online 32 (Suppl 1), S6.

[36] McCulloh, D.H., 2012. Quality control : Maintaining stability in the laboratory. Textbook of Assisted Reproductive Techniques, 4th Edition, Laboratory Perspectives. 1 : CRC Press.

[37] Grinsted, J., Kjer, J.J., Blendstrup, K., Pedersen, J.F., 1985. Is low temperature of the follicular fluid prior to ovulation necessary for normal oocyte development? Fertil Steril 43 (1), 34–39.

[38] Leese, H.J., Baumann, C.G., Brison, D.R., McEvoy, T.G., Sturmey, R.G., 2008. Metabolism of the viable mammalian embryo : quietness revisited. Mol Hum Reprod 14 (12), 667–672.

[39] Fujiwara, M., Takahashi, K., Izuno, M., et al., 2007. Effect of micro-environment maintenance on embryo culture after in-vitro fertilization : comparison of top-load mini incubator and conventional front-load incubator. J Assist Reprod Genet 24 (1), 5–9.

[40] Swain, J.E., 2014. Decisions for the IVF laboratory : comparative analysis of embryo culture incubators. Reprod Biomed Online 28 (5), 535–547.

[41] Belles, M., Costa-Borges, N., Molina, J.M., et al., 2014. Embryo quality and clinical outcomes using EmbryoscopeTM, MincTM and HeracellTM 150i incubators : preliminary results from a randomized study with donor oocytes. Hum Reprod 29, i160.

[42] Korakaki, D., Mouroutsos, S., Tripsianis, G., Nikolettos, N., Asimakopoulos, B., 2020. Temperature Decline in Embryological Culture Dishes outside Incubator. Int J Fertil Steril 14 (1), 63–67.

[43] Pickering, S.J., Braude, P.R., Johnson, M.H., Cant, A., Currie, J., 1990. Transient cooling to room temperature can cause irreversible disruption of the meiotic spindle in the human oocyte. Fertil Steril 54 (1), 102–108.

[44] Almeida, P.A., Bolton, V.N., 1995. The effect of temperature fluctuations on the cytoskeletal organisation and chromosomal constitution of the human oocyte. Zygote 3 (4), 357–365.

[45] Wang, W.H., Meng, L., Hackett, R.J., Odenbourg, R., Keefe, D.L., 2001. Limited recovery of meiotic spindles in living human oocytes after cooling-rewarming observed using polarized light microscopy. Hum Reprod 16 (11), 2374–2378.

[46] Wang, W.H., Meng, L., Hackett, R.J., Oldenbourg, R., Keefe, D.L., 2002. Rigorous thermal control during intracytoplasmic sperm injection stabilizes the meiotic spindle and improves fertilization and pregnancy rates. Fertil Steril 77 (6), 1274–1277.

[47] Rama Raju, G.A., Prakash, G.J., Krishna, K.M., Madan, K., 2007. Meiotic spindle and zona pellucida characteristics as predictors of embryonic development : a preliminary study using PolScope imaging. Reprod Biomed Online 14 (2), 166–174.

[48] Sun, X.F., Wang, W.H., Keefe, D.L., 2004. Overheating is detrimental to meiotic spindles within in vitro matured human oocytes. Zygote 12 (1), 65–70.

[49] Redding, G.P., Bronlund, J.E., Hart, A.L., 2006. The effects of IVF aspiration on the temperature,

dissolved oxygen levels, and pH of follicular fluid. J Assist Reprod Genet 23 (1), 37–40.
[50] Sherbahn, R., 2010. Assessment of effect of follicular fluid temperature at egg retrieval on blastocyst development, implantation and live birth rates. Fertil Steril 94 (4), S68–S69.
[51] Kalan, M.J., Francis, M.M., Lewis, D.E., et al., 2008. Temperature Fluctuation in Culture Media in the IVF Lab : Is the Isolette a Better Environment Than the Bench Top ? Fertil Steril 89 (4), S21.
[52] Prathalingam, N., Hyslop, L., Cole, M., et al., 2022. Developing a novel device, Eggcell, to improve temperature stability during oocyte collection for IVF. Reprod Biomed Online 45 (6), 1097–1104.
[53] Khabani, A., Tufts, K., Craig, L., Soules, M., Scott, L., 2003. Cooling and warming rates in microdrops for embryo culture. Fertil Steril 80, 292–293.
[54] Kelly, P.B., Deignan, K.C., Emerson, G., Mocanu, E., 2009. Assessment of temperature variation during *in vitro* culturing : a comparison of different IVF microenvironments. Fertil Steril 92 (3), S234.
[55] Hyslop, L., Prathalingam, N., Nowak, L., et al., 2012. A novel isolator-based system promotes viability of human embryos during laboratory processing. PloS one 7 (2), e31010.
[56] Mortimer, S.T., Fluker, M., Yuzpe, A., 2001. Effect of culture conditions on embryo cleavage rates and morphology. 47th Annual Meeting of the Canadian Fertility and Andrology Society. BC, Canada. October 2001 ; Whistler.
[57] Cooke, S., Tyler, J.P.P., Driscoll, G., 2002. Objective assessments of temperature maintenance using in vitro culture techniques. Journal of assisted reproduction and genetics 19 (8), 368–375.
[58] Fawzy, M., AbdelRahman, M.Y., Zidan, M.H., et al., 2017. Humid versus dry incubator : a prospective, randomized, controlled trial. Fertil Steril 108 (2), 277–283.
[59] Bossi, R.L., Pinto, B.C.V., Sampaio, M.A.C., Geber, S., 2022. How to optimize culture media osmolality during Assisted Reproductive Technologies treatments. JBRA Assist Reprod.
[60] Valera, M., Albert, C., Marcos, J., et al., 2022. A propensity score-based, comparative study assessing humid and dry time-lapse incubation, with single-step medium, on embryo development and clinical outcomes. Hum Reprod 37 (9), 1980–1993.
[61] Chen, W.B., Machaty, Z., Marconetto, A., Parmegiani, L., Vajta, G., 2021. A Simple and Efficient Solution to Eliminate Evaporation in Mammalian Embryo Cultures. Cell Reprogram 23 (5), 316–318.
[62] Chi, H.J., Park, J.S., Yoo, C.S., et al., 2020. Effect of evaporation-induced osmotic changes in culture media in a dry-type incubator on clinical outcomes in in vitro fertilization-embryo transfer cycles. Clin Exp Reprod Med 47 (4), 284–292.
[63] Cheredath, A., Uppangala, S., Asampille, G., et al., 2022. Duration of dry and humidified incubation of single-step embryo culture medium and oxygen tension during sham culture do not alter medium composition. F1000Res 11, 242.
[64] Heo, Y.S., Cabrera, L.M., Song, J.W., et al., 2007. Characterization and resolution of evaporation-mediated osmolality shifts that constrain microfluidic cell culture in poly(dimethylsiloxane) devices. Anal chemis 79 (3), 1126–1134.
[65] Swain, J.E., Cabrera, L., Xu, X., Smith, G.D., 2012. Microdrop preparation factors influence culture-media osmolality, which can impair mouse embryo preimplantation development. Reprod Biomed Online 24 (2), 142–147.
[66] Cohen, J., Gilligan, A., Esposito, W., Schimmel, T., Dale, B., 1997. Ambient air and its potential effects on conception in vitro. Hum Reprod 12 (8), 1742–1749.
[67] Edwards, L.J., Williams, D.A., Gardner, D.K., 1998. Intracellular pH of the preimplantation mouse embryo : effects of extracellular pH and weak acids. Mol Reprod Dev 50 (4), 434–442.
[68] Edwards, L.J., Williams, D.A., Gardner, D.K., 1998. Intracellular pH of the mouse preimplantation embryo : amino acids act as buffers of intracellular pH. Hum Reprod. 13 (12), 3441–3448.
[69] pH regulation in gamete and embryo culture systems, 2015. In: Woodward, B., Elder, K., Van den Bergh, M. (Eds.), Troubleshooting and Problem-Solving in the IVF Laboratory. Cambridge University Press, Cambridge, pp. 59–78.
[70] Chansel-Debordeaux, L., Dagorne, V., Mercier, M., et al., 2018. Method validation of a critical parameter in human embryos culture : culture media pH. Ann Biol Clin 76 (3), 251–258.
[71] Quinn, P., Wales, R.G., 1971. Fixation of carbon dioxide by pre-implantation mouse embryos in vitro and the activities of enzymes involved in the process. Aust J Biol Sci 24 (6), 1277–1290.
[72] Quinn, P., Wales, R.G., 1974. Fixation of carbon dioxide by preimplantation rabbit embryos in vitro. J Reprod Fertil 36 (1), 29–39.
[73] Graves, C.N., Biggers, J.D., 1970. Carbon dioxide fixation by mouse embryos prior to implantation. Science 167 (3924), 1506–1508.
[74] Carney, E.W., Bavister, B.D., 1987. Regulation of Hamster Embryo Development in Vitro by Carbon Dioxide. Biol Reprod 36 (5), 1155–1163.
[75] Lane, M., Gardner, D.K., 2000. Regulation of ionic homeostasis by mammalian embryos. Semin Reprod Med 18 (2), 195–204.
[76] Sun, Q.Y., Schatten, H., 2006. Regulation of dynamic events by microfilaments during oocyte maturation and fertilization. Reproduction 131 (2), 193–205.
[77] Zhu, Z.Y., Chen, D.Y., Li, J.S., et al., 2003. Rotation of meiotic spindle is controlled by microfilaments in mouse oocytes. Biol Reprod 68 (3), 943–946.
[78] Lénárt, P., Bacher, C.P., Daigle, N., et al., 2005. A contractile nuclear actin network drives chromosome congression in oocytes. Nature 436 (7052), 812–818.
[79] Regula, C.S., Pfeiffer, J.R., Berlin, R.D., 1981. Microtubule assembly and disassembly at alkaline pH. J Cell Biol 89 (1), 45–53.

[80] Bavister, B.D., Squirrell, J.M., 2000. Mitochondrial distribution and function in oocytes and early embryos. Hum Reprod 15 (Suppl 2), 189–198.

[81] Squirrell, J.M., Lane, M., Bavister, B.D., 2001. Altering intracellular pH disrupts development and cellular organization in preimplantation hamster embryos. Biol Reprod 64 (6), 1845–1854.

[82] Nagai, S., Mabuchi, T., Hirata, S., et al., 2006. Correlation of abnormal mitochondrial distribution in mouse oocytes with reduced developmental competence. Tohoku J Exp Med 210 (2), 137–144.

[83] Krisher, R.L., Bavister, B.D., 1999. Enhanced glycolysis after maturation of bovine oocytes in vitro is associated with increased developmental competence. Mol Reprod Dev 53 (1), 19–26.

[84] Spindler, R.E., Pukazhenthi, B.S., Wildt, D.E., 2000. Oocyte metabolism predicts the development of cat embryos to blastocyst in vitro. Mol Reprod Dev 56 (2), 163–171.

[85] Barr, K.J., Garrill, A., Jones, D.H., Orlowski, J., Kidder, G.M., 1998. Contributions of Na+/H+ exchanger isoforms to preimplantation development of the mouse. Mol Reprod Dev 50 (2), 146–153.

[86] Lane, M., Baltz, J.M., Bavister, B.D., 1998. Regulation of intracellular pH in hamster preimplantation embryos by the sodium hydrogen (Na+/H+) antiporter. Biol Reprod 59 (6), 1483–1490.

[87] Lane, M., Baltz, J.M., Bavister, B.D., 1999. Na+/H+ antiporter activity in hamster embryos is activated during fertilization. Dev Biol 208 (1), 244–252.

[88] Lane, M., Bavister, B.D., 1999. Regulation of intracellular pH in bovine oocytes and cleavage stage embryos. Mol Reprod Dev 54 (4), 396–401.

[89] Zhao, Y., Chauvet, P.J., Alper, S.L., Baltz, J.M., 1995. Expression and function of bicarbonate/chloride exchangers in the preimplantation mouse embryo. J Biol Chem 270 (41), 24428–24434.

[90] Zhao, Y., Baltz, J.M., 1996. Bicarbonate/chloride exchange and intracellular pH throughout preimplantation mouse embryo development. Am J Physiol 271 (5 Pt 1), C1512–C1520.

[91] Gibb, C.A., Poronnik, P., Day, M.L., Cook, D.I., 1997. Control of cytosolic pH in two-cell mouse embryos : roles of H(+)-lactate cotransport and Na+/H+ exchange. Am J Physiol 273 (2 Pt 1), C404–C419.

[92] Steeves, C.L., Lane, M., Bavister, B.D., Phillips, K.P., Baltz, J.M., 2001. Differences in intracellular pH regulation by Na(+)/H(+) antiporter among two-cell mouse embryos derived from females of different strains. Biol Reprod 65 (1), 14–22.

[93] Zander-Fox, D.L., Mitchell, M., Thompson, J.G., Lane, M., 2010. Alterations in mouse embryo intracellular pH by DMO during culture impair implantation and fetal growth. Reprod Biomed Online 21 (2), 219–229.

[94] Zander-Fox, D.L., Mitchell, M., Thompson, J.G., Lane, M., 2008. Repercussions of a transient decrease in pH on embryo viability and subsequent fetal development. Reprod Fertil Dev 20 (9), 84.

[95] Banrezes, B., Sainte-Beuve, T., Canon, E., et al., 2011. Adult body weight is programmed by a redox-regulated and energy-dependent process during the pronuclear stage in mouse. PloS one 6 (12), e29388.

[96] Ng, K.Y.B., Mingels, R., Morgan, H., Macklon, N., Cheong, Y., 2018. In vivo oxygen, temperature and pH dynamics in the female reproductive tract and their importance in human conception : a systematic review. Hum Reprod Update 24 (1), 15–34.

[97] Cross, N.L., 2007. Effect of pH on the development of acrosomal responsiveness of human sperm. Andrologia 39 (2), 55–59.

[98] Fitzharris, G., Baltz, J.M., 2006. Granulosa cells regulate intracellular pH of the murine growing oocyte via gap junctions : development of independent homeostasis during oocyte growth. Development. 133 (4), 591–599.

[99] FitzHarris, G., Siyanov, V., Baltz, J.M., 2007. Granulosa cells regulate oocyte intracellular pH against acidosis in preantral follicles by multiple mechanisms. Development 134 (23), 4283–4295.

[100] FitzHarris, G., Baltz, J.M., 2009. Regulation of intracellular pH during oocyte growth and maturation in mammals. Reproduction 138 (4), 619–627.

[101] Erdogan, S., FitzHarris, G., Tartia, A.P., Baltz, J.M., 2005. Mechanisms regulating intracellular pH are activated during growth of the mouse oocyte coincident with acquisition of meiotic competence. Dev Biol 286 (1), 352–360.

[102] Phillips, K.P., Petrunewich, M.A.F., Collins, J.L., Baltz, J.M., 2002. The intracellular pH-regulatory HCO3-/Cl- exchanger in the mouse oocyte is inactivated during first meiotic metaphase and reactivated after egg activation via the MAP kinase pathway. Mol Biol Cell 13 (11), 3800–3810.

[103] Phillips, K.P., Baltz, J.M., 1999. Intracellular pH regulation by HCO3-/Cl- exchange is activated during early mouse zygote development. Dev Biol 208 (2), 392–405.

[104] Nematollahi-mahani, S.N., Nematollahi-mahani, A., Moshkdanian, G., Shahidzadehyazdi, Z., Labibi, F., 2009. The role of co-culture systems on developmental competence of preimplantation mouse embryos against pH fluctuations. J Assist Reprod Genet 26 (11-12), 597–604.

[105] Phillips, K.P., Léveillé, M.C., Claman, P., Baltz, J.M., 2000. Intracellular pH regulation in human preimplantation embryos. Hum Reprod 15 (4), 896–904.

[106] Lane, M., Lyons, E.A., Bavister, B.D., 2000. Cryopreservation reduces the ability of hamster 2-cell embryos to regulate intracellular pH. Hum Reprod 15 (2), 389–394.

[107] Dale, B., Menezo, Y., Cohen, J., DiMatteo, L., Wilding, M., 1998. Intracellular pH regulation in the human oocyte. Hum Reprod 13 (4), 964–970.

[108] Swain JE, Pool TB. Culture Media in IVF : Decisions for the Laboratory. In : Nagy ZP, Varghese AC, Agarwal A, editors. Practical Manual of In Vitro Fertilization : Advanced Methods and Novel Devices. New York, NY : Springer New York; 2012. p. 79-90.

[109] Mortimer, S.T., Mortimer, D., 2015. Specifying systems. Quality and Risk Management in the IVF Laboratory. Cambridge University Press, Cambridge, pp. 153–178.
[110] Conaghan, J., 2014. pH control in the embryo culture environment. In: Quinn, P. (Ed.), Culture Media, Solutions, and Systems in Human ART. Cambridge University Press, Cambridge.
[111] Abdala, A., Elkhatib, I., Bayram, A., et al., 2021. Different CO_2 settings (6.0 % vs 7.0 %) do have an impact on extracellular pH of culture medium (pHe) and euploidy rates rather than on blastocyst development : a sibling oocyte study. J Assist Reprod Genet 38 (11), 2915–2923.
[112] Abdala, A., Elkhatib, I., Bayram, A., et al., 2020. IMPACT OF SLIGHT VARIATIONS OF EXTRACELLULAR CULTURE MEDIA pH (PHE) ON EMBRYO QUALITY, EUPLOIDY RATES AND MITOCHONDRIAL DNA (mtDNA). Fertil Steril 114 (3), e418.
[113] Swain, J.E., 2012. Is there an optimal pH for culture media used in clinical IVF? Hum Reprod Update. 18 (3), 333–339.
[114] Hentemann, M., Mousavi, K., Bertheussen, K., 2011. Differential pH in embryo culture. Fertil Steril 95 (4), 1291–1294.
[115] Swain, J., 2011. Embryo Culture and pH. Fertil Steril 95 (8), e67.
[116] Hentemann, M.A., 2011. Reply of the Authors. Fertility and sterility. 95 (8), e68 DOI: 10.1016/j.fertnstert.2011.04.023.
[117] Quinn, P., Cooke, S., 2004. Equivalency of culture media for human in vitro fertilization formulated to have the same pH under an atmosphere containing 5 % or 6 % carbon dioxide. Fertil Steril 81 (6), 1502–1506.
[118] Low-Risk, Cooke S., Management, Laboratory, 2016. In: Fleming, S.D., Varghese, A.C. (Eds.), Organization and Management of IVF Units : A Practical Guide for the Clinician. Springer International Publishing, Cham, pp. 115–152.
[119] Blake, D., Forsberg, A., Hillensjo, T., Wikland, M., 1999. The practicalities of sequential blastocyst culture. ART, Science and Fiction, the Second., 1.
[120] Mestres, E., Matia-Algué, Q., Villamar, A., et al., 2022. Characterization and comparison of commercial oils used for human embryo culture. Hum Reprod 37 (2), 212–225.
[121] Mahadevan, M.M., Fleetham, J., Church, R.B., Taylor, P.J., 1986. Growth of mouse embryos in bicarbonate media buffered by carbon dioxide, hepes, or phosphate. J In Vitro Fert Embryo Transfer 3 (5), 304–308.
[122] Will, M.A., Clark, N.A., Swain, J.E., 2011. Biological pH buffers in IVF : help or hindrance to success. Jof Assist Reprod Genet 28 (8), 711–724.
[123] Clark, N.A., Swain, J.E., 2014. Buffering systems in IVF. In: Quinn, P. (Ed.), Culture Media, Solutions, and Systems in Human ART. Cambridge University Press, Cambridge.
[124] Swain, J.E., Stevens, J., Schoolcraft, W.B., 2016. Comparison of pH stability of bicarbonate buffered media within a gassed isolette versus MOPS buffered media in room atmosphere. Fertil Steril 105 (2), e39.
[125] Swain, J.E., Kan, M.T., Moayeri, S.E., Schoolcraft, W.B., 2015. Real-Time Assessment of pH Stability Within an IVF Isolette Chamber. Fertil Steril 103 (2), e37.
[126] Chetkowski, R.J., Nass, T.E., Matt, D.W., et al., 1985. Optimization of hydrogen-ion concentration during aspiration of oocytes and culture and transfer of embryos. J In Vitro Fert Embryo Transf 2 (4), 207–212.
[127] Fischer, B., Bavister, B.D., 1993. Oxygen tension in the oviduct and uterus of rhesus monkeys, hamsters and rabbits. J Reprod Fertil 99 (2), 673–679.
[128] Ma, Y.Y., Chen, H.W., Tzeng, C.R., 2017. Low oxygen tension increases mitochondrial membrane potential and enhances expression of antioxidant genes and implantation protein of mouse blastocyst cultured in vitro. J Ovarian Res 10 (1), 47.
[129] Nguyen, A.Q., Bardua, I., Greene, B., et al., 2020. Mouse embryos exposed to oxygen concentrations that mimic changes in the oviduct and uterus show improvement in blastocyst rate, blastocyst size, and accelerated cell division. Reprod Biol 20 (2), 147–153.
[130] Watanabe, H., Ito, H., Shintome, A., Suzuki, H., 2022. Effects of oxygen tension and humidity on the preimplantation development of mouse embryos produced by in vitro fertilization : analysis using a non-humidifying incubator with time-lapse cinematography. Exp Anim 71 (3), 338–346.
[131] Belli, M., Rinaudo, P., Palmerini, M.G., et al., 2020. Pre-Implantation Mouse Embryos Cultured In Vitro under Different Oxygen Concentrations Show Altered Ultrastructures. Int J Environ Res Public Health 17 (10), 3384.
[132] Rinaudo, P.F., Giritharan, G., Talbi, S., Dobson, A.T., Schultz, R.M., 2006. Effects of oxygen tension on gene expression in preimplantation mouse embryos. Fertil Steril 86 (4), 1252–1265. 65.e1-36.
[133] Lee, S.H., Liu, X., Jimenez-Morales, D., Rinaudo, P.F., 2022. Murine blastocysts generated by in vitro fertilization show increased Warburg metabolism and altered lactate production. Elife 11, e79153.
[134] JrJE, Pabon, Findley, W.E., Gibbons, W.E., 1989. The toxic effect of short exposures to the atmospheric oxygen concentration on early mouse embryonic development. Fertil Steril 51 (5), 896–900.
[135] Gardner, D.K., Lane, M., 1996. Alleviation of the '2-cell block' and development to the blastocyst of CF1 mouse embryos : role of amino acids. EDTA and physical parameters. Hum Reprod 11 (12), 2703–2712.
[136] Nastri, C.O., Nóbrega, B.N., Teixeira, D.M., et al., 2016. Low versus atmospheric oxygen tension for embryo culture in assisted reproduction : a systematic review and meta-analysis. Fertil Steril 106 (1), 95–104.e17.

[137] Bontekoe, S., Mantikou, E., van Wely, M., et al., 2012. Low oxygen concentrations for embryo culture in assisted reproductive technologies. Cochrane database Syst Rev (7):CD008950.

[138] Rendón Abad, M., Serra, V., Gámiz, P., et al., 2020. The influence of oxygen concentration during embryo culture on obstetric and neonatal outcomes : a secondary analysis of a randomized controlled trial. Hum Reprod 35 (9), 2017–2025.

[139] Morin, S.J., 2017. Oxygen tension in embryo culture : does a shift to 2 % O_2 in extended culture represent the most physiologic system ? J Assist Reprod Genet 34 (3), 309–314.

[140] Li, M., Xue, X., Shi, J., 2022. Ultralow Oxygen Tension (2 %) Is Beneficial for Blastocyst Formation of In Vitro Human Low-Quality Embryo Culture. BioMed Res Int 2022, 9603185.

[141] Fawzy M, Emad M, AbdelRahman MY, et al. Impact of 3.5 % O_2 culture on embryo development and clinical outcomes : a comparative study. Fertil Steril108(4):635-41.

[142] Brouillet, S., Baron, C., Barry, F., et al., 2021. Biphasic (5-2 %) oxygen concentration strategy significantly improves the usable blastocyst and cumulative live birth rates in in vitro fertilization. Sci Rep 11 (1), 22461.

[143] Choi, J., Kim, W., Yoon, H., Lee, J., Jun, J.H., 2021. Dynamic Oxygen Conditions Promote the Translocation of HIF-1α to the Nucleus in Mouse Blastocysts. Biomed Res Int 2021, 5050527.

[144] Herbemont, C., Labrosse, J., Bennani-Smires, B., et al., 2021. Impact of oxygen tension according to embryo stage of development : a prospective randomized study. Sci Rep 11 (1), 22313.

[145] Mayer, J.F., Nehchiri, F., Weedon, V.M., et al., 1999. Prospective randomized crossover analysis of the impact of an IVF incubator air filtration system (Coda, GenX) on clinical pregnancy rates. Fertil Steril 1, S42–S43.

[146] Singh, S., Chakraborty, P., Goswami, S.K., Chattopadhyay, R., Chakravarty, B., 2015. The impact of "burning in" of incubators before initiating assisted reproductive cycles – a comparative study. Fertil Steril 104 (3), e189.

[147] Souza, MdCB, Mancebo, A.C.A., da Rocha, CdA, et al., 2009. Evaluation of two incubation environments - -ISO class 8 versus ISO class 5- - on intracytoplasmic sperm injection cycle outcome. Fertil Steril 91 (5), 1780–1784.

[148] Sene, I.S., Carvalho, B.F., Freitas, T.A.F., et al., 2009. Comparing HEPA *versus* HEPA-VOC filtration system : influence on embryo quality and clinical outcomes of *in vitro* fertilization. Fertil Steril 92 (3), S234.

[149] Morbeck, D.E., 2015. Air quality in the assisted reproduction laboratory : a mini-review. J Assist Reprod Genet 32 (7), 1019–1024.

[150] Mortimer, D., 2005. A critical assessment of the impact of the European Union Tissues and Cells Directive (2004) on laboratory practices in assisted conception. Reprod Biomed Online 11 (2), 162–176.

[151] Yang, X., Berwald, T., Marsh, P., et al., 2016. Determination of volatile organic compounds level in incubators. Fertil Steril 106 (3), e286–e287.

[152] Hur, Y.S., Ryu, E.K., Park, S.J., et al., 2015. Development of a security system for assisted reproductive technology (ART). J Assist Reprod Genet 32 (1), 155–168.

[153] Hughes, P.M., Morbeck, D.E., Hudson, S.B.A., et al., 2010. Peroxides in mineral oil used for in vitro fertilization : defining limits of standard quality control assays. J Assist Reprod Genet 27 (2-3), 87–92.

[154] Otsuki, J., Nagai, Y., Chiba, K., 2007. Peroxidation of mineral oil used in droplet culture is detrimental to fertilization and embryo development. Fertil Steril 88 (3), 741–743.

[155] Otsuki, J., Nagai, Y., Chiba, K., 2009. Damage of embryo development caused by peroxidized mineral oil and its association with albumin in culture. Fertil Steril 91 (5), 1745–1749.

[156] Morbeck, D.E., Khan, Z., Barnidge, D.R., Walker, D.L., 2010. Washing mineral oil reduces contaminants and embryotoxicity. Fertil Steril 94 (7), 2747–2752.

[157] Martinez, C.A., Nohalez, A., Parrilla, I., et al., 2017. The overlaying oil type influences in vitro embryo production : differences in composition and compound transfer into incubation medium between oils. Sci Rep 7 (1), 10505.

[158] Martinez, C.A., Nohalez, A., Ceron, J.J., et al., 2017. Peroxidized mineral oil increases the oxidant status of culture media and inhibits in vitro porcine embryo development. Theriogenology 103, 17–23.

[159] Miller, K.F., Fry, K.L., 2000. Failure of the American Association of Bioanalysts Embryology Culture Proficiency Test to Perform Under Certain Culture Conditions. Fertil Steril 74 (3), S105–S106.

[160] Miller, K.F., Goldberg, J.M., Collins, R.L., 1994. Covering embryo cultures with mineral oil alters embryo growth by acting as a sink for an embryotoxic substance. J Assist Reprod Genet 11 (7), 342–345.

[161] Miller, K.F., Pursel, V.G., 1987. Absorption of compounds in medium by the oil covering microdrop cultures. Gamete Res 17 (1), 57–61.

[162] Karagouga, G., Fredrickson, J.R., Morbeck, D.E., 2014. Interaction of air quality and culture environment : role of protein concentration and oil quality on effects of volatile organic compounds (VOCS) on embryo development. Fertil Steril 102 (3), e212.

[163] Little, S.A., Mirkes, P.E., 1990. Relationship of DNA damage and embryotoxicity induced by 4-hydroperoxydechlorocyclophosphamide in postimplantation rat embryos. Teratology 41 (2), 223–231.

[164] Munch, E.M., Sparks, A.E., Duran, H.E., Van Voorhis, B.J., 2015. Lack of carbon air filtration impacts early embryo development. J Assist Reprod Genet 32 (7), 1009–1017.

[165] Agarwal, A., Maldonado Rosas, I., Anagnostopoulou, C., et al., 2022. Oxidative Stress and Assisted Reproduction : A Comprehensive Review of Its Pathophysiological Role and Strategies for Optimizing Embryo Culture Environment. Antioxidants (Basel). 11 (3).

[166] Hardy, M.L.M., Day, M.L., Morris, M.B., 2021. Redox Regulation and Oxidative Stress in Mammalian Oocytes and Embryos Developed *In Vivo* and *In Vitro*. Int J Environ Res Public Health 18 (21), 11374.

[167] Lin, T., Lee, J.E., Kang, J.W., et al., 2019. Endoplasmic Reticulum (ER) Stress and Unfolded Protein Response (UPR) in Mammalian Oocyte Maturation and Preimplantation Embryo Development. Int J Mol Sci 20 (2), 409.

[168] Leese, H.J., Brison, D.R., Sturmey, R.G., 2022. The Quiet Embryo Hypothesis : 20 years on. Front Physiol 13, 899485.

[169] Véronique, D., 2019. L'embryon préimplantatoire : acquis et nouveautés. Med Rep 21 (1), 4–16.

[170] Market Velker, B.A., Denomme, M.M., Mann, M.R.W., 2012. Loss of genomic imprinting in mouse embryos with fast rates of preimplantation development in culture. Biol Reprod. 86(5):143, 1–16.

[171] White, C.R., Denomme, M.M., Tekpetey, F.R., et al., 2015. High Frequency of Imprinted Methylation Errors in Human Preimplantation Embryos. Sci Rep 5, 17311.

[172] Ducreux, B., Frappier, J., Bruno, C., et al., 2021. Genome-Wide Analysis of DNA Methylation in Buccal Cells of Children Conceived through IVF and ICSI. Genes (Basel). 12 (12), 1912.

[173] Barberet, J., Ducreux, B., Guilleman, M., et al., 2022. DNA methylation profiles after ART during human lifespan : a systematic review and meta-analysis. Hum Reprod Update 28 (5), 629–655.

[174] Knudtson, J.F., Robinson, R.D., Sparks, A.E., et al., 2022. Common practices among consistently high-performing in vitro fertilization programs in the United States : 10-year update. Fertil Steril 117 (1), 42–50.

La classification des embryons du zygote au blastocyste

CHAPITRE 25

P. Fauque

Introduction

Le choix des embryons en vue de leur transfert basé sur la prédiction de l'implantation est un sujet majeur de l'AMP. Les chances de grossesse sont liées au nombre d'embryons transférés et à de nombreux facteurs tels que la viabilité des embryons – qui peut varier considérablement au sein d'une même cohorte embryonnaire chez l'homme –, les caractéristiques des patients (notamment l'âge des femmes), les conditions environnementales du laboratoire et les pratiques des professionnelles. Toutefois, l'objectif de caractériser/classer les embryons est non seulement d'obtenir au plus tôt une grossesse tout en limitant les risques d'une grossesse multiple mais aussi d'optimiser les taux de naissances vivantes par ponction d'ovocytes en maximisant l'utilisation de tous les embryons ayant un réel potentiel d'implantation (il s'agit du taux cumulé de naissances vivantes intégrant les embryons « frais » et congelés).

Pour cela, la viabilité et les potentiels d'implantation des embryons sont établis au moyen de méthodes non invasives à partir des caractéristiques morphologiques des zygotes et embryons, et depuis récemment à partir des caractéristiques cinétiques du développement préimplantatoire des embryons.

Dans ce chapitre, nous allons décrire les principales caractéristiques **morphologiques** évaluées lors de plusieurs observations microscopiques telles que définies par le consensus d'Istanbul ALPHA/ESHRE [1], et **cinétiques** qui sont prises en considération par bon nombre de laboratoires d'AMP de par le monde [2].

Certains laboratoires vont privilégier le transfert embryonnaire au stade précoce (J2/J3) et d'autres au stade de blastocyste (J5/J6), mais quelle que soit la stratégie, le choix de l'embryon pour un transfert se construit à partir de plusieurs évaluations et de leur priorité les unes par rapport aux autres (soit un algorithme décisionnel).

Évaluation morphologique

Stade de zygote

PN et GP

Une fécondation normale se caractérise par l'observation de deux PN et de deux GP (bien que l'observation des GP soit plus délicate, les GP peuvent se fragmenter).

La période initiale de développement après la fécondation est en réalité très dynamique avec l'émission du second GP, la décondensation de la tête du spermatozoïde, la formation des PN, leur augmentation ultérieure de taille et enfin la rupture de la membrane pronucléaire. Parallèlement, on assiste à la matérialisation et au déplacement des corps précurseurs nucléolaires à l'intérieur des PN. Le moment où cette étape du développement est évaluée est donc crucial. Payne *et al.* ont été les premiers à documenter les événements précoces du premier cycle cellulaire de l'embryon à l'aide de vidéo TL [3]. Par la suite, deux groupes indépendants se sont concentrés sur l'importance des corps précurseurs nucléolaires, en considérant leur nombre et leur distribution, et ont tous deux démontré que la morphologie des PN peut être utilisée pour prédire le développement des embryons sans devoir répéter les observations [4, 5]. Sur la base de ces résultats, deux systèmes d'évaluation de la morphologie du zygote ont été développés par Scott *et al.* [6] et Tesarik *et al.* [7]. Le score zygotique serait prédictif du développement embryonnaire et des chances d'implantation [7–9] bien que cela reste controversé dans la littérature [10–13]. Outre la morphologie des PN, Garello *et al.* ont pris en compte l'orientation des PN ainsi que la position des GP [14]. Le calcul de l'angle β représentant l'angle entre une ligne tracée sur l'axe des PN et la position du GP le plus éloigné. Une augmentation de l'angle β serait associée à de faibles chances de développement embryonnaire. Le consensus ALPHA/ESHRE a proposé l'utilisation d'un système de classification en trois catégories : la catégorie 1 représentant celle associée à une bonne évolutivité, la catégorie 2 intermédiaire et enfin la catégorie 3 représentant la catégorie de moins bons pronostics [1].

Plus récemment, de tels paramètres ont été réétudiés à l'aide de la technologie TL ainsi que l'impact de la cinétique des événements cellulaires au cours de cette phase zygotique. Le moment de l'expulsion du second GP, la disparition des PN et la durée de la phase S seraient tous associés prédictifs des chances d'implantation [15].

Ainsi, bien que l'analyse du zygote révèle des facteurs potentiellement prédictifs des chances de développement, les évaluations statiques à ce stade sont généralement difficiles à mettre en œuvre car elles nécessitent une classification très détaillée, consommatrice de temps, exposant les zygotes à des variations de température et d'environnement gazeux. De plus, en raison du caractère très dynamique de ces événements [16], la standardisation du moment de la micro-injection en ICSI ou de l'insémination de spermatozoïdes en FIV est cruciale pour augmenter la fiabilité de ces analyses, que cela soit au microscope classique ou en TL (fixée à 17 ± 1 heures après l'insémination ovocytaire) (figure 25.1).

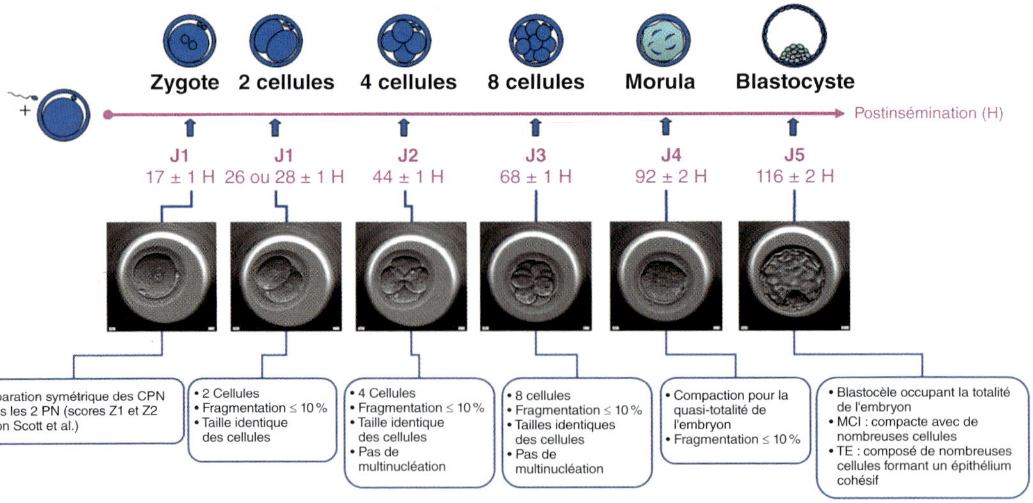

Figure 25.1. Développement embryonnaire préimplantatoire. Stades de clivage, heures d'observation et critères consensuels associés à un embryon ayant les meilleures chances de développement recommandés par le groupe d'expert ALPHA/ESHRE réuni à Istanbul.
CPN : corps précurseurs nucléolaires, PN : pronoyaux, MCI : masse cellulaire interne, TE : trophectoderme. *Source : Alpha Scientists in Reproductive, Medicine, and Eshre Special Interest Group of Embryology. The Istanbul consensus workshop on embryo assessment : proceedings of an expert meeting. Hum Reprod. 2011 ;26(6):1270-83.*

Halo cytoplasmique (HC)

Le regroupement des organites autour des PN, qui prend la forme d'un HC, est un événement cytoplasmique observé pendant la fécondation [3, 4]. Avec les observations statiques, il a été rapporté que la présence d'un HC avait un impact positif sur la morphologie ultérieure de l'embryon et sur ses chances d'implantation [17].

La technologie TL a ensuite retrouvé que l'absence du HC était bien un critère négatif mais aussi que l'observation du HC sur des temps longs (temps entre l'apparition et la disparition du HC) était hautement prédictive d'un retard de clivage et d'une fragmentation élevée [18] mais aussi associée à de plus faibles chances de se développer au stade de blastocyste ou d'aboutir à une grossesse évolutive [19] ou encore de donner une naissance vivante [20].

Évaluation du premier clivage embryonnaire

Première mitose

L'observation de la première division mitotique (embryon formé de deux cellules appelées blastomères), 26–28 heures après l'insémination, définit cet embryon comme un embryon à clivage précoce (*Early Cleaved* [EC]).

Le moment du premier clivage a été utilisé par certains laboratoires comme un outil supplémentaire pour identifier les embryons ayant un potentiel d'implantation. En effet, le clivage précoce serait associé à un meilleur développement embryonnaire, à une incidence plus faible d'anomalies chromosomiques [21], et à des taux d'implantation plus élevés [22–25]. Toutefois, l'évaluation statique du clivage précoce doit être effectuée à un moment défini (26 ± 1 heures post-ICSI et 28 ± 1 post-FIV ; l'ICSI court-circuite plusieurs processus lors de la fécondation) pour augmenter la fiabilité de ce paramètre. À noter que les embryons, dont le premier clivage intervient avant 20 heures postinsémination, ont un pronostic plus défavorable.

Multinucléation

La présence de multinucléation est un critère négatif sur les chances d'implantation [26] ou de naissances vivantes [27, 28], spécifiquement lorsque la multinucléation est observée dans les deux blastomères.

Évaluation des embryons à jour 2 et jour 3

Stade de clivage

L'évaluation morphologique au stade clivé a traditionnellement constitué la base de la détermination des capacités développementales des embryons. Il représente l'indicateur le plus important de la viabilité de l'embryon. En effet, le stade qui assure un taux élevé d'implantation est le stade 4 cellules à 44 ± 1 heures et de 8 cellules à 68 ± 1 heures [29–32] (figure 25.1). Une corrélation entre le nombre « optimal » de cellules et la constitution chromosomique a également été rapportée [33].

Fragmentation

La division mitotique des embryons peut conduire à l'extériorisation d'une partie du cytoplasme cellulaire, ce qui entraîne la présence de fragments anucléés entourés d'une membrane plasmique. La présence d'une fragmentation est fréquente chez les embryons humains. Une fragmentation en proportion élevée est associée à un mauvais pronostic [30, 32, 34].

Outre le pourcentage de fragmentation de l'embryon, il a été démontré que la taille et la distribution des fragments sont corrélées avec la probabilité d'implantation [35, 36].

Cependant, il est souvent difficile de différencier les fragments des cellules et d'estimer la proportion relative de l'embryon qui est fragmenté. De gros fragments, ressemblant parfois à des cellules entières, souvent distribués de façon aléatoire, sont associés à des cellules irrégulières, leur potentiel d'implantation est très faible. En effet, lorsque la perte du contenu cytoplasmique (les organites cellulaires, les protéines ou ARNm) est importante, les cellules embryonnaires sont trop petites pour être biologiquement compétentes [37, 38].

Dans le but de standardiser cette évaluation, la taille des cellules fragmentées a été définie comme étant inférieure à 45 mm de diamètre pour les embryons J2, et inférieure à 40 mm de diamètre pour les embryons J3 [1, 37]. Cependant, cette mesure reste difficile lors des observations statiques, seule l'utilisation du TL permet une mesure quantitative précise.

La présence de petits fragments épars (10–20 %) ne semble pas nuire au développement ultérieur [21, 30, 39] et ils peuvent disparaître par phénomène de lyse ou résorption au cours de la culture [40]. Ainsi, un faible taux de fragmentation peut être normal et peut suggérer une élimination apoptotique de cellules sélectionnées dans un effort pour restaurer ou maintenir la viabilité lorsque des anomalies sont présentes [34, 35]. Il est également probable que ces fragments soient générés lors de divisions successives et qu'ils soient simplement le produit d'une cytokinèse imparfaite plutôt que d'une anomalie spécifique.

Taille des cellules/régularité du clivage

Lorsqu'il subit les premières divisions cellulaires mitotiques, l'embryon se clive de manière synchrone et symétrique, il présentera deux, quatre ou huit cellules de taille similaire. La régularité du clivage est un autre indicateur du potentiel d'implantation [21, 38, 41]. Pour tous les autres stades précoces de trois, cinq, six, sept et neuf cellules, une différence de taille entre les cellules est attendue [6, 42].

Il a également été démontré que les cellules de taille inégale ont une prévalence plus élevée d'anomalies chromosomiques [21, 31, 43] ou de multinucléation [21]. Cela peut également être lié à une répartition inégale des protéines, ARNm, et des mitochondries, et perturber ainsi le développement ultérieur [44].

Cependant, l'évaluation microscopique en routine présente des difficultés car les cellules identifiées comme étant inégalement clivées peuvent, en fait, être de grands fragments anucléés. Le TL permet d'améliorer cette observation ainsi que celle de la fragmentation en suivant les divisions cellulaires et en réalisant des mesures quantitatives.

Multinucléation

Une cellule contenant plus d'un noyau en interphase est définie comme étant multinucléée (MN) et elle est considérée comme anormale. Un embryon MN à J2 est associé à un très faible potentiel d'implantation, à des taux de naissance extrêmement bas [45–47] et à un taux élevé d'anomalies chromosomiques [21].

Il est connu depuis longtemps que l'environnement du laboratoire peut affecter le taux de MN et en particulier les milieux de culture [48], ou un mauvais contrôle de la température au moment de la récupération des ovocytes [49].

Les différents mécanismes possibles conduisant à la multinucléation sont la caryokinèse sans cytokinèse, la fragmentation partielle des noyaux ou une anomalie de migration des chromosomes lors de l'anaphase mitotique [50, 51].

Le suivi en TL apparaît être un moyen précieux pour identifier toutes les caractéristiques de l'embryon dont la multinucléation [26]. L'évaluation de la multinucléation par un système statique ne pourrait identifier que 27,6 % de tous les embryons MN observés avec le système TL [26].

Relativement, peu de travaux se sont concentrés sur l'interdépendance et le poids relatif de chaque paramètre morphologique. Deux équipes ont examiné le poids relatif des paramètres morphologiques au stade clivé. Pour ces deux groupes, le nombre de cellules, la régularité du clivage et le nombre de blastomères mononucléés à J2 étaient les marqueurs les plus prédictifs du développement embryonnaire jusqu'au stade de blastocyste et du potentiel d'implantation [29, 52]. Rienzi *et al.* ont également établi que le nombre de cellules est le facteur le plus critique sur l'estimation de la viabilité et du développement embryonnaire ainsi que sur l'implantation, non seulement à J2 mais aussi à J3, avec un stade de clivage optimal défini comme étant de 4 ou 5 cellules à J2 (44–46 heures postinsémination), et plus de 6 cellules (7–9 cellules) à J3 (66–68 heures postinsémination) [53]. Plus récemment, d'autres équipes ont confirmé l'association entre le taux de naissances vivantes et le nombre de cellules embryonnaires, la mononucléation, le degré de fragmentation et la régularité du clivage [41, 54].

Évaluation des embryons à jour 4 : morula

Avant l'avènement du TL, de tous les stades de développement précoce de l'embryon, le stade de morula est le moins caractérisé. Cependant, la compaction est reconnue depuis longtemps comme l'un des événements clés du développement pendant la période préimplantatoire, elle a une forte corrélation avec le développement embryonnaire [55]. Pendant la compaction, les blastomères établissent des jonctions serrées [55]. Cet événement est un prérequis pour que l'embryon puisse contrôler son environnement interne et pour faciliter la formation du blastocèle. De plus, lors de la compaction, l'embryon augmente sa capacité à réguler les changements de pH interne [56].

La morphologie au stade de morula (92 ± 2 heures postinsémination – figure 25.1) a également été évaluée. Ebner *et al.* ont examiné l'impact du degré de compaction à J4 [57]. Les embryons entièrement compactés avaient plus de chances de se développer au stade de blastocyste. Ivec *et al.* ont retrouvé une corrélation négative entre la fragmentation au stade de morula et la morphologie des blastocystes [58]. Fabozzi *et al.* ont par la suite proposé une classification combinant le degré de compaction et la fragmentation, classification qui s'est avérée également prédictive du taux de formation des blastocystes et de leur morphologie [59].

Par ailleurs, les taux d'implantation et de naissances vivantes sont comparables entre les transferts embryonnaires au stade de morula et ceux au stade de blastocyste [60, 61]. Ainsi, le transfert à J4 devient une alternative possible au transfert à J5 dans le cadre de la gestion des activités d'un centre d'AMP [62].

Évaluation des embryons à jour 5 et jour 6 : blastocyste

Au 5e jour (116 ± 2 heures postinsémination – figure 25.1), la description morphologique du blastocyste repose quasi exclusivement sur la classification de Gardner et Schoolcraft intégrant : le degré d'expansion du blastocèle (B1 à B6), l'aspect de la MCI et des cellules du trophectoderme (types A à D) [63] (figure 25.2).

L'analyse du taux d'expansion présente un certain intérêt physiologique car elle est le reflet de la compétence métabolique pour permettre le gradient ionique nécessaire à l'accumulation de liquide au sein de la morula et à sa coalescence pour former un blastocèle [55, 64]. L'analyse du degré d'expansion est quelque peu compliquée par la nature pulsatile bien documentée du blastocyste, qui se collapse et se réexpanse au cours de son développement.

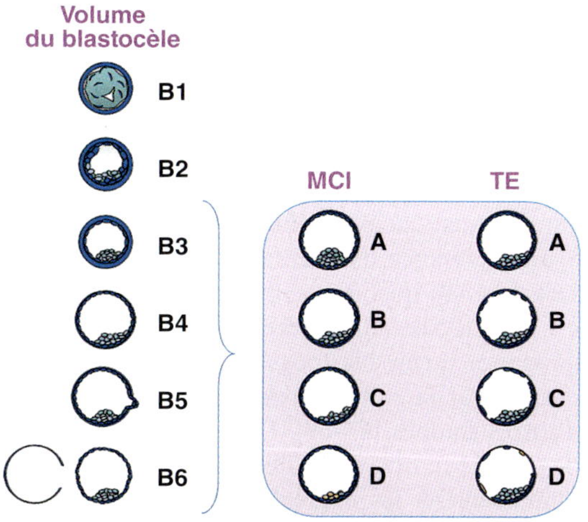

Figure 25.2. Schématisation de la classification de Gardner et Schoolcraft.
Le volume d'expansion du blastocèle est caractérisé par des chiffres. B1 : blastocyste précoce où le blastocèle représente moins de la moitié du volume de l'embryon ; B2 : blastocyste où le blastocèle est supérieur ou égal à la moitié du volume de l'embryon ; B3 : blastocyste où le blastocèle occupe la totalité du volume de l'embryon ; B4 : blastocyste expansé où le volume du blastocèle est supérieur à celui du blastocyste-3, caractérisé par un amincissement de la ZP ; B5 : blastocyste en voie d'éclos où le trophectoderme commence à s'expandre à travers la ZP ; et B6 : blastocyste éclos où le blastocyste s'est complètement dépellucidé.
Les morphologies de la MCI et du TE sont caractérisées pour les blastocystes à partir du stade B3. La morphologie de la MCI est classée en quatre grades : A. où la MCI est compacte avec de nombreuses cellules ; B. où la MCI est faiblement regroupée avec plusieurs cellules visibles ; C. où la MCI est désorganisée avec très peu de cellules ; et D. où la MCI est invisible ou nécrotique.
La morphologie du TE est définie en quatre grades également : A. où le TE est composé de nombreuses cellules formant un épithélium cohésif ; B. où quelques cellules forment un épithélium lâche ; C. où très peu de grandes cellules sont visibles ; D. où extrêmement peu de cellules sont dégénératives.
Par convention, la MCI est définie après le volume du blastocèle et le TE après la MCI.
MCI : masse cellulaire interne ; TE : trophectoderme ; ZP : zone pellucide. *Source : Gardner et al. Culture and transfer of human blastocysts. Current Opinion in Obstetrics and Gynecology. 11(3):307-11.*

Dans les premières études, une forte corrélation a été retrouvée entre les taux d'implantation, de grossesse et de naissances et le grade morphologique évalué avec cette classification [65] sans toutefois évaluer la contribution relative de la MCI ou du TE. C'est ultérieurement, à partir de 968 transferts d'un seul blastocyste, qu'il a été rapporté en analyses multivariées que le TE apparaît être le paramètre le plus important, bien que le volume du blastocèle et le grade de la MCI restent des facteurs prédictifs significatifs de naissances vivantes [66]. Ainsi, un blastocyste 4BA aurait statistiquement plus de chances d'aboutir à une naissance d'un enfant vivant qu'un blastocyste 4AB, quel que soit l'âge de la femme, et un blastocyste 3BA aurait plus de chances de naissance qu'un blastocyste 4AB. Ces données ont été par la suite corroborées par les travaux d'autres équipes [67–69]. Un plus grand nombre de cellules au niveau du TE serait ainsi nécessaire pour favoriser les interactions avec l'endomètre. Classiquement, l'hCG produit par le TE joue un rôle clé. Cependant, il a été récemment suggéré que la production de lactate par le blastocyste, qui provient principalement du TE, serait également un facteur majeur dans la régulation du processus d'implantation [70]. Toutefois il est intéressant de rapporter que le grade de la MCI serait positivement associé au poids de naissance [71].

Quelques études ont analysé la relation entre la morphologie conventionnelle embryonnaire (statique) et son statut chromosomique en analyses panchromosomiques. Il apparaît que les stades tardifs du développement embryonnaire préimplantatoire permettraient d'avoir une meilleure corrélation entre la morphologie et le statut chromosomique embryonnaire que les stades précoces. En effet, l'étude multicentrique de Fragouli *et al.*, qui ont analysé 355 embryons à J3 et 858 blastocystes, ne retrouve pas d'association au stade clivé mais bien au stade de blastocyste, même si cette dernière reste faible [72]. Une autre équipe, basant ses observations cette fois sur l'analyse de 1730 blastocystes après ajustement sur l'âge maternel, a retrouvé une corrélation positive entre la qualité de la MCI ou TE et l'euploïdie [73]. Enfin, récemment, une étude a confirmé l'association entre la ploïdie et le grade du TE en analyse multivariée [74].

Évaluation morphocinétique : TL

L'introduction des systèmes TL, qui permettent de capturer des images d'embryons à des intervalles de temps allant de 5 à 20 minutes, a ouvert vers de nouvelles organisations et des modifications du flux de travail dans les laboratoires d'AMP. Cette technologie fait appel à différents types de systèmes : les boîtes de culture et la caméra peuvent être soit placées comme un système distinct à l'intérieur d'un incubateur classique (système ouvert), soit complètement intégrées dans un incubateur plus petit (système fermé, appelé aussi *benchtop*). Ainsi, dans le cadre d'un système fermé, les conditions de culture sont optimisées et stables, les observations sont directes et en continu au cours du développement de l'embryon. Les différents systèmes TL ont des logiciels différents et basent leur évaluation sur différents algorithmes [75]. Il est donc important de prendre en considération que le TL n'est pas une technologie unique, et qu'une comparaison directe des résultats n'est pas toujours possible.

Les variables dites morphocinétiques sont les caractéristiques morphologiques et de clivage documentées à des moments précis du développement de l'embryon, telles que l'apparition et la disparition des PN, les divisions cellulaires et la formation des blastocystes [76, 77] (figure 25.3). Les analyses à partir de nombreux transferts embryonnaires ont permis d'établir des algorithmes permettant de prédire l'implantation et la naissance vivante [78–88]. Cependant, jusqu'à ce jour, leur pouvoir prédictif s'est avéré plutôt faible, avec des niveaux d'AUC inférieurs à 0,8 [79, 82–87].

La méta-analyse Cochrane la plus récente sur la technique TL a retenu neuf essais randomisés contrôlés (n = 2 955 couples) [89]. La qualité des preuves allait de très faible à faible. Les auteurs ont conclu qu'il n'y avait pas suffisamment de preuves de bonne qualité pour établir une différence entre les embryons mis en culture/sélectionnés dans un système TL par rapport aux systèmes traditionnels. De plus, aucune donnée sur les naissances vivantes cumulées n'a encore été publiée. Enfin, un récent essai randomisé effectué sur un grand nombre de couples (n = 776), ayant au moins deux blastocystes transférés ou congelés, ne rapporte pas de différence significative entre les deux systèmes [90].

Ainsi, l'ensemble de ces données démontre les limites de la morphologie et des marqueurs morphocinétiques pour refléter pleinement le potentiel évolutif des embryons. Comme les variables

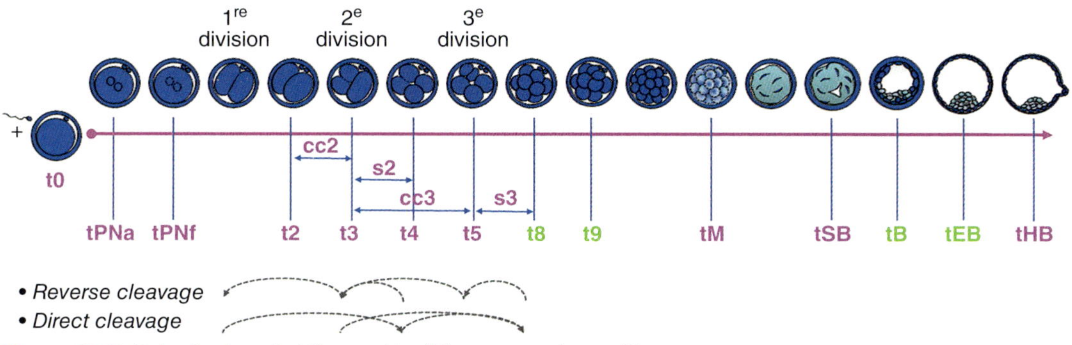

Figure 25.3. Principales cinétiques étudiées en systèmes TL.
tM : formation de la morula, **tSB** : début de blastulation (B1), **tB** : blastocèle > 50 % du volume du blastocyste (B2), **tEB** : blastocyste expansé (B4), **tHB** : blastocyste en voie d'éclosion (B5), **cc2** : temps entre les stades 2 et 3 cellules, **cc3** : temps entre les stades 3 et 5 cellules, **s2** : temps entre les stades 3 et 4 cellules, **s3** : temps entre les stades 5 et 8 cellules. Temps en vert sont ceux retrouvés significativement plus longs pour les embryons aneuploïdes selon la méta-analyse de Bamford *et al*. *Source : Bamford et al. Morphological and morphokinetic associations with aneuploidy : a systematic review and meta-analysis. Hum Reprod Update. 2022;28(5):656-86.*

sur le développement embryonnaire sont sensibles aux conditions environnementales, telles que le type de milieu, la température et les niveaux de gaz, il n'a pas été possible d'extrapoler les algorithmes existants à d'autres laboratoires [91–93], et jusqu'à présent, aucun paramètre morphocinétique unique ne s'est avéré capable de prédire le potentiel d'implantation dans un contexte multicentrique [94]. Il est également important de considérer que l'algorithme de notation très utilisé, le score KID (*Known Implantation Data*), est basé sur des cycles où le résultat a pu être déterminé. Cela signifie que les cycles où le transfert de deux embryons ayant abouti à une grossesse unique ont été exclus des analyses utilisées pour construire l'algorithme. Cette exclusion entraîne un biais potentiel, ce d'autant qu'il existe un effet « cohorte » embryonnaire provenant du même couple.

Cependant, même si le bénéfice clinique de la culture embryonnaire en système TL et de la sélection par des critères morphocinétiques n'est toujours pas établi, le système TL pourrait être utile comme outil de « désélection ». En effet, il a été démontré que certains clivages atypiques, tels qu'un clivage direct (***direct cleavage***) à trois cellules, sont un critère prédictif négatif d'implantation [95, 96]. De même, le système TL permet d'identifier les ***reverse cleavage*** où lors de mitoses les embryons voient le nombre de leurs cellules diminuer (par exemple un embryon qui est au stade de trois cellules redevient un embryon à deux cellules au cours de son développement). Ces embryons avec un *reverse cleavage* ont été associés à des résultats négatifs tant sur le développement jusqu'au stade de blastocyste que sur ses capacités à s'implanter [97] bien que non prouvé être associés à des taux d'aneuploïdie plus élevés [98]. Ces événements passeraient inaperçus en système de culture classique. De même, le TL a permis de mieux évaluer l'impact de contractions spontanées (***collapses***) au stade de blastocyste. Ce critère, bien qu'il soit associé à des temps plus courts pour atteindre le stade de morula ou de blastocyste, est apparu négatif sur les chances d'implantation [99] ou de naissances vivantes [100]. Toutefois, ce critère ne serait pas indépendant car retrouvé non significatif sur les chances de naissances vivantes en analyses multivariées, intégrant notamment la morphologie des blastocystes [101].

L'évaluation des embryons et l'identification de ceux ayant un haut potentiel d'implantation restent une intervention manuelle et subjective effectuée par les biologistes, ce qui explique les différences individuelles retrouvées dans les annotations et les caractérisations des embryons, qui par ailleurs demandent un temps considérable [102, 103].

La technologie TL fournit de très grandes quantités de données, dont très peu ont été utilisées dans les algorithmes actuels. De plus, ces algorithmes sont basés sur des annotations effectuées à des moments précis, principalement les mêmes temps qui ont été utilisés pour les évaluations manuelles traditionnelles [76, 104]. Plusieurs projets en cours utilisent ce que l'on appelle l'apprentissage automatique profond (***deep learning***), où de vastes ensembles de vidéos sont analysés, sans se contenter d'examiner les variables morphocinétiques prédéterminées, mais en utilisant l'ensemble des données accumulées [105, 106]. Les séquences vidéo brutes sont utilisées comme données d'entrée pour former et créer un modèle. Le système d'apprentissage profond n'a pas d'hypothèses préexistantes quant aux données à utiliser pour construire le modèle, mais il analyse toutes les données de manière répétée, jusqu'à ce qu'un modèle qui correspond le plus possible au résultat connu soit créé. De cette manière, l'évaluation subjective par les biologistes n'intervient plus. Les modèles établis à partir de vidéos de nombreux embryons (plus de 8 000 embryons) pourraient ainsi prédire le développement de blastocystes (AUC de 0,82) [107], l'implantation (AUC de 0,93) [106] ou encore une naissance vivante (AUC de 0,97) [108]. Dans une autre étude, Khosravi *et al.* ont utilisé plus de 12 000 images de 877 embryons de « bonne » qualité et 887 embryons de « mauvaise » qualité pour former et mettre en œuvre une approche d'apprentissage profond pour sélectionner les embryons [106]. Le modèle s'est avéré capable de prédire le développement des blastocystes avec une AUC de > 0,98. Un arbre décisionnel a été développé en intégrant à la morphologie du blastocyste l'âge de la patiente.

Campbell *et al.* ont été les premiers à étudier la capacité de prédire la ploïdie embryonnaire en fonction des critères morphocinétiques [109]. Ils ont constaté que deux paramètres spécifiques du stade tardif, à savoir le début de blastulation (tSB) et la blastulation complète (tB), étaient corrélés au « risque d'aneuploïdie ». Une étude rétrospective évaluant les résultats cliniques à partir seulement de ces deux timings (tSB et tB) a montré une différence significative des taux d'implantation et de naissances vivantes entre les embryons décrits comme à faibles et hauts risques d'aneuploïdie [81]. Une autre équipe en parallèle a également construit un arbre décisionnel qui serait prédictif du statut chromosomique des embryons, se basant sur des critères cinétiques précoces, à savoir les temps écoulés entre les stades 2 et 5 cellules et entre les stades 3 et 5 cellules [110]. À la suite de ces premiers travaux, les résultats ont été plus controversés tant sur la probabilité de sélectionner un embryon euploïde à partir des seuls critères cinétiques que sur la validité des algorithmes. En effet, certaines études étaient en faveur d'une corrélation [73, 104, 111–113] et d'autres en défaveur [88, 114–117]. La dernière étude sur cette question retrouve une association entre les paramètres cinétiques tardifs et la ploïdie, à savoir le début de blastulation, d'expansion et d'expansion complète (tSB, tEB, tEB-tSB) [104]. Dans une récente méta-analyse où 58 études ont été intégrées, portant sur plus de 40 000 embryons, 10 variables morphocinétiques ont été retrouvées significativement retardées pour les embryons aneuploïdes. Les variables les plus notables étaient : le temps jusqu'à 8 cellules (t8, 1,13 heures, IC 95 % : 0,21-2,05 ; 3 études ; n = 742), à 9 cellules (t9, 2,27 heures, IC 95 % : 0,5–4,03 ; 2 études ; n = 671), le temps de formation d'un blastocyste (tB, 1,99 heure, IC 95 % : 0,15-3,81 ; 4 études ; n = 1 640) et le temps de formation d'un blastocyste expansé (tEB, 2,35 h, IC 95 % : 0,06-4,63 ; 4 études ; n = 1 640) [118]. Ces études n'ont toutefois pas ajusté leurs analyses sur l'âge des femmes, et pour certaines d'entre elles, l'effet patiente n'a pas été pris en compte, considérant tous les embryons d'une cohorte embryonnaire comme indépendants.

Au total, lorsqu'on utilise la technologie TL, les scores morphocinétiques sont encore principalement basés sur des annotations subjectives et intermittentes de la morphologie et de la cinétique. De plus, la construction d'algorithmes destinés à une utilisation généralisée est entravée par les grandes variations des conditions de culture entre les différents laboratoires d'AMP. Une nouvelle méthodologie, impliquant un apprentissage automatisé, dans laquelle chaque image du TL est analysée par un programme informatique à la recherche de modèles liés au résultat, pourrait à l'avenir permettre une caractérisation des embryons plus précise et non biaisée [119]. Au-delà d'une amélioration, recherchée encore pour identifier l'embryon à haut potentiel d'implantation et de naissance, le système TL offre des possibilités de formation et facilite l'organisation des activités dans le laboratoire de FIV.

Conclusion

Il n'existe actuellement aucune preuve concluante que la technologie TL améliore la « qualité » des embryons, l'identification des embryons à hauts potentiels d'implantation ou les taux de réussite en AMP. De plus, il n'a pas été démontré que les algorithmes améliorent les résultats. Néanmoins, la technologie TL constitue un outil qui garantit des conditions de culture stables et qui permet de voir des événements non accessibles en systèmes conventionnels. En outre, elle génère de grandes quantités de données qui aideront très probablement à la sélection des embryons lorsque nous disposerons d'algorithmes plus ciblés et plus stables à l'avenir.

Identifier l'embryon associé à un succès reste encore insaisissable – et l'implantation dépend clairement d'autres facteurs que la « qualité » de l'embryon.

De plus, l'embryon humain serait aussi en capacité de mettre en place des mécanismes d'autocorrection en éliminant/expulsant les blastomères anormaux sous forme de débris/fragments cellulaires [120], phénomène qui doit être pris en considération dans l'interprétation des résultats des tests génétiques invasifs ou non.

Références

[1] Alpha Scientists in Reproductive, Medicine, and Eshre Special Interest Group of Embryology, 2011. The Istanbul consensus workshop on embryo assessment : proceedings of an expert meeting. Human Reproduction 26 (6), 1270–1283.

[2] Eshre Working group on Time-lapse, Apter, S., Ebner, T., et al., Coticchio, 2020. Good practice recommendations for the use of time-lapse technology(dagger). Hum Reprod Open 2020 (2), hoaa008.

[3] Payne, D., Flaherty, S.P., Barry, M.F., Matthews, C.D., 1997. Preliminary observations on polar body extrusion and pronuclear formation in human oocytes using time-lapse video cinematography. Human Reproduction 12 (3), 532–541.

[4] Scott, L.A., Smith, S., 1998. The successful use of pronuclear embryo transfers the day following oocyte retrieval. Human Reproduction 13 (4), 1003–1013.

[5] Tesarik, J., Greco, E., 1999. The probability of abnormal preimplantation development can be predicted by a single static observation on pronuclear stage morphology. Human Reproduction 14 (5), 1318–1323.

[6] Scott, L., Alvero, R., Leondires, M., Miller, B., 2000. The morphology of human pronuclear embryos is positively related to blastocyst development and implantation. Human Reproduction 15 (11), 2394–2403.

[7] Tesarik, J., Junca, A.M., Hazout, A., F. X, et al., 2000. Embryos with high implantation potential after intracytoplasmic sperm injection can be recognized by a simple, non-invasive examination of pronuclear morphology. Human Reproduction 15 (6), 1396–1399.

[8] Balaban, B., Yakin, K., Urman, B., Isiklar, A., Tesarik, J., 2004. Pronuclear morphology predicts embryo development and chromosome constitution. Reprod Biomed Online 8 (6), 695–700.

[9] Zamora, R.B., Sánchez, R.V., Pérez, J.G., et al., 2011. Human zygote morphological indicators of higher rate of arrest at the first cleavage stage. Zygote 19 (4), 339–344.

[10] James, A.N., Hennessy, S., Reggio, B., et al., 2006. The limited importance of pronuclear scoring of human zygotes. Human Reproduction 21 (6), 1599–1604.

[11] Nicoli, A., Capodanno, F., Moscato, L., et al., 2010. Analysis of pronuclear zygote configurations in 459 clinical pregnancies obtained with assisted reproductive technique procedures. Reproductive Biology and Endocrinology 8, 77.

[12] Weitzman, V.N., Schnee-Riesz, J., Benadiva, C., et al., 2010. Predictive value of embryo grading for embryos with known outcomes. Fertility and Sterility 93 (2), 658–662.

[13] Berger, D.S., Zapantis, A., Merhi, Z., et al., 2014. Embryo quality but not pronuclear score is associated with clinical pregnancy following IVF. Journal of Assisted Reproduction and Genetics 31 (3), 279–283.

[14] Garello, C., Baker, H., Rai, J., et al., Hartshorne., 1999. Pronuclear orientation, polar body placement, and embryo quality after intracytoplasmic sperm injection and in-vitro fertilization : further evidence for polarity in human oocytes? Human Reproduction 14 (10), 2588–2595.

[15] Aguilar, J., Motato, Y., Escribá, M.J., et al., 2014. The human first cell cycle : impact on implantation. Reprod Biomed Online 28 (4), 475–484.

[16] Nicoli, A., Palomba, S., Capodanno, F., Fini, M., et al., 2013. Pronuclear morphology evaluation for fresh in vitro fertilization (IVF) and intracytoplasmic sperm injection (ICSI) cycles : a systematic review. J Ovarian Res 6 (1), 64.

[17] Ebner, T., Moser, M., Sommergruber, M., et al., 2003. Presence, but not type or degree of extension, of a cytoplasmic halo has a significant influence on preimplantation development and implantation behaviour. Human Reproduction 18 (11), 2406–2412.

[18] Coticchio, G., Mignini Renzini, M., Novara, P.V., et al., 2018. Focused time-lapse analysis reveals novel aspects of human fertilization and suggests new parameters of embryo viability. Human Reproduction 33 (1), 23–31.

[19] Ezoe, K., Hickman, C., Miki, T., et al., 2020. Cytoplasmic halo characteristics during fertilization and their implications for human preimplantation embryo development and pregnancy outcome. Reprod Biomed Online 41 (2), 191–202.

[20] Ezoe, K., Miki, T., Okimura, T., et al., 2021. Characteristics of the cytoplasmic halo during fertilisation correlate with the live birth rate after fresh cleaved embryo transfer on day 2 in minimal ovarian stimulation cycles : a retrospective observational study. Reproductive Biology and Endocrinology 19 (1), 172.

[21] Hardarson, T., Hanson, C., Sjogren, A., Lundin, K., 2001. Human embryos with unevenly sized blastomeres have lower pregnancy and implantation rates : indications for aneuploidy and multinucleation. Human Reproduction 16 (2), 313–318.

[22] Salumets, A., Hydén-Granskog, C., Mäkinen, S., et al., 2003. Early cleavage predicts the viability of human embryos in elective single embryo transfer procedures. Human Reproduction 18 (4), 821–825.

[23] Lundin, K., Bergh, C., Hardarson, T., 2001. Early embryo cleavage is a strong indicator of embryo quality in human IVF. Human Reproduction 16 (12), 2652–2657.

[24] Sakkas, D., Percival, G., D'Arcy, Y., Sharif, K., Afnan, M., 2001. Assessment of early cleaving in vitro fertilized human embryos at the 2-cell stage before transfer improves embryo selection. Fertility and Sterility 76 (6), 1150–1156.

[25] Van Montfoort, A.P., Dumoulin, J.C., Kester, A.D., Evers, J.L., 2004. Early cleavage is a valuable addition to existing embryo selection parameters : a study using single embryo transfers. Human Reproduction 19 (9), 2103–2108.

[26] Ergin, E.G., Caliskan, E., Yalcinkaya, E., et al., 2014. Frequency of embryo multinucleation detected by time-lapse system and its impact on pregnancy outcome. Fertility and Sterility 102 (4), 1029–1033.e1.

[27] Barberet, J., Bruno, C., Valot, E., et al., 2019. Can novel early non-invasive biomarkers of embryo quality be identified with time-lapse imaging to predict live birth ? Human Reproduction 34 (8), 1439–1449.

[28] Desch, L., Bruno, C., Luu, M., et al., 2017. Embryo multinucleation at the two-cell stage is an independent predictor of intracytoplasmic sperm injection outcomes. Fertility and Sterility 107 (1), 97–103 e4.

[29] Holte, J., Berglund, L., Milton, K., et al., 2007. Construction of an evidence-based integrated morphology cleavage embryo score for implantation potential of embryos scored and transferred on day 2 after oocyte retrieval. Human Reproduction 22 (2), 548–557.

[30] Van Royen, E., Mangelschots, K., De Neubourg, D., et al., 1999. Characterization of a top quality embryo, a step towards single-embryo transfer. Human Reproduction 14 (9), 2345–2349.

[31] Magli, M.C., Gianaroli, L., Ferraretti, A.P., 2001. Chromosomal abnormalities in embryos. Molecular and Cellular Endocrinology 183 (Suppl 1), S29–S34.

[32] Fauque, P., Léandri, R., Merlet, F., et al., 2007. Pregnancy outcome and live birth after IVF and ICSI according to embryo quality. Journal of Assisted Reproduction and Genetics 24 (5), 159–165.

[33] Magli, M.C., Gianaroli, L., Ferraretti, A.P., et al., 2007. Embryo morphology and development are dependent on the chromosomal complement. Fertility and Sterility 87 (3), 534–541.

[34] Ziebe, S., Petersen, K., Lindenberg, S., et al., 1997. Embryo morphology or cleavage stage : how to select the best embryos for transfer after in-vitro fertilization. Human Reproduction 12 (7), 1545–1549.

[35] Alikani, M., Calderon, G., Tomkin, G., et al., 2000. Cleavage anomalies in early human embryos and survival after prolonged culture in-vitro. Human Reproduction 15 (12), 2634–2643.

[36] Ebner, T., Yaman, C., Moser, M., et al., 2001. Embryo fragmentation in vitro and its impact on treatment and pregnancy outcome. Fertility and Sterility 76 (2), 281–285.

[37] Johansson, M., Hardarson, T., Lundin, K., 2003. There is a cutoff limit in diameter between a blastomere and a small anucleate fragment. Journal of Assisted Reproduction and Genetics 20 (8), 309–313.

[38] Hnida, C., Engenheiro, E., Ziebe, S., 2004. Computer-controlled, multilevel, morphometric analysis of blastomere size as biomarker of fragmentation and multinuclearity in human embryos. Human Reproduction 19 (2), 288–293.

[39] Racowsky, C., Combelles, C.M., Nureddin, A., et al., 2003. Day 3 and day 5 morphological predictors of embryo viability. Reprod Biomed Online 6 (3), 323–331.

[40] Hardarson, T., Löfman, C., Coull, G., et al., 2002. Internalization of cellular fragments in a human embryo : time-lapse recordings. Reprod Biomed Online 5 (1), 36–38.

[41] Paternot, G., Debrock, S., De Neubourg, D., D'Hooghe, T.M., Spiessens, C., 2013. Semi-automated morphometric analysis of human embryos can reveal correlations between total embryo volume and clinical pregnancy. Human Reproduction 28 (3), 627–633.

[42] Magli, M.C., Jones, G.M., Lundin, K., van den Abbeel, E., 2012. Atlas of human embryology: from oocytes to preimplantation embryos. Preface. Hum Reprod 27 (Suppl 1). i1.

[43] Ziebe, S., Lundin, K., Loft, A., et al., 2003. FISH analysis for chromosomes 13, 16, 18, 21, 22, X and Y in all blastomeres of IVF pre-embryos from 144 randomly selected donated human oocytes and impact on pre-embryo morphology. Human Reproduction 18 (12), 2575–2581.

[44] Antczak, M., Van Blerkom, J., 1999. Temporal and spatial aspects of fragmentation in early human embryos : possible effects on developmental competence and association with the differential elimination of regulatory proteins from polarized domains. Human Reproduction 14 (2), 429–447.

[45] Van Royen, E., Mangelschots, K., Vercruyssen, M., D, et al., 2003. Multinucleation in cleavage stage embryos. Human Reproduction 18 (5), 1062–1069.

[46] Saldeen, P., Sundström, P., 2005. Nuclear status of four-cell preembryos predicts implantation potential in in vitro fertilization treatment cycles. Fertility and Sterility 84 (3), 584–589.

[47] Fauque, P., Audureau, E., Leandri, R., et al., 2013. Is the nuclear status of an embryo an independent factor to predict its ability to develop to term ? Fertility and Sterility 99 (5), 1299–304 e3.

[48] Winston, N.J., Braude, P.R., Pickering, S.J., et al., 1991. The incidence of abnormal morphology and nucleocytoplasmic ratios in 2 –, 3 – and 5-day human pre-embryos. Human Reproduction 6 (1), 17–24.

[49] Pickering, S.J., Braude, P.R., Johnson, M.H., Cant, A., Currie, J., 1990. Transient cooling to room temperature can cause irreversible disruption of the meiotic spindle in the human oocyte. Fertility and Sterility 54 (1), 102–108.

[50] Munné, S., Cohen, J., 1993. Unsuitability of multinucleated human blastomeres for preimplantation genetic diagnosis. Human Reproduction 8 (7), 1120–1125.

[51] Staessen, C., Van Steirteghem, A., 1998. The genetic constitution of multinuclear blastomeres and their derivative daughter blastomeres. Human Reproduction 13 (6), 1625–1631.

[52] Guerif, F., Le Gouge, A., Giraudeau, B., et al., 2007. Limited value of morphological assessment at days 1 and 2 to predict blastocyst development potential : a prospective study based on 4042 embryos. Human Reproduction 22 (7), 1973–1981.

[53] Rienzi, L., Ubaldi, F., Iacobelli, M., et al., 2005. Significance of morphological attributes of the early embryo. Reprod Biomed Online 10 (5), 669–681.

[54] Rhenman, A., Berglund, L., Brodin, T., et al., 2015. Which set of embryo variables is most predictive for live birth ? A prospective study in 6252 single embryo transfers to construct an embryo score for the ranking and selection of embryos. Human Reproduction 30 (1), 28–36.

[55] Biggers, J.D., Bell, J.E., Benos, D.J., 1988. Mammalian blastocyst : transport functions in a developing epithelium. American Journal of Physiology 255 (4 Pt 1), C419–C432.

[56] Edwards, L.J., Williams, D.A., Gardner, D.K., 1998. Intracellular pH of the mouse preimplantation embryo : amino acids act as buffers of intracellular pH. Human Reproduction 13 (12), 3441–3448.

[57] Ebner, T., Moser, M., Shebl, O., et al., 2009. Morphological analysis at compacting stage is a valuable prognostic tool for ICSI patients. Reprod Biomed Online 18 (1), 61–66.

[58] Ivec, M., Kovacic, B., Vlaisavljevic, V., 2011. Prediction of human blastocyst development from morulas with delayed and/or incomplete compaction. Fertility and Sterility 96 (6), 1473–1478.e2.

[59] Fabozzi, G., Alteri, A., Rega, E., et al., 2016. Morphological assessment on day 4 and its prognostic power in selecting viable embryos for transfer. Zygote 24 (4), 477–484.

[60] Feil, D., Henshaw, R.C., Lane, M., 2008. Day 4 embryo selection is equal to Day 5 using a new embryo scoring system validated in single embryo transfers. Human Reproduction 23 (7), 1505–1510.

[61] Kang, S.M., Lee, S.W., Jeong, H.J., et al., 2012. Clinical outcomes of elective single morula embryo transfer versus elective single blastocyst embryo transfer in IVF-ET. Journal of Assisted Reproduction and Genetics 29 (5), 423–428.

[62] Coticchio, G., Lagalla, C., Sturmey, R., et al., 2019. The enigmatic morula : mechanisms of development, cell fate determination, self-correction and implications for ART. Human Reproduction Update 25 (4), 422–438.

[63] Gardner, D.K., Schoolcraft, W.B., 1999. Culture and transfer of human blastocysts. Current Opinion in Obstetrics and Gynecology 11 (3), 307–311.

[64] Watson, A.J., Natale, D.R., Barcroft, L.C., 2004. Molecular regulation of blastocyst formation. Animal Reproduction Science 82-83, 583–592.

[65] Gardner, D.K., Balaban, B., 2016. Assessment of human embryo development using morphological criteria in an era of time-lapse, algorithms and « OMICS » : is looking good still important? Molecular Human Reproduction 22 (10), 704–718.

[66] Ahlström, A., Westin, C., Reismer, E., Wikland, M., Hardarson, T., 2011. Trophectoderm morphology : an important parameter for predicting live birth after single blastocyst transfer. Human Reproduction 26 (12), 3289–3296.

[67] Ebner, T., Tritscher, K., Mayer, R.B., et al., 2016. Quantitative and qualitative trophectoderm grading allows for prediction of live birth and gender. Journal of Assisted Reproduction and Genetics 33 (1), 49–57.

[68] Hill, M.J., Richter, K.S., Heitmann, R.J., et al., 2013. Trophectoderm grade predicts outcomes of single-blastocyst transfers. Fertility and Sterility 99 (5), 1283–1289.e1.

[69] Thompson, S.M., Onwubalili, N., Brown, K., Jindal, S.K., McGovern, P.G., 2013. Blastocyst expansion score and trophectoderm morphology strongly predict successful clinical pregnancy and live birth following elective single embryo blastocyst transfer (eSET) : a national study. Journal of Assisted Reproduction and Genetics 30 (12), 1577–1581.

[70] Gardner, D.K., Meseguer, M., Rubio, C., Treff, N.R., 2015. Diagnosis of human preimplantation embryo viability. Human Reproduction Update 21 (6), 727–747.

[71] Licciardi, F., McCaffrey, C., Oh, C., Schmidt-Sarosi, C., McCulloh, D.H., 2015. Birth weight is associated with inner cell mass grade of blastocysts. Fertility and Sterility 103 (2), 382–387.e2.

[72] Fragouli, E., Alfarawati, S., Spath, K., Wells, D., 2014. Morphological and cytogenetic assessment of cleavage and blastocyst stage embryos. Molecular Human Reproduction 20 (2), 117–126.

[73] Minasi, M.G., Colasante, A., Riccio, T., et al., 2016. Correlation between aneuploidy, standard morphology evaluation and morphokinetic development in 1730 biopsied blastocysts : a consecutive case series study. Human Reproduction 31 (10), 2245–2254.

[74] Wang, A., Kort, J., Behr, B., Westphal, L.M., 2018. Euploidy in relation to blastocyst sex and morphology. Journal of Assisted Reproduction and Genetics 35 (9), 1565–1572.

[75] Lundin, K., Ahlstrom, A., 2015. Quality control and standardization of embryo morphology scoring and viability markers. Reprod Biomed Online 31 (4), 459–471.

[76] Ciray, H.N., Campbell, A., Agerholm, I.E., et al., 2014. Proposed guidelines on the nomenclature and annotation of dynamic human embryo monitoring by a time-lapse user group. Human Reproduction 29 (12), 2650–2660.

[77] Apter, S., Ebner, T., Freour, T., et al., 2020. Good practice recommendations for the use of time-lapse technology. Hum Reprod Open 2020 (2). hooaa008.

[78] Wong, C.C., Loewke, K.E., Bossert, N.L., et al., 2010. Non-invasive imaging of human embryos before embryonic genome activation predicts development to the blastocyst stage. Nature Biotechnology 28 (10), 1115–1121.

[79] Meseguer, M., Herrero, J., Tejera, A., et al., 2011. The use of morphokinetics as a predictor of embryo implantation. Human Reproduction 26 (10), 2658–2671.

[80] Chavez, S.L., Loewke, K.E., Han, J., et al., 2012. Dynamic blastomere behaviour reflects human embryo ploidy by the four-cell stage. Nat Commun 3, 1251.

[81] Campbell, A., Fishel, S., Bowman, N., et al., 2013. Retrospective analysis of outcomes after IVF using an aneuploidy risk model derived from time-lapse imaging without PGS. Reprod Biomed Online 27 (2), 140–146.

[82] Petersen, B.M., Boel, M., Montag, M., Gardner, D.K., 2016. Development of a generally applicable morphokinetic algorithm capable of predicting the implantation potential of embryos transferred on Day 3. Human Reproduction 31 (10), 2231–2244.

[83] Basile, N., Vime, P., Florensa, M., et al., 2015. The use of morphokinetics as a predictor of implantation : a multicentric study to define and validate an algorithm for embryo selection. Human Reproduction 30 (2), 276–283.

[84] Conaghan, J., Chen, A.A., Willman, S.P., et al., 2013. Improving embryo selection using a computer-automated time-lapse image analysis test plus day 3 morphology : results from a prospective multicenter trial. Fertility and Sterility 100 (2), 412–419.e5.

[85] Goodman, L.R., Goldberg, J., Falcone, T., Austin, C., Desai, N., 2016. Does the addition of time-lapse morphokinetics in the selection of embryos for transfer improve pregnancy rates? A randomized controlled trial. Fertility and Sterility 105 (2), 275–285.e10.

[86] Liu, Y., Chapple, V., Feenan, K., Roberts, P., Matson, P., 2016. Time-lapse deselection model for human day 3 in vitro fertilization embryos : the combination of qualitative and quantitative measures of embryo growth. Fertility and Sterility 105 (3), 656–662.e1.

[87] Milewski, R., Ajduk, A., 2017. Time-lapse imaging of cleavage divisions in embryo quality assessment. Reproduction 154 (2), R37–R53.

[88] Kramer, Y.G., Kofinas, J.D., Melzer, K., et al., 2014. Assessing morphokinetic parameters via time-lapse microscopy (TLM) to predict euploidy : are aneuploidy risk classification models universal? Journal of Assisted Reproduction and Genetics 31 (9), 1231–1242.

[89] Armstrong, S., Bhide, P., Jordan, V., et al., 2019. Time-lapse systems for embryo incubation and assessment in assisted reproduction. Cochrane Database Syst Rev 5 (5), CD011320.

[90] Ahlström, A., Lundin, K., Lind, A.K., Gunnarsson, K., et al., 2022. A double-blind randomized controlled trial investigating a time-lapse algorithm for selecting Day 5 blastocysts for transfer. Human Reproduction 37 (4), 708–717.

[91] Ciray, H.N., Aksoy, T., Goktas, C., Ozturk, B., Bahceci, M., 2012. Time-lapse evaluation of human embryo development in single versus sequential culture media- -a sibling oocyte study. Journal of Assisted Reproduction and Genetics 29 (9), 891–900.

[92] Basile, N., Morbeck, D., Garcia-Velasco, J., et al., 2013. Type of culture media does not affect embryo kinetics : a time-lapse analysis of sibling oocytes. Human Reproduction 28 (3), 634–641.

[93] Barrie, A., Homburg, R., McDowell, G., et al., 2017. Examining the efficacy of six published time-lapse imaging embryo selection algorithms to predict implantation to demonstrate the need for the development of specific, in-house morphokinetic selection algorithms. Fertility and Sterility 107 (3), 613–621.

[94] Ahlström, A., Park, H., Bergh, C., Selleskog, U., Lundin, K., 2016. Conventional morphology performs better than morphokinetics for prediction of live birth after day 2 transfer. Reprod Biomed Online 33 (1), 61–70.

[95] Rubio, I., Kuhlmann, R., Agerholm, I., et al., 2012. Limited implantation success of direct-cleaved human zygotes : a time-lapse study. Fertility and Sterility 98 (6), 1458–1463.

[96] Athayde Wirka, K., Chen, A.A., Conaghan, J., et al., 2014. Atypical embryo phenotypes identified by time-lapse microscopy : high prevalence and association with embryo development. Fertility and Sterility 101 (6). 1637-48.e1-5.

[97] Liu, Y., Chapple, V., Roberts, P., Matson, P., 2014. Prevalence, consequence, and significance of reverse

cleavage by human embryos viewed with the use of the Embryoscope time-lapse video system. Fertility and Sterility 102 (5), 1295–1300.e2.

[98] Ozbek, I.Y., Mumusoglu, S., Polat, M., et al., 2021. Comparison of single euploid blastocyst transfer cycle outcome derived from embryos with normal or abnormal cleavage patterns. Reprod Biomed Online 42 (5), 892–900.

[99] Sciorio, R., Herrer Saura, R., Thong, K.J., et al., 2020. Blastocyst collapse as an embryo marker of low implantation potential : a time-lapse multicentre study. Zygote, 1–9.

[100] Marcos, J., Perez-Albala, S., Mifsud, A., et al., 2015. Collapse of blastocysts is strongly related to lower implantation success : a time-lapse study. Human Reproduction 30 (11), 2501–2508.

[101] Bodri, D., Sugimoto, T., Yao Serna, J., et al., 2016. Blastocyst collapse is not an independent predictor of reduced live birth : a time-lapse study. Fertility and Sterility 105 (6), 1476–1483.e3.

[102] Martínez-Granados, L., Serrano, M., González-Utor, A., et al., 2018. Reliability and agreement on embryo assessment : 5 years of an external quality control programme. Reprod Biomed Online 36 (3), 259–268.

[103] Sundvall, L., Ingerslev, H.J., Breth Knudsen, U., Kirkegaard, K., 2013. Inter- and intra-observer variability of time-lapse annotations. Human Reproduction 28 (12), 3215–3221.

[104] Desai, N., Goldberg, J.M., Austin, C., Falcone, T., 2018. Are cleavage anomalies, multinucleation, or specific cell cycle kinetics observed with time-lapse imaging predictive of embryo developmental capacity or ploidy ? Fertility and Sterility 109 (4), 665–674.

[105] Khosravi, P., Kazemi, E., Zhan, Q., et al., 2019. Deep learning enables robust assessment and selection of human blastocysts after in vitro fertilization. NPJ Digit Med 2, 21.

[106] Tran, D., Cooke, S., Illingworth, P.J., Gardner, D.K., 2019. Deep learning as a predictive tool for fetal heart pregnancy following time-lapse incubation and blastocyst transfer. Human Reproduction 34 (6), 1011–1018.

[107] Liao, Q., Zhang, Q., Feng, X., et al., 2021. Development of deep learning algorithms for predicting blastocyst formation and quality by time-lapse monitoring. Commun Biol 4 (1), 415.

[108] Huang, B., Zheng, S., Ma, B., et al., 2022. Using deep learning to predict the outcome of live birth from more than 10,000 embryo data. BMC Pregnancy and Childbirth 22 (1), 36.

[109] Campbell, A., Fishel, S., Bowman, N., S., et al., 2013. Modelling a risk classification of aneuploidy in human embryos using non-invasive morphokinetics. Reprod Biomed Online 26 (5), 477–485.

[110] Basile, N., Nogales Mdel, C., Bronet, F., et al., 2014. Increasing the probability of selecting chromosomally normal embryos by time-lapse morphokinetics analysis. Fertil Steril 101 (3), 699–704.

[111] Chawla, M., Fakih, M., Shunnar, A., et al., 2015. Morphokinetic analysis of cleavage stage embryos and its relationship to aneuploidy in a retrospective time-lapse imaging study. J Assist Reprod Genet 32 (1), 69–75.

[112] Del Carmen Nogales, M., Bronet, F., Basile, N., et al., 2017. Type of chromosome abnormality affects embryo morphology dynamics. Fertil Steril 107 (1), 229–235.e2.

[113] Patel, D.V., Shah, P.B., Kotdawala, A.P., et al., 2016. Morphokinetic behavior of euploid and aneuploid embryos analyzed by time-lapse in embryoscope. J Hum Reprod Sci 9 (2), 112–118.

[114] Mumusoglu, S., Yarali, I., Bozdag, G., et al., 2017. Time-lapse morphokinetic assessment has low to moderate ability to predict euploidy when patient- and ovarian stimulation-related factors are taken into account with the use of clustered data analysis. Fertil Steril 107 (2), 413–421.e4.

[115] Rienzi, L., Capalbo, A., Stoppa, M., et al., 2015. No evidence of association between blastocyst aneuploidy and morphokinetic assessment in a selected population of poor-prognosis patients : a longitudinal cohort study. Reprod Biomed Online 30 (1), 57–66.

[116] Yang, Z., Zhang, J., Salem, S.A., et al., 2014. Selection of competent blastocysts for transfer by combining time-lapse monitoring and array CGH testing for patients undergoing preimplantation genetic screening : a prospective study with sibling oocytes. BMC Med Genomics 7, 38.

[117] Zhang, J., Tao, W., Liu, H., et al., 2017. Morphokinetic parameters from a time-lapse monitoring system cannot accurately predict the ploidy of embryos. J Assist Reprod Genet 34 (9), 1173–1178.

[118] Bamford, T., Barrie, A., Montgomery, S., et al., 2022. Morphological and morphokinetic associations with aneuploidy : a systematic review and meta-analysis. *Human Reproduction Update.*

[119] Lundin, K., Park, H., 2020. Time-lapse technology for embryo culture and selection. Upsala Journal of Medical Sciences 125 (2), 77–84.

[120] Orvieto, R., Shimon, C., Rienstein, S., Jonish-Grossman, A., Shani, H., Aizer, A., 2020. Do human embryos have the ability of self-correction ? Reproductive Biology and Endocrinology 18 (1), 98.

Congélation des ovocytes et des embryons

Chapitre 26

A. Chargui, L. Ferreux, J. Firmin, K. Pocate-Cheriet, C. Patrat

Introduction

C'est en mars 1984 que Zoé naît en Australie, après l'implantation d'un embryon obtenu par FIV et congelé. Les premières naissances obtenues à partir d'ovocytes vitrifiés ont lieu également en Australie dès 1999.

Cette mise à l'arrêt du temps et des processus physiologiques devient alors possible, soulevant ainsi de nombreuses questions éthiques. Les progrès en cryobiologie, avec notamment la maîtrise de la vitrification, et les changements de la société ont également participé à l'évolution et à l'amélioration des pratiques des centres d'AMP. Ainsi, la prise en charge s'est d'abord organisée autour de la maîtrise de la congélation embryonnaire, facilitant ainsi le transfert mono-embryonnaire. Puis, c'est en 2011 que la loi de bioéthique autorise en France les professionnels à congeler des ovocytes et à pratiquer la congélation ultrarapide des gamètes et des embryons, aussi nommée vitrification [1]. Cette nouvelle méthode de congélation aura un impact clair non seulement sur les résultats, avec une hausse des naissances après transfert d'embryons vitrifiés, mais également sur les schémas thérapeutiques; certains centres d'AMP généralisant ainsi la pratique du *freeze all*, à savoir la congélation de l'ensemble de la cohorte embryonnaire. La vitrification d'ovocytes rend également possible leur congélation et conservation avec de réelles chances de succès. D'abord appliquée à la préservation de la fertilité dans un contexte médical, avant tout traitement gonadotoxique, elle est désormais autorisée par la loi de bioéthique de 2021, sous conditions d'âge, dans un contexte non médical [2].

Dans ce chapitre seront décrits les bases de la cryobiologie, la sécurité liée à l'azote et les principaux résultats après congélation d'embryons et d'ovocytes.

Bases techniques

Définition et principes de la vitrification

La vitrification est définie comme étant la solidification d'une solution (eau libre et solutés dissous) sans réorganisation cristalline. L'état vitrifié résulte d'une augmentation extrême de la viscosité au cours du refroidissement. Ceci induit un ralentissement, voire une annulation de l'énergie interne cellulaire liée au refroidissement et au changement d'état.

Le bon déroulement de la vitrification nécessite deux étapes clés : une étape initiale d'exposition du matériel biologique (ovocyte ou embryon) aux cryoprotecteurs suivie d'un important refroidissement : de la température ambiante à −196 °C. Les milieux de cryoconservation sont autant essentiels que la chute ultrarapide de la température pour préserver au maximum les structures cellulaires, membranaires et intracytoplasmiques [3].

La résistance des ovocytes et des embryons au cours d'un processus de cryopréservation dépend de plusieurs facteurs qui peuvent exercer des effets nuisibles sur les organites, tels que le choc thermique, une déshydratation extrême et la cristallisation de l'eau intracellulaire (effet mécanique). En effet, lors d'un refroidissement trop rapide ou si la cellule n'est pas suffisamment cryoprotégée (déshydratation non optimale), l'eau va alors se solidifier à l'intérieur de la cellule sous forme de petits cristaux relativement instables appelés foyers de nucléation. Au moment du réchauffement, ces foyers vont se transformer brutalement en cristaux de plus grande taille qui sont incompatibles avec une bonne survie embryonnaire ou ovocytaire. Ainsi, l'obtention ultrarapide d'un état intracellulaire vitreux permet de réduire la probabilité de la formation de foyers de nucléation précurseurs des cristaux de glace [4].

Pour ce faire, il faut réunir toutes les conditions nécessaires empêchant un arrangement moléculaire ordonné, comme observé lors de la formation d'un cristal de glace. Cet état appelé « amorphe » ou « vitreux » est obtenu lorsque la solution est amenée à une température inférieure à la température de transition vitreuse (Tg, g pour *glass*; figure 26.1 ; [5]).

Afin de minimiser ces altérations cryogéniques, des cryoprotecteurs perméables et non perméables doivent être obligatoirement utilisés en association. Ces substances ont la propriété de peu cristalliser au froid. Leurs actions protectrices reposent sur leur avidité à former des ponts hydrogène avec les molécules d'eau empêchant ainsi l'organisation ordonnée d'un état cristallin et l'augmentation de la viscosité. Leur utilisation à de fortes concentrations et à des volumes minimes peut induire l'apparition d'un état solide amorphe dénué de tout cristal de glace lorsqu'ils sont soumis à un refroidissement très élevé et ultrarapide, comme lors de la plongée dans l'azote liquide à –196 °C. L'exposition des cellules humaines aux cryoprotecteurs induit une phase de déshydratation qui implique une diminution du volume cytoplasmique jusqu'à obtention de l'équilibre osmotique.

Certains cryoprotecteurs, de faibles poids moléculaires, sont capables de traverser la membrane cellulaire. La plupart des cryoprotecteurs pénétrants sont des alcools avec 1 à 3 fonctions hydroxyles, agissant par le biais de ponts hydrogène. Ils interfèrent ou empêchent la réorganisation cristalline (ordonnée) des molécules d'eau liée au refroidissement. D'autres cryoprotecteurs strictement non pénétrants, de poids moléculaires faibles (ex. : sucrose, tréhalose…) ou élevés (ex. : dextran), sont hyperosmotiques [6].

Néanmoins, ces mêmes cryoprotecteurs peuvent être responsables de dégâts cellulaires, en raison de leur toxicité cellulaire directe, et de lésions osmotiques, secondaires à la déshydratation intra- et extracellulaire. Toute la difficulté, mais également l'efficacité, de la vitrification résident donc dans le juste équilibre entre les

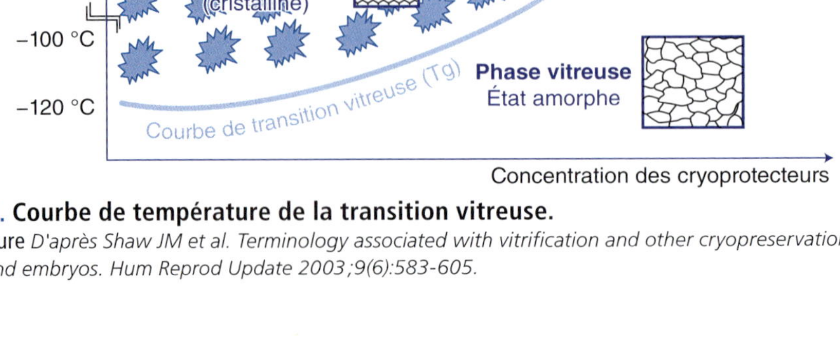

Figure 26.1. Courbe de température de la transition vitreuse.
T° : température *D'après Shaw JM et al. Terminology associated with vitrification and other cryopreservation procedures for oocytes and embryos. Hum Reprod Update 2003;9(6):583-605.*

Tableau 26.1. Variables techniques de la vitrification.

Variables de la vitrification pouvant fortement influencer son efficacité
– Effet des vitesses de refroidissement et de réchauffement
– Perméabilité des cellules à l'eau et aux cryoprotecteurs : glycérol < éthylène glycol < DMSO < propanediol
– Variabilité de perméabilité entre ovocytes et embryons : ovocytes < zygotes < embryons < blastocystes
– Toxicité du cryoprotecteur – Type et concentration – Température d'exposition – Génotoxicité – homéostasie calcique
– Réactions osmotiques dans les solutions de CP
– Dispositif (ouvert ou fermé) utilisé pour la vitrification
– Risque de cristallisation pendant le stockage et le réchauffement
– Compétences techniques de l'opérateur

CP : cryoprotecteur ; DMSO : diméthylsulfoxyde.

propriétés bénéfiques et les effets délétères de ces substances lors de leur utilisation. Cependant, d'autres facteurs peuvent également conditionner l'issue de cette technique (tableau 26.1).

Comment vitrifier ?

Indépendamment des méthodes de vitrification utilisées, les ovocytes ou les embryons sont exposés à des concentrations élevées en cryoprotecteurs pénétrants ou non pénétrants, de manière à augmenter la viscosité intracellulaire au-delà d'un seuil nécessaire pour maintenir un état vitreux, lors des étapes ultérieures de refroidissement et réchauffement [7].

En pratique, un état vitreux intracellulaire est créé avant le refroidissement dans l'azote liquide en exposant le matériel biologique successivement à des solutions non vitrifiantes et vitrifiantes :

- dans une première étape, les ovocytes ou les embryons sont exposés à une solution non vitrifiante composée uniquement de cryoprotecteurs pénétrants (éthylène glycol, diméthylsulfoxyde [DMSO], propanediol [PROH], glycérol…). Ainsi, ils subissent une déshydratation rapide (< 30 secondes) pour atteindre l'équilibre osmotique, qui se traduit par une forte réduction du volume ovocytaire ou embryonnaire. Il s'ensuit un équilibre des concentrations par une entrée intracellulaire des cryoprotecteurs accompagnés d'eau : ce qui correspond au retour vers le volume initial. Cette solution de cryoprotecteurs est dénommée *Equilibration Solution* (ES) dans les kits de vitrification commercialisés. La vitesse et le degré d'expansion des cellules seront fonction de la durée d'exposition, du type et de la concentration des cryoprotecteurs pénétrants ;
- dans une seconde étape, les ovocytes ou les embryons sont immergés dans la solution vitrifiante (VS) de cryoprotecteurs non pénétrants (sucrose, dextran…) pendant une courte durée, ne dépassant pas 60 secondes, avant d'être déposés sur le support de cryoconservation puis plongés dans l'azote liquide. Cette solution maintient l'état vitreux pendant le refroidissement tout comme pendant le réchauffement. Au cours de cette étape se produit instantanément une seconde déshydratation. Les conditions d'un état vitrifiant intracellulaire sont ainsi obtenues en concentrant les protéines, les sels intracellulaires, et les cryoprotecteurs ayant pénétré les cellules lors de la première étape. L'état vitrifié extracellulaire est obtenu par l'enrobement des ovocytes ou des embryons dans la solution VS.

La durée d'exposition aux cryoprotecteurs, quant à elle, sera fonction du type et du stade des cellules à vitrifier (ovocytes, zygotes ou embryons) et du système de contention de cryopréservation (système ouvert ou fermé) [8]. Certaines précautions sont à prendre en compte pour réussir la vitrification ovocytaire ou embryonnaire, puisque l'addition des cryoprotecteurs en une seule étape provoque une réaction osmotique instantanée qui se traduit par un phénomène de déshydratation brutale impliquant une augmentation de la concentration intracellulaire, qui peut être toxique, une réduction de plus de 50 % du volume cellulaire initial et une éventuelle lyse cellulaire dans les heures suivant la dévitrification (malgré une apparence normale des cellules immédiatement après le réchauffement). De ce fait, et afin d'éviter des variations volumétriques trop brutales, il est recommandé d'exposer les cellules à plusieurs solutions de concentrations progressives en cryoprotecteurs (en créant des ponts entre les gouttes d'ES par exemple); cela est particulièrement vrai pour l'embryon au stade blastocyste. Dès lors que des « vitesses » de refroidissement élevées sont appliquées, un réchauffement ultrarapide sera nécessaire pour éviter une éventuelle formation de cristaux. Le support de cryopréservation est extrait de la paillette de protection en évitant le contact avec l'azote liquide. L'extrémité du support qui porte le matériel biologique (ovocyte ou embryon) dans sa goutte de cryoprotecteur est alors directement plongée dans une solution de saccharose (solution de dilution des cryoprotecteurs qui est une solution de réchauffement portée à 37 °C, aussi appelée TS pour *Thawing Solution*). Ainsi, une vitesse de réchauffement de plus de 20000 °C/min est obtenue indépendamment du système de contention utilisé [9].

Cas spécifique de la cryopréservation des ovocytes

Même 25 ans après l'obtention de la première naissance à partir d'un ovocyte cryopréservé, la cryopréservation de l'ovocyte humain en MII après sa décoronisation reste compliquée. En effet, pour cryoconserver un ovocyte, nous faisons face à plusieurs difficultés :

- si la quantité d'eau intracellulaire y est importante (une des plus grandes cellules chez les mammifères), la surface membranaire est limitée par rapport à son volume;
- les échanges sont réduits au stade MII à cause d'une faible perméabilité;
- l'addition et la dilution des cryoprotecteurs, ainsi que les chocs thermo-osmotiques peuvent endommager les différentes structures cellulaires, telles que le noyau métaphasique, le cytosquelette, la ZP ou le fuseau méiotique. Ce dernier est particulièrement thermosensible car il est formé de microtubules qui se dépolymérisent et repolymérisent lors de l'exposition à des températures non physiologiques. Certaines études moléculaires ont mis en évidence d'autres lésions après réchauffement ovocytaire comme une déstabilisation de la structure fibrillaire du cytosquelette d'actine, un durcissement de la ZP et des activations parthénogénétiques [10, 11].

Cependant, d'autres études, notamment celles de Cobo et Rienzi, sont plus rassurantes, et montrent une bonne intégrité du fuseau méiotique, de bon taux de survie après réchauffement, de l'ordre de 80 à 95 %, ainsi que des taux de développement embryonnaire similaires et des taux de grossesse de 40 à 50%, après utilisation d'ovocytes frais ou d'ovocytes cryopréservés par vitrification ultrarapide avec un système « ouvert-cryotop » [12-14].

Vitrification à système « ouvert » ou « fermé » (tableau 26.2)

Pour atteindre des vitesses de refroidissement ultrarapides (20000 °C/min) nécessaires pour éviter l'apparition de foyers de nucléation, l'inertie thermique doit être réduite par la conception de supports qui favorisent le contact direct de la microgoutte de solution cryoprotectrice contenant l'embryon ou l'ovocyte avec l'azote liquide. Un contact direct du matériel biologique avec l'azote liquide permet d'induire un état amorphe efficacement, pour des temps d'exposition et des concentrations des cryoprotecteurs moindres, ce

Tableau 26.2. Principales différences et similitudes entre système de vitrification « ouvert » et « fermé ».

	Système ouvert	Système fermé
Effet thermo-isolant	Non	Oui
Vitesse de refroidissement	Ultrarapide > 20000 °C/min	< 2000 °C/min
Vitesse de réchauffement	> 20000 °C/min	
Concentration minimale en cryoprotecteurs	≈ 1000 mOsm	2000 à 4000 mOsm
Temps nécessaire pour la micro-injection des ovocytes après réchauffement	2 heures minimum	
Temps nécessaire pour le transfert des embryons après réchauffement	2 à 3 heures minimum	

qui réduit également leur éventuel effet toxique. Opter pour un support ouvert nécessite une meilleure maîtrise de la technique de vitrification surtout dans ses dernières étapes : depuis le transit dans la solution VS jusqu'au montage/plongée du matériel biologique dans l'azote liquide [15].

La vitrification en système « fermé » permet d'isoler l'échantillon de l'azote liquide et de créer également une barrière thermo-isolante. Il s'ensuit une augmentation de l'inertie thermique, impliquant une réduction importante du refroidissement de 20000 °C/min à moins de 2000 °C/min. Il devenait donc évident que la diminution de la « vitesse » de refroidissement devait être compensée par une augmentation du temps d'exposition et de la concentration intracellulaire en cryoprotecteurs tout en restant en dessous du seuil de toxicité [16].

Pour les ovocytes ou les embryons issus de patients présentant un risque de transmission d'une maladie virale, le choix du système fermé s'impose [17].

Plusieurs études montrent l'absence de différences en termes d'issues clinico-biologiques entre les embryons vitrifiés en système ouvert ou fermé [18-20].

Mais au vu des particularités de l'ovocyte MII, la vitrification des ovocytes avec système ouvert, qui offre une vitesse de refroidissement ultrarapide, un temps d'exposition aux cryoprotecteurs plus court et une toxicité moindre, est fortement recommandée [21].

Sécurité liée à l'azote

La manipulation de l'azote, nécessaire pour congeler et conserver des gamètes et des embryons, est très encadrée [22]. L'azote est un gaz inerte, se présentant sous forme liquide à –196 °C. Il est incolore et inodore. En cas de réchauffement, il peut rapidement remplacer l'air respirable. Sous forme liquide, son volume d'expansion est considérable : 1 L d'azote gazeux donne 682,1 L d'azote gazeux à température ambiante et à pression atmosphérique. Les risques pour la santé sont principalement des brûlures cryogéniques et l'asphyxie par anoxie.

Le local de conservation des gamètes et des embryons, d'un volume supérieur à 20 m^3, doit être exclusivement affecté à cette activité. Il doit être sécurisé et équipé de :

- un ou plusieurs appareils de détection et de mesure du taux d'oxygène (1 pour 50 m^3, situé en partie basse) ;
- une ventilation mécanique adaptée (extraction et entrée d'air neuf), à deux vitesses (avec des maintenances régulières) ;
- une alarme sonore et/ou visuelle reliée aux utilisateurs et au poste de sécurité (s'il en existe un), et qui se déclenche selon le taux d'oxygène (O_2) (si inférieur à 19–18 %) ;
- un oculus ou une partie vitrée permettant en permanence l'observation et la surveillance du local depuis l'extérieur ;
- une porte munie d'une barre antipanique ouvrant vers l'extérieur du local ;
- un appareil respiratoire isolant disposé à l'extérieur et à proximité de l'entrée.

Les dangers sont signalés par des pictogrammes et les équipements de protection individuelle (lunettes, gants, chaussures fermées…) sont mis à disposition des utilisateurs. Les risques en fonction du taux d'O_2 ambiant ainsi que les conduites à tenir sont affichés. Le personnel doit être habilité à la manipulation de l'azote liquide et formé aux gestes d'urgence.

Par ailleurs, tout matériel critique, c'est-à-dire pouvant impacter sur les résultats, doit être suivi sur le plan métrologique. Ainsi, les cuves de conservation de gamètes et d'embryons doivent être équipées de sondes de température avec des alarmes téléportées permettant une surveillance en continu.

Résultats appliqués aux embryons

La vitrification embryonnaire est utilisée aujourd'hui de façon courante dans des laboratoires d'AMP à travers le monde, et ce depuis près de 20 ans comme au Japon [23] ou parmi deux autres pays précurseurs, à savoir la Belgique [24] et les États-Unis [25]. En France, elle a été déployée progressivement depuis 2011.

À quel stade faut-il vitrifier les embryons ?

Il est possible de vitrifier les embryons, au stade 2PN (zygote), clivé (J2 ou J3), rarement au stade morula, et surtout au stade blastocyste (J5 ou J6 classiquement et plus accessoirement J7). La vitrification des embryons confère des taux de survie excellents (autour des 95 %) et ce quel que soit le stade de congélation initial. À noter également que la vitrification embryonnaire permet de maintenir des taux d'implantation aussi proches qu'en transfert frais [26, 27].

Selon certaines pratiques de laboratoire, la vitrification au stade 2PN est réservée classiquement aux patientes bénéficiant de peu d'ovocytes fécondés (1 à 4 zygotes) ou *a minima* pour lesquelles un faible développement embryonnaire est attendu (en raison d'expériences passées d'échec de culture prolongée). Dans ce cas, il s'agit pour ces patientes de « garantir » un transfert, ce dernier étant programmé le lendemain ou à J2 postréchauffement, au stade clivé [28]. Certaines équipes avancent que l'environnement *in vivo* utérin pourrait « sauver » les embryons à faible potentiel de développement, plus particulièrement pour les patientes avec peu d'embryons [29, 30]. Il est effectivement établi que les 2 à 3 premiers jours de développement embryonnaire sont les plus susceptibles d'être affectés par des variations des conditions de culture [31].

Les études comparant les résultats obtenus après congélation/décongélation lente (méthode historique) et vitrification/réchauffement d'embryons humains tendent, de façon unanime, à montrer que les taux de survie embryonnaire post-décongélation et les TGE sont plus élevés après vitrification/réchauffement des embryons aussi bien au stade clivé [32, 33] qu'au stade blastocyste [32, 33]. Une seule méta-analyse, publiée par Rienzi *et al.*, a évalué l'efficacité de la vitrification des embryons par rapport à la technique de congélation lente [34]. Dans cette méta-analyse, la vitrification a été réalisée avec des embryons développés au stade clivé précoce (J2 ou J3) et/ou avec des blastocystes (J5). La technique de vitrification améliore de façon significative les taux de naissances vivantes par cycle par rapport à la congélation lente (RR = 2,28 [1,17 ; 4,44], p = 0,016).

Alors que tous les stades embryonnaires aboutissent à des taux de survie satisfaisants, la vitrification au stade blastocyste est néanmoins la plus répandue. Elle est effectivement la plus efficace et présente le plus de bénéfices pour les couples. En effet, les transferts au stade blastocyste ont un plus haut potentiel d'implantation par rapport au stade clivé, la culture prolongée au stade blastocyste permet une meilleure sélection embryonnaire avec moins d'embryons cryoconservés et permet de favoriser des transferts mono-embryonnaires avec moins de risques de grossesses multiples.

Indications

La principale indication à la cryoconservation des embryons concerne les embryons surnuméraires, correspondant à des embryons non transférés et dont l'aspect morphologique laisse supposer de réelles chances de naissance après congélation-décongélation [35]. La seconde indication principale consiste à différer le transfert (*freeze all*) pour une raison majeure contre-indiquant un transfert frais pour motif médical : SHO, et/ou pour une baisse des chances d'implantations : taux élevé de progestérone en fin de stimulation, déclenchement de l'ovulation par agoniste de la GnRH [36]. Cette dernière stratégie de déclenchement réduit drastiquement le SHO mais altère la réceptivité endométriale. Certaines équipes soulèvent la question du *freeze all* y compris chez des femmes normo-répondeuses et préconisent d'éviter le transfert frais en raison des doses supra-physiologiques d'hormones injectées pour la stimulation ovarienne. Cette stratégie est néanmoins encore débattue et n'est envisageable qu'en raison des taux de survie très satisfaisants au réchauffement des embryons [37].

D'autres indications de cryoconservation des embryons peuvent être proposées par certains centres d'AMP en vue de préserver la fertilité des patientes, avec un projet parental à court terme, dans la perspective d'effectuer un « cumul embryonnaire » en cas de faible réserve ovarienne ou avant un traitement potentiellement stérilisant ou encore en cas d'endométriose [38]. Enfin, le DPI de pathologies monogéniques ou d'aneuploïdies embryonnaires est une indication à la congélation des embryons biopsiés dans l'attente du résultat d'analyse rendu par le laboratoire de génétique.

Résultats

D'après les données récentes provenant de l'ABM, le nombre de décongélations (suite à une technique de congélation lente et/ou de vitrification) progresse annuellement de près de 10 % (+9,9 % entre 2017 et 2018 ; +9,7 % entre 2018 et 2019). À noter toutefois que les TEC ont diminué de 13,4 % en 2020, probablement en lien avec la crise sanitaire du coronavirus et l'arrêt d'activités des centres français lors du 1er confinement.

Parallèlement à cette évolution, on remarque une augmentation des chances de grossesse après décongélation d'embryons, tout en observant une diminution du taux de grossesse multiple : le taux d'accouchement par décongélation était de 19,2 % en 2017 et de 21,8 % en 2020, alors que le taux de grossesse multiple était de 7,2 % en 2017 et de 4,7 % en 2020. De la même manière, entre 2017 et 2020, le nombre d'embryons transférés par embryons décongelés a augmenté de 3,8 points (87,3 à 91,1 %), sans qu'il n'y ait d'augmentation du nombre d'embryons transférés par transfert (1,2 point en 2020). Cette évolution observée depuis plusieurs années peut s'expliquer par une meilleure survie des embryons après décongélation, liée à l'utilisation grandissante de la vitrification et à sa meilleure maîtrise. La congélation ultrarapide des embryons a été utilisée pour respectivement 85,7 et 95,5 % des tentatives de TEC de 2017 et 2020. Cette dernière avancée majeure en cryobiologie humaine a permis d'atteindre des taux d'implantation de 24,7 % en 2020 (contre 19,7 % en 2017), qui poursuit une augmentation due notamment à la pratique de la culture prolongée (74,8 % des TEC en 2020 contre 59,9 % en 2017). Les décongélations d'embryons en vue de TEC réalisées en intraconjugal en 2020 ont permis la naissance de 8 593 enfants (figure 26.2).

Deux critères sont importants afin d'évaluer un embryon au stade blastocyste après réchauffement : la survie embryonnaire (présence de plages de dégénérescence cellulaires et leur proportion par rapport au volume total de l'embryon) et la réexpansion ou non de cet embryon (figure 26.3). Parmi 2 129 blastocystes réchauffés, ni les différents kits commerciaux de vitrification/réchauffement, ni l'opérateur, ni la réalisation d'une biopsie de trophectoderme n'affectaient les taux de survie [39]. À l'inverse, un aspect morphologique « médiocre » avant la vitrification (grade AC, CA ou CC selon la classification de Gardner) était un critère négatif associé à une diminution des taux de survie, de même que l'allongement du délai d'expansion (blastocystes expansés à J7 *versus* J5 ou J6). Ces mêmes critères ainsi qu'une morphologie embryonnaire « intermédiaire » (grade AC, CA ou BB) étaient associés à une baisse des taux

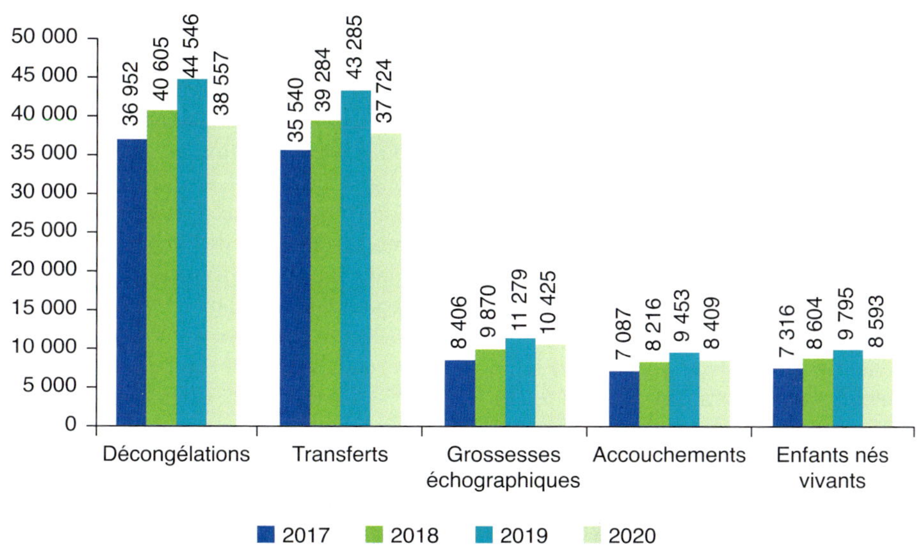

Figure 26.2. Pratique du TEC en France entre 2017 et 2020.
Évolution du nombre de décongélations et transferts embryonnaires, grossesses, accouchements et enfants nés.
TEC : transfert d'embryons congelés. *D'après le rapport médical et scientifique de l'Agence de la biomédecine 2022.*

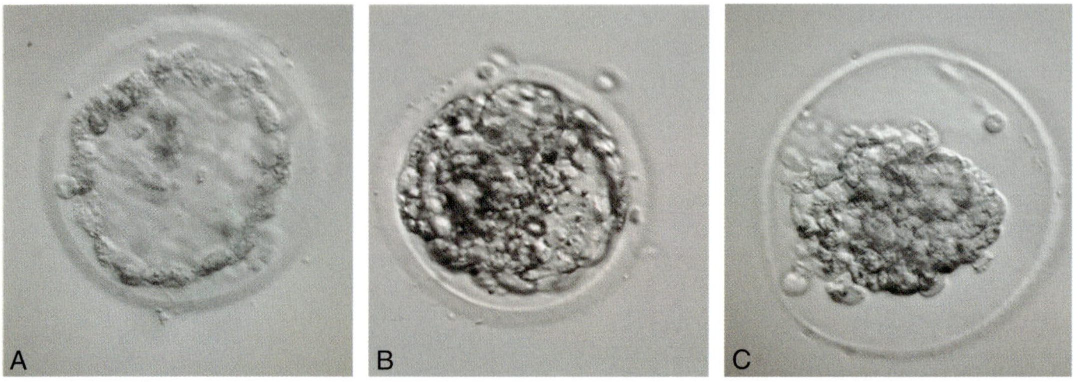

Figure 26.3. Évaluation de la qualité embryonnaire au stade de blastocyste après réchauffement.
A. Blastocyste en cours de réexpansion sans plage de lyse cellulaire. B. Blastocyste en réexpansion avec lyse cellulaire. C. Blastocyste lysé.

de réexpansion au réchauffement. À noter que dans cette étude, le *hatching* (éclosion de la ZP) artificiel augmentait les taux de survie (99,4 %), ces derniers étant plus élevés qu'en cas de vitrification au stade expansé seul, sans *hatching* préalable (97,2 %). La sélection des blastocystes après réchauffement semble devoir porter essentiellement sur la morphologie et le jour d'expansion avant vitrification, puisque ces paramètres sont indépendamment associés au comportement des embryons après vitrification. Toutefois, l'aspect post-réchauffement des embryons non lysés (réexpansion ou non, plages de dégénérescence ou non) n'a pas d'influence sur les taux de naissance après ajustement sur les facteurs confondants.

Des méthodes adjuvantes ont été proposées afin d'améliorer les taux de survie au réchauffement au stade blastocyste telles que le collapsus artificiel des embryons. Cette procédure requiert l'utilisation du laser (tout comme pour un *hatching* artificiel), afin d'interrompre les connexions intercellulaires du trophectoderme et d'entraîner la rétraction artificielle de l'embryon. Cette méthode semble apporter un bénéfice pour les embryons vitrifiés à un stade expansé et, selon certains auteurs, améliorerait la viabilité et les taux d'implantation [40].

Il est intéressant de noter que les procédures de vitrification/réchauffement itératifs ne semblent pas avoir d'impact sur les taux de survie et d'implantation des embryons vitrifiés par rapport à des embryons frais [12]. Par exemple, la double vitrification ovocytaire suivie de la vitrification des blastocystes secondairement obtenus après culture a été rapportée pour la 1re fois en 2008 et s'est depuis répandue largement avec l'augmentation de la vitrification ovocytaire dans le cadre du programme de gestion du don d'ovocytes [41, 42].

Résultats appliqués aux ovocytes

Historique

La congélation ovocytaire a connu un engouement dès la fin des années 1980 suite aux premières naissances obtenues à partir d'ovocytes humains matures congelés par Chen en 1986 [43]. Dans son protocole associant le DMSO à la congélation lente, Chen décrivait des résultats très encourageants pour l'époque avec des taux de survie ovocytaire à la décongélation de 76 %, des taux de fécondation après FIV de 71 % et des taux de clivage de 60 %. Cela avait permis la réalisation de 7 transferts embryonnaires et l'obtention de 2 naissances, dont 1 gémellaire, ce qui représentait un taux de naissance par transfert de 29 % et par ovocytes décongelés de 6 %.

Cependant, peu d'équipes réussirent à reproduire les résultats de Chen, rapportant ainsi des résultats nettement inférieurs, avec des taux de survie ovocytaire à la décongélation de l'ordre de 30 %, des taux réduits de fécondations associées à une polyspermie fréquente (20–40 %) et des anomalies du développement embryonnaire, après utilisation de DMSO ou de PROH. Par conséquent, dans les années qui suivirent, peu de naissances furent obtenues dans le monde à partir d'ovocytes congelés par la méthode lente en utilisant le protocole DMSO.

Les premiers travaux sur la technique de vitrification ont débuté dès la fin des années 1980 avec des résultats prometteurs chez l'animal durant les années 1990. Elle a connu son véritable essor au début des années 2000 suite à la première naissance mondiale en 1999 à partir d'ovocytes vitrifiés [44]. Depuis, ses applications en clinique humaine n'ont cessé de se diversifier grâce aux améliorations techniques régulièrement apportées, à l'origine d'une amélioration constante des résultats. La technique de vitrification ovocytaire et embryonnaire est ainsi considérée par certains comme étant la « dernière révolution dans le domaine de la biologie de la reproduction ».

Indications et réalisation de la vitrification ovocytaire en routine

La cryoconservation ovocytaire a été réservée initialement aux patientes présentant certains contextes médicaux, sans aucune autre option de fertilité. L'avènement de la technique de vitrification a été à l'origine d'un élargissement des indications de cryopréservation ovocytaire (tableau 26.3).

La vitrification reste une technique entièrement manuelle malgré l'existence récente d'une automatisation de certaines de ses étapes, n'ayant pas, pour autant, débouché sur une utilisation en routine. De par cette spécificité et du caractère opérateur-dépendant, une courbe d'apprentissage est indispensable en vue d'une maîtrise de cette technique. De plus, une pratique régulière de la vitrification est obligatoire afin de maintenir un niveau élevé d'efficience. En pratique, certaines équipes, expertes en la matière, recommandent de vitrifier environ 200 ovocytes avant de considérer la technique comme étant acquise. Secondairement, pour la maîtriser et atteindre un niveau élevé de performance et d'efficience, la vitrification doit être réalisée par l'opérateur au minimum 3 à 4 fois par semaine.

À l'échelle du laboratoire, certains indicateurs de performance doivent être régulièrement mesurés afin de maintenir, voire de dépasser, les seuils établis préalablement. Un groupe d'experts de l'ESHRE a ainsi édité un consensus en 2012 sur les indicateurs de performance en cryopréservation ovocytaire et embryonnaire. Ainsi, le seuil de compétence du taux de survie après réchauffement ovocytaire devait être ≥ 70 % et d'excellence ≥ 85 % en intraconjugal (≥ 95 % en don d'ovocytes

Tableau 26.3. Indications de cryoconservation ovocytaire (Bosch, 2020).

Élective	Non élective
• **Don d'ovocytes, *banking* ovocytaire** – Désynchronisation donneuse/receveuse : allègement de la procédure – Offre plus rapide à la demande de don d'ovocytes – Réduction des délais de prise en charge • **Congélation sociétale** – En prévision de la baisse de la fertilité liée à l'âge – Alternative à la congélation embryonnaire si non réalisable (objections éthiques, morales ou religieuses, législation restrictive) • **Cumul ovocytaire** – Augmenter les chances de succès chez les patientes mauvaises répondeuses ou en cas d'échecs répétés d'implantation (ERI) – Augmenter le nombre d'ovocytes en vue d'une recherche d'aneuploïdies embryonnaires • **Transgenres** : changement de femme à homme : offre la possibilité de conserver les ovocytes pour une fécondation future par un partenaire ou un donneur de sperme	**Indications médicales** – Thérapeutiques gonadotoxiques – Pathologies médicales altérant la fertilité – Affections génétiques responsables d'infertilité

pour un âge de la donneuse < 30 ans). Quant aux taux de fécondation, ils ne devaient pas être inférieurs de 10 points par rapport à ceux obtenus à partir d'ovocytes frais [45].

Il est évident qu'avec les améliorations apportées à cette technique depuis lors, ces seuils définis en 2012 sont à considérer à la hausse, en tenant compte, bien évidemment, du dispositif utilisé, qu'il soit ouvert ou fermé, ainsi que des conditions d'activité propres à chaque laboratoire d'AMP.

Résultats

L'engouement pour la vitrification ovocytaire suite à la publication de la première naissance en 1999 a conduit à la publication par de nombreuses équipes de résultats très encourageants, majoritairement obtenus avec le système ouvert. Ainsi, dans le cadre du don d'ovocytes en Espagne, Cobo *et al.* rapportaient des taux de survie ovocytaire de 97 % et une équivalence des taux de fécondation, de blastulation et de grossesse clinique avec des ovocytes frais (76,3 %, 48,7 % et 65,2 % respectivement [46]). Ces résultats ont été confirmés par la même équipe quelques années plus tard, toujours dans le don d'ovocytes, dans le cadre d'une étude prospective randomisée en rapportant des taux de survie de 92,5 % [47]. L'application clinique de la vitrification ovocytaire fut évaluée et validée lors de la revue de la littérature et la méta-analyse menée une année plus tard par les mêmes auteurs [48]. Ces résultats, fort prometteurs, ont été le point de départ d'un formidable essor de la vitrification ovocytaire dans le don d'ovocytes, conduisant ainsi à la création de banques d'ovocytes dont la gestion simplifiée et à grande échelle a permis une optimisation de la prise en charge des patientes infertiles. Au-delà du progrès technique apporté par la vitrification dans le domaine de la cryobiologie, l'argument d'une meilleure qualité ovocytaire chez les donneuses était avancé pour expliquer les très bons résultats observés dans le don d'ovocytes. Dans ce contexte, l'équipe de Rienzi a évalué la vitrification ovocytaire en intraconjugal de manière prospective et randomisée, en utilisant là aussi le système ouvert. Elle a fait état d'une similitude des résultats par rapport à ceux obtenus dans le don d'ovocytes avec des taux de survie de 96,8 % ainsi qu'une équivalence des issues biologiques et cliniques [49]. Ainsi, au cours des années 2000, de nombreuses naissances ont été rapportées dans le monde à partir d'ovocytes vitrifiés en système ouvert. Toutefois, parallèlement à ces avancées, la question du risque de contamination microbienne dans l'azote liquide s'est rapidement posée en raison du contact direct des échantillons vitrifiés en système ouvert. Malgré le caractère théorique de ce risque septique, cela a tout de même conduit certaines équipes à s'intéresser et à développer la vitrification en système fermé dans le but de s'affranchir de cette problématique. Les premiers résultats appliqués à l'ovocyte faisaient état de taux de survie moins élevés par rapport au système ouvert, de l'ordre de 60 à 80 % [50-52]. Néanmoins, les améliorations constantes apportées à ce dispositif ont permis d'augmenter les taux de survie ovocytaire après réchauffement allant jusqu'à atteindre une équivalence [53-55], voire une supériorité par rapport au système ouvert [55], probablement au détriment des taux de fécondation, de clivage et de qualité embryonnaire impactant ainsi les issues cliniques après transfert (taux cumulés de grossesse et de naissance [53-55]). Ce point reste d'ailleurs soumis à controverse, de même que la question de l'équivalence entre ovocytes frais et congelés en termes d'issues cliniques. Alors que certains plaident en faveur d'une absence de différence entre les deux [46, 48], d'autres considèrent que l'ovocyte frais reste supérieur à l'ovocyte vitrifié [56, 57]. Il semblerait toutefois que la réponse à cette question soit à nuancer en raison de la manière d'évaluer les paramètres d'intérêt. Sur plus de 35 000 ovocytes dans le cadre du don et en utilisant la méthodologie du *sibling oocyte*, l'équipe de Cornet-Bartolomé a mis en évidence une différence significative des taux de naissances vivantes, les ovocytes frais ayant un meilleur taux de naissances vivantes que les ovocytes vitrifiés lorsque la comparaison portait sur la totalité des ovocytes quel que soit leur état après réchauffement (36,1 % *vs* 31 %, p < 0,001). En revanche, la même analyse restreinte aux ovocytes réchauffés ayant un taux de survie de 100 % ne retrouvait aucune différence (groupe « ovocytes frais » 31 % *vs* « ovocytes réchauffés ayant 100 % de taux de survie » 32,9 %, p = 0,52, les effectifs de chaque groupe étant comparables par ailleurs). Selon les auteurs, la principale cause expliquant la baisse du taux cumulé de naissance à partir d'ovocytes vitrifiés serait liée au nombre inférieur d'embryons à transférer en raison d'une perte ovocytaire en amont après réchauffement. En revanche, la compétence de l'ovocyte vitrifié serait équivalente à celle de l'ovocyte frais à condition qu'il ait résisté au réchauffement [58]. Ces résultats confirment ceux obtenus quelques années plus tôt, en intraconjugal, par l'équipe de Chang qui retrouvait également une équivalence entre les ovocytes frais et les ovocytes vitrifiés ayant résisté au réchauffement [41].

Concernant les données obstétricales et néonatales, le recul d'une vingtaine d'années ne nous permet pas à l'heure actuelle d'écarter de potentiels effets à long terme de la vitrification ovocytaire pouvant se manifester sur des années, voire des générations. Comme de nombreuses révolutions antérieures en biologie de la reproduction, la vitrification a été rapidement et largement utilisée avant que des données de sécurité ne soient disponibles pour les enfants nés de ce processus. Il est donc indispensable d'évaluer les effets de cette technique sur le plan périnatal et obstétrical et d'assurer un suivi à long terme sur la santé des enfants. Toutefois, nous disposons aujourd'hui de données plutôt rassurantes. En effet, Cobo et ses collaborateurs ont pu conclure à une absence d'augmentation d'effets indésirables obstétricaux et/ou néonataux chez les enfants conçus à partir d'ovocytes vitrifiés (1 027 bébés de 804 grossesses) comparativement à ceux issus d'ovocytes frais (1 224 bébés de 996 grossesses [59]). Plus récemment, deux études portant sur le suivi d'enfants nés d'ovocytes vitrifiés ont fait état de l'absence d'impact délétère de la vitrification ovocytaire sur la croissance et la santé des enfants au-delà de la période néonatale [60]. Par ailleurs, il n'a pas été mis en évidence de différences du développement mental et physique des enfants issus d'ovocytes vitrifiés et suivis à 6 ans [61]. Ces données, encore une fois rassurantes et encourageantes, ne doivent pas nous faire perdre de vue la nécessité d'évaluer les potentielles conséquences à long terme de la vitrification ovocytaire sur le développement psychomoteur et la réussite scolaire des enfants ainsi que sur la prévalence des pathologies chroniques.

Conclusion

L'essor de la cryopréservation des ovocytes et des embryons humains a permis une plus grande flexibilité dans la prise en charge des patientes et des couples de patient(e)s en AMP. Cette mise en arrêt du temps et des processus physiologiques n'a cessé de s'améliorer ces dernières années grâce à la maîtrise de la vitrification et à l'amélioration des protocoles et du matériel de vitrification/dévitrification. Ainsi, les différences en termes d'indicateur de réussite qui pouvaient exister à l'instauration de la congélation ovocytaire et embryonnaire, comparativement à l'utilisation de gamètes et d'embryons frais, tendent à se réduire. Par ailleurs, les suivis obstétricaux, néonataux et pédiatriques des enfants issus de congélations d'ovocytes et/ou d'embryons sont rassurants. Tant et si bien que les pratiques thérapeutiques et sociétales se modifient, certains centres d'AMP généralisant la pratique du *freeze all* et la loi de bioéthique de 2021 autorisant désormais la préservation de la fertilité dans un contexte non médical.

Références

[1] Loi n° 2011-814 du 7 juillet 2011 relative à la bioéthique. Disponible sur : www.legifrance.gouv.fr/jorf/id/JORFTEXT000024323102/.

[2] Loi n° 2021-1017 du 2 août 2021 relative à la bioéthique. Disponible sur : www.legifrance.gouv.fr/jorf/id/JORFTEXT000043884384#:~:text=«%20Le%20consentement%20donné%20à%20une,a%20été%20privé%20d'effet.

[3] Rall, W.F., Fahy, G.M., 1985. Ice-free cryopreservation of mouse embryos at -196 degrees C by vitrification. Nature 313 (6003), 573–575.

[4] Kattera, S., Chen, C., 2006. Cryopreservation of embryos by vitrification: current development. Int Surg 91 (5 Suppl), S55–S62.

[5] Shaw, J.M., Jones, G.M., 2003. Terminology associated with vitrification and other cryopreservation procedures for oocytes and embryos. Hum Reprod Update 9 (6), 583–605.

[6] Yavin, S., Arav, A., 2007. Measurement of essential physical properties of vitrification solutions. Theriogenology 67 (1), 81–89.

[7] Vanderzwalmen, P., Ebner, T., Zech, N., 2007. One decade of experience with vitrification of human embryos in straws, hemi-straws and high security vitrifications straws. Vitrification in assited reproduction. A user's manual and trouble-shooting guide, edited by Tucker and Liebermann. Informa healthcare, Londres, pp. 195–217.

[8] Rienzi, L., Gracia, C., Maggiulli, R., et al., 2017. Oocyte, embryo and blastocyst cryopreservation in ART: systematic review and meta-analysis comparing slow-freezing versus vitrification to produce evidence for the development of global guidance. Hum Reprod Update 23 (2), 139–155.

[9] Anon., 2021. Practice Committees of the American Society for Reproductive Medicine and Society of Reproductive Biologists and Technologists. A review of best practices of rapid-cooling vitrification for oocytes and embryos: a committee opinion. Fertil Steril 115 (2), 305–310.

[10] Anon., 2013. Practice Committees of the American Society for Reproductive Medicine and the Society for Assisted Reproductive Technology. Mature oocyte cryopreservation: a guideline. Fertil Steril. 99 (1), 37–43.

[11] De Munck, N., Vajta, G., 2017. Safety and efficiency of oocyte vitrification. Cryobiology 78, 119–127.

[12] Cobo, A., Castellò, D., Vallejo, B., et al., 2013. Outcome of cryotransfer of embryos developed from vitrified oocytes: double vitrification has no impact on delivery rates. Fertil Steril 99 (6), 1623–1630.

[13] Cobo, A., Garrido, N., Pellicer, A., Remohí, J., 2015. Six years' experience in ovum donation using vitrified oocytes: report of cumulative outcomes, impact of storage time, and development of a predictive model for oocyte survival rate. Fertil Steril 104 (6), 1426–1434. e1–e8.

[14] Rienzi, L., Gracia, C., Maggiulli, R., et al., 2017. Oocyte, embryo and blastocyst cryopreservation in ART: systematic review and meta-analysis comparing slow-freezing versus vitrification to produce evidence for the development of global guidance. Hum Reprod Update 23 (2), 139–155.

[15] Sarandi, S., Herbemont, C., Sermondade, N., et al., 2016. A prospective study to compare the efficiency of oocyte vitrification using closed or open devices. Gynecol Obstet Fertil. 44 (5), 280–284.

[16] Vajta, G., Rienzi, L., Ubaldi, F.M., 2015. Open versus closed systems for vitrification of human oocytes and embryos. Reprod BioMed Online. 30 (4), 325–333.

[17] Cobo, A., Bellver, J., de los Santos MJ, Remohí J., 2012. Viral screening of spent culture media and liquid nitrogen samples of oocytes and embryos from hepatitis B, hepatitis C, and human immunodeficiency virus chronically infected women undergoing in vitro fertilization cycles. Fertil Steril. 97 (1), 74–78.

[18] Cai, A., Niringiyumukiza, J.D., Li, Y., et al., 2018. Open versus closed vitrification system of human oocytes and embryos: a systematic review and meta-analysis of embryologic and clinical outcomes. Reproductive Biology and Endocrinology 16 (1), 123.

[19] Panagiotidis, Y., Vanderzwalmen, P., Prapas, Y., et al., 2013. Open versus closed vitrification of blastocysts from an oocyte-donation programme: a prospective randomized study. Reprod BioMed Online. 26 (5), 470–476.

[20] Iwahata, H., Hashimoto, S., Inoue, M., et al., 2015. Neonatal outcomes after the implantation of human embryos vitrified using a closed system device. J Assist Reprod Genet. 32 (4), 521–526.

[21] Papatheodorou, A., Vanderzwalmen, P., Panagiotidis, Y., et al., 2013. Open versus closed oocyte vitrification system: a prospective randomized sibling-oocyte study. Reprod BioMed Online. 26 (6), 595–602.

[22] Code du travail. Articles R4412-1 à 57; Guide des Bonnes pratiques en AMP, 2017.

[23] Mukaida, T., Nakamura, S., Tomiyama, T., et al., 2003. Vitrification of human blastocysts using cryoloops: clinical outcome of 223 cycles. Hum Reprod. 18 (2), 384–391. Feb.

[24] Vanderzwalmen, P., Bertin, G., Debauche, C., et al., 2003. Vitrification of human blastocysts with the Hemi-Straw carrier: application of assisted hatching after thawing. Hum Reprod. 18 (7), 1504–1511. , Jul.

[25] Liebermann, J., 2009. Vitrification of human blastocysts: an update. Reprod Biomed Online. 19 (Suppl 4), 4328.

[26] Cobo, A., de los Santos MJ, Castellò D, Gámiz P, Campos P, Remohí J., 2012. Outcomes of vitrified early cleavage-stage and blastocyst-stage embryos in a cryopreservation program: evaluation of 3,150 warming cycles. Fertil Steril 98 (5), 1138–11346.e1. 29.

[27] Fernández-Shaw, S., Cercas, R., Braña, C., Villas, C., Pons, I., 2015. Ongoing and cumulative pregnancy rate after cleavage-stage versus blastocyst-stage embryo transfer using vitrification for cryopreservation: impact of age on the results. J Assist Reprod Genet 32 (2), 177–184.

[28] Nagy, Z.P., Shapiro, D., Chang, C.C., 2020. Vitrification of the human embryo: a more efficient and safer in vitro fertilization treatment. Fertil Steril. 113 (2), 241–247. PMID : 32106970 DOI : 10.1016/j.fertnstert.2019.12.009.

[29] Sermondade, N., Delarouzière, V., Ravel, C., et al., 2012. Characterization of a recurrent poor-quality embryo morphology phenotype and zygote transfer as a rescue strategy. Reprod Biomed Online 24 (4), 403–409.

[30] Xiao, J.S., Healey, M., Talmor, A., Vollenhoven, B., 2019. When only one embryo is available, is it better to transfer on Day 3 or to grow on? Reprod Biomed Online 39 (6), 916–923.

[31] Wale, P.L., Gardner, D.K., 2016. The effects of chemical and physical factors on mammalian embryo culture and their importance for the practice of assisted human reproduction. Hum Reprod Update 22 (1), 2–22.

[32] Stehlik, Ed, Joni, Stehlik, Paul Katayama, K., et al., 2005 Jul. Vitrification demonstrates significant improvement versus slow freezing of human blastocysts. Reprod Biomed Online. 11 (1), 53–57.

[33] Son, W.Y., Chung, J.T., Gidoni, Y., et al., 2009. Comparison of survival rate of cleavage stage embryos produced from in vitro maturation cycles after slow freezing and after vitrification. Fertil Steril. 92 (3), 956–958. Sep.

[34] Rienzi, L., Gracia, C., Maggiulli, R., et al., 2017. Oocyte, embryo and blastocyst cryopreservation in ART: systematic review and meta-analysis comparing slow-freezing versus vitrification to produce evidence for the development of global guidance. Hum Reprod Update. 23 (2), 139–155. Mar 1.

[35] Anon., 2017. Arrêté du 30 juin 2017 modifiant l'arrêté du 11 avril 2008 modifié relatif aux règles de bonnes pratiques cliniques et biologiques d'assistance médicale à la procréation. Journal Officiel. Disponible sur : www.legifrance.gouv.fr/loda/id/JORFTEXT000035138350.

[36] Cil, A.P., Seli, E., 2013. Current trends and progress in clinical applications of oocyte cryopreservation. Curr Opin Obstet Gynecol 25 (3), 247–254.

[37] Shapiro, B.S., Daneshmand, S.T., Garner, F.C., et al., 2011. Evidence of impaired endometrial receptivity after ovarian stimulation for in vitro fertilization: a prospective randomized trial comparing fresh and frozen-thawed embryo transfer in normal responders. Fertil Steril 96 (2), 344–348.

[38] Chen, Z.J., Shi, Y., Sun, Y., et al., 2016. Fresh versus frozen embryos for infertility in the polycystic ovary syndrome. N Engl J Med 375 (6), 523–533.

[39] Cimadomo, D., Capalbo, A., Levi-Setti, P.E., et al., 2018. Associations of blastocyst features, trophectoderm biopsy and other laboratory practice with post-warming behavior and implantation. Hum Reprod. 33 (11), 1992–2001. Nov 1.

[40] Van Landuyt, L., Polyzos, N.P., De Munck, N., et al., 2015. A prospective randomized controlled trial investigating the effect of artificial shrinkage (collapse) on the implantation potential of vitrified blastocysts. Hum Reprod 30 (11), 2509–2518.

[41] Chang, C.C., Elliott, T.A., Wright, G., et al., 2013. Prospective controlled study to evaluate laboratory and clinical outcomes of oocyte vitrification obtained in in vitro fertilization patients aged 30 to 39 years. Fertil Steril. 99 (7), 1891–1897. Jun.

[42] Nagy, Z.P., Chang, C.C., Shapiro, D.B., et al., 2009. Clinical evaluation of the efficiency of an oocyte donation program using egg cryo-banking. Fertil Steril 92 (2), 520–526.

[43] Chen, C., 1986. Pregnancy after human oocyte cryopreservation. Lancet 1 (8486), 884–886.

[44] Kuleshova, L., Gianaroli, L., Magli, C., Ferraretti, A., Trounson, A., 1999. Birth following vitrification of a small number of human oocytes : case report. Hum Reprod. 14 (12), 3077–3079. Dec.

[45] Alpha Scientists In Reproductive Medicine, 2012. The Alpha consensus meeting on cryopreservation key performance indicators and benchmarks: proceedings of an expert meeting. Reprod Biomed Online. 25 (2), 146–167. Aug.

[46] Cobo, A., Bellver, J., Domingo, J., et al., 2008. New options in assisted reproduction technology: the Cryotop method of oocyte vitrification. Reprod Biomed Online. 17 (1), 68–72. Jul.

[47] Cobo, A., Meseguer, M., Remohí, J., Pellicer, A., 2010. Use of cryo-banked oocytes in an ovum donation programme: a prospective, randomized, controlled, clinical trial. Hum Reprod. 25 (9), 2239–2246. Sep.

[48] Cobo, A., Diaz, C., 2011. Clinical application of oocyte vitrification: a systematic review and meta-analysis of randomized controlled trials. Fertil Steril. 96 (2), 277–285. Aug.

[49] Rienzi L, Romano S, Albricci L, et al. Embryo development of fresh « versus » vitrified metaphase II oocytes after ICSI: a prospective randomized sibling-oocyte study. Hum Reprod 2010;25(1):66-73. DOI: 10.1093/humrep/dep346.

[50] Paffoni, A., Guarneri, C., Ferrari, S., et al., 2011. Effects of two vitrification protocols on the developmental potential of human mature oocytes. Reprod Biomed Online. 22 (3), 292–298. Mar.

[51] Bonetti, A., Cervi, M., Tomei, F., et al., 2011. Ultrastructural evaluation of human metaphase II oocytes after vitrification: closed versus open devices. Fertil Steril 95 (3), 928–935. Mar 1.

[52] Papatheodorou, A., Vanderzwalmen, P., Panagiotidis, Y., et al., 2013. Open versus closed oocyte vitrification system: a prospective randomized sibling-oocyte study. Reprod Biomed Online. 26 (6), 595–602. Jun.

[53] De Munck, N., Verheyen, G., Van Landuyt, L., Stoop, D., Van de Velde, H., 2013. Survival and post-warming in vitro competence of human oocytes after high security closed system vitrification. J Assist Reprod Genet. 30 (3), 361–369. Mar.

[54] De Munck, N., Santos-Ribeiro, S., Stoop, D., Van de Velde, H., Verheyen, G., 2016. Open versus closed oocyte vitrification in an oocyte donation programme: a prospective randomized sibling oocyte study. Hum Reprod. 31 (2), 377–384. Feb.

[55] Pujol, A., Zamora, M.J., Obradors, A., et al., 2019. Comparison of two different oocyte vitrification methods: a prospective, paired study on the same genetic background and stimulation protocol. Hum Reprod. 34 (6), 989–997. Jun 4.

[56] Kushnir, V.A., Darmon, S.K., Barad, D.H., Gleicher, N., 2018. New national outcome data on fresh versus cryopreserved donor oocytes. J Ovarian Res. 11 (1), 2. Jan 5.

[57] Crawford, S., Boulet, S.L., Kawwass, J.F., Jamieson, D.J., Kissin, D.M., 2017. Cryopreserved oocyte versus fresh oocyte assisted reproductive technology cycles, United States, 2013. Fertil Steril. 107 (1), 110–118. Jan.

[58] Cornet-Bartolomé, D., Rodriguez, A., García, D., Barragán, M., Vassena, R., 2020. Efficiency and

efficacy of vitrification in 35 654 sibling oocytes from donation cycles. Hum Reprod. 35 (10), 2262–2271. Oct 1.

[59] Cobo, A., Serra, V., Garrido, N., et al., 2014. Obstetric and perinatal outcome of babies born from vitrified oocytes. Fertil Steril 102 (4), 1006–1015 e4.

[60] Van Reckem, M., Blockeel, C., Bonduelle, M., et al., 2021. Health of 2-year-old children born after vitrified oocyte donation in comparison with peers born after fresh oocyte donation. Hum Reprod Open 2021 (1). hoab002.

[61] Takeshige, Y., Takahashi, M., Hashimoto, T., Kyono, K., 2021. Six-year follow-up of children born from vitrified oocytes. Reprod Biomed Online 42 (3), 564–571.

Le transfert d'embryon

CHAPITRE 27

E. Heggarty, S. Fay, S. Peyrelevade, P. Pirtea

Le transfert embryonnaire (TE) est une étape clé de la FIV, chargé d'émotions et d'espoir pour le couple qui a souvent vécu un parcours difficile avant cette phase ultime. Il est vrai que les avancées constantes en biologie de la reproduction et l'arrivée de nouvelles molécules ont souvent minimisé l'importance du TE. Pourtant, il est capital d'optimiser les conditions du TE afin de mettre le couple en confiance et d'augmenter les taux d'implantation. En 2020, les taux nationaux de grossesses échographiques (définies par un embryon avec activité cardiaque visible en échographie) par transfert étaient de 35,9 % pour les transferts d'embryons frais et 29 % pour les TEC; et les taux d'accouchement étaient respectivement de 29 et 23,6 % (d'après le rapport annuel médical et scientifique 2021 de l'ABM) [1].

Bilan à réaliser avant le transfert embryonnaire

Toute patiente qui va démarrer un protocole de stimulation en vue d'une FIV doit bénéficier d'un bilan « prétransfert » afin de connaître son anatomie utérine :

- **échographie pelvienne :** elle évalue l'aspect de l'endomètre et du myomètre, l'hystérométrie échographique (distance orifice externe-orifice interne et orifice interne-fond utérin) et l'angulation du col sur le corps utérin [2]. L'échographie permet également de dépister d'éventuels processus intracavitaires, malformations utérines surtout grâce au mode 3D, ou hydrosalpinx. L'impact néfaste d'un hydrosalpinx sur le taux d'implantation est reconnu avec une diminution de 50 % des TG en FIV. Une prise en charge chirurgicale (salpingectomie ou exclusion tubaire) est dans ce cas à envisager avant le transfert [3];
- **hystéroscopie diagnostique :** c'est l'examen le plus sensible et spécifique pour la détection d'anomalies en visualisant directement la cavité utérine et le canal cervical et en dépistant 33 % de lésions utérines non vues à l'échographie (sténose cervicale, synéchies, polype, myome sous-muqueux, endométrite). Elle permet aussi de repérer le trajet cervico-isthmique pour guider le transfert ultérieur. Elle est réalisée en systématique par de nombreuses équipes [4]. L'hystéroscopie est souvent couplée à une hystérométrie, information utile en vue d'un TE, et à une biopsie d'endomètre si nécessaire;
- **hystérosonographie :** c'est un bon examen pour évaluer la cavité utérine, encore peu pratiqué en routine. Il s'agit d'une échographie faite après injection intracavitaire de sérum physiologique; permettant le diagnostic de pathologies telles que des polypes, des myomes intracavitaires, des synéchies ou malformations [5];
- **test de transfert à l'aide d'un cathéter d'essai :** n'est effectué que dans des cas spécifiques, afin d'avoir le temps de parer à une difficulté. On évalue le passage des orifices externe et interne du col, une éventuelle sténose cervicale, la trajectoire et la profondeur de la cavité utérine. Ce geste peut être réalisé à distance du TE ou, plus fréquemment, juste avant.

Choix du nombre d'embryons à transférer

Les données de l'ABM en 2021 rapportent que le nombre moyen d'embryons transférés à chaque transfert était en 2020 de 1,2; chiffre en baisse depuis quelques années. Le nombre d'embryons à transférer (un, deux, voire trois) dépend de l'âge de la patiente, de ses ATCD, du rang de tentative de FIV, de la volonté du couple et de la qualité des embryons. Une discussion à ce sujet doit avoir lieu en consultation et sera réactualisée le jour du transfert en fonction du nombre d'embryons obtenus et de leur qualité. Au regard des taux d'implantation obtenus et des progrès techniques de congélation des blastocystes, l'ABM « encourage les équipes à recourir au transfert d'un seul blastocyste le plus souvent possible, en fonction du contexte clinique » [1].

Dans la plupart des cas, le choix entre plusieurs embryons à transférer est possible. Parfois, un seul embryon est disponible à cause d'une réponse ovarienne ou d'une fécondation insuffisante. Il est donc difficile de pouvoir comparer les résultats. La politique du transfert unique (*elective Single Embryo Transfer* ou eSET) est de plus en plus répandue comme l'attestent les chiffres de l'ABM ; l'objectif étant d'éviter les grossesses gémellaires et leurs complications [6]. En 2018, les grossesses multiples représentaient 10,4 % des accouchements des couples pris en charge en AMP, contre 16,7 % en 2009. Dans des cas particuliers, des raisons médicales contre-indiquent le transfert de plusieurs embryons, comme par exemple une béance cervico-isthmique, une malformation utérine, un ATCD de fausse couche tardive.

Conditions techniques du transfert embryonnaire par le clinicien

Il faut que tout soit réuni pour faire de ce moment un moment unique. Il est important que la patiente soit détendue, en confiance et que l'ambiance générale soit agréable : pénombre, musique douce, présence éventuelle du coparent.

Le TE est un geste simple, dans la majeure partie des cas, mais d'une importance déterminante pour le succès d'une tentative. Toutes les précautions doivent donc être prises pour en assurer une réalisation aisée et un geste précis. Le clinicien doit tenir compte de toutes les informations concernant l'anatomie utérine, obtenues grâce au bilan pré-transfert et aux éventuels comptes-rendus des tentatives antérieures et du rapport des transferts antérieurs.

Antibioprophylaxie

S'il a été prouvé que l'administration d'amoxicilline et d'acide clavulanique avant le transfert diminuait la contamination du cathéter, cela n'a pas d'impact sur les taux de grossesses et n'est donc pas recommandé en pratique courante. En revanche, des ovules antiseptiques peuvent être administrés par voie vaginale avant le transfert [7, 8].

Remplissage de la vessie

S'il permet l'écho-guidage, il vise aussi à modifier la bascule d'un utérus antéversé donc à diminuer et l'angulation cervicale pour permettre l'alignement du col et du corps utérin et faciliter le passage du cathéter. À l'inverse, en cas d'utérus rétroversé, il est préférable de vider en partie la vessie, au risque d'accentuer la rétroversion. Par ailleurs, un excès de remplissage vésical peut avoir un effet délétère en créant des contractions utérines et un stress pour la patiente.

Préparation du col

La première étape du transfert est de nettoyer l'orifice externe du col sous speculum, à l'aide de compresses.

Choix du cathéter de transfert embryonnaire

Il existe différents types de cathéters : à simple lumière ou à double lumière. Un mandrin est parfois associé aux cathéters à double lumière. Ils peuvent être droits ou courbés. La malléabilité des cathéters permet de pouvoir leur donner une certaine courbure qui peut être utile. L'échogénicité du cathéter est nécessaire en cas de transfert écho-guidé. Le bénéfice d'un type de cathéter par rapport à un autre est souvent controversé. Tous les cathéters semblent comparables dès lors qu'ils sont souples car moins traumatisant pour la muqueuse [8, 9]. L'habitude de chaque clinicien d'utiliser un type de cathéter plutôt qu'un autre influe également sur les résultats [10].

Utilisation d'un cathéter d'essai

Elle n'a pas lieu en cas d'utilisation d'un cathéter double lumière où le guide cervical est laissé en place le temps que le biologiste prépare le ou les embryons. En cas de cathéters simples, l'utilisation d'un cathéter d'essai est envisageable. Il est possible de le faire en amont du transfert, en consultation ou lors de la ponction. On peut également introduire un cathéter d'essai le jour du transfert, sans dépasser l'orifice interne.

Écho-guidage

Deux types de TE existent : soit par écho-guidage, soit à l'aveugle. Le TE sous échographie abdominale, décrit par Strickler en 1985 [11], a plusieurs avantages. L'écho-guidage permet de : redresser l'angulation col -corps grâce au remplissage vésical; évaluer l'épaisseur et l'aspect de la muqueuse. Il a surtout pour but de guider le TE en visualisant l'extrémité du cathéter, le site exact de dépôt des embryons et d'éviter de toucher le fond utérin. Beaucoup l'utilisent en routine afin de faciliter le TE et augmenter ainsi les taux d'implantation [12, 13]. Le TE par échographie endovaginale, vessie vide, est également possible avec une bonne visibilité malgré la gêne de la présence simultanée de la sonde vaginale et du cathéter [14]. Cependant, le niveau de preuve dans la littérature sur l'écho-guidage reste modéré et d'après les recommandations de la Société américaine de la médecine reproductive (ASRM), le TE à l'aveugle reste possible si l'exploration de la cavité utérine (en particulier l'hystérométrie) a été rigoureuse [8, 15].

Réalisation du transfert embryonnaire

Préparation du cathéter par le biologiste

Le ou les embryons prévus au transfert sont réévalués juste avant l'aspiration et le choix des embryons à transférer peut donc différer de celui prévu initialement. Une seringue de 1 cc est remplie avec du milieu de culture. Après avoir retiré les bulles d'air, la seringue est raccordée au cathéter (dont le type a été choisi par le clinicien). Ce dernier est rincé plusieurs fois avec du milieu de culture. Ce rinçage, effectué par plusieurs aller et retour au niveau du piston de la seringue, permet aussi de fluidifier le mouvement du piston. La seringue est ensuite vidée et le cathéter restant rempli de milieu de culture. Le biologiste positionne le ou les embryons à l'extrémité du cathéter dans une microgoutte de milieu de culture (entre 20 et 40 μL). Le volume de la microgoutte est important : un volume trop important favorise l'expulsion des embryons hors de la cavité avec le risque de grossesse extra-utérine, un volume trop petit expose au risque de rétention des embryons dans le cathéter. La microgoutte contenant les embryons est le plus souvent encadrée par deux bulles d'air, parfois une seule [16]. Cependant, la présence d'air ne semble pas indispensable [17]. Pour éviter que la glaire ne s'insère dans le cathéter, certains rajoutent une goutte de milieu de culture de quelques microlitres à l'extrémité du cathéter.

Transfert par le clinicien

L'influence de l'expérience du clinicien semble jouer un rôle dans les taux de réussite bien que de nombreux facteurs de confusion rendent difficile l'étude d'un facteur indépendant [10, 18]. La formation des jeunes cliniciens semble indispensable.

Le TE doit être réalisé dans des **conditions aseptiques** avec du matériel stérile. L'obtention d'un alignement du col avec la cavité utérine est requise pour faciliter le TE. Le biologiste apporte le cathéter qui sera préparé au dernier moment, permettant ainsi de garder les embryons à 37 °C.

L'**intervalle de temps** entre le chargement et le déchargement de l'embryon doit être le plus court possible, de moins de 120 secondes. Plus il se prolonge, plus les taux d'implantation diminuent [19]. Le clinicien introduit délicatement le cathéter à travers le canal cervical sans forcer le passage, puis dans la cavité utérine. Le ou les embryons doivent être positionnés en évitant de toucher le fond utérin car source de contractions et de saignements. Le **lieu exact du dépôt d'embryon** a été le sujet de controverses. Son dépôt à la partie supérieure de la cavité, à distance du fond, permet les meilleurs TG. La distance à respecter entre l'extrémité du cathéter et le fond utérin est variable selon les études : de 2 cm pour certains [20], entre 5 et 15 mm pour d'autres [21], en moyenne de 1 cm au minimum. Cette distance est évaluée de façon précise grâce à l'écho-guidage. Une fois en place, une pression soutenue sur le piston de la seringue permet de déposer les embryons à l'endroit choisi.

Le **retrait immédiat du cathéter** après le TE ou après 30 secondes ne semble finalement pas avoir d'impact sur les résultats [22]. Ensuite, le cathéter est de nouveau confié au biologiste afin de s'assurer de l'absence de rétention embryonnaire.

Repos et quotidien post-transfert embryonnaire

Le repos post-TE est surtout lié à la peur de la patiente de perdre les embryons en se levant trop rapidement et en reprenant une vie active, plutôt qu'à un intérêt « médical » quelconque [23]. Il n'y a en effet aucun risque que l'embryon subisse les effets de la gravitation. On demande aux patientes de reprendre une vie normale, sans culpabiliser sur leurs faits et gestes en cas de non-grossesse. Il en est de même pour les rapports sexuels dont la reprise n'affecte en rien le TG [24].

Facteurs influençant les résultats du transfert embryonnaire

Contractions utérines

Elles ont été étudiées par analyse informatisée de l'activité myométriale par échographie. Le TG diminue lorsque la contractilité augmente [25]. Il est donc capital d'éviter les contractions lors du TE. Leur fréquence est inversement proportionnelle à la progestéronémie le jour du TE, d'où l'intérêt de débuter la supplémentation de la phase lutéale par la progestérone micronisée vaginale dès le jour de la PO ou 5 jours avant le TEC en cycle substitué [25, 26]. Ceci explique en partie les meilleurs TG après transfert de blastocystes car l'imprégnation de progestérone est supérieure, résultats également dus au fait que l'embryon a résisté *in vitro* plus longtemps.

Par ailleurs, ne pas toucher le fond utérin avec le cathéter est essentiel [20]. La détente de la patiente contribue également à éviter les spasmes de l'orifice interne.

Rétention embryonnaire

Le retransfert immédiat de l'embryon retenu dans le cathéter fait craindre le déplacement de celui déjà en place dans la cavité, mais il ne semble pas y avoir d'impact sur le TG [27]. L'écho-guidage est particulièrement utile dans ce cas.

Transfert embryonnaire difficile

Un passage cervical laborieux à cause d'une sténose cervicale ou une angulation marquée ou le changement de cathéter avec nombreux essais de passage sont des critères péjoratifs selon une étude [28] mais ne diminuent pas les chances de grossesse selon une revue récente de littérature [29]. L'utilisation d'une pince de Pozzi est délétère pour certains [30], pas pour d'autres [28]. Elle peut donc être utilisée en cas de nécessité.

En cas de sténose cervicale, il n'est pas recommandé de réaliser une dilatation cervicale le jour du TE, source de contractions et potentiellement traumatisante pour l'endomètre [30]. L'utilisation d'un cathéter à mandrin malléable, double lumière, d'emblée peut être utile dans cette indication. En cas de transfert jugé impossible, la congélation ou recongélation des embryons est toujours une possibilité. Une dilatation cervicale ou la canalisation hystéroscopique sont alors préconisées à distance du TE.

Conclusion

Le TE est la dernière étape d'un long parcours. Bien que considéré comme rapide et facile, ce geste ne doit pas être négligé par le praticien, au risque d'anéantir tous les efforts clinico-biologiques visant à obtenir une réponse ovarienne optimale à la stimulation, une PO productive et une belle qualité embryonnaire. Un bilan prétransfert préalable précis est indispensable afin de parer à une éventuelle difficulté de passage qui pourrait compromettre les TG. Afin d'améliorer les résultats des TE, il est important d'optimiser toutes les étapes.

Références

[1] Agence de la biomédecine, 2021. Le rapport médical et scientifique de l'assistance médicale à la procréation et de la génétique humaines en France. Assistance Médicale à la Procréation 2020 [Internet]. Disponible sur: https://rams.agence-biomedecine.fr/recherche?search_api_fulltext=transfert+d%27embryon.

[2] Sallam, H.N., Agameya, A.F., Rahman, A.F., Ezzeldin, F., Sallam, A.N., 2002. Ultrasound measurement of the uterocervical angle before embryo transfer: a prospective controlled study. Hum Reprod. 17 (7), 1767–1772.

[3] Meyer, W., Castelbaum, A., Somkuti, S., et al., 1997. Hydrosalpinges adversely affect markers of endometrial receptivity. Hum Reprod Oxf Engl. 12 (7), 1393–1398.

[4] Rama Raju, G.A., Shashi Kumari, G., Krishna, K.M., Prakash, G.J., Madan, K., 2006. Assessment of uterine cavity by hysteroscopy in assisted reproduction programme and its influence on pregnancy outcome. Arch Gynecol Obstet. 274 (3), 160–164.

[5] Lopes, V.M., Barguil, J.P., Lacerda, T.S., et al., 2017. An overview of the results of hysterosonography prior to in vitro fertilization. JBRA Assist Reprod. 21 (4), 302.

[6] Zhang, J., Wang, C., Zhang, H., Zhou, Y., 2021. Sequential cleavage and blastocyst embryo transfer and IVF outcomes: a systematic review. Reprod Biol Endocrinol. 14 sept 19 (1), 142.

[7] Kroon, B., Hart, R.J., Wong, B.M., Ford, E., Yazdani, A., 2012. Antibiotics prior to embryo transfer in ART. Cochrane Database Syst Rev. 3, CD008995.

[8] Practice Committee of the American Society for Reproductive Medicine. Performing the embryo transfer: a guideline. Fertil Steril. 107 (4), 882–896.

[9] Urman, B., Aksoy, S., Alatas, C., et al., 2000. Comparing two embryo transfer catheters. Use of a trial transfer to determine the catheter applied. J Reprod Med. 45 (2), 135–138.

[10] Yao, Z., Vansteelandt, S., Van der Elst, J., et al., 2009. The efficacy of the embryo transfer catheter in IVF and ICSI is operator-dependent: a randomized clinical trial. Hum Reprod. 24 (4), 880–887.

[11] Strickler, R.C., Christianson, C., Crane, J.P., et al., 1985. Ultrasound guidance for human embryo transfer. Fertil Steril. 43 (1), 54–61.

[12] Brown, J., Buckingham, K., Buckett, W., Abou-Setta, A.M., 2016. Ultrasound versus' clinical touch' for catheter guidance during embryo transfer in women. Cochrane Database Syst Rev. (3), CD006107.

[13] Teixeira, D.M., Dassunção, L.A., Vieira, C.V.R., et al., 2015. Ultrasound guidance during embryo transfer: a systematic review and meta-analysis of randomized controlled trials. Ultrasound Obstet Gynecol. 45 (2), 139–148.

[14] Anderson, R.E., Nugent, N.L., Gregg, A.T., Nunn, S.L., Behr, B.R., 2002. Transvaginal ultrasound-guided embryo transfer improves outcome in patients with previous failed in vitro fertilization cycles. Fertil Steril. 77 (4), 769–775.

[15] Cozzolino, M., Vitagliano, A., Di Giovanni, M.V., et al., 2018. Ultrasound-guided embryo transfer: summary of the evidence and new perspectives. A systematic review and meta-analysis. Reprod Biomed Online. 36 (5), 524–542.

[16] Moreno, V., Balasch, J., Vidal, E., et al., 2004. Air in the transfer catheter does not affect the success of embryo transfer. Fertil Steril. 81 (5), 1366–1370.

[17] Mansour, R.T., Aboulghar, M.A., Serour, G.I., Amin, Y.M., 1994. Dummy embryo transfer using methylene blue dye. Hum Reprod. 9 (7), 1257–1259.

[18] Strom, D., Feinberg, E.C., 2022. Embryo transfer -the who, what, when, how, and why does it matter. Fertil Steril. 1 nov 118 (5), 813–814.

[19] Matorras, R., Mendoza, R., Expósito, A., Rodriguez-Escudero, F., 2004. Influence of the time interval between embryo catheter loading and discharging on the success of IVF. Hum Reprod. 19 (9), 2027–2030.

[20] Pope, C.S., Cook, E.K.D., Arny, M., Novak, A., Grow, D.R., 2004. Influence of embryo transfer depth on in vitro fertilization and embryo transfer outcomes. Fertil Steril. 81 (1), 51–58.

[21] Rovei, V., Dalmasso, P., Gennarelli, G., et al., 2013. IVF outcome is optimized when embryos are replaced between 5 and 15 mm from the fundal endometrial surface: a prospective analysis on 1184 IVF cycles. Reprod Biol Endocrinol. 11, 114.

[22] Martínez, F., Coroleu, B., Parriego, M., et al., 2001. Ultrasound-guided embryo transfer: immediate withdrawal of the catheter versus a 30 second wait. Hum Reprod. 16 (5), 871–874.

[23] Purcell, K.J., Schembri, M., Telles, T.L., Fujimoto, V.Y., Cedars, M.I., 2007. Bed rest after embryo transfer: a randomized controlled trial. Fertil Steril. 87 (6), 1322–1326.

[24] Tremellen, K.P., Valbuena, D., Landeras, J., et al., 2000. The effect of intercourse on pregnancy rates during assisted human reproduction. Hum Reprod. 15 (12), 2653–2658.

[25] Fanchin, R., Righini, C., de Ziegler, D., et al., 2001. Effects of vaginal progesterone administration on uterine contractility at the time of embryo transfer. Fertil Steril. 75 (6), 1136–1140.

[26] Ayoubi, J.M., Fanchin, R., Kaddouz, D., Frydman, R., de Ziegler, D., 2001. Uterorelaxing effects of vaginal progesterone: comparison of two methodologies for assessing uterine contraction frequency on ultrasound scans. Fertil Steril. 76 (4), 736–740.

[27] Lee, H.C., Seifer, D.B., Shelden, R.M., 2004. Impact of retained embryos on the outcome of assisted reproductive technologies. Fertil Steril. 82 (2), 334–337.

[28] Sallam, H.N., Agameya, A.F., Rahman, A.F., Ezzeldin, F., Sallam, A.N., 2003. Impact of technical difficulties, choice of catheter, and the presence of blood on the success of embryo transfer -experience from a single provider. J Assist Reprod Genet. 20 (4), 135–142.

[29] Reshef, E.A., Robles, A., Hynes, J.S., Turocy, J.M., Forman, E.J., 2022. A review of factors influencing the implantation of euploid blastocysts after in vitro fertilization. FS Rev. 3 (2), 105–120.

[30] Ghaffari, F., Kiani, K., Bahmanabadi, A., Akhoond, M., 2013. Comparison of easy and difficult embryo transfer outcomes in in vitro fertilization cycles. Int J Fertil Steril. 6 (4), 232–237.

La supplémentation lutéale en AMP : une clé du succès à reconsidérer avec plus d'attention

Chapitre 28

I. Cedrin-Durnerin

La phase lutéale est une étape clé du cycle menstruel pour l'obtention et le bon déroulement de la grossesse. Elle se prépare en phase folliculaire par sécrétion d'E2 qui entraîne la prolifération de l'endomètre et l'induction des récepteurs endométriaux à la progestérone (P) [1].

Elle débute avec le pic ovulatoire de LH (*Luteinizing Hormone*) qui survient lorsque les taux d'E2 dépassent 200 pg/mL pendant plus de 30 heures du fait du rétrocontrôle positif de l'E2 sur la LH [2]. L'augmentation des taux sanguins de P en fin de phase folliculaire dans les 24 heures précédant le pic est également impliquée dans la survenue du pic de LH puisque l'administration d'antiprogestérone comme le RU 486 inhibe le pic [3].

Elle est constituée des sécrétions du CJ qui sont stimulées par la LH puis par l'hCG par l'embryon qui s'implante [4]. Bien que le CJ ne sécrète pas que des stéroïdes, mais aussi d'autres hormones comme la relaxine, l'ocytocine ou des prostaglandines, la production de P joue un rôle central dans l'établissement de la fenêtre d'implantation de l'embryon [5]. En effet, le début de sécrétion de la P détermine le timing d'ouverture de phase d'implantation, et le niveau de sécrétion de P est responsable de la transformation sécrétoire de l'endomètre qui induit la fermeture de phase d'implantation.

Il y a donc une courte fenêtre de quelques jours où l'endomètre est réceptif à l'implantation de l'embryon, celle-ci pouvant survenir dans des conditions pleinement optimales ou sur un endomètre légèrement pré- ou postréceptif mais pas sur un endomètre réfractaire. Une implantation réussie ainsi que le bon déroulement de la grossesse qui s'ensuit sont conditionnés par la réaction immunitaire de l'endomètre [6]. Celle-ci nécessite une balance équilibrée entre l'E2 et la P qui la régulent négativement et la LH/hCG qui la stimule.

Or cette balance est largement perturbée par les stimulations ovariennes ou les traitements donnés dans le cadre de l'AMP. Si la recherche clinique en AMP s'est largement focalisée sur l'amélioration et la personnalisation de la stimulation ovarienne en phase folliculaire au cours des dernières décennies, des données récentes montrent qu'une approche similaire en phase lutéale pourrait permettre un gain non négligeable d'efficacité des traitements.

La supplémentation lutéale en AMP s'envisage dans trois situations complètement différentes concernant l'activité sécrétoire des CJ présents (figure 28.1) :

- une situation physiologique en présence d'un ou de quelques CJ : TEC en cycle naturel ou naturel modifié ou stimulé, stimulation pour IIU, où l'objectif de la supplémentation est d'optimaliser la synchronisation embryon-endomètre ou corriger un trouble de l'ovulation ;
- une situation quasi expérimentale en l'absence de CJ : TEC en cycle artificiel, où l'objectif de

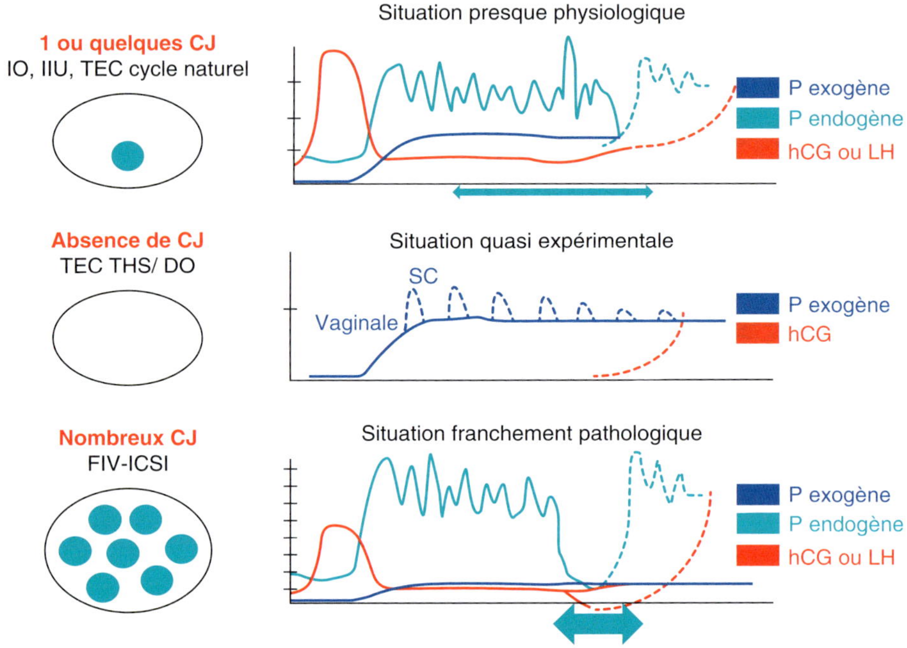

Figure 28.1. La supplémentation lutéale en AMP : trois situations complètement différentes selon le nombre de CJ.
CJ : corps jaune; DO : don d'ovocytes; FIV : fécondation *in vitro*; hCG : hormone chorionique gonadotrope; ICSI : *Intra Cytoplasmic Sperm Injection*; IIU : insémination intra-utérine; IO : induction d'ovulation; LH : *Luteinizing Hormone*; P : progestérone; SC : sous-cutané; TEC : transfert d'embryons congelés; THS : traitement hormonal substitutif.

la supplémentation va être de reproduire au mieux la fonction sécrétoire du CJ jusqu'au relais placentaire;

- et une situation pathologique en présence de nombreux CJ : transferts frais de FIV, où l'objectif de la supplémentation est de limiter et compenser au mieux les perturbations induites par l'hyperstimulation ovarienne contrôlée.

La supplémentation lutéale en présence d'un ou de quelques CJ

Le CJ, reflet de la qualité du follicule

Les données d'induction d'ovulation chez les patientes anovulatoires ont montré que la qualité du CJ dépend de la qualité de la maturation folliculaire, et la correction des insuffisances lutéales passe le plus souvent par l'amélioration de la phase folliculaire [7]. Seules les anovulations d'origine centrale (groupe 1 de l'OMS) requièrent une supplémentation lutéale spécifique par P ou un apport d'activité LH (par maintien de la pompe à GnRH ou de petites doses d'hCG) pour compenser le déficit gonadotrope (LH < 1,2 UI/L) [8].

L'évaluation de la phase lutéale

Il n'y a malheureusement pas de critères fiables d'évaluation de la phase lutéale [9]. Le critère clinique le plus simple est la durée de la phase lutéale. Un CJ adéquat a une durée de vie de 2 semaines et une phase lutéale courte de moins de 10 jours signe une insuffisance lutéale. Classiquement, un taux de P > 10 ng/mL (30 nmol/L) en milieu de phase lutéale traduit également un CJ adéquat. Néanmoins, les données des TEC en cycle naturel [10] ou des stimulations pour IIU [11] montrent un plateau des taux de grossesse pour un seuil P lutéale plutôt à 15 ng/mL. De plus l'interprétation d'un dosage isolé de P reste aléatoire du fait de la pulsatilité de la sécrétion de P [12] en milieu de phase lutéale (variation avec les pulses de 7 à 35 ng/mL pour un taux moyen à 20 ng/mL) et de la variabilité des résultats selon les techniques de dosage [13] utilisées (taux entre 5 et 13 ng/mL pour un même tube dosé par différentes techniques avec un taux moyen à 10 ng/mL). Enfin, la biopsie d'endomètre avec les critères de Noyes pour la datation histologique de l'endomètre après être tombée en désuétude a connu un certain regain d'intérêt avec les tests de réceptivité endométriale qui ne reflètent cependant que l'activité sécrétoire du CJ [14].

La supplémentation lutéale

En stimulation pour IIU, il existe un consensus sur l'intérêt d'un soutien lutéal par P [15] pour améliorer les taux de succès en particulier lors des stimulations par gonadotrophines (*Odds Ratio* [OR] pour les grossesses cliniques à 1,6 [1,2 à 2]). Cela peut s'expliquer par l'effet potentiellement délétère sur la phase lutéale de l'hyperœstrogénie lié à une stimulation paucifolliculaire un peu poussée car cet effet est présent dès que les taux d'E2 au déclenchement dépassent 700 à 800 pg/mL du fait du rétrocontrôle négatif de l'E2 sur la LH [16]. Une autre hypothèse tient à la population traitée, essentiellement des infertilités idiopathiques qui présentent souvent des troubles *a minima* de l'ovulation [17]. Par contre, un soutien lutéal ne semble pas requis en cas de stimulation par antiœstrogène probablement du fait du maintien d'une activité LH tonique par le citrate de clomifène et des faibles taux d'E2 obtenus avec les inhibiteurs de l'aromatase.

Les données sont plus controversées en TEC en cycle naturel [18] mais tendent vers l'intérêt d'un soutien lutéal par P (OR pour les grossesses cliniques à 1,5 [1,1 à 1,9]). En effet, il est probable que le soutien lutéal soit bénéfique pour certaines catégories de patientes à risque d'insuffisance lutéale de par leur terrain [19] (âge, DRO, ATCD de fausses couches).

Le monitorage du taux de P en phase lutéale précoce

En l'absence de soutien lutéal lors des TEC en cycle naturel ou en cycle modifié déclenché, il semble important d'assurer une synchronisation du timing du transfert embryonnaire par rapport à la réceptivité endométriale car il n'y a pas de dialogue préalable entre l'embryon et l'endomètre. La détermination du jour du transfert peut théoriquement se baser sur plusieurs paramètres : jour du pic de LH spontané ou du déclenchement par hCG, jour de la rupture folliculaire à l'échographie, jour de début d'élévation de la P. Monitorer la cinétique de la P en début de phase lutéale pour déterminer la date du transfert semble particulièrement intéressant car même chez des patientes normo-ovulatoires, les cycles sont peu reproductibles [20]. En effet, les pics de LH peuvent être très variables [21], de même que la cinétique d'augmentation de la P en phase lutéale précoce [22]. La montée des taux de P au-delà de 10 ng/mL peut prendre plus de 4 jours pour plus d'un tiers des patientes. Or un timing standard du transfert à LH + 6 est associé à une diminution des taux de naissances d'environ 15 % chez les patientes qui ont un taux de P inférieur à 10 ng/mL la veille d'un transfert de blastocyste [23]. Par ailleurs, iI semblerait que déterminer la date du transfert selon le taux de P en phase lutéale précoce donne de meilleurs résultats que de se baser sur le jour du pic de LH et de la rupture folliculaire [24]. Le monitorage des taux de P en phase lutéale précoce avec un seuil de P à 3 ng/mL (10 nmol/L) comme équivalent à J1 postovulation permet d'optimaliser le timing du transfert et les résultats des cycles naturels ou déclenchés de TEC. Il est de plus grandement facilité par l'absence de pulsatilité de la sécrétion de P en début de phase lutéale [12].

La supplémentation lutéale en l'absence de CJ

Dans le contexte actuel d'un nombre croissant de TEC, le cycle artificiel, classiquement utilisé avec des résultats très satisfaisants en don d'ovocytes bien qu'associé à un taux majoré de fausses couches, s'est progressivement imposé au sein des équipes d'AMP afin de lisser l'activité de transfert sur les jours travaillés. En effet, une surcharge trop importante de travail sur certains jours est source de tensions pouvant aboutir à des erreurs, voire à une diminution des performances du centre. Du point de vue des patientes, un traitement sans injection et bien planifié à l'avance est parfois un choix qui semble plus simple malgré la contrainte de la poursuite du THS pendant près de 3 mois jusqu'au relais placentaire en cas de grossesse. Enfin le TEC THS est la seule option pour les patientes ovarioprives. Il faut cependant souligner que cet apport d'hormones stéroïdes en début de grossesse peut être associé à une majoration du risque thromboembolique en particulier en cas d'apport d'E2 par voie orale [25]. De plus, l'innocuité de ces hormones exogènes au premier trimestre de la grossesse sur le développement embryonnaire, la formation et le fonctionnement du placenta demandent encore à être prouvés par des études plus importantes sur la santé des enfants à la naissance et à long terme [26]. Néanmoins le cycle artificiel du fait de l'absence totale de CJ constitue un modèle pour l'étude des différentes voies d'administration de la P.

Caractéristiques des différentes voies d'administration de P

La voie vaginale

C'est la voie la plus utilisée à l'heure actuelle avec plusieurs galéniques disponibles suivant les pays : des gélules huileuses [27], du gel [28], des comprimés aqueux effervescents [29] et des pessaires [28] (les 2 derniers non disponibles en France). Quel que soit le type de P vaginale, l'absorption est rapide avec un pic des taux de P en 6 à 7 heures puis un plateau d'une durée d'environ 24 heures. Après administration répétée, l'état d'équilibre est atteint en 48 heures, avec peu de fluctuations des taux sériques sur 24 heures. Le taux moyen de P obtenu dépend de la galénique et de la dose utilisée et du nombre de prises quotidiennes mais l'augmentation des taux avec la dose n'est pas proportionnelle traduisant une limitation de l'absorption vaginale [29]. Néanmoins, les concentrations tissulaires utérines sont 10 fois supérieures aux taux sanguins [30] du fait du premier passage utérin [31].

La voie parentérale

En France, c'est surtout la forme aqueuse en injections SC quotidiennes [32] qui est utilisée, la forme huileuse en injections IM quotidiennes n'étant pas disponible [33] et la forme huileuse retard étant peu utilisée. La fluctuation des taux de P sur 24 heures de même que la concentration maximale obtenue sont nettement plus importantes qu'avec la voie vaginale nécessitant de bien déterminer le moment du dosage par rapport à l'injection. La demi-vie de la P aqueuse étant de 13 à 18 heures, le dosage doit idéalement intervenir environ 12 heures après l'injection. La forme huileuse IM donne des concentrations maximales plus faibles que la forme SC mais a une demi-vie plus longue de 20 à 28 heures. L'état d'équilibre est obtenu en 48 heures. En revanche les taux tissulaires utérins sont nettement plus faibles qu'après administration vaginale, par absence de premier passage utérin.

La voie orale

La P micronisée peut être administrée par voie orale mais est peu prescrite ainsi du fait des effets secondaires importants. C'est la DYD la plus utilisée car elle est parfaitement bien supportée. Cependant, elle ne croise pas avec le dosage de la progestéronémie et une technique spécifique permettant le dosage des taux plasmatiques de DYD et de son métabolite, la 20α-dihydrodydrogestérone (DHD), doit être utilisée pour évaluer le soutien lutéal apporté par la DYD, mais cette technique de dosage n'est actuellement pas disponible en routine. Elle a néanmoins montré un pic des taux sériques en 1 heure mais une demi-vie courte avec retour au taux de base en 6 heures suggérant que 3 prises par jour seraient plus appropriées que 2 prises par jour. L'état d'équilibre des taux plasmatiques de DYD et de DHD est atteint à J3 après le début du traitement [34].

Résultats des TEC en cycle artificiel selon les différentes voies d'administration de la P

Les résultats des TEC THS pour les patientes normo-ovulantes ont montré de bons taux d'implantation mais un taux élevé de perte embryonnaire par rapport aux TEC en cycle naturel ou stimulé [35]. Il y a peu d'études comparant l'impact des différentes voies d'administration de la P sur les taux de succès. Les études rétrospectives ont des résultats divergents, certaines montrant une supériorité de la voie parentérale par rapport à la voie vaginale [36, 37], d'autres une équivalence, que ce soit pour la voie IM ou la voie SC [38-41]. Les études prospectives randomisées montrent une équivalence de la voie vaginale avec la voie IM ou orale à la dose de 40 mg de DYD [42] mais des résultats moins bons avec 20 mg de DYD [43]. Cependant les effectifs restent limités et les doses utilisées variables rendant difficile une conclusion quant à la supériorité d'une voie par rapport à l'autre. La seule étude avec des effectifs suffisants [44] a montré une infériorité de la voie vaginale aqueuse à la dose de 400 mg/jour par rapport à la voie IM à la dose de 50 mg/jour ou de l'association voie vaginale plus voie injectable tous les 3 jours aux mêmes doses. Il est à noter dans cette dernière étude que les taux sanguins de P mesurés au moment du test de grossesse étaient significativement plus bas avec la voie vaginale seule avec une moyenne de 6 ng/mL et des valeurs extrêmes de < 1 à 11 ng/mL.

Importance des taux sanguins de P pour les résultats des TEC en cycle artificiel

La mesure des taux de P sous THS a permis de mettre en évidence que des taux bas de P étaient associés à une diminution des chances de naissances vivantes tant avec la voie vaginale (OR : 0,69) qu'avec la voie injectable (IM ou SC) [45] et même récemment pour des taux bas de DYD [34].

Avec la voie vaginale, ces taux bas sont définis par un seuil variable suivant les études mais compris entre 9 et 15 ng/mL, qu'ils soient mesurés au moment du transfert (tableau 28.1) [46-52] ou du test de grossesse (tableau 28.2) [53-56]. Ils se retrouvent quelles que soient la galénique et les doses utilisées (600 à 800 mg/jour) et touchent environ un tiers des patientes. Ils semblent liés à l'obésité ou à des problèmes d'absorption à travers l'épithélium vaginal [57, 58] et sont alors reproductibles d'un cycle à l'autre [59] mais peuvent aussi être en rapport avec des événements sporadiques intercurrents (rapports sexuels [60] ou infection).

Avec la voie injectable tableau 28.3 [61-64], on observe la même proportion de taux de P insuffisants avec cependant un seuil plus élevé de l'ordre de 20 ng/mL du fait de l'absence de premier passage utérin. Ils sont également plus fréquents en cas d'obésité ou pourraient être liés à des particularités du métabolisme de la P.

Enfin, on retrouve les mêmes résultats pour la voie orale, avec un taux de grossesse évolutive significativement diminué pour les patientes dont les taux sanguins de DYD et de DHD sont inférieurs au 25e percentile [34].

Les mécanismes par lesquels ces taux bas de P altèrent l'issue des TEC restent mal compris. Ils pourraient être en rapport avec des altérations fines de la réceptivité endométriale [65] puis de la placentation bien que les taux sanguins ne soient pas corrélés à l'aspect histologique de l'endomètre [66], ni aux résultats des tests de réceptivité utérine [14]. Cela suggère l'existence d'un site d'action extra-génital de la P non encore clairement identifié mais important pour le maintien de la grossesse peut-être par le biais de ses propriétés immuno-modulatrices.

À l'opposé, certaines données récentes suggéreraient l'existence d'un seuil « haut » de P à ne pas dépasser, observé pour des doses importantes de P [46] ou des voies combinées d'administration [56, 67]. Bien que l'effet délétère de taux trop élevés de P soit présent dans certaines espèces animales [68], cela reste à confirmer chez la femme et le seuil exact éventuel à déterminer (> 30 à 50 ng/mL ?).

Stratégies d'adaptation de la supplémentation progestative

La correction d'un défaut de supplémentation progestative en vue d'obtenir des taux circulants suffisants pour permettre l'implantation et l'évolutivité de la grossesse semble donc être un facteur d'amélioration clé des résultats en THS compte tenu du nombre des patientes concernées. Différentes stratégies ont été développées pour optimiser la supplémentation lutéale.

- Une stratégie individualisée avec dosage de la P au moment du transfert et adaptation thérapeutique en cas de taux bas, soit par l'augmentation des doses de P, soit par l'ajout d'une 2e voie d'administration.
  - L'augmentation des doses de P vaginale semble inefficace pour améliorer les résultats, même lorsque cela permet de corriger la progestéronémie [49]. En effet, l'augmentation de la posologie de P vaginale n'entraîne pas une augmentation proportionnelle des taux sanguins [28]. L'augmentation des doses de P injectable [69] semble, en revanche, efficace pour corriger le déficit progestatif et permet de normaliser les taux de naissances vivantes.

Tableau 28.1. Importance des taux sanguins de progestérone mesurés au moment du transfert en cycle substitué avec administration de P vaginale.

Ref	Pop. n	E2	Dose P (mg/j)	Timing dosage P	J transfert	Issue en fonction du seuil de P OR ajusté	% Patients Seuil ROC
Yovich 2015 Retrosp.	TEC 529	Vaginal	Pessaire 1 200	J2 ou 3 post transfert emb	eSET J5	TNV optimal pour 15 < P < 30 ng/mL	? ? ?
Labarta 2017 Prospect.	RDO 211	Oral Patch	Gélule 800	Jour transfert	J5	TGE diminué pour P < 9.2 ng/mL (Q<) **ORa 0,62 (0,41–0,94)**	25 % 11 ng/mL Quartile
Gaggiotti 2018 Retrosp.	TEC 244	Oral	Gélule 600	J4 = 1 j avant transfert Annul si P < 5	J5 euploïdes	TNV diminué pour P < 10.64 ng/mL **ORa 0,57 (0,34–0,97)**	50 % ? médiane
Cédrin 2019 Retrosp.	TEC 227	Vaginal Patch	Gélule 600 Aug si P < 10	Jour transfert	J2, J3, J5	TNV diminué pour P < 10 ng/mL **ORa 0,36 (0,18–0,71)**	37 % 13,5 ng/mL
Labarta 2020 Prospect.	TEC RDO 1205	Oral	Gélule 800	Jour transfert	J5	TNV diminué pour P < 8.8 ng/mL **ORa 0,52 (0,40–0,69)**	30 % 10,4 ng/mL
Volovsky 2020 Retrosp.	TEC 2010	Oral	Gélule 600 Aug si P < 8 ng/mL	Jour transfert	J5	TNV diminué pour P < 5 ng/mL (mais pas 10) **ORa 0,40 (0,19–0,84)**	Seuil littérature
Maignien 2021 prospective	1er TEC 915	Oral Patch	Capsule 600	Jour transfert	J5	TNV diminué pour P < 9,8 ng/mL **ORa 0,68 (0,48–0,97)**	25 % 25e percentile

E2 : œstradiol ; eSET : *Elective Single Embryo Transfer* ; ORa : *Odds Ratio* ajusté, RDO : receveuses de don d'ovocytes ; ROC : *Receiver Operating Characteristic* ; TEC : transfert d'embryons congelés ; TGE : taux de grossesse évolutive ; TNV : taux de naissances vivantes.

Tableau 28.2. Importance des taux sanguins de P mesurés au moment du test de grossesse en cycle substitué avec administration de P vaginale.

Ref	Pop. n	E2	Dose P (mg/j)	Timing dosage P J post transfert	J transfert	Issue en fonction du seuil de P OR ajusté	% Patients Seuil ROC
Basnayake 2017 Rétrosp.	TEC 1580	Oral	Variable Gel ou pessaire	J16	J3 ou J5	TNV diminué pour P < 15 ng/mL **ORa 0,32 (0,22–0,55)**	**85 %** ? Seuil P cycle nat
Alsbjerg 2018 Rétrospectif	TEC 244	Oral	Gel 90 × 3	J9 à 11	J5	TGE diminué pour P < 11 ng/mL **ORa 0,54 (0,32–0,91)**	**51 %** 11 ng/mL Sensitivity anal
Beck-Fruchter 2021 Rétrospectif	TEC 921	Oral	Cp efferv. 100 × 3	J14	J2 ou J3	THV diminué pour P < 10,9 ng/mL **ORa 0,60**	50 % quartile
Alsbjerg 2020 Prospectif	TEC 239	Oral	Gel 90 × 2 vag + 90 × 2 rec	J9 à 11	J5	TGE diminué pour P < 9 ng/mL (NS) **ORa 0,48 (0,18–1,24)** ou > 14 ng/mL **ORa 0,53 (0,30–0,97)**	**10 % et 49 %** 10e et 50e P Sensitivity anal

E2 : œstradiol, ORa : *Odds Ratio* ajusté, P : progestérone, ROC : *Receiver Operating Characteristic*, TEC : transfert d'embryons congelés, TGE : taux de grossesse évolutive, TNV : taux de naissances vivantes.

- L'ajout d'une autre voie d'administration, en plus de la P vaginale, semble efficace pour corriger les taux de naissances vivantes, que ce soit par voie orale [70] ou par voie injectable [71, 72].

- Une stratégie globale sans individualisation avec une supplémentation par 2 voies d'administration différentes en systématique.

Un soutien lutéal d'emblée avec P vaginale et injectable permet de s'affranchir du dosage de P puisque les taux sanguins ne sont plus associés aux taux de naissances [73, 74]. Cette association semble aussi particulièrement intéressante dans l'endométriose où une certaine résistance à la P peut ainsi être contrecarrée [75].

De même, une supplémentation associant d'emblée P vaginale et orale par DYD améliorerait significativement les taux de naissances vivantes en comparaison à la voie vaginale seule [76].

Le remplacement du CJ gravidique jusqu'au relais placentaire

En cycle substitué, l'administration œstroprogestative doit être poursuivie jusqu'au relais placentaire complet vers 8 à 10 semaines de grossesse. L'intérêt d'une surveillance et d'une adaptation des doses de P mais aussi d'E2 en début de grossesse reste à évaluer car si la production de P par le CJ gravidique augmente peu pendant les 3 premières semaines de grossesse, celle d'E2 triple pendant la même période [77]. Or des taux faibles d'E2 en début de grossesse pourraient être associés à une issue défavorable [55]. Les TEC en cycle substitué avec DYD ont permis de montrer que la sécrétion de P par le placenta débute à la 6e semaine de grossesse, est plus importante en cas de grossesse gémellaire et plus faible en cas de fausse couche [78, 79].

Tableau 28.3. Importance des taux sanguins de progestérone mesurés au moment du transfert en cycle substitué avec administration de progestérone injectable.

Ref	Pop. n	E2	Dose P (mg/j)	Timing dosage P	Jour Transfert	Issue en fonction du seuil de P	% patient seuil ROC
Brady 2014 Rétrospectif	RDO 229	Vag. Patch	175 ou 200 IM	J transfert	J3	TNV 51 vs 65 % pour P < 20 ng/mL	32 %
Kofinas 2015 Rétrospectif	TEC PGS 213	Oral	50 ou 75 IM sans modification	J transfert P > 10 ng/mL Requis	eSET J5 euploïde	TNV 49 vs 65 % pour P > 20 ng/mL + G bio/FCS si P > 30 ng/mL	? Oui
Liu 2018 Rétrospectif	TEC EQ+ 426	Oral	80 IM	J avant T	J3	TGE 36 vs 53 % pour P < 20 ng/mL TGE 58 % si P > 40 ng/mL	18 %
Boynukalin 2019 Prospectif	TEC PGS 168	Oral	100 IM	J transfert	J5 euploïde	TGE 42 vs 70 % pour P < 20,6 ng/mL FCS 15 vs 5 %, 0 si P > 50	40 % 20,6 ng/mL

E2 : œstradiol; EQ+ : embryons de top qualité; eSET : *Elective Single Embryo Transfer*; FCS: fausse couche spontanée; PGS : *Pre-Implantion Genetic Screening*; P : progestérone; ROC : *Receiver Operating Characteristic*; TEC : transfert d'embryons congelés; TGE : taux de grossesse évolutive; TNV : taux de naissances vivantes.

Les données de sécurité d'utilisation de la DYD au premier trimestre de la grossesse sont rassurantes [80]. Reste à déterminer si un équilibre plus physiologique des apports œstroprogestatifs pourrait réduire le risque de pathologies hypertensives de la grossesse et de macrosomie fœtale observé avec les TEC THS [26]. En attendant, il est prudent de prescrire de petites doses d'aspirine pour les TEC en cycle substitué.

Les résultats observés en TEC THS amènent également à repenser le soutien lutéal après le transfert frais pour aller également vers une optimisation des taux de succès.

La supplémentation lutéale en présence de nombreux CJ

On sait depuis les débuts de l'hyperstimulation ovarienne contrôlée que la phase lutéale post-FIV est pathologique.

Un soutien lutéal obligatoire et efficace

Les doses supraphysiologiques de FSH utilisées pour obtenir une réponse multifolliculaire sont responsables à la fois d'une hyperœstrogénie et d'une augmentation parfois excessive de la P en fin de phase folliculaire qui altèrent la réceptivité endométriale. De plus, les taux de LH en phase lutéale sont effondrés du fait du rétrocontrôle négatif de l'E2 et ne permettent bien souvent pas le maintien d'une sécrétion de P adéquate par les CJ [81].

Un soutien lutéal est donc requis et s'est avéré efficace pour multiplier par 2,5 à 4,5 fois les chances de grossesse [82]. Le soutien lutéal par hCG a progressivement été abandonné par les équipes en raison du risque majoré d'hyperstimulation ovarienne. Un soutien lutéal par P débuté entre la ponction et le transfert et poursuivi au moins jusqu'au test de grossesse est rapidement devenu le *gold standard*. L'administration de P par voie vaginale est majoritaire en Europe alors que la voie IM prédomine aux États-Unis [83]. Bien que moins largement utilisée, la voie orale sous forme de DYD s'est également avérée efficace dans les études Lotus avec un meilleur confort d'utilisation pour les patientes [84]. Quelle que soit la voie d'administration de la P, la phase lutéale a longtemps été considérée comme supplémentée adéquatement par un traitement standard de P.

Des perturbations lutéales complexes et multifactorielles

Avec l'accumulation des données montrant l'importance du nombre d'ovocytes obtenus comme facteur pronostique du taux cumulatif de naissance [81], l'intensité des stimulations ovariennes s'est accrue au cours des dernières décennies. Or, les études montrent que les taux de naissance en transfert frais diminuent lorsque la collecte ovocytaire dépasse 20 ovocytes [85, 86]. Les mécanismes impliqués sont doubles : d'une part, ces stimulations fortes s'accompagnent d'une plus grande fréquence d'élévation prématurée de la P en fin de phase folliculaire [87] et de taux de P plus élevés en début de phase lutéale [88] (du fait du nombre des CJ stimulés par l'hCG du déclenchement), exposant à un risque de fermeture prématurée de la fenêtre d'implantation, et, d'autre part, à un gap tardif des taux de P après la fin de l'action de l'hCG [89], potentiellement corrigé de façon insuffisante par le support lutéal. Cela a conduit à proposer une segmentation de la FIV avec une congélation de la totalité de la cohorte embryonnaire (*freeze all*) pour un transfert ultérieur sur un cycle non perturbé par l'hyperstimulation ovarienne contrôlée.

De même, ces stimulations plus poussées ont abouti à une utilisation plus large du déclenchement par agoniste de la GnRH en protocole antagoniste pour éviter les hyperstimulations ovariennes mais ont entraîné des perturbations encore plus marquées de la phase lutéale avec une chute plus précoce et plus profonde des taux de P difficile à corriger [90]. Cela a conduit à préconiser un *freeze all* systématique en cas de déclenchement par agoniste de la GnRH. Des essais de maintien de l'activité des CJ dans le but de réaliser un transfert frais ont été menés avec l'utilisation de petites doses d'hCG le jour de la ponction, d'agonistes de la GnRH ou de LH recombinante en phase lutéale, ou encore un soutien lutéal renforcé par E2 et P dans le but de maintenir des taux d'E2 et de P suffisants.

Intérêt de la mesure du taux de P en transfert frais

La mesure du taux de P en phase lutéale post-FIV est possible mais compliquée car pour une partie des patientes, les CJ gardent une sécrétion pulsatile de P avec une grande amplitude de variation malgré la freination des taux de LH alors que pour d'autres les taux mesurés sont uniquement le reflet de la supplémentation lutéale administrée [91].

Les déterminants des taux de P lutéale sont le type de déclenchement utilisé (hCG versus agoniste de la GnRH) [90], le taux de P au déclenchement avec une corrélation positive [88] et le nombre de follicules matures (reflet du nombre de CJ obtenus) avec cependant une grande variabilité des taux pour un même nombre de CJ selon les patientes [92].

L'intérêt de la mesure des taux de P au moment du transfert après déclenchement par hCG reste à démontrer car les résultats sont très divergents selon les études : effet délétère des taux trop bas ou trop élevés [92], ou corrélation positive des taux de P et de succès [93], ou encore absence de valeur pronostique [94]. En l'absence de soutien lutéal, les taux augmentent après le déclenchement pour un pic obtenu à J4 ou J5 postponction pour les deux tiers des patientes puis les taux diminuent en rapport avec la fin d'action de l'HCG [89].

Les résultats des études sont plus concordants pour la mesure du taux de P entre J7 et J9 postponction, soit au moment du gap potentiel de P, et montrent que des taux faibles sont associés à une diminution des chances de naissances vivantes [95-98]. Cependant les seuils observés de valeur de P sont très variables. De même après déclenchement par agoniste de la GnRH suivi d'un transfert frais avec soutien lutéal renforcé par petites doses d'hCG le jour de la ponction et apport lutéal d'E2 et de P, il semble exister un intervalle de valeurs de P associé à un taux optimal de naissance [99]. La mesure des taux de P pourrait permettre d'individualiser la dose d'hCG utilisée et le moment d'administration en fonction de la cinétique de la chute de P [100].

Enfin la mesure du taux de P au moment du test de grossesse permet de repérer les patientes pour lesquelles la supplémentation est insuffisante. En effet, parmi les patientes avec un taux de hCG élevé, environ 10 % ont des taux de P bas associés à une évolution vers une fausse couche [94]. Cela pourrait permettre aussi d'individualiser l'arrêt du soutien lutéal en cas de grossesse, de taux d'E2 > 300 pg/mL et de P > 30 ng/mL traduisant des CJ fonctionnels [101].

Stratégies d'adaptation de la supplémentation progestative

À l'instar de ce qui est fait en TEC en cycle artificiel, une stratégie d'adjonction d'une autre voie d'administration de la P en cas de taux bas au moment du gap semble normaliser les taux de succès pour ces patientes [102]. Une supplémentation systématique par 2 voies d'administration associées pourrait également s'envisager.

L'avenir dira qui de la segmentation de la FIV ou de la personnalisation du déclenchement et du soutien de phase lutéale, puisque les deux sont liés, s'imposera comme solution à la phase lutéale pathologique post-FIV.

En conclusion, ces trois tableaux montrent l'intérêt de considérer avec attention la phase lutéale en AMP afin d'optimaliser les taux de succès mais aussi probablement limiter les complications obstétricales et améliorer la santé des enfants puisque les 2 situations les plus pathologiques sont associées à une augmentation des naissances prématurées et des petits poids de naissances pour les transferts frais après forte réponse et plus de pathologies hypertensives et de macrosomie fœtale après TEC THS.

Références

[1] Medina-Laver, Y., Rodríguez-Varela, C., Salsano, S., Labarta, E., Domínguez, F., 2021. What do we know about classical and non-classical progesterone receptors in the human female reproductive tract? A review. Int J Mol Sci. 22 (20), 11278.

[2] Ferin, M., Rosenblatt, H., Carmel, P.W., Antunes, J.L., Vande Wiele, R.L., 1979. Estrogen-induced gonadotropin surges in female rhesus monkeys after pituitary stalk section. Endocrinology. 104 (1), 50–52.

[3] van der Stege, J.G., Pahl-van Beest, E.H., Beerthuizen, R.J.C.M., et al., 2006. Effects of a preovulatory single low dose of mifepristone on ovarian function. Eur J Contracept Reprod Health Care. 11 (2), 104–108.

[4] Devoto, L., Fuentes, A., Kohen, P., et al., 2009. The human corpus luteum : life cycle and function in natural cycles. Fertil Steril. 92 (3), 1067–1079.

[5] Paulson, R.J., 2011. Hormonal induction of endometrial receptivity. Fertil Steril. 96 (3), 530–535.

[6] Lédée, N., Petitbarat, M., Prat-Ellenberg, L., et al., 2020. The uterine immune profile : A method for individualizing the management of women who have failed to implant an embryo after IVF/ICSI. J Reprod Immunol. 142, 103207.

[7] Arce, J.C., Balen, A., Platteau, P., Pettersson, G., Andersen, A.N., 2011. Mid-luteal progesterone concentrations are associated with live birth rates during ovulation induction. Reprod Biomed Online. 22 (5), 449–456.

[8] O'Dea, L., O'Brien, F., Currie, K., Hemsey, G., 2008. Follicular development induced by recombinant luteinizing hormone (LH) and follicle-stimulating hormone (FSH) in anovulatory women with LH and FSH deficiency : evidence of a threshold effect. Curr Med Res Opin 24 (10), 2785–2793.

[9] Anon., 2021. Practice Committees of the American Society for Reproductive Medicine and the Society for Reproductive Endocrinology and Infertility. Diagnosis and treatment of luteal phase deficiency : a committee opinion. Fertil Steril. 115 (6), 1416–1423.

[10] Basnayake, S.K., Volovsky, M., Rombauts, L., et al., 2018. Progesterone concentrations and dosage with frozen embryo transfers – What's best? Aust N Z J Obstet Gynaecol. 58 (5), 533–538.

[11] Hansen, K.R., Eisenberg, E., Baker, V., et al., 2018. Midluteal Progesterone : A Marker of Treatment Outcomes in Couples With Unexplained Infertility. J Clin Endocrinol Metab. 103 (7), 2743–2751.

[12] Filicori, M., Butler, J.P., Crowley Jr., W.F., 1984. Neuroendocrine regulation of the corpus luteum in the human. Evidence for pulsatile progesterone secretion. J Clin Invest. 73 (6), 1638–1647.

[13] Patricot, M.C., Badonnel, Y., Boudou, P., et al., 1999. Validity of immunochemical methods for bloody progesterone : a study performed in 1998. Ann Biol Clin (Paris). 57 (2), 201–210.

[14] Labarta, E., Sebastian-Leon, P., Devesa-Peiro, A., et al., 2021. Analysis of serum and endometrial progesterone in determining endometrial receptivity. Hum Reprod. 36 (11), 2861–2870.

[15] Green, K.A., Zolton, J.R., Schermerhorn, S.M.V., et al., 2017. Progesterone luteal support after ovulation induction and intrauterine insemination : an updated systematic review and meta-analysis. Fertil Steril. 107 (4), 924–933.

[16] Fatemi, H.M., 2009. The luteal phase after 3 decades of IVF : what do we know? Reprod Biomed Online. 19 (Suppl 4), 4331.

[17] Blacker, C.M., Ginsburg, K.A., Leach, R.E., Randolph, J., Moghissi, K.S., 1997. Unexplained infertility : evaluation of the luteal phase; results

of the National Center for Infertility Research at Michigan. Fertil Steril. 67 (3), 437–442.

[18] Mizrachi, Y., Horowitz, E., Herman, H.G., et al., 2021 Jun 22. Should women receive luteal support following natural cycle frozen embryo transfer? A systematic review and meta-analysis. Hum Reprod Update. 27 (4), 643–650.

[19] Pfister, A., Crawford, N.M., Steiner, A.Z., 2019. Association between diminished ovarian reserve and luteal phase deficiency. Fertil Steril. 112 (2), 378–386.

[20] Najmabadi, S., Schliep, K.C., Simonsen, S.E., et al., 2020. Menstrual bleeding, cycle length, and follicular and luteal phase lengths in women without known subfertility : A pooled analysis of three cohorts. Paediatr Perinat Epidemiol. 34 (3), 318–327.

[21] Direito, A., Bailly, S., Mariani, A., Ecochard, R., 2013. Relationships between the luteinizing hormone surge and other characteristics of the menstrual cycle in normally ovulating women. Fertil Steril. 99 (1), 279–285.e3.

[22] Ecochard, R., Bouchard, T., Leiva, R., et al., 2017. Characterization of hormonal profiles during the luteal phase in regularly menstruating women. Fertil Steril. 108 (1), 175–182.e1.

[23] Gaggiotti-Marre, S., Álvarez, M., González-Foruria, I., et al., 2020. Low progesterone levels on the day before natural cycle frozen embryo transfer are negatively associated with live birth rates. Hum Reprod. 35 (7), 1623–1629.

[24] Dong, Z., Sun, L., Zhang, H., Chen, Z., Jian, Y., 2014. The frozen-thawed embryo transfer timing determined by serum progesterone level : a retrospective follow-up study. Eur J Obstet Gynecol Reprod Biol 181, 210–213.

[25] Agence de la biomédecine, 15 juillet 2013. Recommandation de bonne pratique : Thromboses artérielles et veineuses dans le cadre de l'assistance médicale à la procréation (AMP) : prévention et prise en charge.

[26] Busnelli, A., Schirripa, I., Fedele, F., Bulfoni, A., Levi-Setti, P.E., 2022. Obstetric and perinatal outcomes following programmed compared to natural frozen-thawed embryo transfer cycles : a systematic review and meta-analysis. Hum Reprod. 37 (7), 1619–1641.

[27] Nahoul, K., Dehennin, L., Jondet, M., Roger, M., 1993. Profiles of plasma estrogens, progesterone and their metabolites after oral or vaginal administration of estradiol or progesterone. Maturitas 16 (3), 185–202.

[28] Duijkers, I.J.M., Klingmann, I., Prinz, R., et al., 2018. Effect on endometrial histology and pharmacokinetics of different dose regimens of progesterone vaginal pessaries, in comparison with progesterone vaginal gel and placebo. Hum Reprod. 33 (11), 2131–2140.

[29] Paulson, R.J., Collins, M.G., Yankov, V.I., 2014. Progesterone pharmacokinetics and pharmacodynamics with 3 dosages and 2 regimens of an effervescent micronized progesterone vaginal insert. J Clin Endocrinol Metab. 99 (11), 4241–4249.

[30] Miles, R.A., Paulson, R.J., Lobo, R.A., et al., 1994. Pharmacokinetics and endometrial tissue levels of progesterone after administration by intramuscular and vaginal routes : a comparative study. Fertil Steril 62 (3), 485–490.

[31] De Ziegler, D., Bulletti, C., De Monstier, B., Jääskeläinen, A.S., 1997. The first uterine pass effect. Ann N Y Acad Sci 828, 291–299.

[32] Sator, M., Radicioni, M., Cometti, B., et al., 2013. Pharmacokinetics and safety profile of a novel progesterone aqueous formulation administered by the s.c. route. Gynecol Endocrinol 29 (3), 205–208.

[33] Nillius, S.J., Johansson, E.D., 1971. Plasma levels of progesterone after vaginal, rectal, or intramuscular administration of progesterone. Am J Obstet Gynecol. 110 (4), 470–477.

[34] Neumann, K., Masuch, A., Vonthein, R., et al., 2022. Dydrogesterone and 20α-dihydrodydrogesterone plasma levels on day of embryo transfer and clinical outcome in an anovulatory programmed frozen-thawed embryo transfer cycle : a prospective cohort study. Hum Reprod. 37 (6), 1183–1193.

[35] Vinsonneau, L., Labrosse, J., Porcu-Buisson, G., et al., 2022. Impact of endometrial preparation on early pregnancy loss and live birth rate after frozen embryo transfer : a large multicenter cohort study (14421 frozen cycles). Hum Reprod Open. 2022 (2), hoac007.

[36] Haddad, G., Saguan, D.A., Maxwell, R., Thomas, M.A., 2007. Intramuscular route of progesterone administration increases pregnancy rates during non-downregulated frozen embryo transfer cycles. J Assist Reprod Genet 24 (10), 467–470.

[37] Kaser, D.J., Ginsburg, E.S., Missmer, S.A., Correia, K.F., Racowsky, C., 2012. Intramuscular progesterone versus 8 % Crinone vaginal gel for luteal phase support for day 3 cryopreserved embryo transfer. Fertil Steril 98 (6), 1464–1469.

[38] Berger, B.M., Phillips, J.A., 2012. Pregnancy outcomes in oocyte donation recipients : vaginal gel versus intramuscular injection progesterone replacement. J Assist Reprod Genet. 29 (3), 237–242.

[39] Shapiro, D.B., Pappadakis, J.A., Ellsworth, N.M., Hait, H.I., Nagy, Z.P., 2014. Progesterone replacement with vaginal gel versus i.m. injection : cycle and pregnancy outcomes in IVF patients receiving vitrified blastocysts. Hum Reprod 29 (8), 1706–1711.

[40] Bakkensen, J.B., Racowsky, C., Thomas, A.M., Lanes, A., Hornstein, M.D., 2020. Intramuscular progesterone versus 8 % Crinone vaginal gel for luteal phase support following blastocyst cryopreserved single embryo transfer : a retrospective cohort study. Fertil Res Pract. 6, 10.

[41] Turkgeldi, E., Hanege, B.Y., Yildiz, S., Keles, I., Ata, B., 2020. Subcutaneous versus vaginal progesterone for vitrified-warmed blastocyst transfer in artificial cycles. Reprod Biomed Online. 41 (2), 248–253.

[42] Pabuccu, E., Kovanci, E., Israfilova, G., et al., 2022. Oral, vaginal or intramuscular progesterone in programmed frozen embryo transfer cycles : a pilot randomized controlled trial. Reprod Biomed Online. 45 (6), 1145–1151.
[43] Zarei, A., Sohail, P., Parsanezhad, M.E., et al., 2017. Comparison of four protocols for luteal phase support in frozen-thawed Embryo transfer cycles : a randomized clinical trial. Arch Gynecol Obstet 295 (1), 239–246.
[44] Devine, K., Richter, K.S., Jahandideh, S., Widra, E.A., McKeeby, J.L., 2021. Intramuscular progesterone optimizes live birth from programmed frozen embryo transfer : a randomized clinical trial. Fertil Steril. 116 (3), 633–643.
[45] Ranisavljevic, N., Huberlant, S., Montagut, M., et al., 2022. Low Luteal Serum Progesterone Levels Are Associated With Lower Ongoing Pregnancy and Live Birth Rates in ART : Systematic Review and Meta-Analyses. Front Endocrinol (Lausanne). 13, 892753.
[46] Yovich, J.L., Conceicao, J.L., Stanger, J.D., Hinchliffe, P.M., Keane, K.N., 2015. Mid-luteal serum progesterone concentrations govern implantation rates for cryopreserved embryo transfers conducted under hormone replacement. Reprod Biomed Online 31 (2), 180–191.
[47] Labarta, E., Mariani, G., Holtmann, N., et al., 2018. Corrigendum: Low serum progesterone on the day of embryo transfer is associated with a diminished ongoing pregnancy rate in oocyte donation cycles after artificial endometrial preparation : a prospective study. Hum Reprod 33 (1), 178.
[48] Gaggiotti-Marre, S., Martinez, F., Coll, L., et al., 2019. Low serum progesterone the day prior to frozen embryo transfer of euploid embryos is associated with significant reduction in live birth rates. Gynecol Endocrinol 35 (5), 439–442.
[49] Cédrin-Durnerin, I., Isnard, T., Mahdjoub, S., et al., 2019. Serum progesterone concentration and live birth rate in frozen-thawed embryo transfers with hormonally prepared endometrium. Reprod Biomed Online 38 (3), 472–480.
[50] Volovsky, M., Pakes, C., Rozen, G., Polyakov, A., 2020. Do serum progesterone levels on day of embryo transfer influence pregnancy outcomes in artificial frozen-thaw cycles ? J Assist Reprod Genet. 37 (5), 1129–1135.
[51] Labarta, E., Mariani, G., Paolelli, S., et al., 2021. Impact of low serum progesterone levels on the day of embryo transfer on pregnancy outcome : a prospective cohort study in artificial cycles with vaginal progesterone. Hum Reprod. 36 (3), 683–692.
[52] Maignien, C., Bourdon, M., Marcellin, L., et al., 2022. Low serum progesterone affects live birth rate in cryopreserved blastocyst transfer cycles using hormone replacement therapy. Reprod Biomed Online. 44 (3), 469–477.
[53] Basnayake, S.K., Volovsky, M., Rombauts, L., et al., 2018. Progesterone concentrations and dosage with frozen embryo transfers – What's best ? Aust N Z J Obstet Gynaecol 58 (5), 533–538.
[54] Alsbjerg, B., Thomsen, L., Elbaek, H.O., et al., 2018. Progesterone levels on pregnancy test day after hormone replacement therapy-cryopreserved embryo transfer cycles and related reproductive outcomes. Reprod Biomed Online 37 (5), 641–647.
[55] Beck-Fruchter, R., Nothman, S., Baram, S., Geslevich, Y., Weiss, A., 2021. Progesterone and estrogen levels are associated with live birth rates following artificial cycle frozen embryo transfers. J Assist Reprod Genet. 38 (11), 2925–2931.
[56] Alsbjerg, B., Thomsen, L., Elbaek, H.O., Laursen, R., Povlsen, B.B., Haahr, T., Humaidan, P., 2020. Can combining vaginal and rectal progesterone achieve the optimum progesterone range required for implantation in the HRT-FET model ? Reprod Biomed Online. 40, 805–811.
[57] González-Foruria, I., Gaggiotti-Marre, S., Álvarez, M., et al., 2020. Factors associated with serum progesterone concentrations the day before cryopreserved embryo transfer in artificial cycles. Reprod Biomed Online. 40 (6), 797–804.
[58] Maignien, C., Bourdon, M., Marcellin, L., et al., 2022. Clinical factors associated with low serum progesterone levels on the day of frozen blastocyst transfer in hormonal replacement therapy cycles. Hum Reprod. 37 (11), 2570–2577.
[59] Labrosse, J., Peigné, M., Eustache, F., et al., 2021. Women utilizing oocyte donation have a decreased live birth rate if they displayed a low progesterone level in a previous hormonal replacement mock cycle. J Assist Reprod Genet. 38 (3), 605–612.
[60] Merriam, K.S., Leake, K.A., Elliot, M., et al., 2015. Sexual absorption of vaginal progesterone : a randomized control trial. Int J Endocrinol 2015, 685281.
[61] Brady, P.C., Kaser, D.J., Ginsburg, E.S., et al., 2014. Serum progesterone concentration on day of embryo transfer in donor oocyte cycles. J Assist Reprod Genet 31 (5), 569–575.
[62] Kofinas, J.D., Blakemore, J., McCulloh, D.H., Grifo, J., 2015. Serum progesterone levels greater than 20 ng/dl on day of embryo transfer are associated with lower live birth and higher pregnancy loss rates. J Assist Reprod Genet 32 (9), 1395–1399.
[63] Liu, Y.F., Wang, F., Huang, G.Y., Mao, X.G., 2018. The relationship between the hormone levels before transplantation and the outcomes of hormone replacement therapy frozen embryo transfer. Minerva Endocrinol. 43 (4), 406–412.
[64] Boynukalin, F.K., Gultomruk, M., Turgut, E., et al., 2019. Measuring the serum progesterone level on the day of transfer can be an additional tool to maximize ongoing pregnancies in single euploid frozen blastocyst transfers. Reprod Biol Endocrinol. 17 (1), 102.
[65] Suthaporn, S., Jayaprakasan, K., Thornton, J., et al., 2021. Suboptimal mid-luteal progesterone concen-

trations are associated with aberrant endometrial gene expression, potentially resulting in implantation failure. Reprod Biomed Online. 42 (3), 595–608.

[66] Young, S.L., Savaris, R.F., Lessey, B.A., et al., 2017. Effect of randomized serum progesterone concentration on secretory endometrial histologic development and gene expression. Hum Reprod. 32 (9), 1903–1914.

[67] Alyasin, A., Agha-Hosseini, M., Kabirinasab, M., Saeidi, H., Nashtaei, M.S., 2021. Serum progesterone levels greater than 32.5 ng/ml on the day of embryo transfer are associated with lower live birth rate after artificial endometrial preparation : a prospective study. Reprod Biol Endocrinol. 19 (1), 24.

[68] Liang, Y.X., Liu, L., Jin, Z.Y., et al., 2018. The high concentration of progesterone is harmful for endometrial receptivity and decidualization. Sci Rep. 8 (1), 712.

[69] Alur-Gupta, S., Hopeman, M., Berger, D.S., et al., 2020. Measuring serum estradiol and progesterone one day prior to frozen embryo transfer improves live birth rates. Fertil Res Pract. 6, 6.

[70] Lecourt, A., Labrosse, J., Peigné, M., et al., 2022. Addition of dydrogesterone to vaginal progesterone and transfer postponement improve outcomes in patients with low progesterone levels in hormonally substituted cycles for frozen-thawed embryo transfer. Clin J Obstet Gynecol. 5, 027–035.

[71] Álvarez, M., Gaggiotti-Marre, S., Martínez, F., et al., 2021. Individualised luteal phase support in artificially prepared frozen embryo transfer cycles based on serum progesterone levels : a prospective cohort study. Hum Reprod. 36 (6), 1552–1560.

[72] Labarta, E., Mariani, G., Rodríguez-Varela, C., Bosch, E., 2022. Individualized luteal phase support normalizes live birth rate in women with low progesterone levels on the day of embryo transfer in artificial endometrial preparation cycles. Fertil Steril. 117 (1), 96–103.

[73] Polat, M., Mumusoglu, S., Bozdag, G., et al., 2020. Addition of intramuscular progesterone to vaginal progesterone in hormone replacement therapy in vitrified-warmed blastocyst transfer cycles. Reprod Biomed Online. 40 (6), 812–818.

[74] Ramos, N.N., Pirtea, P., Benammar, A., et al., 2021. Is there a link between plasma progesterone 1-2 days before frozen embryo transfers (FET) and ART outcomes in frozen blastocyst transfers? Gynecol Endocrinol. 37 (7), 614–617.

[75] Alsbjerg, B., Kesmodel, U.S., Humaidan, P., 2023. Endometriosis patients benefit from high serum progesterone in hormone replacement therapy-frozen embryo transfer cycles : a cohort study. Reprod Biomed Online. 46 (1), 92–98.

[76] Vuong, L.N., Pham, T.D., Le, K.T.Q., et al., 2021. Micronized progesterone plus dydrogesterone versus micronized progesterone alone for luteal phase support in frozen-thawed cycles (MIDRONE) : a prospective cohort study. Hum Reprod. 36 (7), 1821–1831.

[77] Ramezanali, F., Arabipoor, A., Hafezi, M., et al., 2019. Serum estradiol level on trigger day impacts clinical pregnancy rate in modified natural frozen embryo transfer cycles. Int J Gynaecol Obstet. 145 (3), 312–318.

[78] Kawachiya, S., Bodri, D., Hirosawa, T., et al., 2018. Endogenous progesterone levels could predict reproductive outcome in frozen embryo replacement cycles supplemented with synthetic progestogens : A retrospective cohort study. Reprod Med Biol. 18 (1), 91–96.

[79] Neumann, K., Depenbusch, M., Schultze-Mosgau, A., Griesinger, G., 2020. Characterization of early pregnancy placental progesterone production by use of dydrogesterone in programmed frozen-thawed embryo transfer cycles. Reprod Biomed Online. 40 (5), 743–751.

[80] Katalinic, A., Shulman, L.P., Strauss, J.F., Garcia-Velasco, J.A., van den Anker, J.N., 2022. A critical appraisal of safety data on dydrogesterone for the support of early pregnancy : a scoping review and meta-analysis. Reprod Biomed Online. 45 (2), 365–373.

[81] Orvieto, R., Venetis, C.A., Fatemi, H.M., et al., 2021. Optimising Follicular Development, Pituitary Suppression, Triggering and Luteal Phase Support During Assisted Reproductive Technology : A Delphi Consensus. Front Endocrinol (Lausanne). 12, 675670.

[82] Mohammed, A., Woad, K.J., Mann, G.E., et al., 2019 Sep. Evaluation of progestogen supplementation for luteal phase support in fresh in vitro fertilization cycles. Fertil Steril. 112 (3), 491–502.

[83] Shoham, G., Leong, M., Weissman, A., 2021. A 10-year follow-up on the practice of luteal phase support using worldwide web-based surveys. Reprod Biol Endocrinol. 19 (1), 15.

[84] Griesinger, G., Blockeel, C., Kahler, E., et al., 2020. Dydrogesterone as an oral alternative to vaginal progesterone for IVF luteal phase support : A systematic review and individual participant data meta-analysis. PLoS One. 15 (11), e0241044.

[85] Sunkara, S.K., Rittenberg, V., Raine-Fenning, N., et al., 2011. Association between the number of eggs and live birth in IVF treatment : an analysis of 400 135 treatment cycles. Hum Reprod. 26 (7), 1768–1774.

[86] Polyzos, N.P., Drakopoulos, P., Parra, J., et al., 2018. Cumulative live birth rates according to the number of oocytes retrieved after the first ovarian stimulation for In Vitro Fertilization/Intracytoplasmic Sperm Injection : A multicenter multinational analysis Including approximately 15,000 women. Fertil Steril 110 (4), 661–670.

[87] Venetis, C.A., Tarlatzis, B.C., 2018. Trying to define the optimal progesterone elevation cut-off in fresh in vitro fertilization cycles : time to evolve our way of thinking. Fertil Steril. 110 (4), 634–635.

[88] Friis Wang, N., Skouby, S.O., Humaidan, P., Andersen, C.Y., 2019. Response to ovulation trigger

is correlated to late follicular phase progesterone levels : A hypothesis explaining reduced reproductive outcomes caused by increased late follicular progesterone rise. Hum Reprod. 34 (5), 942–948.

[89] Vuong, L.N., Ho, T.M., Pham, T.D., Ho, V.N.A., et al., 2020. The early luteal hormonal profile in IVF patients triggered with hCG. Hum Reprod. 35 (1), 157–166.

[90] Beckers, N.G.M., Macklon, N.S., Eijkemans, M.J., et al., 2003. Nonsupplemented luteal phase characteristics after the administration of recombinant human chorionic gonadotropin, recombinant luteinizing hormone, or gonadotropin-releasing hormone (GnRH) agonist to induce final oocyte maturation in in vitro fertilization patients after ovarian stimulation with recombinant follicle-stimulating hormone and GnRH antagonist cotreatment. J Clin Endocrinol Metab. 88 (9), 4186–4192.

[91] Thomsen, L.H., Kesmodel, U.S., Andersen, C.Y., Humaidan, P., 2018. Daytime Variation in Serum Progesterone During the Mid-Luteal Phase in Women Undergoing *In Vitro* Fertilization Treatment. Front Endocrinol (Lausanne). 9, 92.

[92] Thomsen, L.H., Kesmodel, U.S., Erb, K., et al., 2018. The impact of luteal serum progesterone levels on live birth rates-a prospective study of 602 IVF/ICSI cycles. Hum Reprod. 33 (8), 1506–1516.

[93] Netter, A., Mancini, J., Buffat, C., et al., 2019. Do early luteal serum progesterone levels predict the reproductive outcomes in IVF with oral dydrogesterone for luteal phase support? PLoS One. 14 (7), e0220450.

[94] Petersen, J.F., Andersen, A.N., Klein, B.M., Helmgaard, L., Arce, J.C., 2018. Luteal phase progesterone and oestradiol after ovarian stimulation : relation to response and prediction of pregnancy. Reprod Biomed Online. 36 (4), 427–434.

[95] Mitwally, M.F., Diamond, M.P., Abuzeid, M., 2010. Vaginal micronized progesterone versus intramuscular progesterone for luteal support in women undergoing in vitro fertilization-embryo transfer. Fertil Steril. 93, 554–569.

[96] Sonntag, B., Loebbecke, K.C., Nofer, J.R., Kiesel, L., Greb, R.R., 2013. Serum estradiol and progesterone in the mid-luteal phase predict clinical pregnancy outcome in IVF/ICSI cycles. Gynecol Endocrinol. 29 (7), 700–703.

[97] Aslih, N., Ellenbogen, A., Shavit, T., et al., 2017. Can we alter pregnancy outcome by adjusting progesterone treatment at mid-luteal phase : a randomized controlled trial. Gynecol Endocrinol. 33 (8), 602–606.

[98] Pérez, P.A.S., Ceschin, Á.P., de Moraes, D.M.P., et al., 2018. Early serum progesterone and prolactin analysis at day 9 of oocyte retrieval as a predictor of success in fresh ICSI cycles. JBRA Assist Reprod. 22 (2), 95–98.

[99] Benmachiche, A., Benbouhedja, S., Zoghmar, A., Al Humaidan, P.S.H., 2021. The impact of preovulatory versus midluteal serum progesterone level on live birth rates during fresh embryo transfer. PLoS One. 16 (2), e0246440.

[100] Lawrenz, B., Humaidan, P., Kol, S., Fatemi, H.M., 2018. GnRHa trigger and luteal coasting : a new approach for the ovarian hyperstimulation syndrome high-risk patient ? Reprod Biomed Online. 36 (1), 75–77.

[101] Segal, L., Breyzman, T., Kol, S., 2015. Luteal phase support post IVF : individualized early stop. Reprod Biomed Online. 31 (5), 633–637.

[102] Tu, J., Lin, G., Gong, F., 2021. Additional luteal support might improve IVF outcomes in patients with low progesterone level in middle luteal phase following a GnRH agonist protocol. Gynecol Endocrinol. 37 (2), 132–136.

Quand faut-il conseiller d'arrêter l'assistance médicale à la procréation classique ?

CHAPITRE 29

J.-M. Antoine, L. Selleret

Lorsque plusieurs tentatives d'AMP classique n'ont pas permis l'obtention d'embryons de bonne qualité ou en l'absence de grossesse après transfert de nombreux embryons frais et congelés, la question se pose depuis longtemps de persister dans cette approche ou de conseiller son arrêt [1, 2]. Plusieurs modèles statistiques ont analysé les facteurs d'arrêt d'un traitement d'AMP [3, 4] et tenté de prédire en fonction de multiples paramètres les chances de succès résiduelles [5]. Cependant, il n'existe pas de limite inférieure de probabilité de grossesse évolutive en dessous de laquelle l'arrêt devrait s'imposer systématiquement. D'autres critères, comme la tolérance au stress occasionné, doivent aussi être pris en considération. L'intelligence artificielle commence à être utilisée pour orienter un parcours personnalisé en AMP, visant à éviter les arrêts prématurés ou trop tardifs [6]. La motivation de nombreux couples est souvent telle qu'ils demandent à poursuivre, même s'ils ont connaissance d'un taux de succès devenu très faible. Au motif qu'elle est remboursée dans certaines limites, ils vont parfois jusqu'à faire état d'un « droit à l'AMP », voire d'un « droit à l'enfant ».

N'étant pas prestataire de service mais engageant sa propre responsabilité, l'équipe clinico-biologique n'est pas tenue de répondre positivement à toute demande. Son évaluation de chaque cas individuel sur des critères médicaux peut l'amener à conseiller un arrêt de prise en charge en AMP classique, lorsque les chances de succès résiduelles lui paraissent trop faibles et/ou le rapport bénéfice/risque trop défavorable.

Nombre élevé de tentatives sans résultat

Lorsqu'il est permis de penser qu'elles ont toutes été faites dans de bonnes conditions, le cumul des tentatives faites dans le centre et dans d'autres centres doit être pris en compte. Le remboursement par la Sécurité sociale d'un maximum de six inséminations et/ou quatre ponctions d'ovocytes en vue de FIV/ICSI, suivies d'au moins un transfert d'embryon pour l'obtention d'une grossesse, constitue un puissant facteur limitant. Lorsque le pronostic reste encore suffisamment favorable, une 5e (voire une 6e) tentative est envisageable aux frais du couple, mais il n'est habituellement pas raisonnable d'aller au-delà.

Non-obtention d'ovocytes de bonne qualité

C'est une cause majeure d'arrêt de l'AMP classique : faible nombre d'ovocytes obtenus, proportions trop importantes d'ovocytes dégénératifs ou immatures à répétition [7]. Les différents facteurs étiologiques sont liés entre eux :

- **âge avancé de la femme** : c'est le facteur clé d'une mauvaise performance à tous les stades de la procédure et de l'absence de naissance vivante [8–10]. Il augmente le coût pour l'obtention d'un enfant [11] et a conduit initialement la Sécurité sociale à arrêter tout remboursement de l'AMP au 43e anniversaire. Depuis la loi de bioéthique, version d'août 2021, les

centres d'AMP ne peuvent plus prendre en charge une femme après son 43e anniversaire pour une ponction des ovaires, après son 45e anniversaire pour un TEC ou une IIU;
- **longue durée d'infertilité :** il s'agit également d'un facteur pronostic défavorable, mais son impact est moins significatif que celui de l'âge de la femme;
- **altération de la réserve ovarienne :** en dehors de l'âge, elle peut être liée également à des ATCD familiaux, au tabac, à des ATCD de chirurgie ovarienne, de chimiothérapie et/ou de radiothérapie sans possibilité de préservation de la fertilité. Suspectée sur le raccourcissement des cycles, elle est confirmée par la réduction du volume ovarien et du compte des follicules antraux le 3e jour du cycle et des modifications à la même date des dosages plasmatiques d'AMH *(Anti-Müllerian Hormone)*, de FSH d'E2.

L'association d'une insuffisance ovarienne (influant sur la quantité des ovocytes en réserve) et d'un âge avancé (altérant leur qualité) est particulièrement défavorable;
- **échec d'une stimulation ovarienne à forte dose** (jusqu'à 450 UI/jour de FSH autorisées) **en protocole adapté au risque de réponse ovarienne insuffisante :** l'augmentation des doses de FSH administrées est susceptible d'améliorer le nombre de follicules obtenus et le taux d'E2 plasmatique, mais peu le taux de grossesse, probablement du fait d'un problème de qualité ovocytaire fréquemment associé à l'âge;
- **annulations de cycles ou transformation en IIU** pour ne pas perdre le bénéfice du traitement;
- **échec du recueil des ovocytes :**
  - après élimination d'un déclenchement non fait ou fait trop tôt par erreur,
  - il s'agit parfois d'un syndrome des follicules vides, d'une prépondérance d'ovocytes atrétiques ou dégénératifs,
  - ou surtout d'un problème technique lors de la ponction : importante obésité, ovaires très haut situés, femmes multi-opérées, pelvis très adhérentiels, ATCD de fistules digestives, de colostomies, rendant la ponction dangereuse et constituant des facteurs de risque en cas de grossesse obtenue, notamment de césarienne en urgence.

Échecs liés à l'homme

Ils sont moins fréquents depuis l'ICSI, même s'il persiste des absences de fécondation après ICSI ou IMSI [12].
- **L'âge limite de l'homme pour la prise en charge en AMP a été fixé en France à** 60 ans, en tenant compte de l'altération progressive de la qualité des spermatozoïdes, du risque malformatif et de l'intérêt supposé de l'enfant. Il s'associe souvent à un âge également avancé de la partenaire, mais le problème est plus complexe lorsqu'elle est jeune et fertile, avec une différence d'âge très importante.
- **Échecs du recueil des spermatozoïdes :** lorsqu'ils sont prévisibles et sous réserve d'une qualité de sperme suffisante, une congélation préalable permet de disposer d'une réserve de spermatozoïdes, en donnant la préférence à un nouvel essai de recueil de sperme frais. En cas d'azoospermie, des prélèvements épididymaires ou testiculaires, même multiples, peuvent ne pas mettre en évidence les spermatozoïdes nécessaires pour la micro-injection.
- **Antécédents de plusieurs biopsies testiculaires déjà réalisées :** ils conduisent l'équipe médicale ou l'homme lui-même à en refuser une nouvelle.
- **Altération majeure de la qualité des spermatozoïdes :** cryptozoospermie extrême, absence complète de mobilité et de vitalité, taux de fragmentation très élevé non amélioré par des traitements préalables, avec absence ou très faible taux de fécondation malgré l'ICSI.

Échecs du développement embryonnaire *in vitro*

Ils peuvent être liés à l'un des deux gamètes ou aux deux. Ils se manifestent par une fragmentation précoce des embryons faisant proposer un transfert au stade zygote [13], un blocage répété de leur développement en blastocystes et finalement peu ou pas d'embryons transférables, sans jamais d'embryon congelé.

Échecs du transfert embryonnaire dans la cavité utérine

Il peut s'avérer difficile voire impossible du fait d'une sténose cervicale infranchissable, d'une angulation majeure, d'une fausse route, conduisant à un transfert sous anesthésie générale, intratubaire par cœlioscopie si au moins une trompe est normale ou transmyométrial dans le cas contraire.

Échecs répétés d'implantation

C'est l'étape la plus mal maîtrisée, source de la majorité des échecs : statistiquement, chaque tentative d'AMP a une probabilité d'échec supérieure à celle de la réussite. Plusieurs définitions d'ERI sont possibles : absence de grossesse après replacement de tous les embryons provenant de 3 tentatives chez une femme de moins de 40 ans, diagnostic individualisé prenant en compte de multiples facteurs pronostiques ou basé sur le taux d'euploïdie attendu pour l'âge de la femme [14]. Les causes potentielles de ces échecs sont multiples [15, 16]. Les facteurs prédictifs de chances de grossesses résiduelles ont fait l'objet d'une étude française multicentrique [17].

- l'insuffisance du nombre et surtout de la qualité des embryons transférés constitue une cause majeure principalement liée à l'âge de la femme et à des anomalies chromosomiques ovocytaires, spermatiques ou embryonnaires. Elle conduit à un arrêt de développement précoce. Les solutions proposées n'ont qu'une efficacité relative : changement du protocole de stimulation ovarienne, amélioration de la surveillance du traitement, augmentation du nombre d'embryons transférés, cultures prolongées pour une meilleure sélection des embryons, étude préimplantatoire des embryons dans certains pays ;
- un épaississement ou une dureté anormale de la ZP entourant l'embryon peuvent rendre impossible sa sortie hors de cette enveloppe. L'éclosion assistée permet certains succès ;
- l'endomètre peut être rendu impropre à la nidation par des perturbations hormonales, post-traumatiques (synéchies fibreuses étendues), infectieuses, immunologiques, vasculaires ;
- diverses anomalies du myomètre, comme une adénomyose [18] ou un utérus polymyomateux multi-opéré, réduisent les chances d'implantations de façon définitive.

Échecs de l'évolution des grossesses

Les grossesses biochimiques ou non évolutives à répétition sont liées principalement à l'âge maternel élevé.

Risques excessifs

Une allergie au traitement de stimulation, un risque de cancer post-AMP, un ATCD d'hyperstimulation grave, un risque hémorragique, infectieux, thromboembolique, psychiatrique, lié à la grossesse tardive (hypertension, diabète, hypertension artérielle), à un utérus multicicatriciel, à un antécédent de placenta accreta, de rupture utérine malgré le transfert embryonnaire unique, peuvent dans certains cas sévères conduire à conseiller un arrêt de l'AMP classique.

Conclusion

Toutes ces données doivent faire l'objet d'une analyse bénéfice/risque précise en réunion de concertation pluridisciplinaire. Chaque décision est suivie d'un compte rendu écrit, qui est adressé au couple et aux médecins correspondants. Tout avis d'arrêt de prise en charge est accompagné d'une proposition d'en rediscuter pour expliquer les arguments médicaux et proposer d'autres approches palliatives comme le don d'ovocytes, le don de sperme, l'accueil d'embryons ou l'adoption. À la demande du couple, les éléments du dossier peuvent être transférés à une autre équipe médicale, en vue d'un second avis. En dernier recours, il reste à suggérer au couple la poursuite d'essais de grossesse spontanée, en lui rappelant les chances de succès faibles mais non nulles, dont témoignent parfois certaines bonnes surprises tardives [19].

Références

[1] Leeton, J., 1982. The management of infertility: where to stop. Clin Reprod Fertil. 1 (4), 249–259. Dec.

[2] Check, J.H., 2008. In vitro fertilization is expensive : when should a couple be advised to stop trying with their own gametes and seek other options ? Review of three cases. Clin Exp Obstet Gynecol 35 (1), 5–9.

[3] Kreuzer, V.K., Kimmel, M., Schiffner, J., et al., 2018. Possible Reasons for Discontinuation of Therapy: an Analysis of 571 071 Treatment Cycles From the German IVF Registry. Geburtshilfe Frauenheilkd 78 (10), 984–990. Oct.

[4] Bedrick, B.S., Anderson, K., Broughton, D.E., Hamilton, B., Jungheim, E.S., 2019. Factors associated with early in vitro fertilization treatment discontinuation. Fertil Steril. 112 (1), 105–111. Jul.

[5] Devroe, J., Peeraer, K., Verbeke, G., et al., 2020. Predicting the chance on live birth per cycle at each step of the IVF journey: external validation and update of the van Loendersloot multivariable prognostic model. BMJ Open. 10 (10), e037289. Oct 8.

[6] Jenkins, J., van der Poel, S., Krüssel, J., et al., 2020. Empathetic application of machine learning may address appropriate utilization of ART. Reprod Biomed Online 41 (4), 573–577. Oct.

[7] Cakmak, H., 2022. When is the right time to stop autologous in vitro fertilization treatment in poor responders? Fertil Steril. 117 (4), 682–687. Apr.

[8] Pouly, J.L., Ouziel, L., Gremeau, A.S., et al., 2012. Analyse des facteurs influençant les taux cumulatifs d'accouchement en AMP sur une cohorte de 1001 couples. Gynecol Obstet Fertil 40 (4), 219–225.

[9] Bhattacharya, S., Maheshwari, A., Mollison, J., 2013. Factors associated with failed treatment : an analysis of 121,744 women embarking on their first IVF cycles. PLoS One 8 (12), e82249.

[10] Soullier, N., Bouyer, J., Pouly, J.L., Guibert, J., de La Rochebrochard, E., 2011. Effect of the woman's age on discontinuation of IVF treatment. Reprod Biomed Online 22 (5), 496–500. May.

[11] Griffiths, A., Dyer, S.M., Lord, S.J., et al., 2010. A cost-effectiveness analysis of in-vitro fertilization by maternal age and number of treatment attempts. Hum Reprod 25 (4), 924–931.

[12] Durand, M., Sifer, C., 2013. Échecs complets de fécondation après FIV ou ICSI : peut-on les prédire ? Conduite à tenir ? Gynecol Obstet Fertil 41 (12), 727–734.

[13] Sermondade, N., Delarouzière, V., Ravel, C., et al., 2012. Characterization of a recurrent poor-quality embryo morphology phenotype and zygote transfer as a rescue strategy. Reprod Biomed Online 24 (4), 403–409.

[14] Somigliana, E., Busnelli, A., Kalafat, E., Viganò, P., Ata, B., 2022. Recurrent implantation failure: a plea for a widely adopted rational definition. Reprod Biomed Online. 45 (2), 183–185. Aug.

[15] Polanski, L.T., Baumgarten, M.N., Quenby, S., et al., 2014. What exactly do we mean by « recurrent implantation failure » ? A systematic review and opinion. Reprod Biomed Online 28 (4), 409–423.

[16] Coughlan, C., Ledger, W., Wang, Q., et al., 2014. Recurrent implantation failure : definition and management. Reprod Biomed Online 28 (1), 14–38.

[17] Kolanska, K., Bendifallah, S., Cohen, J., et al., 2021. Unexplained recurrent implantation failures: Predictive factors of pregnancy and therapeutic management from a French multicentre study. J Reprod Immunol. 145, 103313. Jun.

[18] Bourdon, M., Santulli, P., Bordonne, C., et al., 2022. Presence of adenomyosis at MRI reduces live birth rates in ART cycles for endometriosis. Hum Reprod. 37 (7), 1470–1479. Jun 30.

[19] Marcus, A.P., Marcus, D.M., Ayis, S., et al., 2016. Spontaneous pregnancies following discontinuation of IVF/ICSI treatment: an internet-based survey. Hum Fertil (Camb). 19 (2), 134–141. Jun.

La transparence : comment exprimer les résultats de l'AMP ?

Chapitre 30

J. de Mouzon

Introduction

Après les premiers succès de la FIV en Angleterre en 1978 [1], en Australie en 1979 [2], en France en 1982 [3], il devint très vite clair qu'une transparence s'imposait, surtout, au début, entre les professionnels. L'Australie et la France ont été les premiers pays à publier des données. En Australie [2], le premier rapport, basé sur 309 grossesses de FIV, recueilli rétrospectivement, a été publié en 1984, suivi de rapports annuels [4]. En France, les professionnels de l'AMP ont lancé un registre basé sur des données résumées dès un an après la première naissance FIV et les données ont été présentées lors de réunions nationales professionnelles de 1982 à 1985. À partir de janvier 1986 a été créé un registre basé sur des cycles individuels, avec des publications annuelles [5-7]. De nombreux pays ont ensuite développé des registres nationaux, souvent commençant par des données résumées, avant de passer au stade d'enregistrements basés sur des cycles : les États-Unis [8, 9], le Royaume-Uni [10, 11], l'Allemagne [12], la Belgique [13], le Canada [14], l'Israël [15] et la Suisse [16]. Puis des registres internationaux ont été développés, mondial (IWGROAR puis ICMART) [17], latino-américain [18], européen (EIM) [19].

Transparence, pourquoi ?

L'AMP compte un certain nombre de parties prenantes qui, toutes, ont besoin de transparence [20] :

- les couples qui désirent savoir quelles sont leurs chances de concevoir en fonction de leurs caractéristiques, leurs ATCD, les centres où ils envisagent de se faire traiter ;
- les professionnels de l'AMP eux-mêmes qui doivent se positionner par rapport aux résultats des autres centres, notamment pour déterminer leurs besoins de formation et d'évolution dans la quête d'une performance correcte ;
- l'industrie, qu'il s'agisse de médicaments et de matériels, qui doit notamment évaluer les investissements à faire ;
- les autorités de santé qui allouent directement ou indirectement des ressources à l'AMP, et les organismes de réglementation qui sont responsables de la surveillance de la santé ;
- le public et la société en général, incluant les médias, qui s'intéressent aux données de l'AMP car elles fournissent des données sur les naissances, la contribution de l'AMP aux taux de natalité nationaux.

La nature de la transparence a évolué au cours de l'histoire de l'AMP. Elle peut être résumée en 3 étapes :

- l'étape 1 concerne les premiers jours de la FIV (années 1980) : il s'agissait d'obtenir une grossesse clinique, le taux de succès était faible, et peu de cycles étaient réalisés. Il n'y avait pas de données sur la sécurité, de nombreux embryons étaient transférés pour compenser la faible efficacité, mais les grossesses multiples étaient peu fréquentes. Les aspects économiques n'étaient pas très importants ;
- l'étape 2 peut être décrite comme le développement (années 1990). De nombreuses améliorations sont apportées, du côté clinique (agonistes de la GnRH, stimulation) comme biologique (ICSI, culture, etc.). Le nombre de

cycles augmente, comme le taux de réussite. L'objectif devient d'obtenir une naissance (efficacité). Plusieurs embryons sont transférés, la sécurité n'est pas vraiment considérée, et beaucoup de grossesses multiples sont produites. Les aspects économiques ne sont toujours pas pris en compte : le traitement est souvent considéré comme individuel, sans inférence avec la société ;

- à l'étape 3, le traitement peut être considéré comme établi (années 2000 et suivantes), l'AMP devient presque un traitement de routine, avec une forte augmentation du nombre de cycles (2,5 à 3 millions par an), ainsi que de naissances (9 à 10 millions de bébés depuis Louise Brown). Cependant, existent encore de nombreux développements : antagonistes, blastocystes, congélation des ovocytes, vitrification (ovocyte, embryon), MIV, diagnostic préimplantatoire (*Preimplantation Genetic Testing* [PGT] [-A, -M, -SR]), coculture, stimulation en phase lutéale, etc. L'objectif devient la naissance d'un enfant unique (efficience), avec un taux acceptable. L'innocuité devient un enjeu : prévention des grossesses multiples, du SHO, des effets indésirables, etc. Tout cela s'accompagne d'une diminution du nombre d'embryons transférés (SET, eSET). Les questions de société deviennent importantes : accès, coût, aspects psychologiques, don (gamètes, embryons, grossesses pour autrui), ouverture sociétale de l'accès (célibataires, couples de même sexe), développement de la préservation de la fertilité (médicale et non médicale).

Transparence, comment?

La transparence repose sur de bons indicateurs, prenant en compte les covariables pronostiques majeures, et sur la véracité des données pour laquelle l'organisation de registres permettant l'audit est majeure. La transparence concerne l'efficacité, mais aussi la sécurité, la qualité des soins, l'accès, et le coût.

Efficacité de l'AMP

Numérateurs, dénominateurs

La mesure de l'efficacité repose sur le choix du numérateur et du dénominateur, des définitions utilisées et de la manière dont ils sont renseignés. Le tableau 30.1 montre bien l'importance de ces choix dans l'expression des résultats pour un centre qui aurait 30 % d'annulations, 80 % de transferts, 25 % de grossesses cliniques par ponction, un taux d'avortements biochimiques de 20 % et un taux d'avortements cliniques de 20 %. Avec les mêmes données, le taux de succès passe de 14,0 % par cycle initié à 39,1 % de grossesses biochimiques par transfert.

Tous ces taux sont valides scientifiquement si les éléments sont bien précisés mais, pour la transparence, celui considéré actuellement comme le plus approprié est le taux d'accouchements, voire de naissances vivantes par ponction (ou par TEC) [20]. Le taux de grossesse clinique reste souvent utilisé, sur le plan international, en raison d'un nombre important de données manquantes dans le suivi des grossesses pour certains pays, ce qui n'est pas le cas pour la France [21]. De même, si l'utilisation du cycle initié reste le *gold standard*, la difficulté de les collecter de manière exhaustive aboutit à ce que le dénominateur le plus utilisé reste la ponction pour les cycles frais, la décongélation ou le transfert pour les TEC. Pour les cycles frais, en raison des annulations de transfert, les taux par ponction restent un meilleur outil de transparence que les taux par transferts [20]. Enfin, avec le développement des transferts d'embryon unique (SET) et de la congélation de tous les ovocytes ou embryons d'un cycle, donc sans

Tableau 30.1. Impact des indicateurs sur l'expression des résultats.

	Dénominateur		
Numérateur	Transfert	Ponction	Cycle initié
Grossesse biochimique	**39,1**	31,3	21,9
Grossesse clinique	31,3	25,0	17,5
Accouchement	25,0	20,0	**14,0**

transfert, se développe de plus en plus la notion de taux cumulés (par ponction ou cycle initié), en regroupant les grossesses obtenues après une ponction et un transfert frais avec celles obtenues par les TEC issus de la même ponction [20].

Respect des définitions

La transparence repose aussi sur le respect des définitions telles qu'elles ont été publiées en 2017, grâce à des réunions de consensus impliquant toutes les grandes sociétés savantes du domaine, et avec l'OMS [22]. Une grossesse clinique est définie comme une grossesse diagnostiquée par visualisation échographique d'un ou de plusieurs sacs gestationnels ou des signes cliniques de grossesse. En plus de la grossesse intra-utérine, elle comprend une grossesse ectopique cliniquement documentée. Une naissance est définie comme l'expulsion ou l'extraction complète d'un ou de plusieurs fœtus, après au moins 22 semaines complètes d'âge gestationnel, qu'il s'agisse de naissances vivantes ou non.

Exhaustivité des données

La transparence repose enfin sur la qualité des données, notamment l'exhaustivité. Celle-ci implique généralement la participation à des registres nationaux, avec inclusion de tous les cycles et de toutes les issues. Cela repose notamment sur les moyens de vérification mis en place par ces registres, qu'il s'agisse de procédures d'audit systématique, comme en Suisse à une période [23], ou à la demande selon les données transmises.

Prise en compte des caractéristiques des couples

La transparence implique que les données pronostiques majeures soient prises en compte puisque, à l'évidence, des biais de sélection peuvent se produire selon qu'un centre qui sélectionne des patient(e)s à bon pronostic (âge, ATCD, etc.) ou non. Plusieurs modalités sont possibles. Un certain nombre de pays donnent les résultats par centre en prenant en compte les caractéristiques des patients. Aux États-Unis, les données par centre sont publiques [24]. Les résultats sont donnés pour chaque clinique selon 5 catégories d'âge (< 35, 35–37, 38–40, 41–42, 43), pour l'ensemble des patients, pour les nouveaux patients, pour les dons d'ovocytes, au total une vingtaine de lignes. Les patients peuvent accéder aux résultats des centres dans leur environnement [25]. Il en est de même au Royaume-Uni [26]. En France, l'approche de l'ABM [27] est différente. Elle consiste à calculer pour chaque centre un taux ajusté selon les principales caractéristiques : l'âge des femmes, le contexte viral, le nombre d'ovocytes recueillis par ponction et le rang de la tentative. Les centres sont ensuite reportés sur un graphique qui prend en compte le nombre de cycles réalisés dans l'année, le *funnel plot*, ou graphique en entonnoir. Les courbes représentent l'intervalle de confiance autour de la moyenne nationale en fonction du volume d'activité. Les résultats standardisés des centres qui se trouvent en dehors de l'intervalle de confiance sont considérés comme significativement différents de la moyenne nationale. Chaque centre est représenté par un numéro, dont la correspondance avec un nom de centre est accessible en annexe. Ces courbes ne permettent pas de comparer 2 centres entre eux car l'intervalle de confiance du taux de chaque centre n'est pas estimé. Plusieurs courbes sont produites, pour les accouchements, global et selon les techniques (FIV, ICSI, TEC), ainsi que pour les accouchements multiples.

Sécurité

En ce qui concerne la sécurité, les femmes traitées, les professionnels et la société doivent connaître les complications maternelles immédiates du traitement, comme le SHO, la torsion ovarienne ou les hémorragies après ponction, mais aussi les risques maternels à long terme. En ce qui concerne la sécurité des nourrissons, il faut aussi connaître les risques immédiats, comme les naissances prématurées, la mortinatalité, les malformations congénitales, ainsi que les risques potentiels à long terme. Les risques immédiats sont généralement rapportés dans les registres, mais probablement sous-évalués [28]. L'estimation des risques à moyen et long terme nécessite des analyses de cohortes avec des croisements de fichiers, longtemps réservés aux pays nordiques [29], mais maintenant possibles en France avec l'utilisation de données de l'assurance maladie [30]. Il est nécessaire de développer une AMP vigilance, comme cela est fait en France par l'ABM [31]. C'est cependant une œuvre difficile en raison de la sous-déclaration des effets indésirables.

Transparence et société

L'ensemble de la société a un réel besoin de transparence vis-à-vis de l'AMP, notamment en raison de la prise en charge financière et de l'allocation de ressources, surtout dans des pays comme la France, mais aussi de la surveillance sanitaire tant des succès que des échecs et des effets indésirables (AMP-vigilance), et de la régulation, incluant l'évolution des lois et de la réglementation. Un certain nombre d'évolutions concernent aussi l'éthique, la loi, les aspects psychologiques. On peut citer par exemple le don de gamètes, la GPA dans les pays où elle se pratique, la préservation de la fertilité, mais aussi certaines évolutions techniques comme les analyses génétiques. Tous ces aspects nécessitent, autant pour la régulation que pour la surveillance, des données de surveillance fiables et étendues. Il en est de même lorsque l'on veut analyser l'accès aux soins, l'utilisation de l'AMP par pays.

Conclusion

Au total, il est clair que la transparence est devenue nécessaire pour toutes les raisons évoquées plus haut. Il faut aussi noter qu'elle est aussi de plus en plus demandée et développée par les acteurs de l'AMP eux-mêmes. On peut prendre comme exemple le développement de registres, même imparfaits, dans le monde, dans près de 80 pays [32]. En France, le besoin de transparence s'est fait sentir très tôt, dès 1982-1983. Elle a d'abord été réalisée par les professionnels eux-mêmes, sur des données individuelles dès 1986 (mais basées sur le volontariat), puis aussi par les autorités de santé (direction générale de la santé puis ABM) sur des données de résumé d'activité annuelle des centres. Enfin, l'ABM a développé son registre basé sur des données individuelles à partir de 2010. Ce registre fait l'objet de contrôles de validité à l'ABM, et des inspections peuvent être mandatées. Les patients comme l'ensemble de la population peuvent accéder à des résultats par centre selon la procédure des *funnel plots*, sur des taux ajustés en fonction des variables pronostiques majeures. Dans le futur, on peut envisager d'autres paramètres de transparence, comme le taux de naissance par prise en charge d'un couple, pour un projet d'enfant donné, incluant l'ensemble des cycles d'AMP entrepris pour ce projet, qu'il soit un succès ou un échec.

Références

[1] Steptoe, P.C., Edwards, R.G., 1978. Birth after the reimplantation of a human embryo. Lancet 2 (8085), 366.

[2] Lancaster, P., 1984. National Perinatal Statistics Unit and Fertility Society of Australia. In: vitro fertilization pregnancies, Australia. National Perinatal Statistics Unit, Sydney, Australia, pp. 1980–1983.

[3] Testart, J., Frydman, R., 1982. Full-term delivery after intrauterine implantation of an embryo obtained by in vitro fertilization. J Gynecol Obstet Biol Reprod (Paris). 11 (7), 855–859.

[4] Saunders, D.M., Lancaster, P., 1989. The wider perinatal significance of the Australian in vitro fertilization data collection program. Am J Perinatol 6 (2), 252–257.

[5] de Mouzon, J., 1986. Dossier Fivete national. Première analyse. Horm Reprod Metab, 217–221.

[6] de Mouzon, J., FIVNAT, April 5-10 1987. French experience and results of a national collaborative data recording system on IVFET. In: 5th World Congress on in vitro fertilization and embryo transfer. Norfolk, USA.

[7] de Mouzon, J., Bachelot, A., Logerot, H., Spira, A., FIVNAT., 1993. French national in vitro fertilization registry. Analysis of 1986 to 1990 data. Fertil Steril 59 (3), 587–595.

[8] Medical Research International, The American Fertility Society Special Interest Group, 1988. In vitro fertilization/embryo transfer in the United States : 1985 and 1986 results from the National IVF-ET Registry. Fertil Steril 49 (2), 212–215.

[9] Wright, V.C., Schieve, L.A., Reynolds, M.A., Jeng, G., et al., 2005. Assisted Reproductive Technology Surveillance, United States, 2002. MMWR Surveillance summaries 54 (2), 1–24.

[10] Macnaughton, M., 2005. Regulation before the HFEA. Human Fertility 8 (2), 61–62.

[11] MRC Working Party on Children Conceived by In Vitro Fertilisation, 1990. Births In Great Britain Resulting From Assisted Conception, 1978-87. BMJ 300 (6734), 1229–1233.

[12] Felberbaum, R., Dahncke, W., 1999. DIR-Deutsches IVF Register-First steps towards quality control in German ART. In: towards quality control in German ART. ESHRE 15th annual meeting, Tours, France. (abstract).

[13] De Sutter, P., Lejeune, B., Dhont, M., et al., 2004. Ten years follow-up of medically assisted procreation in Belgium. Rev Med Brux. 25 (3), 160–165.

[14] Gunby, J., Daya, S., 2005. IVF Directors Group of the Canadian Fertility and Andrology Society. Assisted reproductive technologies (ART) in Canada : 2001 results from the Canadian ART Register. Fertil Steril 84 (3), 590–599.

[15] Friedler, S., Mashiach, S., Laufer, N., 1992. Births in Israel resulting from in-vitro fertilization/embryo transfer, 1982–1989: National Registry of the Israeli Association for Fertility Research. Hum Reprod 7 (8), 1159–1163.

[16] Van den Bergh, M., Hohl, M.K., De Geyter, Ch., Stalberg, A.M., Limoni, C., 2005. Ten years of Swiss National IVF Register FIVNAT-CH. Are we making progress? Reprod Biomed Online. 11 (5), 632–640.

[17] de Mouzon, J., 1995. In: World collaborative report 1993 on IVF. Trends and characteristics of infertile couples. 15th World congress on fertility and sterility. Montpellier September 17th-22nd.

[18] Zegers-Hochschild, F., Schwarze, J.E., Crosby, J.A., de Souza, M.C.B., 2011. Twenty years of assisted reproductive technology (ART) in Latin America. JBRA Assist Reprod. 15 (2), 19–30.

[19] Nygren, K.G., Andersen, A.N., 2001. Assisted reproductive technology in Europe, 1997. Results generated from European registers by ESHRE. European IVF-Monitoring Programme (EIM), for the European Society of Human Reproduction and Embryology (ESHRE). Hum Reprod. 16 (2), 384–391.

[20] de Mouzon, Jacques, Lancaster, Paul, Andersen, Anders Nyboe, 2019. Importance and History of ART Surveillance. In: Kissin, D., Adamson, G., Chambers, G., De Geyter, C. (Eds.), Assisted Reproductive Technology Surveillance. Cambridge University Press, Cambridge, pp. V–Vi.

[21] Agence de la biomédecine. Activités de l'Assistance médicale à la procréation 2020. Disponible sur : https://rams.agence-biomedecine.fr/.

[22] Zegers-Hochschild, F., Adamson, G.D., Dyer, S., et al., 2017. The International Glossary on Infertility and Fertility Care, 2017. Hum Reprod. 32 (9), 1786–1801.

[23] Van den Bergh, M., Hohl, M.K., De Geyter, Ch., Stalberg, A.M., Limoni, C., 2005. Ten years of Swiss National IVF Register FIVNAT-CH. Are we making progress? Reprod Biomed Online 11 (5), 632–640.

[24] Centers for Disease Control and Prevention, 2020. 2018 Assisted Reproductive Technology. Fertility Clinic Success Rates Report. US Dept of Health and Human Services, Atlanta (GA).

[25] Centers for Disease Control and Prevention. ART Success Rates. Disponible sur : www.cdc.gov/art/artdata/index.html.

[26] Human Fertilisation and Embryology Authority. Choose a fertility clinic. Disponible sur : www.hfea.gov.uk/choose-a-clinic/.

[27] Agence de la biomédecine. Évaluation des résultats des centres d'assistance médicale à la procréation pratiquant la fécondation in vitro en France. Rapport national des résultats 2017-2018. Disponible sur : www.agence-biomedecine.fr/IMG/pdf/national_fiv_2017_2018.pdf.

[28] European IVF-monitoring Consortium (EIM); European Society of Human Reproduction and Embryology (ESHRE), Calhaz-Jorge, C., et al., 2017. Assisted reproductive technology in Europe, 2013 : results generated from European registers by ESHRE. Hum Reprod 32 (10), 1957–1973.

[29] Wennerholm, U.B., Henningsen, A.K.A., Romundstad, L.B., et al., 2013. Perinatal outcomes of children born after frozen-thawed embryo transfer : a Nordic cohort study from the CoNARTaS group. Hum Reprod. 28 (9), 2545–2553.

[30] Epelboin, S., Labrosse, J., De Mouzon, J., Fauque, P., Gervoise-Boyer, M.J., Levy, R., Sermondade, N., Hesters, L., Bergère, M., Devienne, C., Jonveaux, P., Ghosn, J., Pessione, F., 2021 Nov 30. Obstetrical outcomes and maternal morbidities associated with COVID-19 in pregnant women in France : A national retrospective cohort study. PLoS Med 18 (11), e1003857. https://doi.org/10.1371/journal.pmed.1003857. eCollection 2021 Nov 34847147.

[31] Agence de la biomédecine. AMP Vigilance. Disponible sur : www.agence-biomedecine.fr/AMP-Vigilance-914.

[32] Chambers, G.M., Dyer, S., Zegers-Hochschild, F., et al., 2021. International Committee for Monitoring Assisted Reproductive Technologies world report. Assisted reproductive technologies, 2014†. Hum Reprod. 36 (11), 2921–2934.

Les enfants de l'AMP : des enfants « comme les autres »

CHAPITRE 31

S. Epelboin

On estime à environ dix millions le nombre d'enfants nés après AMP dans le monde fin 2022. En 1978, Louise Brown était la première enfant née par FIV parmi les 128 000 000 enfants venus au monde cette année-là. En France en 2020, selon le rapport médical et scientifique 2021 de l'ABM, sur 735 196 nouveau-nés ayant vu le jour, 20 223 étaient issus d'une AMP, soit 2,7 % de la population générale [1]. La proportion d'enfants conçus par AMP parmi les enfants nés chaque année en France qui augmentaient depuis 2009 (2,6 % en 2009, 3,6 % en 2019) a ainsi diminué. On estime que près d'un enfant sur 36 est issu d'une AMP (1/28 en 2019). Parmi les 20 223 enfants nés issus d'une AMP réalisée en 2020, 35,5 % (7 182 enfants) sont nés après un transfert immédiat d'embryons issus d'une FIV (FIV hors ICSI et ICSI). Cette proportion a diminué de près de 6 points (41,3 % en 2019).

- 44,1 % (8 924 enfants) sont issus d'un TEC. Ce nombre en constante augmentation (16 % en 2013, 34,2 % en 2018, 37,4 % en 2019) témoigne de la diminution du nombre moyen d'embryons transférés à chaque transfert, de la place croissante des transferts différés d'embryons dans la stratégie de prise en charge des couples en AMP. Ces évolutions sont favorisées par le développement de la vitrification embryonnaire et la meilleure survie des embryons après réchauffement.
- 20,4 % (4 117 enfants) ont été également conçus par IIU, technique d'AMP la plus simple à mettre en place, la moins invasive et la moins coûteuse.

Au total, d'un fait divers qui souleva en son temps bien des passions, sans cesse renouvelées à chaque avancée technologique, les naissances par AMP confortent les succès, quoiqu'encore largement perfectibles, des avancées technologiques, et sont devenues une réalité sociale. Modes de conception connus et admis du grand public, les procréations assistées sont cependant encore parfois à l'origine de représentations excessives de dérives ou de manques, mais les enfants qui en sont conçus ne sont plus considérés comme « hors norme ». Les médias relaient l'information en misant encore sur le sensationnel de pratiques contestables mais marginales, d'où l'intérêt fondamental des études scientifiques menées sur de larges cohortes cas-témoins d'enfants issus des techniques, portant sur leur santé néonatale, les malformations, leur développement.

L'impact de la médicalisation de la procréation sur la grossesse et la santé néonatale reste indubitablement une préoccupation.

La technique d'insémination et la préparation diffèrent peu de la conception naturelle, ce qui constitue une grande différence avec les procédures de FIV, (stimulation multifolliculaire, prélèvement ovocytaire et préparation spermatique, fécondation assistée ou non, culture embryonnaire, congélation des gamètes ou embryons et transfert d'embryons). Ces étapes interviennent dans le même temps que la programmation épigénétique [2]. L'embryon préimplantatoire est sensible à une multitude de phénomènes environnementaux pouvant altérer le développement fœtal ou la placentation avec des conséquences possibles en pré- et postnatal [3, 4].

L'AMP engendre des risques supplémentaires, liés au terrain (caractéristiques des patients ayant recours à l'AMP : patients infertiles, plus âgés, gamétogénèse déficiente, pathologies associées...), aux traitements hormonaux, (hyperstimulation ovarienne ou non, traitement contemporain de la phase lutéale, du développement embryonnaire précoce), aux conditions techniques (FIVc ou ICSI, préparation spermatique, manipulation des ovocytes, milieux de culture embryonnaire, culture prolongée au stade de blastocyste, éclosion assistée, congélation embryonnaire...). À ces possibles causes de morbidité liées à l'AMP s'ajoutent les pathologies consécutives à la grossesse (grossesses multiples, existence d'un jumeau dit « évanescent » en début de grossesse ultérieurement unique, prématurité, retard de croissance, complication de l'accouchement).

Il faut également évoquer les variations méthodologiques rencontrées dans les études de suivi d'enfants, rendant difficile leur lisibilité, qu'elles soient prospectives ou rétrospectives, telles que la fiabilité de la population témoin, les critères d'appariement, l'importance et l'exhaustivité des cohortes, le pourcentage et la signification des perdus de vue, le type de tests utilisés et la classification des anomalies.

Faire la part des choses est ardu, mais l'identification des facteurs de risque et la lecture critique des travaux dans ce domaine répondent à la nécessité de disposer d'une information claire à délivrer aux couples candidats à l'AMP. L'étude de la santé à long terme des enfants, pour utile qu'elle soit, est plus délicate, impliquant pour des pathologies spécifiques une intrusion dans la vie des familles, car rendant nécessaire la collaboration des parents qui acceptent de s'enrôler dans des enquêtes par questionnaires, ou de soumettre leurs enfants à des examens itératifs, alors qu'ils pourraient souhaiter oublier le parcours d'infertilité qui a été le leur et ne pas particulariser leurs enfants. La plupart des données disponibles le sont à partir de registres qui ont pour avantage le grand nombre et limites l'absence de détails personnalisés.

Nous envisagerons successivement les données médicales connues sur la santé et le développement des enfants, puis celles, plus socio-anthropologiques ou psychologiques, dominées par les questions de filiation concernant les enfants issus de conception ayant fait appel à un tiers donneur.

Données médicales

Données périnatales

Les grossesses après AMP présentent de façon générale plus de complications que les grossesses naturelles, avec un risque augmenté de prématurité, de petit poids de naissance et de mortalité périnatale. Ce surrisque a longtemps été attribué aux seules grossesses multiples qui engendrent par elles-mêmes plus de risques néonataux [5]. Cependant, plusieurs études ont mis en évidence un taux de prématurité et d'hypotrophie 2 fois supérieur chez les singletons nés après FIV comparés à une conception naturelle. Il semblerait pour certains que le risque soit dû à la prise en charge en AMP et non à l'infertilité *per se* [6]. Pour d'autres, cette augmentation des risques néonataux serait liée à l'infertilité des parents [7]. À titre d'exemple, une étude française nationale observationnelle récente menée à partir du registre du SNDS par un groupe de travail de l'ABM a comparé les morbidités maternelles et néonatales de 2 populations de femmes souffrant d'endométriose ayant accouché entre 2013 et 2018, 1/ après conception spontanée (N = 31 101), 2/ après FIV standard ou ICSI (N = 6 934), à un troisième groupe de conception spontanée sans endométriose (N = 4 083 832) [8]. Cette large étude nationale a mis en évidence, d'une part, un rôle indépendant de l'endométriose dans le risque ajusté accru de la plupart des pathologies maternelles et périnatales majeures : chez la mère, HTA-pré-éclampsie, hématome rétroplacentaire, thrombose veineuse, et chez l'enfant prématurité, retard de croissance conduisant à un petit poids de naissance pour l'âge gestationnel, malformation (faible significativité) ; d'autre part, un rôle de l'endométriose comme facteur additionnel dans l'augmentation, connue en FIV, de risques de ces complications (hors vasculaires), couramment et uniquement attribuées aux techniques. Ceci représente un modèle de réflexion sur les rôles respectifs du terrain parental et celui des techniques dans l'analyse du risque pour l'enfant, avec pour implication une meilleure information des professionnels pour une meilleure information aux femmes candidates à la FIV quant aux risques liés aux techniques selon leur pathologie.

Pinborg [9] isole en 2005 les données du registre danois d'AMP concernant 642 « survivants » d'un

« *vanishing co-twin* », ou jumeau évanescent, et constate une augmentation significative de prématurité, et de petit poids de naissance comparés aux enfants « d'emblée » uniques. Dans la cohorte des enfants uniques, 10,4 % étaient issus d'une grossesse gémellaire débutante, ce qui est spécifique des grossesses post-AMP et transfert multiple devenu minoritaire.

Aucune étude ne relève de différence significative dans les complications observées selon la technique initiale FIV et ICSI ou l'origine des spermatozoïdes utilisés.

Technique de congélation embryonnaire

Dans le contexte actuel, les transferts différés par congélation embryonnaire prennent une place grandissante au sein des techniques, en raison des bons résultats de la congélation rapide ou vitrification, le transfert d'embryons au stade blastocyste, avec pour bénéfice d'éviter les hyperstimulations ovariennes et les grossesses multiples. Bien que la technique visant à différer l'évolution naturelle de l'embryon par la congélation ait pu en théorie faire craindre une prise de risque supplémentaire, les connaissances actuelles sont rassurantes. Plusieurs études récentes cas-témoins sur de larges cohortes d'enfants concordent pour indiquer que la cryopréservation embryonnaire n'altère pas les paramètres de santé à la naissance [10–13]. Après cryopréservation et transfert ultérieur, il n'existe aucune différence concernant la mortalité périnatale, le taux de prématurité est identique dans quatre études et moindre dans deux, le pourcentage de petit poids de naissance est moindre : ces données sont extrêmement rassurantes. Néanmoins, plusieurs études ont souligné un poids moyen des enfants à la naissance plus élevé de plus de 100 g comparé à celui d'enfants nés de transferts frais, ainsi qu'un pourcentage d'enfants macrosomes au-delà du 90e et 95e percentile significativement plus élevé; la signification, le mécanisme et les conséquences potentielles de ces données ne sont pas encore très clairs, d'autant que ceci a été rapporté quelle que soit la technique de cryopréservation, lente ou vitrification [14–16]. Si la question du rôle de la technique et de la culture embryonnaire s'est d'abord imposée, l'hypothèse de l'influence du mode de préparation endométriale est actuellement explorée, les études récentes indiquant que, contrairement au cycle ovulatoire semi-naturel, le cycle artificiel contribuerait aux anomalies décrites de croissance fœtale [17].

Impact des grossesses multiples sur la survenue de complications périnatales

L'AMP a eu, et a encore, une responsabilité importante dans la genèse de grossesses multiples. À titre d'exemple, elle représentait 0,7 % des grossesses aux États-Unis entre 1997 et 1999, 0,3 % des grossesses uniques mais 11,5 % des grossesses gémellaires, et jusqu'à 47 % des grossesses multiples de haut rang (> 2) [18].

La prise de conscience de la morbidité materno-fœtale générée par les grossesses multiples a bien sûr d'abord concerné les grossesses de haut rang – triples et plus – et ses corollaires pour les enfants : prématurité souvent sévère, retard de croissance, débuts de vie en néonatalogie ou réanimation, handicaps séquellaires. Dans certains pays néanmoins, au nom du rendement, de la charge financière imputée aux couples réalisant une AMP, le transfert facile de trois embryons, ou de deux en routine, a longtemps perduré. En Europe, si le nombre d'embryons transférés a drastiquement diminué, ce n'est qu'au début des années 2000 que la réflexion a porté sur les conséquences des grossesses gémellaires. Certains pays ont inscrit dans leur loi ou leurs guides de bonne pratique le transfert sélectif d'embryon unique chez les couples dont la femme est jeune et le pronostic optimiste [19]. Les succès actuels, en termes de grossesse, des TEC permettent de faire accepter le transfert mono-embryonnaire à la plupart des personnes dont les arguments dominants sont la crainte de perte de chances avec un seul embryon transféré, le désir de rattrapage du temps d'infertilité perdu, la considération de la grossesse gémellaire comme banale (1/80 dans la population générale), dans la méconnaissance de l'augmentation des complications pour la mère et l'enfant.

L'augmentation des complications est constante dans toutes les études et identique pour les enfants nés de FIV et d'ICSI. De multiples études concordent depuis plus de 10 ans pour estimer que prématurité, hypotrophie, mortalité périnatale concernent 2 à

5 fois plus fréquemment les jumeaux que les enfants uniques. C'est aux grossesses multiples qu'a pu être principalement incriminée la morbidité néonatale en AMP, plus que la technique elle-même, comme le montre dès 2004 une étude danoise, comparant deux populations, 3438 jumeaux IVF/ICSI et 10 362 conçus naturellement [20].

Malformations et anomalies congénitales

C'est dans ce domaine sensible que les variations méthodologiques des études revêtent la plus grande importance. Outre celles évoquées plus haut, d'autres, plus spécifiques, vont générer des conclusions contradictoires : mode de recueil (dossier pédiatrique ou questionnaire parental), classification de la pathologie, date de recueil (post-natal immédiat ou suivi évolutif), prise en compte ou non des malformations ou anomalies congénitales détectées en anténatal et ayant conduit à une interruption médicale de grossesse.

Tous ces éléments doivent faire l'objet de lectures critiques des travaux existants. Notamment la classification des malformations peut porter à débat : à titre d'exemple, une des premières études sur les malformations après ICSI publiée par l'équipe pionnière belge retrouvait sur un total de 76 % des enfants nés de 1991 à 1994 un taux de 3,3 % de malformations majeures et un taux de 20 % de malformations mineures [21]. Après reclassification par des généticiens australiens, ces taux passaient respectivement à 7,4 % et 0,7 % [22].

La problématique particulière de l'ICSI est doublement liée à l'indication (infertilité de l'homme) et à la technique de micro-injection de l'ovule. Les risques malformatifs sont potentiellement liés à l'infertilité masculine en raison du lien entre l'importance des perturbations spermatiques et la fréquence d'anomalies chromosomiques chez l'homme oligospermique, multipliée jusqu'à un facteur 10. Cependant, la population d'hommes ayant recours à l'ICSI est hétérogène, selon que la pathologie spermatique est d'origine endocrine, génétique, toxique, infectieuse ou autre.

Les premières études ont néanmoins rapporté un taux identique de malformations chez les enfants conçus par FIV ou ICSI par rapport aux enfants nés après conception naturelle [2, 23]. Par la suite, des données contradictoires ont été publiées.

L'étude référente de Hansen de 2002 compare trois registres australiens : ceux des naissances dans la population générale, et après AMP et celui des malformations majeures (MM) chez les enfants nés de 1993 à 1997 [24, 25]; 8,6 % des enfants ICSI et 9 % des enfants FIV présentaient à 1 an une MM contre 4,2 % chez ceux de la population générale, les résultats étant identiques chez les enfants uniques.

L'étude-questionnaire de Belva en 2007 décrit le suivi à 8 ans d'enfants uniques nés après 32 SA, 150 conçus en ICSI et 147 conçus naturellement et recrutés en milieu scolaire [26]. Le taux de MM était décrit comme significativement supérieur chez les enfants nés d'ICSI, écart majoré avec le temps.

Tous les types de malformations sont concernés, mais sont plus particulièrement observées des anomalies touchant le système cardiovasculaire, urogénital ou musculo-squelettique [27].

Cependant, la plupart de ces études ont été établies sur des données obtenues à la naissance ou en période néonatale et auprès de populations relativement restreintes ou de plusieurs registres. De plus, l'infertilité féminine, qui est un facteur de confusion potentiel, a très rarement été incluse dans l'évaluation des risques. À partir des données de la base de données du système national de santé français, a été publiée en 2018 une analyse comparative et multivariée de toutes les 3 501 495 naissances uniques en France sur une période de 5 ans (2013–2017) résultant de transferts d'embryon frais (45 303) ou congelé (18 885) issu de FIV ou ICSI, d'insémination (20 218), et de conception naturelle (3 417 089) [28]. Des données étaient disponibles pour cette cohorte d'enfants au moins jusqu'à la petite enfance (2,5 ans). Dans cette vaste étude, après des ajustements maternels multivariables, un risque modérément accru d'anomalies subsistait après la FIV (RR respectivement de 1,15 et 1,13 après transfert frais ou congelé), tandis que ceux associés à l'IIU n'étaient plus significatifs.

Parmi les 15 sous-groupes pertinents de malformations étudiées, 8 malformations avaient un risque accru dans le groupe FIV et transfert frais versus conception spontanée (musculo-squelettique, cardiaque, urinaire, digestive, neurologique, fente labiale et/ou palatine et respiratoire). Dans le groupe TEC, ce risque accru a été observé pour les malformations digestives et faciales.

De plus, l'infertilité maternelle sous-jacente, dont l'endométriose, pouvait contribuer au risque accru de malformations associées à la FIV. Ces nouvelles découvertes soulignent l'importance de prendre en compte les méthodes de traitement ART et le type d'infertilité dans l'interprétation du surrisque, notamment dans le domaine sensible des malformations et anomalies génétiques.

Risques épigénétiques

Des données rétrospectives ont suggéré que l'AMP était associée à une fréquence plus accrue de maladies touchant les gènes soumis à empreinte parentale, comme les syndromes de Beckwith Wiedmann (BWS), Willi-Prader ou de Silver-Russel, ou le diabète néonatal [29]. Ces études fondées sur des registres de patients affectés, à partir de questionnaires envoyés à des familles d'enfants atteints, indiquent la difficulté à relier les épimutations recherchées et l'AMP. L'ensemble des travaux rapportent pour le syndrome de Beckwith Wiedmann (BWS) un risque de 4 à 9 fois plus élevé chez les enfants conçus par AMP par rapport à la population générale. Cette association entre AMP et épigenèse n'est pas surprenante quand on connaît les intrications entre le cycle de l'empreinte parentale et les différentes phases du développement. Le rôle du type d'AMP ou du terrain parental est moins connu. À partir de la base de données nationale de santé française, une cohorte de 3 501 495 singletons nés sur une période de 5 ans (2013–2017) suite à des transferts d'embryons frais ou d'embryons congelés, une insémination intra-utérine ou une conception naturelle a été suivie jusqu'à la petite enfance, avec une attention particulière portée sur plusieurs syndromes/maladies impliquant des gènes. Les effets de la conception ART et la cause sous-jacente de l'infertilité féminine ont été évalués [30].

Cette étude épidémiologique prospective a montré que le risque de maladies liées à l'empreinte (RR : 1,4), dont le diabète néonatal (RR : 2), est accru chez les enfants conçus après des transferts d'embryons frais ou de mères atteintes d'endométriose. Les perturbations accrues de l'empreinte génomique pourraient être causées par l'hyperstimulation ovarienne potentiellement l'endométriose par l'altération de la réceptivité et de la placentation de l'endomètre. L'âge maternel jeune et avancé, la primiparité, l'obésité, le tabagisme et les ATCD d'hypertension artérielle ou de diabète étaient également associés à un risque global élevé. La rareté de ces pathologies les rend néanmoins heureusement très minoritaires.

Développement staturo-pondéral et psychomoteur

Ludwig [7] a constitué en 2008 notamment, une première revue de l'ensemble des études avec cas-contrôle sur le développement des enfants issus de l'ICSI.

Toutes les études vont dans le sens d'un développement staturo-pondéral normal chez les enfants nés après AMP, avec des données brutes anthropométriques identiques à la population d'enfants conçus naturellement, et ce jusqu'à la puberté [23, 24]. Bien que les données soient encore en nombre limité, la puberté semble se dérouler sans particularité, à la fois chez les filles et les garçons. Il a cependant été rapporté un âge osseux significativement différent de l'âge chronologique chez les filles pubères conçues par AMP par rapport aux jeunes filles nées naturellement, associé à un taux plasmatique de LH plus élevé, sans différence de l'âge de la puberté et de l'âge de la ménarche entre les deux groupes.

Des données publiées à partir de 9 255 enfants vont dans le sens d'un risque accru d'infirmité motrice cérébrale chez les enfants conçus par AMP, mais ce risque disparaît lorsque l'on ajuste les résultats aux grossesses multiples et à la prématurité [31]. Les observations alarmantes n'ont pas été confirmées par la suite et il semble que les développements tant comportemental (étudié jusqu'à l'âge de 8 ans) que mental (étudié jusqu'à l'âge de 5 ans) ne diffèrent pas chez ces enfants de ceux des enfants naturels [7]. De même, les tests de QI à l'âge de 5 ans ne sont pas différents entre les enfants conçus par FIV, ICSI ou conception naturelle [32]. On a même extrapolé de façon erronée et abusive à partir de données issues du suivi d'une cohorte de centre, qui indiquaient qu'un tiers des enfants en âge scolaire avaient une année d'avance, simple indicateur de la motivation parentale [33]. Des données de performances scolaires ont été présentées au congrès européen de fertilité humaine (ESHRE) en juin 2015 par Pedersen. Par croisement des registres danois d'AMP et du registre médical national, ont été étudiés les niveaux scolaires de 10 429 jeunes gens de 15 à 16 ans passant une évaluation nationale, dont 2838 enfants uniques et 1930 jumeaux issus d'AMP, et 5661 de conception naturelle. Les résultats du test étaient identiques entre adolescents uniques issus ou non d'AMP, et singletons et jumeaux issus d'AMP. En 2017, une équipe québécoise a évalué le développement cognitif, moteur et langagier d'enfants de 2 ans nés après AMP (N = 175) ou conception spontanée (N = 1 345) [34]. Après ajustement pour les facteurs de confusion pertinents, les enfants nés après AMP n'ont montré aucune différence dans les scores cognitifs des échelles de Bayley, les scores moteurs composites, ou les scores linguistiques de MacArthur-Bates, leur développement étant similaires à tout point de vue à ceux d'enfants conçus naturellement. La même année, Barbuscia et Mills ont publié les résultats de suivi de cohorte de 15 218 enfants nés au Royaume-Uni en 2000-2001, dont 125 et 61 nés respectivement de FIV et d'ICSI. À 3 et 5 ans, les enfants nés de FIV et ICSI avaient des compétences verbales supérieures par rapport aux témoins nés hors FIV ou ICSI ($p < 0,001$), la différence étant atténuée à 11 ans (rôle suggéré de l'environnement parental) [35].

Pathologies médicales et chirurgicales

Aucune des études ne trouve de problème de santé spécifique à 5 ans ni d'augmentation de problèmes de vision ou d'audition [7]. Quelques études détaillent cependant un surcroît d'hospitalisations de la petite enfance. Aucune pathologie chronique n'émerge en dehors d'une augmentation de problèmes cardiométaboliques rapportés dans une étude de 2014 portant sur de petits effectifs d'enfants nés à Amsterdam après traitement d'infertilité parentale : 34 inductions de l'ovulation (IO), 54 inséminations intra-utérines (IIU), 28 FIV ou ICSI comparés à 2 364 enfants de conception non médicalisée, lors d'un bilan de santé à 5–6 ans [36]. Les auteurs constatent un profil cardiovasculaire moins bon dans les trois groupes d'enfants de parents infertiles, avec élévation modérée de la pression artérielle systolique et diastolique respectivement augmentées d'environ 0,8 et 1,4 mmHg. L'augmentation de la tension artérielle (HTA) est retrouvée en 2015 par un autre groupe néerlandais de Groningen sur des effectifs comparables d'enfants de 4 ans, avec l'intérêt d'en rapporter une élévation significative après analyse multivariée chez les enfants nés de FIV après hyperstimulation ovarienne (63), mise en cause dans le mécanisme de survenue de l'HTA, puisque non retrouvée chez les enfants de mères infertiles minimalement stimulées (52) ou enceintes sans traitement d'hyperstimulation (79) [37]. Depuis lors, de nombreuses publications récentes et controversées sont plutôt en faveur d'une élévation modérée du risque, la question de l'impact à long terme étant encore en question, mais préoccupant les autorités publiques. Une étude de score cardiovasculaire et athérosclérose infraclinique chez les jeunes adultes de 22 à 35 ans conçus avec ou sans AMP, menée par l'American Heart Association, conclut ainsi : « Pas de vulnérabilité spécifique pour les risques cardio-vasculaires » [38].

Quelques études mettent en exergue un possible impact de facteurs paternels dans un nombre limité de risques spécifiques chez les enfants nés d'ICSI. Une revue de la littérature de 2017 compilant les données de 34 études satisfaisant aux critères d'inclusion a suggéré un neurodéveloppement normal hormis un risque accru d'autisme [39]. D'autres travaux, dont les conclusions méritent d'être confirmées, font état d'un risque accru d'obésité, et d'altération de la spermatogenèse chez les jeunes hommes, hors héritage d'anomalie génétique paternelle connue [40].

Cancer

À ce jour, il n'y a pas de risque global formellement identifié, mais des études contradictoires.

Une méta-analyse effectuée en 2007 avait exclu l'association entre fréquence élevée de cancer chez l'enfant et la FIV ou l'ICSI [7]. Une étude française a rapporté en 2012 une incidence accrue de rétinoblastome (× 5) chez les enfants conçus par FIV et/ou ICSI par rapport aux enfants nés naturellement, posant la question de son origine épigénétique [41]. Une étude anglaise de 2013 (106 013 enfants) suggère, elle, un risque élevé d'hépatoblastome et rhabdomyosarcome. Une étude suédoise de 2010 rassemblant 26 692 enfants nés entre 1982 et 2005 a également observé un risque modérément augmenté de cancer chez les enfants conçus par FIV par rapport à la population générale (OR : 1,42). Il s'agissait principalement de cancers hématologiques, des tumeurs de l'œil ou du système nerveux central ou encore d'histiocytose de Langerhans [42].

En 2013, la méta-analyse de Hargreave synthétise les données de 25 suivis de cohortes et études cas-témoins impliquant des enfants nés de mère infertiles. Ceux-ci avaient un risque accru pour tous les cancers (RR = 1,33 ; IC 95 % = 1,08–1,63) et pour les cancers hématologiques (RR = 1,59 ; IC 95 % = 1,32–1,91), ceux du SNC (RR = 1,88 ; IC 95 % = 1,02–3,46), les tumeurs solides (RR = 2,19 ; IC 95 % = 1,26–3,80), les leucémies (RR 1,65 ; IC 95 % = 1,35–2,01), les neuroblastomes (RR = 4,04 ; IC 95 % = 1,24–13,18) et les rétinoblastomes (RR = 1,62 ; IC 95 % = 1,12–2,35) en association avec le traitement de fertilité maternelle. Néanmoins, les auteurs concluent à l'impossibilité de relier cette augmentation aux techniques plus qu'à l'infertilité parentale [43]. Ces mêmes auteurs publient 2 ans plus tard une étude rassurante, à l'instar d'autres auteurs ne rapportant pas d'excès de risque lié à l'AMP [44, 45]. Néanmoins certains relèvent une augmentation du risque isolé spécifique de certains cancers dans chacune des études, en mettant en exergue les défauts méthodologiques que sont un suivi court (6,6 à 18 ans), de petites séries (moyenne 119 cas, 7-141), des groupes de comparaison critiquables (population générale) ne permettant pas d'ajustement sur des biais de confusion [46, 47]. Les données les plus récentes portant sur des cohortes nationales, avec suivi plus long sont rassurantes pour le risque global de cancer, telle l'étude norvégienne de 2018, qui souligne néanmoins une tendance non significative à un surrisque de cancers hématologiques [48].

De même, un suivi de cohorte nationale néerlandaise comparant trois cohortes d'enfants nés entre le début des années 1980 et 2001, soit de mères ayant conçu en AMP (N = 29 269), soit de mères ayant des problèmes d'infertilité mais ayant conçu sans traitement (N = 9 660), soit de mères sans problème de fertilité (N = 3 761) présente des données rassurantes. Après un suivi moyen de 21 ans, fort conséquent, la conclusion a été à l'absence de différence de survenue globale d'un cancer de l'enfant entre les trois populations. Une tendance à une augmentation non significative du risque a été observée chez les enfants nés d'ICSI ou après congélation embryonnaire. Une même tendance d'élévation non significative du risque est évoquée concernant la leucémie lymphoblastique et le mélanome [49].

Les conclusions actuelles de la littérature vont dans le sens de la concordance d'une absence d'augmentation globale du cancer de l'enfant et de l'adolescent liée aux techniques d'AMP, mais les tendances relevées appellent à la vigilance et la poursuite de suivis de cohortes ainsi qu'à la recherche de modèles explicatifs sur la responsabilité respective du contexte parental d'infertilité et des techniques.

Les enfants de l'AMP : vécu du mode de conception et place dans la filiation

Les enfants nés d'AMP le sont souvent à la suite d'un parcours semé d'obstacles faisant s'alterner espoirs et déceptions et porteront à titres divers le poids de l'infertilité parentale. Il existe beaucoup d'interrogations, mais peu de littérature scientifique sur la condition d'enfants nés après perte d'un aîné *in utero*, fausses couches à répétition, interruptions de grossesses antérieures ayant émaillé la vie de leurs parents. Les considérations sur le bien-être de vie menacé chez des enfants conçus par AMP de parents malades, âgés, en situation précaire, après une longue attente, investis d'une mission particulière de pansement d'épisodes de vie parentale douloureux, de dette de vie, relèvent plus de projections privées et de conjectures que d'évaluations sérieuses. La place de l'enfant intégrera le roman familial comme dans diverses circonstances de naissance marquées par des événements autres que la stérilité parentale et la conception médicalisée, ici, ne l'oublions pas, par le désir. Hors don de gamètes, la révélation à l'enfant de son mode de conception est l'attitude déclarée de façon majoritaire par les parents [50]. Aucune publication portant sur de larges effectifs n'explore le vécu à long terme des enfants nés de la FIV hors don, ni le retentissement de la révélation du mode de conception.

Dans ce contexte, nous évoquerons plus quelques questions soulevées au fil des quatre dernières décennies que nous ne fournirons de réponse rigoureuse.

L'**incidence accrue de grossesses multiples** générées par la procréation assistée a mis en exergue la dyade attraction–répulsion de l'environnement familial vis-à-vis de naissances doubles ou triples générant des schémas familiaux marqués par la concomitance de la naissance de plusieurs enfants, et parfois la prématurité et le handicap. Hors ces complications, il y a peu de spécificité de l'AMP dans la vie des jumeaux majoritairement dizygotes (faux jumeaux). Les grossesses triples, elles ont posé deux problèmes essentiels :

- celui d'un schéma familial rarissime (1 naissance sur 10 000 hors FIV), donc de la signature et de l'exposition au monde extrafamilial de l'infertilité parentale et du mode de conception des enfants;
- celui de la réduction embryonnaire précoce, souvent proposée ou demandée, toujours vécue douloureusement par les futurs parents, sans qu'il existe de connaissances disponibles quant à l'impact de l'élimination médicale précoce d'un embryon sur la vie des enfants survivants.

L'enfant de la congélation embryonnaire

Parmi les parents qui ont obtenu une grossesse différée par transfert d'embryons issus de la même cohorte que ceux transférés au moment de la tentative d'AMP ayant donné naissance à un premier enfant, certains se posent des questions sur la césure créée entre conception et mise au monde, sur des compositions familiales inédites de simultanéité de conception suivies de naissances différées, relayées à présent par leurs enfants devenus grands. Ainsi, dans notre expérience clinique récente, à deux décennies de distance de la conception, des adolescents ou jeunes adultes se sont-ils interrogés sur le choix dont ils ont fait l'objet, au stade embryonnaire, de ne pas avoir été transférés de première intention. Là encore, les questionnements, peu fréquents, sont souvent concomitants avec d'autres problèmes de l'adolescence qui les mettent en exergue.

La singularité d'être né après don de gamètes ou embryons

Les conceptions avec tiers donneur ont répondu en France jusqu'aux lois de bioéthique 2021 aux exigences réglementaires de la gratuité et de l'anonymat, soulevant la réflexion sur la définition de la parenté, la prédominance ou non du biologique sur le social [51]. Les techniques d'AMP avec don de gamètes introduisent de nouvelles subtilités (ou complications) dans le questionnement sur les origines. L'amalgame est souvent fait entre liens génétique et généalogique, c'est-à-dire déterminisme biologique pour l'un et partage de l'histoire et du lignage pour le second. Le concept génétique, parents et enfants partageant une même ascendance, est souvent confondu avec le souhait de ressemblance de l'enfant au parent. La ressemblance physique peut évoquer l'identification de l'enfant à un aïeul comme à un parent. L'appariement dans le don de gamètes ou d'embryons vise essentiellement à ce que la dissemblance ne soit pas repérable [52].

Dans le don de sperme, la position des professionnels est de conseiller aux parents de révéler à l'enfant son mode de conception. Il y a peu de connaissances sur le nombre de couples concernés qui ont informé l'enfant, quelles que soient leurs déclarations d'intention. La quête de la connaissance du parent donneur et biologique portée par quelques adolescents ou jeunes adultes nés de don de sperme et réclamant la levée de l'anonymat reste marginale, elle n'est pas exprimée comme la quête d'un autre père, mais comme un droit à la connaissance de ses origines.

Dans les naissances après don d'ovules, plus récentes, la question de la levée de l'anonymat n'est pas actuellement abordée, et peu d'études interrogent les mères sur la révélation du mode de conception à l'enfant. L'expérience des suivis de grossesses après don suggère de façon surprenante l'occultation de la part de l'ovule « étranger » par la mère, son appropriation quasi banale de l'enfant. La naissance signe sans équivoque la filiation, tant sur le plan physique de l'acte d'accouchement que sur le plan juridique qui définit la maternité par la mise au monde dans l'immense majorité des systèmes.

Les naissances après don et accueil d'embryons

L'accueil d'embryons concerne des couples présentant une double infertilité et bénéficiant du don d'embryons surnuméraires cédés par d'autres couples ayant eu recours à l'AMP, et le plus souvent parents, estimant leur famille accomplie. La technique dissociant la conception par autrui de la grossesse, l'accouchement et l'éducation de l'enfant, interfère-t-elle dans l'acquisition de la parentalité ? Comment l'enfant issu de l'accueil d'embryons va-t-il trouver sa place au sein de la chaîne des générations ? De quelle généalogie pourra-t-il se réclamer ? Issu d'un double projet, celui des donneurs puis celui des receveurs, sera-t-il doublement pourvu dès sa naissance, ou si particulier qu'il ne pourra se figurer [53] ?

Les questions de filiation concernent tout autant les enfants nés du don que ceux du couple donneur, qui partagent une histoire généalogique. L'intérêt des enfants issus du choix embryonnaire réalisé le jour de leur propre transfert intra-utérin est-il de savoir l'existence, voire de connaître leurs (même pas demi) frères ou sœurs biologiques ? Sera-t-il enrichissant ou perturbant pour eux de penser qu'ils auraient pu être l'autre, le congelé puis le donné, élevé dans un autre milieu familial ?

À la naissance de l'enfant, les parents sont libres de révéler ou non à l'enfant le secret de sa propre conception et de leur non-conception. La révélation de leur mode de conception aux enfants du don d'embryons peut faire émerger un imaginaire concernant la famille originelle, les frères ou sœurs biologiques. Quelles que soient leur qualité de vie et leur compréhension de l'histoire de leurs parents sociaux, comment ne pas envisager la possibilité d'interprétations dévalorisantes, car mis en attente, congelés, désinvestis, puis donnés ? Force est de constater le vide de nos connaissances quant à l'impact de « l'environnement de la conception », puis de la césure entre conception et grossesse sur la qualité de vie humaine ultérieure.

Il n'y a pas en la matière de prêt-à-penser, mais la donnée récente de l'extension des familles recomposées banalise la notion de parentés multiples s'invitant dans les structures familiales traditionnelles. Ailleurs, d'autres modèles existent, ainsi la législation canadienne comporte les éléments suivants : pas de protocole obligeant à détruire les embryons, droit aux origines après adoption, programmes nationaux d'adoption des embryons. Le concept est celui du *having a pair* : les enfants du couple donneur et ceux adoptés *in utero*, frères et sœurs de gènes, sont considérés socialement comme « cousins » et relanceront la généalogie [54]. Ce modèle est aussi celui d'une possibilité de parenté de familles recomposées par la germanité et non la recomposition parentale.

Les évolutions majeures qui se dégagent de la nouvelle loi de bioéthique d'août 2021 sont, outre l'abandon du critère d'infertilité pathologique pour bénéficier d'une AMP et l'autorisation de la préservation de la fertilité à visée personnelle, non médicale, son ouverture aux couples de femmes et aux femmes seules, l'autorisation du double don de gamètes et la levée encadrée de l'anonymat du don, qui relève de l'attention portée au droit d'accès aux origines [55]. L'AMP *post mortem* (d'un membre du couple, le ou la conjointe de la femme qui aurait porté l'enfant), reste interdite, de même que la gestation pour autrui (GPA) et la réception des ovocytes de la partenaire (ROPA), méthode souhaitée et pratiquée à l'étranger par des couples de femmes qui veulent chacune participer activement à la grossesse et qui consiste, à transférer à la future gestatrice l'embryon conçu en FIV par fécondation des ovules de sa compagne avec les spermatozoïdes du donneur. L'une serait la mère génétique, et l'autre la mère gestatrice. Le motif du refus d'autorisation est l'argument que cette méthode s'apparente, même au sein d'un couple, à une GPA.

L'ouverture de l'AMP introduit également des bornes légalement définies quant à l'âge des bénéficiaires, déterminé sur des critères d'âge physiologiquement possible pour concevoir, et âge acceptable pour autoriser une grossesse sans surrisque pour la mère et l'enfant, mais non âge pour être parents. Jusqu'ici, les lois précédentes évoquaient « l'âge de procréer », à présent ces limites sont fixées par décret en Conseil d'État (45e anniversaire pour la femme, 60e pour l'homme ou la compagne de celle qui mènera la grossesse. Étonnamment, un âge minimal n'a pas été fixé dans les conditions requises pour demande d'AMP par don chez les femmes seules. En ce qui concerne les femmes seules ou célibataires (nommées *non mariées* dans les textes !), les professionnels sont d'ores et déjà confrontés à l'exercice d'évaluer en réunions médico-psychologiques leur projet, ce qui pose néanmoins la question de leur subjectivité. Au motif de l'intérêt de l'enfant, jusqu'où est-il acceptable de chercher et considérer des arguments qui ne reposent pas sur les connaissances classiques de l'évaluation médicale du rapport bénéfice/risque, mais sur une projection forcément empreinte des représentations personnelles des soignants en fonction de leur éducation et leur culture ? [56].

Toute personne conçue par AMP avec tiers donneur est désormais assurée d'accéder à ses origines personnelles, si elle le souhaite, à partir de sa majorité. Il s'agit de données non identifiantes (NI) : âge du ou des donneurs (si double don) au moment du don, caractéristiques physiques, situation familiale et professionnelle, pays de naissance, motivations rédigées par le donneur, et même à leur identité. Il est prévu que l'ensemble de ces données soit centralisé et conservé par l'Agence de la biomédecine. La levée de l'anonymat est garantie à l'enfant devenu majeur, puisque tout candidat donneur qui n'y consentirait pas sera exclu du don. De façon rétroactive, les enfants nés d'un don avant révision de la loi d'août 2021 peuvent se manifester auprès de la Commission d'accès aux données NI qui interrogera le donneur sur son consentement. L'effectivité du droit d'accès aux origines sera variable selon les situations, puisque seront forcément concernés les enfants nés de couples femme/femme, mais dépendante, pour les enfants de femmes seules ou couples femme/homme, de l'information délivrée à l'enfant par son (ses) parent(s) sur son mode de conception par don.

La loi sécurise la filiation des enfants nés du don pour les couples de femmes qui y ont recours et feront une reconnaissance conjointe; l'enfant portera le nom des 2 mères selon l'ordre alphabétique; le texte prévoit une rétroactivité de la double filiation maternelle lorsque les femmes ont recouru à une AMP à l'étranger. Pour les femmes seules, rien de spécifique, le droit commun, comme dans la majorité des cultures et sociétés, définit qu'est mère celle qui accouche, ainsi que l'expriment des proverbes de l'ancienne France recueillis par l'ethnologue F. Loux : « Qui t'a mis au monde, qu'il te débarbouille », « Qui fait l'enfant, doit le nourrir » [57]. L'interdiction de filiation entre donneur et enfant issu de l'AMP est maintenue.

Avec les techniques ont successivement émergé de nouveaux modes de conception des individus qui, à leur tour, ont généré une mutation radicale du concept de parenté [58]. L'anthropologie, la sociologie et la psychanalyse nous ont appris à considérer que la filiation d'un individu était un subtil mélange de l'inné (capital génétique) et de l'acquis (capital éducationnel) [59]. La filiation *in vitro* concerne néanmoins des enfants ardemment souhaités dans ces contextes variés, qui innoveront leur place dans la généalogie familiale [60].

Conclusion

Les enfants nés de l'AMP forment désormais une population mondiale conséquente.

Une des difficultés de l'évaluation de la santé des enfants issus de l'AMP réside dans le fait qu'il est délicat d'étudier un facteur isolément et que de nombreux facteurs confondants peuvent fausser les conclusions. Plus de quarante ans après la première naissance, on sait que la FIV et l'ICSI génèrent une augmentation des pathologies néonatales – prématurité, hypotrophie y compris – quoique de façon modérée chez les enfants uniques, et il faut retenir la responsabilité majeure que fut celle des naissances multiples dans les pathologies et leurs séquelles sur la santé ultérieure des enfants.

La congélation embryonnaire n'est pas à l'origine de perturbation de la santé néonatale hormis une interrogation non résolue sur la fréquence accrue d'enfants de poids plus élevé retrouvée dans toutes les séries et ses conséquences pour l'avenir.

Au total, les données actuelles indiquent que les enfants nés d'AMP ont une croissance et un développement cognitif sans particularités. L'analyse du taux de malformations dans la littérature est extrêmement délicate en raison de variations méthodologiques importantes. Le risque absolu de désordres épigénétiques est de moins de 1 %. Le risque d'anomalies génétiques et malformations est modérément élevé. Il n'existe aucune inquiétude majeure sur le plan cardiométabolique ou le risque global de cancer. Les tendances au surrisque de certaines de ces pathologies, même non significatives, ou dans certaines sous-populations selon la technique ou l'indication de l'AMP, incitent à la poursuite des suivis de cohorte, et des recherches quant à la responsabilité respective des techniques ou du terrain, hyperstimulation ovarienne, endométriose, OPK, insuffisance ovarienne ou pathologies spermatiques, et bien entendu âges maternel et paternel, obésité, tabagisme, et autres ATCD. Par ailleurs, les enfants nés de l'insémination sont indemnes de la grande majorité des pathologies recherchées.

La poursuite de ces suivis de cohortes justifie d'une attention particulière vis-à-vis du retentissement possible dans la vie des familles concernées.

Hors don, la connaissance du mode de conception assistée n'a fait l'objet d'aucune étude alarmante sur le vécu des enfants. Les questions de filiation issues des dons de gamètes et d'embryons sont intimement liées au mode de révélation du mode de conception et à analyser dans le contexte des liens familiaux, les dispositions récentes issues de la révision des lois de bioéthique élargissant les situations et la diversité des personnes concernées et des familles constituées.

Références

[1] Agence de la biomédecine, 2021. Le rapport médical et scientifiques. https://rams.agence-biomedecine.fr/.

[2] Iliadou, A.N., Janson, P.C., Cnattingius, S., 2011. Epigenetics and assisted reproductive technology. J Intern Med. 270 (5), 414–420. Nov.

[3] Market-Velker, B.A., Zhang, L., Magri, L.S., Bonvissuto, A.C., Mann, M.R.W., 2010. Dual effects of superovulation: loss of maternal and paternal imprinted methylation in a dose-dependent manner. Hum Mol Genet. 19 (1), 36–51. Jan 1.

[4] Choux, C., Ginod, P., Barberet, J., et al., 2019. Placental volume and other first-trimester outcomes: are there differences between fresh embryo transfer, frozen-thawed embryo transfer and natural conception? Reprod Biomed Online. 38 (4), 538–548. Apr.

[5] Bonduelle, M., Liebaers, I., Deketelaere, V., et al., 2002. Neonatal data on a cohort of 2889 infants born after ICSI (1991-1999) and of 2995 infants born after IVF (1983-1999). Hum Reprod 17 (3), 671–694.

[6] Romundstad, L.B., Romundstad, P.R., Sunde, A., et al., 2008. Effects of technology or maternal factors on perinatal outcome after assisted fertilisation: a population-based cohort study. Lancet 372 (9640), 737–743.

[7] Ludwig, A.K., Sutcliffe, A.G., Diedrich, K., Ludwig, M., 2006. Post-neonatal health and development of children born after assisted reproduction: a systematic review of controlled studies. Eur J Obstet Gynecol Reprod Biol 127 (1), 3–25.

[8] Epelboin, S., Labrosse, J., Fauque, P., et al., 2021. Endometriosis and assisted reproductive techniques independently related to mother-child morbidities: a French longitudinal national study. Reprod Biomed Online. 42 (3), 627–633. Mar.

[9] Pinborg, A., Lidegaard, O., Freiesleben, N.C., Anders, N.A., 2005. Consequences of vanishing twins in IVF/ICSI pregnancies. Hum Reprod 20 (10), 2821–2829.

[10] Belva, F., Henriet, S., Van den Abbeel, E., et al., 2008. Neonatal outcome of 937 children born after transfer of cryopreserved embryos obtained by ICSI and IVF and comparison with outcome data of fresh ICSI and IVF cycles. Hum Reprod 23 (10), 2227–2238.

[11] Pelkonen, S., Koivunen, R., Gissler, M., et al., 2010. Perinatal outcome of children born after frozen and fresh embryo transfer: the Finnish cohort study 1995-2006. Hum Reprod 25 (4), 914–923.

[12] Pinborg, A., Loft, A., Henningsen, A.K.A., Rasmussen, S., Andersen, A.N., 2010. Infant outcome of 957 singletons born after frozen embryo replacement: the Danish National Cohort Study 1995-2006. Fertil Steril 94 (4), 1320–1327.

[13] Wennerholm, U.B., Henningsen, A.K.A., Romundstad, L.B., et al., 2013. Perinatal outcomes of children born after frozen-thawed embryo transfer: a Nordic cohort study from the CoNARTaS group. Hum Reprod 28 (9), 2545–2553.

[14] Nakashima, A., Araki, R., Tani, H., et al., 2013. Implications of assisted reproductive technologies on term singleton birth weight: an analysis of 25,777 children in the national assisted reproduction registry of Japan. Fertil Steril. 99 (2), 450–455.

[15] Litzky, J.F., Boulet, S.L., Esfandiari, N., et al., 2018. Effect of frozen/thawed embryo transfer on birthweight, macrosomia, and low birthweight rates in US singleton infants. Am J Obstet Gynecol. 218 (4), 433.e1–433.e10.

[16] Gu, F., Li, S., Zheng, L., et al., 2019. Perinatal outcomes of singletons following vitrification versus slow-freezing of embryos: a multicenter cohort study using propensity score analysis. Hum Reprod 34 (9), 1788–1798.

[17] Sermondade, N., Hesters, L., De Mouzon, J., et al., 2023. Fetal growth disorders following medically assisted reproduction: due to maternal context or techniques? A national French cohort study. Reprod Biomed Online. https://doi.org/10.1016/j.rbmo.2023.01.006.

[18] Reynolds, M.A., Schieve, L.A., Jeng, G., Peterson, H.B., 2003. Does insurance coverage decrease the risk for multiple births associated with assisted reproductive technology? Fertil Steril 80 (1), 16–23.

[19] Karlström, P.O., Bergh, C., 2007. Reducing the number of embryos transferred in Sweden-impact on delivery and multiple birth rates. Hum Reprod 22 (8), 2202–2207.

[20] Pinborg, A., Loft, A., Rasmussen, S., Andersen, A.N., 2004. Hospital care utilization of IVF/ICSI twins followed until 2-7 years of age: a controlled Danish national cohort study. Hum Reprod 19 (11), 2529–2536.

[21] Bonduelle, M., Legein, J., Buysse, A., et al., 1996. Prospective follow-up study of 423 children born after intracytoplasmic sperm injection. Hum Reprod 11 (7), 1558–1564.

[22] Kurinczuk, J.J., Bower, C., 1997. Birth defects in infants conceived by intracytoplasmic sperm injection: an alternative interpretation. BMJ 315 (7118), 1260–1265.

[23] Sutcliffe, A., Taylor, B., Saunders, K., et al., 2001. Outcome in the second year of life after in-vitro fertilization by intracytoplasmic sperm injection: a UK case-control study. Lancet 357 (9274), 2080–2084.

[24] Hansen, M., Kurinczuk, J., Bower, C., Webb, S., 2002. The risk of major birth defects after intracytoplasmic sperm injection and in vitro fertilization. N Eng J Med 346 (10), 725–730.

[25] Anthony, S., Buitendjik, S.E., Dorrepaal, C.A., et al., 2002. Congenital malformations in 4224 children conceived after IVF. Hum Reprod 17 (8), 2089–2095.

[26] Belva, F., Henriet, S., Liebaers, I., et al., 2007. Medical outcome of 8-year-old singleton ICSI children (born > or = 32 weeks' gestation) and a spontaneously conceived comparison group. Hum Reprod 22 (2), 506–515.

[27] Hansen, M., Bower, C., Milne, E., de Klerk, Kurinczuk J, 2005. Assisted reproductive technologies and the risk of birth defects- -a systematic review. Hum Reprod 20 (2), 328–338.

[28] Fauque, P., Mouzon, De, Devaux, A., et al., 2021. Do in vitro fertilization, intrauterine insemination or female infertility impact the risk of congenital anomalies in singletons? A longitudinal national French study. Hum Reprod. 36 (3), 808–816. Feb 18.

[29] Gicquel, C., Gaston, V., Mandelbaum, J., et al., 2003. In vitro fertilization may increase the risk of Beckwith-Wiedemann syndrome related to the abnormal imprinting of the KCN1OT gene. Am J Hum Genet 72 (5), 1338–1341.

[30] Fauque, P., De Mouzon, J., Devaux, A., et al., 2020. Reproductive technologies, female infertility, and the risk of imprinting-related disorders. Clin Epigenetics. 12 (1), 191. Dec 11.

[31] Hvidtjørn, D., Grove, J., Schendel, D., et al., 2010. Multiplicity and early gestational age contribute to an increased risk of cerebral palsy from assisted conception: a population-based cohort study. Hum Reprod 25 (8), 2115–2123.

[32] Leslie, G.I., Gibson, F.L., McMahon, C., et al., 2003. Children conceived using ICSI do not have an increased risk of delayed mental development at 5 years of age. Hum Reprod 18 (10), 2067–2072.

[33] Epelboin, S., Merlet, F., Bulwa, S., De Medeiros, N., 2000. Les enfants de la FIV et de l'ICSI. In: Extrait des Mises à jour en Gynécologie-Obstétrique. Collège, Tome XXIV. Paris, pp. 185–219. national des gynécologues et obstétriciens français ;.

[34] Balayla, J., Sheehy, O., Fraser, W.D., et al., 2017. Neurodevelopmental Outcomes After Assisted Reproductive Technologies. Obstet Gynecol. 129 (2), 265–272. Feb.

[35] Barbuscia, A., Mills, M.C., 2017. Cognitive development in children up to age 11 years born after ART-a longitudinal cohort study. Hum Reprod 32 (7), 1482–1488. Jul 1.

[36] Pontesilli, M., Painter, R.C., Grooten, I.J., et al., 2015. Subfertility and assisted reproduction techniques are associated with poorer cardiometabolic profiles in childhood. Reprod Biomed Online 30 (3), 258–267.

[37] Seggers, J., Haadsma, M., La Bastide-Van, Gemert S, et al., 2014. Is ovarian hyperstimulation associated with higher blood pressure in 4-year-old IVF offspring? Part I: multivariable regression analysis. Hum Reprod 29 (3), 502–509.

[38] Juonala, M., Lewis, S., McLahlan, R., et al., 2020. American Heart Association ideal cardiovascular health score and subclinical atherosclerosis in 22-35-year-old adults conceived with and without assisted reproductive technologies. Hum Reprod. 35 (1), 232–239. Jan 1.

[39] Catford, S.R., McLachlan, R.I., O'Bryan, M.K., Halliday, J.L., 2017. Long-term follow-up of intra-cytoplasmic sperm injection-conceived offspring compared with in vitro fertilization-conceived offspring: a systematic review of health outcomes beyond the neonatal period. Andrology 5 (4), 610–621. Jul.

[40] Rumbold, A.R., Sevoyan, A., Oswald, T.K., et al., 2019. Impact of male factor infertility on offspring health and development. Fertil Steril 111 (6), 1047–1053. Jun.

[41] Foix-L'Hélias, L., Aerts, I., Marchand, L., et al., 2012. Are children born after infertility treatment at increased risk of retinoblastoma? Hum Reprod 27 (7), 2186–2192.

[42] Källén, B., Finnström, O., Lindam, A., et al., 2010. Cancer risk in children and young adults conceived by in vitro fertilization. Pediatrics 126 (2), 270–276.

[43] Hargreave, M., Jensen, A., Toender, A., Andersen, K.K., Kjaer, S., 2013. Fertility treatment and childhood cancer risk: a systematic meta-analysis. Fertil Steril 100 (1), 150–161.

[44] Hargreave, M., Jensen, A., Hansen, M.K., et al., 2019. Association Between Fertility Treatment and Cancer Risk in Children. JAMA 322 (22), 2203–2210. Dec 10.

[45] Reigstad, M.M., Larsen, I.K., Myklebust, T.Å., et al., 2016. Risk of Cancer in Children Conceived by Assisted Reproductive Technology. Pediatrics. 137 (3). Mar. e20152061.

[46] Lerner-Geva, L., Boyko, V., Ehrlich, S., et al., 2017. Possible risk for cancer among children born following assisted reproductive technology in Israel. Pediatr Blood Cancer. Apr ;64(4).

[47] Wainstock, T., Walfisch, A., Shoham-Vardi, I., et al., 2017. Fertility treatments and pediatric neoplasms of the offspring: results of a population-based cohort with a median follow-up of 10 years. Am J Obstet Gynecol. 216 (3), 314.e1–314.e14. Mar.

[48] Reigstad, M.M., Larsen, I.K., Storeng, R., 2018. Cancer risk in mother and child after fertility treatment. Tidsskr Nor Laegeforen. 138 (20). Dec 5.

[49] Spaan, M., van den Belt-Dusebout, A.W., van den Heuvel-Eibrink, M.M., et al., 2019. Risk of cancer in children and young adults conceived by assisted reproductive technology. Hum Reprod. 34 (4), 740–750. Apr 1.

[50] Epelboin, S., 2000. Naissances après AMP : un secret de famille ? Reproduction Humaine et. Hormones 5, 516–527. XIII.

[51] Godelier, M., 2004. Métamorphoses de la parenté. Fayard, Paris.

[52] Brunet, L., 2011. Procréations médicalement assistées et catégories « ethno-raciales » : l'enjeu de la ressemblance. In: Canselier, G., Desmoulins, S. (Eds.), Les catégories ethno-raciales à l'ère des biotechnologies. Droit, science et médecine face à la diversité humaine. Société de législation comparée, Paris, pp. 135–154.

[53] Epelboin, S., 2008. L'accueil d'embryons : aspects cliniques et mise en perspective anthropologique. Médecine de la Reproduction Gynécologie Endocrinologie, 10–11.

[54] Collard, C., Zonabend, F., 2013. Parenté sans sexualité. Le paradigme occidental en question. L'Homme. 206, 29–58.

[55] Loi no 2021-1017 du 2 août 2021 relative à la bioéthique (1). JORF no 0178 du 3 août 2021. www.legifrance.gouv.fr/jorf/id/JORFTEXT000043884384.

[56] Epelboin, S., 2022. Nouvelle loi de bioéthique, nouvelles parentés, nouvelles finalités de l'AMP. La lettre du gynécologue, 10–18. 437, mars-avril.

[57] Loux, F., Richard, P., 1978. Sagesses du corps ; la santé et la maladie dans les proverbes français. Maisonneuve et Larose, Paris.

[58] Guidetti, M., Lallemand, S., Morel, M.F., 1997. Enfances d'ailleurs, d'hier et d'aujourd'hui. Armand Colin, Paris.

[59] Epelboin, S., 2014. Filiations in vitro. In: Frydman, R., Flis-Trèves (Eds.), L'autre, le semblable, le différent. Colloque GYPSY XIII. PUF, Paris, pp. 15–32.

[60] Jouannet, P., Claris, O., Le Bouc, Y. Santé à moyen et à long terme des enfants conçus par FIV. Bull Acad Natl Med 207 2023;(207):695-70.

Grossesse obtenue par AMP

Chapitre 32

Y. Ville

Introduction

On estime que plus de 10 millions d'enfants sont nés à la suite de techniques d'AMP dans le monde, et qu'environ 2,5 millions de cycles d'AMP sont effectués chaque année, ce qui donne lieu à environ 500 000 naissances par an [1]. En France, la proportion augmente chaque année (2,6 % en 2009, 3,6 % en 2019) (https://rams.agence-biomedecine.fr/principaux-chiffres-de-lactivite-damp). La majorité de ces grossesses se déroule sans complication et les enfants qui en sont issus sont normaux et en bonne santé. Cependant, elles sont des grossesses à haut risque à plus d'un titre puisqu'à la fois les indications du recours à l'AMP, qui révèlent ou masquent un certain nombre de causes d'infertilité féminine ou masculine, mais aussi les protocoles médicaux utilisés peuvent influencer le déroulement d'une grossesse [2].

Effets intriqués des causes d'infertilité et de ses traitements

Ces effets combinés retrouvent un déterminisme génétique, épigénétique et environnemental et interagissent avec l'implantation et la placentation, deux phénomènes essentiels à la survenue de complications maternelles à court terme : prééclampsie, accidents thromboemboliques et diabète gestationnel. À long terme, les femmes et leurs enfants sont exposés à un risque cardiovasculaire et métabolique plus important [2-9].

Une caractéristique générale de la population ayant recours à l'AMP est un âge maternel plus élevé que celui de la population générale des femmes enceintes. De plus, dans l'intrication des causes d'infertilité, on retrouve l'endométriose et l'adénomyose ainsi que le SOPK, deux affections chroniques mieux reconnues qui touchent chacune une à 2 femmes sur 10. Il existe également une association entre infertilité ou échecs reproductifs et troubles de l'hémostase et dysimmunité. Enfin, cette population n'échappe pas à l'épidémie de surpoids et d'obésité [10].

Les complications fœtales et néonatales qui relèvent de ce déterminisme, directement ou indirectement, sont la prématurité spontanée mais aussi médicalement indiquée pour une complication maternelle ; dans le cadre des grossesses multiples ou résultant d'une incompétence cervicale, le retard de croissance intra-utérin, la mort *in utero* à terme.

La part de ces déterminismes causaux de l'infertilité est particulièrement démontrée par le fait que la survenue d'une grossesse spontanée dans une population ayant eu recours à la PMA, qui est souvent accueillie comme une excellente nouvelle, est exposée à la même augmentation des risques qui émaillent ces grossesses obtenues par AMP ; que ces grossesses concernent des singletons ou des multiples [11].

Deux causes d'infertilité féminine méritent d'être soulignées par leur fréquence et l'impact qu'elles ont sur le déroulement de la grossesse ; l'endométriose [12] et le SOPK [13].

Les récents efforts consentis pour faire mieux connaître, reconnaître et prendre en charge l'endométriose pelvienne et l'adénomyose ont contribué à en évaluer la fréquence puisqu'elles touchent entre 10 et 20 % des femmes en âge de procréer. Leur rôle comme causes d'infertilité est bien connu ; l'effet de ces pathologies chroniques sur le déroulement de la grossesse, que celle-ci soit spontanée ou après AMP, l'est moins alors qu'il est très significativement associé à la survenue de toutes les pathologies obstétricales classiques : la cholestase gravidique (OR : 4,87 [1,85–12,83]), la prééclampsie (+20 %), le diabète gestationnel (+20 %). La fréquence des retards de croissance et de mort fœtale à terme est également plus importante dans ce contexte. La mécanique obstétricale est également plus souvent altérée dans cette population, depuis l'incompétence cervicale jusqu'à la dystocie mécanique en passant par la rupture prématurée des membranes avant terme (OR : 2,3, IC 95 % : 1,39–3,90) et l'implantation praevia du placenta (OR : 3,3, IC 95 % : 2,37–4,63) [12].

Le rationnel permet de faire appel à la condition de l'inflammation chronique et des anomalies de l'angiogenèse caractérisant l'endométriose qui entraîne une résistance à la progestérone associée à une incompétence cervicale et à une hypertonie utérine.

Le syndrome des OPK est de plus en plus fréquemment reconnu et cette augmentation est très liée au surpoids qui affecte 50 % des femmes qui en sont atteintes et qui développent également le plus souvent un syndrome métabolique avec une expression cardiovasculaire. Les OPK sont à l'origine de 70 % des dysovulations et par conséquent une cause importante conduisant au recours à l'AMP. Le syndrome métabolique accompagnant les OPK et l'hyperandrogénie relative rend 2 à 3 fois plus fréquente la survenue d'un diabète gestationnel et d'une prééclampsie et de leurs complications périnatales, en dehors même des grossesses multiples [13].

Une place à part doit être faite au rôle de l'âge paternel qui suit l'augmentation de l'âge maternel dans le cadre des parcours de PMA, auquel on reconnaît une association autonome avec la plupart des risques périnatals déjà mentionnés qui augmentent de 20 à 40 % lorsque l'on compare des hommes de plus de 45 ans à une population de moins de 30 ans, et ce indépendamment des facteurs maternels [14].

Les procédures d'AMP elles-mêmes, telles que les médicaments utilisés pour induire l'ovulation ou pour maintenir la grossesse aux premiers stades, la composition du milieu de culture, la durée de la culture, la congélation et la décongélation des embryons, le potentiel de fécondation polyspermique, les naissances multiples, la modification de l'environnement hormonal au moment de l'implantation, la manipulation des gamètes et des embryons ou une combinaison de ces éléments peuvent augmenter le risque malformatif et les anomalies des échanges utéro-placentaires. À titre d'exemple, le risque d'hypotrophie est 2 fois plus fréquent avec l'utilisation d'embryons frais plutôt que d'embryons congelés. Toutes les complications maternelles et périnatales déjà citées culminent dans les grossesses obtenues après don d'ovocyte avec une fréquence elle-même 3 fois plus élevée en comparaison avec les protocoles de FIV plus classiques [15, 16].

Certaines caractéristiques des grossesses après AMP méritent donc quelques précisions.

Les grossesses multiples

L'augmentation de la prévalence des grossesses multiples de 75 % en 30 ans est principalement liée à l'AMP [17, 18]. Cependant, si la prématurité est plus fréquente au décours des grossesses multiples, la prématurité spontanée des grossesses multiples obtenues par AMP n'est pas plus importante que celle compliquant les grossesses multiples spontanées. C'est la part de prématurité indiquée par les complications maternelles qui est augmentée ; et cet effet est très lié à l'âge maternel. Toutes techniques confondues, l'AMP est un facteur de risque de placentation monochoriale des grossesses multiples qui en sont issues par un facteur 5, en particulier dans le cadre de la FIV avec replacement de blastocystes [19]. Cela s'explique par le fait que la division d'un zygote après J4 après la fécondation aboutit presque toujours à une placentation monochoriale. Les complications spécifiques des grossesses monochoriales [20] : syndrome transfuseur-transfusé, retard de croissance, anémie et insuffisance cardiaque, viennent donc alourdir le bilan des grossesses après PMA.

La prématurité au cours des grossesses singletons

Une revue systématique de 61 677 naissances, dont 8 044 singletons conçus après FIV/ICSI et 53 633 conçus spontanément, a montré une augmentation significative de l'incidence de la prématurité avant 37 semaines et avant 34 semaines dans les grossesses uniques par FIV/ICSI par rapport à celles conçues spontanément (810/8044 [10,1 %] *vs* 2932/53633 [5,5 %] ; RR : 1,75 ; IC 95 % : 1,50–2,03 ; I2 = 39 %). Cette différence persiste après appariement pour l'âge maternel et la parité [2, 10, 21].

La prééclampsie

Les troubles hypertensifs de la grossesse (THG), tels que l'hypertension gestationnelle et la prééclampsie, affectent jusqu'à 10 % de toutes les grossesses. Leur prévalence est cependant deux fois plus importante après AMP qu'au cours des grossesses obtenues naturellement [2, 10, 15-17, 22]. L'évaluation du risque au premier trimestre combinant facteurs de risque, marqueurs sériques (PLGF et s-FLT-1) et la mesure des Doppler dans les artères utérines permettent une prévention par prise d'aspirine à la dose de 160 mg par jour qui doit être débutée au mieux avant 16 semaines et être poursuivie jusqu'à 34 semaines. Cette prévention permettrait d'éviter le développement de plus de la moitié des prééclampsies précoces [23].

Les femmes hypertendues pendant leur grossesse, quels qu'en soient le degré et l'origine, ont en moyenne un risque deux fois plus élevé de développer une maladie cardiovasculaire (MCV) plus tard dans leur vie, par rapport aux femmes ayant une grossesse normotensive. Ce risque accru peut résulter d'une prédisposition sous-jacente aux MCV, de l'hypertension elle-même ou d'une combinaison des deux. Après la grossesse, ces femmes présentent un risque accru de facteurs de risque cardiovasculaire classiques, notamment l'hypertension chronique, le dysfonctionnement rénal, la dyslipidémie, le diabète et l'athérosclérose subclinique. La prévalence et l'apparition des facteurs de risque cardiovasculaire dépendent de la sévérité de l'HTA et de la coexistence d'autres complications de la grossesse. Il paraît souhaitable de commencer un suivi cardiovasculaire (évaluation de la pression artérielle, du poids et du mode de vie) 6 à 8 semaines après la grossesse et de répéter la surveillance de la pression artérielle et l'évaluation des lipides et du glucose tous les ans jusqu'à l'âge de 50 ans [5, 24].

L'hypotrophie

Sa prévalence est deux fois plus importante après AMP (1,98 [1,2–3,24]) et quelle que soit la technique utilisée [22]. La stimulation ovarienne simple ou associée à une FIV avec recours à des embryons frais questionne le rôle des niveaux d'E2 et l'impact des milieux de culture. Les grossesses par PMA peuvent être différentes de la conception spontanée à plusieurs égards. L'hyperstimulation ovarienne et l'administration d'hCG et/ou de progestérone pour le soutien lutéal peuvent entraîner des niveaux supraphysiologiques d'œstrogène, de progestérone et de relaxine qui, à leur tour, peuvent avoir des effets sur les tissus de l'endomètre et du col de l'utérus et sur la placentation et/ou peuvent nuire à la synchronisation embryo-endométriale. L'environnement *in vitro* dans lequel les embryons se développent peut affecter divers paramètres de l'embryon et peut également avoir un impact sur le développement *in vivo* ultérieur de l'embryon et du fœtus.

Le diabète gestationnel

Ce risque est augmenté dans les grossesses après AMP, essentiellement par le terrain maternel dans le cadre d'un syndrome métabolique ou de leurs formes limites. Il est donc important de s'assurer de l'absence de diabète préexistant et de proposer un dépistage précoce du diabète gestationnel. Dans une méta-analyse de 13 études de cohorte, la mortalité périnatale (RR 3,58 [1,91, 6,71]), l'hypoglycémie néonatale (RR 1,61 [1,02, 2,55]) et l'utilisation d'insuline (RR 1,71 [1,45, 2,03]) étaient plus importantes chez les femmes souffrant de DG à début précoce que chez les femmes souffrant de DG à début tardif, malgré le traitement [25].

Le risque génétique

Plusieurs facteurs doivent être pris en considération pour documenter une éventuelle augmentation du risque génétique dans les grossesses par AMP. Les infertilités d'origine génétique mises à part et connues au décours du bilan d'infertilité suivent un mode de transmission variable. Il faut bien entendu penser à la mucoviscidose chez les hommes azoospermes [3, 6-7, 9].

Il faut également prendre en compte l'âge paternel qui peut aussi être plus important que dans la population générale, en particulier à l'issue d'un parcours d'infertilité. En effet, l'âge paternel explique la majorité des mutations dominantes apparues *de novo* chez le fœtus par le taux de mutation germinale des SNP, qui augmente de 2 par an [14].

Les gènes soumis à empreinte pourraient être plus exprimés dans les grossesses après FIV. Les observations qui ont conduit à suggérer que la FIV pourrait avoir une responsabilité sur les anomalies de l'empreinte sont une prévalence anormalement élevée d'enfants nés par FIV a été notée dans les séries d'enfants présentant un syndrome de croissance excessive tel le BWS ou le syndrome d'Angelman (AS). La situation inverse qu'est le syndrome de Silver-Russell (SSR) est marqué entre autres par un retard de croissance intra-utérine et est également plus fréquent. Dans les études épigénétiques, réalisées dans le contexte FIV, sont discutées les causes de ces anomalies mais il est difficile de faire la part entre : 1 – la responsabilité des procédures de l'AMP (stimulation ovarienne, FIV associée ou pas à l'ICSI, milieu de culture, temps de culture, transfert d'embryons frais ou congelés) ; 2 – les facteurs parentaux : l'infertilité, l'âge maternel, l'état de santé périconceptionnelle (obésité, nutrition, prise de toxique…) ; ou 3 – l'influence des conditions environnementales sur la reprogrammation épigénétique des gamètes et de l'embryon (métabolites des phtalates, troubles nutritionnels). Les altérations observées chez les enfants ne sont pas forcément imputables à la FIV. Par exemple, certains garçons nés à la suite d'une FIV avec micro-injection de spermatozoïde dans l'ovocyte (ICSI), faite pour pallier une infertilité masculine d'origine génétique, risquent d'être stériles comme leur père.

Le risque malformatif

Une récente étude française de plus de 3 500 000 naissances uniques extraites des bases de données nationales sur la santé a permis d'identifier les principales anomalies congénitales [6]. Des analyses ont été effectuées avec des modèles de régression logistique multiple ajustés pour l'âge maternel, la primiparité, l'obésité, le tabagisme, les ATCD d'hypertension ou de diabète et l'infertilité féminine. Par rapport aux enfants conçus naturellement, les enfants nés après FIV, mais ceux nés après insémination, présentaient une prévalence significativement plus élevée de malformations, avec un *Odds Ratio* ajusté (ORa) de 1,15 (IC 95 % : 1,10–1,20, p <0,0001), principalement pour les anomalies musculo-squelettiques, cardiaques, urinaires, digestives, neurologiques et faciales. En outre, le risque de malformations congénitales était indépendamment plus élevé lorsque les mères avaient reçu un diagnostic d'endométriose (1,16 aOR [IC 95 % : 1,10–1,22], p <0,0001), de SOPK (1,20 aOR [IC 95 % : 1,08–1,34], p = 0,001) ou d'insuffisance ovarienne (1,52 aOR [IC 95 % : 1,23–1,88], p = 0,0001). Les anomalies chromosomiques, cardiaques et neurologiques étaient plus fréquentes dans ces trois groupes d'infertilité maternelle. Ces résultats sont compatibles avec ceux d'une méta-analyse de 57 études portant sur 119 874 nouveau-nés conçus par AMP et 1 212 320 nouveau-nés conçus naturellement [3]. Le RR de malformation congénitale était de 1,33 (IC 95 % : 1,24–1,43) par rapport à ceux conçus naturellement. Cette augmentation restait vraie lorsque seuls les singletons étaient pris en compte (RR = 1,38 ; IC 95 % : 1,30–1,47). Les jumeaux conçus par AMP présentaient également un risque accru comparés aux jumeaux conçus naturellement (RR = 1,18 ; IC 95 % : 1,06–1,32).

Le rationnel qui sous-tend cette augmentation du risque est superposable à celui avancé dans le cadre des anomalies génétiques. La période périconceptionnelle (gamétogenèse, fécondation et développement embryonnaire préimplantatoire) est particulièrement fragile et sensible aux événements intercurrents. En effet, correspondant aux phases où gamètes et embryons sont manipulés *in vitro* lors des procédures d'AMP, elle est marquée par des événements majeurs, notamment une reprogrammation épigénétique et la mise en place des marques d'empreinte génomique parentale qui jouent un rôle déterminant pour le développement de l'embryon mais aussi après la naissance.

Conclusion

Au total les grossesses après AMP sont associées avec un risque plus important d'hypotrophie, y compris après stimulation ovarienne simple ; cette augmentation est moindre après TEC, elle est maximale dans le cadre d'un don d'ovocyte. Il en va de même pour le risque de prééclampsie et de diabète. Concernant le risque génétique, il existe un risque légèrement plus élevé de malformations congénitales qui n'est pas plus important lorsque l'AMP a recours à l'ICSI.

La surveillance des grossesses obtenues par AMP doit être plus étroite et se poursuivre après l'accouchement avec une vigilance particulière pour leur risque métabolique et cardiovasculaire.

Références

[1] Kushnir, V.A., Barad, D.H., Albertini, D.F., Darmon, S.K., Gleicher, N., 10 janv 2017. Systematic review of worldwide trends in assisted reproductive technology 2004-2013. Reprod Biol Endocrinol 15 (1), 6.

[2] Okun, N., Sierra, S., GENETICS COMMITTEE, SPECIAL CONTRIBUTORS, janv 2014. Pregnancy outcomes after assisted human reproduction. J Obstet Gynaecol Can 36 (1), 64–83.

[3] Qin, J., Sheng, X., Wang, H., et al., oct 2015. Assisted reproductive technology and risk of congenital malformations : a meta-analysis based on cohort studies. Arch Gynecol Obstet. 292 (4), 777–798.

[4] Barberet, J., Binquet, C., Guilleman, M., et al., 25 janv 2021. Do assisted reproductive technologies and in vitro embryo culture influence the epigenetic control of imprinted genes and transposable elements in children ? Hum Reprod. 36 (2), 479–492.

[5] Hart RJ, Wijs LA. The longer-term effects of IVF on offspring from childhood to adolescence. Frontiers in reproductive health [Internet]. 12 août 2022 [cité 11 janv 2023];4:1045762. Disponible sur : https://pubmed.ncbi.nlm.nih.gov/36570043/.

[6] Fauque, P., De Mouzon, J., Devaux, A., et al., 18 févr 2021. Do in vitro fertilization, intrauterine insemination or female infertility impact the risk of congenital anomalies in singletons ? A longitudinal national French study. Hum Reprod. 36 (3), 808–816.

[7] Choux, C., Binquet, C., Carmignac, V., et al., 1 févr 2018. The epigenetic control of transposable elements and imprinted genes in newborns is affected by the mode of conception : ART versus spontaneous conception without underlying infertility. Hum Reprod. 33 (2), 331–340.

[8] Berntsen, S., Söderström-Anttila, V., Wennerholm, U.B., et al., 1er mars 2019. The health of children conceived by ART : "the chicken or the egg ?". Hum Reprod Update. 25 (2), 137–158.

[9] Bergh, C., Wennerholm, U.B., mai 2020. Long-term health of children conceived after assisted reproductive technology. Ups J Med Sci 125 (2), 152–157.

[10] Ombelet W, Martens G, Bruckers L. Pregnant after assisted reproduction : a risk pregnancy is born ! 18-years perinatal outcome results from a population-based registry in Flanders, Belgium. Facts Views Vis Obgyn. 8(4):193-204.

[11] Raatikainen, K., Harju, M., Hippeläinen, M., Heinonen, S., 1er août 2010. Prolonged time to pregnancy is associated with a greater risk of adverse outcomes. Fertility and Sterility. 94 (3), 1148–1151.

[12] Horton, J., Sterrenburg, M., Lane, S., et al., 11 sept 2019. Reproductive, obstetric, and perinatal outcomes of women with adenomyosis and endometriosis : a systematic review and meta-analysis. Hum Reprod Update. 25 (5), 592–632.

[13] Boomsma, C.M., Eijkemans, M.J.C., Hughes, E.G., et al., 1 déc 2006. A meta-analysis of pregnancy outcomes in women with polycystic ovary syndrome. Human Reproduction Update. 12 (6), 673–683.

[14] Alio, A.P., Salihu, H.M., McIntosh, C., et al., sept 2012. The effect of paternal age on fetal birth outcomes. Am J Mens Health 6 (5), 427–435.

[15] Storgaard, M., Loft, A., Bergh, C., et al., mars 2017. Obstetric and neonatal complications in pregnancies conceived after oocyte donation : a systematic review and meta-analysis. BJOG 124 (4), 561–572.

[16] Fassio, F., Attini, R., Masturzo, B., et al., 28 oct 2019. Risk of Preeclampsia and Adverse Pregnancy Outcomes after Heterologous Egg Donation : Hypothesizing a Role for Kidney Function and Comorbidity. J Clin Med. 8 (11), 1806.

[17] Young, B.C., Wylie, B.J., juin 2012. Effects of twin gestation on maternal morbidity. Semin Perinatol 36 (3), 162–168.

[18] Ananth, C.V., Chauhan, S.P., juin 2012. Epidemiology of twinning in developed countries. Semin Perinatol 36 (3), 156–161.

[19] Aston, K.I., Peterson, C.M., Carrell, D.T., oct 2008. Monozygotic twinning associated with assisted reproductive technologies : a review. Reproduction. 136 (4), 377–386.

[20] Chalouhi, G.E., Stirnemann, J.J., Salomon, L.J., et al., déc 2010. Specific complications of monochorionic twin pregnancies : twin-twin transfusion syndrome and twin reversed arterial perfusion sequence. Semin Fetal Neonatal Med 15 (6), 349–356.

[21] Li, J., Shen, J., Zhang, X., et al., 13 mai 2022. Risk factors associated with preterm birth after IVF/ICSI. Sci Rep. 12 (1), 7944.

[22] Reig, A., Seli, E., juin 2019. The association between assisted reproductive technologies and low birth weight. Curr Opin Obstet Gynecol 31 (3), 183–187.

[23] Tan, M.Y., Wright, D., Syngelaki, A., et al., juin 2018. Comparison of diagnostic accuracy of early screening for pre-eclampsia by NICE guidelines and a method combining maternal factors and biomarkers : results of SPREE. Ultrasound Obstet Gynecol 51 (6), 743–750.

[24] Honigberg, M.C., Zekavat, S.M., Aragam, K., et al., 3 déc 2019. Long-Term Cardiovascular Risk in Women With Hypertension During Pregnancy. J Am Coll Cardiol 74 (22), 2743–2754.

[25] Sesmilo, G., Prats, P., Álvarez, M., et al., déc 2022. Gestational diabetes prevalence and outcomes in women undergoing assisted reproductive techniques (ART). Endocrinol Diabetes Nutr (Engl Ed) 69 (10), 837–843.

Partie III

Situations particulières

Préservation de la fertilité féminine

Chapitre **33**

Y. Boumerdassi, C. Decanter, J. Labrosse, M. Grynberg, C. Sifer

L'amélioration de la prise en charge des cancers a permis d'augmenter la survie et l'espérance de vie des enfants et jeunes adultes atteints de cancer, au prix de traitements potentiellement délétères pour la fertilité. En effet, l'altération de la fonction gonadique et/ou utérine en rapport avec les différents traitements (chimiothérapie, radiothérapie, chirurgie) est susceptible d'impacter négativement la fertilité spontanée des patientes survivant à un cancer. Ainsi, la question de la préservation de la fertilité devient prépondérante dans le parcours personnalisé de soins, non seulement des patientes suivies en oncologie, mais d'une manière plus générale pour toute femme de moins de 40 ans susceptible de recevoir un traitement qui pourrait altérer sa fertilité [1].

Il est actuellement impossible de prédire chez une jeune femme devant recevoir un traitement gonadotoxique sa fertilité à l'issue de ce traitement. Si l'âge, le statut folliculaire ovarien, le type et les doses de chimiothérapie permettent d'estimer un risque d'altération de la fonction ovarienne, de nombreux facteurs encore indéterminés vont être mis en jeu. De plus, la perte folliculaire physiologique liée au projet différé de grossesse, de 2 à 5 ans en moyenne après un diagnostic de cancer, vient s'ajouter à la gonadotoxicité du traitement [2]. La majorité des équipes s'accorde pour fixer une limite d'âge de préservation de la fertilité à 40 ans [3].

Les spécificités de la folliculogenèse ovarienne rendent l'autoconservation des gamètes féminins plus complexe que chez l'homme. En effet, les follicules primordiaux constituent la réserve ovarienne établie durant la vie intra-utérine. Au sein de l'ovaire, des follicules à différents stades de maturation peuvent être observés. La croissance folliculaire dite basale est caractérisée par l'évolution du follicule primordial jusqu'au stade petit antral, et dure en moyenne 6 mois. Ce n'est qu'à partir de la puberté que les follicules pourront poursuivre leur croissance dite terminale, jusqu'à l'ovulation, sous l'influence d'hormones hypophysaires. Le devenir de la quasi-totalité des follicules sera l'atrésie folliculaire. On estime que moins d'un pour cent des follicules pourront poursuivre leur maturation jusqu'à l'ovulation [4]. À ces particularités physiologiques s'ajoutent les propriétés biologiques de l'ovocyte qui rendent cette cellule fragile. En effet, l'ovocyte est la plus grande cellule de l'organisme humain, et présente une forte concentration hydrique associée à une faible perméabilité aux cryoprotecteurs. De plus, les caractéristiques structurelles de l'ovocyte et l'arrangement de l'ADN autour du fuseau méiotique rendent cette cellule particulièrement susceptible aux lésions causées par la cryoconservation et le réchauffement [5]. Les progrès en cryobiologie apportés par la vitrification ovocytaire ont permis d'améliorer nettement les résultats [6].

Indications

Oncologiques

En France, l'intégration de la préservation de la fertilité dans les objectifs prioritaires des derniers Plans cancer a permis le développement de l'onco-fertilité [7]. En effet, la fertilité après guérison, souvent essentielle dans la qualité de vie des patientes survivant à leur cancer, se doit désormais d'être systématiquement prise en considération [8].

Aujourd'hui, l'accès à une consultation de préservation de la fertilité chez toute patiente âgée de moins de 40 ans devant recevoir un traitement anticancéreux de type chirurgie, chimiothérapie et/ou radiothérapie fait partie intégrante de la prise en charge du cancer. Les principaux cancers observés chez ces patientes sont le cancer du sein, les hémopathies (leucémies aiguës, lymphomes), les cancers gynécologiques (ovaires, col de l'utérus, endomètre), les cancers colorectaux et les tumeurs solides de l'enfant (neuroblastomes, néphroblastomes, sarcomes).

Le risque d'IOP après chimiothérapie dépend de plusieurs facteurs, comme les molécules utilisées et les doses employées. Ainsi, les chimiothérapies couramment utilisées peuvent être classées en fonction de leur gonadotoxicité (tableau 33.1) [9].

La radiothérapie pelvienne peut entraîner des dommages plus ou moins irréversibles par toxicité ovarienne (atteinte des follicules primordiaux) pouvant conduire à une IOP. On estime qu'une dose unique de 2 Grays (Gy) peut entraîner une déplétion de 50 % de la réserve ovarienne [10]. La toxicité utérine de la radiothérapie se manifeste par une fibrose radio-induite (hypoperfusion utérine, atrophie endométriale et myométriale) à l'origine d'un surrisque d'échecs d'implantation, de fausses couches précoces, de fausses couches tardives, de retards de croissance *in utero*, de morts fœtales *in utero* et d'accouchements prématurés [11].

Non oncologiques

Médicales

La préservation de la fertilité peut également être proposée dans la prise en charge de pathologies non oncologiques, dont le traitement ou l'histoire naturelle de la maladie peut conduire à une IOP. Ainsi, certaines maladies de système, pathologies gynécologiques bénignes ou génétiques, peuvent indiquer une préservation de la fertilité (tableau 33.2) [12].

Tableau 33.1. Classement des chimiothérapies en fonction de leur gonadotoxicité.

Risque élevé (> 80 % d'IOP)	Risque modéré (40–60 % d'IOP)	Risque faible (< 20 % d'IOP)	Risque très faible ou absent	Risque inconnu
Irradiation corporelle totale ou cyclophosphamide/busulfan avant chimiothérapie avant greffe de CSH	BEACOPP	ABVD chez les femmes ≥ 32 ans	ABVD chez les femmes < 32 ans	Ac monoclonaux : trastuzumab, bevacizumab, cetuximab
Irradiation corporelle avec champ incluant les ovaires	AC ou EC × 4 ≥ 40 ans	CHOP 4-6 cycles	Méthotrexate	Inhibiteurs de tyrosine kinase : erlotinib, imatinib
6 cycles de CMF, CEF, CAF, TAC chez les femmes ≥ 40 ans	6 cycles de CMF, CEF, CAF, TAC chez femmes 30-39 ans	CVP	Fluoro-uracile (5-FU)	
	AC ou EC × 4 → Taxanes	Chimiothérapie LAM (anthracycline/cytarabine)	Vincristine	
		Chimiothérapie LAL	Tamoxifène	
		CMF		

5-FU : 5-fluoro-uracile ; ABVD : doxorubicine, bléomycine, vinblastine, dacarbazine ; AC : doxorubicine, cyclophosphamide ; BEACOPP : doxorubicine, bléomycine, vincristine, étoposide, cyclophosphamide, procarbazine ; CAF : cyclophosphamide, doxorubicine, fluoro-uracile ; CEF : cyclophosphamide, épirubicine, fluoro-uracile ; CHOP : cyclophosphamide, doxorubicine, vincristine, prednisone ; CMF : cyclophosphamide, méthotrexate, fluoro-uracile ; CSH : cellule souche hématopoïétique ; CVP :cyclophosphamide, vincristine, prednisone ; EC : épirubicine, cyclophosphamide ; IOP : insuffisance ovarienne prématurée ; LAL : leucémie aiguë lymphoïde ; LAM : leucémie aiguë myéloïde ; TAC : docétaxel, doxorubicine, cyclophosphamide.

Source : Lambertini M, et al. Cancer and fertility preservation: international recommendations from an expert meeting. BMC Med 2016;14:1.

Tableau 33.2. Indications médicales non oncologiques de préservation de la fertilité.

Indications	Pathologies
Chirurgicales	– Tumeurs ovariennes bénignes – Kystes dermoïdes récidivants – Tératomes – Ovariectomie bilatérale – Infectieuse : pelvipéritonite, abcès – Préventive : mutations *BRCA1, BRCA2* – Endométriose avec prise en charge chirurgicale
Médicales	– Endométriose – Insuffisance ovarienne iatrogène – Maladies auto-immunes nécessitant un traitement immunosuppresseur : lupus érythémateux disséminé, maladie de Gougerot-Sjögren, sclérodermie, vascularites auto-immunes (périartérite noueuse, Wegener, Behçet, Churg et Strauss), glomérulonéphrites, MICI, polyarthrite rhumatoïde – Greffe de CSH, chimiothérapies à fortes doses – Maladies auto-immunes résistantes aux immunosuppresseurs – Maladies hématologiques : thalassémie, drépanocytose, etc. – Insuffisance ovarienne génétique – Syndrome de Turner – Mutation *FMR1*, FOXL2, GDF9, BMP15 – Galactosémie congénitale – Insuffisance ovarienne auto-immune – Insuffisance ovarienne idiopathique – Dysphorie de genre

BMP 15: *Bone Morphogenic Protein 15; BRCA* : *BReast CAncer gene*; CSH : cellules souches hématopoïétiques; FMR1 : *Fragile* X Messenger Ribonucleoprotein 1; FOXL2 : *Forkhead box protein L2*; GDF9 : *Growth Differentiation Factor 9*; MICI : maladies inflammatoires chroniques de l'intestin.
Source : Martinez F, International Society for Fertility Preservation–ESHRE–ASRM Expert Working Group. Update on fertility preservation from the Barcelona International Society for Fertility Preservation-ESHRE-ASRM 2015 expert meeting: indications, results and future perspectives. Fertil Steril 2017;108(3):407-15.e11.

Sociétales

La révision des lois de bioéthique, promulguées en août 2021 en France, a permis l'élargissement de la préservation de la fertilité aux indications non médicales, en d'autres termes pour des raisons sociétales.

La préservation de la fertilité pour raisons sociétales se définit par le recours à la cryoconservation ovocytaire en prévention du déclin de la fertilité liée à l'âge. En effet, l'âge maternel lors de la première grossesse ne cesse d'augmenter depuis les années 1970. Les causes sont multiples, les principales étant l'absence de partenaire permettant d'accomplir le projet de parentalité, ou professionnelles liées à un allongement des années d'études, et le ressenti chez certaines femmes qu'une grossesse avant 35 ans pourrait affecter leur carrière [13]. On peut également citer l'absence de stabilité financière, des raisons personnelles ou psychologiques.

L'âge au moment de la cryopréservation est le facteur déterminant des résultats de la réutilisation des ovocytes, ainsi que le nombre d'ovocytes cryopréservés. En France, la cryopréservation est autorisée chez les femmes âgées de 29 jusqu'à 37 ans, afin de réduire le nombre de cycles de stimulation ovarienne nécessaires pour obtenir un nombre suffisant d'ovocytes cryopréservés [14]. L'augmentation des données de la réutilisation des ovocytes vitrifiés a permis le développement de modèles mathématiques permettant de prédire la probabilité d'obtenir une naissance vivante en fonction de l'âge des patientes et du nombre d'ovocytes cryopréservés. Ainsi, Goldman *et al.* estiment que pour obtenir un taux cumulé de naissances vivantes de 75 %, les femmes de 34 et 37 ans devraient respectivement cryopréserver 10 et 20 ovocytes [15].

La cryoconservation ovocytaire présente un coût non négligeable (technique, médical, médicamenteux), d'autant plus que certaines patientes nécessitent plusieurs cycles de stimulation pour obtenir un nombre suffisant d'ovocytes cryopréservés. L'intérêt médico-économique de la préservation de fertilité fait l'objet de nombreux débats. Une étude allemande a comparé différentes stratégies de conception chez des femmes ayant retardé leur grossesse après l'âge de 40 ans. Parmi ces stratégies, les auteurs ont comparé le recours à la préservation de la fertilité sociétale et la réutilisation des ovocytes après 40 ans, le recours à l'AMP après 40 ans, la conception naturelle sans recours à l'AMP. La stratégie de préservation de fertilité sociétale permettait d'obtenir les taux cumulés de naissance les plus élevés, mais l'intérêt médico-économique est discutable en comparaison à l'AMP sans recours à la vitrification ovocytaire qui présentait des résultats quasi similaires pour un coût moins élevé. Il est important de souligner que le coût de la préservation sociétale était moins élevé chez les patientes de moins de 35 ans, et présente un intérêt médico-économique plus intéressant dans ce cas [16]. De plus, cette cryopréservation ovocytaire permettrait de diminuer le recours au don d'ovocytes chez les patientes présentant une diminution de la fertilité liée à leur âge, rendant leur parcours moins long et difficile pour certaines patientes.

La préservation de la fertilité sociétale ne doit cependant pas être incitée, compte tenu du faible taux de réutilisation des ovocytes chez les patientes ayant pu en bénéficier. Parmi les pistes d'amélioration de la prise en charge des patientes en âge de procréer, on peut citer une meilleure éducation des patientes sur leur fertilité, notamment son évolution avec l'âge. De plus, l'égalité professionnelle homme-femme ainsi que l'évolution des pensées, notamment le fait que la maternité devrait signer un renoncement professionnel, pourraient permettre aux femmes de ne pas retarder leurs grossesses.

Consultation de préservation de la fertilité

La consultation spécialisée de préservation de la fertilité est réalisée avant l'initiation de traitements gonadotoxiques dans des centres spécialisés [12]. Elle nécessite le plus souvent une collaboration pluridisciplinaire entre gynécologues, oncologues, endocrinologues, pédiatres, hématologues, internistes, psychologues et biologistes. Cette communication entre les différents intervenants de la prise en charge médicale de la patiente est essentielle pour déterminer la stratégie optimale concernant la technique retenue et le positionnement choisi dans le parcours soin du patient.

Les objectifs de cette consultation sont multiples :

- information sur la gonadotoxicité des traitements et les éventuelles conséquences sur la fertilité ;
- information de la patiente sur les possibilités de préservation de la fertilité après évaluation du statut folliculaire ovarien : compte folliculaire antral, dosage de l'AMH sérique (figure 33.1) ;
- information sur les techniques alternatives d'accès à la maternité : don d'ovocytes, adoption ;
- discussion sur les méthodes contraceptives adaptées à la pathologie.

Le choix de la technique de préservation de la fertilité dépend de nombreux facteurs liés à la fois à la patiente et plus particulièrement à son âge, sa pathologie, la présence ou non d'un partenaire et le temps disponible avant le traitement envisagé. Le choix final sera déterminé par la patiente, après information éclairée sur la faisabilité des techniques et les avantages et inconvénients de chacune.

La réutilisation des gamètes ou des embryons ne pourra se faire qu'après accord de grossesse par le médecin oncologue. En France, l'AMP est prise en charge par la Sécurité sociale jusqu'à 43 ans chez les femmes. Lorsque des gamètes ou embryons sont cryoconservés, leur réutilisation est autorisée jusqu'aux 45 ans de la patiente. La prise en charge de certains cancers, notamment le cancer du sein, peut être à l'origine d'un délai de plusieurs années avant un accord pour une grossesse par l'oncologue. Il est par conséquent important d'informer les patientes au moment de la consultation d'oncofertilité de l'absence de dérogation possible concernant l'âge limite de réutilisation des gamètes, tissus ou embryons cryoconservés.

Concernant les patientes préservant leur fertilité pour raisons sociétales, cette consultation est l'occasion d'informer les patientes de l'impact de l'âge

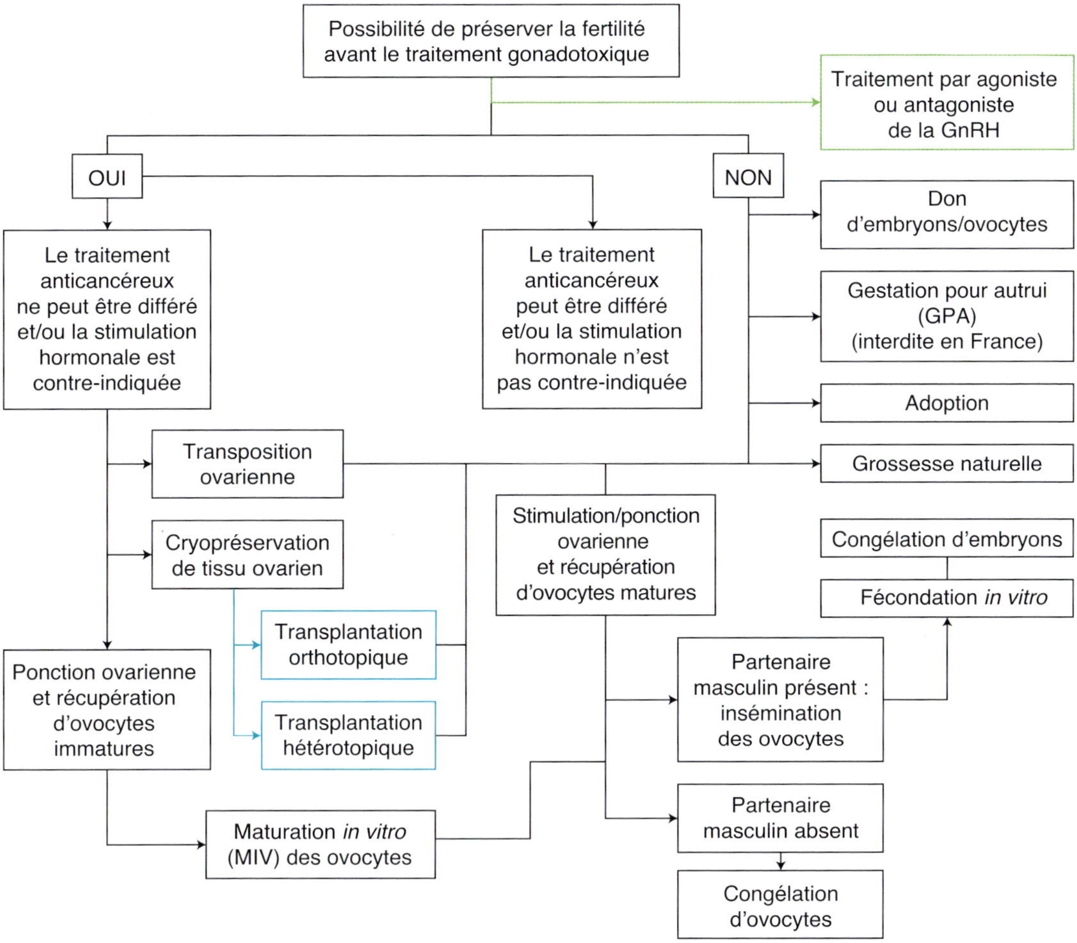

Figure 33.1. Algorithme de prise en charge.
GnRH : *Gonadotropin-Releasing Hormone.*

sur la fertilité, de l'absence de garantie de grossesse après réutilisation des ovocytes vitrifiés, et de les sensibiliser au don de leurs gamètes.

Différentes techniques de préservation de la fertilité

Stimulation ovarienne pour vitrification ovocytaire ou embryonnaire

La stimulation ovarienne en vue d'un recueil d'ovocytes maturés *in vivo* constitue actuellement la technique de référence. Cette technique s'adresse à toute femme pubère ne présentant pas de contre-indication à la stimulation ovarienne et dont le début du traitement gonadotoxique peut être différé d'environ 2 à 3 semaines, correspondant à la durée nécessaire à la stimulation. Cette technique n'est pas réalisable lorsque l'urgence à débuter le traitement prime ou lorsque la chimiothérapie a déjà été débutée [9]. Le principe est de stimuler des follicules antraux par de la FSH exogène pendant une dizaine de jours afin de recueillir par ponction transvaginale échoguidée des ovocytes matures. Cette stimulation peut être débutée à n'importe quel moment du cycle avec un taux de recueil ovocytaire identique en phase folliculaire et lutéale (figure 33.2), permettant de minimiser le délai avant le démarrage du traitement oncologique [17].

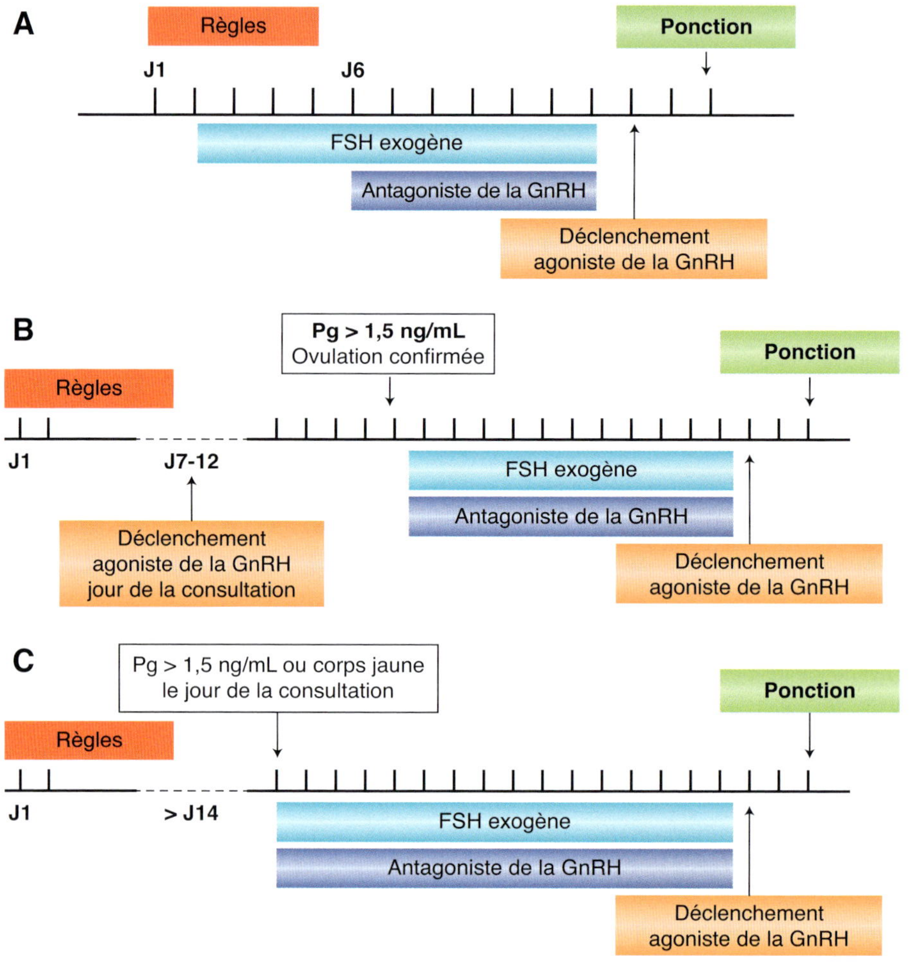

Figure 33.2. Schémas de protocoles utilisés en préservation de la fertilité.
a. Protocole antagoniste en phase folliculaire précoce.
b. Protocole antagoniste en phase folliculaire tardive.
c. Protocole antagoniste en phase lutéale : *random start protocol*.
FSH : *Follicle-Stimulating Hormone*; GnRH : *Gonadotropin-Releasing Hormone*.

Le rendement de la stimulation est inférieur à la population témoin infertile, même chez les patientes n'ayant pas encore débuté leur chimiothérapie (augmentation de la durée moyenne de stimulation avant la ponction, diminution du nombre d'ovocytes matures recueillis et augmentation du taux de mauvaises réponses et d'abandons) [18]. Cobo *et al.* ont pu observer des issues plus défavorables de la réutilisation des ovocytes chez les patientes ayant préservé leur fertilité pour motif oncologique ou une endométriose, mais le potentiel impact de la maladie sur l'issue des ovocytes vitrifiés reste débattu dans la littérature [19].

Les taux supraphysiologiques d'E2 sériques atteints au cours de la stimulation ovarienne peuvent contre-indiquer l'utilisation de protocoles de stimulation classiques, notamment dans le cas des cancers du sein hormono-dépendants. Afin de minimiser ce taux d'E2, un anti-aromatase tel que le létrozole peut être associé à l'administration de FSH exogène pendant toute la durée de la stimulation et jusqu'à quelques jours après le déclenchement. Les premiers essais contrôlés randomisés sont encourageants et montrent que le nombre d'ovocytes obtenus après co-administration de létrozole est similaire à celui d'une stimulation classique [20, 21]. Cependant, ces protocoles manquent de données suffisantes concernant leur sécurité. L'utilisation des anti-aromatases ne bénéficie pas encore de l'AMM en France dans cette indication.

Vitrification ovocytaire ou embryonnaire sans stimulation : maturation ovocytaire *in vitro*

La MIV consiste à recueillir des ovocytes immatures au stade de vésicule germinative à partir des follicules antraux. Les CCO obtenus par ponction transvaginale ou abdominale échoguidée, sous sédation, sont mis en culture pendant 24 à 48 heures, en vue d'obtenir des ovocytes matures. Seuls les ovocytes ayant maturé *in vitro* seront aptes à être vitrifiés ou congelés après fécondation. Une des limites de cette technique reste le rendement du recueil ovocytaire qui est relativement aléatoire, compte tenu de la complexité de la ponction des follicules de faible volume [22]. Par ailleurs, à l'issue du processus de MIV, environ 70 % des ovocytes atteindront le stade de maturité (ovocyte bloqué en métaphase de deuxième division de méiose). Enfin, le potentiel des ovocytes et embryons vitrifiés après MIV est moins bon que lorsque les ovocytes sont obtenus après stimulation ovarienne et MIV, bien qu'ils permettent tout de même l'obtention de naissances vivantes [23]. Quand le délai avant la chimiothérapie le permet, la réalisation de plusieurs cycles de recueil ovocytaire permet d'optimiser le nombre d'ovocytes cryopréservés obtenus par MIV [24].

À l'heure actuelle, il n'existe pas de standardisation des protocoles de MIV, et de nombreuses molécules et hormones sont à l'étude pour optimiser les milieux de culture [25].

Principe de la cryoconservation ovocytaire ou embryonnaire

La stimulation ovarienne comme la MIV permet une cryopréservation d'ovocytes matures ou d'embryons. Le choix sera fonction de la présence d'un partenaire, et d'un projet parental au sein du couple.

Cryopréservation embryonnaire

Les ovocytes matures sont mis en fécondation par FIVc ou par ICSI (*Intracytoplasmic Sperm Injection*). Le taux de fécondation est en moyenne de 60 %. Les embryons pourront être vitrifiés au stade zygote ou blastocyste suivant l'évolution de la culture embryonnaire, et le choix du couple. Les taux de survie après réchauffement embryonnaire sont excellents (≈ 95 %). La législation française implique que la décongélation des embryons ne puisse se faire qu'à la condition que la demande émane des deux membres du couple. Le transfert intra-utérin des embryons nécessitera une préparation endométriale par traitements hormonaux.

Cryopréservation ovocytaire

Bien que plus récente, la congélation ovocytaire a subi au cours de la dernière décennie des avancées majeures, notamment avec le développement de la vitrification. Les taux de survie ovocytaire après décongélation sont désormais de l'ordre de 80 % [19]. Dans une méta-analyse réalisée par Potdar *et al.*, la comparaison entre ovocytes frais et vitrifiés n'a pas mis en évidence de différence significative en termes de taux de fécondation, et de clivage embryonnaire, mais un taux de grossesse évolutive statistiquement plus faible en cas d'utilisation d'ovocytes vitrifiés [18]. Cependant, selon le nombre d'ovocytes vitrifiés et l'âge au moment de la cryopréservation, le taux de grossesse et naissances vivantes tend à se rapprocher des résultats obtenus avec des ovocytes frais [19].

Les taux de réutilisation des ovocytes vitrifiés sont encore faibles, de l'ordre de 5 % chez les patientes ayant préservé leur fertilité pour raison médicale, et de 10 % environ chez les patientes ayant réalisé une préservation de fertilité sociétale, avec un délai moyen de 2 ans avant réutilisation dans ce contexte [26]. En 2011, Kim *et al.* publient la première naissance issue d'un ovocyte vitrifié dans le cadre d'une préservation de fertilité pour motif oncologique (leucémie myéloïde chronique) [27]. Les données de la réutilisation des ovocytes vitrifiés avant cancer sont encore rares.

Concernant la santé des enfants issus d'ovocytes vitrifiés, les données ne cessent d'augmenter et sont rassurantes. La plus récente revue systématique de la littérature reprenant les suivis d'enfants jusqu'à 6 ans après leur naissance confirme la sécurité de la vitrification sur ce point, qui doit cependant être validée sur un suivi à plus long terme [28].

Analogues de la GnRH

L'objectif de l'administration d'agonistes de la GnRH en cours de chimiothérapie est de mettre au repos l'axe hypothalamo-hypophysaire, afin de protéger le stock de follicules primordiaux, *via* une déprivation en FSH.

Une revue systématique de la littérature évaluant l'efficacité de ce traitement a retenu trois essais contrôlés randomisés, incluant 873 patientes. Les patientes ayant bénéficié d'une administration concomitante d'agonistes de la GnRH présentaient un risque diminué de présenter une IOP induite par la chimiothérapie, ainsi qu'un taux plus élevé de grossesse après guérison [29]. Cependant, cette option reste controversée et est toujours considérée comme expérimentale par les recommandations internationales. Elle doit être proposée en association avec d'autres techniques de préservation de fertilité pour optimiser les chances des patientes [30]. Actuellement, il n'y a aucun argument pour les proposer de façon systématique en vue d'une préservation de la fertilité. Leur intérêt serait principalement de constituer une bonne méthode contraceptive parentérale, sans saignements vaginaux.

La compréhension des mécanismes moléculaires à l'origine de la déplétion folliculaire induite par la chimiothérapie et la radiothérapie permettra le développement de molécules permettant de protéger la réserve ovarienne au cours du traitement. Plusieurs pistes sont en cours d'exploration [31].

Techniques chirurgicales

Cryoconservation de tissu ovarien

Cette technique repose sur le principe de cryoconserver du tissu ovarien avec ses follicules de réserve. Elle consiste en un prélèvement chirurgical d'un fragment de cortex ovarien, par cœlioscopie sous anesthésie générale. Elle constitue la seule option de préservation de la fertilité chez les patientes prépubères. Les fragments de corticale ovarienne sont congelés selon un processus de congélation lente. Les follicules primordiaux et primaires, très résistants au processus de décongélation, pourront être transplantés ultérieurement par autogreffe avasculaire, préférablement en orthotopique (cavité pelvienne), ou en sites hétérotopiques (avant-bras, paroi abdominale). Avec plus de 400 naissances après greffe de cortex ovarien, cette technique n'est plus considérée comme expérimentale [32].

L'intérêt de cette technique réside également dans la restauration d'une fonction endocrine, pour la majorité des patientes greffées. En effet, la reprise des cycles menstruels est en général observée 60 à 240 jours après greffe et peut durer jusqu'à 7 ans pour certaines patientes. Après greffe, environ ⅔ des patientes parviendront à concevoir spontanément, et ⅓ auront recours à la FIV. Les grossesses après irradiations pelviennes sont plus rares [32].

Le prélèvement peut être réalisé après initiation de la chimiothérapie chez certaines patientes atteintes de cancer hématologique nécessitant un traitement en urgence, permettant de réduire le risque de réimplantation de cellules malignes après greffe [33]. Cependant, la sécurité et l'efficacité de cette technique doivent être confirmées sur des études à plus grande échelle.

Transposition ovarienne

Cette technique chirurgicale a initialement un objectif de préservation de la fonction ovarienne endocrine avant irradiation pelvienne pour cancer non gynécologique, avec un utérus fonctionnel en place, chez des femmes de moins de 40 ans, sans chimiothérapie gonadotoxique associée (cancer du rectum, sarcome du bassin, épendymome). Le principe est de fixer, par cœlioscopie, un ou les deux ovaires en dehors de son hémi-pelvis, à au moins 3 cm au-dessus de la limite du champ d'irradiation. Un clip métallique est posé à la partie inférieure de l'ovaire, pour marquer sa position et aider au repérage de la radiothérapie.

L'efficacité de la transposition ovarienne reste cependant difficile à évaluer. En effet, si une production hormonale est le plus souvent récupérée, la quantité ainsi que la qualité ovocytaire post-transposition restent altérées. Les grossesses peuvent être obtenues naturellement après repositionnement des ovaires ou après FIV avec recueil ovocytaire par voie transabdominale. Par ailleurs, l'utérus ayant été le plus souvent exposé à la radiothérapie réduit les chances de grossesse. Enfin, certaines complications sont spécifiquement associées à la transposition ovarienne, notamment la défixation de l'ovaire, les douleurs

Tableau 33.3. Avantages et inconvénients des différentes techniques de préservation de la fertilité féminine.

	Avantages	Inconvénients
Stimulation ovarienne	Technique de référence Réalisable quelle que soit la phase du cycle Prélèvement ovocytaire peu invasif Pas de risque de réintroduction de cellules malignes	Patientes pubères Réserve ovarienne suffisante Risque de mauvaise réponse Durée de la stimulation Hyperœstradiolémie induite Nombre limité d'ovocytes congelés
MIV	Réalisable quelle que soit la phase du cycle Réalisable en urgence Prélèvement ovocytaire peu invasif Absence d'hyperœstradiolémie induite Possibilité d'association à une cryopréservation de tissu ovarien Pas de risque de réintroduction de cellules malignes	Patientes pubères Recueil ovocytaire aléatoire Nombre limité d'ovocytes congelés Potentiel ovocytaire moindre que les ovocytes recueillis après stimulation
Cryopréservation de tissu ovarien	Seule technique utilisable avant la puberté Réalisable en urgence Possibilité d'association à une MIV Restauration d'une fonction ovarienne endocrine Possibilité de grossesse naturelle après greffe Grand nombre de follicules cryopréservés	Prélèvement chirurgical avec risques opératoires Risque de réintroduction de cellules malignes
Analogues de la GnRH	Peu invasif Contraceptif	Efficacité non optimale Doit être proposée avec d'autres techniques Effets indésirables liés à la déprivation en œstrogènes
Transposition ovarienne	Réalisable en urgence	Indication limitée à la radiothérapie seule Prélèvement chirurgical avec risques opératoires

GnRH : *Gonadotropin-Releasing Hormone*; MIV : maturation ovocytaire *in vivo.*

pelviennes chroniques, l'infarctus de la trompe laissée en place, les kystes ovariens (30-40 %) [34]. Le tableau 33.3 résume les avantages et inconvénients des différentes méthodes de préservation de la fertilité féminine.

Cadre légal

En France, la préservation de la fertilité s'inscrit dans les différentes lois de bioéthique depuis 1994. L'article L. 2141-11, modifié par la loi 2011-814 du 7 juillet 2011, prévoit que : « Toute personne dont la prise en charge médicale est susceptible d'altérer la fertilité, ou dont la fertilité risque d'être prématurément altérée, peut bénéficier du recueil et de la conservation de ses gamètes ou de ses tissus germinaux, en vue de la réalisation ultérieure, à son bénéfice, d'une AMP ou en vue de la préservation et de la restauration de sa fertilité. »

La révision des lois de bioéthique du 6 août 2004 (article L. 2141-2 du Code de la santé publique), sur la conservation de gamètes à usage autologue, autorise l'autoconservation des gamètes et du tissu germinal. L'ordonnance du 22 mai 2008 et la nouvelle version de l'article L. 2141-11 autorisent la réimplantation ultérieure par autogreffe des fragments ovariens. Le décret du 7 juillet 2011 légalise la conservation des embryons dans le cadre de la préservation de la fertilité, ainsi que la technique de vitrification ovocytaire.

Enfin, la révision des lois de bioéthique du 2 août 2021 ouvre la possibilité de conserver ses gamètes, en dehors d'indications médicales (article L. 2141-12), « [...] en vue de la réalisation ultérieure, à son bénéfice, d'une assistance médicale à la procréation [...] », à toute femme âgée entre 29 et 37 ans (article R. 2141-37) [35].

L'utilisation des ovocytes, ainsi que le transfert d'embryons peuvent être réalisés « [...] jusqu'à son quarante-cinquième anniversaire chez la femme, non mariée ou au sein du couple, qui a vocation à porter l'enfant » (article R. 2141-38). La greffe de cortex ovarien en vue d'une restauration de fonction endocrine est autorisée jusqu'au 50e anniversaire des patientes.

Perspectives

Les prises en charge en préservation de la fertilité des patientes atteintes de cancers gynécologiques constituent parfois un défi, compte tenu du traitement oncologique nécessitant une prise en charge chirurgicale et le retrait des organes reproducteurs. Concernant les patientes nécessitant une hystérectomie, les options sont limitées, la gestation pour autrui étant interdite en France. De plus, la conservation des ovaires après hystérectomie pour cancer reste débattue. La transplantation après irradiation pelvienne reste incertaine quant à sa faisabilité, liée à une vascularisation pelvienne altérée. À ce jour, une seule transplantation d'utérus après cancer du col utérin a été rapportée dans la littérature [36].

Concernant la technique de cryopréservation et greffe de cortex ovarien, un des axes de recherche concerne la réduction de la nécrose des fragments de cortex avasculaires greffés, nécessitant une néovascularisation après réimplantation. Certaines équipes cherchent ainsi à développer une matrice pour les fragments de cortex ovarien afin de permettre une néovascularisation optimale lors de la greffe [37].

De plus, une des principales inquiétudes concernant la greffe de tissu ovarien est le risque de réimplantation de cellules malignes. Une des approches pour supprimer ce risque serait de pouvoir réaliser une folliculogenèse *in vitro* à partir des follicules primordiaux et primaires présents au sein du cortex ovarien. Le développement de connaissances concernant la folliculogenèse et la MIV a permis l'obtention de naissances vivantes dans des modèles animaux. L'activation de la croissance folliculaire puis la MIV d'ovocytes humains ont déjà été rapportées dans la littérature, la compétence des ovocytes obtenus restant toutefois à déterminer [38].

Conclusion

Les progrès en cryobiologie ont permis de révolutionner la préservation de fertilité féminine qui se doit d'être discutée en cas de pathologie dont l'histoire naturelle et/ou les traitements peuvent compromettre les chances de conception. La vitrification ovocytaire prend un essor particulièrement important avec la possibilité de la proposer en dehors de tout motif médical. Il faut cependant que tant les praticiens que les patientes aient conscience que ces techniques dites de « préservation de la fertilité » ne constituent en rien une garantie de grossesse et doivent être vues plutôt comme un « joker » avant une éventuelle indication de recours au don d'ovocytes. Ainsi, compte tenu de ce manque de certitude, la terminologie de « préservation de la fertilité » devrait être remplacée par le terme plus réaliste de « cryoconservation ovocytaire » [40].

Références

[1] Donnez, J., Dolmans, M.M., 2017. Fertility Preservation in Women. N Engl J Med. 377 (17), 1657–1665.

[2] Labrosse, J., Lecourt, A., Hours, A., et al., 2021. Time to Pregnancy, Obstetrical and Neonatal Outcomes after Breast Cancer : A Study from the Maternity Network for Young Breast Cancer Patients. Cancers. 13 (5), 1070.

[3] Practice Committee of the American Society for Reproductive Medicine, 2019. Fertility preservation in patients undergoing gonadotoxic therapy or gonadectomy : a committee opinion. Fertil Steril. 112 (6), 1022–1033.

[4] Gougeon, A., 1986. Dynamics of follicular growth in the human : a model from preliminary results. Hum Reprod Oxf Engl. 1 (2), 81–87.

[5] Mazur, P., 1988. Stopping Biological Time. The freezing of living cells. Ann N Y Acad Sci. 541, 514–531.
[6] Practice Committees of the American Society for Reproductive Medicine and the Society for Assisted Reproductive Technology, 2013. Mature oocyte cryopreservation : a guideline. Fertil Steril. 99 (1), 37–43.
[7] Le Plan cancer 2014-2019 – Les Plans cancer. Disponible sur : https://www.e-cancer.fr/Institut-national-du-cancer/Strategie-de-lutte-contre-les-cancers-en-France/Les-Plans-cancer/Le-Plan-cancer-2014-2019.
[8] Assi, J., Santos, J., Bonetti, T., et al., 2018. Psychosocial benefits of fertility preservation for young cancer patients. J Assist Reprod Genet. 35 (4), 601–606.
[9] Lambertini, M., Del Mastro, L., Pescio, M.C., et al., 2016. Cancer and fertility preservation : international recommendations from an expert meeting. BMC Med. 14, 1.
[10] Wallace, W.H.B., Thomson, A.B., Kelsey, T.W., 2003. The radiosensitivity of the human oocyte. Hum Reprod Oxf Engl. 18 (1), 117–121.
[11] Critchley, H.O., 1999. Factors of importance for implantation and problems after treatment for childhood cancer. Med Pediatr Oncol. 33 (1), 9–14.
[12] Martinez, F., 2017. International Society for Fertility Preservation–ESHRE–ASRM Expert Working Group. Update on fertility preservation from the Barcelona International Society for Fertility Preservation-ESHRE-ASRM 2015 expert meeting : indications, results and future perspectives. Fertil Steril. 108 (3), 407–415.e11.
[13] Varlas, V.N., Bors, R.G., Albu, D., et al., 2021. Social Freezing : Pressing Pause on Fertility. Int J Environ Res Public Health. 18 (15), 8088.
[14] Mesen, T.B., Mersereau, J.E., Kane, J.B., Steiner, A.Z., 2015. Optimal timing for elective egg freezing. Fertil Steril. 103 (6), 1551–1556.e1-4.
[15] Goldman, R.H., Racowsky, C., Farland, L.V., et al., 2017. Predicting the likelihood of live birth for elective oocyte cryopreservation : a counseling tool for physicians and patients. Hum Reprod. 32 (4), 853–859.
[16] Klüber, C.M., Greene, B.H., Wagner, U., Ziller, V., 2020. Cost-effectiveness of social oocyte freezing in Germany : estimates based on a Markov model. Arch Gynecol Obstet. 301 (3), 823–829.
[17] İsrafilova, G., Şükür, Y.E., Özkavukcu, S., et al., 2021. Comparison of Oocyte and Embryo Quality Between Random Start and Controlled Ovarian Stimulation Cycles in Cancer Patients Undergoing Fertility Preservation. Reprod Sci. 28 (8), 2200–2207.
[18] Potdar, N., Gelbaya, T.A., Nardo, L.G., 2014. Oocyte vitrification in the 21st century and post-warming fertility outcomes : a systematic review and meta-analysis. Reprod Biomed Online. 29 (2), 159–176.
[19] Cobo, A., García-Velasco, J.A., Remohí, J., Pellicer, A., 2021. Oocyte vitrification for fertility preservation for both medical and nonmedical reasons. Fertil Steril. 115 (5), 1091–1101.
[20] Letourneau, J., Juarez-Hernandez, F., Wald, K., et al., 2021. Concomitant tamoxifen or letrozole for optimal oocyte yield during fertility preservation for breast cancer : the TAmoxifen or Letrozole in Estrogen Sensitive tumors (TALES) randomized clinical trial. J Assist Reprod Genet. 38 (9), 2455–2463.
[21] Balkenende, E.M.E., Dahhan, T., Beerendonk, C.C.M., et al., 2022. Fertility preservation for women with breast cancer : a multicentre randomized controlled trial on various ovarian stimulation protocols. Hum Reprod. 37 (8), 1786–1794.
[22] Rao, G.D., Tan, S.L., 2005. In vitro maturation of oocytes. Semin Reprod Med. 23 (3), 242–247.
[23] Mayeur, A., Puy, V., Windal, V., et al., 2021. Live birth rate after use of cryopreserved oocytes or embryos at the time of cancer diagnosis in female survivors : a retrospective study of ten years of experience. J Assist Reprod Genet. 38 (7), 1767–1775.
[24] Sermondade, N., Grynberg, M., Comtet, M., et al., 2020. Double-in vitro maturation increases the number of vitrified oocytes available for fertility preservation when ovarian stimulation is unfeasible. Sci Rep. 10 (1), 18555.
[25] De Vos, M., Grynberg, M., Ho, T.M., et al., 2021. Perspectives on the development and future of oocyte IVM in clinical practice. J Assist Reprod Genet. 38 (6), 1265–1280.
[26] Cobo, A., García-Velasco, J., Domingo, J., Pellicer, A., Remohí, J., 2018. Elective and Onco-fertility preservation : factors related to IVF outcomes. Hum Reprod. 33 (12), 2222–2231.
[27] Kim, M.K., Lee, D.R., Han, J.E., et al., 2011. Live birth with vitrified-warmed oocytes of a chronic myeloid leukemia patient nine years after allogenic bone marrow transplantation. J Assist Reprod Genet. 28 (12), 1167–1170.
[28] Da Luz CM, Caetano MA, Berteli TS, Vireque AA, Navarro PA. The Impact of Oocyte Vitrification on Offspring : a Systematic Review. Reprod Sci [Internet]. 2022 [cité 11 févr 2022] ; Disponible sur : https://doi.org/10.1007/s43032-022-00868-4.
[29] Lambertini, M., Moore, H.C.F., Leonard, R.C.F., et al., 2018. Gonadotropin-Releasing Hormone Agonists During Chemotherapy for Preservation of Ovarian Function and Fertility in Premenopausal Patients With Early Breast Cancer : A Systematic Review and Meta-Analysis of Individual Patient-Level Data. J Clin Oncol. 36 (19), 1981–1990.
[30] ESHRE Guideline Group on Female Fertility Preservation, Anderson, R.A., Amant, F., et al., 2020. ESHRE guideline : female fertility preservation. Hum Reprod Open. 2020 (4), hoaa052.
[31] Xiong, J., Xue, L., Li, Y., et al., 2021. THERAPY OF ENDOCRINE DISEASE : Novel protection and treatment strategies for chemotherapy-associated ovarian damage. Eur J Endocrinol. 184 (5), R177–R192.
[32] Dolmans, M.M., von Wolff, M., Poirot, C., et al., 2021. Transplantation of cryopreserved ovarian tissue in a series of 285 women : a review of five leading European centers. Fertil Steril. 115 (5), 1102–1115.

[33] Poirot, C., Fortin, A., Lacorte, J.M., et al., 2019. Impact of cancer chemotherapy before ovarian cortex cryopreservation on ovarian tissue transplantation. Hum Reprod. 34 (6), 1083–1094.
[34] Morice, P., Castaigne, D., Haie-Meder, C., et al., 1998. Laparoscopic ovarian transposition for pelvic malignancies : indications and functional outcomes. Fertil Steril. 70 (5), 956–960.
[35] Loi n° 2021-1017 du 2 août 2021 relative à la bioéthique (1). 2021-1017 août 2, 2021.
[36] Tardieu, A., Dion, L., Collinet, P., et al., 2019. Uterus transplantation : Which indications ? J Gynecol Obstet Hum Reprod. 48 (1), 7–8.
[37] Oktay, K., Marin, L., Bedoschi, G., et al., 2022. Ovarian transplantation with robotic surgery and a neovascularizing human extracellular matrix scaffold : a case series in comparison to meta-analytic data. Fertil Steril. 117 (1), 181–192.
[38] Telfer, E.E., Andersen, C.Y., 2021. In vitro growth and maturation of primordial follicles and immature oocytes. Fertil Steril. 115 (5), 1116–1125.
[39] Bernardi, L.A., Luck, M., Kyweluk, M.A., Feinberg, E.C., 2020. Knowledge gaps in the understanding of fertility among non-medical graduate students. FS Rep. 1 (3), 177–185.
[40] Grynberg, M., Sermondade, N., 2019. Fertility preservation : should we reconsider the terminology ? Hum Reprod. 34 (10), 1855–1857.

Importance d'une consultation de génétique sur site dans un centre universitaire d'AMP

Chapitre 34

A. Munnich, A. Benammar, F. Magnan, M. Poulain, J.M. Ayoubi

Résumé

Depuis le 1er janvier 2021, une consultation de génétique reçoit sur site les couples pris en charge en AMP, dont l'anamnèse fait apparaître la notion de maladie génétique chez un membre du couple, un apparenté ou une consanguinité. En 18 mois, 1 340 couples ont été pris en charge et 150 ont été adressés en consultation de génétique (11 %). Plus de la moitié des consultations (83/150, 55 %) était motivée par la notion de maladie génétique ou d'anomalie chromosomique chez un membre du couple, un apparenté proche ou un ATCD personnel ou familial sérieux de cause inconnue. Pour chacun, un risque de récidive a été calculé. Dans deux tiers des cas, un accord pour la poursuite du programme d'AMP a été donné. Dans 20 % des cas, des tests prénatals ou préimplantatoires ont été recommandés. Enfin, dans 13 % des cas, l'AMP a été reportée dans l'attente d'explorations complémentaires. De plus, des informations préventives ont été délivrées aux couples consanguins sans ATCD. Cette offre nouvelle fluidifie et sécurise le parcours du couple sans différer la PMA et décharge l'équipe de missions qui ne sont pas les siennes. Nous appelons de nos vœux le recrutement, dans chaque grand centre d'AMP, d'au moins un conseiller génétique à temps plein exerçant sous l'autorité d'un médecin généticien pour le calcul des risques encourus par les couples et pour l'implémentation raisonnée de tests préconceptionnels adaptés à chaque situation.

Introduction

La génétique médicale est une discipline universitaire et une spécialité médicale mixte, clinique et biologique, d'exercice hospitalier. Créée par J-F. Mattéi en 1995 dans les suites de la première loi de bioéthique de 1994 [1], la génétique, historiquement associée à la pédiatrie, s'en est détachée pour mieux se déployer dans les différentes disciplines : l'oncologie (oncogénétique), la neurologie (neurogénétique), la pédiatrie entre autres.

Avec la localisation et l'identification des gènes de maladies mendéliennes, le conseil génétique est passé du stade de discipline probabiliste à celui de science exacte. Grâce à des pionniers visionnaires comme J. Frézal, M-L. Briard, F. Daffos, Y. Dumez, J. et A. Boué, c'est dans le domaine du DPN que la génétique a trouvé dès les années 1990 ses premières applications véritablement concrètes. Depuis 1994, les centres pluridisciplinaires de diagnostic prénatal (CPDPN), constitués par la loi de bioéthique de 1994 [1], ont pour mission d'aider, par des réunions hebdomadaires, les équipes médicales et les couples dans leur prise de décision et le suivi de la grossesse lorsqu'une malformation ou une anomalie fœtale est détectée ou qu'un risque pour le fœtus est identifié.

Si sous l'égide des CPDPN les consultations ont habituellement lieu dans les services de génétique et les prélèvements prénatals dans les services d'obstétrique, les premières consultations multicompétences véritablement conjointes datent des années 2000, lorsque, sous l'impulsion de R. Frydman, l'autorisation du DPI en France a exigé une coopération renforcée entre biologistes de la reproduction et généticiens.

L'initiative, si naturelle et pourtant novatrice, de faire de la consultation de génétique une partie intégrante de l'offre de soins d'un service de médecine et biologie de la reproduction revient à J-M. Ayoubi et à la direction de l'hôpital Foch. Après 18 mois de consultation de génétique sur site, nous montrons ici que ce mode de fonctionnement répond à un réel besoin des usagers comme des professionnels, et qu'il fluidifie et sécurise le parcours des couples engagés dans l'AMP.

Patients et méthodes

Depuis le 1er janvier 2021, une consultation de génétique reçoit, deux demi-journées par semaine, les couples adressés par les gynécologues et médecins de la reproduction de l'hôpital Foch et d'autres spécialistes. La consultation a lieu dans les locaux dévolus à l'AMP du service de gynécologie-obstétrique. Depuis cette date, les professionnels du service sont invités à adresser en consultation les couples dont l'anamnèse fait apparaître la notion de maladie génétique chez un membre du couple, chez un apparenté, ou une notion de consanguinité.

Les délais d'attente sont brefs du fait de la fréquence des consultations (< 15 jours) et visent à ne pas différer la prise en charge. Les couples sont accueillis simultanément par le généticien, le biologiste de la reproduction et un interne. La consultation est longue (30–45 min), permettant de :

- **i)** recueillir les informations anamnestiques relatives à l'histoire personnelle ou familiale qui la motivent;
- **ii)** valider les diagnostics posés ou recueillir les documents manquants;
- **iii)** récupérer les explorations en cours;
- **iv)** être à l'écoute du ressenti des couples et le prendre en compte dans les préconisations : poursuite de l'AMP, DPN, préimplantatoire ou ajournement pour complément d'explorations.

Une seconde consultation de restitution permet de revoir les couples à distance de la première rencontre. Le compte rendu de la consultation de génétique figure au dossier médical informatisé. Il est accessible et consultable par les autres membres du service. Enfin, la présence sur site d'un professionnel en lien avec le réseau des généticiens et des centres de référence maladies rares décharge l'équipe de PMA de missions qui ne sont pas les siennes et fluidifie le parcours du patient et son accès aux experts.

Résultats

Entre le 1er janvier 2021 et le 30 juin 2022, 1 340 couples ont été pris en charge dans le centre de PMA de l'hôpital Foch. Durant ces 18 mois, 150 couples ont été adressés en consultation de génétique (11 %). Plus de la moitié de ces consultations (83/150, 55 %) était motivée par la notion de maladie génétique chez un membre du couple, un apparenté proche (père, mère, frère, sœur, oncle, tante), un ATCD personnel ou familial sérieux de cause inconnue ou encore une anomalie cytogénétique chez un membre du couple.

Le tableau 34.1 résume les motifs de consultation classés en :

- **A)** cause génétique :
  - **i)** maladie mendélienne chez un membre du couple (36/150, 24 %),
  - **ii)** maladie mendélienne chez un apparenté (25/150, 16,7 %),
  - **iii)** anomalie cytogénétique chez un membre du couple ou un apparenté (12/150, 8 %). Suivent les ATCD personnels ou familiaux sérieux de cause inconnue (10/150, 6,7 %) et les consultations de conseil génétique pour consanguinité ou les demandes de diagnostic préconceptionnel sans ATCD identifié (15/150, 10 %);
- **B)** cause génétique putative :
  - **i)** recherche d'une cause génétique d'infertilité féminine par DRO ou immaturité ovocytaire,

Tableau 34.1. Motifs globaux des consultations génétiques.

Motifs de consultation pour cause génétique (66 %)	Nombre de couples
Maladie mendélienne chez un membre du couple	36
Maladie mendélienne chez un apparenté	25
Anomalie chromosomique chez un membre du couple ou un apparenté	12
ATCD personnel ou familial sérieux de cause inconnue	10
Consanguinité	13
Maladie mendélienne chez un enfant né par PMA	1
Demande de diagnostic préconceptionnel	2
Motifs de consultation pour cause génétique putative (34 %)	**Nombre de couples**
IOP, DRO	29
Immaturité ovocytaire	6
FCS à répétition	13
Infertilité masculine	3

ATCD : antécédent ; FCS : fausse couche spontanée ; DRO : diminution de la réserve ovarienne.

ii) FCS à répétition,

iii) infertilité masculine. Le diagramme circulaire et l'histogramme de la figure 34.1 donnent une représentation visuelle des proportions respectives des motifs de consultation pour cause génétique en pourcentage et en valeur absolue.

Le mode de transmission des maladies mendéliennes identifiées affectant un membre du couple ou un apparenté était dominant autosomique (29/61, 47,5 %), récessif (26/61, 42,6 %) ou lié au sexe (4/61, 6,6 %). Dans 3,3 % (2/61) des cas, celui-ci pouvait être autosomique dominant ou récessif (figure 34.2).

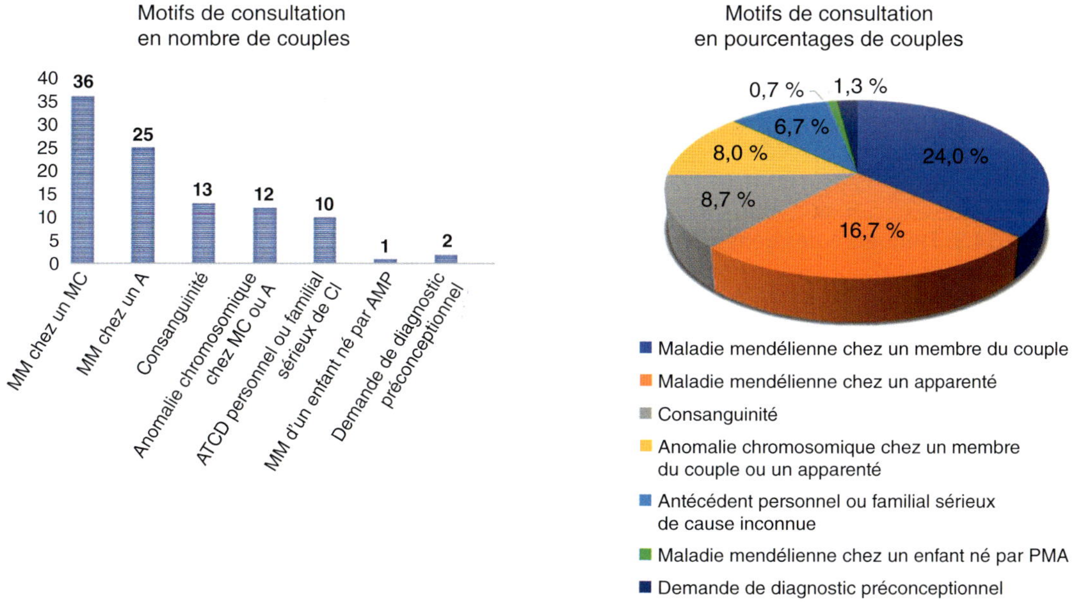

Figure 34.1. Motifs de consultation pour causes génétiques.
A : apparenté ; AMP : aide médicale à la procréation ; ATCD : antécédent ; CI : cause inconnue ; MC : membre du couple ; MM : maladie mendélienne.

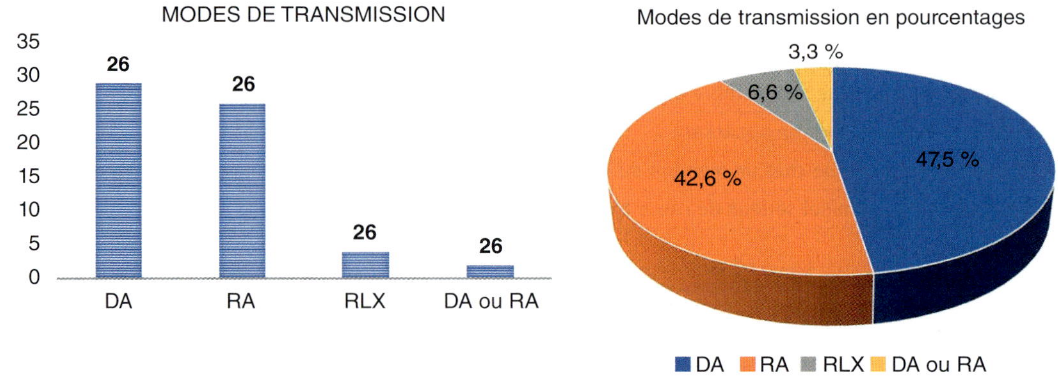

Figure 34.2. Mode de transmission des maladies mendéliennes chez un membre du couple ou un apparenté.
DA : dominant autosomque; RA : récessif autosomique; RLX : récessif lié à l'X.

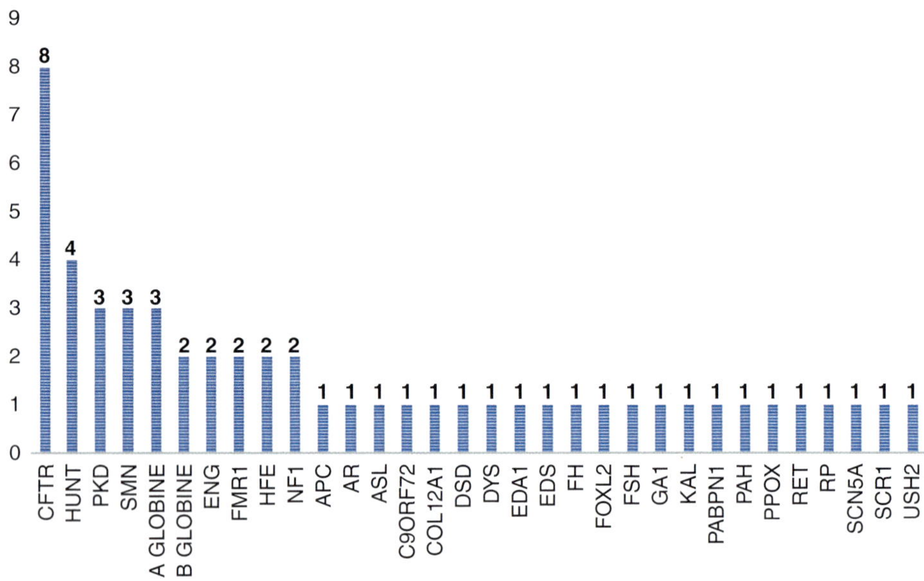

Figure 34.3. Fréquence des gènes mutés : nombre de cas concernés.

Le diagramme circulaire de la figure 34.3 illustre la grande diversité des maladies mendéliennes rencontrées (32 gènes différents) et la prévalence relative de six d'entre elles (CFTR, Huntingtine, PKD, SMN, α- et β-globine). Ces affections n'ont *a priori* aucun rapport avec la situation d'infertilité du couple et peuvent être considérées comme fortuites.

La figure 34.4 montre l'impact de la consultation de génétique sur le parcours d'AMP des couples. L'analyse attentive des modes de transmission mendélienne connus, des anomalies chromosomiques identifiées et des ATCD sérieux de cause inconnue a conduit à préconiser la poursuite du programme d'AMP sans tests génétiques prénatals dans deux tiers des cas (66,3 %, 55/83). En revanche, l'identification d'un risque de récidive pour la descendance a conduit à proposer des tests génétiques prénatals dans 20,5 % des cas (17/83) :

i) DPN dans 11 % des cas (9/83);
ii) DPI dans 6 % des cas (5/83);
iii) DPN ou DPI dans 3,6 % des cas (3/83). La prise en charge en AMP a dû être différée dans 13,2 % (11/83) des cas pour permettre la poursuite des explorations en cours ou pour non-informativité des tests génétiques.

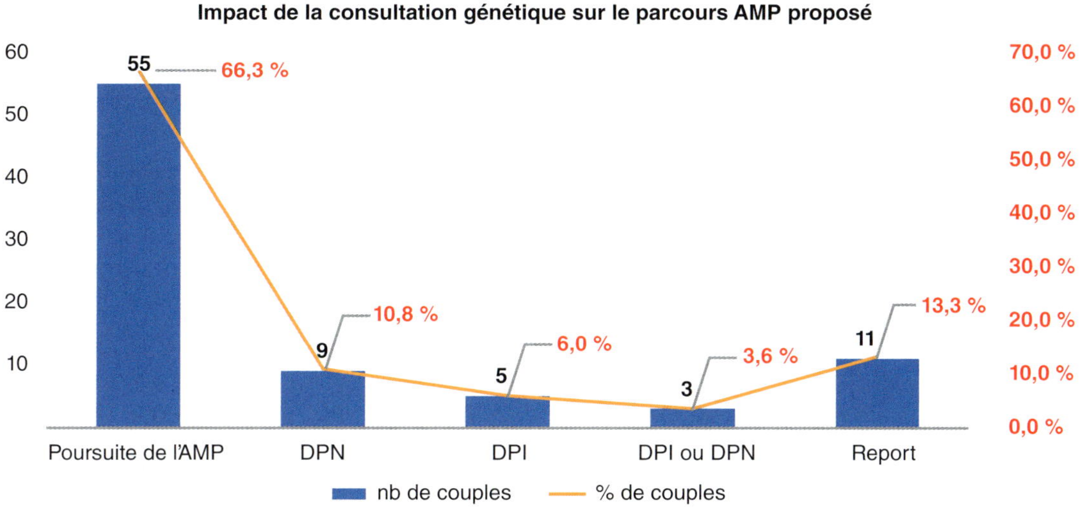

Figure 34.4. Impact sur l'AMP.

Par ailleurs, la consultation sur site a permis de délivrer des informations préventives aux couples consanguins pris en charge en AMP sans ATCD personnel ni familial (13/150, 8,7 %). Un dépistage sur panels des porteurs sains des maladies récessives fréquentes en population générale (gènes *CFTR*, *SMN*, *FRAXA* et dosage des CPK) et à risque (hémoglobinopathies, thalassémies, drépanocytose) a été proposé, expliqué et très bien accueilli (figure 34.5). La consultation a également été sollicitée pour compléter des bilans de FCS à répétition (13/150, 8,7 %), d'immaturité ovocytaire

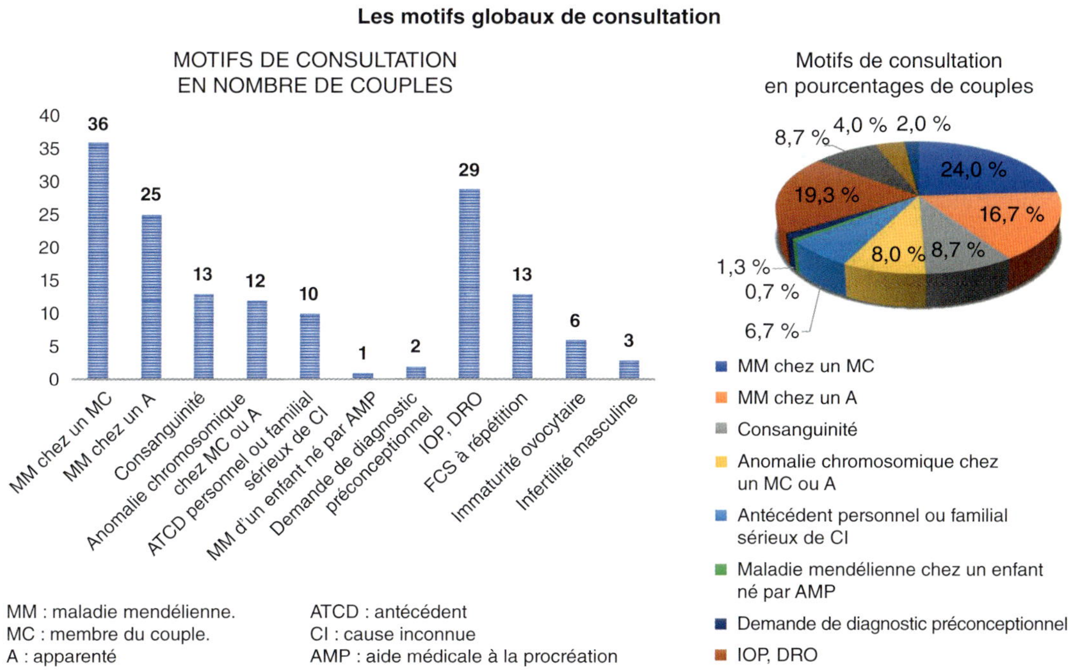

Figure 34.5. Motifs globaux de consultation.
A : apparenté ; AMP : aide médicale à la procréation ; ATCD : antécédent ; CI : cause inconnue ; MC : membre du couple ; MM : maladie mendélienne.

et d'insuffisance ovarienne primitive ou de DRO non liée à l'âge (IOP, caryotype, CGH array, FMR1 et panel *ad hoc*) avec des résultats négatifs (35/150, 23 %, tableau 34.1 et figure 34.5). À cette occasion ont été recrutées plusieurs formes multiplex et consanguines d'IOP de bonne informativité pour des recherches génétiques en cours.

Discussions

Nous rapportons ici l'impact d'une offre de conseil génétique sur site dans un grand centre universitaire francilien d'AMP lors d'une période initiale de 18 mois. Le taux de conversion en consultation de génétique est élevé (11 %) et très supérieur aux valeurs attendues. Ce taux de conversion élevé doit beaucoup à l'adhésion de l'encadrement médical, administratif, et des professionnels à cette offre innovante.

Pour les couples dont un membre était lui-même atteint de maladie génétique ou apparenté à un malade, un risque personnalisé de récidives pour la descendance a été calculé et des préconisations spécifiques ont été formulées.

Dans deux tiers des cas, un accord pour la poursuite du programme d'AMP sans délai ni tests génétiques supplémentaires a été donné. Dans 20 % des cas, des tests prénatals ou préimplantatoires ont été recommandés. Enfin, dans 13 % des cas, il a été conseillé de différer l'AMP, pour défaut d'informativité génétique ou dans l'attente d'explorations complémentaires.

Cette étude reflète la grande diversité des maladies mendéliennes rencontrées dans les consultations de génétique (32 gènes différents), la prévalence du mode de transmission dominant autosomique et la prévalence relative de six maladies (pathologies liées au CFTR, chorée de Huntington, polykystose rénale, amyotrophie spinale et hémoglobinopathies). Ces affections n'ont *a priori* aucun rapport avec la situation d'infertilité du couple et peuvent être considérées comme fortuites et liées à leur fréquence en population générale (sauf pour CFTR et FOXL2). Par ailleurs, l'offre de conseil génétique sur site a permis de délivrer des informations préventives sur les risques de maladies récessives autosomiques aux couples consanguins, même sans ATCD personnel ni familial.

Si toutes les grossesses sont précieuses, celles obtenues par AMP le sont davantage encore. Bien que fortuites et majoritairement sans liens avec l'infertilité des couples, les affections personnelles ou familiales qui motivaient les consultations ont fréquemment conduit les couples à nous interroger sur les risques d'autres maladies génétiques les moins rares. Malgré l'appel de plusieurs sociétés savantes, des CECOS, et en dépit des recommandations du Comité consultatif national d'éthique, la révision de la loi de bioéthique n'a pas ouvert aux couples vivant en France la possibilité de recourir au dépistage étendu des porteurs sains de maladies récessives, pourtant systématique dans certains centres d'AMP européens. Dans notre étude pilote, nous déplorons le décès d'un enfant né par AMP et victime d'une maladie récessive que le dépistage des hétérozygotes aurait permis de prévenir. Les autres centres d'AMP ont tous de douloureuses expériences similaires.

Le sentiment de risque ressenti par les couples pris en charge en AMP n'est pas celui des couples fertiles de la population générale. Leurs ATCD de maladie génétique ne font que majorer leurs appréhensions (notamment chez les consanguins) et justifient à notre sens des mesures particulières au regard du dépistage des porteurs sains des maladies récessives les plus fréquentes, en population générale comme en population à risque (du fait de leurs origines géographiques) [2].

Enfin, la consultation a permis de compléter le bilan génétique des FCS à répétition et des IOP avec des résultats négatifs, reflétant la méconnaissance de leurs étiologies génétiques si elles existent.

Le succès de l'étude pilote présentée ici tient à plusieurs facteurs additifs. D'abord, ce mode de fonctionnement intégré fluidifie et sécurise le parcours du patient, sans différer le programme de FIV. Il rassure les couples qui obtiennent des informations autorisées et des réponses à leurs questions restées en suspens. De plus, il décharge l'équipe d'AMP de missions qui ne sont pas les siennes et pour lesquelles l'équipe n'est pas formée. À méconnaître cette évidence, à ne pas satisfaire le besoin d'une offre de conseil génétique qualifiée sur site dans les grands centres d'AMP, les responsables médicaux et administratifs des établissements hospitaliers et des agences de régulation (ABM et Haute Autorité de santé) font courir aux couples le risque de laisser à des professionnels non formés la responsabilité de prendre des décisions qui ne sont pas de leur compétence [3].

Cet état de fait n'est nullement de la responsabilité des centres d'AMP. Il est la conséquence de la saturation des consultations dans les services de génétique hospitalo-universitaires (dont les délais d'attente peuvent dépasser la durée d'une grossesse) et de la politique malthusienne des hôpitaux publics en matière de ressources humaines médicales, en particulier de généticiens et de conseillers génétiques (nouveau métier de niveau master qui répondrait en partie aux besoins des centres).

La littérature comporte peu de travaux sur l'organisation du conseil génétique en AMP. Les seuls travaux récents concernent le conseil génétique associé au DPI étendu des maladies monogéniques (PGT-M) et des anomalies chromosomiques (PGT-A) [4–6]. Aucun ne concerne l'organisation générale du conseil génétique en AMP. Dans un environnement réglementaire très différent de celui de l'Europe, l'American College of Gynecology and Obstetrics (ACGO) préconise la présence d'un conseiller génétique dans les centres d'AMP pour limiter les dérives eugéniques attachées au dépistage étendu des porteurs sains de maladies récessives recommandées par l'ACGO [7]. Dans un environnement réglementaire et éthique très différent, qui n'autorise ni le dépistage étendu des porteurs sains, ni le PGT-A, ni le PGT-M, l'organisation du conseil génétique en AMP ne peut être que différente elle aussi.

Aussi, nous appelons de nos vœux le recrutement, dans chaque grand centre d'AMP hospitalier, d'au moins un conseiller génétique à temps plein exerçant sous l'autorité d'un médecin généticien pour le calcul des risques encourus par les couples et pour l'implémentation raisonnée de tests préconceptionnels adaptés à chaque situation. Les décrets d'application de ce qui est convenu d'appeler «l'AMP pour toutes» pourraient conduire le législateur à plus d'ouverture d'esprit et de discernement.

Références

[1] Loi n° 94-654 du 29 juillet 1994 relative au don et à l'utilisation des éléments et produits du corps humain, à l'assistance médicale à la procréation et au diagnostic prénatal.

[2] Shraga, R., Yarnall, S., Elango, S., et al., 2017 Nov 28. Evaluating genetic ancestry and self-reported ethnicity in the context of carrier screening. BMC Genet. 18 (1), 99. https://doi.org/10.1186/s12863-017-0570-y. 29179688. PMC5704547.

[3] Lilienthal, D., Cahr, M., 2020 Nov 2. Genetic Counseling and Assisted Reproductive Technologies. Cold Spring Harb Perspect Med. 10 (11), a036566. https://doi.org/10.1101/cshperspect.a036566. 31570374. PMC7605230.

[4] De Rycke, M., Berckmoes, V., 2020 Jul 31. Preimplantation Genetic Testing for Monogenic Disorders. Genes (Basel). 11 (8), 871. https://doi.org/10.3390/genes11080871. 32752000. PMC7463885.

[5] Bunnell, M.E., Dobson, L.J., Lanes, A., Ginsburg, E.S., 2022 Jul. Use of preimplantation genetic testing for monogenic disorders and subsequent prenatal care and diagnostic testing. Prenat Diagn. 42 (8), 1022–1030. https://doi.org/10.1002/pd.6189. Epub 2022 Jun 6 35621158.

[6] Sciorio, R., Tramontano, L., Catt, J., 2020 Jan. Preimplantation genetic diagnosis (PGD) and genetic testing for aneuploidy (PGT-A) : status and future challenges. Gynecol Endocrinol. 36 (1), 6–11. https://doi.org/10.1080/09513590.2019.1641194. Epub 2019 Jul 18 31317806.

[7] Howell, E.P., Harris, B.S., Kuller, J.A., Acharya, K.S., 2020 Jun. Preconception Evaluation Before In Vitro Fertilization. Obstet Gynecol Surv. 75 (6), 359–368. https://doi.org/10.1097/OGX.0000000000000788. 32603474.

Diagnostic génétique préimplantatoire

Chapitre 35

A. Mayeur, L. Hesters, N. Ahdad-Yata, M.L. Maurin, J. Steffann

Le DPI est un diagnostic génétique réalisé sur des cellules embryonnaires prélevées sur un embryon issu de FIV. Ce diagnostic permet de déterminer si l'embryon est atteint par une maladie génétique familiale avant son transfert dans l'utérus. Le DPI est indiqué lorsque l'un des deux membres du couple ou les deux membres du couple sont porteurs soit d'un remaniement chromosomique de structure ou d'une anomalie du nombre de chromosomes, soit d'une maladie monogénique. Dans les deux cas, la pathologie doit être reconnue comme d'une particulière gravité pour l'enfant à naître et incurable au moment du diagnostic. Le DPI consiste à prélever des cellules embryonnaires au 3e, 4e ou 5e jour du développement embryonnaire. Ces cellules sont ensuite soumises à une analyse génétique. Selon les indications, différentes techniques pourront être utilisées : l'hybridation *in situ* fluorescente (FISH) pour les indications chromosomiques et l'amplification génomique par *Polymerase Chain Reaction* (PCR) pour les maladies monogéniques. Seuls les embryons indemnes (sains ou porteurs sains) pour l'anomalie recherchée seront transférés dans l'utérus.

Cadre légal du DPI

En France, son régime juridique est défini par deux lois :

la loi du 29 juillet 1994 « relative au don et à l'utilisation des éléments et produits du corps humain, à l'AMP et au diagnostic prénatal » et

la loi du 6 août 2004 « relative à la bioéthique ».

Ainsi depuis 2004, le diagnostic biologique effectué à partir de cellules prélevées sur l'embryon *in vitro* n'est autorisé qu'à titre exceptionnel dans les conditions suivantes :

- un médecin exerçant son activité dans un CPDPN doit attester que le couple, du fait de sa situation familiale, a une forte probabilité de donner naissance à un enfant atteint d'une maladie génétique d'une particulière gravité reconnue comme incurable au moment du diagnostic;
- le diagnostic ne peut être effectué que lorsqu'a été préalablement et précisément identifiée, chez l'un des parents ou l'un de ses ascendants immédiats dans le cas d'une maladie gravement invalidante, à révélation tardive et mettant prématurément en jeu le pronostic vital, l'anomalie ou les anomalies d'une telle maladie;
- enfin, le diagnostic ne peut avoir d'autre objet que de rechercher cette affection ainsi que les moyens de la prévenir et de la traiter. Aucune recherche génétique supplémentaire ne peut donc être réalisée, ce qui implique de fait l'interdiction de la pratique de dépistage (trisomie 21 ou autres aneuploïdies).

Concernant le typage tissulaire (HLA) les conditions de sa mise en œuvre sont également précisées :

- le couple a donné naissance à un enfant atteint d'une maladie génétique entraînant la mort dès les 1res années de la vie et reconnue comme incurable au moment du diagnostic;
- le pronostic vital de cet enfant peut être amélioré, de façon décisive, par l'application sur celui-ci d'une thérapeutique ne portant pas atteinte à l'intégrité du corps de l'enfant né du transfert de l'embryon *in vitro*. Il s'agit donc de prélever le sang de cordon du nouveau-né issu

de ce DPI afin d'y recueillir les CSH qui seront utilisées comme thérapie cellulaire pour l'enfant déjà malade;

- le diagnostic a pour seul objet de rechercher la maladie génétique ainsi que les moyens de la prévenir et de la traiter, d'une part, et de permettre l'application de la thérapeutique.

Depuis 2005, le DPI est encadré par l'ABM qui délivre d'une part, des agréments nominatifs pour les praticiens biologistes responsables du prélèvement embryonnaire et de l'analyse génétique des cellules embryonnaires et d'autre part, une autorisation de structure des centres de DPI. L'ABM a également pour mission le recueil et l'analyse des bilans annuels d'activités des centres de DPI. Actuellement, en France, cinq centres sont autorisés (Paris, Montpellier, Strasbourg, Nantes et Grenoble).

Indication de prise en charge en diagnostic pré-implantatoire

Maladies monogéniques

Le DPI moléculaire ne pourra être effectué que lorsque la maladie génétique résulte du dysfonctionnement d'un seul gène et lorsque le caractère familial a été clairement identifié. Ainsi, selon les lois de l'hérédité mendélienne, la transmission de ces maladies se fait selon deux modes : récessif ou dominant.

Maladies autosomiques dominantes

Le gène en cause est porté par un autosome et l'existence d'un seul allèle muté suffit pour que l'individu soit atteint (myotonie de Steinert, sclérose tubéreuse de Bourneville...). Les individus malades sont généralement hétérozygotes pour le gène impliqué et ont un risque sur deux de transmettre l'allèle muté, et une chance sur deux de transmettre l'allèle sain à leur descendance.

Maladies autosomiques récessives

Le gène en cause est porté par l'un des 22 autosomes et la présence des allèles mutés paternel et maternel est nécessaire pour que la maladie s'exprime. Les individus atteints ont deux copies mutées pour le gène en cause (mucoviscidose, amyotrophie spinale, drépanocytose...) [1]. Ainsi, un couple formé de deux conjoints sains hétérozygotes aura un risque sur quatre d'avoir un enfant atteint.

Maladies liées au chromosome X

Chaque individu possède 22 paires d'autosomes et 1 paire de gonosomes XX ou XY. L'individu masculin est donc hémizygote pour le chromosome X et ne possède qu'un seul exemplaire des gènes de ce chromosome. Lorsqu'une femme est porteuse d'une mutation sur un gène situé sur le chromosome X, la question du trait dominant ou récessif de la mutation ne se pose pas chez les individus de sexe masculin, ils seront atteints s'ils héritent du chromosome X maternel porteur du gène muté. En revanche, la question du risque de transmission aux individus de sexe féminin se posera si la maladie est dominante.

La pathologie la plus fréquente de demande de DPI pour une maladie dominante liée à l'X est le syndrome de l'X fragile [2, 3] pour lequel le DPI peut être proposé aux patientes porteuses d'une mutation complète ou d'une prémutation.

Cas particuliers : DPI avec typage cellulaire, maladies à révélation tardive, maladies mitochondriales

Depuis la première expérience de DPI couplant le diagnostic d'une maladie génétique (maladie de Fanconi) à un typage HLA des embryons, d'autres équipes ont utilisé le DPI pour le typage HLA des embryons avec transfert des embryons compatibles avec la fratrie atteinte dans des cas d'anémie de Fanconi, de thalassémie [4] et d'adrénoleucodystrophie.

Le DPI a été initialement autorisé pour des risques génétiques préexistants. Cependant, certaines maladies à révélation tardives telles que les prédispositions génétiques à des cancers (rétinoblastome, syndrome de Li et Fraumeni, syndrome de von Hippel-Lindau, polypose colique familiale...) ou encore les maladies neurodégénératives (sclérose latérale amyotrophique, maladie de Huntington) peuvent ouvrir la réflexion et le débat éthique concernant la réalisation d'un DPI. Le DPN de ces affections est largement discuté et le DPI est souvent considéré comme la moins mauvaise solution pour ces couples qui refusent de prendre le risque d'avoir un enfant atteint.

Enfin, les mitochondries, organites cytoplasmiques indispensables à la production d'énergie, possèdent leur propre ADN (ADNmt). Lors de la fécondation, seul le noyau du spermatozoïde contenant l'ADN condensé paternel pénètre dans le cytoplasme de l'ovocyte. Ainsi, le zygote et le futur embryon possèdent uniquement les mitochondries de sa mère qui est alors la seule vectrice de la maladie. Les manifestations de la maladie peuvent être très variables d'un individu à un autre et dépendent du taux de mitochondries porteuses de la mutation et du tissu concerné. En effet, durant l'ovogenèse, chaque ovocyte héritera d'un taux de mitochondries porteuses de la mutation différent. Après la fécondation, les clivages cellulaires successifs pourront aboutir à une répartition différente des mitochondries mutées d'un blastomère à l'autre. Cette « mosaïque » peut conduire à ce que certains tissus soient porteurs d'une grande quantité de mitochondries mutées et d'autres pas.

L'objectif de ces DPI est de sélectionner les embryons *a priori* asymptomatiques pour la maladie donnée. Ainsi, seul les embryons présentant une homoplasmie sans mitochondries avec la mutation ou ceux présentant un taux d'hétéroplasmie de plus de 80 % en faveur de mitochondries saines seront transférés. Le syndrome MELAS (myopathie-encéphalopathie-acidose lactique-*stroke like*) ou le syndrome de Leigh sont deux exemples de maladies mitochondriales déjà prise en charge dans le centre de DPI d'Antoine Béclère/ Necker-Enfants malades.

Remaniements chromosomiques

Anomalies de structure des chromosomes

La majorité des indications des DPI cytogénétiques correspond aux translocations. On distingue deux types de translocation en fonction des chromosomes impliqués : robertsoniennes et réciproques [7].

Ces deux types de translocations peuvent aboutir à des déséquilibres chromosomiques, le plus souvent délétères pour le développement embryonnaire et être à l'origine de FCS [8, 9]. Cependant, l'évolution d'un enfant avec des anomalies malformatives et de handicap ne peut être exclue. Quel que soit le risque identifié, la pratique d'un DPI est indiquée.

D'autres anomalies de structures peuvent être l'objet d'un déséquilibre et d'un DPI cytogénétique comme par exemple les inversions péricentriques. Il s'agit de remaniements équilibrés faisant suite à deux cassures sur les deux bras d'un même chromosome entraînant au moment de la méiose des difficultés d'appariement. La survenue d'une recombinaison dans le segment inversé entraîne la formation de gamètes anormaux par duplication/ déficience. Il s'agit d'une indication également reconnue en DPI [10].

Anomalies de nombre de chromosomes (aneuploïdies)

Le DPI a aussi été appliqué pour rechercher des aneuploïdies embryonnaires pour des couples sans anomalie du caryotype mais pris en charge en FIV notamment lorsque les femmes présentent un âge maternel avancé (> 37 ans), dans des cas d'échec d'implantation et de fausses couches à répétition. Ainsi, le DPI est alors utilisé comme dépistage des aneuploïdies et a pour objectif d'augmenter les taux de grossesse dans les groupes de patientes avec un âge maternel élevé ou avec échecs de FIV. Ce type de DPI est largement utilisé dans le monde mais n'est pas autorisé en France.

Les demandes de DPI pour dysgonosomies peuvent également prêter à discussion. En effet, une aneuploïdie des gonosomes pose le problème de sa transmission à la descendance. Pour les hommes, le syndrome de Klinefelter (47,XXY) [11], ou la disomie du chromosome Y (47,XYY) sont deux dysgonosomies pour lesquels les hommes sont infertiles avec un vécu plus ou moins difficile de cette infertilité et une procréation nécessitant une FIV. Cependant, une demande de DPI dans ce contexte ne paraît pas éligible et hors contexte du cadre législatif. Du côté féminin, il en est de même pour la triploïdie du chromosome X (47,XXX) ou la monosomie X lorsque la grossesse est autorisée (45,X).

Diagnostic de sexe

Dans certains cas de maladies monogéniques récessives liées à l'X pour lesquelles le diagnostic spécifique par PCR n'est techniquement pas applicable (mutation non identifiée), une détermination du sexe génotypique de l'embryon peut être proposée.

L'analyse génétique est effectuée par FISH à l'aide de sondes centrométriques spécifiques du chromosome X et Y. Ainsi, seuls les embryons féminins seront transférés dans la mesure où seuls les embryons masculins sont à risque de développer la pathologie. L'avantage du recours à cette technique est sa faisabilité pour près de 200 pathologies, même en l'absence de mutation identifiée. L'inconvénient de cette situation est la non-réimplantation de 50 % d'embryons masculins sains. Quelques exemples de maladies liées à l'X prises en charge dans notre unité avec diagnostic de sexe : myopathie de Duchenne, adrénoleucodystrophie, hydrocéphalie, retard mental [12].

Demandes de prises en charge dans le centre parisien

La principale cause de refus de prise en charge est l'impossibilité de mettre en œuvre l'AMP en raison de l'âge des patientes ou de la découverte d'une réserve ovarienne altérée.

Réalisation du DPI

Avant toute réalisation d'un DPI, les couples doivent donner leur consentement libre et éclairé. Le recueil de ce consentement doit se faire au cours d'une consultation dédiée au cours de laquelle l'ensemble de la procédure est expliqué avec ses limites et ses contraintes.

Stimulation de l'ovulation

Comme dans le cadre d'une AMP mise en œuvre en cas d'infertilité, le DPI requiert une stimulation de la croissance folliculaire afin qu'elle soit multiple. L'objectif est d'obtenir plusieurs ovocytes qui seront mis en contact avec les spermatozoïdes du conjoint de la patiente bénéficiant de cette stimulation. Plusieurs embryons seront obtenus et certains d'entre eux seront prélevés en vue d'une analyse génétique. Les embryons indemnes évolutifs pourront être transférés dans l'utérus de la patiente ou bien congelés en vue d'un transfert ultérieur.

FIV

L'utilisation de l'ICSI y compris pour des couples dont les paramètres spermatiques sont normaux est justifiée car elle permet d'éliminer la présence de cellules de la granulosa ou de spermatozoïdes sur la ZP des embryons ainsi conçus. En effet, lors de la biopsie embryonnaire, si un spermatozoïde ou une cellule de la granulosa étaient emportés avec la cellule embryonnaire, le diagnostic génétique pourrait être faussé par ces cellules contaminantes. L'ICSI est donc utilisée dans le cadre de la maîtrise du risque en lien avec l'erreur de diagnostic.

Elle est généralement utilisée dans toutes les indications du DPI, mais paraît réellement justifiée dans le cadre de l'utilisation de l'amplification génomique par PCR.

Prélèvement embryonnaire

Les premiers signes de fécondation sont évalués 18 à 20 heures après l'ICSI par l'expulsion du deuxième GP et la présence de deux pronuclei.

La morphologie embryonnaire est observée et décrite pour chaque embryon quotidiennement à l'aide d'un microscope inversé. Plusieurs catégories d'embryons peuvent être observées selon le nombre de blastomères, la typicité du clivage cellulaire, la proportion de fragments cytoplasmiques anucléés et la présence de blastomères MN.

Il existe plusieurs écoles concernant le jour et la technique de biopsie. La méthode usuelle est de prélever un à deux blastomères au 3e jour du développement.

Les techniques de biopsie ne sont pas non plus consensuelles. L'ouverture dans la ZP peut se faire par action physique avec un laser dont la source est en infrarouge ou chimique par la mise en contact avec une solution acide. Les blastomères sont traditionnellement aspirés à travers cette ouverture à l'aide d'une pipette de 30 à 35 µm de diamètre. Mais certains [13], ont proposé d'utiliser une pipette plus fine pour appuyer sur la ZP afin d'extraire le blastomère par poussée.

Cette méthode aurait pour avantage de diminuer le contact du blastomère avec la pipette et de minimiser les effets de la biopsie sur l'embryon, qui aboutirait à une augmentation des taux d'implantation.

Certaines équipes [14] ont proposé une biopsie d'embryon au stade de blastocyste. La biopsie est réalisée au niveau du trophoblaste, 3 à 5 cellules peuvent être prélevées sans porter atteinte à la MIC de l'embryon. Cette technique nécessite de réaliser une ouverture dans la ZP à J3 pour laisser s'expandre à l'extérieur de l'embryon le trophectoderme afin qu'il soit facilement accessible à J5. Les auteurs ont rapporté une augmentation du taux d'implantation tout en réduisant le nombre de grossesses multiples. L'hypothèse serait que le blastocyste serait plus apte à reprendre son développement que l'embryon clivé à J3, ce qui favoriserait le transfert mono-embryonnaire.

Analyse génétique des cellules embryonnaires

Diagnostic moléculaire

Le diagnostic moléculaire est réalisé par PCR permettant d'amplifier une quantité minime d'ADN de manière exponentielle à partir de deux amorces situées de part et d'autre de la région d'intérêt. Les premières PCR sur cellule unique ont été réalisées en 1988 [15], suivies en 1990 des premiers DPI par analyse moléculaire [16]. Il existe deux méthodes diagnostiques le plus souvent utilisées de façon combinées permettant d'analyser l'ADN amplifié : une méthode directe et une méthode indirecte.

La méthode directe consiste à amplifier la mutation pour la mettre secondairement en évidence [17–19].

La méthode indirecte est souvent combinée au diagnostic direct. Mais elle permet également la réalisation du DPI lorsque la détection directe de la mutation est impossible. Elle repose sur l'analyse simultanée de plusieurs marqueurs polymorphes associés à la région étudiée. Ce sont le plus souvent des microsatellites ou STR *(simple tandem repeat)* qui sont étudiés. Cette technique est particulièrement utilisée dans des maladies comme la mucoviscidose, où il existe une très grande variété de mutations [20] et où un diagnostic spécifique par mutation n'est pas réalisable.

Diagnostic cytogénétique

Le diagnostic cytogénétique repose sur la FISH (hybridation *in situ* avec sondes d'ADN fluorescentes) dont le principe est l'hybridation d'une sonde (fragment d'ADN) marquée par un fluorochrome, avec l'ADN des chromosomes interphasiques dénaturés. Ces sondes sont spécifiques de certaines régions chromosomiques. La visualisation d'un signal fluorescent au microscope à épifluorescence signe la présence du fragment chromosomique étudié. Il est possible grâce à l'utilisation de plusieurs sondes marquées par des fluorochromes différents d'étudier simultanément plusieurs régions chromosomiques. Pour les translocations robertsoniennes, deux sondes télomériques spécifiques des bras longs des chromosomes acrocentriques [12–14, 20] sont utilisées. Pour les translocations réciproques, trois sondes télomériques spécifiques des chromosomes impliqués dans le remaniement sont utilisées, dont deux sondes situées sur les régions transloquées. Pour le diagnostic de sexe, ce sont des sondes centromériques spécifiques des chromosomes X et Y qui sont utilisées. Ce système de marquage permet d'étudier l'ensemble des ségrégations possibles au cours de la méiose.

Transfert embryonnaire

Le transfert embryonnaire a lieu en général au cinquième jour de développement. Les embryons ont normalement atteint le stade de blastocyste. Le choix de ou des embryons à transférer se fera en fonction du résultat de l'analyse génétique qui a été pratiquée. Seuls le ou les embryons indemnes de la maladie génétique seront considérés aptes pour un transfert embryonnaire.

Dans le cas de maladie récessive, les embryons hétérozygotes sont considérés comme indemnes et peuvent être transférés.

Lorsque le diagnostic n'a pas pu être obtenu sur les deux cellules prélevées, l'embryon peut être transféré sous réserve. Le couple sera alors informé de l'existence d'un risque d'erreur de diagnostic d'environ 5 %. Si le couple accepte le transfert et qu'une grossesse survient, un DPN de confirmation sera discuté. En revanche, lorsqu'une grossesse survient après le transfert d'embryons pour lesquels le diagnostic génétique a été obtenu sur les deux cellules, sauf signes d'appel échographique ou anomalie des marqueurs sériques, le DPN de confirmation n'est absolument pas systématique. La sélection des embryons pour le transfert tient compte également de leur morphologie mais ce critère de choix n'apparaît qu'au second plan.

Comme pour une AMP conventionnelle, s'il existe des embryons surnuméraires indemnes présentant une morphologie compatible avec la congélation, ces embryons seront vitrifiés en vue d'un transfert ultérieur.

Conclusion

Le DPI représente une véritable alternative au DPN et à l'interruption médicale de grossesse pour des couples dont les ATCD médicaux sont souvent très lourds : fausses couches à répétition, interruptions médicales de grossesses, mort néonatale, naissance d'un enfant gravement malade ou handicapé. Il nécessite une importante mobilisation des équipes pluridisciplinaires engagées dans sa réalisation ainsi qu'une coordination médicale parfaite entre les différents intervenants. Il demande également une très grande disponibilité de la part des patients. Les taux de réussite du DPI avoisinent les 30 % de grossesses par transfert d'embryons, il s'agit donc d'une démarche complexe mais dont les enjeux et les résultats sont vecteurs d'espoirs.

Références

[1] Girardet, A., Ishmukhametova, A., Willems, M., et al., 2015. Preimplantation genetic diagnosis for cystic fibrosis the Montpellier center's 10-year experience. Clin Genet 87 (2), 124–132.

[2] Sermon, K., Seneca, S., Vanderfaeillie, A., et al., 1999. Preimplantation diagnosis for fragile X syndrome based on the detection of the non-expanded paternal and maternal CGG. Prenat Diagn 19 (13), 1223–1230.

[3] Burlet, P., Frydman, N., Gigarel, N., et al., 2006. Multiple displacement amplification improves PGD for fragile X syndrome. Mol Hum Reprod 12 (10), 647–652.

[4] Steffann, J., Frydman, N., Burlet, P., et al., 2005. Extending preimplantation genetic diagnosis to HLA typing : the Paris experience. Gynecol Obstet Fertil 33 (10), 824–827. Review.

[5] Steffann, J., Frydman, N., Gigarel, N., et al., 2006. Analysis of mtDNA variant segregation during early human embryonic development a tool for successful NARP preimplantation diagnosis. J Med Genet 43 (3), 244–247.

[6] Gigarel, N., Hesters, L., Samuels, D.C., et al., 2011. Poor correlations in the levels of pathogenic mitochondrial DNA mutations in polar bodies versus oocytes and blastomeres in humans. Am J Hum Genet 88 (4), 494–498.

[7] Munné, S., 2002. Preimplantation genetic diagnosis of numerical and structural chromosome abnormalities. Reprod Biomed Online 4 (2), 183–196.

[8] Frydman, N., Romana, S., Le Lorc'h, M., et al., 2001. Assisting reproduction of infertile men carrying a Robertsonian translocation. Hum Reprod 16 (11), 2274–2277.

[9] Keymolen, K., Staessen, C., Verpoest, W., et al., 2009. A proposal for reproductive counselling in carriers of Robertsonian translocations 10 years of experience with preimplantation genetic diagnosis. Hum Reprod 24, 2365–2371.

[10] Escudero, T., Lee, M., Stevens, J., et al., 2001. Preimplantation genetic diagnosis of pericentric inversions. Prenat Diagn 21 (9), 760–766.

[11] Tachdjian, G., Frydman, N., Morichon-Delvallez, N., et al., 2003. Reproductive genetic counselling in non-mosaic 47, XXY patients : implications for preimplantation or prenatal diagnosis case report and review. Hum Reprod 18 (2), 271–275. Review.

[12] Gigarel, N., Frydman, N., Burlet, P., et al., 2004. Single cell co-amplification of polymorphic markers for the indirect preimplantation genetic diagnosis of hemophilia A, X-linked adrenoleukodystrophy, X-linked hydrocephalus and incontinentia pigmenti loci on Xq28. Hum Genet 114 (3), 298–305.

[13] Wang, W.H., Kaskar, K., Ren, Y., et al., 2009. Comparison of development and implantation of human embryos biopsied with two different methods aspiration and displacement. Fertil Steril 92 (2), 536–540.

[14] McArthur, S.J., Leigh, D., Marshall, J.T., et al., 2008. Blastocyst trophectoderm biopsy and preimplantation genetic diagnosis for familial monogenic disorders and chromosomal translocations. Prenat Diagn 28 (5), 434–442.

[15] Jeffreys, A.J., Wilson, V., Neumann, R., Keyte, J., 1988. Amplification of human minisatellites by the polymerase chain reaction towards DNA fingerprinting of single cells. Nucleic Acids Res 16 (23), 10953–10971.

[16] Handyside, A.H., Pattinson, J.K., Penketh, R., et al., 1989. Biopsy of human preimplantation embryos and sexing by DNA amplification. Lancet 1 (8634), 347–349.

[17] Ray, P.F., Gigarel, N., Bonnefont, J.P., et al., 2000. First specific preimplantation genetic diagnosis for ornithine transcarbamylase deficiency. Prenat Diagn 20 (13), 1048–1054.

[18] Ray, P.F., Frydman, N., Attié, T., et al., 2002. Birth of healthy female twins after preimplantation genetic diagnosis of cystic fibrosis combined with gender determination. Mol Hum Reprod 8 (7), 688–694.

[19] Gigarel, N., Ray, P.F., Burlet, P., et al., 2005. Single cell quantification of the 8993T>G NARP mitochondrial DNA mutation by fluorescent PCR. MolGenet Metab 84 (3), 289–292.

[20] Moutou, C., Gardes, N., Viville, S., 2004. Duplex, triplex and quadruplex PCR for the preimplantation genetic diagnosis (PGD) of cystic fibrosis (CF), an exhaustive approach. Prenat Diagn 24 (7), 562–569.

Chapitre 36

La transplantation utérine (TU) : un traitement pour l'infertilité absolue d'origine utérine

M. Carbonnel, J.-M. Ayoubi

Résumé

La TU est le premier traitement proposé pour traiter l'infertilité absolue d'origine utérine. C'est également la première transplantation d'organe de nature transitoire – pour la durée de 1 à 2 grossesses – proposée pour une indication non vitale, la capacité de porter un enfant et de lui donner naissance. Si la TU est toujours à l'étape expérimentale, aujourd'hui avec une centaine de greffes réalisées dans le monde, elle est en passe de rentrer dans la pratique clinique. La première transplantation en France a été réalisée par notre équipe en 2019 à l'hôpital Foch. Elle a permis la naissance d'une petite fille en bonne santé. Nous avons réalisé la deuxième greffe en septembre 2022. Un état de l'art permet de faire le point sur les étapes complexes nécessaires au succès de la greffe de la sélection des donneuses (D) et des receveuses (R) à la chirurgie en passant par le traitement immunosuppresseur et les grossesses. La procédure est encore complexe et comporte des risques d'échecs et de complications. Nous discutons des évolutions potentielles et des perspectives d'avenir, y compris des simplifications de la procédure chirurgicale. Les questions éthiques soulevées par la TU sont également abordées.

Introduction

La TU est un nouveau type de transplantation. En effet, il s'agit d'une transplantation d'organe temporaire dans le but d'améliorer la qualité de vie, en permettant aux patientes dépourvues d'utérus d'être enceintes et d'obtenir la naissance d'un ou de deux enfants bien portants. Le succès de différentes étapes est nécessaire pour garantir le succès de la greffe. Les patientes D et R doivent être scrupuleusement sélectionnées et « compatibles » au niveau immunologique. Ensuite, la patiente R doit effectuer une FIV afin d'obtenir une dizaine d'embryons de bonne qualité. En effet, lors de la greffe, les trompes sont dévascularisées et doivent être retirées, ce qui rend les grossesses spontanées impossibles. La chirurgie de la greffe reste l'étape la plus délicate en raison du petit calibre des vaisseaux utérins. Un traitement immunosuppresseur est ensuite instauré puis adapté afin de permettre le transfert d'embryons en l'absence de signes de rejet. La grossesse nécessite un suivi rapproché. Une césarienne est systématiquement réalisée pour la naissance. L'utérus est enfin retiré après une ou deux grossesses pour éviter les risques de traitements immunosuppresseurs au long cours. Les différentes étapes de la greffe sont résumées

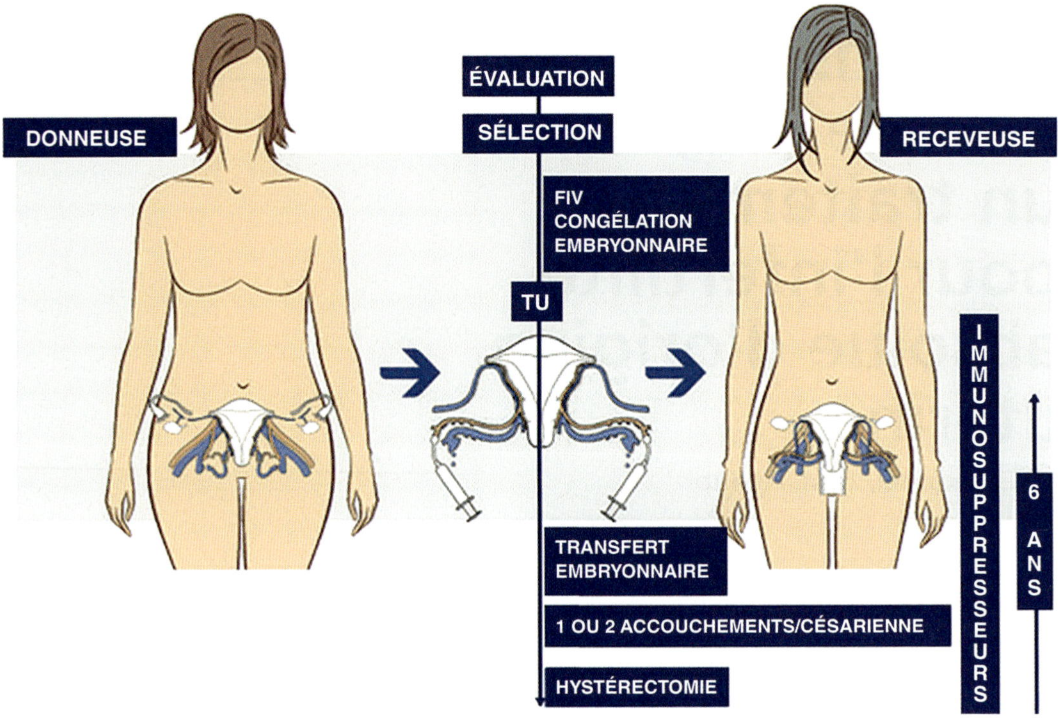

Figure 36.1. Les différentes étapes de la TU.
Source : Cabonnel M, Ayoubi JM. La transplantation utérine : un traitement pour l'infertilité d'origine utérine. Médecine de la reproduction. 2022 ; 24(2).

dans la figure 36.1. Aujourd'hui, la TU reste dans le domaine expérimental avec environ 100 greffes réalisées au monde et plus de 40 enfants nés en bonne santé [1–3]. Si elle rentrait dans le domaine du soin, elle pourrait potentiellement s'adresser à 150 000 patientes en Europe présentant une infertilité utérine, soit 1 femme sur 500 en âge de procréer [4].

Résultats globaux

Après un échec de TU en Arabie saoudite à partir d'une donneuse vivante (DV) en 2002 [5] et une greffe fonctionnelle en Turquie à partir d'une donneuse en état de mort cérébrale (DD) mais présentant des fausses couches à répétition jusqu'à récemment, la première naissance d'un bébé en bonne santé après TU à partir d'une DV a été rapportée par le Pr Brännström et son équipe en 2014 dans le cadre du premier essai de TU [6, 7]. Cet essai a été réalisé en Suède à partir de DV pour 9 R : 8 ayant un syndrome de Mayer-Rokitansky-Küster-Hauser (MRKH) (agénésie utérine congénitale) et 1 une hystérectomie pour cancer du col de l'utérus. Les résultats de cet essai ont été excellents : 7 greffons étaient fonctionnels (2 ont été retirés pour cause de thrombose et d'infection), 6 patientes ont donné naissance à des bébés en bonne santé dont 2 bébés pour 3 R, et 1 a fait plusieurs fausses couches. Cette équipe a réalisé son deuxième essai de 8 TU avec une chirurgie par cœlioscopie robot-assistée pour le prélèvement utérin de la DV et a rapporté 6 greffons fonctionnels et plusieurs naissances dans cet essai [2, 8]. Ils réalisent également un essai à partir de DD. À ce jour, plus de 100 cas de TU ont été réalisés dans le monde entier dont 81 ont été publiés, et une vingtaine d'équipes médicales travaillent sur la TU [1–3, 9]. Les essais les plus importants ont été réalisés en Suède, en République tchèque et aux États-Unis [3, 10–12], et la TU a été pratiquée principalement à partir de DV (60, soit 74 % des cas). Vingt et un cas ont été réalisés à partir de DD. Le succès technique de la TU a été de 75 % : 78 % pour les DV et 66 % pour les DD. Plus de 40 enfants en bonne santé sont nés après TU. Si la majorité des enfants sont nés grâce à un DV, plusieurs naissances ont été signalées grâce à des DD au Brésil, en République tchèque, en Turquie et aux États-Unis, ce qui confirme la faisabilité de cette approche [2, 3, 13, 14]. Le taux de naissances vivantes par greffe utérine (GU) est de 52 % (42/81) à ce jour, 69 % en cas de succès de la procédure (42/61) [1–3]. La première TU française a été réalisée à l'hôpital Foch par notre équipe en 2019, elle a permis la naissance d'une petite fille en bonne santé en 2021 [15, 16]. La deuxième greffe française a été réalisée par notre équipe également en septembre 2022.

Donneuses

Sélection des donneuses vivantes (DV)

Les DV étaient apparentées, le plus souvent des mères, sauf dans les essais de Dallas et de la République tchèque avec certaines donneuses altruistes non apparentées [17, 18]. Les DV ont bénéficié d'un examen approfondi avant la transplantation afin d'évaluer la fonctionnalité potentielle et les risques d'une transplantation. Les examens comprenaient une évaluation du col de l'utérus pour détecter une dysplasie et une infection par le HPV (papillomavirus humain), contre-indiquant la greffe. L'examen de l'utérus et des vaisseaux sanguins était réalisé par échographie vaginale, hystéroscopie diagnostique, angioscanner, angio-IRM pelvienne et artériographie selon les équipes; un utérus sain et des vaisseaux utérins de bon calibre sans artériosclérose étaient des prérogatives au succès de la greffe [19]. La compatibilité ABO, HLA, avec notamment l'absence d'Ac anti-HLA de la R dirigés contre la D était indispensable avant inclusion, puis des analyses sanguines approfondies (fonctions générales, hépatiques et rénales, absence d'infection transmissible) et des évaluations cliniques ont été effectuées par des spécialistes [7]. Les critères d'exclusion et d'inclusion de notre équipe sont présentés dans le tableau 36.1 [15].

Prélèvement utérin

Le prélèvement de l'utérus doit être plus étendu qu'une hystérectomie radicale afin d'avoir une longueur suffisante de vaisseaux utérins (généralement des artères et des veines utérines) pour permettre une anastomose termino-latérale sur les vaisseaux iliaques externes de la R. L'utérus doit également être prélevé avec des parties des ligaments ronds, des ligaments utéro-sacrés, une portion étendue de péritoine vésical et une partie du vagin pour l'anastomose avec celui de la receveuse. La dissection des veines utérines est très complexe en raison de la position proche des uretères et de la présence de nombreux plexus et branches. Une urétérolyse complète est systématique et l'ablation d'un patch des vaisseaux iliaques est souvent nécessaire. Le temps opératoire était d'environ dix heures dans le premier essai suédois réalisé avec laparotomie [7]. L'ablation de l'utérus expose les DV à des risques chirurgicaux, en particulier des risques de complications urétérales, 17 % des DV ont présenté des complications nécessitant une intervention avec anesthésie [13].

Donneuses décédées

La TU provenant de DD a montré sa faisabilité avec néanmoins un taux de réussite plus faible que celui des DV [1]. C'est bien sûr une alternative intéressante pour éviter les complications des DV et faciliter l'anastomose chez la R avec des vaisseaux de plus gros calibres (vaisseaux iliaques). Seuls 21 cas ont été rapportés dans la littérature, mais de nombreuses équipes effectuent des travaux sur la DD [13]. Pour prélever l'utérus, la canulation doit être modifiée par rapport à celle réalisée pour le prélèvement des organes abdominaux afin d'englober le pelvis. Pour l'équipe turque et celle de Dallas, l'utérus a été le premier organe à être prélevé, pour les autres équipes, l'utérus a été retiré après les organes vitaux à la fin de la procédure avec un temps d'ischémie froide plus long. L'utérus semble cependant conserver une bonne fonctionnalité pour des temps d'ischémie froide de plus de 10 heures. Le principal problème de cette approche est le risque hémorragique lors de la reperfusion, en raison d'une explantation rapide chez la DD sans ligature des petits vaisseaux. Une dissection et une ligature minutieuse des vaisseaux sont donc nécessaires sur la *backtable*, même lors du prélèvement de l'utérus à partir d'une DD. Une autre limite est la brièveté du délai d'évaluation de l'utérus. Le statut sérologique, la compatibilité immunologique et la qualité des vaisseaux sont le plus souvent mal évalués. Dans de nombreux protocoles de DD, seulement un scanner était effectué.

Tableau 36.1. Critères de sélection et d'inclusion française (hôpital Foch).

	Receveuses	Donneuses
Critères de sélection : Étape 1	Âgées de 18–38 ans Se présentant avec D apparentée IMC < 30 MRKH type 1 Ou MRKH type 2 avec un rein orthotopique unique Ou après hystérectomie pour un cancer du col de l'utérus de stage IA (FIGO 2018) en rémission depuis 5 ans et non traité par radiothérapie Pas d'enfants En couple stable Groupe sanguin compatible avec la D Vagin résiduel de 6 cm ou plus Affiliée à la Sécurité sociale Pas de comorbidités sévères Pas de malformations associées à l'exception du rien unique Pas d'oligo-asthénospermie ou azoospermie chez le partenaire Pas d'ATCD de cancer (excepté le cancer du col de l'utérus) Pas d'ATCD de transfusion Pas d'ATCD de chirurgie abdominale ou pelvienne complexe Pas de reconstruction vaginale avec un segment intestinal Pas de maladies infectieuses transmissibles au sein du couple Non fumeuse, pas d'ATCD de toxicomanie ou d'alcoolisme Couple parlant français	Âgées de 40–65 ans Apparentée à la R IMC < 30 Avoir au moins un enfant en bonne santé (pas de fausses couches récurrentes, pas d'accouchement prématuré, pas de prééclampsie, pas de césarienne) Groupe sanguin compatible avec la R Affiliée à la Sécurité sociale Pas de comorbidités sévères Pas d'ATCD de cancer Pas de cicatrice utérine ou de chirurgie utérine majeure Pas d'ATCD de conisation Pas de maladie utérine Pas de maladies infectieuses transmissibles Pas d'ATCD de chirurgie abdominale ou pelvienne majeure Pas de tabagisme actif, pas d'ATCD de toxicomanie ou d'alcoolisme Parlant français.
Critères de sélection : Étape 2	Évaluation psychologique favorable R et son partenaire ayant donné leur consentement éclairé pour participer à l'étude Accord du comité multidisciplinaire	Évaluation psychologique favorable D ayant donné son consentement éclairé pour participer à l'étude Accord du comité multidisciplinaire
Critères d'inclusion : Étape 1	Test normal de thrombophilie Compatibilité HLA avec la D Test négatif HPV oncogène Test PCR négatif au virus herpès simplex 1 et 2 Pas d'infection gynécologique Pas de maladies infectieuses transmissibles au sein du couple Bonne réserve ovarienne : AMH > 1,5, CFA > 10 Échographie pelvienne normale Pas de diabète Fonction rénale et hépatique normale Hémostase normale Spermogramme du partenaire normal	Frottis vaginal normal Compatibilité HLA avec la donneuse Test négatif HPV oncogène Test PCR négatif au virus herpès simplex 1 et 2 Pas d'infection gynécologique Pas de maladies infectieuses transmissibles Sérologie négative EBV (si la R est négative) Sérologie négative HHV8 (si la R est négative) Échographie pelvienne normale Pas de diabète Fonction rénale et hépatique normales Hémostase normale Biopsie de l'endomètre normale

(Suite)

Tableau 36.1. Suite.

	Receveuses	Donneuses
Critères d'inclusion : Étape 2	ECG normal IRM abdomino-pelvienne normale Radio pulmonaire normale	Bonne qualité des vaisseaux utérins examinés par angio-IRM, angioscanner et artériographie IRM abdomino-pelvienne normale ECG normal Échographie des vaisseaux du cou normale Mammographie normale Échographie abdominale normale Radio pulmonaire normale
Inclusion définitive	Au moins 10 embryons congelés par FIV Tests infectieux normaux 7 jours avant la chirurgie	Tests infectieux normaux 7 jours avant la chirurgie

AMH : *Anti-Müllerian Hormone*; ATCD : antécédent; CFA : comptage des follicules antraux; D : donneuse; ECG : électrocardiogramme; FIGO : Fédération internationale de gynécologie et d'obstétrique; FIV : fécondation *in vitro*; HPV : papillomavirus humain; IMC : indice de masse corporelle; IRM : imagerie par résonance magnétique; MRKH : syndrome de Mayer-Rokitansky-Küster-Hauser; PCR : *Polymerase Chain Reaction*; R : receveuse.

L'équipe tchèque avait également effectué une cytologie cervicale, une échographie transvaginale et une hystéroscopie pour examiner l'utérus des DD avant le don [11]. Enfin, les difficultés d'organisation de la TU en cas d'urgence et l'accessibilité de greffons adaptés constituent les autres limites [20].

Receveuses

Sélection des receveuses

Dans la majorité des essais, les R n'avaient pas d'utérus, la plupart du temps de manière congénitale (syndrome MRKH). Une patiente avait subi une hystérectomie pour un cancer du col de l'utérus, deux des hystérectomies pour des myomes et une avait eu une hystérectomie post-partum pour une hémorragie [5, 7]. Une seule patiente avait une infertilité par non-fonctionnalité utérine : un syndrome d'Asherman dans l'équipe indienne [21]. Un examen médical approfondi des R était nécessaire avant de l'inclure. Les R de plus de 38 ans et avec une faible réserve ovarienne étaient exclues, garantissant une plus grande chance de réussite de la FIV [7]. L'obtention d'un nombre suffisant d'embryons était nécessaire pour l'inclusion définitive. La limite supérieure de l'IMC pour la R était en général de 30 (kg/m^2). Les R ne devaient pas présenter de comorbidité grave ni d'ATCD médicaux. Les patientes avec reins uniques qui sont souvent associées au MRKH n'ont pas été exclues dans la majorité des séries [7]. La plupart des études ont exclu la reconstruction vaginale avec un segment sigmoïde ou jéjunal en raison de l'inflammation et des risques de fausse couche et d'échec de l'implantation [22]. Les R étaient en couple stable. Elles bénéficiaient d'investigations cliniques, biologiques, psychologiques et radiologiques approfondies. Les critères des inclusions françaises sont résumés dans le tableau 36.1.

Transplantation utérine (TU)

L'opération chirurgicale pour la R commence avant la fin de l'intervention sur DV dans une salle adjacente. La première étape est la dissection du fond vaginal. Les vaisseaux iliaques externes sont ensuite disséqués et le greffon utérin est placé en position orthotopique avec une anastomose termino-latérale avec les vaisseaux iliaques. L'utérus est ensuite fixé dans le pelvis. La durée de l'opération a été de près de 5 heures dans l'essai suédois [7]. Le risque d'échec de la greffe est de l'ordre de 25 %, par thrombose principalement en raison de la petite taille des vaisseaux ou par infection (HSV, fongique et bactérienne) [1–3]. Le succès chirurgical est en général conclu 3 mois après la greffe, quand la patiente présente des cycles avec une bonne croissance de l'endomètre. D'autres complications ont été décrites, en particulier des cas de sténoses vaginales nécessitant parfois une reprise chirurgicale [11].

Traitement immunosuppresseur

Le traitement immunosuppresseur est comparable à celui utilisé pour la greffe de rein. Dans l'essai suédois, l'induction était assurée par des antithymoglobulines 2,5 mg/kg (J0 et J1) et de la méthylprednisolone 500 mg IV, puis par le mycophénolate Mofetil (MMF) pendant 6 mois avec relais par azathioprine, tacrolimus, et enfin la prednisone seulement pendant 1 semaine ou en cas de rejet [7]. Ce protocole a ensuite été modifié avec l'induction de basiliximab 20 mg (J0 et J4) au lieu d'antithymoglobulines, puis d'azathioprine dès le départ au lieu du MMF en combinaison avec le tacrolimus. En effet, le MMF étant tératogène, il doit être relayé par de l'azathioprine 2 mois avant le transfert d'embryon. Une surveillance étroite de la R est effectuée pour rechercher des signes de rejet qui sont le plus souvent asymptomatiques : les Ac anti-HLA sont testés régulièrement. En outre, des biopsies du col de l'utérus sont effectuées une fois par semaine pendant le premier mois suivant la transplantation et une fois par mois par la suite, ainsi que pendant la grossesse pour rechercher un rejet cellulaire [23]. Des épisodes de rejet ont été rapportés, mais aucun n'a nécessité une explantation. La Société internationale de transplantation utérine (ISUTx) recommande de conserver le greffon pendant six ans au maximum afin de réduire les risques d'immunosuppression à long terme.

FIV

Les grossesses spontanées ne sont pas possibles après TU. Les trompes de Fallope sont retirées lors de l'opération en raison de leur dévascularisation. Les R doivent bénéficier d'une FIV quelques mois avant la transplantation afin d'obtenir suffisamment d'embryons congelés [24]. Le transfert d'embryons a été d'abord effectué un an après la TU sur la base de recommandations pour d'autres transplantations d'organes solides. Ce délai a ensuite été raccourci à 4–6 mois dans certaines équipes en l'absence de rejet, d'infection, et en cas de bonne croissance de l'endomètre [25]. Dans les essais de TU en cours, des protocoles longs avec agoniste de la gonadotrophine (GnRH) et déclenchement par de l'hCG et des protocoles courts avec antagonistes de la GnRH et déclenchement avec un agoniste de la GnRH ont été utilisés. Cependant, la majorité d'entre elles utilise ces derniers pour minimiser le risque de SHO, plus important chez les patientes MRKH. La surveillance de la croissance folliculaire par échographie transvaginale peut être impossible chez les femmes atteintes de MRKH dont les ovaires sont localisés dans une position plus crâniale que d'habitude. Dans de tels cas, la mesure de l'E2 est un marqueur utile de la croissance folliculaire. Le prélèvement d'ovocytes chez les femmes MRKH est généralement effectué par voie transvaginale ou transabdominale en fonction de l'anatomie individuelle [26].

Dans tous les cas actuellement rapportés, ce sont des embryons plutôt que des ovocytes qui ont été congelés. Cependant, il pourrait être prudent de cryoconserver certains ovocytes au cas où le couple se sépare avant le transfert embryonnaire. Le nombre d'ovocytes congelés doit tenir compte d'une attrition probable de 10 à 15 % après la décongélation et du fait que le taux d'implantation des embryons provenant d'ovocytes vitrifiés est généralement inférieur à celui des ovocytes frais. En outre, les souhaits d'avoir plus d'un enfant doivent être pris en compte.

La plupart des équipes exigent actuellement la mise en banque de 5 à 10 embryons avant la TU. Cependant, le stade et la qualité des embryons doivent être pris en compte. Dans le premier essai suédois, les taux de naissances vivantes avec des embryons au stade de clivage et des embryons blastocystes étaient de 12,5 et 45,4 %, respectivement [26].

Un débat est en cours pour savoir si, et à qui, le test génétique préimplantatoire d'aneuploïdie (PGT-A) devrait être utilisé pour les futures R de TU. Les avantages potentiels du PGT-A comprennent la réduction du délai de grossesse, des coûts et du risque de fausse couche. Il est interdit en France à ce jour. La procédure de TE suit des étapes de routine, bien que les sténoses vaginales puissent poser des problèmes. Le transfert d'un seul embryon devrait être obligatoire pour les R car le transfert d'embryons multiples augmente nettement les risques de grossesses multiples et de complications obstétriques, néonatales et postnatales.

La préparation de l'endomètre peut être basée sur un cycle naturel après des menstruations spontanées où l'endomètre est préparé avec un cycle programmé, en commençant par de l'E2 exogène pendant environ 2 semaines, en ajoutant de la progestérone lorsque l'endomètre est > 7 mm et synchronisé avec le TE en fonction du jour de la cryoconservation des embryons. Il n'y a pas de préférence ou de recommandation actuelle concernant la préparation endométriale optimale après une TU; les deux approches ainsi que le TE frais ont produit des naissances vivantes. La plupart des FIV ont été réalisées avant la greffe. Cependant, dans certains cas, elles ont dû être réitérées après en raison de l'utilisation de tous les embryons prélevés avant la greffe. Ces FIV se sont bien déroulées [27].

Grossesse

Deux patientes ont fait des fausses couches à répétition : l'une d'entre elles avait été opérée auparavant pour une reconstruction vaginale avec un segment de jéjunum [28]. 42 naissances d'enfants en bonne santé ont été rapportées sur 81 greffes, ce qui représente un taux de succès de près de 50 % de la TU [1–3]. Ces grossesses étaient à haut risque comme la plupart des grossesses après greffes d'organes [29] : des complications ont été décrites : on note des cas de préeclampsies, d'HTA gravidique, d'insuffisance rénale, un cas de placenta accreta et des complications infectieuses (pyélonéphrites et chorioamniotites) [1–3]. De plus, les accouchements étaient le plus souvent prématurés. Une césarienne systématique a été pratiquée entre 31 + 6 et 37 semaines de gestation. Aucune mortalité néonatale ou fœtale, aucun retard de croissance intra-utérin et aucune malformation congénitale notable n'a été décrit. Une attention particulière doit être accordée à la menace d'accouchement prématuré, car les contractions utérines ne sont pas ressenties par les patientes, l'utérus ayant perdu toute connexion nerveuse. La césarienne et l'hystérectomie peuvent être pratiquées en même temps ou séparément. Deux grossesses et une durée de GU maximale à 6 ans sont recommandées par l'ISUTx.

Questions éthiques et limites

Les enfants ont une place majeure dans notre société moderne. Ils sont associés au bien-être des parents dans les pays développés. En outre, l'acceptation sociale des femmes stériles est encore faible, selon les pays et les religions. Des questions éthiques ont été soulevées depuis les débuts de la TU et sont toujours d'actualité. Le fait le plus important est que l'utérus n'est pas un organe vital. La TU comporte des risques réels pour les DV, les R et leurs enfants potentiels. D'autres options sont disponibles : l'acceptation de la stérilité, l'adoption et la GPA. L'adoption est un processus long et fastidieux qui aboutit rarement. En cas d'adoption, la mère n'expérimente pas la grossesse de son enfant génétique. La GPA ne présente pas de risques physiques pour les futurs parents, mais des risques pour la personne qui porte la grossesse. Cette dernière option soulève d'autres questions éthiques. Elle est considérée comme inappropriée dans de nombreuses régions du monde et est illégale dans plusieurs pays européens comme la France ou la Suède. Une position éthique pourrait être de restreindre la TU aux femmes qui ne peuvent, pour des raisons financières, juridiques, éthiques, religieuses ou de disponibilité, poursuivre une option moins risquée. À l'avenir, avec une diminution potentielle des risques de TU, ce paradigme pourrait évoluer. Les critères de Montréal pour la faisabilité éthique de la TU, révisés en 2013, sont utiles pour définir les indications et les limites [30] (tableau 36.2).

Évolution et perspectives

La TU est encore au stade expérimental. De nombreuses évolutions interviendront probablement dans les années à venir afin de simplifier ce processus complexe, d'inclure plus de R et D, et de diminuer les risques de complications ou d'échecs.

Sélection

Les DV étaient principalement apparentées aux R, elles avaient une relation émotionnelle ou génétique avec la R, le plus souvent, les DV étaient leurs mères. L'équipe de Dallas comprenait 6 DV altruistes [31]. Le don d'organe vivant altruiste est toujours controversé et encore plus pour une transplantation qui n'est pas vitale. D'autre part, contrairement au rein ou au foie, l'utérus lors du don n'a plus de fonction pour la D. Le problème majeur est que la chirurgie de la D est beaucoup plus étendue qu'une simple hystérectomie avec des risques de complications majeures. La simplification de la chirurgie des DV à l'avenir semble

Tableau 36.2. Critères révisés de Montréal pour la faisabilité éthique de la TU.

La receveuse
a. est une femme génétiquement en âge de procréer sans contre-indication médicale à la transplantation,
b. a documenté une infertilité utérine congénitale ou acquise qui a échoué à tous les traitements standard et conservateurs actuels,
c. (c1) a une contre-indication personnelle ou légale aux mesures de gestation pour autrui et d'adoption et désire avoir un enfant, ou (c2) sollicite la TU uniquement comme mesure pour vivre la gestation, en comprenant les limites fournies par la TU à cet égard,
d. n'a pas vu sa décision de subir la TU jugée irrationnelle par une évaluation psychologique d'experts et n'a pas de comorbidité psychologique qui interfère avec le bilan diagnostique ou le traitement,
e. ne présente pas d'inaptitude flagrante à la maternité,
f. est susceptible de prendre des médicaments antirejet et de faire un suivi avec l'équipe médicale de manière responsable, et
g. est suffisamment responsable pour consentir, suffisamment informée pour prendre une décision responsable.
La donneuse
a. est une femme en âge de procréer sans contre-indication médicale au don,
b. (b1) a attesté à plusieurs reprises son souhait de ne plus avoir d'enfants ou (b2) a signé une directive avancée pour le don d'organes *post mortem*,
c. n'a aucun ATCD de lésion utérine ou de maladie, et
d. est suffisamment responsable pour consentir, suffisamment informée pour prendre une décision responsable et non sous la contrainte.
L'équipe soignante
a. fait partie d'une institution qui répond au troisième critère de Moore en ce qui concerne la stabilité institutionnelle,
b. a fourni un consentement éclairé adéquat aux deux parties concernant les risques, les séquelles potentielles et les chances de succès et d'échec,
c. n'a aucun conflit d'intérêts indépendamment ou avec l'une ou l'autre des parties, et
d. a le devoir de préserver l'anonymat si la donneuse ou la receveuse ne renonce pas explicitement à ce droit.
Note : En supposant qu'une GU humaine conduit à une gestation viable et s'avère médicalement sans danger pour la mère et le fœtus, une femme peut être considérée comme candidate à une GU si et seulement si tous les critères ci-dessus, en ce qui concerne les trois groupes distincts, sont respectés.

ATCD : antécéden ; GU : greffe utérine ; TU : transplantation utérine.
Source : Lefkowitz A, et al. Ethical considerations in the era of the uterine transplant : an update of the Montreal Criteria for the Ethical Feasibility of Uterine Transplantation. Fertil Steril 2013;100(4):924-6.

indispensable pour permettre la diffusion de ce type de don. Les patientes qui doivent subir une hystérectomie pour une raison médicale mais dont l'utérus est normal pourraient également être de bonnes candidates si la chirurgie se simplifie. Cette situation se produit chez les syndromes de Benjamin (transsexuels de sexe féminin à masculin). Un questionnaire s'adressant à 94 d'entre eux ayant bénéficié d'une hystérectomie dans le cadre de leur transition a montré que 88 % auraient été volontaires pour donner leur utérus [32]. Les R étaient principalement des MRKH. Les patientes ayant eu une hystérectomie pourraient également être candidates à la TU. La chirurgie pour la R pourrait être plus compliquée à cause des adhérences. Il faut être particulièrement prudent pour les patientes ayant des ATCD de cancer du col de l'utérus, en raison du risque de récidive. Seuls les stades précoces avec une guérison de plus de 5 ans et sans radiothérapie doivent être inclus comme dans le cas suédois [7]. Aucune donnée n'est disponible pour les autres types de cancer. Des ATCD d'hystérectomie pour une pathologie bénigne pourraient être plus acceptables. Les transfusions et les ATCD de grossesse augmentent cependant les risques de rejet dans les cas d'hystérectomie pour hémorragie du post-partum. Le fait d'avoir déjà des enfants devrait être discuté comme un facteur d'exclusion en raison des risques actuels liés à la TU. Les R avec utérus non fonctionnel pourraient enfin être incluses. Dans certains cas, la grossesse est impossible et les différents traitements et la FIV ont échoué. Un cas de syndrome d'Asherman a été inclus dans l'essai indien avec succès [21]. La balance bénéfices-risques et les évolutions de la TU seront déterminantes pour définir quelle R et quelle D pourraient être incluses à l'avenir.

Chirurgie

La chirurgie est la partie la plus délicate de la TU chez la DV. La dissection des vaisseaux utérins, en particulier la veine utérine, est très complexe et chronophage. L'anatomie de la veine utérine, avec ses multiples ramifications et sa proximité avec l'uretère, peut entraîner une augmentation des saignements vasculaires et/ou une blessure accidentelle de l'uretère. La veine ovarienne pouvait présenter une alternative à la veine utérine, permettant de raccourcir la durée opératoire et diminuer les risques. Testa *et al* ont rapporté des naissances vivantes après laparotomie avec prélèvement de l'utérus en utilisant uniquement la veine ovarienne [12, 33]. Des essais complémentaires sont nécessaires pour confirmer que les veines ovariennes sont suffisantes pour le drainage utérin, l'implantation et la grossesse normale sans complications. La chirurgie mini-invasive pourrait être un autre moyen de simplifier la chirurgie pour DV à l'avenir [34]. Elle pourrait réduire les complications urétérales, la durée de l'opération, le temps de récupération des donneurs, et améliorer les résultats esthétiques. Le système chirurgical Da Vinci (dVSS®; intuitive surgical, Sunnyvale, Californie, États-Unis) offre des avantages significatifs, en particulier lorsque le champ opératoire est profond et étroit et lorsqu'une dissection fine et des microsutures sont nécessaires. C'est le cas de la TU, dont la technique chirurgicale est proche de l'hystérectomie élargie pour cancer du col [35]. La 12e tentative de TU a été réalisée par laparoscopie robotisée à la fin de 2015 en Chine [36]. L'équipe suédoise a mené une étude sur 8 cas de TU avec prélèvement utérin assisté par robot et préservation des veines utérines. L'équipe de Baylor a publié leurs cas de cas assistés par robot et les a comparés ensuite à leurs cas par laparotomie : bien que le temps opératoire médian ait été plus court pour l'approche ouverte (6,27 contre 10,46 heures), les pertes sanguines, la durée d'hospitalisation et la durée d'arrêt maladie médianes des D ont été moindres avec l'approche robotisée. Il n'y a pas eu de conversion dans les cas assistés par robot, et l'incidence des complications était similaire dans les deux groupes [17]. Comme pour le cas chinois, le greffon a été extrait par voie vaginale. Nous avons réalisé notre premier cas français avec l'aide de laparoscopie robotisée [16]. Notre deuxième greffe a été entièrement prélevée en robotique. Les simplifications chirurgicales seront les points clés de la TU pour la transition d'une chirurgie exceptionnelle à une chirurgie de pratique plus « courante ».

Conclusion

Même si plus de 100 TU ont été réalisées dans le monde, la TU est encore au stade expérimental. Sa faisabilité a été prouvée par différentes équipes, mais de nombreuses recherches seront encore nécessaires pour confirmer sa reproductibilité et sa sécurité. Une simplification de cette chirurgie complexe est nécessaire pour faire passer la TU de la phase expérimentale à la pratique courante. Il convient également de garder à l'esprit les considérations éthiques afin d'offrir les meilleures options pour ce nouveau traitement de l'infertilité.

Références

[1] Ayoubi, J.M., Carbonnel, M., Racowsky, C., et al., 2022. Evolving clinical challenges in uterus transplantation. Reprod Biomed Online. 45 (5), 947–960.

[2] Brännström, M., Tullius, S.G., Brucker, S., et al., 2023. Registry of the International Society of Uterus Transplantation : First Report. Transplantation. 107 (1), 10–17.

[3] Johannesson, L., Richards, E., Reddy, V., et al., 2022. The First 5 Years of Uterus Transplant in the US : A Report From the United States Uterus Transplant Consortium. JAMA Surg. 157 (9), 790–797.

[4] Sieunarine, K., Zakaria, F.B., Boyle, D.C., et al., 2005. Possibilities for fertility restoration : a new surgical technique. Int Surg. 90 (5), 249–256.

[5] Fageeh, W., Raffa, H., Jabbad, H., Marzouki, A., 2002. Transplantation of the human uterus. Int J Gynaecol Obstet. 76 (3), 245–251.

[6] Brännström, M., Johannesson, L., Bokström, H., et al., 2015. Livebirth after uterus transplantation. Lancet. 385 (9968), 607–616.
[7] Brännström, M., Johannesson, L., Dahm-Kahler, P., et al., 2014. First clinical uterus transplantation trial : a six-month report. Fertil Steril. 101 (5), 1228–1236.
[8] Brännström, M., Dahm-Kähler, P., Kvarnström, N., et al., 2020. Live birth after robotic-assisted live donor uterus transplantation. Acta Obstet Gynecol Scand. 99 (9), 1222–1229.
[9] Brännström, M., Belfort, M.A., Ayoubi, J.M., 2021. Uterus transplantation worldwide : clinical activities and outcomes. Curr Opin Organ Transplant. 26 (6), 616–626.
[10] Johannesson, L., Kvarnström, N., Molne, J., et al., 2015. Uterus transplantation trial : 1-year outcome. Fertil Steril. 103 (1), 199–204.
[11] Chmel, R., Novackova, M., Janousek, L., et al., 2019. Revaluation and lessons learned from the first 9 cases of a Czech uterus transplantation trial : Four deceased donor and 5 living donor uterus transplantations. Am J Transplant. 19 (3), 855–864.
[12] Ramani, A., Testa, G., Ghouri, Y., et al., 2020. DUETS (Dallas UtErus Transplant Study) : Complete report of 6-month and initial 2-year outcomes following open donor hysterectomy. Clin Transplant. 34 (1), e13757.
[13] Richards, E.G., Farrell, R.M., Ricci, S., et al., 2021. Uterus transplantation : state of the art in 2021. J Assist Reprod Genet. 38 (9), 2251–2259.
[14] Ozkan, O., Ozkan, O., Dogan, N.U., et al., 2021. Birth of a Healthy Baby 9 years after a Surgically Successful Deceased Donor Uterus Transplant. Ann Surg.
[15] Carbonnel, M., Revaux, A., Menzhulina, E., et al., 2020. Uterus Transplantation with Live Donors : Screening Candidates in One French Center. J Clin Med. 9 (6), 2001.
[16] Ayoubi, J.M., Carbonnel, M., Kvarnstrom, N., et al., 2022. Case Report : Post-Partum SARS-CoV-2 Infection After the First French Uterus Transplantation. Front Surg. 9, 854225.
[17] Johannesson, L., Koon, E.C., Bayer, J., et al., 2021. Dallas UtErus Transplant Study: Early Outcomes and Complications of Robot-Assisted Hysterectomy for Living Uterus Donors. Transplantation. 105 (1), 225–230.
[18] Fronek, J., Kristek, J., Chlupac, J., Janousek, L., Olausson, M., 2021. Human Uterus Transplantation from Living and Deceased Donors : The Interim Results of the First 10 Cases of the Czech Trial. J Clin Med. 10 (4), 586.
[19] Järvholm, S., Kvarnström, N., Dahm-Kähler, P., Brännström, M., 2019. Donors' health-related quality-of-life and psychosocial outcomes 3 years after uterus donation for transplantation. Hum Reprod. 34 (7), 1270–1277.
[20] Testa, G., Anthony, T., McKenna, G.J., et al., 2018. Deceased donor uterus retrieval : A novel technique and workflow. Am J Transplant. 18 (3), 679–683.
[21] Puntambekar, S., Telang, M., Kulkarni, P., et al., 2018. Laparoscopic-Assisted Uterus Retrieval From Live Organ Donors for Uterine Transplant. J Minim Invasive Gynecol. 25 (4), 571–572.
[22] Erman Akar, M., Ozkan, O., Aydinuraz, B., et al., 2013. Clinical pregnancy after uterus transplantation. Fertil Steril. 100 (5), 1358–1363.
[23] Mölne, J., Broecker, V., Ekberg, J., et al., 2017. Monitoring of Human Uterus Transplantation With Cervical Biopsies : A Provisional Scoring System for Rejection. Am J Transplant. 17 (6), 1628–1636.
[24] de Ziegler, D., Pirtea, P., Carbonnel, M., Poulain, M., Ayoubi, J.M., 2019. Assisted reproductive technology strategies in uterus transplantation. Fertil Steril. 112 (1), 19–23.
[25] Johannesson, L., Wall, A., Putman, J.M., et al., 2019. Rethinking the time interval to embryo transfer after uterus transplantation – DUETS (Dallas UtErus Transplant Study). BJOG. 126 (11), 1305–1309.
[26] Brännström, M., Dahm-Kähler, P., Kvarnström, N., et al., 2022. Reproductive, obstetric, and long-term health outcome after uterus transplantation : results of the first clinical trial. Fertil Steril. 118 (3), 576–585.
[27] Brucker, S.Y., Strowitzki, T., Taran, F.A., et al., 2020. Living-Donor Uterus Transplantation : Pre-, Intra-, and Postoperative Parameters Relevant to Surgical Success, Pregnancy, and Obstetrics with Live Births. J Clin Med. 9 (8), 2845.
[28] Ozkan, O., Akar, M.E., Ozkan, O., et al., 2013. Preliminary results of the first human uterus transplantation from a multiorgan donor. Fertil Steril. 99 (2), 470–476.
[29] Bedin, A., Carbonnel, M., Snanoudj, R., et al., 2022. Pregnancies and Gynecological Follow-Up after Solid Organ Transplantation : Experience of a Decade. J Clin Med. 11 (16), 4792.
[30] Lefkowitz, A., Edwards, M., Balayla, J., 2013. Ethical considerations in the era of the uterine transplant : an update of the Montreal Criteria for the Ethical Feasibility of Uterine Transplantation. Fertil Steril. 100 (4), 924–926.
[31] Warren, A.M., Testa, G., Anthony, T., et al., 2018. Live nondirected uterus donors : Psychological characteristics and motivation for donation. Am J Transplant. 18 (5), 1122–1128.
[32] Carbonnel, M., Karpel, L., Corruble, N., et al., 2022. Transgender Males as Potential Donors for Uterus Transplantation : A Survey. J Clin Med. 11 (20), 6081.
[33] Testa, G., McKenna, G.J., Gunby, R.T., et al., 2018. First live birth after uterus transplantation in the United States. Am J Transplant. 18 (5), 1270–1274.
[34] Ayoubi, J.M., Carbonnel, M., Pirtea, P., et al., 2019. Laparotomy or minimal invasive surgery in uterus transplantation : a comparison. Fertil Steril. 112 (1), 11–18.
[35] Carbonnel, M., Dahm-Kähler, P., Revaux, A., Brännström, M., Ayoubi, J.M., 2020. Adapting surgical skills from robotic-assisted radical hysterectomy in cervical cancer to uterine transplantation : a look to an optimistic future ! J Robot Surg. 14 (6), 841–847.
[36] Wei, L., Xue, T., Tao, K.S., et al., 2017. Modified human uterus transplantation using ovarian veins for venous drainage : the first report of surgically successful robotic-assisted uterus procurement and follow-up for 12 months. Fertil Steril. 108 (2). 346-56.e1.

Don d'ovocytes en France. Essai comparatif avec le don de spermatozoïdes, l'accueil d'embryons, le double don de gamètes

Chapitre 37

H. Letur

Le don d'ovocytes (DO) est une technique d'AMP qui consiste pour une femme à faire don de ses gamètes au profit d'une autre femme en vue de fécondation par le moyen de la FIV. Depuis la première grossesse DO rapportée par Lutjen *et al.* en 1984 [1], de nombreuses équipes de par le monde ont effectué cette technique avec succès, avec obtention en France de la première grossesse DO en 1985.

Si la première IAC a été rapportée à la fin du XVIIIe siècle, la première IA avec don de spermatozoïdes a été effectuée aux États-Unis à la fin du XIXe siècle. Il s'agissait à l'époque de sperme frais et les premières banques de sperme congelé ont vu le jour sur ce continent en 1968. En France, elles ont été créées et mises en service en 1973. Le don de spermatozoïdes est également une technique d'AMP et consiste pour un homme à faire don de ses spermatozoïdes – qui seront cryoconservés et mis en banque - au profit d'un couple ou d'une femme « non mariée » par le moyen soit de l'IA, soit de la FIV. Les premières grossesses par IA avec sperme cryoconservé de donneur sont survenues rapidement après la possibilité de recours aux banques de sperme regroupées en France en Fédération des centres d'études et de conservation du sperme (CECOS).

Les premières grossesses par don d'embryons en vue de leur accueil sont rapportées en 1983 en Australie. Cette technique d'AMP a été autorisée en France par la loi relative à la bioéthique de 1994. Cependant un moratoire a été instauré dans notre pays pour approfondir la réflexion sur de nombreux aspects de cette technique qui consiste à transférer chez une femme « non mariée » ou faisant partie d'un couple des embryons issus d'une FIV d'une autre femme ou d'un autre couple, désormais dépourvus de projet parental, et donnés en vue de leur accueil. Bien que cet exercice s'apparente à un don, en raison de la reconnaissance avancée du statut de l'embryon en tant que personne humaine potentielle ou potentialité de personne humaine, le législateur préconise désormais le vocable « accueil d'embryon » tant pour le don que pour l'accueil de celui-ci par une femme « non mariée » ou un couple tiers. C'est en 2004 que la première grossesse issue d'accueil d'embryons a été rapportée en France.

Enfin, le double don de gamètes a été autorisé en France par la loi relative à la bioéthique de 2021.

Ainsi antérieurement et parallèlement au développement de ces techniques d'AMP, l'éthique s'est intéressée à l'intervention de la science dans le processus naturel de procréation, notamment en raison de la dissociation rendue possible de ce qui jusqu'alors était lié et de la problématique de la définition du « statut » de l'embryon. Dans notre pays, le Comité consultatif national d'éthique fondé en 1989 s'est penché sur ces questions [2, 3].

Si dans ses applications contemporaines, l'éthique s'avère indissociable de la science, l'évolution de la réflexion a considéré la nécessité de l'intervention du législateur devant les progrès scientifiques pour garantir un certain nombre de valeurs fondamentales qu'elle met en avant. Ainsi le don de gamètes et l'accueil d'embryons en France sont encadrés par les lois relatives à la bioéthique n° 94-653 et 94-654 du 29 juillet 1994 [4], révisées le 7 juillet 2004 (loi 2004-800) puis le 6 août 2011 (loi 2011-814) et le 2 août 2021 (loi 2021-1017).

Situation législative et réglementaire des dons de gamètes et de l'accueil d'embryons en France

La loi réaffirme les principes éthiques du don : le **volontariat**, formalisé par un consentement précédé d'une information claire pour conférer aux donneur(se)s l'autonomie de leur décision. Ce principe de volontariat exclut tout lien de subordination, point corroboré par l'arrêté du 14 avril 2022 relatif aux règles de bonnes pratiques en AMP [5] ; la gratuité en raison des principes du respect de la dignité humaine et de non-patrimonialité du corps humain, et l'**anonymat** entre donneur(se) (s) et receveuse ou couple receveur, avec absence de filiation entre donneur(se) (s) et l'enfant qui pourrait être issu de ce don [6]. Cependant, sans nuire au principe d'anonymat selon l'article 16-8-1 du Code civil, la nouvelle loi de bioéthique introduite par son article L. 2143-2, la possibilité pour toute personne conçue par AMP-donneur, d'accéder à sa majorité si elle le souhaite, aux données non identifiantes et à l'identité de son tiers donneur, par simple demande auprès de la commission d'accès aux origines personnelles placée auprès du ministre chargé de la Santé (art. L. 2143-5). Cette disposition, explicitée par le décret d'application n° 2022-1187 du 25 août 2022 [7], est effective le 1er septembre 2022. Enfin, un accès par un praticien à des informations non identifiantes est prévu en cas de nécessité thérapeutique.

Elle en rappelle les conditions de mise en œuvre : l'AMP est désormais destinée à répondre à un projet parental,- « Tout couple formé d'un homme et d'une femme ou de deux femmes ou toute femme non mariée ont accès à l'assistance médicale à la procréation » sans différence de traitement notamment en fonction du statut matrimonial ou de l'orientation sexuelle (art. L.2141-2), il faut noter que l'article L. 2141-7 du CSP qui stipulait que le recours au tiers donneur est effectué en cas de « risque de transmission d'une maladie d'une particulière gravité à l'enfant ou à un membre du couple, lorsque les techniques d'AMP au sein du couple ne peuvent aboutir, ou lorsque le couple, dûment informé des dispositions prévues à l'article L. 2141-10, y renonce » a été abrogé par la loi du 2 août 2021 dans la mesure où les indications médicales à l'AMP ont été supprimées. Mais l'esprit en demeure.

L'équipe médicale doit s'assurer de la stabilité de ce couple qui n'a plus à fournir depuis la dernière loi bioéthique, de preuve de mariage ni de vie commune de plus de 2 ans. Les conditions d'âge d'accès sont fixées par décret en Conseil d'État. La receveuse doit être majeure et peut bénéficier en l'absence de contre-indications, d'une IA ou d'un transfert embryonnaire jusqu'à son 45e anniversaire. Cependant, en cas de FIV avec don de spermatozoïdes, le prélèvement ovocytaire n'est possible que jusqu'au 43ème anniversaire. Son (sa) conjoint(e) doit également être majeur(e) et être âgé(e) de moins de 60 ans [8]. Après information concernant notamment les principes du don et incluant les exigences réglementaires concernant les tests de sécurité sanitaire, l'autorisation du double don de gamètes, l'interdiction de faire naître plus de dix enfants pour un(e) même donneur(se), le couple ou la femme non mariée doit signer un consentement ainsi qu'une confirmation de ce consentement initial au moins 1 mois après la réalisation de l'ensemble des étapes de constitution du dossier (art L. 2141-10). Il est révocable à tout moment par l'un ou l'autre des membres du couple jusqu'au moment du don. Le couple ou la femme non mariée doit également signer un consentement spécifique devant le notaire rendant la filiation incontestable. Pour les couples de femmes, ce consentement spécifique est assorti d'une reconnaissance conjointe conférant les mêmes droits parentaux à l'autre femme du couple (art. 342-10-11-12). Enfin, le couple ou la femme non mariée bénéficie d'une exonération du ticket modérateur auprès des caisses d'Assurance maladie sous conditions notamment du respect des conditions d'âge d'accès à l'AMP.

Les donneurs de gamètes et d'embryons en vue de leur accueil doivent être informés des dispositions législatives et réglementaires préalables au don et notamment de la nécessité à partir du 1er septembre 2022 de donner leur accord à l'accès à ses informations non identifiantes et à son identité pour pouvoir procéder à ce don (art. L. 1244-2). L'arrêté du 29 août 2022 fixe le contenu du formulaire de consentement du tiers donneur à la communication de son identité et de ses données non identifiantes aux personnes majeures nées de son don et le contenu du formulaire de collecte de son identité et de ses données non identifiantes.

Spécifiquement, la donneuse d'ovocytes doit être également particulièrement informée des risques et contraintes liés à cette technique. La condition de primomaternité n'est pas obligatoire ; cependant, une femme sans enfants ne peut plus prétendre à une autoconservation ovocytaire dans le même temps que son don d'ovocytes en vertu du décret n° 2021-1933 du 30 décembre 2021 qui abroge les dispositions qui régissaient cette mesure [9]. Pour réaliser sa démarche, elle doit pouvoir bénéficier d'une autorisation d'absence de son employeur (art. 1244-5).

Après information, le consentement des donneur(se)s au don est recueilli par écrit.

Pour le don de gamètes, il peut être révoqué jusqu'à l'utilisation de ces gamètes (art. L. 1244-2). Dans ce cadre, l'accord du (de la) conjoint(e) n'est plus requis à partir du 1er septembre 2022.

Dans la situation de don d'embryons en vue d'accueil, le consentement de la femme « non mariée » ou des deux membres du couple est confirmé à l'issue d'un délai de réflexion de trois mois à compter de la date du premier consentement. L'absence de révocation par écrit du consentement dans ce délai vaut confirmation. L'arrêté du 29 août 2022 relatif au consentement à la proposition à l'accueil d'un ou de plusieurs embryons en précise les termes.

En cas de décès de l'un des membres du couple, le membre survivant est consulté pour savoir s'il maintient son consentement au don des embryons en faveur d'un tiers ou pour la recherche et en cas de révocation, il sera mis fin à la conservation des embryons.

En cas de décès des deux membres du couple, de l'un de ses membres, ou de la femme non mariée, en l'absence de consentement au don, il est mis fin à la conservation de leurs embryons (art. L. 2141-4 du CSP).

La loi bioéthique propose avec leur consentement écrit, un suivi des donneurs(ses) après leur don (art. L. 1244-2).

Des dispositions réglementaires précisent les examens complémentaires notamment la recherche d'exposition en zone d'endémie, le risque potentiel de maladie de Creutzfeldt-Jakob, la réalisation de tests de sécurité sanitaire dont les résultats doivent être négatifs pour une prise en charge. Pour le don d'ovocytes, selon le décret n° 2004-606 du 24 juin 2004, un deuxième contrôle est effectué pour les virus VIH 1 et 2, les virus des hépatites B et C et les cytomégalovirus (CMV), lorsque pour ce dernier le premier dépistage s'est révélé négatif, au début de la stimulation ovarienne préalable au don. En cas de positivité de l'un ou de l'autre de ces marqueurs « les ovocytes ne peuvent être cédés ou, le cas échéant, l'embryon ne peut être transféré » [10]. Cette disposition permet un transfert « frais » en cycle « synchronisé » entre donneuse et receveuse. La réglementation prévoit également la recherche de facteurs de risque de transmission d'une anomalie génétique. Elle ne peut être effectuée qu'avec l'accord du donneur et dans le respect des règles de bonnes pratiques. Les donneurs de gamètes qui refusent de se soumettre à cette recherche ne peuvent être retenus (art. R. 1211-28-1 du CSP). Pour les frais occasionnés par le don, en vertu du décret n° 2009-217 du 24 février 2009, les donneuses bénéficient d'une exonération du ticket modérateur par l'Assurance maladie [11]. D'autres frais tels les frais de déplacement et d'hébergement sont à la charge de l'établissement de santé autorisé pour le DO sur pièces justificatives. La perte de rémunération peut être indemnisée sur la base du quadruple de l'indemnité journalière prévue par l'assurance maladie.

Le don de spermatozoïdes est soumis aux mêmes dispositions réglementaires en matière de tests de sécurité sanitaire et génétiques que le don d'ovocytes avec en sus l'examen microbiologique du sperme. Six mois après le dernier recueil, un nouveau bilan sérologique sera réalisé. Ce délai de six mois peut être raccourci si des tests spécifiques ont été réalisés au moment du dernier recueil de sperme au centre de don.

Pour le don d'embryons en vue d'accueil, les règles de sécurité sanitaire sont également applicables avec réalisation de tests sérologiques pour les deux membres du couple.

Comme pour le don d'ovocytes, les donneurs de spermatozoïdes et d'embryons bénéficient d'une prise en charge totale des frais médicaux et non médicaux occasionnés par le don.

L'arrêté relatif aux règles de bonnes pratiques cliniques et biologiques en AMP prévu en 2023, non publié au moment de cette rédaction, est susceptible d'apporter quelques aménagements dans ces dispositions.

Le don de gamètes et l'accueil d'embryons s'effectuent dans des organismes à but non lucratif autorisés pour une durée de 5 ans par l'ARS (art. 2142-1), sous la responsabilité de médecins cliniciens et biologistes en mesure de prouver leur compétence (art. 2142-1). Un rapport annuel d'activité doit être établi pour l'ARS et L'ABM (art. 2142-2).

Indications et réalisation pratique du don d'ovocytes en France

Les indications au DO relèvent de deux types de situations selon le caractère fonctionnel ou non des ovaires de la receveuse potentielle et sont discutées pour validation en réunion pluridisciplinaire [12]. Il importe de toujours apprécier le pronostic obstétrical, notamment dans le cadre de certaines dysgénésies gonadiques où l'existence de pathologies associées, telles des malformations cardiovasculaires méconnues, peut entraîner de sévères complications, voire engager le pronostic vital [13].

Les situations d'aménorrhée primaire, ou primosecondaire d'origine ovarienne, ou d'IOP représentent environ la moitié des indications actuelles en France. La prise en charge est plus discutée lorsque la femme n'est pas ovarioprive, il peut s'agir de :

- pathologies génétiques où l'avis d'un généticien ou d'une commission spécialisée peut s'avérer indispensable ;
- contre-indications à la stimulation de l'ovulation telles certaines pathologies de la coagulation où un avis spécialisé est également souvent nécessaire ;
- exceptionnellement, contre-indications au prélèvement ovocytaire.

L'indication émergente est représentée par les échecs de FIV en intraconjugal, situation où notamment la frontière entre physiologie et pathologie peut poser de réelles difficultés d'orientation de prise en charge. Ici, le Groupe d'études pour le don d'ovocytes (GEDO) retient à ce jour de façon consensuelle les altérations marquées du fonctionnement ovarien et les anomalies ovocytaires démontrées, toutes autres situations telles que les échecs d'implantation et les FCS à répétition nécessitant à tout le moins une recherche étiologique approfondie.

La mise en œuvre du DO s'effectue en prenant en compte les dispositions légales, réglementaires et les recommandations consensuelles des sociétés savantes de praticiens.

La limite d'âge de prise en charge des couples receveurs a été précisée par décret en Conseil d'État [8]. Cette limite rejoint la position des praticiens de la FIV avec DO qui ne préconisent pas de transfert embryonnaire après 45 ans en raison en particulier des risques obstétricaux des grossesses tardives.

Le couple receveur ou la femme non mariée sera reçu(e) en consultation singulière au cours de laquelle : l'orientation vers le DO sera appréciée, l'information sur la technique et les modalités d'exercice du DO en France sera délivrée et un premier consentement sera recueilli. Un bilan médical, biologique et génétique est prescrit et un entretien psychologique systématiquement proposé. Seront enregistrés en particulier, le groupe sanguin rhésus, le statut CMV et les éventuels facteurs de risques génétiques masculins pour éviter un cumul de facteurs de risques avec une donneuse. Sont également relevés les caractères phénotypiques des deux membres du couple ou de la femme non mariée (origine géographique, couleur de peau, taille, poids, couleur des yeux, couleur et texture des cheveux) pour appariement dans la mesure du possible à la demande de chaque bénéficiaire. Il prend en compte les caractéristiques physiques des deux membres du couple ou de la femme non mariée. Le médecin doit informer que l'appariement « ne garantit pas la ressemblance de l'enfant avec le conjoint, la conjointe ni avec la femme non mariée et des délais d'attente en résultant ». Le couple ou la femme non mariée confirme son choix après un délai de réflexion d'un mois [5]. Le dossier complété sera réévalué en réunion pluridisciplinaire pour appréciation de tous les paramètres.

Les donneuses sont des femmes en bonne santé, de moins de 38 ans nullipares ou ayant déjà procréé. En France, elles sont majoritairement relationnelles, motivées par un couple receveur parent ou ami. Environ 25 % d'entre elles sont « spontanées », après information médiatique généralement, ou après un don de spermatozoïdes. Plus rarement, certaines femmes déjà mères donnent une partie de la cohorte ovocytaire prélevée au cours d'une FIV pour elle-même. Il faut préciser ici que la ROPA ou méthode de maternité partagée n'est pas autorisée en France. Il s'agit pour les couples de femmes de prélever des ovocytes chez la partenaire A du couple, de les féconder avec sperme de donneur puis de transférer les embryons obtenus dans l'utérus de la partenaire B. Après réalisation de son bilan clinico-complémentaire comprenant notamment le bilan sérologique et génétique, l'entretien psychologique obligatoire pour les femmes nullipares et le relevé de ses caractères phénotypiques, en l'absence de contre-indications, la donneuse va suivre un traitement de stimulation de l'ovulation selon les protocoles habituels de FIV, puis subir après déclenchement de l'ovulation, un prélèvement ovocytaire par voie vaginale sous contrôle échographique avec une analgésie simple ou une anesthésie locale ou générale de courte durée [14, 15].

Les ovocytes recueillis peuvent être immédiatement attribués – selon ou non les critères d'appariement précités – et mis en fécondation avec les spermatozoïdes préparés du conjoint de la (des) receveuse(s) préalablement choisie(s) pour bénéficier de ce don ou d'un donneur de spermatozoïdes ou, selon l'article 2141-1 de la loi 2011-814, vitrifiés pour attribution et utilisation ultérieures.

Les embryons obtenus d'emblée ou après réchauffement ovocytaire seront transférés « frais » dans l'utérus de la receveuse et/ou cryoconservés pour transfert ultérieur après décongélation.

Ce transfert nécessite des conditions locales utérines endométriales et vasculaires adéquates obtenues par une thérapeutique hormonale de substitution (THS) œstrogéno-progestéronique administrée sur un mode séquentiel associée à un traitement de désensibilisation ovarienne chez les femmes non ovarioprives. L'adjonction de progestérone est habituellement effectuée :

- pour les cycles synchronisés entre donneuse et receveuse(s), le lendemain soir du déclenchement de la donneuse si les conditions utérines le permettent ;
- dans les cycles différés dans le cadre de décongélation embryonnaire ou de réchauffement ovocytaire avec ICSI, 48 h avant transfert pour des embryons à J2.

Un affinement de la période de transfert peut être prévu en cas d'échecs d'implantation antérieurs par des études endométriales complémentaires [16]. De même, des traitements adjuvants peuvent être associés en cas d'insuffisance de réponse utérine au THS distribué.

Le déroulement des grossesses n'est pas différent de celui d'une grossesse conçue naturellement en termes de durée et de pourcentage de FCS. Cependant il nous faut souligner deux points : la nécessité de poursuivre le THS jusqu'au relais placentaire, et la surveillance attentive de ces grossesses à risque accru de pathologies hypertensives graves [17, 18]. L'hypothèse avancée de ce sur-risque serait un trouble de la placentation lié à une modification de l'immunotolérance maternelle à un embryon qui lui est totalement allogénique.

Indications et réalisation pratique du don de spermatozoïdes, de l'accueil d'embryons et du double don de gamètes en France

Les indications au don de spermatozoïdes sont synthétiquement :

- l'absence ou la rareté des spermatozoïdes ou l'absence de pouvoir fécondant de ceux-ci confirmé par des échecs de FIV avec micro-injection de spermatozoïdes dans le cytoplasme ovocytaire ;

- l'existence d'une anomalie génétique grave transmissible à l'enfant après avoir envisagé si possible un DPI;
- la mise en œuvre d'un projet parental chez un couple de femmes ou une femme « non mariée » ;
- l'évitement de maladies sexuellement transmissibles est aujourd'hui très minoritaire.

La mise en œuvre du don de spermatozoïdes doit répondre aux conditions légales et réglementaires précédemment décrites.

La limite d'âge des couples receveurs a été précisée par décret en Conseil d'État [8]. La receveuse doit être majeure et peut bénéficier d'une IA ou d'un transfert d'embryons conçus par FIV-D jusqu'à son 45e anniversaire, la dernière possibilité de prélèvement ovocytaire en vue de FIV est fixée au 43e anniversaire. Le (la) conjoint(e) doit être âgé(e) de moins de 60 ans.

Le couple receveur ou la femme « non marié » sera reçue en consultation singulière pour la même évaluation et la même réalisation de bilan clinico-complémentaire que dans le cadre du don d'ovocytes hormis le bilan génétique qui dans cette configuration est réalisé chez la femme.

Les donneurs doivent être âgés de 18 à 45 ans qu'ils aient ou non déjà eu des enfants. Leur recrutement peut être d'origine familiale, relationnelle ou médiatique.

Après réalisation du bilan clinique, complémentaire, voire psychologique, et en l'absence de contre-indications, le donneur va effectuer un premier recueil spermatique réalisé par masturbation au centre de don (après trois à cinq jours d'abstinence sexuelle). Il sera vérifié les caractéristiques spermatiques et l'absence d'infection. Dès lors, les spermatozoïdes seront conditionnés dans des paillettes, congelés puis conservés dans l'azote liquide à la température de −196 °C jusqu'à utilisation. L'analyse spermatique de ce premier recueil permettra de déterminer le nombre de recueils suivant à effectuer (3 à 5).

Les paillettes ainsi conservées seront utilisées pour des IA ou pour des cycles de FIV.

Enfin, il a pu être montré un surrisque de pathologies hypertensives de la grossesse pour les mêmes raisons potentielles que dans le cadre du don d'ovocytes, risque s'amenuisant avec le nombre de cycles réalisé avec le même sperme de donneur [19].

Les indications de l'accueil d'embryons correspondent schématiquement aux situations de recours à un don d'ovocytes mais aussi à un don de spermatozoïdes en raison de l'absence de partenaire masculin, d'un déficit spermatique sévère ou d'une atteinte génétique masculine. Il peut s'agir également d'infertilité dite « idiopathique » avec échecs des traitements d'AMP antérieurs.

Pour faire don de ses embryons dépourvus de projet parental, il faut qu'au moment de la mise en fécondation, la femme ait été âgée de moins de 38 ans et son conjoint de moins de 45 ans.

Ce don est soumis aux mêmes dispositions légales et réglementaires que le don de gamètes. Le couple donneur sera reçu par l'équipe médicale pluridisciplinaire pour toute information sur les modalités d'exercice et signera un consentement après un délai de trois mois de réflexion. Un dossier médical clinico-complémentaire sera élaboré comportant notamment le relevé des caractères phénotypiques et le résultat des bilans sérologiques de chacun des membres du couple.

Les couples receveurs ou la femme « non mariée » sont également reçus en consultation singulière pour recevoir toute information concernant la technique et modalités d'exercice de ce mode d'AMP. Les conditions d'âge d'accès sont identiques à celles retenues dans le don de gamètes. Un dossier médical, psychologique et complémentaire est également élaboré relevant les caractères phénotypiques et évaluant notamment les conditions locales utérines.

Un consentement à l'accueil sera signé auprès du centre et auprès d'un notaire avec le certificat fourni au couple ou à la femme « non mariée » par l'équipe médicale. L'attestation notariée sera transmise ensuite au centre de don par le couple ou la femme « non mariée ».

L'appariement sur les caractères phénotypiques et de groupe sanguin pourra être effectué dans la mesure du possible sur demande du couple ou de la femme « non mariée ».

La technique consiste en elle-même au transfert d'embryons décongelés dans la cavité utérine préparée de la receveuse choisie.

Il a été rapporté au cours de ces grossesses, comme dans le don d'ovocytes, un surrisque de pathologies hypertensives de la grossesse [20] nécessitant un suivi particulier de celle-ci.

Le double don de gamètes répond aux mêmes indications et aux mêmes modalités d'exercice que dans le cadre de l'accueil d'embryons.

Dans tous les cas, le centre autorisé pour le don doit veiller à éviter la naissance de plus de 10 enfants par donneur(se), effectuer la pseudonymization des dossiers des donneurs(ses) et relever l'évolution des grossesses obtenues, la date de naissance et l'état de santé des enfants, l'identité de ceux-ci, de la personne ou du couple receveur (art. L. 2143-3).

Résultats

La demande de DO concerne environ 2500 à 3000 nouveaux couples par an. Seul le tiers de ceux-ci sera inscrit dans les programmes français. Dans le même temps, le nombre de prélèvements ovocytaires par an ne permet pas d'effectuer une attribution ovocytaire pour la totalité de ces nouveaux couples inscrits. Cette inadéquation entre la demande et l'offre a pour conséquence une augmentation du délai de prise en charge, augmentation à laquelle participe le temps d'obtention du premier rendez-vous, lui-même corrélé aux moyens humains dédiés au DO encore trop souvent insuffisants. En 2019, on dénombre plus de 4 000 couples en attente dans les programmes de DO français. Aussi, nombre de couples demandeurs se tournent vers l'étranger pour une prise en charge plus rapide (3 à 6 mois *versus* 12 à 48 mois, en moyenne 18 à 24 mois en France).

Les résultats des tentatives effectuées, analysés avant la pandémie SARS-CoV-2, sont cependant très satisfaisants avec 2 100 tentatives réalisées en 2019, 31,01 et 26,05 % de grossesses cliniques obtenues par transfert respectivement en cycles synchronisés (848 tentatives) et en cycles différés (787 transferts sur 813 cycles de décongélation) Quatre cent neuf enfants sont nés par cette technique en 2019. En 2020, avec la réduction d'activité lié au context épidémique, 1 614 tentatives ont été réalisées, permettant 28 % de grossesses cliniques par transfert en cycles synchronisés (475 tentatives) et 25,7 % par transfert en cycles différés (767 transferts sur 797 cycles de décongélations). Deux cent quatre-vingt-neuf enfants sont nés de cette technique cette même année [21]. Les résultats de la vitrification ovocytaire dans le DO seraient comparables à ceux des cycles en « ovocytes frais » sous couvert d'utiliser environ 10 % d'ovocytes vitrifiés supplémentaires pour pallier la perte ovocytaire liée au réchauffement [22, 23].

Sur le plan psychologique, les receveuses en dehors de la crainte d'un délai d'attente démesuré apparaissent peu anxieuses, tandis que les donneuses avancent une certaine pénibilité de la tentative attribuée aux contraintes logistiques. Le conjoint de la donneuse intervient au mieux dans une démarche d'accompagnement. À l'encontre, on constate une survalorisation des gamètes paternels pour le conjoint de la receveuse. L'élaboration du lien mère–enfant s'établit sans difficulté avec normalité du développement des enfants étudiés jusqu'à l'âge de 3 ans [24].

Dans le cadre du don de spermatozoïdes, en 2019, 317 nouveaux donneurs ont été acceptés et 2028 nouveaux demandeurs d'AMP avec don de spermatozoïdes ont été inscrits [21]. Cette même année, le pourcentage de grossesse clinique par cycle d'IA est de 22,4 %, par transfert en FIV conventionnelle et micro-injection de 28 % et par transfert d'embryons cryoconservés décongelés de 26,3 %. Neuf cent quatre-vingt-six enfants sont nés par cette technique en 2019. En 2020, on dénombre 135 nouveaux donneurs acceptés ainsi que 1 504 nouvelles demandes de don de spermatozoïdes. Le pourcentage de grossesses cliniques par cycle d'IA est de 23 %, en FIV conventionnelle et en microinjection de 35 % et par transfert d'embryons cryoconservés décongelés de 25,4 %. Six cent cinquante-sept enfants sont nés par cette technique en 2020.

Dans le cadre de l'accueil d'embryons, en 2019, 140 couples ont confié leurs embryons à l'accueil et 131 couples ont bénéficié d'un accueil d'embryons. Le pourcentage de grossesse clinique par transfert s'élève à 29,7 % avec naissance de 37 enfants cette même année. En 2020, 142 couples ont confié leurs embryons à l'accueil et 146 couples ont bénéficié d'un accueil d'embryons. Le pourcentage de grossesses cliniques par transfert s'élève à 34 % avec naissance cette même année de 45 enfants.

Le recul concernant le double don de gamètes est encore insuffisant pour fournir des données chiffrées interprétables.

C'est la situation du don d'ovocytes qui montre l'inadéquation demande/offre la plus marquante et une volonté de rectification est à l'ordre du jour.

Le rapport IGAS sur la situation du DO en France [25] apporte des recommandations que nous pouvons classer en quatre volets :

- améliorer l'organisation du don : notamment par l'apport de la vitrification ovocytaire allégeant

considérablement la logistique d'exercice et permettant d'envisager la création de banques d'ovocytes;
- augmenter le recrutement de donneuses en élargissant le bassin de population aux femmes sans enfants, plus jeunes que la moyenne des donneuses actuelles ayant déjà procréé;
- améliorer le financement du don : l'acte de ponction pour don d'ovocytes a été revalorisé et il est attribué aux centres de DO des aides financières au titre des missions d'intérêt général (MIG) selon le niveau d'activité pour les actes non facturables;
- promouvoir le DO : auprès des praticiens et par tout moyen médiatique approprié, avec, en particulier, mission d'information et de promotion du don de gamètes confiée à l'ABM par des campagnes plus incitatives.

Cette volonté a été réaffirmée au niveau du Plan PEGh 2022-2026 [26] avec dans notre domaine une vigilance particulière pour :
- « réduire les délais d'attente d'accès aux parcours de soins de qualité en AMP;
- rendre opérationnel le registre permettant l'accès aux origines dans le cadre de l'AMP avec tiers donneur;
- tendre vers l'autosuffisance nationale des dons de gamètes ».

Perspectives et conclusion

Le paradoxe entre l'aspect à l'évidence évolutif du progrès scientifique et de la réflexion éthique et le caractère fixé de la norme législative a été harmonisé par la notion de « législatif temporaire » en ouvrant la possibilité de révision des lois relatives à la bioéthique. La loi bioéthique 2021-1017 réaffirme le tryptique de l'exercice du don de gamètes : volontariat des donneurs qui reste incontournable et est incontestablement consensuel. Des concertations sont envisagées pour la proposition de documents de consentement communs aux centres de don délivrant une information claire et appropriée. Certains consentements cités précédemment ont fait l'objet de publication par voie d'arrêté.

Si la gratuité du don est également plébiscitée, des travaux éthiques évaluent la notion de « compensation » potentielle de la donneuse d'ovocytes en raison de la pénibilité de la tentative. Cette compensation pourrait potentialiser sans l'induire la démarche altruiste du don par la reconnaissance de l'acte de la donneuse [27].

La préservation de l'anonymat du don, mais non du secret de la conception, est un principe éthique majoritairement souhaité en France par la population générale, les patients et les professionnels [28] pour ne pas introduire de tiers dans la procréation et pour libérer la parole des parents. Le législateur a souhaité un équilibre entre le droit des parents pour lequel l'enfant ne doit pas être une menace, et le droit de cet enfant à la parfaite transparence concernant « son origine » en ouvrant l'accès à ses « origines » personnelles. Cette option procède d'un mûrissement de la pensée dans le sens d'une vérité globale. On peut s'interroger sur le déplacement de l'équilibre bienfaisance/malfaisance… mais l'on sait néanmoins comme l'écrit le Dr Daniel Sibony, médecin psychiatre et philosophe « qu'en ces matières, la vérité circule partout et ce sont ses effets d'après coup qui se révèlent positifs ou non ».

Au-delà de ce triptyque, de nombreux travaux sont en cours portant notamment sur la sécurité des réseaux informatiques et la confidentialité du don, l'efficience de la prise en charge en respectant les principes de non-discrimination, l'égalité d'accès aux soins, l'autosuffisance d'État …

L'amélioration de l'exercice du don et notamment du DO en France passe par la nécessité d'augmenter le nombre de donneuses « jeunes » et de renforcer les équipes médicales dédiées au DO. Le DO a fait preuve de son efficacité dans la prise en charge de certaines indications de l'infertilité de couple. Pour obtenir en France une autosuffisance d'État, il importe de réévaluer les mesures proposées, de choisir de les appliquer, d'innover dans l'intérêt de nos patientes et dans le respect de la déontologie et de l'éthique. L'information singulière et les campagnes régulièrement renouvelées restent d'une aide précieuse pour le don de gamètes. Outre l'amélioration du financement du don accordé, un « fléchage » des sommes délivrées s'avère nécessaire pour étoffer les équipes DO en moyens humains et matériels. La mutualisation de ces moyens, la création de réseaux, l'aide des centres privés sont autant de pistes de réflexion pour obtenir une meilleure fluidité dans l'offre de soins.

Références

[1] Lutjen, P., Trounson, A., Leeton, J., et al., 1984. The establishment and maintenance of pregnancy using in vitro fertilization and embryo donation in a patient with primary ovarian failure. Nature 307, 174–175.

[2] Rapport du Comité consultatif national d'éthique pour les sciences de la vie et de la santé (CCNE), 1989. État actuel des études conduites par le Comité concernant les dons de gamètes et d'embryons. 15 décembre.

[3] Rapport du Comité consultatif national d'éthique pour les sciences de la vie et de la santé (CCNE), 1990. Avis sur l'organisation actuelle du don de gamètes et ses conséquences. 18 juillet.

[4] Lois bioéthiques n° 94653 du 29 juillet 1994 relative au respect du corps humain et n° 94654 relative au don et à l'utilisation des éléments et produits du corps humain, à l'assistance médicale à la procréation et au diagnostic prénatal. Journal Officiel. 30 juillet 1994.

[5] Arrêté du 14 avril 2022 portant modification de l'annexe de l'arrêté du 11 avril 2008 modifié relatif aux règles de bonnes pratiques cliniques et biologiques en assistance médicale à la procréation. JORF n°0091 du 17 avril 2022.

[6] Letur, H., 2020. Le futur de l'AMP en France. Réalités en Gynécologie Obstétrique, n°201, Janvier. pp. 8–11.

[7] Décret n° 2022-1187 du 25 août 2022 relatif à l'accès aux données non identifiantes et à l'identité du tiers donneur pris en application de l'article 5 de la loi 2021-1017 du 2 août 2021 relative à la bioéthique et portant modification des dispositions relatives à l'assistance médicale à la procréation. JORF n°0198 du 27 août 2022.

[8] Décret n° 2021-1243 du 28 septembre 2021 fixant les conditions d'organisation et de prise en charge des parcours d'assistance médicale à la procréation. JORF n° 0227 du 29 septembre 2021.

[9] Décret n° 2021-1933 du 30 décembre 2021 fixant les modalités d'autorisation des activités d'autoconservation des gamètes pour raisons non médicales en application de l'article L. 2141-12 du Code de la Santé publique et portant diverses adaptations de la partie réglementaire du même code au regard des dispositions de la loi n° 2021-1017 du 2 août 2021 relative à la bioéthique. JORF n° 0304 du 31 décembre 2021.

[10] Décret n° 2004-606 du 24 juin 2004 relatif aux règles de sécurité sanitaire applicables au recueil et à l'utilisation d'ovocytes humains provenant de dons en vue de la mise en œuvre d'une assistance médicale à la procréation et modifiant le code de la santé publique (deuxième partie : Décrets en Conseil d'État). JORF n° 147 du 26 juin 2004.

[11] Décret n° 2009-217 du 24 février 2009 relatif au remboursement des frais engagés à l'occasion du prélèvement d'éléments ou de la collecte de produits du corps humain à des fins thérapeutiques. JORF n°0047 du 25 février 2009.

[12] Merlet, F., Letur, H., 2011. Où en sommes-nous du don d'ovocytes en France ? Genesis 155, 11–15.

[13] Chevalier, N., Letur, H., Lelannou, D., et al., 2011. and the French Study Group for oocye donation. Maternofetal cardiovascular complications in Turner syndrome after oocyte donation : insufficient prepregnancy screening and pregnancy follow up are associated with poor outcome. JCEM 96, E260–E267.

[14] Frydman, R., Letur-Konirsch, H., De Ziegler, D., et al., 1990. A protocol for satisfying the ethical issues raised by oocyte donation : the free, anonymous and fertile donors. Fertil Steril 53, 666–672.

[15] Letur, H., 2007. Current practices of oocyte donation in France and Europe. J Gynecol Obstet Biol Reprod (Paris) 36, 727–737.

[16] Haouzi, D., Dechaud, H., Assou, S., et al., 2012. Insights into human endometrial receptivity from transcriptomic and proteomic data. Reprod Biomed Online 24, 23–34.

[17] Van Der Hoorn, M.L., Lashley, E.E., Bianchi, D.W., et al., 2010. Clinical and immunologic aspects of egg donation pregnancies : a systematic review. Hum Reprod Update 16, 704–712.

[18] Letur, H., Peigné, M., Ohl, J., et al., 2016. Hypertensive pathologies and egg donation pregnancies : Results of a large comparative cohort study. Fertil Steril. 106 (2), 284–290.

[19] Kennedy, A.L., Stern, C.J., Tong, S., et al., 2019. The incidence of hypertensive disorders of pregnancy following sperm donation in IVF : an Australian statewide retrospective cohort study. Hum Reprod Oxf Engl. 34 (12), 2541–2548.

[20] Peigné, M., de Mouzon, J., Khiel, A., et al., 2023. Donated-embryo pregnancies are associated with increased risk of hypertensive disorders even for young recipients : a retrospective matched-cohort study. Fertil Steril 119 (1), 69–77.

[21] Agence de la biomédecine, 2021. Rapport médical et scientifique de l'Agence de la biomédecine.

[22] Cobo, A., Diaz, C., 2011. Clinical application of oocyte vitrification : a systematic review and meta-analysis of randomized controlled trials. Fertil Steril 96, 277–285.

[23] Pocate, Kh., 2021. Les résultats de la vitrification ovocytaire dans le don d'ovocytes en France. Communication orale, JGEDO.

[24] Raoul-Duval, A., Letur-Konirsch, H., Frydman, R., 1992. Anonymous oocyte donation : a psychological study of recipients, donors and children. Hum Reprod 7, 51–54.

[25] Aballea, P., Burstin, A., Guedj, J., 2011. Inspection générale des affaires sociales. État des lieux et perspectives du don d'ovocytes en France.

[26] Agence de la biomédecine, 2021. Plan ministériel 2022-2026 pour la procréation, l'embryologie et la génétique humaines.

[27] Pennings, G., 2015. Central role of altruism in the recruitment of gamete donors. Monash Bioeth Rev. 33 (1), 78–88.
[28] Kalampalikis, N., Doumergue, M., Zadeh, S., 2018. French Federation of CECOS. Sperm donor regulation and disclosure intensions: Results from a nationwide multi-centre study in France. Reprod Biomed Soc. Online 5, 38–45.

La levée de l'anonymat des donneurs de gamètes

Chapitre 38

L. Karpel

Depuis 1984, plusieurs pays européens ont décidé de lever l'anonymat des donneurs de gamètes à la majorité des enfants conçus grâce à ce don. La Suède d'abord, puis chronologiquement dans l'ordre : l'Allemagne, l'Autriche, l'Islande, la Suisse, la Norvège, les Pays-Bas, la Grande-Bretagne, la Belgique, la Finlande, le Portugal, Malte et dernièrement la France.

La loi française

La loi de bioéthique (n° 2021-1017), du 2 août 2021, a intégré dans son arsenal juridique la reconnaissance de la nécessité pour les enfants conçus par un don de gamètes d'avoir accès à l'identité du (de la) donneur(se).

Les associations composées d'enfants conçus par don de gamètes ont été à l'origine de cette loi. Leur détresse psychologique et le droit à la connaissance de leur origine génétique ont été pris en considération.

Une Commission d'accès des personnes nées d'une AMP aux données des tiers donneurs (CAPADD) a été créée. Elle est composée de magistrats, de médecins, de biologistes, de représentants d'association d'enfants conçus par don et de psychologues.

Le décret d'application de cette loi date de septembre 2022. Depuis lors, tous les donneurs et donneuses de gamètes devront accepter de donner des informations identifiantes : leurs nom, prénom, date et lieu de naissance; ainsi que des informations non identifiantes collectées au moment de leur don : leurs âge, état général, pays de naissance, statut marital, nombre d'enfants, niveau d'études, catégorie socioprofessionnelle, caractéristiques physiques et motivations au don. Les enfants interrogatifs sur leur capital génétique, s'ils en font la demande, peuvent accéder aux informations identifiantes et/ou non identifiantes du (de la) donneur(se) *via* une demande en ligne à la CAPADD.

Les enfants nés avant la promulgation de la loi peuvent demander à accéder à des informations sur leur donneur(se), à condition que ce (cette) dernier(ère) l'accepte. En effet, les dons antérieurs au 1er septembre 2022 resteront anonymes. Néanmoins, les donneurs concernés qui le souhaitent peuvent transmettre rétroactivement à la commission leur identité et leurs informations non identifiantes et accepter qu'elles soient révélées si un ou des enfants nés de leur don en font la demande. En cas de refus du donneur, l'enfant majeur ne pourra plus demander à la CAPADD des informations le concernant. Même si l'enfant a connaissance de l'identité du (de la) donneur(se), ce (cette) dernier(ère) n'a aucune obligation d'accepter une rencontre ou un contact écrit ou oral. L'anonymat des donneurs, s'il reste maintenu par l'administration, pourrait être remis en question si des tests génétiques sont entrepris.

Une loi en faveur du respect de la démocratie

La levée de l'anonymat a changé les paradigmes législatifs en matière de don de gamètes : on est passé de la protection du parent infertile (en particulier de l'homme stérile) à la protection de l'enfant. Cela revient à reconnaître les effets délétères des secrets de famille sur le bon développement de l'enfant.

Cette nouvelle loi redonne des lettres de noblesse à la notion de transparence et de protection des citoyens. En effet, tant que l'institution CECOS dépendante du ministère de la Santé, donc de l'État, détenait sur ces enfants des informations auxquelles ils n'avaient pas accès, il s'agissait d'une organisation non démocratique pour ces citoyens. Sur le modèle de l'accouchement sous le secret de l'identité (dit « accouchement sous X »), la nécessité pour l'enfant d'avoir accès à ses origines génétiques a été reconnue. Il aurait été étrange que l'identité d'une femme qui a accompli un acte douloureux d'abandon puisse être communiquée à un enfant adopté, tandis que l'identité d'un individu qui a réalisé un acte généreux de don de gamètes soit cachée à l'enfant devenu adulte.

L'histoire

Historiquement, le don de sperme était réalisé dans le secret des cabinets médicaux et faisait l'objet de transactions financières. Le donneur, connu du seul gynécologue, était rémunéré illégalement, afin de permettre à un couple infertile de bénéficier de ses gamètes. La création des CECOS en 1973 a modifié ces pratiques illégales et a permis de mettre en œuvre des dons de sperme dans un cadre institutionnel. Avant les lois de bioéthiques de 1994, le système du don à double guichet permettait aux couples de choisir entre un(e) donneur(se) connu(e) d'eux leur donnant directement ses gamètes ou bien un(e) donneur(se) inconnu(e) du couple donnant ses gamètes au centre où ils étaient suivis. Dans la plupart des pays européens, seul le système du don anonyme et indirect, c'est-à-dire recevoir des gamètes d'inconnu(e)s, est devenu légal.

À la création des CECOS, le modèle d'une procréation dans le secret était privilégié. Il s'agissait avant tout de rendre une pratique illégale et privée, légale et publique. Le modèle du donneur anonyme, « ni vu, ni connu », permettait de préserver le mariage, la virilité, la bienséance et les apparences. En effet, en toute apparence, un couple hétérosexuel, lié maritalement, pouvait ainsi enfanter sans révéler le drame de l'infertilité. L'infertilité masculine, extrêmement taboue, a été le plus puissant des freins à la levée de l'anonymat des dons de gamètes. Toutes les études le montrent : ce sont les pères dont les enfants ont été conçus grâce à un don de sperme qui ont le plus grand mal à en parler à leur enfant. Plus leur enfant est âgé, plus la difficulté est grande. La honte associée à l'infertilité masculine, confondue avec l'impuissance, freine la révélation du recours au don de sperme [1]. Certaines études montrent d'ailleurs que les enfants reprennent ce tabou à leur compte car, s'ils sont informés tardivement, ils en veulent plus souvent à leur mère qu'à leur père de leur avoir caché la vérité [2].

La levée de l'anonymat et ses éventuels impacts psychologiques

À titre de psychologue, le droit de l'enfant à connaître toute son histoire doit être défendu. Au fil des années, la proportion des parents ayant dit la vérité à leurs enfants sur le don de gamètes a augmenté lentement. D'ailleurs, plus les États maintiennent l'anonymat à tout prix, plus les parents suivent cette tendance au secret dans leur propre famille. Plus l'État est en faveur d'une levée de l'anonymat, plus les familles ont tendance à en parler à leur enfant. L'exemple suédois est édifiant sur ce point. Les mentalités ont évolué en même temps que la législation. En 2000, seuls 11 % des parents avaient informé leurs enfants. En 2007, ils étaient 67 %. En 2011, 90 % étaient convaincus du bien-fondé de la révélation à leurs enfants. Ces résultats s'opposent à l'idée répandue que la possibilité d'accès au nom du donneur fermera les parents quant à la révélation du recours au don.

Puisque désormais les médecins de PMA, et des CECOS en particulier, favorisent le parler vrai à l'enfant et ce depuis le plus jeune âge, cette connaissance de l'existence d'un(e) donneur(se), dans son histoire de conception, ouvre des questions chez l'enfant concernant l'identité de cette dernière Cette curiosité peut inquiéter le parent infertile et le mener au secret [3]. Aussi, il faut accompagner les parents non seulement dans la voie de la parole vraie à l'enfant concernant leur recours au don de gamètes mais aussi dans la possible levée de l'anonymat.

Cette nouvelle loi a retenu que la vérité concernant le (la) donneur(se) revenait davantage à l'enfant qu'aux parents (malgré leur curiosité). Pour le parent, le don de gamètes aura été un moyen alors que pour l'enfant il s'agit d'une fin. En effet, un couple accepte les gamètes d'un(e) donneur(se) pour procréer mais l'enfant gardera à vie une moitié de son capital génétique inconnu qu'il transmettra en enfantant.

En maintenant l'anonymat du (de la) donneur(se) à l'égard des parents infertiles, ces derniers ne pourront choisir le (la) donneur(se) selon des critères physiques ou intellectuels, ce qui aurait pu s'apparenter à de l'eugénisme. Par conséquent, l'anonymat du (de la) donneur(se) persiste pour le parent et ne sera levé qu'à la demande de l'enfant concerné à sa majorité.

Une demande de l'enfant ou du parent ?

Afin d'avoir accès à des informations concernant le donneur, l'enfant devra remplir une demande en ligne, accompagnée d'une photocopie de sa carte d'identité et d'un acte de naissance, auprès de la CAPADD. Cette demande sera lue par les différents acteurs de la commission. Comment connaître la véritable motivation de cette demande ? Comment s'assurer que la demande émane vraiment des enfants ? Un jeune de 18 ans, encore dépendant affectivement de ses parents, entreprend-il vraiment cette demande de levée de l'anonymat du donneur pour son compte ou bien pour celui de ses parents ?

Une mère seule élevant un enfant difficile ne va-t-elle pas encourager son enfant à demander la levée de l'anonymat dans l'espoir fou que le donneur se sente une responsabilité éducative et l'aide dans sa lourde tâche parentale ?

Une mère, séparée du père, dont l'enfant est coupé ou éloigné, ne va-t-elle pas encourager consciemment ou inconsciemment son enfant à la levée de l'anonymat dans l'espoir de lui offrir un « meilleur père » ?

Un enfant, en proie à un complexe d'Œdipe difficile à surmonter, ne va-t-il pas vouloir déviriliser son père en lui opposant l'existence du donneur comme meilleur père que lui ou destituer sa mère en lui opposant une donneuse ?

Un enfant élevé dans une famille défaillante sur les plans affectif et éducatif ne sera-t-il pas enclin à tout attendre du (de la) donneur(se) avec son lot de déception et de désillusion ? Attendra-t-il des parents de substitution ?

Les enfants conçus par don et élevés par des femmes seules ou en couple homosexuel sont davantage demandeurs de la levée de l'anonymat. Ils sont en quête d'une figure paternelle. Même si un donneur ne sera jamais un père, l'enfant peut l'attendre. Si le donneur refuse le lien, l'enfant risque de s'effondrer.

Une démarche administrative pour une demande affective

On peut s'inquiéter de l'aspect administratif de cette requête de levée de l'anonymat. Envoyer un simple courrier ou courriel donnant le nom et le prénom d'un inconnu à cette jeune personne, le demandeur, l'enfant conçu grâce au don, sans accompagnement psychologique ni pour lui, ni pour sa famille questionne.

Ces révélations en dehors du cadre de l'amour parental peuvent tourmenter l'enfant. Aussi, il serait fondamental d'entourer l'enfant majeur dans sa quête et non de transformer la levée de l'anonymat en une démarche administrative froide et sans accompagnement psychologique.

La Suisse a, par exemple, prévu que la révélation de l'identité du donneur soit réalisée lors d'un entretien en présence d'un psychologue. Il serait intéressant d'imaginer un même protocole en France, même pour annoncer que le donneur ne souhaite pas être contacté.

Risques de la levée de l'anonymat pour l'enfant

Est-ce que le donneur, vingt ans plus tard, sera réceptif à la demande de l'enfant ? Quel est le risque affectif pour l'enfant ? Imaginons une jolie jeune femme de 20 ans conçue par don, qui vient frapper à la porte d'un donneur inconnu, avec des attentes affectives (ce sont davantage les jeunes femmes que les jeunes hommes qui font ces démarches [4]). Quelle sera la réaction du donneur ? N'existe-t-il pas un risque que le donneur puisse profiter de la situation ? Quel intermédiaire peut-on créer pour protéger l'enfant et sa famille ?

Rêver une fratrie

Connaître l'identité du (de la) donneur(se) permet de savoir s'il est parent. L'enfant conçu par un don de gamètes a souvent été élevé par des parents plus âgés (du fait des années d'aide médicale à la procréation infructueuse) et il est souvent un enfant unique. Aussi, il peut rêver d'être enfin inclus dans une fratrie. Or, les enfants du donneur peuvent ne ressentir aucun sentiment fraternel à l'égard d'un illustre inconnu. Le risque de déception est encore très grand. Il peut être refusé et rejeté de cette fratrie constituée, qui a grandi ensemble [5].

Cependant, connaître l'existence de « demi-génétiques » permet d'écarter l'angoisse de transgression de l'interdit de l'inceste [6]. En effet, une fois connus les enfants issus du (de la) donneur(se), le risque d'entretenir une relation sexuelle avec eux est annulé. La plupart des enfants nés du don mentionnent l'angoisse du risque d'inceste avec un demi-frère ou une demi-sœur génétique, enfants du (de la) donneur(se) ou issus de son don. En France, un donneur devait jusqu'alors être père et son don peut servir à la naissance de 10 enfants dans la même région. Les ovocytes des donneuses peuvent être partagés entre deux couples ou bien elles peuvent donner plusieurs fois leurs ovocytes. Même en ignorant la qualité de frère ou de sœur, il s'agirait d'inceste. Il a pu être dit que l'interdit de l'inceste était d'abord symbolique, ce qui est une distorsion du message psychanalytique. L'interdit de l'inceste porte d'abord sur nos proches génétiques et dans un deuxième temps, de manière symbolique, sur tous ceux avec lesquels nous faisons famille.

Retrouver des traits communs au donneur

La levée de l'anonymat vient répondre à la question de la ressemblance. Malgré l'appareillage des donneurs ou donneuses selon les critères phénotypiques de l'homme ou de la femme infertile, l'enfant peut à la naissance soit complètement ressembler au parent fertile, soit être un mélange du parent fertile et du donneur, soit ressembler uniquement au donneur. Les questions d'identité s'arriment à la ressemblance. Le jeu des ressemblances est un jeu nécessaire au petit âge, à l'adolescence et à l'âge adulte pour s'apparenter à une famille, à une origine géographique, ethnique ou religieuse. Elle n'est pas une question neutre. Parmi les enfants nés du don, nombreux sont ceux qui ne souhaitent qu'une photographie du donneur afin d'associer tel trait de leur visage à celui du donneur ou bien seulement une origine géographique [4, 6].

Loyauté de l'enfant

La loi ne va pas susciter un intérêt chez tous les enfants conçus grâce à un don de gamètes. D'abord parce que tous les parents n'ont pas dit la vérité [3] mais aussi parce qu'il existe une loyauté de l'enfant à l'égard du parent infertile. Leur curiosité peut se trouver interdite car ils craignent qu'elle soit destructrice psychiquement pour leur parent fragilisé par l'infertilité. Javda *et al.* montrent que parmi les enfants conçus par don de sperme recherchant leur donneur, 79 % en parlent à leur mère mais seuls 29 % en parlent à leur père. L'absence de démarche peut signifier conforter son parent, le rassurer. Ainsi les enfants s'empêchent l'émergence d'une curiosité saine [7] car ils savent que le donneur apparaît comme une menace [8] pour leur père.

Par ailleurs, nous savons que le secret de famille augmente la curiosité infantile. Plus les parents font un secret du recours de gamètes, plus les enfants sont curieux [9]. Plus les parents assument tôt le recours au don et expliquent à leurs enfants toutes les étapes du don, moins ces derniers sont en quête d'informations concernant le donneur.

Qui voudra connaître le donneur ?

On estimait à 25 par an, les demandes d'enfants conçus par don souhaitant obtenir des informations sur le donneur, adressés aux CECOS en France ; quand bien même ces enfants sauraient bien que la loi ne les y autorisait pas. Ce nombre pourrait être démultiplié maintenant que la loi les y autorise. Aux États-Unis, leur nombre est important. Le don de gamètes y a été organisé sur le mode payant et un seul donneur peut permettre la naissance de 55 enfants. Les études [4] montrent que ce sont davantage les filles et les enfants de mères célibataires (58,1 %) et de femmes homosexuelles (36,8 %) qui sont demandeurs de connaître le (la) donneur(se).

Une loi en partie obsolète ?

Nous savons que jusqu'à la promulgation de la loi, la moitié des donneurs de sperme et le quart des donneuses d'ovocytes s'estimaient prêt(e)s à répondre à la demande d'un enfant conçu grâce à leur don. Aussi, une partie des enfants intéressés par la levée de l'anonymat resteront sans réponse et se tourneront sans doute vers les tests génétiques. En 2004, un jeune homme de 15 ans retrouve son donneur de gamètes grâce à un test génétique [10]. Dix ans plus tard, cette pratique est devenue répandue dans la société. Les enfants conçus grâce à un don de gamètes, adoptés ou bien dubitatifs sur leur filiation, y ont recours. D'après l'association PMA-nonyme, en France, près de 400 enfants ont déjà retrouvé un donneur de gamètes ou les enfants de ce dernier par ce biais.

Conclusion

Nous devrions encourager les parents à parler du don de gamètes et accompagner leurs enfants dans cette démarche de levée de l'anonymat. Les enfants ne devraient pas se retrouver seuls face à cette découverte. Les risques étant que l'enfant se tourne en secret vers des tests génétiques et la rencontre avec un illustre inconnu sans intermédiaire protecteur. La meilleure façon de protéger l'enfant serait que ses parents lui révèlent leur infertilité, la cause de cette dernière et le recours au don de gamètes. Le parent infertile certain ne devrait pas s'inquiéter de la saine curiosité de son enfant à l'égard du (de la) donneur(se). Cela ne devrait pas troubler sa parentalité sauf si finalement son infertilité lui a toujours été intolérable, blessante, et son choix du don jamais assumé. Ce n'est pas aux enfants d'assumer les choix procréatifs de leurs parents mais aux parents d'assumer à vie ce choix procréatif à l'égard de leurs enfants conçus grâce à un don. Chacun retrouverait ainsi sa place : l'enfant, les parents et le (la) donneur(se). Le psychologue de PMA, de maternité, de crèches, de la petite enfance doit se former à cet accompagnement.

Références

[1] Beeson, D.R., Jennings, P.K., Kramer, W., 2011. Offspring searching for their sperm donors: how family shapes the process. Human reproduction 26 (9), 2415–2424.

[2] Blake, L., Javda, V., Golombok, S., 2014. Parents psychological adjustment, donor conception and disclosure: a follow up over 10 years. Human reproduction 29 (11), 2487–2496. Nov.

[3] Canneaux, M., Kobilinsky, N., Wolf, J.P., Golse, B., Beaucquier Macotta, B., 2016. Information, transmission, secret : quel discours pour les enfants nés par don de gamètes ? Gynécologie obstétrique et fertilité 44 (7-8), 410–416.

[4] Scheib, J.E., Riordan, M., Rubin, S., 2003. Choosing identity-release sperm donors: the parents' perspective 13-18 years later. Human reproduction 18 (5), 1115–1127.

[5] Daniels, K.R., Kramer, W., Perez-y-perez, M.V., 2012. Semen donors who are open to contact with their offspring: issues and implications for them and their families. Reproductive biomedicine online 25 (7), 670–677. Dec.

[6] Javda, V., Freeman, T., Kramer, W., Golombok, S., 2010. Experiences of offspring searching for and contacting their donor siblings and donor. Reproductive biomedicine online 20 (4), 523–532.

[7] Javda, V., Freeman, T., Kramer, W., Golombok, S., 2009. The experiences of adolescents and adults conceived by sperm donation: comparisons by age of disclosure and family type. Human reproduction 24 (8), 1909–1919. Aug.

[8] Hertz, R., Nelson, M.K., Kramer, W., 2015. Sperm donors describe the experience of contact with donor-conceived offspring. Facts views vis obgyn 7 (2), 91–100.

[9] Clément Jean-Loup, 2012. Mon père, c'est mon père, l'histoire singulière des enfants conçus par insémination avec donneurs de sperme. L'Harmattan, Paris.

[10] Neyroud, A.S., Roche, M., Domin, M., Jaillard, S., Ravel, C., 2020. L'anonymat du don de gamètes à l'heure des tests génétiques. Gynécologie Obstétrique Fertilité et sénologie 48 (11), 820–826. Nov.

Réflexions à propos des lois de bioéthique

Chapitre 39

R. Frydman

En 1978, la naissance de Louise Brown a été vécue comme une véritable transgression. Pour la première fois dans l'histoire de l'humanité, un être humain a été conçu hors du corps féminin. L'embryon humain, invisible lors de sa constitution, allait pouvoir être photographié, filmé, observé. Celui qui était intouchable devient manipulable, modifiable.

Les débats furent nombreux et véhéments entre ceux qui approuvaient et ceux qui réprouvaient. En France, le 23 février 1983, un an après la naissance d'Amandine le 24 février 1982, le président François Mitterrand institua un Comité consultatif national d'éthique des sciences de la vie. Quarante sages furent chargés de donner leurs avis au pouvoir politique. Les premiers sujets concernaient l'AMP, l'expérimentation sur l'embryon, l'accès à l'information génétique et la nécessité d'un consentement écrit des patients. Un avis, tout particulièrement, restera dans les mémoires : l'embryon ou fœtus doit être reconnu comme personne humaine potentielle dont le respect s'impose à tous. Une voie de sortie honorable entre ceux qui considèrent l'embryon humain comme un simple amas de cellules et ceux pour qui il est une personne à part entière. Ces avis, par souci de ne pas empiéter la liberté de discussion, n'avaient rien de contraignant : si certains médecins ne souhaitaient aucune législation, se contentant de s'appuyer sur leur jugement et leur conscience professionnelle, d'autres, et surtout les non-médecins, souhaitaient encadrer l'AMP, jugée potentiellement sulfureuse.

À la suite de différents colloques sur le thème « De l'éthique au droit », la première loi de bioéthique fut déposée à l'Assemblée nationale en 1992 puis votée en 1994. Pendant douze années, médecins et biologistes de la reproduction travaillèrent sans aucune règle édictée sur les indications et les modalités des prises en charge. Quant aux innovations, telles que la congélation d'embryons, l'injection intracytoplasmique de spermatozoïde, l'organisation du don d'ovocytes, elles reposaient sur l'enthousiasme de certains d'entre nous, aidés par les échanges avec les collègues étrangers et la création de sociétés savantes. Rien d'autre que cet enthousiasme et nos consciences.

Voyons les grandes lignes de cette loi et de ses trois révisions ultérieures, la dernière datant d'août 2021. Précision : les textes de loi ont beau être promulgués, il reste souvent des décrets « bonus » pour les compléter. La France est l'un des rares pays à légiférer par paliers. Ce recours à l'Assemblée nationale amène parfois à des prises de décision politiciennes éloignées du sujet proprement dit qui ne servent qu'à soutenir ou à défaire une coalition politique. Peu de pays ont une législation régulièrement révisable.

Résumé des épisodes précédents

La première loi du 29 juillet 1994 fait entrer l'AMP dans le paysage médical. Elle s'étend aux pratiques cliniques et biologiques permettant la conception *in vitro*, la conservation des gamètes féminins comme masculins (les banques de sperme avaient, elles, été reconnues depuis 1970), des tissus germinaux (testicules et ovaires) et des embryons, le transfert d'embryons et l'insémination artificielle (article L. 2141). Quatre tentatives sont remboursées par la Sécurité sociale uniquement pour les couples infertiles mais mariés, ou qui fournissent la preuve d'une vie commune depuis deux ans, ce qui reste une aide exceptionnelle à l'échelle mondiale. La pratique du don de gamètes est autorisée à condition qu'il soit anonyme et gratuit. Cette première loi affirme d'emblée la non-commercialisation du corps et des cellules humaines. Elle accepte la possibilité du DPI pour des couples fertiles mais susceptibles de transmettre une maladie génétique identifiée. Ils pourront bénéficier d'un choix embryonnaire, évitant ainsi la transmission d'une maladie particulièrement grave et incurable au moment du diagnostic (il faudra attendre 5 ans, soit 1999, pour que les décrets d'application sortent, ce qui nous autorisera à le pratiquer neuf ans après nos collègues anglais. À noter que la conservation embryonnaire est limitée à 5 ans…).

La deuxième révision du 6 août 2004 crée l'ABM chargée de réglementer la profession (autorisation personnelle d'exercer cette spécialité, autorisation pour les établissements cliniques et biologiques). Cette loi limite fortement la recherche sur les cellules souches récemment identifiées et interdit le clonage reproductif. Elle autorise l'enfant du double espoir. Cette appellation consiste à choisir au cours d'une FIV les embryons non seulement indemnes de la maladie génétique familiale, mais surtout issus d'un groupe tissulaire HLA compatible avec l'enfant aîné atteint : seule cette histocompatibilité lui permettra de bénéficier d'une greffe de sang du cordon salvatrice. La durée de congélation embryonnaire n'est plus limitée à 5 ans. Un certain nombre de règles de bonnes pratiques ont été émises ensuite, en 2008, 2010, 2017, complétant l'encadrement de cette activité médicale, sûrement l'une des plus contrôlées. Cette deuxième révision réaffirme les principes de non-patrimonialité et de non-commercialisation du corps et des cellules humaines.

La troisième révision, en 2011, maintient, *grosso modo*, les mêmes interdictions sur la recherche scientifique avec l'interdiction de concevoir des embryons pour la recherche, et affirme sur le plan clinique l'interdiction du double don de gamètes, de la GPA (qui avait été pratiquée en France au milieu des années 1980 par le Dr Sacha Geller qui avait fondé à Marseille une association, Les Cigognes) et du transfert embryonnaire *post mortem*, mais autorise (six ans après les Japonais) la congélation d'ovocytes par la technique de vitrification jusqu'alors interdite car assimilée (comme toute innovation) à de la recherche sur l'embryon. La préservation de la fertilité va pouvoir entrer dans une phase active avant tout traitement chimio-toxique chez la femme jeune en âge de procréer. L'accueil d'embryon autorisé depuis la loi de 1994 voit ses décrets d'application confirmés (il a fallu presque dix ans entre les deux).

La quatrième révision de la loi de bioéthique d'août 2021 élargit l'AMP aux couples de femmes et aux femmes célibataires, autorise les enfants nés d'une AMP avec don de gamètes à accéder à leurs origines et permet une autoconservation des gamètes sans motif médical. Passage progressif du médical au sociétal qui permet d'être plus en phase avec l'évolution de la société, ce qui mérite d'être salué, mais pose un certain nombre de questions.

Y a-t-il sur le plan sociétal des incohérences ? Sur le plan scientifique des insuffisances ?

Sur le premier point, je répondrai en prenant plusieurs exemples :

- l'autoconservation des ovocytes sans indication médicale est autorisée entre 29 et 37 ans pour les femmes, avant 59 ans pour les hommes, mais uniquement dans des centres publics. Qui ne sont que trente. Justement. Pourquoi ne pas ouvrir cette possibilité au-delà, à tous ceux (privé/public) qui ont le savoir-faire biologique et le souhaitent, et qui, bien sûr, satisfont aux règles en vigueur pour être labellisés ? La proximité géographique du suivi des patientes est l'un des facteurs clés d'une prise en charge correcte et adaptée. Par ailleurs, l'autoconservation ovocytaire pose des questions : taux de succès, nombre d'ovocytes donc de tentatives envisagées, devenir de ces ovocytes, etc. Le parcours de prise en charge doit être plus clairement défini. À mes yeux, il nécessite un temps de réflexion lors d'une première consultation d'information par un personnel dédié ;
- la facilité d'accès au don de gamètes est liée à la disponibilité de ceux-ci. Il faut donc recruter des donneurs et des donneuses sur la base de la nouvelle loi, soit : volontariat, gratuité et maintenant levée de l'anonymat (de données non identifiantes – l'âge, le pays de naissance, le motif du don – et identifiantes – l'identité du

donneur). À noter que cette levée de l'anonymat ne s'obtient qu'uniquement si l'enfant, issu d'un don, le demande à sa majorité (18 ans) après qu'il a été mis au courant par ses parents de son mode de conception. Il y a bien chaque fin d'année une campagne nationale d'information menée par l'ABM – coût en 2021 : 3,8 millions d'euros –, mais l'impact est insuffisant. Ne faudrait-il pas mieux créer des postes pour un personnel médical et/ou paramédical spécifique (infirmières, sages-femmes ou médecins) dédié à cet objectif? Des femmes et des hommes compétents et capables d'écoute, au sein des centres hospitaliers mais aussi hors des établissements de santé (mairie, institution, université, lieux de travail…)? Pourraient s'y tenir des réunions d'informations et d'accompagnement destinées aux personnes intéressées à donner leurs gamètes. Ce personnel pourrait être commun à plusieurs centres géographiquement proches et transmettre également l'information sur l'autoconservation;

- les CECOS ne sont, pour être précis, que 29 dans toute la France. Ne devraient-ils pas être plus nombreux et/ou s'ouvrir à un fonctionnement en réseau pour faciliter le don d'ovocytes, histoire d'être au plus près de la population concernée? Aujourd'hui, pour bénéficier d'un don de sperme, la durée d'attente pour le premier rendez-vous est de six mois environ, auquel il faut ajouter un an d'attente en moyenne pour la délivrance des paillettes, avec un taux de succès qui est loin des espérances et amène à renouveler la tentative. En outre, la levée de l'anonymat nécessite une information spécifique et un accompagnement qui à ce jour n'est pas en place et risque d'aboutir à une pénurie de l'offre de gamètes (surtout de dons d'ovocytes). Si cela n'est pas résolu, les candidats iront de plus belle recourir aux centres étrangers, voire à Internet pour acheter du sperme à des officines commerciales, quand ils ne se tourneront pas vers les pratiques – illégales en France – que sont les dons directs et rémunérés. Quant au don d'embryons surnuméraire, la levée de l'anonymat risque de faire chuter cette pratique déjà très faible pour des raisons compréhensibles. Elle devrait en toute logique, lorsque le recours à des gamètes masculins et féminins s'impose, bénéficier du double don récemment autorisé. Notons que la durée de conservation des embryons n'est plus limitée;
- les portes des magasins sont donc ouvertes mais ceux-ci sont à moitié pleins, ce qui compromet la réalisation des objectifs d'accessibilité sans discrimination géographique et sociale;
- la limite d'âge de toutes prises en charge, y compris du transfert d'embryons préalablement congelés (soit 45 ans pour les femmes, 59 ans pour les hommes), va de plus entraîner des situations inextricables. *Quid* d'un couple qui a conçu des embryons *in vitro* après 40 ans, qui a eu un premier enfant à 42 ans, pour la femme, 58 ans, pour l'homme, qui veut constituer une famille, et dont l'un ou l'autre aura dépassé l'âge requis au moment de la date *ad hoc* de transfert des embryons congelés restants? Le projet parental se limite-t-il à un seul enfant? Certes, un âge élevé – de la femme comme de l'homme – comporte certains risques pour le fœtus, et les grossesses tardives ne sont pas exemptes d'une augmentation des complications obstétricales, mais cela doit se traiter au cas par cas, une fois l'information transmise. Il ne viendrait à personne l'idée d'interdire toute grossesse chez les femmes âgées de plus de 40 ans sous prétexte qu'il y a un risque plus élevé de trisomie. Pourquoi alors ne pas faire de même chez l'homme âgé de plus de 59 ans, dont la femme souhaite un (voire un autre) enfant? Information du couple et proposition de dépistage au cas par cas me semblent plus humaines, donc préférables à ces diktats sans réelles justifications;
- le transfert *post mortem* est heureusement rare, mais la loi est à l'image de l'état d'esprit rigide qui règne dans notre pays. Toutes les veuves ne souhaitent pas poursuivre le projet parental, mais comment refuser par principe à celles qui le veulent de disposer des embryons obtenus avec leur défunt compagnon? Tout en les informant qu'elles peuvent en faire don à un autre couple et que, si elles continuent à souhaiter un enfant *post mortem*, elles seront autorisées légalement à recourir à un sperme de donneur anonyme, comme cela est désormais possible pour les femmes seules;
- la levée de l'anonymat du donneur de sperme (anonymat qui était la règle jusqu'en 2022) pourrait devenir rétrospectif. Ce qui n'est pas sans poser des problèmes d'ordre éthique. Il s'agirait d'un incontestable manquement à la parole donnée puisqu'on a promis à ces donneurs d'avant

2022 que l'anonymat serait total, jamais levé, qu'ils ne seraient jamais contactés à ce sujet. De même, un donneur pourra-t-il se rétracter et refuser de voir l'enfant né de son sperme vingt ans plus tard parce que sa vie n'est plus la même, qu'avec une compagne, des enfants, la donne a changé ? Que faire alors ? Devra-t-on le signaler à la maréchaussée ?

Ces ouvertures sociétales s'accompagnent donc de certaines limitations, surtout comparées à certains pays qui ont une pratique encadrée, évaluée, mais plus ouverte (de nombreux pays européens acceptent le principe du transfert *post mortem*, les géniteurs ne tombent sous le couperet de l'âge, etc.). En France, non seulement nous ne sommes pas cohérents sur le plan clinique, mais on retrouve cette frilosité sur le plan scientifique.

Tout d'abord, constatons l'absence d'un grand pôle de recherche autour de la reproduction humaine. Les unités de recherches de l'INSERM, du CNRS, de l'INRA ne sont pas réunies et valorisées. Or, c'est à ce niveau que se joue l'avenir.

Bien qu'après des années de résistance aux recherches sur l'embryon humain, une ouverture plus grande d'étude scientifique sur les cellules souches humaines est enfin acquise, l'analyse de l'embryon avant son transfert utérin, lui, reste interdite.

Le DPI consiste à analyser un embryon obtenu *in vitro* en lui prélevant une ou deux cellules au troisième ou cinquième jour de sa culture. Le DPI existe avec succès depuis 1991 en Angleterre, depuis 2000 en France. Cette technique est proposée aux couples qui ont une forte probabilité de transmettre à leur enfant une grave maladie génétique, ne pouvant être guérie au moment du diagnostic. Une soixantaine de maladies sont aujourd'hui diagnostiquées grâce au progrès de la génétique, ce qui est positif, mais, en France, les couples concernés attendent trop longtemps avant d'être pris en charge (un an et demi à Paris pour 20 % de succès). Quand on sait le rôle de l'âge sur le résultat, c'est peu dire qu'on ne donne pas les meilleures cartes aux couples de 36 ans et plus. Sans compter les effets négatifs sur leur motivation et leur vécu conjugal. Normal qu'ils en viennent, s'ils le peuvent financièrement, à se tourner vers l'étranger. Cette technique, qui a le grand mérite d'exister et n'a pas démontré depuis trente ans la moindre dangerosité, pourrait être appliquée dans un autre but que celui d'éviter la transmission d'une maladie génétique connue. Par exemple, dans la recherche d'une aneuploïdie embryonnaire (DPI-A), spécialement chez les femmes âgées ou ayant fait des fausses couches à répétition. Le problème principal de l'AMP, en effet, est son taux relativement faible de réussite, poussant à la répétition de tentatives. Seuls 40 à 50 % des couples qui commencent la procédure auront l'enfant désiré, y compris ceux qui multiplient à l'envi le nombre d'essais. Il conviendrait d'apporter une meilleure réponse scientifique et médicale, afin d'améliorer le taux de succès et offrir une meilleure prise en charge.

Selon l'ABM, en 2016, 297 744 embryons ont été conçus après AMP *in vitro*, seulement la moitié (49,2 %) ont été jugés aptes (en fonction de leur aspect morphologique) à être transférés immédiatement, ou ultérieurement après congélation. Parmi les embryons transférés, seuls 16,5 % se sont développés jusqu'à une naissance viable. Ainsi estime-t-on que 60 % des embryons obtenus *in vitro* ne possèdent pas le potentiel de développement nécessaire, un pourcentage pouvant atteindre 80 % chez les patientes de plus de 40 ans.

N'est-ce pas faire violence aux femmes et à leur compagnon que de leur infliger des tentatives inutiles en leur donnant de faux espoirs de réussite ? Et si l'on évitait ce gâchis ? Rechercher une aneuploïdie, un désordre chromosomique ou mitochondrial, ou encore des altérations métaboliques s'imposerait dans un certain nombre de cas. Or, la pratique du diagnostic embryonnaire préimplantatoire n'a pas été acceptée en France (en dehors d'un projet de recherche), de crainte d'une politique eugénique. Ce n'est vraiment pas à l'ordre du jour, pourtant, puisqu'il s'agit de déterminer le potentiel de développement de chaque embryon, aucunement de choisir telles ou telles caractéristiques (ainsi, le diagnostic de sexe ne serait pas communiqué, comme c'est le cas au Canada). En revanche, les données concernant la découverte d'une anomalie devraient, elles, être transmises au couple qui, en dernier ressort, est le seul à décider de l'avenir des embryons. Pour être clair : si un couple, mis au courant de l'existence d'une anomalie chromosomique ou génomique embryonnaire *in vitro*, que celle-ci soit certaine (trisomie 21) ou probable, demande que l'embryon leur soit tout de même transféré, c'est leur décision qui doit primer, non celle des médecins.

Pour terminer sur un point optimiste, l'article 4 de la loi de 2021 prévoit une mise en place d'une prévention de l'infertilité et d'une amélioration de l'accompagnement des personnes ayant recours à l'AMP. Une commission *ad hoc* a remis son rapport au début de l'année 2022 (voir chapitre 49). Souhaitons qu'un comité de suivi permette avant sept ans (date prévue de la saison 5, soit la cinquième loi de bioéthique, et de la réédition de cet ouvrage) de mieux coller encore aux réalités médicales et sociétales de notre pays. Ainsi, en 2016, nous avions été plus de deux cents médecins et biologistes de la reproduction à signer un manifeste (publié dans le journal *Le Monde* et édité par Le Seuil en 2018), soutenant « le droit de choisir », dont quatre des cinq points ont finalement été adoptés par l'Assemblée nationale en août 2021 (plan de prévention, accès de l'AMP aux femmes célibataires ou en couple de femmes, accès à des données identifiantes ou non pour l'enfant né par don de gamètes, autoconservation ovocytaire). Seul le DPI-A n'a pas été accepté. Le scénario de la saison qui s'annonce n'est pas encore écrit. À nous d'argumenter.

D'autres avancées techniques se profilent : gamètes artificiels, approche génétique des infertilités, greffe de l'utérus, ectogenèse embryonnaire… Gageons que la prochaine révision des lois de bioéthique corrigera les lacunes de celle-ci et abordera ces nouveautés avec anticipation.

Prise en charge en AMP en contexte viral

Chapitre 40

X. Ferraretto, L. Adjiman, M.-A. Llabador, F. Eustache

Contexte et modalités générales de la prise en charge en contexte viral

En France, l'activité d'AMP en contexte viral représente seulement 1,5 % de l'activité totale selon le rapport de l'ABM. Elle était en 2019 de 191 fécondations *in vitro* (FIV) ou injections intracytoplasmiques de spermatozoïdes (ICSI), 132 TEC et 93 IIU pour les couples dont l'un des deux membres est porteur du VIH-1 ou VIH-2 (figure 40.1A), et de 759 FIV ou ICSI, 518 TEC et 384 IIU pour les couples dont l'un des deux membres était porteur du VHB ou du VHC (figure 40.1B) [1].

La prise en charge d'un couple sollicitant une AMP obéit aux recommandations décrites dans l'arrêté des bonnes pratiques en AMP du 30 juin 2017 [2]. Elle précise que la recherche de marqueurs biologiques pour les virus du VIH-1 ou VHI-2, du VHB (antigène HBs, Ac anti-HBc et anti-HBs), du VHC (Ac anti-VHC) doit être effectuée dans les 3 mois qui précèdent la première tentative d'AMP et doit être renouvelée chaque fois que le délai entre la tentative d'AMP et le dernier examen dépasse 12 mois. Dans le cas où au moins l'un des deux partenaires présente une infection virale à VIH, VHC et/ou VHB, la prise en charge des patients doit se faire dans un circuit spécifique à risque viral. Elle implique une équipe multidisciplinaire associant, outre l'équipe clinico-biologique d'AMP, un virologue, un infectiologue et/ou un hépatologue. Cette activité est exercée dans un établissement l'ayant déclarée à l'ABM et à l'ARS. La préparation, la mise en fécondation et la culture des gamètes et des embryons sont effectuées dans le circuit à risque viral, organisé dans des locaux spécifiques (laboratoire ou pièce dédiée) dont les centrifugeuses doivent être équipées de nacelles étanches et les échantillons biologiques traités dans un poste de sécurité microbiologique de type II ou équivalent. Des procédures spécifiques doivent être mises en place dans le laboratoire avec des lavages renforcés des CCO et les spermatozoïdes éjaculés doivent être préparés avec au minimum un gradient de densité suivi d'un lavage.

Le couple doit répondre à des critères de recevabilité de sa demande qui sont communs à tous les couples pris en charge en AMP [2]. Certaines dispositions particulières sont spécifiques au statut viral d'au moins l'un des deux partenaires et sont décrites ci-dessous.

Prise en charge des patient(e)s infecté(e)s par le VIH

Rappel épidémiologique sur la transmission du VIH

Le VIH est un virus à ARN du genre lentivirus appartenant à la famille des Retroviridae et a pour cible les lymphocytes T4. On estime qu'à peu près 35 millions de personnes sont infectées par le VIH dans le monde. Environ 85 % d'entre elles sont en âge de procréer. Actuellement, la transmission par voie sexuelle est à l'origine de plus de 80 % des nouvelles infections par le VIH dans le monde. Le risque de transmission hétérosexuelle augmente avec la charge virale de la personne infectée et dépend du stade évolutif de l'infection VIH. La transmission mère-enfant survient principalement pendant le dernier trimestre de la grossesse, lors de

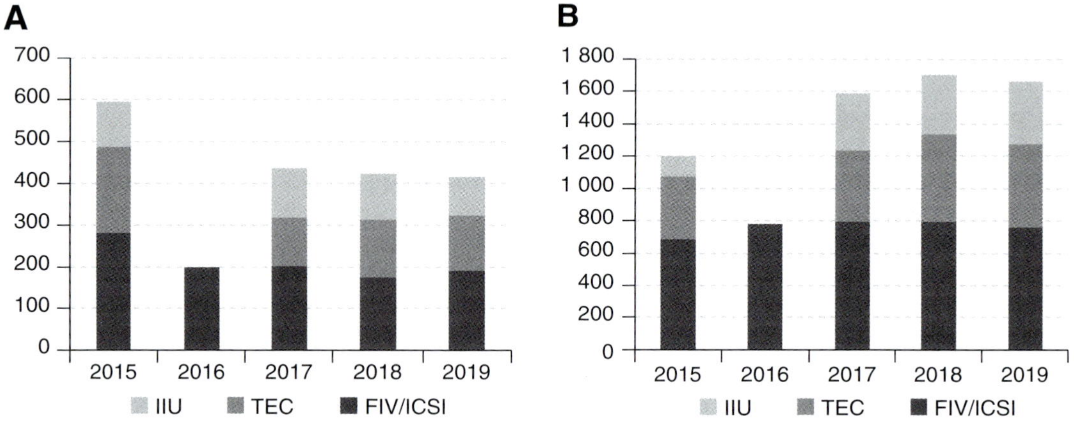

Figure 40.1. Évolution de l'activité de l'AMP en contexte viral en France pour les couples dont au moins un des partenaires est infecté par le VIH (A) ou par le VHB et/ou VHC (B).
IIU : insémination intra-utérine, FIV : fécondation *in vitro*, ICSI : injection intracytoplasmique de spermatozoïdes. Les données 2016 pour les IIU et les TEC ne sont pas disponibles. *Source : Données Agence de la biomédecine – Rapports AMP 2016-2020.*

l'accouchement et de l'allaitement. En l'absence de traitement préventif, elle varie de 25 à 50 % ; avec le traitement préventif, elle diminue à moins de 1 %. À partir du milieu des années 1990, l'utilisation à grande échelle des thérapies antirétrovirales combinées a considérablement amélioré la qualité de vie des patients infectés par le VIH et diminué très fortement la transmission verticale [3, 4]. Tout cela a permis aux personnes infectées par le VIH de reconsidérer leur désir d'enfant jusque-là amputé par une espérance de vie très faible et la crainte de contamination du partenaire et/ou de l'enfant à naître [5].

Place de la procréation naturelle pour les couples sérodiscordants infectés par le VIH

Des données récentes montrent que le risque de transmission du VIH au partenaire non infecté est diminué lorsque le patient infecté a reçu un traitement antirétroviral précoce et que la charge virale plasmatique du VIH est inférieure à 400 copies/mL [6, 7]. Le rapport Morlat mis à jour mi-2018 précise que l'absence de transmission du virus au sein d'un couple hétérosexuel est établie lorsque la prise du traitement antirétroviral est bien observée et associée à une charge virale plasmatique indétectable depuis plus de 6 mois et une absence de toute infection génitale des deux membres du couple [8]. Dans ce cadre, la procréation naturelle et les rapports sexuels non protégés peuvent être proposés par l'infectiologue ou l'équipe multidisciplinaire. Cette pratique doit être encadrée par une équipe spécialisée qui s'assure de l'absence d'inflammation ou d'infection génitale des deux membres du couple, des bonnes réponses et observances au traitement antirétroviral, et informe le couple du risque théorique de transmission du VIH au partenaire séronégatif. L'AMP, qui était jusqu'au début des années 2010 le premier recours envisagé en cas de désir d'enfant pour les patients porteurs du VIH, est maintenant presque exclusivement indiquée en cas d'infertilité avérée [8].

AMP en contexte VIH

À ce jour, il existe deux indications de prise en charge en AMP des couples sérodiscordants ou séroconcordants pour le VIH :

- absence ou proscription de rapports sexuels non protégés au sein du couple, sans cause d'infertilité documentée ou diagnostiquée. Comme vu précédemment, cette indication est de plus en plus rare mais reste envisagée lorsqu'un couple refuse les rapports sexuels non protégés ou lorsque les conditions pour envisager ceux-ci ne peuvent être réunies ;
- infertilité avérée, nécessitant d'emblée un accompagnement médical de la procréation,

que le couple ait ou non des rapports sexuels non protégés.

Les dispositions particulières spécifiques relatives à l'AMP dans un contexte de séropositivité au VIH sont les suivantes :

- suivi régulier de l'infection à VIH, traité ou non, sans pathologie grave évolutive ;
- nombre de lymphocytes CD4 > 200/mm^3, sauf exception médicalement justifiée, sur deux prélèvements espacés de 3 mois et dans les 6 mois précédant l'AMP ;
- pour les patients traités : un ARN VIH plasmatique indétectable sur deux prélèvements espacés de 3 mois et dans les 6 mois précédant l'AMP, et renouvelé tous les 3 mois durant la prise en charge ;
- pour les patients non traités (cas exceptionnels) : prise en charge discutée au cas par cas par l'équipe pluridisciplinaire ;
- le partenaire doit être séronégatif pour le VIH dans les 15 jours précédant l'AMP ;
- une sérologie VIH doit être effectuée 1 mois et 3 mois après l'AMP chez la partenaire lorsque l'homme est infecté.

Prise en charge en AMP des hommes infectés par le VIH

La prise en charge des couples sérodiscordants dont l'homme est infecté par le VIH a débuté dans les années 1990 avec la publication de 101 cycles d'IIU [9]. En France, c'est en 1999 (arrêté du 12 janvier 1999) que la prise en charge en AMP d'hommes infectés par le VIH a été autorisée, dans le cadre d'un protocole de type loi Huriet. Actuellement dans la majorité des pays, le choix de la technique (IIU, FIVc, ICSI) se fait selon l'étiologie de l'infertilité et les paramètres spermatiques.

Dans le sperme, le VIH peut être retrouvé dans le PS sous forme de particules virales libres (ARN viral) et dans les leucocytes sous forme de virus intégré à l'ADN cellulaire (ADN proviral). Il a été montré que chez les patients traités par antirétroviraux au long cours, la charge virale VIH baissait de façon importante dans le PS même si elle reste parfois détectable [10, 11]. Cependant, après préparation avec un gradient de densité suivi d'un lavage, on ne retrouve jamais de virus de la fraction finale des spermatozoïdes [10–12]. Avant d'être utilisé en AMP, le sperme est donc préparé sur un gradient discontinu de densité suivi d'un lavage afin de séparer le PS de la fraction finale de spermatozoïdes [13].

Depuis juillet 2017, il est désormais possible d'utiliser les spermatozoïdes des hommes infectés par le VIH sans étape de congélation préalable dans des conditions spécifiques :

- être sous traitement antirétroviral ;
- avoir un ARN VIH plasmatique indétectable sur deux prélèvements espacés de 3 mois et dans les 6 mois précédant le recueil ;
- absence d'infection urogénitale ;
- absence de leucospermie significative (< 10^6/mL).

Dans tous les autres cas, les spermatozoïdes de la fraction finale doivent être congelés. Une évaluation de la charge virale VIH dans le PS est réalisée *a posteriori* selon des méthodes de détection standardisées [14] :

- ARN VIH > 100 000 copies/mL de PS : le couple ne pourra pas être pris en charge tant que cette situation persiste et les paillettes sont détruites ;
- ARN VIH < 100 000 copies/mL de PS : une recherche de l'ARN VIH est réalisée dans la fraction finale de spermatozoïdes isolés. Celle-ci doit être indétectable pour que les spermatozoïdes soient utilisables en AMP ;
- ARN VIH indétectable dans le PS : les paillettes peuvent être utilisées en AMP.

Les conditions d'utilisation du sperme d'un homme séropositif pour le VIH sont résumées dans la figure 40.2 [15].

Concernant les patients porteurs du VIH et ayant une azoospermie, le recours à une BT (ANO) ou à un prélèvement épididymaire (AO) est maintenant possible sous réserve d'avoir une charge virale indétectable environ 6 mois avant et dans le mois qui précède l'intervention. La technique utilisée pour la préparation des spermatozoïdes prélevés doit permettre de les séparer du milieu dans lequel ils ont été initialement recueillis. La détection du virus doit ensuite être effectuée sur un échantillon représentatif de la préparation. En pratique, on peut effectuer cette recherche sur un équivalent d'une paillette de spermatozoïdes préparés. Il est indispensable de prévenir le patient avant l'intervention qu'en cas de positivité du prélèvement, l'utilisation des spermatozoïdes prélevés chirurgicalement sera impossible.

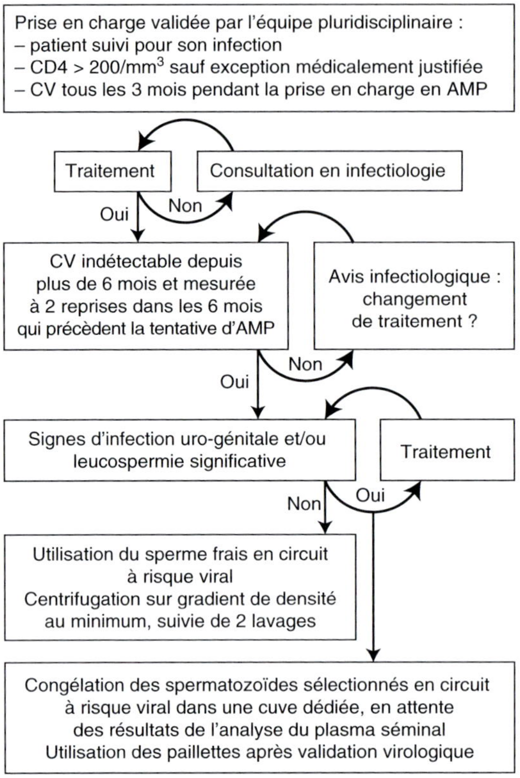

Figure 40.2. Conditions d'utilisation du sperme frais d'un homme séropositif pour le VIH selon l'arrêté du 30 juin 2017 relatif aux règles de bonnes pratiques cliniques et biologiques d'AMP.
CV : charge virale. *Source : Ferraretto X, et al. Pourquoi, quand et comment utiliser le sperme frais d'un homme séropositif pour le virus de l'immunodéficience humaine ? Med Ther Med Reprod Gynecol Endocrinol 2018;20(2):109-17.*

Cas particulier du VIH-2 : lors d'une infection par le VIH-2, les analyses virologiques ne peuvent être réalisées que dans un laboratoire de référence.

Prise en charge en AMP des femmes infectées par le VIH

La prise en charge en AMP pour les patientes infectées par le VIH est maintenant pratiquement exclusivement proposée dans le cadre d'une infertilité avérée. La prise en charge est adaptée en fonction de la nature de l'infertilité identifiée. Un suivi obstétrical et une prise en charge de l'enfant à la naissance, adaptés à l'infection à VIH, doivent être organisés avant la mise en œuvre des processus de procréation. La mise en place d'un traitement dont les molécules ne sont pas contre-indiquées pendant la grossesse doit être faite avant la mise en place de l'AMP. Dans le cas où un changement de traitement est effectué, la prise en charge en AMP ne peut être envisagée qu'après avoir obtenu 3 charges virales négatives sur 6 mois.

Résultats en AMP des couples sérodiscordants pour le VIH

Situation où l'homme est infecté par le VIH

Les taux de grossesse par AMP pour les couples sérodiscordants dont l'homme est infecté par le VIH sont satisfaisants. D'après les résultats européens du réseau CREAThe, 3315 cycles ont été réalisés dans ce contexte depuis 2000 (contenant IIU, FIV et TEC), 410 naissances ont été obtenues (41,5 %). Aucune contamination de la partenaire n'a été signalée [16]. D'autres études confirment ces résultats, que cela soit en IIU ou en FIV [17–19].

Ces bons résultats s'expliquent en grande partie par le fait que l'AMP était préconisée pour éviter toute transmission sexuelle du virus et s'adressait en majorité à des couples fertiles. Il se pourrait qu'ils soient moins bons désormais, l'indication d'AMP étant motivée dans un certain nombre de cas par une infertilité du couple.

Situation où la femme est infectée par le VIH

Les résultats en AMP pour les couples dont la femme est infectée par le VIH semblent impactés de façon péjorative, avec un taux d'implantation inférieur en comparaison à un groupe contrôle non infecté et un taux de naissances vivantes cumulé après 4 cycles d'AMP inférieur aux patientes infectées par le VHB [20, 21].

Prise en charge des patient(e)s infecté(e)s par le VHC

Rappel épidémiologique sur la transmission du VHC

Le VHC est un virus à ARN hautement pathogène puisque 80 % des patients infectés par le

VHC développeront une hépatite chronique qui évoluera dans 35 % des cas vers une cirrhose et dans 5 % des cas vers un carcinome hépatocellulaire [22]. Sa prévalence est de 1,5 % en Europe et de 1,8 % aux États-Unis. Contrairement au VIH, la transmission hétérosexuelle du VHC est faible mais non nulle, 10 % des patients avec une infection par le VHC active rapportent un contact avec un partenaire sexuel infecté par le VHC comme seul risque de transmission [23]. L'ARN VHC peut être présent dans le PS et les autres fractions cellulaires, avec une prévalence variant de 0 à 30 %, mais il n'a pas été détecté sur les spermatozoïdes [24, 25]. Enfin, le risque de transmission verticale aux nouveau-nés est faible, soit 1 % en cas de conception naturelle si ARN VHC négatif chez la mère. Il concerne surtout les enfants nés de femmes ayant une forte virémie, soit 11 % si ARN VHC positif chez la mère, ou en cas d'infection au cours de la grossesse.

AMP en contexte VHC

Depuis quelques années, il existe des traitements permettant une éradication du VHC chez les patients porteurs. Les recommandations actuelles sont la mise sous traitement de l'ensemble des personnes infectées par le virus [26]. Il existe deux molécules : Epclusa® (sofosbuvir/velpatasvir) dont la durée de traitement est de 12 semaines et Maviret® (glécaprévir/pibrentasvir) dont la durée de traitement est de 8 semaines. Une charge virale VHC indétectable 12 semaines après l'arrêt du traitement permet d'attester la guérison du patient selon les dernières recommandations de la Haute Autorité de santé [26]. Il faut informer les patients de la persistance de la positivité de la sérologie hépatite C après traitement. Pour les femmes, ces traitements sont strictement contre-indiqués durant la grossesse, il est donc recommandé d'attendre 6 mois après l'arrêt du traitement avant une tentative d'AMP. Chez les hommes, ce délai est aussi recommandé, même si le Centre de référence sur les agents tératogènes est rassurant. Une fois traités et guéris, les patients peuvent être pris en charge hors circuit à risque viral.

Dans le cas où la mise sous traitement serait impossible ou en cas d'échec thérapeutique, la prise en charge du couple est effectuée en circuit à risque viral après une évaluation objective de l'état hépatique datant de moins d'un an. Un suivi hépatique régulier (au minimum annuel) tout le long de la prise en charge sera demandé.

La préparation des gamètes s'effectue selon des procédures de lavage renforcé propres au laboratoire à risque viral et décrites précédemment (**Prise en charge en AMP des hommes infectés par le VIH**). La recherche de particules virales dans le liquide folliculaire ou la fraction finale de spermatozoïdes n'est pas nécessaire. Le traitement des spermatozoïdes prélevés chirurgicalement est identique à celle décrite précédemment (**Prise en charge en AMP des hommes infectés par le VIH**).

Résultats en AMP des couples sérodiscordants pour le VHC

Chez l'homme, plusieurs études ont montré un impact négatif du VHC sur la mobilité, la concentration ou la morphologie des spermatozoïdes [27]. Cependant, Bourlet *et al.* ont montré chez les hommes porteurs du VHC que la présence d'ARN VHC dans le PS n'avait pas d'impact sur les paramètres spermatiques, ni sur les résultats des tentatives d'AMP [24]. La présence du VHC chez l'un des deux membres du couple (homme ou femme) ne semble pas avoir d'influence négative sur les résultats en AMP dans la littérature bien qu'une diminution du taux de fécondation en FIV et du taux de clivage embryonnaire ait déjà été décrite chez les hommes porteurs du VHC [28, 29]. À ce jour, aucune séroconversion du partenaire séronégatif ou de l'enfant à naître n'a été recensée [30].

Prise en charge des patient(e)s infecté(e)s par le VHB

Rappel épidémiologique sur la transmission du VHB

Le VHB est un virus à ADN ayant un tropisme pour les hépatocytes. Après une infection aiguë le plus souvent asymptomatique, environ 5 % des adultes développeront une hépatite chronique conduisant dans moins de 10 % des cas à une cirrhose. La prévalence du VHB varie de moins de 2 % en Europe de l'Ouest à près de 20 % dans des régions de forte endémicité (Afrique subsaharienne, Asie du Sud-Est, Chine). Quatre modes de transmission sont décrits : sexuelle, verticale, parentérale et horizontale (par contact interindividuel). Le VHB est en effet présent sous forme de particules virales libres dans le PS (10^6 à 10^7 virions/mL). Le risque de contamination intraconjugale par le VHB, lorsqu'un des deux membres du couple est positif pour l'AgHBs ou que l'ADN du VHB est détectable, est probable en l'absence de vaccination du partenaire. En revanche, une vaccination efficace du partenaire non infecté (titre d'Ac anti-HBs > 100 UI/mL) assure une protection de ce dernier et l'absence de transmission sexuelle de l'infection. De même, si la charge virale du VHB est positive chez des femmes porteuses de l'AgHBs, le risque de transmission est de 80 à 90 % en l'absence de sérovaccination de l'enfant à la naissance.

AMP en contexte VHB

Le recours à l'AMP est toujours motivé par une infertilité sous-jacente, l'AMP est considérée à risque viral lorsque l'AgHBs est positif quelle que soit la charge virale. Dans le cas où l'Ac anti-HBc est positif de manière isolée, un dosage sérique de l'ADN du VHB doit être réalisé et le circuit à risque viral emprunté en cas de positivité de ce dernier.

Avant toute prise en charge en AMP d'un couple dont au moins l'un des deux partenaires est infecté par le VHB, une évaluation objective de l'état hépatique du (de la) patient(e) est nécessaire. De plus, il faut s'assurer que le (la) partenaire soit immunisé(e) contre le VHB (Ac anti-HBs > 100 UI). Un suivi hépatique régulier (au minimum annuel) tout le long de la prise en charge en AMP sera demandé.

Il existe deux modalités de traitement pour l'hépatite B dont la mise en place, contrairement à l'hépatite C, n'est pas systématique [31]. La prescription du traitement est décidée par l'hépatologue en fonction du bilan hépatique du (de la) patient(e). Les antiviraux utilisés sont soit l'interféron pégylé pendant 12 mois, soit un analogue nucléotidique de la transcriptase inverse de 2e génération (ténofovir ou entécavir) en monothérapie en traitement chronique [32].

Chez la femme, seul le ténofovir n'est pas contre-indiqué pendant la grossesse, en cas de traitement par interféron pégylé ou entécavir, il est nécessaire de différer la tentative d'AMP à 6 mois après l'arrêt du traitement.

Chez l'homme aussi, le ténofovir est à privilégier. L'entécavir reste encore déconseillé, en raison du manque de recul sur son utilisation. Des études à très fortes doses ont retrouvé chez l'animal une augmentation des troubles de l'ossification fœtale. Il sera alors nécessaire soit de modifier le traitement par du ténofovir, soit de suspendre ce traitement. Dans ces deux cas, un délai de 6 mois au minimum avant d'effectuer les actes d'AMP est nécessaire. Il est aussi possible de congeler le sperme avant la mise en place du traitement par entécavir ou durant une fenêtre thérapeutique de 6 mois. Le traitement pourra ensuite être (re)mis en place et les spermatozoïdes congelés seront utilisés lors des tentatives d'AMP.

La préparation des gamètes s'effectue selon des procédures de lavage renforcé propres au laboratoire à risque viral et décrites précédemment (**Prise en charge en AMP des hommes infectés par le VIH**). La recherche de particules virales dans le liquide folliculaire ou la fraction finale de spermatozoïdes n'est pas nécessaire. Le traitement des spermatozoïdes prélevés chirurgicalement est identique à celui décrit précédemment (**Prise en charge en AMP des hommes infectés par le VIH**).

Cas particulier de la co-infection par le virus delta : environ 25 % des porteurs chroniques du VHB sont co-infectés par le VHD, avec un passage à la cirrhose dans 15 à 80 % des cas (ASRM, 2013). En cas de positivité de la sérologie delta, un dosage sérique de l'ARN du VHD indiquera si le virus réplique ou non. En cas de réplication, le risque de contamination des autres patients VHB étant bien que théorique, un circuit particulier devra être emprunté (manipulation des gamètes et des embryons au laboratoire d'AMP dit « à risque viral » espacée dans le temps ou l'espace des autres patients VHB). En effet, des marqueurs du VHD (Ac anti-VHD et ARN VHD) ont été retrouvés dans le liquide folliculaire et le sperme de patients infectés [33].

Résultats en AMP des couples sérodiscordants pour le VHB

Chez l'homme, le VHB aurait tendance à diminuer les taux de fécondation en FIV [34, 35], à baisser les taux d'implantation et de grossesse en ICSI [36]. D'autres études n'ont pas montré d'influence du VHB sur ces paramètres [37, 38]. Chez la femme, certaines études montrent que le VHB n'aurait pas d'impact sur le taux de grossesse et le taux d'implantation quand d'autres montrent un impact négatif sur les taux cumulés de grossesse après FIV ou ICSI [39, 40].

Conclusion

La prise en charge des couples porteurs du VIH ou du VHC en AMP a beaucoup évolué durant ces dernières années.

En effet, pour les couples dont l'un des deux membres est porteur du VIH, jusqu'à récemment, l'AMP était utilisée pour éviter tout risque de transmission du VIH. Actuellement, ce type de prise en charge est de plus en plus rare du fait de l'autorisation des rapports sexuels non protégés lorsque la charge virale est indétectable sous traitement. L'infertilité est donc maintenant l'indication majoritaire de prise en charge en AMP pour ce type de couples. De plus, lorsqu'un homme infecté par le VIH est pris en charge, il est dorénavant possible, sous certaines conditions, d'utiliser ses spermatozoïdes sans recherche préalable du virus dans le PS ou la FF comme cela était déjà le cas pour le VHB ou le VHC.

Concernant le VHC, l'apparition de traitement curatif dont la mise en place chez les patients porteurs du VHC est quasiment systématique a rendu marginale la prise en charge en AMP des patients infectés par ce virus.

Enfin, pour les patients porteurs du VHB, leur prise en charge en AMP est identique à celle d'il y a quelques années.

Références

[1] Agence de la biomédecine. Le rapport médical et scientifique 2021. Disponible sur : https://rams.agence-biomedecine.fr.

[2] Arrêté du 30 juin 2017 modifiant l'arrêté du 11 avril 2008 modifié relatif aux règles de bonnes pratiques cliniques et biologiques d'assistance médicale à la procréation. Disponible sur : www.legifrance.gouv.fr/loda/id/JORFTEXT000035138350.

[3] Hogg, R.S., Heath, K.V., Yip, B., et al., 1998. Improved survival among HIV-infected individuals following initiation of antiretroviral therapy. JAMA. 279 (6), 450–454. 11 févr.

[4] Medrano, J., Soriano, V., 2009. [Mother-to-child transmission of HIV infection in the era of highly active antiretroviral therapy]. 132 (13), 505–506. Med Clin (Barc). 11 avr.

[5] Panozzo L, Battegay M, Friedl A, Vernazza PL, Swiss Cohort Study, 2003. High risk behaviour and fertility desires among heterosexual HIV-positive patients with a serodiscordant partner-two challenging issues. Swiss Med Wkly. 133 (7-8), 124–127. 22 févr.

[6] Cohen, M.S., Chen, Y.Q., McCauley, M., et al., 2011. Prevention of HIV-1 infection with early antiretroviral therapy. N Engl J Med. 365 (6), 493–505. 11 août.

[7] Loutfy, M.R., Wu, W., Letchumanan, M., et al., 2013. Systematic review of HIV transmission between heterosexual serodiscordant couples where the HIV-positive partner is fully suppressed on antiretroviral therapy. PloS One. 8 (2), e55747.

[8] Morlat, P., 2018. Prise en charge médicale des personnes vivant avec le VIH. Recommandations du groupe d'experts. Désir d'enfant et grossesse. https://cns.sante.fr/wp-content/uploads/2017/11/experts-vih_grossesse.pdf.

[9] Marina, S., Marina, F., Alcolea, R., et al., 1998. Human immunodeficiency virus type 1-serodiscordant couples can bear healthy children after undergoing intrauterine insemination. Fertil Steril. juill 70 (1), 35–39.

[10] Dulioust, E., Leruez-Ville, M., Guibert, J., et al., 2010. No detection of HIV 1-RNA in semen of men on efficient HAART in the past 4 years of a 2002-2009 survey. AIDS 24 (10), 1595–1598. 19 juin.

[11] Ferraretto, X., Estellat, C., Damond, F., et al., 2014. Timing of intermittent seminal HIV-1 RNA shedding in patients with undetectable plasma viral load under combination antiretroviral therapy. PloS One. 9 (3), e88922.

[12] Bujan, L., Daudin, M., Matsuda, T., et al., 2004. Factors of intermittent HIV-1 excretion in semen and efficiency of sperm processing in obtaining spermatozoa without HIV-1 genomes. AIDS. 18 (5), 757–766. 26 mars.

[13] Leruez-Ville, M., de Almeida, M., Tachet, A., et al., 2002. Assisted reproduction in HIV-1-serodifferent couples: the need for viral validation of processed semen. AIDS. 16 (17), 2267–2273. 22 nov.

[14] Pasquier, C., Andreutti, C., Bertrand, E., et al., 2012. Multicenter assessment of HIV-1 RNA quantitation in semen in the CREAThE network. J Med Virol. févr 84 (2), 183–187.

[15] Ferraretto, X., Gille, A.S., Ferreux, L., Dulioust, E., 2018. Pourquoi, quand et comment utiliser le sperme frais d'un homme séropositif pour le virus de l'immunodéficience humaine? Médecine Reprod. 20 (2), 109–117. 1 avr.

[16] Bujan, L., Hollander, L., Coudert, M., et al., 2007. Safety and efficacy of sperm washing in HIV-1-serodiscordant couples where the male is infected: results from the European CREAThE network. AIDS. 21 (14), 1909–1914. 12 sept.

[17] Semprini, A.E., Macaluso, M., Hollander, L., et al., 2013. Safe conception for HIV-discordant couples: insemination with processed semen from the HIV-infected partner. Am J Obstet Gynecol. mai 208 (5), 402–e1-9.

[18] Molina, I., Carmen Del Gonzalvo, M., Clavero, A., et al., 2014. Assisted reproductive technology and obstetric outcome in couples when the male partner has a chronic viral disease. Int J Fertil Steril. janv 7 (4), 291–300.

[19] Savasi, V., Mandia, L., Laoreti, A., Cetin, I., 2013. Reproductive assistance in HIV serodiscordant couples. Hum Reprod Update. avr 19 (2), 136–150.

[20] Stora, C., Epelboin, S., Devouche, E., et al., 2016. Women infected with human immunodeficiency virus type 1 have poorer assisted reproduction outcomes: a case-control study. Fertil Steril. mai 105 (5), 1193–1201.

[21] Bourdon, M., Garnier, A., Maignien, C., et al., 2021. Assisted reproductive technology outcomes in women with a chronic viral disease. AIDS 35 (7), 1073–1081. 1 juin.

[22] Mukherjee, R., Burns, A., Rodden, D., et al., 2015. Diagnosis and Management of Hepatitis C Virus Infection. J Lab Autom. 20 (5), 519–538. oct.

[23] Workowski, K.A., Berman, S., 2010. Centers for Disease Control and Prevention (CDC). Sexually transmitted diseases treatment guidelines, 2010. MMWR Recomm Rep 59 (RR-12), 1–110. 17 déc.

[24] Bourlet, T., Lornage, J., Maertens, A., et al., 2009. Prospective evaluation of the threat related to the use of seminal fractions from hepatitis C virus-infected men in assisted reproductive techniques. Hum Reprod. mars 24 (3), 530–535.

[25] Savasi, V., Parrilla, B., Ratti, M., et al., 2010. Hepatitis C virus RNA detection in different semen fractions of HCV/HIV-1 co-infected men by nested PCR. Eur J Obstet Gynecol Reprod Biol. juill 151 (1), 52–55.

[26] Haute Autorité de santé. Hépatite C : prise en charge simplifiée chez l'adulte. 8 octobre 2019. Disponible sur : www.has-sante.fr/jcms/c_2911891/fr/hepatite-c-prise-en-charge-simplifiee-chez-l-adulte.

[27] Garolla, A., Pizzol, D., Bertoldo, A., et al., 2013. Sperm viral infection and male infertility: focus on HBV, HCV, HIV, HPV, HSV, HCMV, and AAV. J Reprod Immunol. 100 (1), 20–29. nov.

[28] Savasi, V., Oneta, M., Parrilla, B., Cetin, I., 2013. Should HCV discordant couples with a seropositive male partner be treated with assisted reproduction techniques (ART)? Eur J Obstet Gynecol Reprod Biol. avr 167 (2), 181–184.

[29] Prisant, N., Tubiana, R., Lefebvre, G., et al., 2010. HIV-1 or hepatitis C chronic infection in serodiscordant infertile couples has no impact on infertility treatment outcome. Fertil Steril. févr 93 (3), 1020–1023.

[30] Nesrine, F., Saleh, H., 2012. Hepatitis C virus (HCV) status in newborns born to HCV positive women performing intracytoplasmic sperm injection. Afr Health Sci. mars 12 (1), 58–62.

[31] European Association for the Study of the Liver, 2017. EASL 2017 Clinical Practice Guidelines on the management of hepatitis B virus infection. J Hepatol. août 67 (2), 370–398.

[32] Terrault, N.A., Bzowej, N.H., Chang, K.M., et al., 2016. AASLD guidelines for treatment of chronic hepatitis B. Hepatology. janv 63 (1), 261–283.

[33] Mansour, W., Lemoine, M., Neri Pinto, F., et al., 2014. Markers of hepatitis delta virus infection can be detected in follicular fluid and semen. J Clin Virol. 61 (2), 279–281. oct.

[34] Shi, L., Liu, S., Zhao, W., et al., 2014. Hepatitis B virus infection reduces fertilization ability during in vitro fertilization and embryo transfer. J Med Virol. juill 86 (7), 1099–1104.

[35] Oger, P., Yazbeck, C., Gervais, A., et al., 2011. Adverse effects of hepatitis B virus on sperm motility and fertilization ability during IVF. Reprod Biomed Online. août 23 (2), 207–212.

[36] Zhou, X.P., Hu, X.L., Zhu, Y.M., et al., 2011. Comparison of semen quality and outcome of assisted reproductive techniques in Chinese men with and without hepatitis B. Asian J Androl. mai 13 (3), 465–469.

[37] Zheng, Z., Zhao, X., Hong, Y., et al., 2016. The safety of intracytoplasmic sperm injection in men with hepatitis B. Arch Med Sci. 12 (3), 587–591. 1 juin.

[38] Bu, Z., Kong, H., Li, J., et al., 2014. Effect of male hepatitis B virus infection on outcomes of in vitro fertilization and embryo transfer treatment: insights from couples undergoing oocyte donation. Int J Clin Exp Med. 7 (7), 1860–1866.

[39] Chen, H., Ge, H.S., Lv, J.Q., et al., 2014. Chronic hepatitis B virus infection in women is not associated with IVF/ICSI outcomes. Arch Gynecol Obstet. janv 289 (1), 213–217.

[40] Cantalloube, A., Ferraretto, X., Lepage, J., et al., 2021. Outcomes of cumulative transfers of fresh and frozen embryos in in vitro fertilization in women infected by hepatitis B virus. Gynecol Obstet Fertil Senol. juin 49 (6), 529–537.

Adénomyose

CHAPITRE **41**

M. Even, G. Dietrich

L'adénomyose se définit par une infiltration du myomètre par de la muqueuse endométriale. Il existe deux types distincts : l'adénomyose interne et l'adénomyose externe. Elle peut être diffuse ou localisée.

Dans une étude prospective, Naftalin *et al.* ont mis en évidence, après analyse multivariée, l'existence d'une association significative entre l'adénomyose et l'âge, la gestité ainsi que l'existence d'une endométriose pelvienne [1].

Il convient de distinguer, pour guider sa prise en charge, l'endométriose utérine de l'adolescente, l'adénomyose interne plus ou moins diffuse de la patiente ayant encore un projet de grossesse, de l'adénomyose usuelle de la multipare.

Quel que soit le contexte, la symptomatologie est assez commune. Les principaux symptômes rapportés sont en lien avec l'inflammation utérine qui en résulte. Il s'agit de douleurs pelviennes, de ménorragies et de dyspareunies profondes. Il peut s'y associer des signes digestifs ou urinaires par irritation des organes contigus. L'examen pelvien peut retrouver une mobilisation utérine douloureuse avec un utérus plus ou moins augmenté de volume.

La prise en charge de l'adénomyose, tout comme celle de l'endométriose, comprend un versant médicamenteux avec la prescription d'antalgiques et une hormonothérapie avec, en premier lieu, la contraception œstroprogestative. Dans les autres situations d'adénomyose, les progestatifs (micro- ou macrodosés), ainsi que le système intra-utérin au lévonorgestrel (52 mg) peuvent être prescrits avec des résultats inconstants.

En deuxième intention ou en cas d'intolérance au traitement médical, on peut recourir à une prise en charge chirurgicale. Des alternatives à la chirurgie sont en cours d'exploration et seront exposées dans ce chapitre.

La prise en charge globale de l'adénomyose doit être principalement guidée par le désir ultérieur de grossesse ou l'accompagnement du projet parental.

Traitements chirurgicaux

- Endométrectomie hystéroscopique.
- Méthodes de thermodestruction de seconde génération : il s'agit de techniques à ballon d'eau chaude (Thermachoice) ou à diffusion d'énergie bipolaire (NovaSure).
- Chirurgie conservatrice : résection utérine en V, adénomyomectomie, métrectomie avec reconstruction utérine en 3 volets.
- Hystérectomie totale.

Traitements non chirurgicaux

- Radiofréquence/HIFU.
- Embolisation des artères utérines.

L'algorithme suivant présente une proposition de prise en charge des patientes présentant une adénomyose symptomatique en l'état actuel des connaissances.

L'adénomyose est responsable d'une diminution de 30 % des chances de grossesse en AMP ainsi que d'une augmentation du taux de FCS [2].

Compte tenu de la difficulté de la chirurgie conservatrice en matière d'adénomyose, le recours à l'AMP devrait dans ce contexte être privilégié. Les modalités d'AMP en cas d'adénomyose sont peu étudiées. Cependant, les études de Tremellen et Niu sont en faveur d'un effet bénéfique des analogues de la GnRH, prescrits pour une durée de 2 à 6 mois, sur les chances de grossesse [3, 4].

Adénomyose : diagnostic en échographie

C. Bordonne, A..E. Millischer, A. Bellucci, J. De Laveaucoupet, J. Zerbib, J. Puntonet

L'échographie pelvienne est un examen de première intention dans le diagnostic de l'adénomyose, de par sa facilité d'utilisation et sa disponibilité, aussi bien par les gynécologues que par les radiologues. Elle est également un examen de très bonne performance diagnostique, surtout si elle est réalisée par un opérateur entraîné et expert, en raison de son excellente résolution spatiale et de son analyse dynamique [5].

Une méta-analyse analysant la performance diagnostique de l'échographie dans l'adénomyose montrait des résultats équivalents à l'IRM, avec une sensibilité de 82,5 % et une spécificité de 84,6 % [6].

Le diagnostic et la description de l'adénomyose reprennent les mêmes types majeurs d'adénomyose qu'en IRM, bien qu'aucune classification commune entre ces deux techniques d'imagerie n'ait encore été clairement adoptée, comme le décrit Chapron *et al.* en 2020. Les trois types d'adénomyose sont : l'*adénomyose interne* naissant dans la ZJ intéressant la partie interne du myomètre, l'*adénomyose externe* intéressant la partie externe du myomètre, et l'*adénomyome* intéressant une partie focalisée ronde du myomètre [7].

Diagnostic positif d'adénomyose en échographie

Le diagnostic est basé sur l'analyse fine du myomètre et de la ZJ par voie endocavitaire.

Le développement de l'échographie endovaginale 3D a permis de mieux visualiser la ZJ, qui se traduit par une ligne sous endométriale hypoéchogène, mieux vue sur les reconstructions coronales. L'appellation « zone de jonction » désigne une partie du myomètre qui ne correspond pas tout à fait à la ZJ décrite en IRM : ce sont donc deux entités non exactement équivalentes, et il est bien important de noter cela afin de pouvoir parfois expliquer les différences d'analyse entre échographie et IRM chez une même patiente.

Critères *Morphological Uterus Sonographic Assessment* (MUSA)

La ZJ a été intégrée dans un système de classification de l'adénomyose, le MUSA, depuis 2015 [8].

Il est basé sur les analyses 2D et 3D du muscle utérin, à la fois dans le mur antérieur et le mur postérieur.

L'asymétrie d'épaisseur entre les deux parois utérines, l'aspect globuleux et volumineux de l'utérus sont des critères d'adénomyose diffuse (figure 41.1).

D'autres critères incluent la présence de kystes sous endométriaux (figure 41.2) (images liquidiennes anéchogènes ou hémorragiques échogènes dans le myomètre), de plages hyperéchogènes dans le myomètre (figure 41.3), de stries hyperéchogènes, un aspect peigné et atténuant du myomètre (figure 41.4), d'une irrégularité ou d'un épaississement de la ZJ en 3D (figure 41.5).

La présence de kystes sous endométriaux est le critère le plus spécifique, les kystes sont mesurables à partir de 2 mm en général [9], et sont liés à la présence de glandes endométriales au sein du myomètre, de contenu liquidien ou hémorragique (figure 41.2).

Le Doppler couleur est également utilisé dans la classification MUSA, en montrant des vaisseaux situés dans le myomètre, perpendiculaires à l'axe de l'endomètre [10] (figure 41.6), et le Doppler est également utile pour aider à différencier l'adénomyose, surtout focalisée, et l'adénomyome d'un léiomyome utérin.

La combinaison de plusieurs critères augmente nettement la spécificité du diagnostic; en effet il faut traiter avec prudence les critères qui sont très peu spécifiques lorsqu'ils sont isolés. L'accumulation de plusieurs critères augmente la spécificité du diagnostic.

Autres classifications

Différentes classifications ont été proposées pour l'adénomyose.

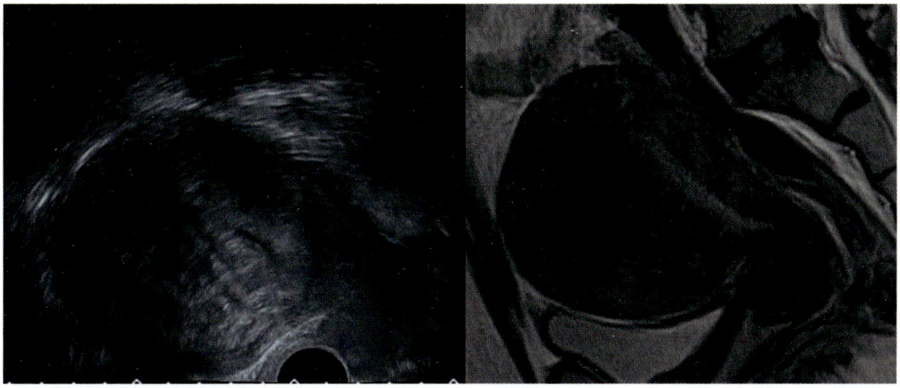

Figure 41.1. **Échographie intravaginale en sagittal, et IRM en sagittal, illustrant une adénomyose interne diffuse du mur antérieur.**

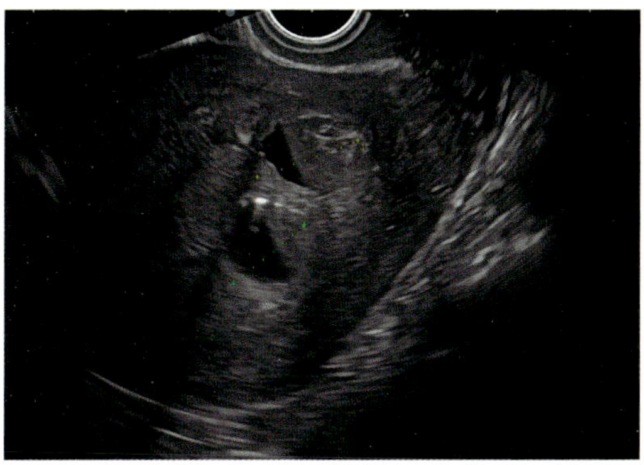

Figure 41.2. **Échographie intravaginale en sagittal, adénomyose, deux kystes myométriaux à la fois liquidiens et hémorragiques.**

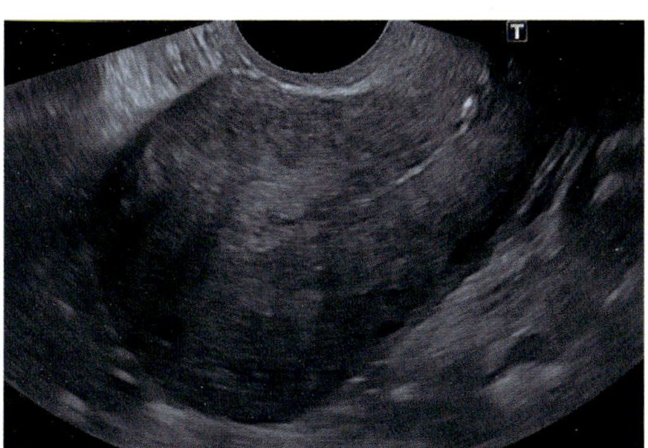

Figure 41.3. **Échographie intravaginale en sagittal, adénomyose diffuse avec aspect peigné et halos hyperéchogènes du myomètre.**

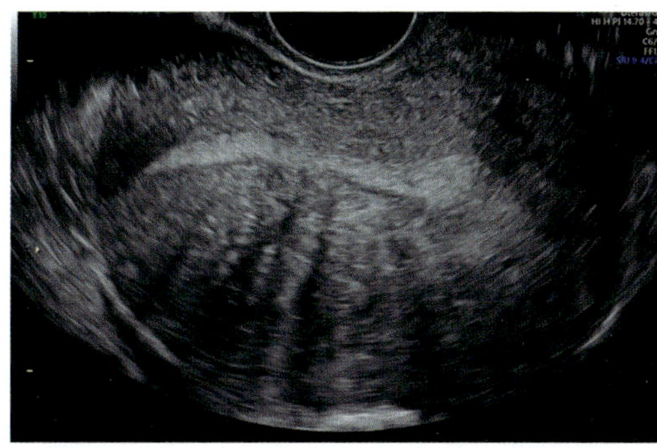

Figure 41.4. **Échographie intravaginale en sagittal, adénomyose diffuse du mur antérieur avec stries hyperéchogènes, et aspect peigné et atténuant du myomètre.**

En 2018, Lazzeri [11] a défini des sous-types d'adénomyoses : diffuse, focale (myomètre externe ou interne), ou adénomyome.

L'extension de l'atteinte était classée en légère, modérée ou sévère.

En 2019, Van den Bosch [5] a proposé de rapporter la localisation (antérieure, postérieure, latérale, fundique), la sévérité de l'atteinte (légère, modérée ou sévère), le type kystique ou non kystique, et le fait qu'elle soit focale ou diffuse. Il recommande aussi de mesurer la plus volumineuse des atteintes d'adénomyose et de la reporter dans le compte rendu. L'extension en profondeur doit également être mentionnée en 3 types : type 1 (ZJ), type 2 (myomètre moyen) et type 3(myomètre externe).

Bazot [12] et Habiba [13] ont proposé une classification conjointe entre échographie et IRM, essayant

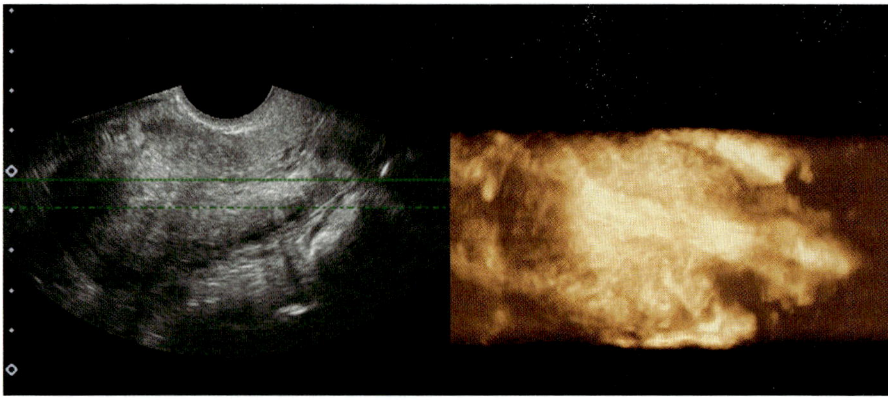

Figure 41.5. Échographie intravaginale en 3D, reconstruction coronale, adénomyose diffuse avec stries hyperéchogènes, et aspect peigné et atténuant du myomètre.
Irrégularité de la ZJ mal définie.

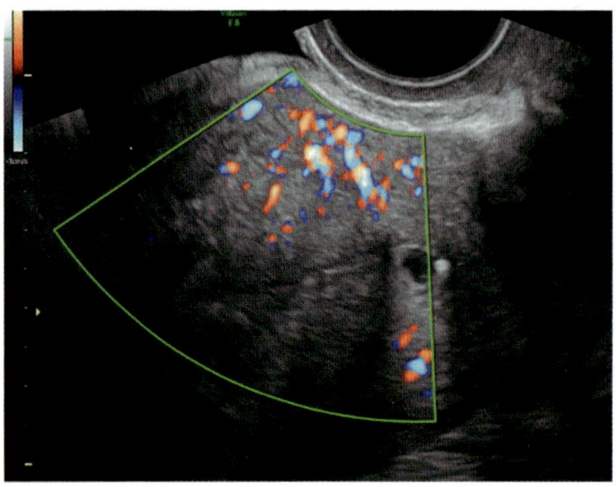

Figure 41.6. Échographie intravaginale en sagittal avec Doppler couleur, adénomyose diffuse, disposition perpendiculaire à l'axe de l'endomètre des vaisseaux du myomètre.

d'homogénéiser les classifications entre les deux techniques d'imagerie. Ils proposent notamment de classer l'adénomyose selon la localisation et les sous-types : adénomyose interne (focale, superficielle, ou diffuse), adénomyose externe (antérieure ou postérieure) et adénomyome (intramural solide, intramural kystique, sous-muqueux, ou sous-séreux).

Faux positif

Comme en IRM, les différents critères utilisés pour le diagnostic d'adénomyose ne sont pas spécifiques. Il faut également noter que l'aspect et l'épaisseur de la ZJ étant intimement liée à l'imprégnation hormonale, une analyse prudente doit être réalisée en période de règles ou sous-traitement contraceptif ou hormonal. La ZJ varie également en fonction de l'âge.

Les contractions utérines pouvant simuler des images d'adénomyose diffuse ou focalisée, il est important de vérifier l'utérus en début et en fin d'examen pour éviter au maximum ce faux positif. Les contractions utérines se résolvent en général au bout de quelques minutes [14].

Attention à la forme rare de l'adénomyose pseudopolypoïde qui peut être difficile à différencier en imagerie du polype endométrial ou du cancer de l'endomètre.

Nouvelle technique

L'élastographie est une nouvelle technique d'imagerie couplée à l'échographie, disponible chez certains constructeurs en endocavitaire, qui permet d'analyser la dureté des tissus, et il semblerait que l'addition de cette technique améliore les performances diagnostiques pour l'adénomyose. En effet, les tissus touchés par l'adénomyose sont plus « durs ». Dans un article, Acar *et al.* [15] ont montré que la sensibilité et la spécificité de l'échographie couplée à l'élastographie étaient de 89,7 et 92,9 % respectivement.

Adénomyose : diagnostic en IRM

A.E. Millischer, C. Bordonne, A. Bellucci, J. De Laveaucoupet

Bien que l'échographie soit de plus en plus pertinente pour le diagnostic de l'endométriose, l'IRM présente l'avantage d'une meilleure résolution et caractérisation tissulaire. Comme en échographie, il n'y a pas de critère diagnostique unique mais un faisceau d'éléments sémiologiques.

Les critères majeurs retenus, décrits dans la littérature, indiquant la présence d'une adénomyose sont l'épaisseur et l'irrégularité de la ZJ, la morphologie utérine, l'asymétrie des parois antérieure et postérieure, et l'hétérogénéité et l'intensité du signal tissulaire [16].

Trois sous-types majeurs d'adénomyoses se distinguent, selon les différentes classifications évoquées dans la littérature de ces dernières années [17-20] : l'*adénomyose interne* naissant dans la ZJ intéressant la partie interne du myomètre, l'*adénomyose externe* intéressant la partie externe du myomètre, et l'*adénomyome* intéressant une partie focalisée du myomètre.

Adénomyose interne : on distingue les signes directs et indirects

Signes indirects

L'épaisseur de la ZJ est un critère diagnostique de l'adénomyose interne le plus largement rapporté qui reste largement discutable. D'abord, les valeurs pathologiques varient selon l'évolution des publications, **la plus courante étant de 12 mm** [16, 21, 22]. La ZJ est la couche myométriale interne (*archimyometrium*) qui présente des caractéristiques morpho-structurelles et fonctionnelles différentes de celles de la couche myométriale externe. L'excellente différenciation tissulaire de l'IRM permet de distinguer la ZJ des autres couches de l'utérus et d'identifier tout changement morphologique et physiologique. La séquence T2W permet la visualisation de la structure utérine trilaminaire, encore appelée anatomie zonale, composée de la couche endométriale interne en hypersignal T2, la couche intermédiaire et hypo-intense T2 de la ZJ, et la couche externe avec une intensité de signal intermédiaire représentant la partie externe du myomètre [18]. Précisons que la ZJ subit des changements d'épaisseur (cycliques et non cycliques) principalement liés à sa fonction contractile et son tissu hormonodépendant. Bien que la ZJ fasse anatomiquement partie du myomètre, elle a une origine embryologique müllérienne, similaire à celle de l'endomètre, alors que les autres parties du myomètre ont une origine mésenchymateuse [23]. Une surestimation de cette épaisseur est liée à plusieurs facteurs :

- le cycle génital féminin représente le facteur le plus important dans les changements de la ZJ, montrant des variations cycliques de l'épaisseur, concordant avec celles de l'endomètre, du fait d'une origine hormonale commune. En particulier en pleine phase menstruelle, il existe un pseudo-épaississement physiologique pouvant mener à un diagnostic erroné d'adénomyose [18] ;
- la ZJ varie en fonction de l'âge de la patiente, de 20 à 50 ans. En postménopause, la distinction entre la ZJ et la partie externe du myomètre est souvent difficile, liée à une involution fibreuse physiologique du myomètre externe ;
- la ZJ varie selon la prise des traitements hormonaux. Les contraceptifs oraux et les analogues de l'hormone de libération de la gonadotrophine en diminuent l'épaisseur, tandis que l'anti-œstrogène non stéroïdien (tamoxifène), utilisé pour le traitement du cancer du sein, augmente l'incidence de l'adénomyose chez les femmes postménopausées [24].

C'est pourquoi le diagnostic d'adénomyose, uniquement basé sur la mesure de la ZJ, est largement remis en question. Tellum *et al.* [25] ont récemment démontré les faibles performances diagnostiques de l'IRM basée sur ce seul critère, corrélé aux données histologiques (AUC = 0,57, p = 0,26). L'association à d'autres signes comme l'irrégularité de la ZJ, la présence de spots hyperintenses en T2 et/ou T1, d'adénomyomes augmenteraient nettement la fiabilité diagnostique.

- Le « ratiomax » de la ZJ représente le rapport entre l'épaisseur de la ZJmax et l'épaisseur totale du myomètre, toutes deux mesurées sur un même plan sagittal. Un ratiomax > 40 % a une sensibilité de 65 % et une spécificité de 93 % pour l'adénomyose interne [26].
- Le « différentiel ZJ » est défini comme la soustraction d'épaisseur maximale et minimale de la ZJ au niveau des parois myométriales antérieures et postérieures. Un différentiel ZJdiff > 5 mm a une sensibilité et une spécificité de 70 et 85 %.

Signes directs

La présence d'endomètre ectopique glandulaire et stromal dans le myomètre interne apparaît sous forme de spots hyperintenses en T2 (2 à 9 mm) avec parfois des implants hémorragiques en hypersignal T1.

Aucun de ces signes isolés n'a de valeur pour le diagnostic. C'est l'association de plusieurs critères directs et indirects qui permettra un diagnostic fiable [16].

Bazot *et al.* [18] ont proposé 3 sous-types d'adénomyoses diffuses, pouvant modifier éventuellement la prise en charge. La forme superficielle consistant en implants hyper-T2 de siège sous-endométrial sans épaississement de la ZJ, la forme diffuse combinant la forme superficielle avec une augmentation de l'épaisseur de la ZJ, et enfin la forme focale consistant en implants hyper-T2 focalisés au sein du myomètre.

Adénomyose externe

Cette forme d'adénomyose est localisée dans la partie externe sous-séreuse du myomètre, à distance de la ZJ. Elle est, dans la plupart des cas, associée à des lésions de DIE, de laquelle elle apparaît être une extension intramyométriale [19]. Elle se rencontre dans une population plus jeune. Le type le plus fréquent est l'adénomyose postérieure, située dans la berge myométriale postérieure ; 90 % de ces formes sont associées avec des lésions de DIE postérieure. Le type le plus rare (8 %) est la forme antérieure [27], localisée dans le mur antérieur et la plupart du temps corrélée à la présence de lésions sous-péritonéales antérieures. En IRM, l'adénomyose focalisée externe apparaît comme une plage en hyposignal T2, à contours irréguliers au sein du myomètre sous-séreux. Dans certains cas, il coexiste de petites lésions focalisées punctiformes internes en hypersignal T2 (2–9 mm).

Adénomyome

Ce sous-type d'adénomyose se présente comme une lésion hétérogène, développée au sein du myomètre, à distance de la ZJ et de la séreuse utérine. Sur les séquences T2, la lésion se présente comme une plage hypo-intense avec des limites mal définies, présentant en son sein de petits implants kystiques en hypersignal T2 et/ou des composants hémorragiques en hypersignal T1 [28].

Pièges et fausses images

L'épaisseur de la ZJ étant sous dépendance hormonale, l'aspect peut varier de manière majeure en fonction du cycle génital, pouvant simuler une véritable endométriose diffuse en période menstruelle.

Les contractions utérines transitoires naissant au niveau de la ZJ, elles peuvent simuler un aspect d'adénomyose focalisée sur une des 2 berges de l'utérus sous forme de plage en hyposignal T2. En cas de suspicion de contraction, le radiologue se doit de réaliser une nouvelle séquence T2 (même rapide) qui permettra de voir la disparition de cet épaississement focalisé [29].

Enfin, l'adénomyose peut parfois simuler un carcinome de l'endomètre à travers le signe dit de « pseudo-élargissement de l'endomètre ». L'adénomyose peut présenter un aspect pseudopolypoïde, apparaissant exophytique dans l'utérus.

Références

[1] Naftalin, J., Hoo, W., Pateman, K., et al., 2012. How common is adenomyosis ? A pospective study of prevalence using transvaginal ultrasound in a gynaecology clinic. Hum reprod 27 (12), 3432–3439.

[2] Vercellini, P., Consonni, D., Barbara, G., et al., 2014. Adenomyosis and reproductive performance after surgery for rectovaginal and colorectal endometriosis : a systematic review and meta-analysis. Reprod Biomed Online 28 (6), 704–713.

[3] Tremellen, K., Russell, P., 2011. Adenomyosis is a potential cause of recurrent implantation failure during IVF treatment. Aust N Z Obstet Gynaecol 51 (3), 280–283.

[4] Niu, Z., Chen, Q., Sun, Y., Feng, Y., 2013. Long-term pituitary downregulation before frozen embryo transfer could improve pregnancy outcomes in women with adenomyosis. Gynecol Endocrinol 29 (12), 1026–1030.

[5] Van den Bosch, T., de Bruijn, A.M., de Leeuw, R.A., et al., 2019. Sonographic classification and reporting system for diagnosing adenomyosis. Ultrasound in Obstetrics & Gynecology : The Official Journal of the International Society of Ultrasound in Obstetrics and Gynecology 53 (5), 576–582. https://doi.org/10.1002/uog.19096.

[6] Meredith, S.M., Sanchez-Ramos, L., Kaunitz, A.M., 2009. Diagnostic accuracy of transvaginal sonography for the diagnosis of adenomyosis : systematic review and metaanalysis. American Journal of Obstetrics and Gynecology 201 (1). 107.e1–6 https://doi.org/10.1016/j.ajog.2009.03.021.

[7] Chapron, C., Vannuccini, S., Santulli, P., et al., 2020. Diagnosing adenomyosis : an integrated clinical and imaging approach. Hum Reprod Update 26 (3), 392–411.

[8] Van den Bosch, T., Dueholm, M., Leone, F.P.G., et al., 2015. Terms, definitions and measurements to describe sonographic features of myometrium and uterine masses : a consensus opinion from the Morphological Uterus Sonographic Assessment (MUSA) group. Ultrasound Obstet Gynecol 46 (3), 284–298. https://doi.org/10.1002/uog.14806.

[9] Chapron, C., Vannuccini, S., Santulli, P., et al., 2020. Diagnosing adenomyosis : an integrated clinical and imaging approach. Human Reproduction Update 26 (3), 392–411. https://doi.org/10.1093/humupd/dmz049.

[10] Perrot, N., Frey, I., Mergui, J.L., et al., 2001. Picture of the month. Adenomyosis : power Doppler findings. Ultrasound in Obstetrics & Gynecology : The Official Journal of the International Society of. Ultrasound in Obstetrics and Gynecology 17 (2), 177–178. https://doi.org/10.1046/j.1469-0705.2001.00378.x.

[11] Lazzeri, L., Morosetti, G., Centini, G., et al., 2018. A sonographic classification of adenomyosis : interobserver reproducibility in the evaluation of type and degree of the myometrial involvement. Fertility and Sterility 110 (6), 1154–1161.e3. https://doi.org/10.1016/j.fertnstert.2018.06.031.

[12] Bazot, M., Daraï, E., 2018. Role of transvaginal sonography and magnetic resonance imaging in the diagnosis of uterine adenomyosis. Fertility and Sterility 109 (3), 389–397. https://doi.org/10.1016/j.fertnstert.2018.01.024.

[13] Habiba, M., Gordts, S., Bazot, M., Brosens, I., Benagiano, G., 2020. Exploring the challenges for a new classification of adenomyosis. Reproductive Biomedicine Online 40 (4), 569–581. https://doi.org/10.1016/j.rbmo.2020.01.01722.

[14] Moliner, B., Llacer, J., Sellers, F., et al., 2021. 4D ultrasound as a method to assess uterine peristalsis. Fertil Steril. 116 (1), 272–274. https://doi.org/10.1016/j.fertnstert.2021.02.017. Jul. Epub 2021 Mar 20.

[15] Acar, S., Millar, E., Mitkova, M., Mitkov, V., 2016. Value of ultrasound shear wave elastography in the diagnosis of adenomyosis. Ultrasound 24 (4), 205–213. https://doi.org/10.1177/1742271X16673677.

[16] Rees, C.O., Nederend, J., Mischi, M., van Vliet, H.A.A.M., Schoot, B.C., 2021. Objective measures of adenomyosis on MRI and their diagnostic accuracy-a systematic review & meta-analysis. Acta obstetricia et gynecologica Scandinavica 100 (8), 1377–1391. https://doi.org/10.1111/aogs.14139 (published Online First : 2021/03/09).

[17] Kishi, Y., Suginami, H., Kuramori, R., et al., 2012. Four subtypes of adenomyosis assessed by magnetic resonance imaging and their specification. American journal of obstetrics and gynecology 207 (2). https://doi.org/10.1016/j.ajog.2012.06.027. 114.e1-7 [published Online First : 2012/07/31].

[18] Bazot, M., Daraï, E., 2018. Role of transvaginal sonography and magnetic resonance imaging in the diagnosis of uterine adenomyosis. Fertility and sterility 109 (3), 389–397. https://doi.org/10.1016/j.fertnstert.2018.01.024 (published Online First : 2018/03/24).

[19] Chapron, C., Tosti, C., Marcellin, L., et al., 2017. Relationship between the magnetic resonance imaging appearance of adenomyosis and endometriosis phenotypes. Human reproduction (Oxford, England) 32 (7), 1393–1401. https://doi.org/10.1093/humrep/dex088 (published Online First : 2017/05/17).

[20] Gordts, S., Grimbizis, G., Campo, R., 2018. Symptoms and classification of uterine adenomyosis, including the place of hysteroscopy in diagnosis. Fertility and sterility 109 (3), 380–388.e1. https://doi.org/10.1016/j.fertnstert.2018.01.006 (published Online First : 2018/03/24).

[21] Bazot, M., Cortez, A., Darai, E., et al., 2001. Ultrasonography compared with magnetic resonance imaging for the diagnosis of adenomyosis : correlation with histopathology. Human reproduction (Oxford, England) 16 (11), 2427–2433. https://doi.org/10.1093/humrep/16.11.2427 (published Online First : 2001/10/27).

[22] Champaneria, R., Abedin, P., Daniels, J., Balogun, M., Khan, K.S., 2010. Ultrasound scan and magnetic resonance imaging for the diagnosis of adenomyosis : systematic review comparing test accuracy. Acta obstetricia et gynecologica Scandinavica 89 (11), 1374–1384. https://doi.org/10.3109/00016349.2010.512061 (published Online First : 2010/10/12).

[23] Celli, V., Dolciami, M., Ninkova, R., et al., 2022. MRI and Adenomyosis : What Can Radiologists Evaluate? International journal of environmental research and public health 19 (10), 5840. https://doi.org/10.3390/ijerph19105840 (published Online First : 2022/05/29).

[24] Gordts, S., Brosens, J.J., Fusi, L., Benagiano, G., Brosens, I., 2008. Uterine adenomyosis : a need for uniform terminology and consensus classification.

Reproductive biomedicine online 17 (2), 244–248. https://doi.org/10.1016/s1472-6483(10)60201-5 (published Online First : 2008/08/07).
[25] Tellum, T., Matic, G.V., Dormagen, J.B., et al., 2019. Diagnosing adenomyosis with MRI : a prospective study revisiting the junctional zone thickness cutoff of 12 mm as a diagnostic marker. European radiology 29 (12), 6971–6981. https://doi.org/10.1007/s00330-019-06308-3 (published Online First : 2019/07/03).
[26] Dueholm, M., Lundorf, E., Hansen, E.S., et al., 2001. Magnetic resonance imaging and transvaginal ultrasonography for the diagnosis of adenomyosis. Fertility and sterility 76 (3), 588–594. https://doi.org/10.1016/s0015-0282(01)01962-8 (published Online First : 2001/09/05).
[27] Marcellin, L., Santulli, P., Bortolato, S., et al., 2018. Anterior Focal Adenomyosis and Bladder Deep Infiltrating Endometriosis : Is There a Link ? Journal of minimally invasive gynecology 25 (5), 896–901. https://doi.org/10.1016/j.jmig.2018.02.002 (published Online First : 2018/02/13).
[28] Scardapane, A., Lorusso, F., Scioscia, M., et al., 2014. Standard high-resolution pelvic MRI vs. low-resolution pelvic MRI in the evaluation of deep infiltrating endometriosis. European radiology 24 (10), 2590–2596. https://doi.org/10.1007/s00330-014-3297-4 (published Online First : 2014/07/11).
[29] Nakashima, A., Komesu, I., Sakumoto, T., et al., 2019. Study of uterine kinetics in nonpregnant women using cine-mode magnetic resonance imaging. Reproductive medicine and biology 18 (4), 370–377. https://doi.org/10.1002/rmb2.12295 (published Online First : 2019/10/15).

Âge féminin, âge masculin : quelques réflexions en matière d'AMP?

Chapitre 42

F. Olivennes

L'âge de la femme et la réponse ovarienne sont les deux facteurs principaux de pronostic des taux de succès en AMP. Ce sont les résultats en insémination avec donneur de sperme qui ont mis en évidence la décroissance des taux de grossesse en fonction de l'âge de la femme. Plus tard, ces résultats ont été confirmés dans le cadre de la FIV, des IAC et des stimulations ovariennes [1]. La baisse du taux de grossesse avec l'âge féminin est liée à la qualité ovocytaire. Ceci a été clairement démontré par le résultat du don d'ovocytes, qui ne varie pratiquement pas avec l'âge de la receveuse, si la donneuse est jeune [2].

Les résultats des techniques d'AMP suivent une décroissance modérée des taux de grossesse à partir de 35 ans. Cette baisse s'accroît à partir de 38 ans et les résultats deviennent vraiment très faibles au-delà de 42-43 ans (< 10 %).

Il existe cependant une variation importante de la réserve ovarienne entre les femmes d'âge égal. À l'extrême de la vie reproductive, l'âge de la ménopause varie physiologiquement entre 40 et 60 ans et l'infertilité semble suivre une courbe parallèle avec des femmes ménopausées à 30 ans, et d'autres ayant un capital folliculaire étonnamment conservé à 45 ans. Cependant, même avec une bonne réserve ovarienne, le taux de grossesse obtenu chez une femme de 43 ans reste très inférieur à celui d'une femme jeune. Se rajoute à ce taux faible, un taux de FCS qui suit la courbe inverse des taux de grossesse et qui atteint environ 40 % vers 40 ans.

Ces mauvais taux de succès posent un problème éthique indéniable qui « hante » les congrès et les services de FIV depuis que cette technique existe. Pour certains, toute chance vaut la peine d'être tentée : « Essayer donne plus de chances que de ne rien faire. » Pour d'autres, des taux de grossesse trop faibles doivent impliquer une abstention thérapeutique au nom de la balance bénéfice-risque. Cet épineux dilemme est aggravé par les nombreuses publications qui montrent que la plupart de nos tests pronostiques (FSH, AMH, CFA) semblent très bien corrélés à la réponse ovarienne mais très peu aux taux de grossesse [3]. Il semble donc impossible aujourd'hui de prédire avec certitude qu'une patiente sera ou ne sera pas enceinte en fonction de l'évaluation de sa fonction ovarienne. Bien sûr, il existe une corrélation entre la réponse ovarienne et le taux de grossesse, en particulier chez les femmes dites âgées, mais récuser une femme sur ces examens complémentaires est difficile.

Il me semble que l'attitude à la fois éthique et scientifique consiste à appliquer une politique raisonnable. Évaluer la réserve ovarienne est indispensable avant de prendre en charge une femme en AMP et tout particulièrement si elle est âgée de plus de 38 ans. Dans les cas où l'insuffisance ovarienne est majeure (CFA total < 5 ; FSH > 15 ; AMH < 0,5), la prise en charge en AMP, surtout s'il n'y a aucun autre facteur d'infertilité, est discutable. Il peut être parfois utile de proposer un essai de traitement pour montrer à la femme que l'ovaire ne répond pas au traitement. Il faut alors savoir fixer des limites de prise en charge en termes de réponse ovarienne. Plusieurs publications montrent que les taux d'accouchement avec moins de cinq ovocytes récupérés sont proches de zéro. La limite se situe probablement autour de trois à cinq ovocytes. Cependant, pour les défenseurs de l'absence de limite à la prise en charge, des taux de grossesse de 2 ou 3 % méritent de mener à terme les traitements. Pour ma part, je pense que l'abstention thérapeutique doit être la règle en dehors des véritables indications de FIV ou d'ICSI – trompes bouchées, oligo-asthéno-tératospermies sévères – où quelques essais peuvent être justifiés.

Ce qui me paraît le plus choquant, et que je rencontre très fréquemment dans des dossiers vus pour deuxième avis, c'est la multiplication des essais (jusqu'à six ou sept !) avec des résultats catastrophiques (entre deux et cinq ovocytes mûrs). Les taux de grossesse sont alors dérisoires et la prise en charge itérative de ces patientes pose à mon sens deux problèmes majeurs. D'une part, l'innocuité des stimulations très fortes (le plus souvent prescrites) chez des femmes « âgées » n'est pas démontrée. Certes, il n'y a pas de publications inquiétantes sur ce groupe de patientes, mais ces patientes sont peu nombreuses et peu étudiées. D'autre part, les effets psychologiques de ces échecs à répétition sont très importants. Il me semble avec le recul que les arguments des médecins adeptes de ces prises en charge consistant à redouter les répercussions de l'arrêt (ou du refus) de prise en charge ne tiennent pas au regard de l'effet des échecs répétés. Cela retarde par ailleurs la mise en place d'alternatives possibles pouvant être proposée aux patientes.

La bonne attitude semble donc à mes yeux de : récuser les patientes « âgées » avec des résultats véritablement catastrophiques ; expliquer aux patientes aux résultats « raisonnablement mauvais » que l'AMP a peu de chance d'augmenter leur probabilité naturelle (en dehors de facteurs de stérilité associés) ; proposer un essai de prise en charge, mais éviter absolument l'acharnement thérapeutique pour les femmes avec une faible réponse ovarienne et un âge supérieur à 38 ans.

Il n'existe pas à ce jour de méthodes permettant de s'affranchir du facteur limitant que constitue l'âge de la femme. Récemment, l'analyse de la totalité des chromosomes embryonnaires a permis un net progrès en éliminant tous les embryons aneuploïdes pour ne transférer que des embryons chromosomiquement normaux [4]. Cependant, les résultats préliminaires montrent que le nombre d'embryons anormaux est très élevé, en particulier chez les femmes à faible réserve ovarienne, et que le nombre de femmes n'ayant aucun embryon normal est en moyenne de 50 %. De plus, le taux de grossesse obtenu avec ces embryons normaux chez ces femmes « âgées » plafonne à 40 %, montrant que les facteurs chromosomiques ne sont pas les seuls déterminants des limites liées au vieillissement ovocytaire. Rappelons ici que cette technique est interdite en France et elle demeurera probablement longtemps, compte tenu du caractère très rétrograde de la loi française en matière d'AMP et tout particulièrement pour les techniques s'appliquant à l'embryon.

La seule méthode permettant de s'affranchir du rôle de l'âge maternel est le don d'ovocytes. L'utilisation des ovocytes d'une femme jeune permet probablement d'obtenir une grossesse à tout âge si l'utérus est normal. Le don d'ovocytes permet donc de contrecarrer la fameuse horloge biologique, et toute femme désireuse d'enfant peut, en théorie, obtenir un enfant. Les études présentées par certains grands groupes de centres de don d'ovocytes montrent qu'au bout de quatre essais de don, 95 % des couples dont la femme a un utérus normal ont eu une grossesse [5]. Il s'agit donc d'une quasi-garantie de bébé ! Si le don d'ovocytes a longtemps concerné les femmes atteintes de ménopause précoce idiopathique ou iatrogène et les femmes atteintes d'anomalies génétiques graves transmissibles, force est de constater qu'il répond aujourd'hui à la demande croissante des femmes de plus de 40 ans qui souhaitent avoir un enfant et ne peuvent le concevoir naturellement ou ont échoué à de multiples tentatives d'AMP. Le décalage de l'âge de la première grossesse et le fort taux de deuxième union lié à l'incidence des divorces sont les principales causes de ces demandes de grossesses tardives. Le recours au don d'ovocytes permet virtuellement aujourd'hui à toute femme d'avoir un enfant (le record est détenu par une Indienne de 72 ans !). Il n'est aujourd'hui pas rare de voir des femmes de plus de 45 ans venir consulter pour un désir de grossesse. Ces grossesses posent les problèmes des risques obstétricaux liés aux grossesses tardives et les questions liées au bien-être de l'enfant à naître.

Pour les risques obstétricaux, l'incidence des complications cardiovasculaires et du diabète augmente avec l'âge de la femme. Bien sûr, le suivi attentif de la grossesse permet de diminuer la survenue de complications graves mais leur incidence est cependant clairement augmentée, en particulier au-delà de 45 ans.

Concernant le développement des enfants, les pédopsychiatres insistent sur les difficultés potentielles pour l'enfant d'avoir une mère âgée. Mais les études scientifiques sont quasi inexistantes et les réticences se basent surtout sur des positions théoriques ou sur des observations personnelles de quelques cas. Les études font cruellement défaut pour étayer des décisions souvent difficiles à prendre. Les pouvoirs publics n'ont pas aidé les médecins en mentionnant dans la loi de bioéthique que la femme doit être « en âge de procréer » et aucune limite chiffrée n'avait été fixée.

Le 28 septembre 2021, la loi française a changé et a fixé des limites. Aucune FIV ne peut être faite au-delà de 43 ans, même si la femme paye ses soins. Aucune prise en charge n'est possible au-delà de 45 ans, quelle que soit la technique.

Certains pays européens ont fixé à 50 ans l'âge maximum auquel une femme peut avoir recours à l'AMP, don d'ovocytes compris. Le médecin se retrouve finalement souvent seul à prendre une décision au cas par cas.

Si l'âge de la femme constitue un facteur physiologique crucial en reproduction, l'âge paternel n'influe pas de manière aussi importante sur l'aptitude à la procréation. Certes, l'âge paternel diminue la qualité du sperme, augmente le risque de malformation et semble augmenter les risques de maladie mentale (en particulier d'autisme et de schizophrénie) [6]. Les problèmes d'impuissance sont aussi plus fréquents. Mais il n'y a pas de véritable arrêt des possibilités de reproduction et ces complications se font jour à un âge plus avancé que pour la femme.

Il n'y a pas cependant, comme chez la femme, de débats fournis sur un âge limite de prise en charge des hommes pour des raisons médicales. Même si pour certains les publications récentes sur les risques psychiatriques pour la descendance pourraient constituer un motif de refus. De fait, la loi de septembre 2021 interdit toute prise en charge des hommes de plus de 60 ans.

Cependant en dehors du problème médical se pose un problème plus éthique ou plus psychopédagogique qui lui fait l'objet de débats nourris : Existe-t-il un âge paternel préjudiciable au bon développement de l'enfant ?

Cette question est rendue d'actualité par les refus récents et répétés de l'ABM opposés à des hommes de plus de 60 ans désireux d'exporter à l'étranger leurs paillettes de sperme autoconservées dans le cadre d'un projet d'AMP débuté en France et considéré par cette instance comme trop âgés pour avoir un enfant.

La question de l'âge du père en AMP a toujours fait débat dans les centres d'AMP. Certains centres ont établi des limites d'âge du conjoint (60, 65, 70 ans) au-delà duquel les couples ne sont plus pris en charge. Pour d'autres, le préalable d'un entretien psychologique est une condition *sine qua non*. Pour d'autres enfin, aucune limite n'est opposée aux couples. La nouvelle loi fixe maintenant une limite.

En faveur d'une limite d'âge interviennent un certain nombre de pédopsychiatres, arguant de la célèbre maxime : « Il y a un âge pour être père et un âge pour être grand-père. » Avoir un père âgé pourrait retentir sur le bien-être de l'enfant, tout particulièrement au moment de l'adolescence et de la fameuse opposition au père.

Dans les cas extrêmes (hommes de plus de 70 ans) se pose aussi le potentiel décès précoce du père, à un âge où l'enfant est encore petit. Les études sont cependant peu nombreuses dans le cadre particulier de la stérilité pour étayer ces positions de principe.

Dans le cadre des couples dont le conjoint est âgé, il n'y a, contrairement à la femme, aucun risque médical de la grossesse pour le conjoint et ces hommes se présentent souvent avec des femmes en âge de procréer, donc jeunes. L'enfant ainsi conçu n'aura pas forcement deux parents âgés.

Le problème principal tient au fait que la reproduction d'un homme âgé est possible naturellement. Yves Montand, Charlie Chaplin et Anthony Quinn en sont les exemples connus. Les unions entre femmes jeunes et hommes plus âgés, voire très âgés, sont aussi fréquentes, par exemple au Maghreb ou en Amérique du Sud.

L'AMP doit-elle s'arroger le droit de définir un âge limite de procréation pour les hommes ? Et si oui, quel âge ? Selon quel critère et pour quel motif ? Ces motifs sont-ils scientifiquement établis ?

Au total, il semble que fixer une limite à l'âge de l'homme est probablement difficile, voire impossible. Aider à procréer un homme âgé ne correspond pas, le plus souvent, à un contournement d'une impossibilité physiologique mais à la prise en charge d'une infertilité classique.

De plus, on oublie souvent de parler du couple. En effet, il est clair que la femme associée à ce désir de grossesse ne peut ignorer les aléas liés à l'âge de son conjoint.

La nouvelle loi interrompt toute possibilité de discussion au cas par cas et fixe les limites de prise en charge et pour ma part je le regrette.

Enfin, le don d'ovocytes fait apparaître une demande aujourd'hui rare, mais qui tend peu à peu à augmenter. L'association d'une femme âgée (>45 ans) à un homme également âgé, cumule les risques pour les enfants potentiels de différents problèmes évoqués plus haut ; auxquels se rajoutent les risques obstétricaux pour la femme.

En conclusion, les comités d'éthique clinique mettent en avant trois principes fondamentaux dans les réflexions qu'ils engagent sur les problèmes médicaux : respect de l'autonomie, non-malfaisance et justice. Il semble clair que le principal point litigieux soit la non-malfaisance, mais que ce principe s'applique à l'enfant à naître. Des études sur le développement de ces enfants conçus chez des couples dont le père ou la mère (ou les deux !) sont âgés nous aideraient à définir une attitude scientifique et non morale et subjective. Le nombre de ces couples augmente, mais il est cependant faible pour réaliser des études pertinentes.

Références

[1] Schwartz, D., Mayaux, M.J., 1982. Female fecundity as a function of age : results of artificial insemination in 2193 nulliparous women with azoospermic husbands. Federation CECOS. N Engl J Med 306 (7), 404–406.

[2] Remohí, J., Gartner, B., Gallardo, E., et al., 1997. Pregnancy and birth rates after oocyte donation. Fertil Steril 67 (4), 717–723.

[3] Broekmans, F.J., Kwee, J., Hendriks, D.J., Mol, B.W., Lambalk, C.B., 2006. A systematic review of tests predicting ovarian reserve and IVF outcome. Hum Reprod Update 12 (6), 685–718.

[4] Wells, D., Kaur, K., Grifo, J., et al., 2014. Clinical utilisation of a rapid low-pass whole genome sequencing technique for the diagnosis of aneuploidy in human embryos prior to implantation. J Med Genet 51 (8), 553–562.

[5] Garrido, N., Bellver, J., Remohí, J., et al., 2012. Cumulative newborn rates increase with the total number of transferred embryos according to an analysis of 15,792 ovum donation cycles. Fertil Steril 98 (2), 341–346.

[6] Sharma, R., Agarwal, A., Rohra, V.K., et al., 2015. Effects of increased paternal age on sperm quality, reproductive outcome and associated epigenetic risks to offspring. Reprod Biol Endocrinol 13, 35.

Les maternités de substitution

Chapitre **43**

M. Szejer

En France, elles sont appelées GPA ou grossesses pour autrui. Une terminologie qui désigne la pratique des maternités de substitution à ceci près qu'elle y ajoute la dimension de l'oblativité qui, comme nous le verrons, n'est pas forcément au rendez-vous et serait de toute façon questionnable.

La GPA ne fait pas à proprement parler partie de l'AMP mais en utilise la technique. Sa légalisation en France fait débat. Elle est cependant pratiquée dans certains pays étrangers qui deviennent exportateurs de bébés à l'international. Ma position sur cette question délicate est très largement fondée sur mon travail auprès des enfants abandonnés après un accouchement anonyme. L'abandon est assez dramatique pour que l'on n'en fabrique pas sur ordonnance, cependant, l'intervention nécessaire de la médecine au cours d'une GPA équivaut à une ordonnance d'abandon. Les médecins sont dans une position bien étrange : ils savent depuis longtemps les effets délétères de la séparation mère-bébé, ils ont souvent modifié leurs pratiques pour y pallier, ils savent combien le diagnostic de survie, la longueur des hospitalisations s'en trouvaient améliorés. Comment peuvent-ils prescrire l'abandon ? Qu'il ait donné ou non ses gamètes, le parent génétique est à la naissance un étranger pour le bébé. Celui-ci ne le reconnaît pas. Il ne reconnaît que la femme qui l'a porté pendant sa grossesse. Comme traditionnellement en obstétrique, c'est l'intérêt de la mère et celui de l'enfant qui entrent en conflit. Ici nous avons non seulement la mère porteuse, mais aussi les parents d'intention qui entrent en ligne de compte.

L'argent vient masquer les enjeux. Il déplace l'enjeu moral alors que c'est l'idée même de contrat, avec la question de la dette qui en fait partie et qui pose problème. Ces enfants de contrats réels sont à leur façon des enfants virtuels : ils deviennent non pas des sujets mais des objets de contrats. C'est une forme de conception avec un contrat de gré à gré qui organise le tiers exclu. Que ce soit la mère porteuse qui va se sentir tel un « sac vide », pour reprendre l'expression d'une femme que j'ai eu l'occasion de suivre, ou son mari, sans rôle actif dans cette histoire, ou les parents d'intention qui peuvent se sentir exclus au moins de la grossesse, ou encore l'enfant qui n'est plus sujet et acteur de son histoire mais se trouve objectivé et manipulé, enfin la fratrie de cet enfant, informée ou non, qui de toute façon sera témoin de la grossesse et du changement d'état de leur mère et restera avec cette question : Qu'a-t-elle fait du bébé ? Comment vivent-ils le fait de voir leur mère enceinte d'un frère ou d'une sœur qu'ils ne verront peut-être jamais ? Ne se sentent-ils pas alors en position de pouvoir être, à leur tour, également abandonnés ? Et quelle culpabilité ressentent-ils de ne pas l'être au regard de celui qui l'est ? Lorsqu'à l'étranger des agences recrutent des femmes déjà mères pour la GPA, pensent-elles à leurs enfants aînés ? La procréation n'est pas uniquement une histoire mécanique de mère et d'enfant. Toute la famille s'en trouve bousculée, la société également en raison de la transformation des lois de la filiation qui en découle.

La compassion pour les couples stériles est souvent mise en avant par les défenseurs de la légalisation de cette pratique. Car il faut être bien au clair sur ce dont il s'agit : une marchandisation double où à celle du corps féminin s'ajoute celle de l'enfant qui devient le produit d'un travail rémunéré. Demander à une femme de vivre une grossesse et la métamorphose physique mais aussi psychologique qu'elle suppose à la place d'une autre, c'est lui demander de « se séparer de sa propre intériorité corporelle et morale pour faire d'elle un simple outil. C'est la traiter comme un moyen, et non comme une fin ». Loin d'une vision romancée et culpabilisante des relations entre mère porteuse et « famille acquéreuse », il faut rappeler que dans ce type de contrat, la liberté des uns et des autres n'est ni égale ni symétrique. S'il s'agit de satisfaire à tout prix un désir pour les demandeurs, il s'agit de survivre pour celle qui accepte de louer ainsi son ventre. Et de rappeler que « le consentement d'une victime n'efface pas le caractère délictueux d'un acte ». Il y a là une atteinte à la dignité d'autrui que le droit ne peut autoriser. La question n'est pas de savoir si une femme est « libre » de louer son ventre mais s'il est légitime de le lui demander. Quand il soutient cette théorie qui sépare le corps de l'esprit, le corps social est responsable des drames à venir.

Ajoutons à cela que la psychanalyse nous a appris depuis longtemps à nous « méfier » du libre consentement. En refoulant dans son inconscient les émotions indésirables liées à l'attachement prénatal au fœtus qu'elle est en train de concevoir, une mère porteuse parvient à se persuader que cette « entreprise » n'a pas d'effet sur elle. Cette démarche n'est pas éloignée d'un déni de grossesse, parfois à l'origine, on le sait, d'infanticides, si la mère ne parvient pas à inscrire le bébé qu'elle porte dans son psychisme. Dans le cas des mères porteuses, ce processus n'est pas involontaire comme dans le déni de grossesse, mais procède d'une manipulation délibérée.

Reste que des enfants sont conçus de par le monde et naissent ainsi, et qu'il est urgent d'inventer de nouvelles formes de parentalité. Il y a parfois plus d'une mère et plus d'un père dans la vie de l'enfant, il doit pouvoir tous les nommer, qu'ils restent ou disparaissent de sa vie. Ils font partie de son histoire. Il faut inventer un statut, une place familiale pour cette gestatrice, que l'enfant sache qu'elle existe, qu'il puisse en parler, la penser. La même règle d'or s'impose : informer pour que l'enfant grandisse sans tabou. Il sait inconsciemment qu'il a habité ce ventre, on ne doit pas bafouer ce savoir en exploitant l'amnésie infantile et en cherchant à lui imposer une histoire qui n'est pas la sienne. Il ne faut pas exiger de lui qu'il grandisse dans les pantoufles d'un autre : l'enfant que ses parents n'ont pas pu concevoir.

Qu'est-ce qu'être un fœtus qui grandit dans le ventre d'une femme qui sait qu'elle ne l'élèvera pas ? Seuls les spécialistes de la sensorialité du fœtus et du bébé, les psychanalystes exerçant en périnatalité ou avec les adoptés ainsi que certains pédiatres possèdent quelques outils et une clinique qui peuvent nous éclairer. En France, le moyen de transgresser l'interdit légal de la GPA est que la mère porteuse accouche sous X (anonymement) d'un enfant conçu par FIV à l'étranger avec les spermatozoïdes du parent donneur, l'ovocyte de la mère porteuse ou celui d'une autre femme donneuse, et fait reconnaître l'enfant par le père génétique. En l'état actuel des choses, la mère génétique peut parfois parvenir à devenir mère adoptive, mais un vide juridique persiste.

« La grossesse limitée à l'utérus » : c'est ainsi que l'on peut qualifier le postulat qui préside à la pratique de la GPA, comme l'expose Frédéric Chiche, gynécologue obstétricien. L'utérus est alors réduit à un moyen de transport dans lequel se déroule la fabrique de l'humain.

La grossesse n'est pas seulement une expérience, elle transforme la femme. Au cours d'une GPA, on assiste à un découplage de la gestation et de la maternité, à un clivage psychique de la femme enceinte. On cautionne ainsi la déconstruction de 25 ans de recherches sur la grossesse et l'accouchement, sur la physiologie du fœtus, les échanges mère-fœtus au cours de la grossesse, de même que les premiers liens mère-bébé. On pourrait qualifier sans exagération ce positionnement de déni de réalité. À l'heure où l'on pratique les dosages de l'ADN fœtal dans le sang maternel, peut-on laisser prétendre que cela ne compte pas ? Que le bébé ne laisse pas de traces dans le corps de sa mère ?

D'autre part, on ne peut gommer le fait qu'une grossesse et un accouchement peuvent comporter des risques pour la femme : obstétricaux en premier lieu (césarienne, forceps, dépression du post-partum, maladies auto-immunes postgrossesse à type de lupus érythémateux disséminé, de séquelles neurologiques, du tube digestif, etc.).

Certains comparent la GPA aux greffes d'organes. Or la greffe d'organe est un acte ponctuel. La gestation, c'est le temps de la grossesse mais aussi celui de l'après-grossesse nécessaire pour en sortir. On accouche avec son corps mais aussi avec sa tête. Ne pas investir une grossesse – tel qu'on le demande implicitement aux mères porteuses – est une trahison par rapport au fœtus et un déni de maternité expérimental.

On pourra mettre en avant le cas des femmes nées sans utérus (syndrome de MRKH) ou bien l'ayant perdu à la suite de pathologies diverses. Elles sont peu nombreuses. La recherche sur la GU a enfin abouti à une première greffe française en 2019. Le Brésil dit avoir réussi la première greffe d'utérus à partir d'une femme décédée. Les autres greffes qui se font au sein de la famille en raison de la compatibilité immunologique ne vont pas sans générer certains problèmes relationnels : incestuels, dettes symboliques, conflits de loyauté à l'égard de l'enfant. Elles réalisent toutefois une formidable alternative à la GPA mais nécessitent un lourd et onéreux arsenal médical.

Reste la question des couples d'hommes homosexuels et des femmes qui souhaitent exporter leur grossesse pour ne pas « abîmer » leur corps. Pour les premiers, la pression est importante depuis la légalisation en France du mariage pour tous qui ne leur ouvre que le droit à l'adoption pour devenir un couple parental. Cependant on pourrait se demander si pour un nouveau-né un corps d'homme peut si facilement se substituer à celui d'une femme, aussi aimant et accueillant soit-il. La question ne semble pas susciter beaucoup de recherches scientifiques en physiologie comme en psychologie. Pourtant, elle mériterait d'être posée en dehors de tout ostracisme homophobe. La parité en matière de genre est une illusion en obstétrique. Les femmes ont une ménopause, on ne va pas castrer les hommes à 50 ans pour autant ! Ils sont contraints de passer par une femme, voire deux : la mère porteuse et la donneuse d'ovocytes. Il est d'ailleurs à noter que lorsqu'on pratique la PMA avec don d'ovocytes, on explique aux femmes que l'ovocyte est un étranger mais que le fait d'accoucher et de porter crée un lien physique et psychique par le biais de l'épigénétique qui modifie l'expression de l'ADN fœtal et des échanges mère-fœtus. Le milieu ambiant a une influence sur l'expression des gènes. Ainsi le bébé né après un don d'ovocyte ou d'embryon sera différent de celui qu'il aurait été s'il s'était développé dans l'utérus de la donneuse. Dans le même temps, lorsqu'on parle de la GPA, on dit exactement le contraire ! Le fœtus perçoit l'environnement grâce à sa sensorialité et à ses perceptions. Les échanges psychoaffectifs avec sa mère et ce qu'elle vit au cours de la gestation seront classés, catégorisés et mémorisés sous forme de perceptions qui seront organisées après la naissance sous l'influence de la parole et du langage. Une rupture à la naissance peut compromettre pour le bébé sa continuité d'être et laisser des traces non seulement à l'occasion de la rencontre des métaphores de la séparation (deuils, divorces, naissances) au cours de la vie, mais elles pourront également être transmises sur plusieurs générations faisant ainsi le lit de la psychopathologie. À ceci ajoutons que la pratique de la GPA, comme celle de l'accouchement anonyme, contribue à la mise en place de trous au sein des arbres généalogiques réalisant des ruptures de filiation dont la psychanalyse a souvent dénoncé les effets délétères.

Des enfants s'en sortiront toujours. Ce sont eux qui seront mis en avant. Resteront les autres, ceux que tout cela aura profondément affecté, consciemment ou inconsciemment. Les nouveau-nés humains sont pleins de bonne volonté. Ils cherchent à cor et à cri à s'implanter dans une relation pour leur survie. Ils y parviennent avec plus ou moins de succès par le biais de l'attachement. Mais certains échoueront, alors pourquoi programmer des naissances dans ces conditions, en leur faisant prendre ces risques ? Et même si leur histoire leur est énoncée dès la naissance, ne sous-estimons pas la puissance de ce qui se dit et de ce qui ne se dit pas à travers les mots et entre les lignes.

La pression des médias est telle, qu'elle génère des fantasmes plus ou moins conscients d'immortalité en regard de corps-images, ainsi possiblement exclus des modifications inhérentes à l'âge et aux effets de la maternité. Les actrices hollywoodiennes ne s'en cachent pas en affichant qu'elles ont eu recours à une mère porteuse. Jusqu'où la société peut-elle soutenir ces positionnements ? L'enfant peut-il être manipulé au gré des exigences esthétiques de sa mère ou de la société lorsque des femmes demandent à déléguer leur grossesse à d'autres femmes ?

Née en Californie, la GPA valorise le tout génétique : les parents d'intention plutôt que la femme. C'est le début d'une idéologie qui s'est répandue aux États-Unis sous l'impulsion d'une université, la Singularity University, pionnière de l'idéologie transhumaniste. On y prêche que l'on peut modifier et augmenter l'humain. Les GPA aux États-Unis sont précédées d'un tri embryonnaire élargi permettant une sélection des individus à venir. On assiste à une «délocalisation» de la production d'humains, l'utérus étant le dernier maillon à faire sauter pour pouvoir le produire industriellement.

Le pape du transhumanisme, Ray Kurzweil, dit que pour survivre l'homme doit évoluer en fonction des découvertes de la technoscience. Il est le directeur de l'algorithme de Google qui rachète toutes les start-up de génomique. La GPA est une pièce fondamentale qui montre que la grossesse peut avoir lieu autre part que dans l'utérus de la mère. Toute cette idéologie fait disparaître la mère du système de production de l'humain. Or si on fait sortir la grossesse du corps des femmes, il devient alors indifférent qu'elle ait lieu ailleurs et on se dirige indubitablement vers l'ectogenèse, c'est-à-dire l'utérus artificiel, éventuelle prochaine étape. Elle pose encore toutefois un certain nombre de problèmes : celui de la fabrication d'un placenta efficace d'une part, et ceux posés par les conséquences d'un séjour extrêmement prolongé en couveuse d'autre part, enfin tout l'aspect relationnel dont on sait déjà combien il est important pour la survie des prématurés. Toutes ces difficultés sont telles, qu'il faudra probablement encore longtemps avant que l'utérus artificiel ne voie le jour.

La GPA est l'arbre qui cache la forêt : à terme, on se passera des femmes pour enfanter, et c'est peut-être la finalité de toute cette démarche.

Comme le décrit Éliette Abécassis dans son ouvrage *Bébés à vendre*, la GPA préconise un oubli de la mère, donc de la femme, pour rétablir une lignée patrilinéaire exclusive. C'est au final la primauté du biologique et du génétique paternel. On ne reconnaît un enfant que par son père, que ce soit sur le plan biologique, physiologique ou civil. C'est tout simplement la négation du lien maternel. En France, un enfant né d'une GPA ne peut être reconnu que par son père, mais à charge pour la mère d'intention d'obtenir son adoption.

Cet homme nouveau, les dirigeants des plus grandes entreprises mondiales du numérique, les GAFA (Google, Apple, Facebook et Amazon) s'y intéressent au plus haut point.

Le transhumanisme fait disparaître la mère et le corps au profit de l'hypercorps, il prône un monde sans sexualité ni lien charnel. Un homme augmenté, libéré de ses origines au profit d'un lien génétique, biotechnique et social, un produit parfait, sans défaut.

Il suffirait, selon les défenseurs idéologiques de la légalisation de cette technique, de la référer au seul amour pour que l'enfant à venir soit exempt de problèmes spécifiques. Le registre compassionnel et celui de l'amour lorsqu'ils sont privilégiés ne sont-ils pas habituellement l'apanage des religions ? L'amour est certes souhaitable, mais il ne peut pas résumer à lui seul les conditions de l'accueil au monde. De plus, il semble que toute réflexion autour des sujets pouvant complexifier le jeu des cartes de la filiation est surdéterminée par le poids culturel dû au fait que nous sommes tous issus d'une civilisation fondée sur la prise en compte de l'origine et de son articulation à l'interdit de l'inceste. La tentation sera toujours présente d'en évoquer l'abolition. De ce fait, en bouleversant ainsi tous nos repères fondamentaux, il devient très difficile dès lors d'échapper aux conséquences du processus qui semble se manifester sous la forme d'un interdit de penser : penser la GPA, ses enjeux et ses aléas. Reconnaître la blessure primordiale de la séparation néonatale d'avec la mère de naissance et sa spécificité est la base de toute adoption respectueuse, celle qui autorise l'accès du sujet à un futur en harmonie avec ce qu'il a traversé. Il est grand temps de ne plus privilégier, sans les travailler de surcroît, les blessures liées à la stérilité et de penser ces bébés uniquement en termes de social, de charité religieuse ou humanitaire, ou encore de droit à l'enfant. Il faut au contraire faire passer en priorité la connaissance apportée par la science et la psychanalyse. Avec ce qu'elles nous enseignent aujourd'hui, on ne peut plus se contenter d'aborder la question de l'abandon, de l'adoption et de l'AMP, sous l'angle exclusif des bons sentiments. Quelle que soit la compassion éveillée par la détresse des couples stériles, elle ne doit pas nous conduire à objectiver les enfants au mépris de leur histoire et de qui ils sont. Le projet touche le corps social également concerné par cette théorie qui sépare le corps de l'esprit. Dès lors, on peut légitimement se demander s'il sera encore possible de transmettre la vie en dehors du champ prédictible de la psychopathologie.

Dans ce contexte, la situation des maternités de substitution au cours de la guerre entre la Russie et l'Ukraine est le paradigme qui révèle dans quelle folie le monde bascule. Rappelons qu'en Ukraine la GPA est légale et que le pays est devenu le principal fournisseur international de bébés, le processus y étant beaucoup moins onéreux qu'aux États-Unis par exemple. De nombreux ressortissants étrangers s'y rendent dont beaucoup viennent de Chine et d'Espagne mais pas seulement. Une dizaine de grosses agences se partagent un énorme *baby market* extrêmement lucratif dans un contexte où la baisse de la fertilité augmente considérablement dans de nombreux pays. Au moment où la guerre éclate, les administrations sont paralysées, les hôpitaux saturés, et en raison de l'interdiction des vols et de la pandémie de COVID faisant encore rage surtout en Chine, les parents d'intention ne viennent pas chercher leurs bébés. J'entends parler d'un premier groupe d'une vingtaine de bébés parqués dans les sous-sols de l'hôpital pédiatrique de Kiev avec deux infirmières pour s'en occuper. Ils n'ont pas reçu de prénoms et vivent dans une sorte de no man's land identitaire, ils sont apatrides. Ils restent sous la responsabilité des agences. Grâce au travail de soutien de l'association La Cause des bébés, une supervision des pratiques en périnatalité est mise en place et des fonds sont récoltés pour les professionnels ukrainiens afin de leur permettre de poursuivre leur activité et entre autres avec ces bébés. Une collaboration à leur sujet avec des membres du Gouvernement et des droits de l'enfant se fait. Cependant que des bébés sont déplacés vers l'ouest du pays pour les mettre à l'abri des bombardements, les agences refusent toute collaboration aussi bien avec nous qu'avec le Gouvernement, mettant en avant qu'elles gèrent la situation (ce qui est certainement vrai financièrement parlant) et que ces enfants sont sous leur unique responsabilité. Nous apprenons que des centaines de bébés et de très nombreuses mères porteuses enceintes sont dans cette situation. Certaines ont peur de fuir et d'accoucher dans un pays où la GPA est interdite, quelques-unes sont venues en France accoucher sous X (ce qui est une façon de détourner la loi française), parfois de peur de ne jamais être payées. Ces femmes et ces enfants sont les victimes d'enjeux politiques et économiques. Quelles traces s'inscriront dans le psychisme de ces enfants ? Et par le biais de l'épigénétique, quelles formes de psychopathologie vont-elles entraîner pour les générations qui vont leur succéder ? Vers quelle société glissons-nous à partir du moment où des femmes et des enfants deviennent non plus des sujets mais des objets commercialisables au mépris de leur humanité même ? La situation de ces bébés en Ukraine révèle la folie de ces manipulations et de ces bricolages de la filiation. Ni l'amour, ni la compassion, ni le désir d'enfants et encore moins l'argent ne justifient un tel dérapage.

Tester la réceptivité endométriale : *errare humanum est*

Chapitre **44**

E. Heggarty, D. de Ziegler

Introduction

Ces dernières années les résultats en AMP ont connu une ascension spectaculaire, avec des taux d'IR définis par la grossesse échographique (sac gestationnel avec activité cardiaque embryonnaire) – supérieurs à 50 % pour les transferts d'embryons euploïdes [1]. Au fil du temps, des techniques telles que la stimulation ovarienne, la culture prolongée d'embryons, la vitrification, le TEC et le test génétique préimplantatoire des aneuploïdies (PGT-A), entre autres, ont radicalement modifié les attentes en matière de réussite de la FIV. En transférant un seul embryon génétiquement normal dans un cycle de TEC, nous sommes maintenant en mesure d'obtenir une implantation menant à une naissance vivante dans près de 65 % des cas [2].

Avec cette nouvelle définition du succès, nous devons également reconsidérer la définition de l'échec d'AMP. Cela peut aller de l'absence de naissance vivante à l'absence d'implantation « durable », soit de grossesse échographique (avec activité cardiaque) ou à l'échec absolu (pas d'hormone β-hCG détectable dans le sang maternel 10 jours après le transfert). Dans cette situation évolutive, il nous faut également définir l'ERI ou RIF pour *Recurrent Implantation Failure*). La définition de l'ERI n'est pas consensuelle, Pirtea *et al.* ont utilisé dans leur étude l'absence de grossesse échographique après 3 transferts d'embryons euploïdes sur les transferts différés [1].

À la lumière de ces données récentes sur le résultat de transferts répétés de blastocystes euploïdes congelés [1], la situation appelée ERI pourrait n'être qu'un hasard statistique dans lequel aucun embryon ne s'est encore implanté après plusieurs transferts. Cette perspective a conduit le Dr Ben Rafael à affirmer que l'ERI est « une définition arbitraire dénuée de sens qui génère un recours inutile et coûteux à des procédures complémentaires » [3]. Dans ce cas, les chances de succès d'une nouvelle tentative d'AMP ne seraient probablement pas différentes de celles de couples similaires – en âge, durée de l'infertilité, etc. – qui effectuent leur première tentative. C'est pourquoi le concept même d'ERI est aujourd'hui remis en question comme étant peut-être un simple mirage statistique plutôt qu'une véritable entité clinique [1].

Dans ce chapitre, nous aborderons les points de vue actuels concernant la réceptivité endométriale tout en balayant d'un revers de main la masse de concepts et de tests non validés qui sont scandaleusement commercialisés sans avoir été correctement évalués. Nous présenterons brièvement la liste des examens complémentaires non scientifiquement validés, inutiles et le plus souvent coûteux qui sont prescrits de manière abusive [4-7].

Le test ERA® : la fin d'une ère

L'analyse de la réceptivité endométriale

Le concept de fenêtre de réceptivité (FR ou *WOR* pour *Window of Receptivity*) est issu des premières expériences d'AMP par don d'ovocytes réalisées à l'aide d'E2 et de progestérone pour substituer le cycle chez des femmes dont les ovaires étaient inactifs [8, 9]. Les succès remarquables des techniques de don d'ovocytes ont conduit à l'adoption d'une approche similaire, utilisant l'E2 et la progestérone pour synchroniser l'endomètre en vue de TEC en cycle substitué [10]. Chez les femmes dont les ovaires fonctionnent, cela a été réalisé avec [10] – et plus tard sans – suppression de l'activité ovarienne par analogues de la GnRH [11]. Bien entendu, l'alternative consiste à transférer des embryons congelés dans le cadre de cycles naturels ou naturels modifiés. Dans un essai clinique contrôlé randomisé prospectif, Groenewoud *et al.* ont démontré que les transferts d'embryons programmés dans des cycles naturels/modifiés et des cycles substitués avaient des résultats similaires [12].

De nombreuses données ont indiqué que la FR est contrôlée par la durée d'exposition à la progestérone après une préparation endométriale suffisante par de l'E2 [9, 13]. La durée exacte de la FR a fait l'objet de débats. Van de Vijver *et al.* ont clarifié cette question en menant deux essais prospectifs randomisés sur des cycles substitués [14, 15]. Ces auteurs ont en effet démontré des taux de grossesse similaires suite au transfert d'embryons clivés au 3ᵉ ou 5ᵉ jour de traitement par progestérone [14] et *idem* pour des blastocystes entre le 5ᵉ et le 7ᵉ jour après progestérone [15].

Au cours des deux dernières décennies, une multitude de tests visant à évaluer la réceptivité de l'endomètre ont fait leur apparition. Le plus courant d'entre eux est le test de réceptivité endométriale (ERA®). Le test ERA® est réalisé au cours d'un cycle précédant le cycle de transfert. Les résultats fournis par ERA® indiquent si l'endomètre est réceptif, pré-réceptif ou post-réceptif. La recommandation faite sur la base des résultats est d'effectuer des transferts d'embryons pendant, après ou avant la FR théorique, selon une procédure appelée le «transfert d'embryons personnalisé» [16]. Le test ERA® a été largement commercialisé avant d'avoir apporté la moindre preuve de son efficacité. Récemment, plusieurs études ont montré que les transferts d'embryons dits personnalisés basés sur les données de l'ERA® n'amélioraient pas les résultats [17, 18] ou étaient même contre-productifs par rapport aux transferts d'embryons basés sur le calendrier conventionnel [19].

Un autre test endométrial s'est intéressé à une éventuelle surexpression de la protéine BCL6 (*B-Cell Lymphoma 6*) dans l'endomètre [20]. Ce test commercialisé sous le nom de ReceptivaDx™ (https://receptivadx.com) est proposé comme marqueur des altérations de l'endomètre rencontrées dans l'endométriose et notamment la résistance de l'endomètre à la progestérone. Bien que la valeur du test en tant qu'outil de diagnostic de l'endométriose ne soit pas remise en question ici, son utilisation en tant que prédicteur de réceptivité n'a pas été testée dans un essai clinique randomisé. Des données récentes portant sur les taux d'implantation de blastocystes euploïdes congelés et transférés sur cycles substitués n'ont observé aucune différence entre les patientes avec et celles sans endométriose [21]. Enfin, un article récent de Klimczac *et al.* a rapporté que la proportion de patientes présentant une positivité BCL6 ne différait pas de manière significative entre celles qui ont obtenu une naissance vivante et celles qui n'en ont pas eu [22].

D'autres tests proposés pour évaluer la réceptivité endométriale sont notamment le Win-Test [23] et le Matrice Lab [24]. Ils sont également proposés pour les transferts d'embryons 'personnalisés' et, dans ce dernier cas, accompagnés de recommandations absurdes. Bien que ces tests soient largement commercialisés, dans le cas d'ERI notamment, aucun n'a été validé dans un essai contrôlé randomisé [25]. Prises dans leur ensemble, les conclusions cliniques mentionnées ci-dessus semblent sonner la fin de l'ère des tests endométriaux. En effet, les résultats obtenus indiquent collectivement que les tests endométriaux – tous ceux proposés à ce jour – ne jouent définitivement aucun rôle dans la prédiction de la réceptivité utérine chez les femmes dont la cavité utérine est normale [1, 26].

Le microbiote endométrial

Un grand intérêt a été porté au microbiote de l'endomètre. En effet, de nombreuses publications ont rapporté que la cavité endométriale n'est pas stérile contrairement à ce que l'on pensait, mais plutôt le lieu de résidence de divers micro-organismes [27]. Certains ont affirmé que la nature du microbiome endométrial a un impact sur la réceptivité endométriale [28, 29], tandis que d'autres n'ont pas retrouvé une telle corrélation [30]. La dysbiose vaginale la plus courante est la vaginose bactérienne. Une récente revue de littérature incluant 17 études n'a pas rapporté de baisse significative des résultats en AMP chez les femmes souffrant de vaginose bactérienne [28]. Une étude plus récente a utilisé le séquençage de l'ARN plutôt que le séquençage de l'ADN précédemment utilisé, pour identifier le microbiote vivant et actif dans la cavité endométriale de sept femmes en bonne santé [31]. Ces auteurs ont rapporté que le microbiote endométrial était régulé par les hormones, avec des résultats différents rapportés dans les phases proliférative et sécrétoire. Dans les résultats basés sur l'ARN, *Lactobacillus* ne représentait que < 1 % du microbiote endométrial « vivant » [31], ce qui diffère des études précédentes [28, 29]. Compte tenu de la divergence actuelle des résultats et des nouveaux problèmes de méthodologie [31], des travaux supplémentaires sont nécessaires pour définir si le microbiome joue un rôle sur les chances d'implantation. À l'heure actuelle, les analyses du microbiome n'ont donc pas leur place dans la pratique clinique de routine.

L'épaisseur de l'endomètre

Plusieurs études rétrospectives et études de registres de grande ampleur suggèrent une diminution des taux de grossesse et de naissances vivantes en cas d'endomètre trop « fin ». Pourtant, les études prospectives et rétrospectives dans lesquelles le transfert d'embryons n'a pas été refusé ou la prise en charge n'a pas été modifiée en fonction de l'épaisseur de l'endomètre semblent indiquer le contraire [32-36]. Les femmes présentant une épaisseur endométriale < 5 mm sont rares et il est donc difficile de tirer des conclusions définitives. Cependant, la question de savoir si l'épaisseur de l'endomètre en elle-même affecte l'implantation une fois les pathologies intracavitaires écartées et si elle peut être augmentée pour améliorer les résultats reste controversée.

L'inflammation endométriale et l'EC

L'EC est une affection inflammatoire persistante de l'endomètre. Contrairement aux formes aiguës d'endométrite, l'EC se caractérise par une rareté des symptômes, qui peuvent inclure des saignements utérins anormaux et un certain degré de douleur pelvienne [37]. Les critères de diagnostic de l'EC ont été débattus. Le plus souvent, le diagnostic est établi sur la base de l'hystéroscopie – identification de micropolypes [38], présence de plasmocytes à coloration immunitaire sur des biopsies endométriales [39] ou des cultures endométriales [40]. Il est intéressant de noter que l'incidence de l'EC est augmentée en cas d'endométriose, un facteur qui pourrait jouer un rôle dans la genèse de cette maladie [41]. Malheureusement, le diagnostic d'EC manquerait de clarté et de spécificité [42]. La thérapie la plus souvent proposée est un traitement antibiotique [43]. Des données récentes indiquent que l'EC n'altère pas les résultats en AMP après le remplacement d'un embryon euploïde congelé. En effet, Herlihy *et al.* qui se sont penchés sur les taux d'implantation durable des transferts de blastocystes euploïdes congelés n'ont pas constaté de différences basées sur la présence de cellules CD138 dans les biopsies endométriales quelle que soit la concentration [44]. Ces données récentes indiquent donc que l'EC, qui joue probablement un rôle dans la physiopathologie de l'endométriose, n'a pas d'impact sur les résultats en AMP [41].

L'ERI, une entité clinique contestée

ERI *versus* infertilité

L'infertilité est définie – notamment par l'OMS – comme l'incapacité de concevoir après 12 mois de rapports sexuels non protégés. Les couples infertiles se distinguent par une prévalence nettement plus élevée par rapport à la population générale d'une série de troubles tels que les facteurs tubaires, l'altération des paramètres spermatiques, les modifications de la physiologie utérine, les troubles de l'ovulation, etc. Collectivement, ces différences entre les couples infertiles et fertiles – malgré le fait que certains cas d'infertilité sont inexpliqués – caractérisent la nature même de l'entité clinique de l'infertilité.

En revanche, sur la base des données actuellement disponibles, nous savons que les femmes chez qui 3 ou 4 transferts d'embryons successifs ont échoué ne sont pas biologiquement distinctes de celles dont les transferts antérieurs ont réussi. Par conséquent, il n'existe actuellement aucune preuve que l'ERI représente une pathologie biologique (au moins jusqu'à 3 transferts d'embryons), à condition que la cavité utérine soit anatomiquement (à échographie, hystérosonographie ou hystéroscopie) et fonctionnellement (épaisseur de l'endomètre) normale. Par conséquent, l'ERI semble être un événement statistique qui découle des taux d'implantation actuels et non d'une pathologie distincte dans quasiment tous les cas. Jusqu'à ce qu'un ensemble distinct de pathologies puisse être détecté, et à condition qu'un bilan utérin approprié ait été effectué, il n'y a aucune raison de poursuivre des tests supplémentaires après un certain nombre d'échecs de transferts d'embryons. D'un autre côté, les nouvelles connaissances sur le développement de l'embryon et de l'endomètre sont nécessaires et bienvenues, mais dans ce cas, elles devraient être appliquées avant le premier transfert et non après plusieurs échecs.

Pas de test pour les ERI

Pour mieux comprendre l'importance de la population de patients « intrinsèquement infertiles » ou « ERI », il faut considérer l'ensemble des données actuellement disponibles rapportant les taux de réussite (implantation ou naissance vivante) de TEC successifs. La SART (Society for Assisted Reproductive Technology) [45] publie des données nationales annuelles sur la plupart des centres de FIV américains. Sur la base des données de 2020, parmi les femmes de moins de 35 ans transférant un seul blastocyste euploïde, 62,5 % des premiers transferts s'implantent (n = 17 890) et 55,5 % des seconds transferts ou des transferts ultérieurs s'implantent (n = 9 474), soit une baisse de 7 %. Cette baisse est définie ici comme « taux de déclin des IR ».

Une grande étude monocentrique [1] concernant des TEC euploïdes successifs impliquant 4 429 patientes entre 2012 et 2018 a rapporté des taux d'implantation de 69,9, 59,8 et 60,3 % respectivement après le premier, deuxième et troisième TEC. Le taux cumulé de naissances vivantes était de 92,6 %. Le « taux de déclin » le mieux adapté est d'environ 4,8 %. Un autre essai monocentrique [46] concernant des TEC euploïdes successifs impliquant 1 489 patientes entre 2012 et 2016 a rapporté des taux d'« enfant vivant par embryon transféré » de 49, 36 et 28 % respectivement après la première, deuxième et troisième tentative de TEC. Le « taux de déclin » le mieux ajusté est d'environ 10,5 %.

Dans l'ensemble, la diminution des taux d'implantation (déclin des IR) au cours de TEC successifs est estimée entre 5 et 10 %. En utilisant l'approche de Kaplan, on peut calculer la taille du groupe « intrinsèquement infertile » ou « ERI » sur la base du taux de déclin des IR. Un déclin de 5 % indique que 2 % du groupe initial pourrait être atteint d'ERI. Un déclin de 10 % indique une population ERI de 5 %. Nous concluons que sur la base des données disponibles (qui comprennent des limitations significatives), la taille possible de la population ERI est de 2 à 5 % avec les pratiques thérapeutiques actuelles.

La supplémentation en progestérone

Les données rapportées par Pirtea *et al.* à la base de cette réflexion sur l'ERI ont été obtenues suite à des transferts de blastocystes euploïdes congelés programmés dans des cycles substitués qui utilisaient des injections IM de progestérone à la dose de 50 mg/jour [1]. Des données convergentes ont récemment indiqué que la progestérone vaginale était inadéquate chez une fraction de patientes pour initier la réceptivité endométriale dans les TEC [47-51]. Chez les femmes dont les taux de progestérone étaient faibles le jour du transfert, une supplémentation exogène à l'aide de 25 mg/jour de progestérone SC (Progiron®, IBSA France) a corrigé ce problème [52, 53]. La progestérone SC seule était également efficace à la dose de 25 mg BID [54, 55]. Par conséquent, l'assurance d'une supplémentation adéquate en progestérone dans les cycles substitués est une mesure qui améliore les résultats en AMP.

Conclusion

Contrairement à l'infertilité, les troubles de la réceptivité et l'ERI en particulier ne font pas partie d'une entité clinique manifeste chez les femmes dont l'utérus est morphologiquement et fonctionnellement normal. L'infertilité est définie par l'OMS comme l'incapacité de concevoir après un an de rapports sexuels non protégés. Cette caractéristique permet d'identifier une population différente des couples du même âge non infertiles. En revanche, l'ERI n'a pas de définition précise et aucune fonction altérée n'est identifiée. Les données sur les chances de succès des transferts d'embryons euploïdes congelés lors de nouvelles tentatives ne diffèrent pas radicalement des couples de même âge qui entreprennent leur première tentative d'AMP [1]. Par conséquent, à l'exception peut-être de 5 % des couples qui ont échoué à trois transferts successifs d'embryons euploïdes, l'ERI ne semble pas être une véritable entité clinique. Au contraire, chez les femmes dont l'utérus est anatomiquement et fonctionnellement normal, le concept d'ERI qui a longtemps perduré est aujourd'hui remis en question [1]. Les évaluations des couples qui échouent à des tentatives répétées d'AMP devraient être basée sur le nombre d'embryons euploïdes transférés et, si ce n'est pas le cas, sur le nombre de TEC ajustés sur l'âge de la patiente et l'estimation du taux d'euploïdie.

Références

[1] Pirtea, P., De Ziegler, D., Tao, X., et al., 2021. Rate of true recurrent implantation failure is low : results of three successive frozen euploid single embryo transfers. Fertil Steril. 115 (1), 45–53.

[2] Juneau, C.R., Tiegs, A.W., Franasiak, J.M., et al., 2020. Embryo's Natural Motion (enMotion) : a paired randomized controlled trial evaluating a dynamic embryo culture system. Fertil Steril. 113 (3). 578-86.e1.

[3] Rafael, Z.B., 2020. Repeated implantation failure (RIF) : an iatrogenic meaningless definition that generates unnecessary and costly use of add-on procedures. Hum Reprod. 35 (7), 1479–1483.

[4] de Almeida Ferreira Braga, D., Setti, A.S., EJr, Borges, 2022. Ethics and IVF add-ons : We need to talk about it. JBRA Assist Reprod. 26 (3), 371–373.

[5] Glatthorn, H.N., Decherney, A., 2022. The efficacy of add-ons : selected IVF « add-on » procedures and future directions. J Assist Reprod Genet. 39 (3), 581–589.

[6] Lensen, S., Shreeve, N., Barnhart, K.T., et al., 2019. In vitro fertilization add-ons for the endometrium : it doesn't add-up. Fertil Steril. 112 (6), 987–993.

[7] Farquhar, C., 2019. Introduction : Add-ons for assisted reproductive technology : can we be honest here ? Fertil Steril. 112 (6), 971–972.

[8] Navot, D., Laufer, N., Kopolovic, J., et al., 1986. Artificially induced endometrial cycles and establishment of pregnancies in the absence of ovaries. N Engl J Med. 314 (13), 806–811.

[9] Navot, D., Bergh, P.A., Williams, M., et al., 1991. An insight into early reproductive processes through the in vivo model of ovum donation. J Clin Endocrinol Metab. 72 (2), 408–414.

[10] Schmidt, C.L., de Ziegler, D., Gagliardi, C.L., et al., 1989. Transfer of cryopreserved-thawed embryos : the natural cycle versus controlled preparation of the endometrium with gonadotropin-releasing hormone agonist and exogenous estradiol and progesterone (GEEP). Fertil Steril. 52 (4), 609–616.

[11] Lelaidier, C., de Ziegler, D., Gaetano, J., et al., 1992. Controlled preparation of the endometrium with exogenous oestradiol and progesterone : a novel regimen not using a gonadotrophin-releasing hormone agonist. Hum Reprod. 7 (10), 1353–1356.

[12] Groenewoud, E.R., Cohlen, B.J., Al-Oraiby, A., et al., 2016. A randomized controlled, non-inferiority trial of modified natural versus artificial cycle for cryo-thawed embryo transfer. Hum Reprod. 31 (7), 1483–1492.

[13] Navot, D., Scott, R.T., Droesch, K., et al., 1991. The window of embryo transfer and the efficiency of human conception in vitro. Fertil Steril. 55 (1), 114–118.

[14] Van de Vijver, A., Polyzos, N.P., Van Landuyt, L., et al., 2016. What is the optimal duration of progesterone administration before transferring a vitrified-warmed cleavage stage embryo ? A randomized controlled trial. Hum Reprod. 31 (5), 1097–1104.

[15] Van de Vijver, A., Drakopoulos, P., Polyzos, N.P., et al., 2017. Vitrified-warmed blastocyst transfer on the 5th or 7th day of progesterone supplementation in an artificial cycle : a randomised controlled trial. Gynecol Endocrinol. 33 (10), 783–786.

[16] Ruiz-Alonso, M., Blesa, D., Díaz-Gimeno, P., et al., 2013. The endometrial receptivity array for diagnosis and personalized embryo transfer as a treatment for patients with repeated implantation failure. Fertil Steril. 100 (3), 818–824.

[17] Raff, M., Jacobs, E., Voorhis, B.V., 2022. End of an endometrial receptivity array ? Fertil Steril. 118 (4), 737.

[18] Doyle, N., Gainty, M., Eubanks, A., et al., 2020. Donor oocyte recipients do not benefit from preimplantation genetic testing for aneuploidy to improve pregnancy outcomes. Hum Reprod. 35 (11), 2548–2555.

[19] Cozzolino, M., Diáz-Gimeno, P., Pellicer, A., Garrido, N., 2022. Use of the endometrial receptivity array to guide personalized embryo transfer after a failed transfer attempt was associated with a lower cumulative and per transfer live birth rate during donor and autologous cycles. Fertil Steril. 118 (4), 724–736.

[20] Almquist, L.D., Likes, C.E., Stone, B., et al., 2017. Endometrial BCL6 testing for the prediction of in vitro fertilization outcomes : a cohort study. Fertil Steril. 108 (6), 1063–1069.

[21] Bishop, L.A., Gunn, J., Jahandideh, S., et al., 2021. Endometriosis does not impact live-birth rates in

frozen embryo transfers of euploid blastocysts. Fertil Steril. 115 (2), 416–422.
[22] Klimczak, A.M., Herlihy, N.S., Scott, C.S., et al., 2022. B-cell lymphoma 6 expression is not associated with live birth in a normal responder in vitro fertilization population. Fertil Steril. 117 (2), 351–358.
[23] Haouzi, D., Entezami, F., Torre, A., et al., 2021. Customized Frozen Embryo Transfer after Identification of the Receptivity Window with a Transcriptomic Approach Improves the Implantation and Live Birth Rates in Patients with Repeated Implantation Failure. Reprod Sci. 28 (1), 69–78.
[24] Cheloufi, M., Kazhalawi, A., Pinton, A., et al., 2021. The Endometrial Immune Profiling May Positively Affect the Management of Recurrent Pregnancy Loss. Front Immunol. 12, 656701.
[25] Kosturakis, A.K., Ryan, G.L., 2022. Predicting implantation failure : to BCL6 or not to BCL6. Fertil Steril. 117 (2), 359.
[26] Pirtea, P., de Ziegler, D., Ayoubi, J.M., 2021. Effects of endometriosis on assisted reproductive technology : gone with the wind. Fertil Steril. 115 (2), 321–322.
[27] Salliss, M.E., Farland, L.V., Mahnert, N.D., Herbst-Kralovetz, M.M., 2021. The role of gut and genital microbiota and the estrobolome in endometriosis, infertility and chronic pelvic pain. Hum Reprod Update. 28 (1), 92–131.
[28] Skafte-Holm, A., Humaidan, P., Bernabeu, A., et al., 2021. The Association between Vaginal Dysbiosis and Reproductive Outcomes in Sub-Fertile Women Undergoing IVF-Treatment : A Systematic PRISMA Review and Meta-Analysis. Pathogens. 10 (3), 295.
[29] Moreno, I., Codoñer, F.M., Vilella, F., et al., 2016. Evidence that the endometrial microbiota has an effect on implantation success or failure. Am J Obstet Gynecol. 215 (6), 684–703.
[30] Franasiak, J.M., Werner, M.D., Juneau, C.R., et al., 2016. Endometrial microbiome at the time of embryo transfer : next-generation sequencing of the 16S ribosomal subunit. J Assist Reprod Genet. 33 (1), 129–136.
[31] Sola-Leyva, A., Andrés-León, E., Molina, N.M., et al., 2021. Mapping the entire functionally active endometrial microbiota. Hum Reprod. 36 (4), 1021–1031.
[32] Mahutte, N., Hartman, M., Meng, L., et al., 2022. Optimal endometrial thickness in fresh and frozen-thaw in vitro fertilization cycles : an analysis of live birth rates from 96,000 autologous embryo transfers. Fertil Steril. 117 (4), 792–800.
[33] Ata, B., Kalafat, E., 2022. Quality or quantity? Pitfalls of assessing the effect of endometrial thickness on live birth rates. Fertil Steril. 118 (2), 428.
[34] Shakerian, B., Turkgeldi, E., Yildiz, S., Keles, I., Ata, B., 2021. Endometrial thickness is not predictive for live birth after embryo transfer, even without a cutoff. Fertil Steril. 116 (1), 130–137.
[35] Gingold, J.A., Lee, J.A., Rodriguez-Purata, J., et al., 2015. Endometrial pattern, but not endometrial thickness, affects implantation rates in euploid embryo transfers. Fertil Steril. 104 (3). 620-8.e5.
[36] Jacobs, E.A., Van Voorhis, B., Kawwass, J.F., et al., 2022. Endometrial thickness : How thin is too thin? Fertil Steril. 118 (2), 249–259.
[37] Cicinelli, E., Matteo, M., Tinelli, R., et al., 2015. Prevalence of chronic endometritis in repeated unexplained implantation failure and the IVF success rate after antibiotic therapy. Hum Reprod. 30 (2), 323–330.
[38] Marca, A.L., Gaia, G., Renzini, M.M., Alboni, C., Mastellari, E., 2021. Hysteroscopic findings in chronic endometritis. Minerva Obstet Gynecol. 73 (6), 790–805.
[39] Li, Y., Xu, S., Yu, S., et al., 2021. Diagnosis of chronic endometritis : How many CD138(+) cells/HPF in endometrial stroma affect pregnancy outcome of infertile women? Am J Reprod Immunol. 85 (5), e13369.
[40] Cicinelli, E., Matteo, M., Tinelli, R., et al., 2014. Chronic endometritis due to common bacteria is prevalent in women with recurrent miscarriage as confirmed by improved pregnancy outcome after antibiotic treatment. Reprod Sci. 21 (5), 640–647.
[41] Cicinelli, E., Trojano, G., Mastromauro, M., et al., 2017. Higher prevalence of chronic endometritis in women with endometriosis : a possible etiopathogenetic link. Fertil Steril. 108 (2). 289-95.e1.
[42] Herlihy, N.S., Franasiak, J.M., 2021. Lending clarity via specificity to the diagnosis of chronic endometritis. Fertil Steril. 116 (3), 680–681.
[43] Cicinelli, E., Cicinelli, R., Vitagliano, A., 2021. Antibiotic therapy for chronic endometritis and its reproductive implications : a step forward, with some uncertainties. Fertil Steril. 115 (6), 1445–1446.
[44] Herlihy, N.S., Klimczak, A.M., Titus, S., et al., 2022. The role of endometrial staining for CD138 as a marker of chronic endometritis in predicting live birth. J Assist Reprod Genet. 39 (2), 473–479.
[45] SART. SART National IVF Results www.sart.org2020.
[46] Zolton, J., Richter, K.S., Graham, J.R., et al., 2018. Birth rates following euploid blastocyst transfer declines rapidly with previous unsuccessful transfers of euploid blastocysts. Fertility and Sterility. 110 (4). e70-e1.
[47] Kaser, D.J., Ginsburg, E.S., Missmer, S.A., Correia, K.F., Racowsky, C., 2012. Intramuscular progesterone versus 8 % Crinone vaginal gel for luteal phase support for day 3 cryopreserved embryo transfer. Fertil Steril. 98 (6), 1464–1469.
[48] Devine, K., Richter, K.S., Widra, E.A., McKeeby, J.L., 2018. Vitrified blastocyst transfer cycles with the use of only vaginal progesterone replacement with Endometrin have inferior ongoing pregnancy rates : results from the planned interim analysis of a three-arm randomized controlled noninferiority trial. Fertil Steril. 109 (2), 266–275.
[49] Labarta, E., Mariani, G., Holtmann, N., et al., 2018. Corrigendum: Low serum progesterone on the day of embryo transfer is associated with a diminished ongoing pregnancy rate in oocyte donation cycles after artificial endometrial preparation : a prospective study. Hum Reprod. 33 (1), 178.

[50] Melo, P., Chung, Y., Pickering, O., et al., 2021. Serum luteal phase progesterone in women undergoing frozen embryo transfer in assisted conception : a systematic review and meta-analysis. Fertil Steril. 116 (6), 1534–1556.

[51] Gaggiotti-Marre, S., Martinez, F., Coll, L., et al., 2019. Low serum progesterone the day prior to frozen embryo transfer of euploid embryos is associated with significant reduction in live birth rates. Gynecol Endocrinol. 35 (5), 439–442.

[52] Alvarez, M., Gaggiotti-Marre, S., Martínez, F., et al., 2021. Individualised luteal phase support in artificially prepared frozen embryo transfer cycles based on serum progesterone levels : a prospective cohort study. Hum Reprod. 36 (6), 1552–1560.

[53] Yarali, H., Polat, M., Mumusoglu, S., et al., 2021. Subcutaneous luteal phase progesterone rescue rectifies ongoing pregnancy rates in hormone replacement therapy vitrified-warmed blastocyst transfer cycles. Reprod Biomed Online. 43 (1), 45–51.

[54] Turkgeldi, E., Hanege, B.Y., Yildiz, S., Keles, I., Ata, B., 2020. Subcutaneous versus vaginal progesterone for vitrified-warmed blastocyst transfer in artificial cycles. Reprod Biomed Online. 41 (2), 248–253.

[55] Turgut, E.N., Boynukalın, F.K., Gültomruk, M., Yarkıner, Z., Bahçeci, M., 2020. Comparison of intramuscular versus subcutaneous aqueous progesterone for luteal phase support in artificially prepared frozen embryo transfer cycles. Turk J Obstet Gynecol. 17 (4), 240–246.

Contribution épigénétique du spermatozoïde humain

CHAPITRE 45

C. Arnoult, J. Muroňová, P.F. Ray

Résumé

Le spermatozoïde est la cellule la plus différenciée chez l'homme qui présente des caractéristiques uniques : grâce à son long flagelle et à sa tête compacte, il est hydrodynamique et c'est la seule cellule réellement mobile. Le cytoplasme des spermatozoïdes est extrêmement réduit, ne contenant pas de ribosomes, et ne permet donc pas la traduction, et son noyau contient une chromatine très fermée, empêchant la transcription. Cette compaction de l'ADN est liée à la perte de nucléosomes et au remplacement des histones par des protamines. Sur la base de ces caractéristiques, le spermatozoïde était considéré comme servant uniquement à introduire l'ADN paternel dans l'ovule. Cependant, certaines parties de l'ADN du spermatozoïde restent organisées dans un format nucléosomal et portent des informations épigénétiques. De plus, le noyau et le cytoplasme contiennent une multitude d'ARN de différents types, dont des ARN non codants (ARNnc) qui sont également porteurs d'informations épigénétiques. Pendant longtemps, ces ARN ont été considérés comme des résidus de la spermatogenèse, mais des études récentes démontrent l'importance de ces ARN dans le développement embryonnaire et l'adaptation transgénérationnelle au stress. D'autres marques épigénétiques, comme la méthylation de l'ADN ou les modifications posttraductionnelles des histones, sont également présentes qui entraînent une réponse aux stress environnementaux transmissibles à la descendance. Ainsi, si la fonction principale du spermatozoïde reste la transmission du patrimoine génétique paternel, elle ne se limite pas à cela !

Introduction

Notre vision du rôle des spermatozoïdes et de ce qu'ils apportent à l'ovocyte a radicalement changé depuis leur identification, mais ils restent l'objet d'intenses recherches. Les spermatozoïdes ont été identifiés aux XVIIe et XVIIIe siècles, grâce à la mise au point du microscope par le scientifique néerlandais Antoni Van Leeuwenhoek (1632–1723). Van Leeuwenhoek fut le premier à observer ces étranges objets mobiles au sein du sperme qu'il appela « animalcule » (1678, communication à la London Royal Society). À cette époque, on émettait l'hypothèse que la tête des animalcules (spermatozoïdes) contenait un tout petit humain recroquevillé à l'intérieur (*homunculus*), dont le développement serait assuré par la femelle, l'œuf étant considéré comme faisant office de placenta.

La fonction du spermatozoïde a donc été considérée comme limitée à ces deux rôles : fournir la moitié du matériel héréditaire sous forme d'ADN paternel, et activer l'ovocyte. Dans cette revue, nous discuterons de l'épigénome du spermatozoïde, des modifications du génome qui n'affectent pas la séquence d'ADN mais sont capables d'influencer l'expression des gènes comme la méthylation de l'ADN, la modification posttranscriptionnelle des histones ou le rôle des ARNnc. Nous présenterons les caractéristiques de la chromatine des spermatozoïdes et les principaux éléments nécessaires à son organisation et sa compaction. Ensuite, nous décrirons les événements épigénétiques se produisant dans le spermatozoïde, les différentes molécules d'ARN (ARNm, ARN régulateurs non codants) contenues dans le spermatozoïde et leurs origines, ainsi que les facteurs importants du développement du spermatozoïde dont les histones et les protéines qui sont retenues et transmises. Enfin, nous soulignerons comment le stress environnemental peut modifier les facteurs épigénétiques du spermatozoïde, tels que la méthylation de l'ADN et la composition des ARNnc, provoquant des changements phénotypiques dans la progéniture. Ces changements affectent non seulement le phénotype de la progéniture F1, mais également celui de la génération F2, même si la génération F1 n'a pas été exposée au stress environnemental initial. Néanmoins, cette transmission transgénérationnelle d'un nouveau phénotype n'est pas permanente et disparaît dans la plupart des cas après la génération F3. Le lecteur doit noter que la « transmission transgénérationnelle » est distincte de la « transmission intergénérationnelle », en ce que cette dernière ne concerne que la génération F1.

Compaction de l'ADN spermatique

Les spermatozoïdes sont produits lors de la spermatogenèse, un processus physiologique complexe qui peut être décomposé en trois étapes successives : la mitose, la méiose et la spermiogenèse, et implique l'expression de plusieurs milliers de gènes [1]. Le spermatozoïde est sans doute le type cellulaire le plus différencié chez les mammifères, avec le plus grand nombre de gènes spécifiques ou enrichis nécessaires à sa biogenèse [2]. Parmi les nombreuses caractéristiques exceptionnelles de cette cellule, l'organisation de son ADN est unique, montrant un niveau élevé de compaction conduisant à un arrêt de la transcription. Le compactage de l'ADN des spermatozoïdes consiste à remplacer les nucléosomes par des toroïdes ADN-protamine en forme de beignet, chaque toroïde contenant 60 kpb d'ADN. Ce réarrangement se traduit par une chromatine de spermatozoïde très compacte et transcriptionnellement inactive [3]. Pendant longtemps, la transition histone-protamine chez les mammifères a été considérée comme se déroulant en deux étapes successives, avec une première étape impliquant le remplacement des histones par des protéines de transition (TP), et une seconde étape au cours de laquelle les TP sont remplacées par des protamines. Cependant, des découvertes récentes ont révélé que le processus était beaucoup plus complexe qu'initialement théorisé et que le positionnement des TP et des protamines n'était pas strictement successif mais était en partie concomitant [4]. Au début de la transition des spermatogonies aux spermatides allongées, les histones canoniques (H2A, H2B, H3 et H4) et l'histone H1-*linker* subissent des modifications posttraductionnelles pour faciliter leur remplacement progressif dans les nucléosomes par des variants somatiques ou spécifiques aux testicules. Chaque variant d'histone a sa propre fenêtre d'expression qui est directement liée à son rôle spécifique au cours du processus de transition histone-protamine. L'incorporation de variants d'histones induit une instabilité de la chromatine qui favorise le désassemblage des nucléosomes. De plus, les modifications posttraductionnelles des variants accentuent la relaxation de la chromatine et permettent des cassures de brins d'ADN qui facilitent l'élimination progressive des variants d'histones et leur remplacement par des TP et des protamines [5, 6].

Les variants d'histones

Les histones canoniques de base (H3, H4, H2A et H2B) sont majoritairement remplacées par des variantes d'histones, modifiant les caractéristiques structurelles et fonctionnelles des nucléosomes. Contrairement aux histones canoniques, qui sont incorporées lors de la phase S du cycle cellulaire, les variants d'histones sont synthétisés et incorporés tout au long du cycle cellulaire, en particulier lors de la spermiogenèse. De nombreux variants d'histones ont été identifiés chez les mammifères pour les histones canoniques H2A, H2B et H3, mais aucun pour H4. L'histone H1-*linker*, qui influence le degré de compaction de la chromatine et dont l'éviction conduit à la décondensation, possède également des variants [7]. Les variants dépendent de l'espèce et les variants d'histones humains et souris ne se chevauchent que partiellement. L'histone H1 possède au moins 11 variants, dont les variants testiculaires H1T, H1T2 et HILS1 (TS H1.6, TS H1.7 et TS H1.9, selon la nouvelle nomenclature) [8]. H1T est présent du stade du spermatocyte I au stade de spermatide allongée [9] et maintient une configuration de chromatine relativement ouverte, ce qui est nécessaire pour la recombinaison méiotique et le remplacement des histones [10]. H1T2 est présent du stade spermatide ronde au stade spermatide allongée au pôle apical du noyau, sous l'acrosome. Il est nécessaire à la condensation de la chromatine, à l'incorporation de la protamine et à la restructuration cellulaire [11]. HILS1, présent du stade allongé au stade spermatide condensée, a une capacité de liaison à l'ADN supérieure à celle des autres histones. Il pourrait être impliqué dans la régulation transcriptionnelle et contribuer également à la condensation nucléaire par ses interactions avec les TP [12]. Plusieurs variants de l'histone H2A (tH2A, H2A.L.1-3, H2A.B.1-3, H2AP) et de l'histone H2B (tH2B) ont été spécifiquement identifiés dans les testicules de souris, mais leurs rôles spécifiques n'ont pas été pleinement décrits. Les variants d'histones tH2A et tH2B (TS H2A.1 et TS H2B.1, selon la nouvelle nomenclature) sont présents dès le stade des spermatogonies et disparaissent progressivement lors de la condensation des noyaux des spermatides. Ils induisent une instabilité de la chromatine et pourraient guider le placement des TP et des protamines [8, 13, 14]. Ces variants semblent également jouer un rôle dans la reprogrammation épigénétique [15]. H2A.B.3 pourrait également favoriser la réorganisation de la chromatine nécessaire à la transition histone-protamine, en modulant l'incorporation et l'élimination de H2A.L.2 et TP1 de la chromatine [16]. Il pourrait également jouer un rôle dans l'épissage du pré-ARNm [17].

Les histones H3 (H3.1 et H3.2) ont également des variants spécifiques du testicule comme le variant H3t qui serait nécessaire pour les stades tardifs de la spermatogenèse [18]. Les histones H3.3 sont également impliquées dans la déstabilisation de la chromatine et jouent un rôle essentiel dans la transition histone-protamine en modulant l'incorporation de TP1 et P1 dans la chromatine [19, 20]. De plus, les variants H3.3 sont impliqués dans l'inactivation des chromosomes sexuels méiotiques (MSCI) au stade pachytène. Les chromosomes sexuels sont placés à la périphérie du noyau dans la vésicule sexuelle et inactivés lors de la méiose masculine. L'induction de la MSCI est associée à la fois à l'élimination de H3 conventionnel et à l'accumulation de H3.3 et de gamma-H2AX dans le corps sexuel, ce qui suggère que ces variants d'histones contribuent à la condensation et à l'inactivation des chromosomes sexuels [21]. Dans l'ensemble, cette brève description des nombreux variants d'histones impliqués dans le compactage de l'ADN du spermatozoïde met en évidence la complexité du processus et l'implication importante des différents variants d'histones.

Les protéines de transition (TP)

Les TP sont des protéines nucléaires basiques (plus basiques que les histones mais moins basiques que les protamines) qui sont synthétisées lors des stades avancés de la spermiogenèse et disparaissent avant le stade final de la spermiogenèse [22]. Il existe quatre types de TP : TP1, TP2, TP3 et TP4 (ou TNP1, TNP2, TNP3 et TNP4). Les deux premières sont présentes chez toutes les espèces et sont les mieux caractérisées. TP1 est une protéine de 54 acides aminés hautement conservée chez les mammifères. Elle est riche en résidus sérine, arginine, histidine et lysine. TP2 est une protéine plus grosse, avec 117 à 138 acides aminés selon les espèces, elle est riche des mêmes acides aminés basiques que TP1, et contient également quelques résidus cystéine. Sa partie N-terminale contient deux domaines à doigts de zinc lui permettant de se lier à des sites CpG non méthylés sur l'ADN, alors que sa partie C-terminale est très basique [23]. Les souris invalidées pour TP1 ou TP2 produisent des spermatozoïdes normaux mais ont une fertilité réduite, démontrant qu'il existe une certaine redondance fonctionnelle entre TP1 et TP2. En revanche, l'absence à la fois de TP1 et de TP2 entraîne une stérilité mâle, associée à des défauts de protamine et à des cassures majeures de l'ADN. Les spermatozoïdes produits ne sont pas fécondants, même par injection intracytoplasmique de spermatozoïdes (ICSI) [24-26]. Bien que les deux protéines puissent partiellement se compenser, elles jouent des rôles uniques dans la transition histone-protamine. TP1 pourrait être impliquée dans la déstabilisation de l'ADN et ainsi favoriser l'élimination des histones; elle pourrait également contribuer à la réparation des ruptures de brins d'ADN [27]. TP2 pourrait être nécessaire pour stabiliser et initier la condensation de l'ADN [28]. Enfin, les TP portent également un nombre important de modifications posttraductionnelles (acétylation, phosphorylation et méthylation) sur leurs résidus sérine, lysine et arginine. Ces modifications sont insérées à des moments précis lors de la condensation nucléaire dans les spermatides et sont cruciales pour la transition histone-protamine [29].

Les protamines

Les protamines ont été isolées et découvertes pour la première fois dans le spermatozoïde de saumon à la fin du XIXe siècle par Friedrich Miescher [30]. Il existe trois types de protamines : la protamine 1 (P1), la protamine 2 (P2) et la protamine 3 (P3), mais seules P1 et P2 sont impliquées dans la compaction de l'ADN du spermatozoïde. P1 est exprimée chez tous les vertébrés, alors que P2 n'est exprimée que chez certaines espèces de mammifères (primates, rongeurs, lagomorphes et espèces équines et bovines) [31, 32]. Les protamines, protéines de faible poids moléculaire, sont hautement basiques (plus basiques que les histones et les TP) et contiennent des proportions importantes de résidus d'arginine (47 à 70 % des acides aminés) et de cystéine (8 à 16 % des acides aminés). Chez les mammifères placentaires, P1 est constituée d'environ 50 acides aminés organisés en trois domaines caractéristiques. Un domaine central de liaison à l'ADN riche en arginine, flanqué de part et d'autre de courts segments contenant des sites de phosphorylation composés de résidus sérine et thréonine, et de résidus cystéine nécessaires à la formation de ponts disulfure interprotamine [31]. P2 contient 54 à 63 acides aminés selon les espèces [33]. Contrairement à P1, un précurseur de P2 est synthétisé avec environ 100 acides aminés et la forme mature de P2 est obtenue par clivage entraînant la suppression d'environ 40 % de l'extrémité N-terminale de la protéine. Chez l'homme, deux formes matures de P2 ont été décrites, P2a à 57 acides aminés et P2b à 54 acides aminés [33]. Les protamines sont synthétisées lors des dernières étapes de la spermatogenèse pour remplacer les histones et TP au niveau de l'ADN, et contribuent fortement à sa compaction [5].

L'organisation de la chromatine

La présence d'un grand nombre d'acides aminés chargés positivement dans les protamines, et en particulier les clusters d'arginine, constitue des zones d'attachement de l'ADN, grâce aux liaisons électrostatiques créées par leurs charges opposées. Ces protéines forment donc des complexes très stables avec l'ADN en se positionnant dans l'un des sillons de la double hélice. P1 peut se lier à environ 11 pb d'ADN, tandis que la plus grande, P2, peut se lier jusqu'à 15 pb, à raison d'une protamine par tour d'hélice [34]. La liaison de la protamine dans les rainures de l'ADN induit une courbure, entraînant la formation d'une structure en forme de boucle toroïdale ou « boucle en anneau », chaque boucle toroïdale reliant l'ADN à la matrice nucléaire et pouvant contenir environ 60 kpb d'ADN [35-37]. Les protamines ont également des résidus de cystéine, dont les groupes thiol (-SH) sont oxydés en disulfure (-SS-) pour former un réseau tridimensionnel de ponts disulfure qui stabilisent le repliement des différents domaines de la protamine et améliorent encore le niveau de compaction de l'ADN [38]. La stabilité de la chromatine est proportionnelle au nombre de ponts disulfure formés, et ce processus de stabilisation est progressif, commençant dans les testicules et se poursuivant pendant le transit des spermatozoïdes à travers l'épididyme [39]. Les P2 contiennent également des domaines à doigts de zinc composés de résidus cystéine et histidine permettant la formation de ponts de zinc, qui, comme les ponts disulfure, stabilisent les nucléoprotamines mais en étant plus facilement réversibles. Elles permettent ainsi une décondensation plus rapide de la chromatine lors de la fécondation [36]. Cette configuration explique probablement pourquoi les espèces exprimant uniquement P1 ont la chromatine la plus compacte et pourquoi les espèces exprimant plus de P2 sont plus sensibles aux dommages à l'ADN [39].

En plus de leurs résidus structuraux et de liaison, les protamines ont des résidus sérine et thréonine qui sont phosphorylés immédiatement après la synthèse de la protamine. Ces phosphorylations sont nécessaires pour établir initialement une liaison correcte entre les protamines et l'ADN. La phosphorylation réduit l'affinité des protamines pour l'ADN (en augmentant la charge négative des protamines), pour donner aux protamines le temps de se positionner de manière optimale par rapport à l'ADN, réduisant ainsi les mésappariements. Par la suite, la déphosphorylation progressive des protamines augmente progressivement l'affinité des protamines pour l'ADN et induit une condensation de la chromatine [40]. Le positionnement optimal des protamines est essentiel pour la formation appropriée de ponts disulfure interprotamine. D'autres modifications posttraductionnelles des protamines ont été identifiées et pourraient contribuer au processus de liaison protamine-ADN ou à l'élimination des protamines après fécondation, suggérant l'existence d'un code protamine similaire au code histone [41].

Au cours de la spermatogenèse, toutes les histones ne sont pas remplacées par des protamines, et des fractions variables d'histones restent associées à l'ADN dans le spermatozoïde mature (1–8 % pour la souris [31, 42], 3–15 % pour l'homme [34, 43] et 25 % chez certains marsupiaux [44]). Ces histones résiduelles ont d'abord été considérées comme un défaut de remplacement des histones par les protamines, mais il est maintenant clair que ces histones persistantes (canoniques ou variants d'histones) dans les spermatozoïdes matures ne sont pas distribuées au hasard et jouent un rôle important pour le développement embryonnaire. Certaines études ont montré que les nucléosomes sont enrichis au niveau de sites CpG hypométhylés des promoteurs et de gènes exprimés lors de l'embryogenèse précoce (facteurs de transcription, facteurs de signalisation, clusters de gènes *homeobox*, gènes de globine, clusters de gènes empreints, gènes codants pour des miARN) [45-49]. D'autres auteurs ont rapporté que les nucléosomes persistent au niveau des régions intergéniques, riches en séquences répétées (télomères, sous-télomères, centromères, péricentromères, séquences LINE1 et SINE) et des clusters de gènes non codants [43, 50-52]. Au final, il semblerait que la majorité des histones persistantes soit localisée dans des déserts géniques mais certaines des histones seraient également maintenues dans des régions spécifiques importantes pour le développement embryonnaire [53].

En résumé, la compaction de l'ADN du spermatozoïde est très complexe et implique une multitude d'étapes et de molécules. Fait intéressant, la transition du nucléosome à la nucléoprotamine n'entraîne pas l'effacement total des marqueurs épigénétiques, comme en témoigne la présence d'histones et de variants d'histones dans les spermatozoïdes matures. Les histones ne sont qu'une facette du contrôle épigénétique sur la transcription/traduction, et la question de l'importance d'autres marqueurs dans l'hérédité paternelle reste à évaluer.

Importance des paramutations et de l'ARN dans l'héritage spermatique

Une paramutation est un événement n'impliquant pas la modification de la séquence nucléotidique d'un allèle mais entraînant son changement d'expression méiotiquement et mitotiquement stable. Les paramutations constituent donc la base moléculaire de l'épigénétique, ce sont des événements héréditaires qui, par définition, peuvent être transmis aux générations futures.

Les paramutations ont d'abord été décrites chez les plantes comme une modification épigénétique d'un allèle donnant lieu à un nouveau phénotype pour l'allèle modifié [54]. Chez la souris, une des premières paramutations concernait le gène Kit qui code pour un récepteur de la tyrosine kinase essentiel au maintien des cellules germinales primordiales (PGC) pour les deux sexes lors de l'embryogenèse et qui est nécessaire à la synthèse d'ADN lors de la différenciation des spermatogonies [55]. Kit est également nécessaire à l'expression de la mélanine dans les mélanocytes. Les animaux Kit-null ne sont pas viables, contrairement aux animaux hétérozygotes Kit+/–, qui ont un bout de queue blanc et des doigts blancs [56]. Les auteurs ont observé que les animaux de phénotype sauvage (WT) (Kit+/+) obtenus à partir de croisements entre deux animaux hétérozygotes (Kit+/–) ou un animal hétérozygote Kit+/– et un animal WT avaient également le bout de la queue blanc et des doigts blancs, malgré leur génotype WT complet. Le phénotype « extrémités blanches » a été transmis à la génération F2, en l'absence d'allèle Kit muté, mais a disparu dans les générations suivantes. Cette observation indique que l'allèle Kit+ de l'animal hétérozygote a été modifié et a fait l'objet d'une paramutation (allèle Kit*). Il a été démontré que chez les souris Kit+/–, plusieurs transcrits anormaux de plus petite taille étaient produits et qu'ils n'étaient pas éliminés dans les corps résiduels lors de la réduction cytoplasmique des spermatozoïdes et restaient présents dans les spermatozoïdes épididymaires matures, suggérant un rôle de ces ARNm dans la transmission du phénotype à points blancs. De plus, ce rôle de l'ARNm de Kit fragmenté a été démontré en injectant des extraits d'ARNm de spermatozoïde de mâles hétérozygotes dans des ovocytes WT. La progéniture a exprimé le phénotype à points blancs, contrairement à la progéniture des mâles WT. Le rôle de l'ARNm de Kit fragmenté a également été soutenu par le fait qu'une injection de 2 espèces de miARN (miR-221 et miR-222) ciblant l'ARNm de Kit a imité l'effet de l'injection d'ARN de spermatozoïde. Il est important de noter que les animaux générés à partir de spermatozoïde WT et d'ovocytes WT injectés de miARN pourraient transmettre le phénotype à points blancs à la génération F2. Ces résultats ont permis aux auteurs de proposer que le phénotype modifié est induit par le transfert de molécules d'ARN Kit clivées aux embryons. Ces découvertes ont également démontré que le miARN injecté dans le zygote peut induire une paramutation en modifiant l'expression des gènes, et ont ainsi confirmé que les miARN du spermatozoïde peuvent modifier le phénotype de la descendance. Ce paradigme a été confirmé par la suite par d'autres équipes qui ont montré que l'injection de miR-124 induisait une grande taille corporelle suite à une modification de l'ARN Sox9 [57] et que la micro-injection de miR-1 entraînait une dérégulation du transcrit CDK9, un facteur de transcription, et une hypertrophie cardiaque chez la souris [58]. Dans les deux cas, les phénotypes ont été transmis aux générations suivantes.

On voit ainsi l'importance de la régulation de l'épissage et de la transmission des ARN messagers, mais également du rôle potentiel des ARNnc qui agissent directement sur l'expression génique. En effet, les régions codantes de l'ADN ne représentent qu'environ 2,5 % du génome, mais de nombreuses séquences non codantes peuvent être transcrites sous forme d'ARNnc. Il existe deux types d'ARNnc, les ARN fonctionnels tels que l'ARN de transfert (ARNt) et l'ARN ribosomal, et les ARNnc régulateurs, qui agissent notamment sur la régulation posttranscriptionnelle de l'ARNm [59, 60]. Ici, nous nous concentrerons sur les petits ARNnc, y compris les ARN interagissant avec Piwi (piARN), les miARN, les petits ARN interférents endogènes (endo-siARN) et les fragments dérivés d'ARNt (tRF). Les ARNnc courts peuvent être divisés en deux classes : ceux codés par des *loci* spécifiques du génome comme les piARN, miARN et endo-siARN, et les tRF résultant du clivage endonucléolytique d'autres ARN par des enzymes telles que l'angiogénine ou DICER.

Lors de la compaction des spermatozoïdes survenant à la fin de la spermiogenèse, l'ADN est compacté et la majeure partie du cytoplasme, y compris les ribosomes, le réticulum endoplasmique et l'appareil de Golgi, est rejetée dans le corps résiduel. À la suite de ces changements, la transcription et la traduction sont considérées comme arrêtées dans le spermatozoïde. Néanmoins, de l'ARN a été détecté pour la première fois dans le spermatozoïde il y a plus de 30 ans [61]. Ils ont d'abord été considérés comme des vestiges de la spermatogenèse, mais les résultats évoqués précédemment ont permis de réévaluer cette interprétation. Le développement plus récent des technologies de séquençage à haut débit a révélé la grande diversité des ARN présents, avec plus de 10 000 transcrits distincts identifiés [62]. De plus, des ARN complets et tronqués ont été identifiés, ce qui est un résultat intéressant lorsque l'on considère les résultats de la paramutation induite par Kit.

Les miARN et les petits endo-siARN

Les miARN et les petits endo-siARN sont de petits ARNnc caractérisés par des tailles de transcrit inférieures à 200 nt. Les miARN simple brin sont généralement la classe la plus abondante de petits ARNnc, contrôlant négativement l'expression génique au niveau posttranscriptionnel. Les siARN double brin sont des acteurs clés de la voie de l'ARN interférence (ARNi), une voie alternative pour l'extinction génique posttranscriptionnel. Pour les miARN, la voie canonique implique deux endoribonucléases, DROSHA dans le noyau et DICER dans le cytoplasme, qui génèrent séquentiellement des miARN matures actifs d'environ 22 nt à partir des miARN primaires en forme d'épingle à cheveux [59]. Les siARN sont produits à partir d'ARN double brin par DICER, sans apport de DROSHA. Les deux ARNnc sont chargés sur le complexe d'extinction induit par l'ARN (RISC), qui clive l'ARNm complémentaire cible pour induire la décomposition de l'ARN et l'extinction génique. Comme ils ciblent les régions 3' non traduites des ARNm, les miARN ne sont pas très spécifiques et on estime qu'un seul miARN induira le clivage de centaines d'ARNm. En revanche, les siARN sont plus spécifiques. Plus de 2000 miARN distincts ont été caractérisés à ce jour, ciblant environ ⅓ de tous les ARNm.

Les voies d'interférence de l'ARN, et en particulier celles impliquant les miARN, apparaissent comme des régulateurs importants de la spermatogenèse et de la maturation épididymaire. Les délétions complètes et ubiquitaires de DICER ou de DROSHA sont mortelles, mais leur délétion dans les cellules germinales provoque une infertilité masculine et féminine, démontrant l'importance des ARNnc au cours de la gamétogenèse. Environ 600 miARN distincts ont été décrits dans les testicules de souris [63], et les miARN et les siARN sont abondamment exprimés au cours de la spermatogenèse [64], et la nature et le nombre de copies des miARN changent au cours de la maturation des spermatozoïdes [65].

Les tRF

Les ARNt sont des éléments clés de la machinerie transcriptionnelle/traductionnelle. Ils forment une structure tridimensionnelle grâce à des liaisons hydrogènes en forme de croix avec trois boucles et quatre régions double brin. Cette structure et leur séquence leur permettent de reconnaître de manière spécifique les codons de l'ARNm et les différents acides aminés qu'ils vont positionner lors de la traduction des protéines. Différentes endonucléases peuvent générer des tRF. En réponse au stress, l'angiogénine coupe la boucle de l'anticodon et produit des fragments réduits de moitié. D'autres événements de clivage, orchestrés par DICER et d'autres enzymes non caractérisées, produisent de petits ARN appelés respectivement 5' tRF et 3' tRF [66]. Les tRF peuvent avoir une fonction d'extinction génique similaire aux miARN en se liant au 3' UTR des ARNm, ils peuvent réguler la traduction en se liant aux ribosomes ou peuvent former des complexes avec des protéines de liaison à l'ARN pour réguler la dégradation et la stabilité de l'ARN. Les spermatozoïdes matures de l'épididyme *cauda* contiennent de nombreux ARNnc, et 80 % d'entre eux sont des tRF, principalement des 5' tRF [67].

Les piARN

De nombreux éléments transposables, probablement dérivés de virus, se trouvent dans les génomes de mammifères. Leur mouvement peut perturber l'expression des gènes lorsqu'ils sont transposés dans des exons, des introns ou dans les régions 5' ou 3' UTR des gènes. Il est donc crucial d'inhiber leur dissémination pour préserver l'intégrité du génome [68]. Cette dissémination est empêchée dans les cellules germinales par l'expression de petits ARNnc de 22–27 nt, appelés piARN, dont la fonction principale est l'extinction des transposons. Les piARN, localisés en clusters, sont exprimés dès le stade prépachytène, et leur production est indépendante de DICER. La voie d'extinction des piARN implique plusieurs protéines PIWI telles que MILI, MIWI2 et MIWI. Les mutations qui perturbent cette voie provoquent une surexpression des transposons, conduisant à la stérilité. Fait intéressant, une deuxième vague de synthèse des piARN se produit au cours de la phase de pachytène, au cours de laquelle plusieurs centaines de piARN avec des séquences uniques sont exprimés à partir de clusters de piARN contenant peu de transposons et de séquences répétées. Les piARN exprimés lors de cette deuxième vague contrôlent l'expression des gènes codants pour des protéines impliquées dans la méiose [69] et contribuent à l'élimination des ARNm correspondants au stade spermatide allongée [70].

L'origine des ARN spermatiques non codants

Certains ARNnc semblent profondément ancrés dans le noyau du spermatozoïde, car des noyaux purifiés de manière très énergique, dépourvus d'acrosomes, de membrane plasmique, de thèque périnucléaire et d'enveloppe nucléaire, contiennent encore de l'ARNnc et de l'ARNm [71]. En raison de leur localisation profonde, ils sont probablement produits lors de la spermatogenèse et non rejetés lors de la compaction du cytoplasme des spermatozoïdes. Fait intéressant, lorsque ces têtes de spermatozoïdes purifiées ont été injectées dans des ovocytes activés artificiellement, des embryons à 2 cellules se sont développés, dont 17 % ont produit des petits vivants lorsqu'ils ont été réimplantés dans des mères nourricières. De plus, la purification des têtes de spermatozoïdes épididymaires et des flagelles indique que les ARNnc sont présents dans les deux compartiments subcellulaires, mais que la composition de ces ARNnc diffère entre les deux compartiments. Alors que les têtes contiennent principalement des tRF, les flagelles sont comparativement enrichis en piARN et miARN [67].

En plus de ces ARNnc « natifs » du spermatozoïde, il a également été démontré que les spermatozoïdes captaient également des ARN lors de leur transit dans l'épididyme. L'épididyme est un long tubule épithélial connu pour intervenir au niveau de la maturation spermatique. Des protéines épididymaires sont transférées au spermatozoïde par la fusion de petites vésicules membranaires appelées épididymosomes. Il a été démontré que ces vésicules peuvent transporter des miARN et peuvent fusionner avec les spermatozoïdes [72], et qu'ils peuvent fournir de nouveaux ARNnc aux spermatozoïdes [73].

Fonctions des ARNnc spermatiques

Le rôle des ARNnc spermatiques dans le développement embryonnaire

Bien que la présence de plusieurs types d'ARNnc, y compris les tRF, les miARN, les siARN et les piARN, ait été clairement démontrée dans le spermatozoïde mature de l'épididyme, la fonction de l'ARNnc du spermatozoïde lors de la fécondation et du développement précoce de l'embryon reste incertaine car :

- **(i)** la quantité d'ARNnc spermatique délivrée lors de la fécondation dans l'ovocyte reste très faible par rapport à la quantité déjà présente dans l'ovocyte ;
- **(ii)** les miARN spermatiques les plus abondants sont également présents dans l'ovocyte avant la fécondation [74] ;
- **(iii)** l'inactivation ovocytaire de DGCR8, nécessaire à la production des miARN, n'impacte pas la maturation des ovocytes et le développement embryonnaire préimplantatoire [75] (suggérant que la voie d'extinction génique dépendante des miARN n'est pas activée à ces stades) ;
- **(iv)** chez plusieurs espèces, y compris la souris et l'homme, l'injection de spermatides rondes et de spermatozoïdes testiculaires, avec un contenu en miARN très différent de celui des spermatozoïdes matures, permet d'obtenir une progéniture saine et vivante [76].

Dans l'ensemble, ces résultats soulèvent des questions sur tout rôle de l'ARNnc transmis par le spermatozoïde, en particulier sur la fonction des miARN dans le développement des zygotes et des embryons de mammifères.

Des arguments contraires existent. Bien que l'inactivation tissulaire spécifique de DICER ou de DROSHA dans les cellules germinales mâles entraîne l'infertilité, certains spermatozoïdes non mobiles et anormaux sont produits et peuvent être utilisés pour l'ICSI. Fait intéressant, les embryons générés avec des spermatozoïdes dépourvus de DICER ou de DROSHA et d'ovocytes WT se développent mal, mais leur développement est amélioré lorsque des spermatozoïdes KO ont été co-injectés avec de petites quantités d'ARNnc provenant de spermatozoïdes WT [77] suggérant que certains ARNnc produits pendant la spermatogenèse jouent un rôle crucial dans le développement embryonnaire. De manière intéressante, les spermatozoïdes déficients en DICER et en DROSHA n'ont pas les mêmes performances. Les embryons générés avec des spermatozoïdes déficients en DICER se sont mal développés à tous les stades (de la cellule 2 au blastocyste), tandis que ceux générés avec des spermatozoïdes déficients en DROSHA se sont développés presque normalement jusqu'au stade 4 cellules, puis ont montré des défauts de développement marqués. Ces résultats suggèrent que les siARN transmis par les spermatozoïdes jouent un rôle dans les premiers stades du développement embryonnaire, tandis que les miARN transmis par les spermatozoïdes sont plus importants aux stades ultérieurs, au-delà du stade 4 cellules. Ces résultats mettent également en évidence un effet à long terme de ces ARNnc transmis par les spermatozoïdes, après activation du gène embryonnaire, qui se produit au stade 2 cellules chez la souris. Il est intéressant de noter que l'amélioration du développement embryonnaire était plus importante lorsque l'ARN WT total n'était injecté qu'avec le petit ARN uniquement, ce qui suggère que les spermatozoïdes délivrent non seulement des molécules d'ARN régulatrices, mais également de l'ARNm. De plus, des expériences réalisées chez le chien ont montré que l'utilisation de spermatozoïdes non matures provenant de la tête de l'épididyme entraînait un mauvais développement embryonnaire et que la co-incubation de spermatozoïdes de la tête avec des épididymosomes purifiés à partir de la queue de l'épididyme permettait de retrouver un meilleur développement embryonnaire [78].

La réponse aux stress environnementaux

Les dommages environnementaux subis par les parents et leur impact sur les phénotypes de la génération suivante ont été découverts pour la première fois par une étude sur la santé des adultes dont les mères ont vécu la famine néerlandaise pendant la Seconde Guerre mondiale. Les résultats ont montré que les adultes exposés à la famine *in utero* au cours du premier trimestre de la grossesse avaient un risque plus élevé d'obésité et ceux exposés au troisième trimestre avaient un risque plus faible [79]. La plupart des premières études sur les effets transgénérationnels du stress parental se sont donc concentrées sur l'influence du stress métabolique au cours de la grossesse. Les effets du stress préconceptionnel sur les gamètes femelles ont été plus difficiles à démontrer car tout stress préconceptionnel affectant l'ovogenèse peut également avoir un impact sur la grossesse subséquente. Néanmoins, une étude récente a montré que l'ARNm du facteur de libération de la corticotropine de type 1 (CRF1), un élément clé de la réponse au stress, est augmenté dans les ovocytes récoltés sur des rats femelles stressés, et que la progéniture obtenue après l'accouplement de femelles stressées avec des mâles témoins présentait des niveaux plus élevés de CRF1 dans le cerveau et des défauts comportementaux [80]. Ainsi, les cellules germinales femelles semblent être capables de transmettre des traits induits par le stress à leur progéniture. Des expériences similaires visant à démontrer la transmission transgénérationnelle du stress environnemental par les spermatozoïdes ont été plus faciles à réaliser puisque le stress subi par le mâle n'impacte ni le développement complet de l'embryon, ni l'élevage des petits, qui sont dépendants de la mère.

L'effet de l'obésité, qui, dans les pays occidentaux, est maintenant beaucoup plus fréquent que la dénutrition, a ensuite été étudié. Plusieurs épidémiologistes ont comparé l'augmentation du taux d'obésité dans les pays occidentaux à un phénomène de type épidémique, suggérant une transmission possible de cette pathologie. Les premières observations selon lesquelles l'alimentation d'un père peut affecter la santé de ses filles, conduisant à l'obésité et au diabète, ont été rapportées assez récemment [81]. Ce phénotype induit par l'alimentation paternelle est associé à une reprogrammation de l'expression des gènes métaboliques dans le foie en raison de l'altération des marques épigénétiques [51]. Ces premiers rapports ont été suivis de nombreuses études étudiant l'impact transgénérationnel de l'alimentation paternelle sur la susceptibilité de la descendance aux troubles métaboliques et cherchant à identifier les bases moléculaires de sa transmission transgénérationnelle. La transmission du phénotype a été observée jusqu'à la troisième génération. Un régime riche en graisses (RRG) entraîne des modifications importantes de la teneur en ARNnc dans les testicules et les spermatozoïdes, et les miARN, les piARN et les tRF se sont avérés exprimés de manière différentielle dans le spermatozoïde des animaux consommant un RRG [82]. Fait intéressant, Let-7c, un miARN qui est régulé positivement dans le spermatozoïde des mâles nourris avec un RRG, a également été surexprimé dans les tissus adipeux de leur progéniture F1. Ce miARN est connu pour réguler l'homéostasie du glucose et la sensibilité à l'insuline, et a été lié à une prédisposition au diabète de type 2. L'importance des ARNnc dans la transmission paternelle de l'obésité et du diabète a également été étayée par une expérience où l'ARNnc a été injecté dans des zygotes : l'injection d'ARNnc spermatique d'un mâle nourri avec le RRG dans un zygote témoin a entraîné des troubles métaboliques dans la descendance, alors que l'injection de l'ARNnc spermatique d'un mâle nourri avec le régime témoin n'a eu aucun effet [83]. Fait intéressant, l'injection de miR19b dans un zygote témoin a imité le phénotype observé après l'injection d'ARNnc du mâle nourri au RRG. De manière encore plus surprenante, la modification du contenu en miARN induits par le RRG n'est pas observée dans les spermatozoïdes des descendants mâles, malgré le fait qu'ils puissent transmettre le phénotype métabolique à leur propre progéniture, les petits-enfants des mâles RRG [84]. Ce résultat inattendu suggère fortement que des composants autres que les miARN sont également importants pour les effets paternels transgénérationnels. Des arguments en faveur de l'impact des tRF ont été apportés, il a été montré que le spermatozoïde des hommes consommant un régime pauvre en protéines contient des niveaux plus élevés de tRF-Gly-GCC, qui régule un sous-ensemble de gènes exprimés à des niveaux élevés dans les embryons préimplantatoires et la surexpression de ces gènes dans les embryons a pu être reproduite par micro-injection d'un oligosynthétique tRF-Gly-GCC dans les ovocytes [67]. De manière similaire, il a été observé une dérégulation importante de plusieurs milliers d'ARNnc longs dans le spermatozoïde de sujets soumis à un RRG. Il a ainsi été suggéré que ces ARNnc longs pourraient être impliqués dans l'hérédité paternelle [85]. Pris ensemble, ces résultats suggèrent que le stress active la production de nombreux types d'ARNnc dans les testicules et/ou l'épididyme, et qu'il affecte par conséquent l'expression des gènes dans les embryons postfécondation à plusieurs niveaux.

Il convient de noter la plasticité de la production d'ARNnc. Le phénotype métabolique transgénérationnel peut facilement être inversé par l'exercice. La progéniture produite à partir de mâles nourris avec un RRG présente des troubles métaboliques qui peuvent être effacés lorsque les pères obèses réalisent des exercices d'intensité faible à modérée pendant 2 mois [86, 87]. Cette réversion phénotypique suite à l'exercice est étayée par le fait que l'entraînement physique modifie les ARNnc des spermatozoïdes, et en particulier un sous-ensemble de piARN chez l'homme [88] ainsi qu'un sous-ensemble de miARN (miR-19b, miR-455 et miR-133a) et deux espèces de tRF dérivées de tRNA-Gly et tRNA-Pro chez la souris [89]. Comme pour l'alimentation, il n'y a pas de consensus sur le type et l'identité des ARNnc induits dans le spermatozoïde par l'entraînement physique.

La transmission transgénérationnelle du stress par les spermatozoïdes ne se limite pas au stress métabolique, et plusieurs rapports suggèrent que le stress physique (bruits forts, odeurs de prédateur, contraintes physiques, etc.) ou hormonal (injection de cortisone) subi par le père altère les réponses comportementales au stress chez la descendance, en partie due à la dérégulation de l'axe hypothalamo-hypophyso-surrénalien [90, 91]. Fait important, le stress subi par le père modifie un sous-ensemble spécifique de miARN spermatiques [90, 91] et l'injection dans des zygotes de miARN spécifiques reproduisait pleinement la perturbation de l'axe hypothalamo-hypophyso-surrénalien observée dans la descendance obtenue grâce au spermatozoïde de pères stressés, confirmant l'importance de ces miARN [92]. Fait intéressant, l'injection d'un seul miARN a partiellement reproduit le phénotype de stress, suggérant que la combinaison de plusieurs miARN est importante pour l'adaptation transgénérationnelle au stress. L'injection des neuf miARN a modifié l'expression de 75 ARNm présents dans les ovocytes, dont des gènes jouant un rôle dans le remodelage de la chromatine. Ce contrôle épigénétique a induit des modifications à long terme de l'expression des gènes dans le tissu cible, avec 298 gènes trouvés ayant une expression altérée dans le noyau paraventriculaire de l'hypothalamus [92].

Enfin, il a été montré que la modification des ARNnc du spermatozoïde induits par le stress du père modifie la susceptibilité au cancer de la descendance. En conclusion, la composition de l'ARNnc du spermatozoïde est très sensible au stress environnemental, et ces changements peuvent avoir des effets à long terme sur l'expression des gènes dans divers tissus, permettant une adaptabilité rapide de la descendance sans avoir besoin de mutations de l'ADN, qui sont rares et aléatoires, et nécessitent donc une population nombreuse et de nombreuses générations pour parvenir à une adaptabilité efficace.

Épigénétique du spermatozoïde et infertilité

Comme évoqué précédemment, les modifications des marques d'histones dans le spermatozoïde ont un impact fort sur le développement de l'embryon. Des défauts morphologiques et de développement embryonnaires transmis de manière transgénérationnelle ont été observés chez la souris entre les générations F1 et F2 [93]. Cette découverte suggère que les marques épigénétiques au niveau des histones soutiennent également l'adaptation transgénérationnelle au stress. La modification des marques d'histone a également été observée suite à l'exposition à la vinclozoline, un fongicide agricole utilisé comme modèle pour étudier l'hérédité transgénérationnelle du stress chimique. La vinclozoline est un PE qui diminue le nombre et la viabilité des spermatozoïdes, entraînant une diminution de la fertilité masculine [94]. Dans ce modèle, la génération F1 est traitée à des stades embryonnaires, et donc la génération F2 est produite à partir de spermatozoïdes traités. L'étude de l'hérédité transgénérationnelle dans ce modèle a révélé des zones supplémentaires de rétention de l'histone H3 dans le spermatozoïde de la génération F3 des lignées exposées au vinclozoline par rapport à une lignée témoin [95]. De manière inattendue, le nombre de sites de rétention des histones était normal dans les spermatozoïdes de la génération F2 mais augmentait dans les spermatozoïdes de la génération F3 et au-delà [96], suggérant que des modifications des histones pourraient être induites par d'autres facteurs épigénétiques. En plus des modifications des histones, le traitement à la vinclozoline induit la méthylation de l'ADN et modifie la charge et la composition des ARNnc [96], et les diverses contributions et interactions de ces modifications épigénétiques au phénotype de l'infertilité restent à clarifier.

Plusieurs rapports ont indiqué que l'analyse de la composition de l'ARNnc du spermatozoïde peut être prédictive de la compétence de fécondation du spermatozoïde [97-99]. Le profilage des ARNnc des mâles infertiles peut donc être intéressant pour identifier les causes épigénétiques possibles pour les couples présentant des échecs de développement embryonnaire après plusieurs cycles de stimulation ovarienne. Néanmoins, tous les miARN transmis par les spermatozoïdes nécessaires au développement optimal de l'embryon chez l'homme restent à caractériser. En raison de la grande variabilité de l'ARNnc entre les espèces, la courte liste identifiée jusqu'à présent chez la souris peut ne pas être pertinente pour la fertilité humaine. Cette étape d'identification est nécessaire avant toute tentative de sauvetage ou d'optimisation du développement embryonnaire à l'aide d'ARNnc synthétique.

Nous avons également montré ci-dessus que les agressions environnementales peuvent modifier la charge d'ARNnc dans le spermatozoïde et avoir des effets dramatiques sur la physiopathologie de la descendance, y compris l'émergence de troubles métaboliques et de réponses au stress. Un changement transitoire de mode de vie, avec une alimentation équilibrée, des exercices physiques et des approches de gestion du stress, modifiera probablement la charge utile des ARNnc du spermatozoïde et pourrait être recommandé aux couples consultant pour infertilité, afin d'optimiser les chances de fécondation, le développement de l'embryon et la santé des enfants à naître.

Enfin, il serait intéressant, pour l'ICSI avec du spermatozoïde testiculaire, de co-injecter les ARNnc épididymaires les plus importants et les plus spécifiques pour améliorer le développement embryonnaire. Encore une fois, cela nécessite de les caractériser dans l'espèce humaine en raison de la variabilité des espèces.

Les données présentées dans cette revue montrent que le spermatozoïde fournit non seulement l'ADN paternel, mais également un grand nombre de régulateurs épigénétiques, qui influencent le développement embryonnaire et permettent une adaptation rapide de la progéniture aux stress environnementaux. Beaucoup restent à découvrir, comme l'identité et la fonction de tous les ARNnc impliqués dans l'adaptation au stress ainsi que leur rôle dans la compétence des spermatozoïdes pour une fécondation efficace et un bon développement embryonnaire. Les cibles de ces ARNnc et les voies de signalisation activées doivent encore être caractérisées.

Références

[1] Hess, R.A., Franca, L., 2008. Spermatogenesis and cycle of the seminiferous epithelium. Adv Exp Med Biol 636, 1–15.

[2] Uhlén, M., Hallström, B.M., Lindskog, C., et al., 2016. Transcriptomics resources of human tissues and organs. Mol Syst Biol 12 (4), 862.

[3] Steger, K., 1999. Transcriptional and translational regulation of gene expression in haploid spermatids. Anat Embryol (Berl) 199 (6), 471–487.

[4] Barral, S., Morozumi, Y., Tanaka, H., et al., 2017. Histone Variant H2A.L.2 Guides Transition Protein-Dependent Protamine Assembly in Male Germ Cells. Mol Cell 66 (1), 89–101. 108.

[5] Rathke, C., Baarends, W.M., Awe, S., Renkawitz-Pohl, R., 2014. Chromatin dynamics during spermiogenesis. Biochim Biophys Acta BBA – Gene Regul Mech 1839 (3), 155–168.

[6] Wang, Y., Chen, Y., Chen, J., et al., 2019. The meiotic

TERB1-TERB2-MAJIN complex tethers telomeres to the nuclear envelope. Nat Commun 10 (1), 564.
[7] Thoma, F., Koller, T., Klug, A., 1979. Involvement of histone H1 in the organization of the nucleosome and of the salt-dependent superstructures of chromatin. J Cell Biol 83 (2 Pt 1), 403–427.
[8] El Kennani, S., Adrait, A., Shaytan, A.K., et al., 2017. MS_HistoneDB, a manually curated resource for proteomic analysis of human and mouse histones. Epigenetics Chromatin 10, 2.
[9] Drabent, B., Bode, C., Bramlage, B., Doenecke, D., 1996. Expression of the mouse testicular histone gene H1t during spermatogenesis. Histochem Cell Biol 106 (2), 247–251.
[10] Delucia, F., Faraonemennella, M.R., Derme, M., et al., 1994. Histone-Induced Condensation of Rat Testis Chromatin : Testis-Specific H1t versus Somatic H1 Variants. Biochem Biophys Res Commun 198 (1), 32–39.
[11] Martianov, I., Brancorsini, S., Catena, R., et al., 2005. Polar nuclear localization of H1T2, a histone H1 variant, required for spermatid elongation and DNA condensation during spermiogenesis. Proc Natl Acad Sci 102 (8), 2808–2813.
[12] Yan, W., Ma, L., Burns, K.H., Matzuk, M.M., 2003. HILS1 is a spermatid-specific linker histone H1-like protein implicated in chromatin remodeling during mammalian spermiogenesis. Proc Natl Acad Sci 100 (18), 10546–10551.
[13] Roijen HJ van, Ooms MP, Spaargaren MC, et al. Immunoexpression of testis-specific histone 2B in human spermatozoa and testis tissue. Hum Reprod Oxf Engl 1998;13(6):1559–1566.
[14] Montellier, E., Boussouar, F., Rousseaux, S., et al., 2013. Chromatin-to-nucleoprotamine transition is controlled by the histone H2B variant TH2B. Genes Dev 27 (15), 1680–1692.
[15] Padavattan, S., Shinagawa, T., Hasegawa, K., et al., 2015. Structural and functional analyses of nucleosome complexes with mouse histone variants TH2a and TH2b, involved in reprogramming. Biochem Biophys Res Commun 464 (3), 929–935.
[16] Anuar, N.D., Kurscheid, S., Field, M., et al., 2019. Gene editing of the multi-copy H2A.B gene and its importance for fertility. Genome Biol 20 (1), 1–16.
[17] Soboleva, T.A., Parker, B.J., Nekrasov, M., et al., 2017. A new link between transcriptional initiation and pre-mRNA splicing : The RNA binding histone variant H2A.B. PLOS Genet 13(2):1006633.
[18] Ueda, J., Harada, A., Urahama, T., et al., 2017. Testis-Specific Histone Variant H3t Gene Is Essential for Entry into Spermatogenesis. Cell Rep 18 (3), 593–600.
[19] Thakar, A., Gupta, P., Ishibashi, T., et al., 2009. H2A.Z and H3.3 Histone Variants Affect Nucleosome Structure : Biochemical and Biophysical Studies. Biochemistry 48 (46), 10852–10857.
[20] Yuen, B.T.K., Bush, K.M., Barrilleaux, B.L., Cotterman, R., Knoepfler, P.S., 2014. Histone H3.3 regulates dynamic chromatin states during spermatogenesis. Development 141 (18), 3483–3494.
[21] van der Heijden, G.W., Derijck, A.A.H.A., Pósfai, E., et al., 2007. Chromosome-wide nucleosome replacement and H3.3 incorporation during mammalian meiotic sex chromosome inactivation. Nat Genet 39 (2), 251–258.
[22] Alfonso, P.J., Stephen, Kistle W., 1993. Immunohistochemical Localization of Spermatid Nuclear Transition Protein 2 in the Testes of Rats and Mice. Biol Reprod 48 (3), 522–529.
[23] Meetei, A.R., Ullas, K.S., Rao, M.R.S., 2000. Identification of Two Novel Zinc Finger Modules and Nuclear Localization Signal in Rat Spermatidal Protein TP2 by Site-directed Mutagenesis. J Biol Chem 275 (49), 38500–38507.
[24] Yu, Y.E., Zhang, Y., Unni, E., et al., 2000. Abnormal spermatogenesis and reduced fertility in transition nuclear protein 1-deficient mice. Proc Natl Acad Sci 97 (9), 4683–4688.
[25] Shirley, C.R., Hayashi, S., Mounsey, S., Yanagimachi, R., Meistrich, M.L., 2004. Abnormalities and Reduced Reproductive Potential of Sperm from Tnp1 - and Tnp2 - Null Double Mutant Mice. Biol Reprod 71 (4), 1220–1229.
[26] Zhao, M., Shirley, C.R., Mounsey, S., Meistrich, M.L., 2004. Nucleoprotein Transitions During Spermiogenesis in Mice with Transition Nuclear Protein Tnp1 and Tnp2 Mutations. Biol Reprod 71 (3), 1016–1025.
[27] Caron, N., Veilleux, S., Boissonneault, G., 2001. Stimulation of DNA repair by the spermatidal TP1 protein. Mol Reprod Dev 58 (4), 437–443.
[28] Baskaran, R., Rao, M.R., 1990. Interaction of spermatid-specific protein TP2 with nucleic acids, in vitro. A comparative study with TP1. J Biol Chem 265 (34), 21039–21047.
[29] Gupta, N., Madapura, M.P., Bhat, U.A., Rao, M.R.S., 2015. Mapping of Post-translational Modifications of Transition Proteins, TP1 and TP2, and Identification of Protein Arginine Methyltransferase 4 and Lysine Methyltransferase 7 as Methyltransferase for TP2. J Biol Chem 290 (19), 12101–12122.
[30] Miescher, F., 1874. Das Protamin, eine neue organische Base aus den Samenfäden des Rheinlachses. Berichte Dtsch Chem Ges 7, 376–379.
[31] Balhorn, R., 2007. The protamine family of sperm nuclear proteins. Genome Biol 8 (9), 227.
[32] Hamilton, T.R.S., Simões, R., Mendes, C.M., et al., 2019. Detection of protamine 2 in bovine spermatozoa and testicles. Andrology 7 (3), 373–381.
[33] McKAY, D.J., Renaux, B.S., Dixon, G.H., 1986. Human sperm protamines. Amino-acid sequences of two forms of protamine P2. Eur J Biochem 156 (1), 5–8.
[34] Bench, G.S., Friz, A.M., Corzett, M.H., Morse, D.H., Balhorn, R., 1996. DNA and total protamine masses in individual sperm from fertile mammalian subjects. Cytometry 23 (4), 263–271.
[35] Allen, M.J., Lee, C., Lee, J.D., et al., 1993. Atomic force microscopy of mammalian sperm chromatin. Chromosoma 102 (9), 623–630.

[36] Björndahl, L., Kvist, U., 2010. Human sperm chromatin stabilization : a proposed model including zinc bridges. Mol Hum Reprod 16 (1), 23–29.
[37] Ward, W.S., 2010. Function of sperm chromatin structural elements in fertilization and development. Mol Hum Reprod 16 (1), 30–36.
[38] Puglisi, R., Maccari, I., Pipolo, S., et al., 2012. The nuclear form of glutathione peroxidase 4 is associated with sperm nuclear matrix and is required for proper paternal chromatin decondensation at fertilization. J Cell Physiol 227 (4), 1420–1427.
[39] Gosálvez, J., López-Fernández, C., Fernández, J.L., Gouraud, A., Holt, W.V., 2011. Relationships between the dynamics of iatrogenic DNA damage and genomic design in mammalian spermatozoa from eleven species. Mol Reprod Dev 78 (12), 951–961.
[40] Green, G.R., Balhorn, R., Poccia, D.L., Hecht, N.B., 1994. Synthesis and processing of mammalian protamines and transition proteins. Mol Reprod Dev 37 (3), 255–263.
[41] Brunner, A.M., Nanni, P., Mansuy, I.M., 2014. Epigenetic marking of sperm by post-translational modification of histones and protamines. Epigenetics Chromatin 7 (1), 1–12.
[42] Jung, Y.H., Sauria, M.E.G., Lyu, X., et al., 2017. Chromatin States in Mouse Sperm Correlate with Embryonic and Adult Regulatory Landscapes. Cell Rep 18 (6), 1366–1382.
[43] Samans, B., Yang, Y., Krebs, S., et al., 2014. Uniformity of Nucleosome Preservation Pattern in Mammalian Sperm and Its Connection to Repetitive DNA Elements. Dev Cell 30 (1), 23–35.
[44] Soon, L.L., Ausio, J., Breed, W.G., Power, J.H., Muller, S., 1997. Isolation of histones and related chromatin structures from spermatozoa nuclei of a dasyurid marsupial. Sminthopsis crassicaudata. J Exp Zool 278 (5), 322–332.
[45] Gardiner-Garden, M., Ballesteros, M., Gordon, M., Tam, P.P.L., 1998. Histone- and Protamine-DNA Association : Conservation of Different Patterns within the β-Globin Domain in Human Sperm. Mol Cell Biol 18 (6), 3350–3356.
[46] Arpanahi, A., Brinkworth, M., Iles, D., et al., 2009. Endonuclease-sensitive regions of human spermatozoal chromatin are highly enriched in promoter and CTCF binding sequences. Genome Res 19 (8), 1338–1349.
[47] Hammoud, S.S., Nix, D.A., Zhang, H., et al., 2009. Distinctive Chromatin in Human Sperm Packages Genes for Embryo Development. Nature 460 (7254), 473–478.
[48] Erkek, S., Hisano, M., Liang, C.Y., et al., 2013. Molecular determinants of nucleosome retention at CpG-rich sequences in mouse spermatozoa. Nat Struct Mol Biol 20 (7), 868–875.
[49] Yoshida, K., Muratani, M., Araki, H., et al., 2018. Mapping of histone-binding sites in histone replacement-completed spermatozoa. Nat Commun 9 (1), 3885.
[50] Zalenskaya, I.A., Bradbury, E.M., Zalensky, A.O., 2000. Chromatin Structure of Telomere Domain in Human Sperm. Biochem Biophys Res Commun 279 (1), 213–218.
[51] Carone, B.R., Fauquier, L., Habib, N., et al., 2010. Paternally induced transgenerational environmental reprogramming of metabolic gene expression in mammals. Cell 143 (7), 1084–1096.
[52] Meyer-Ficca, M.L., Lonchar, J.D., Ihara, M., Bader, J.J., Meyer, R.G., 2013. Alteration of poly(ADP-ribose) metabolism affects murine sperm nuclear architecture by impairing pericentric heterochromatin condensation. Chromosoma 122 (4), 319–335.
[53] Yamaguchi, K., Hada, M., Fukuda, Y., et al., 2018. Re-evaluating the Localization of Sperm-Retained Histones Revealed the Modification-Dependent Accumulation in Specific Genome Regions. Cell Rep 23 (13), 3920–3932.
[54] Chandler, V.L., 2007. Paramutation : from maize to mice. Cell 128 (4), 641–645.
[55] Rossi, P., Sette, C., Dolci, S., Geremia, R., 2000. Role of c-kit in mammalian spermatogenesis. J Endocrinol Invest 23 (9), 609–615.
[56] Rassoulzadegan, M., Grandjean, V., Gounon, P., et al., 2006. RNA-mediated non-mendelian inheritance of an epigenetic change in the mouse. Nature 441 (7092), 469–474.
[57] Grandjean, V., Gounon, P., Wagner, N., et al., 2009. The miR-124-Sox9 paramutation : RNA-mediated epigenetic control of embryonic and adult growth. Development 136 (21), 3647–3655.
[58] Wagner, K.D., Wagner, N., Ghanbarian, H., et al., 2008. RNA induction and inheritance of epigenetic cardiac hypertrophy in the mouse. Dev Cell 14 (6), 962–969.
[59] Hammond, S.M., 2015. An overview of microRNAs. Adv Drug Deliv Rev 87, 3–14.
[60] Hombach, S., Kretz, M., 2016. Non-coding RNAs : Classification, Biology and Functioning. Adv Exp Med Biol 937, 3–17.
[61] Pessot, C.A., Brito, M., Figueroa, J., et al., 1989. Presence of RNA in the sperm nucleus. Biochem Biophys Res Commun 158, 272–278.
[62] El Fekih, S., Nguyen, M.H., Perrin, A., et al., 2017. Sperm RNA preparation for transcriptomic analysis : Review of the techniques and personal experience. Andrologia 49 (10).
[63] Schuster, A., Tang, C., Xie, Y., et al., 2016. SpermBase : A Database for Sperm-Borne RNA Contents. Biol Reprod 95 (5), 99.
[64] Song, R., Hennig, G.W., Wu, Q., et al., 2011. Male germ cells express abundant endogenous siRNAs. Proc Natl Acad Sci U A 108 (32), 13159–13164.
[65] Nixon, B., Stanger, S.J., Mihalas, B.P., et al., 2015. The microRNA signature of mouse spermatozoa is substantially modified during epididymal maturation. Biol Reprod 93 (4), 91.
[66] Keam, S.P., Hutvagner, G., 2015. tRNA-Derived Fragments (tRFs) : Emerging New Roles for an Ancient RNA in the Regulation of Gene Expression. Life Basel 5 (4), 1638–1651.

[67] Sharma, U., Conine, C.C., Shea, J.M., et al., 2016. Biogenesis and function of tRNA fragments during sperm maturation and fertilization in mammals. Science 351 (6271), 391–396.
[68] Parhad, S.S., Theurkauf, W.E., 2019. Rapid evolution and conserved function of the piRNA pathway. Open Biol 9 (1), 180181.
[69] Goh, W.S., Falciatori, I., Tam, O.H., et al., 2015. piRNA-directed cleavage of meiotic transcripts regulates spermatogenesis. Genes Dev 29 (10), 1032–1044.
[70] Gou, L.T., Dai, P., Yang, J.H., et al., 2015. Pachytene piRNAs instruct massive mRNA elimination during late spermiogenesis. Cell Res 25 (6), 266.
[71] Yan, W., Morozumi, K., Zhang, J., et al., 2008. Birth of mice after intracytoplasmic injection of single purified sperm nuclei and detection of messenger RNAs and MicroRNAs in the sperm nuclei. Biol Reprod 78 (5), 896–902.
[72] Belleannée, C., Calvo, E., Caballero, J., Sullivan, R., 2013. Epididymosomes convey different repertoires of microRNAs throughout the bovine epididymis. Biol Reprod 89 (2), 30.
[73] Sharma, U., Sun, F., Conine, C.C., et al., 2018. Small RNAs Are Trafficked from the Epididymis to Developing Mammalian Sperm. Dev Cell 46 (4), 481–494. 486.
[74] Amanai, M., Brahmajosyula, M., Perry, A.C., 2006. A restricted role for sperm-borne microRNAs in mammalian fertilization. Biol Reprod 75 (6), 877–884.
[75] Suh, N., Baehner, L., Moltzahn, F., et al., 2010. MicroRNA function is globally suppressed in mouse oocytes and early embryos. Curr Biol 20 (3), 271–277.
[76] Tanaka, A., Nagayoshi, M., Takemoto, Y., et al., 2015. Fourteen babies born after round spermatid injection into human oocytes. Proc Natl Acad Sci U A 112 (47), 14629–14634.
[77] Yuan, S., Schuster, A., Tang, C., et al., 2016. Sperm-borne miRNAs and endo-siRNAs are important for fertilization and preimplantation embryonic development. Development 143 (4), 635–647.
[78] Conine, C.C., Sun, F., Song, L., Rivera-Pérez, J.A., Rando, O.J., 2018. Small RNAs Gained during Epididymal Transit of Sperm Are Essential for Embryonic Development in Mice. Dev Cell 46 (4), 470–480. 473.
[79] Ravelli, G.P., Stein Z.A., Susser M.W. Obesity in young men after famine exposure in utero and early infancy. N Engl J Med 1976;295(7):349-53. DOI: 10.1056/NEJM197608122950701.
[80] Zaidan, H., Leshem, M., Gaisler-Salomon, I., 2013. Prereproductive stress to female rats alters corticotropin releasing factor type 1 expression in ova and behavior and brain corticotropin releasing factor type 1 expression in offspring. Biol Psychiatry 74 (9), 680–687.
[81] Ng, S.F., Lin, R.C., Laybutt, D.R., et al., 2010. Chronic high-fat diet in fathers programs β-cell dysfunction in female rat offspring. Nature 467 (7318), 963–966.
[82] Fullston, T., Ohlsson Teague, E.M., Palmer, N.O., et al., 2013. Paternal obesity initiates metabolic disturbances in two generations of mice with incomplete penetrance to the F2 generation and alters the transcriptional profile of testis and sperm microRNA content. FASEB J 27 (10), 4226–4243.
[83] Grandjean, V., Fourré, S., Abreu, D.A., et al., 2015. RNA-mediated paternal heredity of diet-induced obesity and metabolic disorders. Sci Rep 5, 18193.
[84] Fullston, T., Ohlsson-Teague, E.M., Print, C.G., Sandeman, L.Y., Lane, M., 2016. Sperm microRNA Content Is Altered in a Mouse Model of Male Obesity, but the Same Suite of microRNAs Are Not Altered in Offspring's Sperm. PLoS One 11 (11), e0166076.
[85] An, T., Zhang, T., Teng, F., et al., 2017. Long non-coding RNAs could act as vectors for paternal heredity of high fat diet-induced obesity. Oncotarget 8 (29), 47876–47889.
[86] McPherson, N.O., Owens, J.A., Fullston, T., Lane, M., 2015. Preconception diet or exercise intervention in obese fathers normalizes sperm microRNA profile and metabolic syndrome in female offspring. Am J Physiol Endocrinol Metab 308 (9), 805–821.
[87] McPherson, N.O., Lane, M., Sandeman, L., Owens, J.A., Fullston, T., 2017. An Exercise-Only Intervention in Obese Fathers Restores Glucose and Insulin Regulation in Conjunction with the Rescue of Pancreatic Islet Cell Morphology and MicroRNA Expression in Male Offspring. 9 (2), 122.
[88] Ingerslev, L.R., Donkin, I., Fabre, O., et al., 2018. Endurance training remodels sperm-borne small RNA expression and methylation at neurological gene hotspots. Clin Epigenetics 10, 12.
[89] Short, A.K., Yeshurun, S., Powell, R., et al., 2017. Exercise alters mouse sperm small noncoding RNAs and induces a transgenerational modification of male offspring conditioned fear and anxiety. Transl Psychiatry 7 (5), e1114.
[90] Rodgers, A.B., Morgan, C.P., Bronson, S.L., Revello, S., Bale, T.L., 2013. Paternal stress exposure alters sperm microRNA content and reprograms offspring HPA stress axis regulation. J Neurosci 33 (21), 9003–9012.
[91] Short, A.K., Fennell, K.A., Perreau, V.M., et al., 2016. Elevated paternal glucocorticoid exposure alters the small noncoding RNA profile in sperm and modifies anxiety and depressive phenotypes in the offspring. Transl Psychiatry 6 (6), e837.
[92] Rodgers, A.B., Morgan, C.P., Leu, N.A., Bale, T.L., 2015. Transgenerational epigenetic programming via sperm microRNA recapitulates effects of paternal stress. Proc Natl Acad Sci U A 112 (44), 13699–13704.
[93] Siklenka, K., Erkek, S., Godmann, M., et al., 2015. Disruption of histone methylation in developing sperm impairs offspring health transgenerationally. Science 350(6261):aab2006.
[94] Anway, M.D., Cupp, A.S., Uzumcu, M., Skinner, M.K., 2005. Epigenetic transgenerational actions of endocrine disruptors and male fertility. Science 308 (5727), 1466–1469.
[95] Ben Maamar, M., Sadler-Riggleman, I., Beck, D., Skinner, M.K., 2018. Epigenetic Transgenerational Inheri-

tance of Altered Sperm Histone Retention Sites. Sci Rep 8 (1), 5308.
[96] Skinner, M.K., Ben Maamar, M., Sadler-Riggleman, I., et al., 2018. Alterations in sperm DNA methylation, non-coding RNA and histone retention associate with DDT-induced epigenetic transgenerational inheritance of disease. Epigenetics Chromatin 11 (1), 8.
[97] Cui, L., Fang, L., Shi, B., Qiu, S., Ye, Y., 2015. Spermatozoa micro ribonucleic acid-34c level is correlated with intracytoplasmic sperm injection outcomes. Fertil Steril 104 (2), 312–317.e1.
[98] Muñoz, X., Mata, A., Bassas, L., Larriba, S., 2015. Altered miRNA Signature of Developing Germ-cells in Infertile Patients Relates to the Severity of Spermatogenic Failure and Persists in Spermatozoa. Sci Rep 5, 17991.
[99] Salas-Huetos, A., Blanco, J., Vidal, F., et al., 2015. Spermatozoa from patients with seminal alterations exhibit a differential micro-ribonucleic acid profile. Fertil Steril 104 (3), 591–601.

Partie IV

Les thèmes d'avenir

La place de la robotisation dans le futur du laboratoire de FIV

Chapitre 46

T. Freour, A. Reignier

Introduction

Depuis le début des années 1980, les techniques de FIV ont progressivement évolué dans le but d'améliorer non seulement les chances de succès des patients, mais aussi la sécurité et la qualité des pratiques, ainsi que les conditions de travail des professionnels. Comme la plupart des disciplines médicales, la biologie de la reproduction est aujourd'hui à l'aube d'un changement profond avec l'introduction de l'automatisation dans les laboratoires. Celle-ci a déjà commencé avec, par exemple, les systèmes de culture embryonnaire TL ou encore les outils d'identitovigilance. Il est très probable que cette tendance récente à l'automatisation se poursuive et même augmente dans les prochaines années, pour toucher progressivement quasiment tous les domaines de la biologie de la reproduction. Ceci modifiera inévitablement le métier des biologistes et techniciens des laboratoires AMP, avec une diminution de l'intervention manuelle des opérateurs au profit de systèmes robotisés, mais aussi l'apparition de nouvelles fonctions liées à la gestion de ces nouveaux outils.

Avant d'envisager la place actuelle et à venir de la robotisation dans différentes techniques de biologie de la reproduction, il nous semble pertinent de simplement définir ce qu'est la robotisation. La robotisation est généralement définie comme la substitution de robots à des opérateurs humains pour l'accomplissement de tâches répétitives. Elle peut être considérée comme globalement équivalente à l'automatisation, et nous utiliserons les 2 termes indifféremment dans ce chapitre. Même si ce n'est pas l'objet ici, il est intéressant de noter à ce sujet qu'un deuxième sens issu du premier existe pour le terme de robotisation, évoquant le fait pour un humain de remplacer un comportement raisonné par des automatismes sans réflexion et souvent « abrutissants »… La robotisation est en revanche clairement distincte de l'intelligence artificielle qui consiste en un ensemble de théories et de techniques mises en œuvre en vue de réaliser des machines/programmes capables de « simuler l'intelligence humaine ». Ces systèmes sont donc capables « d'apprendre, de réfléchir », et diffèrent donc des systèmes robotisés qui sont programmés pour réaliser des tâches bien définies et répétitives. Cependant, l'association des 2 est bien entendu possible, avec des robots alors capables de s'adapter ou de créer de nouvelles approches grâce à l'intelligence artificielle.

Nous nous proposons donc dans ce chapitre de présenter les solutions robotisées existantes dans le domaine de la biologie de la reproduction, et de discuter les avantages et inconvénients potentiels de la robotisation dans le laboratoire de FIV.

Robotisation en cryobiologie

La cryobiologie a pris une place croissante dans les laboratoires de FIV au fil des années, les TEC devenant récemment la technique AMP contribuant le plus aux naissances AMP en France. Cela a notamment été permis par l'avènement de la vitrification avec l'amélioration très significative de la survie embryonnaire et ovocytaire après congélation, ainsi que par les nouveaux protocoles de stimulation limitant le risque d'hyperstimulation ovarienne en cas de réponse ovarienne élevée à la stimulation.

La technique de vitrification étant assez chronophage et nécessitant une précision et une reproductibilité parfaites, cette augmentation du recours à la congélation a un impact significatif sur l'organisation du travail au laboratoire. Dans ce contexte, le développement de solutions (partiellement) automatisées pourrait être pertinent pour permettre de standardiser les pratiques et gagner du temps technique. L'automate Gavi® (Genea©) est un système de vitrification ovocytaire et embryonnaire où certaines étapes de la vitrification sont réalisées par l'automate. Alors que les résultats cliniques en termes de survie des ovocytes ou embryons sont très rassurants avec des résultats au moins comparables à la technique manuelle [1], le gain organisationnel et en temps technique semble largement remis en question par les utilisateurs [2].

Par ailleurs, l'augmentation du stockage d'ovocytes et d'embryons congelés a mis en lumière les nécessaires progrès dans la sécurité de la gestion des cryobanques. En effet, les risques liés à l'identité des prélèvements, au suivi de leur localisation, et l'absolue nécessité de garantir la température de stockage des échantillons sont complexes à maîtriser de façon exclusivement humaine. La robotisation de ce secteur semble donc une solution attractive pour sécuriser le stockage de ces échantillons biologiques extrêmement précieux. La société américaine TMRW propose depuis peu une solution de cuve de stockage en vapeur d'azote entièrement robotisée, avec suivi autonome du remplissage en azote, et prenant en charge l'échantillon congelé identifié par code-barres à l'entrée de la cuve et le déposant de façon autonome dans un logement individuel. De même, la cuve robotisée récupère et sort l'échantillon souhaité à la demande. L'apport réel de ces cuves robotisées dans la gestion quotidienne de l'activité du laboratoire reste à démontrer, mais les premiers résultats publiés sont très rassurants en termes de qualité de stockage [3].

Robotisation de la culture et de l'évaluation de la qualité embryonnaire

La culture embryonnaire *in vitro* est traditionnellement réalisée dans des enceintes thermostatées. Les boîtes de culture contenant les embryons sont sorties quasi quotidiennement pour permettre une observation sous microscope. Cette stratégie présente l'inconvénient majeur de ne permettre qu'une observation ponctuelle du développement embryonnaire, alors que celui-ci est un processus dynamique et continu. L'évaluation de la qualité embryonnaire reste alors basée sur des informations très parcellaires. De plus, la sortie des embryons de l'incubateur pour l'examen microscopique les expose à des conditions suboptimales de température, d'atmosphère et de lumière, imposant de les remettre à l'étuve le plus rapidement possible. L'apparition des systèmes TL depuis les années 2010 a offert une alternative très prometteuse afin d'optimiser à la fois les conditions de culture embryonnaire et l'évaluation de la qualité embryonnaire [4]. Ces incubateurs robotisés réalisent de façon autonome et à intervalle régulier des prises de vue microscopiques des embryons, sans que ceux-ci sortent de l'environnement contrôlé. Cette technologie présente ainsi 2 principaux avantages : le maintien de conditions de culture très stables, et le monitorage en continu du développement embryonnaire donnant accès aux paramètres morphocinétiques qui ont montré leur intérêt dans l'évaluation de la qualité embryonnaire, même si le bénéfice clinique reste discuté [5]. Un autre avantage indirect du TL est également la réduction du temps passé à déplacer et à observer les embryons au microscope à horaire fixe, et la réduction du risque lié à la manipulation des boîtes de culture. À défaut d'avoir apporté toutes les solutions quant à l'évaluation de la qualité embryonnaire, le TL est néanmoins un système robotisé qui présente des intérêts multiples, à la fois au niveau biologique, mais aussi organisationnel et de sécurité. L'ajout de systèmes informatiques optimisés d'évaluation de la qualité embryonnaire basés sur des outils d'intelligence artificielle aux incubateurs TL permet d'envisager à court terme une augmentation de la reproductibilité interopérateur, de la rapidité et la simplicité d'utilisation, ainsi qu'une meilleure performance pour identifier les embryons à fort potentiel implantatoire [6].

Robotisation de l'analyse des spermatozoïdes et de l'ICSI

La micro-injection intracytoplasmique de spermatozoïdes (ICSI) est apparue dans les années 1990 et a révolutionné la prise en charge de l'infertilité masculine. Cependant, malgré de nombreuses modes, peu d'évolutions techniques se sont finalement montrées pertinentes d'un point de vue clinique, et la problématique de l'évaluation de la qualité spermatique et de la sélection du spermatozoïde à injecter pour l'ICSI reste en vigueur. L'ICSI est de plus une technique relativement difficile à maîtriser et seuls les opérateurs pratiquant un nombre élevé d'actes obtiennent généralement des résultats satisfaisants et stables. L'ICSI est ainsi une technique dans laquelle la variabilité interopérateur en termes de résultat est élevée [7].

Dans ce contexte, la robotisation de l'ICSI est une évolution logique pour optimiser les pratiques et les résultats. Cependant, même si des travaux sont en cours pour tenter d'automatiser chacune de ses étapes, aucune solution complète n'existe actuellement sur le marché.

Parmi ces étapes, la sélection du spermatozoïde à injecter peut s'avérer être un exercice périlleux, notamment dans le cas des prélèvements chirurgicaux ou d'altérations très sévères du spermogramme. Cette sélection du spermatozoïde au moment de l'ICSI reste subjective car principalement basée sur la morphologie et la mobilité, paramètres qui reflètent très mal la qualité et la complexité du spermatozoïde. L'automatisation de cette sélection selon des critères morphométriques et/ou cinétiques laisse envisager une meilleure standardisation des pratiques [8]. Les technologies d'analyse d'image assistée par ordinateur et d'intelligence artificielle permettent ainsi d'identifier de façon homogène les spermatozoïdes avec la morphologie la plus normale à partir de n'importe quel microscope connecté à un ordinateur [9], voire avec une intégrité nucléaire optimale [10]. Ces technologies, couplées à une robotisation des bras de micromanipulation et de l'aspiration des micro-injecteurs, sont déjà en développement.

Une fois le spermatozoïde sélectionné, celui-ci doit être immobilisé avant d'être injecté dans l'ovocyte. La robotisation de cette étape permet de limiter les aléas liés à sa réalisation manuelle, et une étude pilote montrait une immobilisation efficace de 94,5 % des spermatozoïdes [11].

Une fois le spermatozoïde sélectionné et aspiré, l'ovocyte doit ensuite être correctement positionné afin de limiter les risques de lésion des structures intracellulaires. Des premiers essais menés sur l'ovocyte de souris rapportaient des résultats concluants du positionnement robotisé dans l'axe d'injection pour 95 % des ovocytes observés [12].

Enfin, l'injection à travers la membrane cytoplasmique représente l'ultime et peut-être la plus critique des étapes de l'ICSI. Le risque d'une lyse cellulaire étant important, il est nécessaire que l'injection soit la plus respectueuse possible de l'intégrité cellulaire. Alors que le passage complet de l'aiguille à travers la membrane plasmique est classiquement objectivé par l'aspiration d'un faible volume de contenu intracellulaire, l'étude de la résistance électrique de part et d'autre de la membrane plasmique ovocytaire a été proposée comme moyen efficace de s'assurer du passage de la membrane, tout en limitant les risques de lésion cellulaire [13].

Ainsi, l'intelligence artificielle, couplée à la robotique, permet d'envisager l'automatisation progressive de toutes les étapes de l'ICSI, dans un but d'amélioration des résultats. Cependant, ces différentes études ne sont qu'à des stades de validation très préliminaires et doivent encore être assemblées et testées avant d'envisager une potentielle utilisation en biologie humaine.

Perspectives et conclusion

La robotisation présente de nombreux avantages, au moins théoriques. Elle permet tout d'abord de libérer les travailleurs de tâches fatigantes et contraignantes, améliorant ainsi la flexibilité de l'organisation, de la programmation, du flux de travail. Les robots/automates permettent d'optimiser la reproductibilité, la standardisation des procédures, ainsi que la productivité du laboratoire. Enfin, les automates sont théoriquement très fiables et non exposés aux erreurs aléatoires de type erreur humaine.

En revanche, la robotisation présente également de nombreux risques et inconvénients. Elle expose le personnel à une perte de sens du travail, une perte de compétence, voire une perte d'emplois. Elle expose aussi à une dépendance accrue vis-à-vis des fournisseurs, seuls à même de réaliser des maintenances complexes. La question de la responsabilité en cas de défaillance de l'automate peut d'ailleurs se poser, en particulier quand un système d'intelligence artificielle pilote le robot. Le coût d'installation et d'exploitation de ces robots est souvent très élevé et à mettre en perspective avec le gain en termes d'efficacité. Enfin, ces automates/robots sont par définition incapables de créer, d'innover ou d'avoir une vision éthique, ce qui est évidemment indispensable en médecine en général, et en biologie de la reproduction en particulier.

L'augmentation exponentielle des publications et communications sur les systèmes automatisés et l'intelligence artificielle en AMP illustre parfaitement la tendance rapide au développement de ces technologies et suggère qu'elles rentreront rapidement dans la pratique quotidienne de tous les laboratoires. Au-delà des techniques existantes décrites dans ce chapitre, de nombreux développements sont à prévoir, que ce soit dans la manipulation des gamètes, le système qualité ou la gestion des données. La combinaison avec l'intelligence artificielle ouvre de nouvelles perspectives pour optimiser le fonctionnement de ces outils automatisés, et donc pour optimiser *in fine* la sécurité, la qualité, l'organisation du laboratoire, ainsi que le temps des biologistes. Cependant, il semble certain que les embryologistes garderont une place centrale dans les laboratoires, certes différente de celle qu'ils ont actuellement, mais destinée à paramétrer, contrôler et coordonner ces automates. Cela imposera dans un avenir très proche une réforme de la formation des professionnels de l'AMP afin qu'ils acquièrent les connaissances nécessaires à la maîtrise de ces outils et ne soient pas intégralement passifs et dépendants des fournisseurs.

Références

[1] Roy, T.K., Brandi, S., Tappe, N.M., et al., 2014. Embryo vitrification using a novel semi-automated closed system yields in vitro outcomes equivalent to the manual Cryotop method. Hum Reprod. 29 (11), 2431–2438.

[2] Hajek, J., Baron, R., Sandi-Monroy, N., et al., 2021. A randomised, multi-center, open trial comparing a semi-automated closed vitrification system with a manual open system in women undergoing IVF. Hum Reprod. 36 (8), 2101–2110.

[3] Logsdon, D.M., Grimm, C.K., Schoolcraft, W.B., et al., 2021. Evaluation of the TMRW vapor phase cryostorage platform using reproductive specimens and in vitro extended human embryo culture. F S Sci. 2 (3), 268–277.

[4] Gallego, R.D., Remohí, J., Meseguer, M., 2019. Time-lapse imaging : the state of the art†. Biol Reprod. 101 (6), 1146–1154.

[5] Armstrong, S., Bhide, P., Jordan, V., Pacey, A., Farquhar, C., 2018. Time-lapse systems for embryo incubation and assessment in assisted reproduction. Cochrane Database Syst Rev. 5 (5). CD011320.

[6] Diakiw, S.M., Hall, J.M.M., VerMilyea, M.D., et al., 2022. Development of an artificial intelligence model for predicting the likelihood of human embryo euploidy based on blastocyst images from multiple imaging systems during IVF [published online ahead of print, 2022 Jun 8]. Hum Reprod. 37 (8), 1746–1759.

[7] Maggiulli, R., Cimadomo, D., Fabozzi, G., et al., 2020. The effect of ICSI-related procedural timings and operators on the outcome. Hum Reprod. 35 (1), 32–43. Jan 1.

[8] Itoi, F., Miyamoto, T., Himaki, T., et al., 2022. Importance of real-time measurement of sperm head morphology in intracytoplasmic sperm injection. Zygote. 30 (1), 9–16.

[9] You, J.B., McCallum, C., Wang, Y., et al., 2021. Machine learning for sperm selection. Nat Rev Urol. 18 (7), 387–403. Jul.

[10] McCallum, C., Riordon, J., Wang, Y., et al., 2019. Deep learning-based selection of human sperm with high DNA integrity. Commun Biol. 2, 250.

[11] Zhang, Z., Dai, C., Huang, J., et al., 2019. Robotic Immobilization of Motile Sperm for Clinical Intracytoplasmic Sperm Injection. IEEE Trans Biomed Eng. 66 (2), 444–452.

[12] Wang, Z., Hu, Y., Wei, J., Latt, W.T., 2020. Visual Servoed Robotic Mouse Oocyte Rotation. IEEE Trans Biomed Eng. 67 (8), 2389–2396.

[13] Mor, A., Zhang, M., Esencan, E., et al., 2020. A step towards the automation of intracytoplasmic sperm injection : real time confirmation of mouse and human oocyte penetration and viability by electrical resistance measurement. Fertil Steril. 113 (1), 234–236.

Gamétogenèse *in vitro*

Chapitre 47

L. Dumont, N. Rives, A. Feraille

Les cellules germinales des mammifères se différencient en gamètes, ovocytes et spermatozoïdes, qui fusionnent pour former de nouveaux individus héritant, par conséquent, des informations génétiques et épigénétiques des parents. Des anomalies du développement de la lignée germinale peuvent entraîner une infertilité et des anomalies génétiques ou épigénétiques dans la descendance. La dernière décennie a vu des progrès considérables dans la gamétogenèse *in vitro*, visant à recréer le développement de cellules germinales à partir de cellules souches pluripotentes (*Pluripotent Stem Cell*, PSC), des cellules souches embryonnaires (*Embryonic Stem Cell*, ESC) en culture, voire les cellules souches spermatogoniales (*Spermatogonial Stem Cell*, SSC) plus spécifiquement chez le mâle. Les PSC de souris peuvent être induites en ovocytes et en spermatozoïdes fonctionnels, tandis que les PSC humaines peuvent être induites en ovocytes précoces et en prospermatogonies, favorisant ainsi la compréhension mécanistique du développement des cellules germinales. La perspective de produire *in vitro* des gamètes humains s'est accrue et ces progrès ouvriront des possibilités en médecine de la reproduction. L'utilisation de gamètes dérivés d'une gamétogenèse *in vitro* pour la reproduction humaine nécessitera des discussions éthiques et juridiques approfondies. Ce chapitre examinera l'état actuel de la recherche sur la gamétogenèse *in vitro* principalement chez l'homme, les principaux défis à relever, les limites et les considérations éthiques associées aux applications de la recherche sur la gamétogenèse *in vitro*. Il s'agira également de présenter les avancées obtenues dans la spermatogenèse *in vitro* plus spécifiquement à partir des SSC dans le contexte de la préservation et restauration de la fertilité par congélation de tissu testiculaire chez le garçon (pré)pubère, comme potentielle application clinique de la gamétogenèse *in vitro*.

Développement des cellules germinales

Les cellules germinales apparaissent en tant que cellules germinales primordiales (*Primordial Germ Cell*, PGC) à partir de cellules pluripotentes au cours du développement précoce [1, 2]. Les PGC migrent à travers l'endoderme et le mésentère de l'intestin en développement et colonisent les gonades embryonnaires, où elles prolifèrent sous forme d'ovogonies chez les femelles ou de gonocytes chez les mâles et initient un développement sexuellement dimorphe. Contrairement aux cellules somatiques, les PGC subissent une reprogrammation épigénétique au cours de leur migration et de leur prolifération pour déméthyler l'ADN à l'échelle du génome et modifier les histones, ce qui entraîne l'effacement des empreintes parentales et la réactivation du chromosome X chez les femelles [2, 3].

Dans les ovaires des embryons XX, les ovogonies reçoivent des signaux des cellules de la granulosa naissantes (cellules somatiques qui entourent les ovogonies en développement) ou de l'environnement ovarien afin d'entrer par vagues successives en première division méiotique (méiose I) et se différencier en ovocytes primaires (ovocytes I) [4–7]. Les ovocytes atteignent le stade diplotène de la prophase de la méiose I et forment un complexe serré avec les cellules de la granulosa, créant ainsi les follicules primordiaux. À ce stade, la plupart des follicules primordiaux interrompent leur développement. Ils reprennent leur croissance folliculaire, c'est-à-dire, la croissance ovocytaire couplée à l'expansion des couches de cellules de la granulosa, autour de la puberté en réponse aux signaux hormonaux et se développent en follicules antraux arrivés à maturité. Les ovocytes matures possèdent le génome et l'épigénome maternels [6, 7]. Après l'ovulation et la fécondation par des spermatozoïdes, les follicules antraux effectuent respectivement leurs premières et deuxièmes divisions méiotiques pour former un zygote. Les cellules somatiques ovariennes, notamment les cellules de la granulosa, exercent une fonction essentielle dans la promotion du développement des cellules germinales femelles [4, 6, 7].

Dans les testicules des embryons XY, les cellules de Sertoli naissantes (cellules somatiques qui entourent les gonocytes en développement) combinées avec l'environnement testiculaire signalent aux gonocytes de se différencier en prospermatogonies, qui subissent un arrêt mitotique et acquièrent l'épigénome paternel, y compris les empreintes et une défense contre les activités des transposons [3–5, 8, 9]. Après la naissance, les prospermatogonies se différencient en spermatogonies ou en SSC. Ces SSC arrêtent essentiellement leur développement jusqu'à la puberté, moment où elles initient des vagues successives de spermatogenèse, processus par lequel une cellule germinale souche donne naissance à des gamètes haploïdes, consistant en de multiples divisions mitotiques suivies de divisions méiotiques et associées à un processus de différenciation, la spermiogenèse, pour former des spermatozoïdes haploïdes [10].

Les principes généraux du développement des cellules germinales sont bien conservés chez les mammifères. Cependant, il existe des différences critiques entre les espèces en ce qui concerne l'échelle de temps requise pour les transitions clés du développement des cellules germinales ainsi que sur les propriétés transcriptionnelles et métaboliques [1, 2, 5].

Gamétogenèse *in vitro* chez l'homme

Origine de la lignée germinale humaine

L'origine exacte des cellules germinales humaines n'a pour le moment pas encore été élucidée car leur génération s'effectue de manière très précoce au début de la phase post-implantatoire, un stade éthiquement et technologiquement difficile à analyser. Une transposition à l'homme des stratégies utilisées chez des animaux modèles dans les études sur les gamètes *in vitro* pourrait être l'un des moyens de réaliser la gamétogenèse *in vitro* humaine. Néanmoins, il a été montré que les cellules souches embryonnaires pluripotentes humaines (*Human PSC*, hPSC) étaient plus proches des cellules souches de souris dérivées d'épiblastes (*Mouse Epiblast Stem Cells*, mEpiSC) que des cellules souches embryonnaires de souris (*Mouse ESC*, mESC) en ce qui concerne la morphologie, la signalisation, la transcription et les profils (transcriptionnels et épigénétiques) [11, 12].

Des études menées sur des singes macaques crabiers (*Macaca fascicularis*), un primate aussi connu en laboratoire sous le nom de cynomolgus et étroitement apparenté à l'homme, ont fourni des informations sur l'origine des cellules germinales [13, 14]. En effet, des analyses du transcriptome sur cellules uniques (*Single Cell RNA Sequencing*, sc-RNA-Seq) ont révélé que les cellules de l'épiblaste modifient considérablement leur transcriptome lors de l'implantation puis, tout en générant des cellules de gastrulation (~E13), maintiennent un transcriptome relativement stable. Les cellules souches embryonnaires de singe cynomolgus (cyESC) ont un transcriptome très similaire à celui des cellules post-implantatoires tardives (E16–E17) et précoces (E12–E13) de l'épiblaste après implantation [13].

L'analyse en sc-RNA-Seq d'embryon humain en gastrulation (E16–E19) a montré que les hPSC présentaient un état épiblastique postimplantatoire [15]. Des efforts ont été effectués afin de réaliser une culture de hPSC naïves; cependant, les résultats ne semblent pas optimaux car les cellules générées ne présentent que peu de caractéristiques transcriptionnelles et épigénétiques épiblastiques préimplantatoires [13, 15] et présentent une instabilité épigénétique et caryotypique [16, 17]. Néanmoins, certaines de ces cellules ont pu être induites dans le trophectoderme, indiquant qu'elles possèdent malgré tout un potentiel des cellules embryonnaires préimplantatoires [18, 19]. Enfin, dans des conditions de culture tridimensionnelle appropriées, les hPSC naïves peuvent s'organiser de façon autonome en structures semblables à des blastocystes humains avec une différenciation cellulaire de type épiblaste, trophectoderme et hypoblaste [20, 21].

Enfin, des cultures prolongées de cellules de singes cynomolgus ou d'embryons préimplantatoires humains ont montré que les cyPGC ou les cellules germinales primordiales humaines (*Human PGC*, hPGC) proviennent d'une structure similaire à celle de l'amnios [22, 23]. Bien que la possibilité que les cyPGC et les hPGC proviennent de l'épiblaste n'ait pas été exclue, ces constatations représentent une divergence évolutive des voies de développement chez les mammifères. Il semble raisonnable de penser que les primates, y compris les humains, aient pu adopter une stratégie de spécification des cellules germinales qui reflète des caractéristiques structurelles différentes de celles des souris et d'autres mammifères.

Induction de cellules semblables aux cellules germinales primordiales (*Primordial Germ Cell–Like Cell*, PGCLC)

Différentes méthodologies permettant l'induction *in vitro* de cellules semblables aux cellules germinales primordiales humaines (*Human Primordial Germ Cell-Like Cell*, hPGCLC) à partir de hPSC ont été explorées au cours des dernières années. Les hPSC mises en culture [24] et présentant un profil comparable à celui d'une cellule épiblastique en gastrulation [13, 25] sont induites en hPGCLC en réponse à la signalisation de BMP [25, 26]. Des études ultérieures ont montré que les hPGCLC ont le potentiel de subir une reprogrammation épigénétique (une caractéristique typique associée aux cellules germinales) et de se différencier en ovocytes précoces ou en prospermatogonies [27, 28], indiquant que les hPGCLC sont une contrepartie *in vitro* possible aux hPGC. Ainsi, la pluripotence des hPSC apparaît distincte de celle des mEpiSC qui montrent peu de capacité à effectuer une différenciation de la lignée germinale [29]. Les hPSC possèdent une pluripotence étendue compétente permettant de générer tous types de cellules qui émergent de l'épiblaste après implantation, y compris l'amnios et les cellules germinales. Des études ont montré la différenciation de l'amnios à partir de hPSC [30].

Induction précoce de l'ovocyte humain et de la prospermatogonie

Les avancées des technologies de type « -omiques » ont permis de progresser rapidement dans notre compréhension du transcriptome et de la dynamique épigénétique associée au développement des cellules germinales humaines [5, 28, 31–38]. Les cellules germinales humaines utilisent un réseau de régulation génétique distinctif et, sur une période de quelques mois, subissent une reprogrammation épigénétique (ex. : déméthylation de l'ADN à l'échelle du génome, effacement des empreintes et réactivation du chromosome X, etc.) pouvant entraîner un héritage trans-générationnel.

Les cellules germinales fœtales (*Fetal Germ Cells*, FGC) humaines féminines peuvent être classées en quatre types cellulaires :

(i) mitotiques (c'est-à-dire, hPGC et ovogonies) ;
(ii) sensibles à l'acide rétinoïque (*all-trans Retinoic Acid*, a*t*RA) ;
(iii) méiotiques ;
(iv) au cours de l'ovogenèse.

Les FGC masculines peuvent être classées en au moins trois types cellulaires :

(i) migrantes (c'est-à-dire, hPGC) ;
(ii) mitotiques (c'est-à-dire, gonocytes) ;
(iii) en arrêt mitotique (prospermatogonies fœtales) [5, 34].

Les FGC sensibles à l'a*t*RA émergent à partir de la 11e semaine environ et expriment des gènes tels que *ZGLP1*, *STRA8* et *ANHX* à des niveaux élevés tout en réprimant les gènes des hPGC précoces et en ayant une faible expression des gènes méiotiques (notamment *SYCP1*, *SPO11* et *PRDM9I*). Les FGC méiotiques qui expriment des gènes méiotiques à des niveaux élevés émergent à partir de la 14e semaine environ, ce qui suggère qu'il faut environ 3 semaines aux FGC sensibles à l'a*t*RA pour arriver à maturité. Chez la souris, la transition correspondante se produit beaucoup plus rapidement (en moins de 2 jours). Conformément aux observations histologiques [39, 40], les quatre types de FGC féminines coexistent dans des embryons féminins individuels, alors que deux types de FGC mâles coexistent dans des embryons masculins uniques [34], ce qui démontre une asynchronie de développement substantielle des FGC humaines.

Une culture de hPGCLC avec des cellules somatiques ovariennes embryonnaires de souris a été utilisée pour induire des hPGCLC en cellules germinales humaines à des stades de développement ultérieurs [27]. Dans ces cultures, les hPGCLC interagissent avec les cellules de la granulosa de la souris et arrivent à induire une maturation, bien qu'à une vitesse plus lente et avec une efficacité moindre que des hPGC *in vivo*. À environ 70 jours de culture, les cellules dérivées des hPGCLC se différencient en ovogonies ou en cellules semblables à des gonocytes, exprimant des gènes clés dont *DAZL*, *DDX4* et *PIWIL2*. De plus, à environ 120 jours de culture, ces cellules acquièrent un état très similaire aux FGC sensibles à l'a*t*RA et subissent une déméthylation de l'ADN à l'échelle du génome avec un effacement de l'empreinte et une réactivation partielle du chromosome X [27]. Ces résultats permettent l'établissement d'une base pour la gamétogenèse *in vitro* humaine. De même, il a été démontré qu'une culture d'agrégation de hPGCLC avec des cellules somatiques testiculaires embryonnaires de souris permettait une différenciation des hPGCLC en gonocytes puis en prospermatogonies dans un délai similaire à celui de la différenciation des hPGCLC en ovogonies en FGC sensibles à l'a*t*RA [28].

Le mécanisme qui sous-tend la maturation des hPGCLC en ovocytes précoces et en prospermatogonies dans des ovaires et testicules reconstruits reste inconnu. Le système de culture défini pour l'expansion des hPGCLC devrait servir de modèle pour explorer de tels mécanismes, y compris pour induire une reprogrammation épigénétique [41].

Gamétogenèse *in vitro* à partir de SSC

La gamétogenèse *in vitro* à partir des SSC ou spermatogenèse *in vitro* peut constituer une approche d'étude tout autre que la formation d'un gamète à des fins reproductives. Elle peut permettre *in vitro* d'appréhender, de manipuler et de comprendre l'ensemble des différentes étapes du processus de la spermatogenèse. Sa maîtrise complète chez l'homme pourrait permettre une meilleure compréhension de l'origine d'une infertilité masculine, mais aussi fournir un modèle *in vitro* d'études toxicologiques de la spermatogenèse.

En effet, 0,63 % des hommes de la population générale présentent une ANO, sans spermatozoïdes retrouvés après extraction testiculaire (TESE) [42]. Cette approche apporterait une meilleure compréhension des mécanismes biologiques, physiologiques et physiopathologiques de la spermatogenèse, pouvant expliquer l'absence de cellules germinales matures ou immatures, les arrêts de maturation de la spermatogenèse et éventuellement les conséquences d'une anomalie génétique constitutionnelle chez ces patients.

De même, l'utilisation de ce modèle d'étude en pharmacotoxicologie apporterait les réponses de l'impact de l'exposition environnementale, toxique, ou des thérapeutiques en phase préclinique sur le fonctionnement testiculaire et plus particulièrement sur la spermatogenèse [43].

Par ailleurs, le développement de procédures de préservation et de restauration de la fertilité chez le garçon prépubère par conservation du tissu testiculaire a relancé un regain d'intérêt pour la spermatogenèse *in vitro*, que ce soit dans et hors contexte de la préservation de la fertilité, celle-ci faisant partie des différentes approches de réutilisation du tissu testiculaire envisagée avec l'autogreffe de tissu testiculaire ou la xénogreffe sur le modèle animal. En effet, les procédures de préservation de la fertilité des enfants atteints de cancer sont maintenant des options rationnelles. Les indications de préservation de la fertilité sont dépendantes du type de maladie, mais aussi des traitements envisagés [44]. Chez le garçon prépubère, voire l'adolescent ou l'adulte jeune dans l'incapacité de conserver des spermatozoïdes, la préservation de la fertilité peut être envisagée par congélation lente ou vitrification du tissu testiculaire afin de préserver les SSC [45–49].

Différentes approches de MIV des SSC sont envisageables puisque l'utilisation du tissu testiculaire peut s'effectuer sous la forme de fragments ou à partir de cellules testiculaires isolées après dissociation enzymatique et/ou mécanique du tissu testiculaire natif. La culture de SSC isolées est généralement réalisée soit en phase liquide ou culture bidimensionnelle, soit en phase solide ou culture tridimensionnelle.

La culture bidimensionnelle se réalise principalement par culture conjointe de SSC et de cellules de Sertoli. Ces cultures, sur le modèle murin, ont permis l'obtention d'une différenciation jusqu'au stade spermatide ronde ou allongée [50, 51]. Plus récemment, chez le bélier, une spermatogenèse complète a pu être effectuée après 7 semaines de culture et le pouvoir fécondant des spermatozoïdes obtenus a pu être vérifié *via* l'obtention d'embryons jusqu'au stade morula [52]. Des études similaires ont été réalisées chez l'homme à partir de SSC provenant de biopsies testiculaires de patients adultes ayant une ANO. Ces dernières obtenaient une différenciation jusqu'au stade spermatide ronde en seulement cinq jours de culture [53, 54]. Une contamination par des cellules de la lignée germinale à des stades plus avancés de différenciation n'est pas à écarter dans ces études.

La culture tridimensionnelle nécessite quant à elle l'utilisation d'une matrice se rapprochant de l'organisation spatiale du tube séminifère. Ce micro-environnement synthétique permet ainsi de créer des « organoïdes » où se réorganise une architecture multicellulaire testiculaire proche de celle observée *in vivo*. Des cellules post-méiotiques ont ainsi pu être obtenues à partir de cellules prépubères de souris, de rat et de singe rhésus [55–57]. Des organoïdes testiculaires produisant de la testostérone et maintenant les SSC viables ont également pu être obtenus à partir de tissus testiculaires de garçons prépubères ou d'hommes pubères [58, 59]. De plus, une étude a permis la différenciation des SSC dans un stade post-méiotique à partir de patients prépubères traités par chimiothérapie dans un contexte de leucémie aiguë [60].

La culture de fragments testiculaires dite « organotypique » a l'avantage de maintenir les SSC dans leur micro-environnement au sein de la « niche » testiculaire. Cette méthode de culture *in vitro*, bien que récemment réalisée en interphase gaz-liquide sur gel d'agarose ou plus récemment au sein de systèmes microfluidiques, est utilisée depuis de nombreuses années, initialement avec des systèmes d'insert (ex. : grille d'acier, membrane en polycarbonate) permettant chez le rat d'obtenir une entrée en méiose jusqu'au stade pachytène et chez la souris d'atteindre le stade de spermatide ronde [61–64]. Plus récemment, des cellules post-méiotiques ont été observées après culture sur insert de tissus testiculaires congelés provenant de garçons âgés entre 2 et 12 ans [65]. Ces inserts ont ensuite été substitués par des gels d'agarose qui, associés à l'amélioration des conditions et des milieux de culture, ont permis d'aboutir au stade de spermatide allongée à partir de tissu testiculaire prépubère de souris [66], ainsi qu'à une descendance viable et fertile en FIV par micro-injection (ICSI) avec utilisation des spermatozoïdes ainsi générés *in vitro* [67]. Cette approche, reprise par plusieurs équipes, a permis de valider l'obtention d'une spermatogenèse complète chez la souris ainsi que chez le rat [47, 49, 68, 69]. L'intégrité de la barrière hémato-testiculaire ou la qualité nucléaire de ces gamètes étaient comparables à celles observées *in vivo* [70, 71]. Cependant, plusieurs essais ont été réalisés chez l'homme à partir de tissu prépubère sans parvenir à obtenir une spermatogenèse complète *in vitro* [72, 73].

Parallèlement, les avancées en bio-ingénierie ont permis la production de spermatozoïdes après culture de tubes séminifères d'hommes adultes en parcours de transidentité au sein d'un hydrogel de chitosane [74].

La version la plus récente de ce système de culture organotypique utilise une chambre microfluidique multicouche dans laquelle les tubules séminifères s'étalent en une structure en forme de feuille, permettant une distribution égale des nutriments et de l'oxygène à travers la masse tissulaire [75]. Ce modèle de chambre microfluidique permet d'obtenir une spermatogenèse complète chez la souris avec un maintien de la fonctionnalité tissulaire sur le long terme et une production de spermatozoïdes sur plusieurs cycles de spermatogenèses. Ces derniers ont permis de donner naissance à plusieurs portées de souriceaux après ICSI [76, 77].

Partant du principe que la MIV chez l'homme se fera à partir de fragments de tissu testiculaire congelés, plusieurs études ont également validé l'obtention d'une spermatogenèse complète par culture organotypique en interphase gaz-liquide à partir de tissu testiculaire prépubère de souris ou de rat préalablement congelé ou vitrifié [47, 49, 69].

Principaux défis de la gamétogenèse *in vitro*

La gamétogenèse *in vitro* s'est imposée comme un domaine de recherche clé de la science biomédicale qui devra relever un certain nombre de défis importants dans les années à venir. Bien que l'ovogenèse *in vitro* ait été réalisée chez la souris, la spermatogenèse *in vitro* à base de PSC reste un défi majeur. Des études ont décrit une méthode de culture organotypique de fragments testiculaires prépubères chez la souris, grâce à laquelle les spermatogonies et les SSC passent par des étapes de divisions méiotiques et se différencient en spermatozoïdes fonctionnels [66]. Grâce à ce système, les cellules souches germinales (*Germline Stem Cell*, GSC) mâles peuvent être utilisées afin de générer une descendance [67]. Une stratégie potentielle pour une spermatogenèse *in vitro* pourrait être de combiner une phase d'induction de cellules semblables aux cellules souches germinales (*GSC-Like Cell*, GSCLC) avec une culture organotypique de testicules puis une greffe. C'est en utilisant ce type de stratégie qu'une étude a démontré la reconstitution *in vitro* du développement complet des cellules germinales mâles à partir de PSC de souris [78].

Pour étendre davantage la gamétogenèse *in vitro* chez l'homme, l'utilisation d'un système utilisant une autre espèce ne semble pas idéale, car les différences entre espèces empêcheraient une transposition à l'humain. On pourrait s'attendre à un plus grand succès si des cellules somatiques gonadiques fœtales ou néonatales humaines étaient utilisées pour former des ovaires ou des testicules reconstruits humains. L'isolement et l'utilisation de quantités adéquates de cellules somatiques gonadiques fœtales humaines à un stade de développement approprié représentent toutefois un défi technique et éthique. De même, l'utilisation de matériel gonadique provenant de la même espèce améliorerait l'efficacité de la gamétogenèse *in vitro* chez les animaux en voie de disparition [79]. Une stratégie permettant de résoudre fondamentalement cette limitation consiste à induire de telles cellules à partir de PSC. En effet, conformément aux progrès de notre compréhension des mécanismes de développement des gonades [80, 81], des cellules somatiques ovariennes fœtales entièrement capables de soutenir l'ovogenèse ont été induites à partir de mPSC [82]. Cette étude servira de base pour fournir des cellules équivalentes aux cellules somatiques gonadiques embryonnaires chez l'homme et d'autres espèces dans les années à venir.

Parallèlement, le développement de systèmes de culture d'organes (ovaires ou testicules) permettant la maturation de cellules germinales immatures chez l'homme et d'autres espèces représente un défi majeur. En attendant, les stratégies basées sur la transplantation pourraient être une première option pour démontrer la faisabilité de la génération de gamètes dérivés de PGCLC chez les primates et d'autres espèces, en particulier chez les mâles [83–87]. Les efforts déployés pour développer les SSC *in vitro* (c'est-à-dire, les GSC) chez l'homme et d'autres espèces sont donc également essentiels. De plus, une meilleure compréhension des mécanismes thématiques du développement des cellules germinales reste indispensable, y compris ceux des processus ultérieurs tels que la croissance complète des ovocytes chez la femme et la spermiogenèse chez l'homme.

Comme source alternative de cellules haploïdes, des ESC haploïdes ont été générées à partir d'ovocytes haploïdes androgénétiques ou parthénogénétiques (ne portant que le génome paternel ou maternel, respectivement) chez la souris et l'homme, fournissant des pistes à l'exploration de la fonction des gènes dans les voies de développement [88, 89]. Cependant, la descendance des souris dérivées de ces cellules meurt souvent prématurément, en partie à cause d'empreintes aberrantes, ce qui semble indiquer une vulnérabilité génétique ou épigénétique des mESC haploïdes [88, 89]. D'autres études sont donc nécessaires pour des applications appropriées des ESC haploïdes de souris et d'humains.

Dans le même sens, les possibilités d'édition du génome de la lignée germinale par les techniques de *Transcription Activator-Like* (TAL) *Effector Nucleases* (TALEN) ou de *Clustered Regularly Interspaced Short Palindromic Repeats* (CRISPR) *Associated Protein 9* (Cas9) ouvrent des perspectives alternatives intéressantes en fonction de la population cible dans laquelle l'édition du génome est réalisée (c'est-à-dire, embryons, gamètes ou cellules souches) [90–92]. Les avancées techniques des dernières années rendent l'édition de la lignée germinale humaine plus réalisable que par le passé. Celles-ci permettraient la correction de mutations conduisant à des maladies génétiques d'une particulière gravité et la production de gamètes exempts de la mutation, ou bien la sélection germinale non médicale afin de modifier la lignée germinale pour obtenir certaines caractéristiques physiques désirées (ex. : couleurs des yeux, couleurs des cheveux, couleurs des téguments, etc.). Toutefois, avant que la technologie CRISPR/Cas9 puisse être appliquée en clinique, certains problèmes devront être résolus, tels que le mosaïcisme, ainsi que les effets dits « hors cible » (*off target*) et l'intégration aléatoire non désirée d'oligonucléotides dans le génome. Néanmoins, une fois que les problèmes techniques seront complètement résolus, la modification de la lignée germinale humaine d'un individu atteint ne devrait être envisagée que lorsque des méthodes déjà établies qui n'impliquent pas de manipulation du génome, comme le DPI, ne sont pas disponibles [90–92].

Limites et considérations éthiques

La réalisation de la gamétogenèse *in vitro* dans l'espèce humaine ouvrira des possibilités en médecine de la reproduction, notamment des possibilités de diagnostic et de modélisation de l'infertilité et des troubles génétiques et épigénétiques, d'exploration de leurs remèdes et d'amélioration des méthodologies de culture pour les technologies de reproduction assistée [93]. Si elle est jugée légalement et éthiquement admissible, l'utilisation de gamètes humains dérivés de la gamétogenèse *in vitro* pour produire une descendance nécessiterait des évaluations minutieuses, strictes et objectives afin de prouver la «normalité» des gamètes produits et de la descendance issue de ces gamètes générés *in vitro* sur différents modèles animaux, bien que jusqu'à présent les modèles de souris semblent tout à fait normaux [29, 94–99]. Malgré la présence d'une descendance, il convient de noter que de nombreux embryons de souris générés à partir d'ovocytes par ovogenèse *in vitro* sont morts avant la naissance en raison d'un développement anormal; et même ceux qui sont nés avec une apparence normale possédaient des placentas de poids augmenté [95], ce qui suggère que les animaux survivants peuvent présenter des anomalies autres que des malformations ou anomalies visibles, les modifications placentaires pouvant être indirectement témoins de modifications épigénétiques. Ainsi, les animaux dérivés de gamètes *in vitro* doivent être examinés au niveau phénotypique, comportemental et moléculaire, notamment par leur fertilité, leur susceptibilité aux maladies, leur comportement, leur longévité, leur génome, leur épigénome, leur métabolisme... Ces évaluations doivent être effectuées sur plusieurs générations. Il est également essentiel de créer des modèles animaux dérivés de gamètes générés *in vitro* plus proches de la physiologie humaine, tels que les macaques dérivés de gamètes *in vitro*, et d'effectuer des évaluations de normalité similaires.

Parallèlement, la qualité génétique et épigénétique des hPSC et des gamètes qui en résultent doit être soigneusement évaluée. Il est de plus en plus évident que les cellules somatiques accumulent largement les mutations *de novo* [100, 101] et que les cellules souches pluripotentes induites (*Induced Pluripotent Stem Cell*, iPSC) acquièrent des mutations génétiques et épigénétiques supplémentaires [102, 103], bien que la plupart de ces mutations puissent être neutres. En revanche, les cellules germinales présentent un taux de mutation d'environ $^{1}/_{10}$ de celui des cellules somatiques [104, 105], les SSC présentant une plus grande fidélité pour la réplication du génome et les ovocytes entrant en prophase méiotique tôt au cours de leur développement [106, 107]. Néanmoins, des études ont montré que la progéniture de pères âgés qui accumulent plus de mutations pouvait être sensible à certaines maladies, y compris des troubles du spectre autistique [106, 107]. Les clones de SSC porteurs de mutations avantageuses pour leur expansion peuvent dominer une niche testiculaire et produire des spermatozoïdes présentant les mêmes mutations, ce qui entraîne une descendance présentant les anomalies correspondantes [108, 109]. Les gamètes dérivés des iPSC humaines, qui ne sont pas protégés à l'origine par les mécanismes de la lignée germinale, pourraient porter plus de mutations que dans ces exemples. Une stratégie potentielle pour contourner ce problème pourrait consister à réserver des cellules embryonnaires ou néonatales, telles que des cellules de sang de cordon, qui accumuleraient moins de mutations, comme donneurs pour la génération future de iPSC. Il semble clair que d'autres études sont nécessaires pour évaluer l'impact des mutations génétiques et épigénétiques sur la physiologie et les maladies humaines.

À l'exception des origines des cellules germinales, la gamétogenèse *in vitro* cherche à récapituler tous les événements génétiques et épigénétiques clés au cours du développement des cellules germinales *in vivo*, comme la reprogrammation et la programmation épigénétiques, voire la recombinaison méiotique. La levée des verrous technologiques doit s'accompagner de manière cruciale de débats nationaux et internationaux éthiques et sociétaux sur l'opportunité d'utiliser des gamètes dérivés de gamètes *in vitro* pour la reproduction humaine.

Bien que les études sur modèle animal nous apportent de nombreuses informations sur le risque de modifications du génome et de l'épigénome, le modèle animal ne se substitue pas au modèle humain. Quelles seront les modalités de validation du passage *from bench to bedside* donc en application humaine et surtout à l'utilisation de ces gamètes conçus *in vitro* à des fins reproductives ? De même, l'utilisation du tissu testiculaire de garçons prépubères atteints d'un cancer qui, dans la plupart des cas, a déjà été exposé à des agents de chimiothérapie ou radiothérapie avant la conservation pose question. Cette exposition aux agents gonadotoxiques ou le cancer en lui-même ne seraient-ils pas responsables de modifications génétiques ou épigénétiques irréversibles et transmissibles à la descendance ?

Conclusion

Les principales fonctions des cellules germinales sont de préserver l'information génétique et épigénétique avec une grande fidélité, mais également, de manière quelque peu paradoxale, de créer de la diversité dans cette information par des mécanismes spécifiques comme force motrice de l'évolution. Avec des études de preuve de concept chez la souris et une extension croissante à l'homme, la gamétogenèse *in vitro* a un grand potentiel pour des applications futures, les avancées dans la spermatogenèse *in vitro* de la dernière décennie en sont un bon exemple. D'autre part, l'intégrité génétique et l'intégrité épigénétique des gamètes et de l'homme sont des éléments essentiels de l'évolution. À l'heure actuelle, les cellules germinales spermatogoniales générées par gamétogenèse *in vitro* semblent encore considérablement inférieures à celles générées dans des contextes *in vivo*, ce qui indique qu'il y a encore beaucoup à apprendre des recherches sur le développement des cellules germinales *in vivo*.

Références

[1] Saitou, M., Miyauchi, H., 2016. Gametogenesis from pluripotent stem cells. Cell Stem Cell 18 (6), 721–735. doi: 10.1016/ j.stem.2016.05.001; PMID : 27257761.

[2] Tang, W.W., Kobayashi, T., Irie, N., Dietmann, S., Surani, M.A., 2016. Specification and epigenetic programming of the human germ line. Nat. Rev. Genet. 17 (10), 585–600. doi: 10.1038/ nrg.2016.88; PMID : 27573372.

[3] Lee, H.J., Hore, T.A., Reik, W., 2014. Reprogramming the methylome : Erasing memory and creating diversity. Cell Stem Cell 14 (6), 710–719. https://doi.org/10.1016/j.stem.2014.05.008. PMID : 24905162.

[4] Spiller, C., Koopman, P., Bowles, J., 2017. Sex determination in the mammalian germline. Annu. Rev. Genet. 51, 265–285. https://doi.org/10.1146/annurev-genet-120215-035449. PMID : 28853925.

[5] Wen, L., Tang, F., 2019. Human germline cell development : from the perspective of single-cell sequencing. Mol. Cell 76 (2), 320–328. https://doi.org/10.1016/j.molcel.2019.08.025. PMID : 31563431.

[6] Edson, M.A., Nagaraja, A.K., Matzuk, M.M., 2009. The mammalian ovary from genesis to revelation. Endocr. Rev. 30 (6), 624–712. https://doi.org/10.1210/er.2009-0012. PMID : 19776209.

[7] McGee, E.A., Hsueh, A.J., 2000. Initial and cyclic recruitment of ovarian follicles. Endocr. Rev. 21 (2), 200–214. PMID : 10782364.

[8] Manku, G., Culty, M., 2015. Mammalian gonocyte and spermatogonia differentiation : Recent advances and remaining challenges. Reproduction 149 (3), R139–R157. https://doi.org/10.1530/REP-14-0431. PMID : 25670871.

[9] Chuma, S., Nakano, T., 2013. piRNA and spermatogenesis in mice. Philos. Trans. R. Soc, Lond B Biol Sci. 368 (1609), 20110338. https://doi.org/10.1098/rstb.2011.0338. PMID : 23166399.

[10] Griswold, M.D., 2016. Spermatogenesis : The commitment to meiosis. Physiol. Rev. 96 (1), 1–17. https://doi.org/10.1152/physrev.00013.2015. PMID : 26537427.

[11] Nichols, J., Smith, A., 2009. Naive and primed pluripotent states. Cell Stem Cell 4 (6), 487–492. https://doi.org/10.1016/j.stem.2009.05.015. PMID : 19497275.

[12] Thomson, J.A., Itskovitz-Eldor, J., Shapiro, S.S., et al., 1998. Embryonic stem cell lines derived from human blastocysts. Science 282 (5391), 1145–1147. https://doi.org/10.1126/science.282.5391.1145. PMID : 9804556.

[13] Nakamura, T., Okamoto, I., Sasaki, K., et al., 2016. A developmental coordinate of pluripotency among mice, monkeys and humans. Nature 537 (7618), 57–62. https://doi.org/10.1038/nature19096. PMID : 27556940.

[14] Sasaki, K., Nakamura, T., Okamoto, I., et al., 2016. The germ cell fate of cynomolgus monkeys is specified in the nascent amnion. Dev. Cell 39 (2), 169–185. https://doi.org/10.1016/j.devcel.2016.09.007. PMID : 27720607.

[15] Tyser, R.C.V., Mahammadov, E., Nakanoh, S., et al., 2020. A spatially resolved single cell atlas of human gastrulation. bioRxiv. 2020.07.21.213512 [Preprint]. https://doi.org/10.1101/2020.07.21.213512.

[16] Theunissen, T.W., Powell, B.E., Wang, H., et al., 2014. Systematic identification of culture conditions for induction and maintenance of naive human pluripotency. Cell Stem Cell 15 (4), 471–487. https://doi.org/10.1016/j.stem.2014.07.002. PMID : 25090446.

[17] Takashima, Y., Guo, G., Loos, R., et al., 2014. Resetting transcription factor control circuitry toward ground-state pluripotency in human. Cell 158 (6), 1254–1269. https://doi.org/10.1016/j.cell.2014.08.029. PMID : 25215486.

[18] Dong, C., Beltcheva, M., Gontarz, P., et al., 2020. Derivation of trophoblast stem cells from naïve human pluripotent stem cells. ELife 9, e52504. https://doi.org/10.7554/eLife.52504. PMID : 32048992.

[19] Cinkornpumin, J.K., Kwon, S.Y., Guo, Y., et al., 2020. Naive human embryonic stem cells can give rise to cells with a trophoblast-like transcriptome and methylome. Stem Cell Reports 15 (1), 198–213. https://doi.org/10.1016/j.stemcr.2020.06.003. PMID : 32619492.

[20] Yu, L., Wei, Y., Duan, J., et al., 2021. Blastocyst-like structures generated from human pluripotent stem cells. Nature 591 (7851), 620–626. https://doi.org/10.1038/s41586-021-03356-y. PMID : 33731924.

[21] Liu, X., Tan, J.P., Schröder, J., et al., 2021. Modelling human blastocysts by reprogramming fibroblasts into iBlastoids. Nature 591 (7851), 627–632. https://doi.org/10.1038/s41586-021-03372-y. PMID : 33731926.

[22] Niu, Y., Sun, N., Li, C., et al., 2019. Dissecting primate early post-implantation development using long-term in vitro embryo culture. Science 366 (6467). https://doi.org/10.1126/science.aaw5754. eaaw5754. PMID : 31672917.

[23] Chen, D., Sun, N., Hou, L., et al., 2019. Human primordial germ cells are specified from lineage-primed progenitors. Cell Rep. 29 (13), 4568–4582.e5. https://doi.org/10.1016/j.celrep.2019.11.083. PMID : 31875561.

[24] Gafni, O., Weinberger, L., Mansour, A.A., et al., 2013. Derivation of novel human ground state naive pluripotent stem cells. Nature 504 (7479), 282–286. https://doi.org/10.1038/nature12745. PMID : 24172903.

[25] Irie, N., Weinberger, L., Tang, W.W.C., et al., 2015. SOX17 is a critical specifier of human primordial germ cell fate. Cell 160 (1-2), 253–268. https://doi.org/10.1016/j.cell.2014.12.013. PMID : 25543152.

[26] Sasaki, K., Yokobayashi, S., Nakamura, T., et al., 2015. Robust in vitro induction of human germ cell fate from pluripotent stem cells. Cell Stem Cell 17 (2), 178–194. https://doi.org/10.1016/j.stem.2015.06.014. PMID : 26189426.

[27] Yamashiro, C., Sasaki, K., Yabuta, Y., et al., 2018. Generation of human oogonia from induced pluripotent stem cells in vitro. Science 362 (6412), 356–360. https://doi.org/10.1126/science.aat1674. PMID : 30237246.

[28] Hwang, Y.S., Suzuki, S., Seita, Y., et al., 2020. Reconstitution of prospermatogonial specification in vitro from human induced pluripotent stem cells. Nat. Commun. 11 (1), 5656. https://doi.org/10.1038/s41467-020-19350-3. PMID : 33168808.

[29] Hayashi, K., Ohta, H., Kurimoto, K., Aramaki, S., Saitou, M., 2011. Reconstitution of the mouse germ cell specification pathway in culture by pluripotent stem cells. Cell 146 (4), 519–532. https://doi.org/10.1016/j.cell.2011.06.052. PMID : 21820164.

[30] Zheng, Y., Xue, X., Shao, Y., et al., 2019. Controlled modelling of human epiblast and amnion development using stem cells. Nature 573 (7774), 421–425. https://doi.org/10.1038/s41586-019-1535-2. PMID : 31511693.

[31] Gkountela, S., Zhang, K.X., Shafiq, T.A., et al., 2015. DNA demethylation dynamics in the human prenatal germline. Cell 161 (6), 1425–1436. https://doi.org/10.1016/j.cell.2015.05.012. PMID : 26004067.

[32] Tang, W.W.C., Dietmann, S., Irie, N., et al., 2015. A unique gene regulatory network resets the human germline epigenome for development. Cell 161 (6), 1453–1467. https://doi.org/10.1016/j.cell.2015.04.053. PMID : 26046444.

[33] Guo, F., Yan, L., Guo, H., et al., 2015. The transcriptome and DNA methylome landscapes of human primordial germ cells. Cell 161 (6), 1437–1452. https://doi.org/10.1016/j.cell.2015.05.015. PMID : 26046443.

[34] Li, L., Yan, L., Yong, J., et al., 2017. Single-cell RNA-seq analysis maps development of human germline cells and gonadal niche interactions. Cell Stem Cell 20 (6), 858–873.e4. https://doi.org/10.1016/j.stem.2017.03.007. PMID : 28457750.

[35] Vértesy, A., Arindrarto, W., Roost, M.S., et al., 2018. Parental haplotype-specific single-cell transcriptomics reveal incomplete epigenetic reprogramming in human female germ cells. Nat. Commun. 9 (1), 1873. https://doi.org/10.1038/s41467-018-04215-7. PMID : 29760424.

[36] Fang, F., Angulo, B., Xia, N., et al., 2018. A PAX5-OCT4-PRDM1 developmental switch specifies human primordial germ cells. Nat. Cell Biol. 20 (6), 655–665. https://doi.org/10.1038/s41556-018-0094-3. PMID : 29713018.

[37] Guo, J., Sosa, E., Chitiashvili, T., et al., 2021. Single-cell analysis of the developing human testis reveals somatic niche cell specification and fetal germline stem cell establishment. Cell Stem Cell 28 (4), 764–778. e4 https://doi.org/10.1016/j.stem.2020.12.004. 33453151.

[38] Chitiashvili, T., Dror, I., Kim, R., et al., 2020. Female human primordial germ cells display X-chromosome dosage compensation despite the absence of X-inactivation. Nat. Cell Biol. 22 (12), 1436–1446. https://doi.org/10.1038/s41556-020-00607-4. PMID : 33257808.

[39] Baker, T.G., 1963. A quantitative and cytological study of germ cells in human ovaries. Proc. R. Soc. London B Biol Sci 158, 417–433. https://doi.org/10.1098/rspb.1963.0055. PMID : 14070052.

[40] Fukuda, T., Hedinger, C., Groscurth, P., 1975. Ultrastructure of developing germ cells in the fetal human testis. Cell Tissue Res. 161 (1), 55–70. https://doi.org/10.1007/BF00222114. PMID : 1149138.

[41] Murase, Y., Yabuta, Y., Ohta, H., et al., 2020. Long-term expansion with germline potential of human primordial germ cell-like cells in vitro. EMBO J. 39 (21), e104929. https://doi.org/10.15252/embj.2020104929. PMID : 32954504.

[42] Ibtisham, F., Wu, J., Xiao, M., et al., 2017. Progress and future prospect of in vitro spermatogenesis.

Oncotarget 8 (39), 66709–66727. https://doi.org/10.18632/oncotarget.19640. PMID : 29029549.
[43] Easley 4th CA, Bradner, J.M., Moser, A., et al., 2015. Assessing Reproductive Toxicity of two environmental toxicants with a novel in vitro human spermatogenic model. Stem Cell Res. 14 (3), 347–355. https://doi.org/10.1016/j.scr.2015.03.002. PMID : 25863443.
[44] Wyns, C., Kanbar, M., Giudice, M.G., Poels, J., 2021. Fertility preservation for prepubertal boys : lessons learned from the past and update on remaining challenges towards clinical translation. Hum Reprod Update 27 (3), 433–459. https://doi.org/10.1093/humupd/dmaa050. PMID : 33326572.
[45] Picton, H.M., Wyns, C., Anderson, R.A., et al., 2015. A European perspective on testicular tissue cryopreservation for fertility preservation in prepubertal and adolescent boys. Hum. Reprod. 30 (11), 2463–2475. https://doi.org/10.1093/humrep/dev190. PMID : 26358785.
[46] Goossens, E., Jahnukainen, K., Mitchell, R.T., et al., 2020. Fertility preservation in boys : recent developments and new insights. Hum Reprod. Open. https://doi.org/10.1093/hropen/hoaa016. 6; 2020(3):hoaa016. PMID : 32529047.
[47] Arkoun, B., Dumont, L., Milazzo, J.P., et al., 2015. Retinol improves in vitro differentiation of pre-pubertal mouse spermatogonial stem cells into sperm during the first wave of spermatogenesis. PloS One. 10 (2). https://doi.org/10.1371/journal.pone.0116660. 25. e0116660. PMID : 25714609.
[48] Milazzo, J.P., Vaudreuil, L., Cauliez, B., et al., 2008. Comparison of conditions for cryopreservation of testicular tissue from immature mice. Hum. Reprod. 23 (1), 17–28. https://doi.org/10.1093/humrep/dem355. PMID : 17989070.
[49] Dumont, L., Arkoun, B., Jumeau, F., et al., 2015. Assessment of the optimal vitrification protocol for pre-pubertal mice testes leading to successful in vitro production of flagellated spermatozoa. Andrology. 3 (3), 611–625. https://doi.org/10.1111/andr.12042. PMID : 26013105.
[50] Wang, P., Suo, L.J., Shang, H., et al., 2014. Differentiation of spermatogonial stem cell-like cells from murine testicular tissue into haploid male germ cells in vitro. Cytotechnology 66 (3), 365–372. https://doi.org/10.1007/s10616-013-9584-0. PMID : 23728854.
[51] Ibtisham, F., Zhao, Y., Nawab, A., et al., 2021. In vitro production of haploid germ cells from murine spermatogonial stem cells using a two-dimensional cell culture system. Theriogenology 162, 84–94. https://doi.org/10.1016/j.theriogenology.2020.12.024. PMID : 33450717.
[52] Deng, S.L., Chen, S.R., Wang, Z.P., et al., 2016. Melatonin promotes development of haploid germ cells from early developing spermatogenic cells of Suffolk sheep under in vitro condition. J Pineal Res. 60 (4), 435–447. https://doi.org/10.1111/jpi.12327. PMID : 26993286.
[53] Riboldi, M., Rubio, C., Pellicer, A., Gil-Salom, M., Simón, C., 2012. In vitro production of haploid cells after coculture of CD49f+ with Sertoli cells from testicular sperm extraction in nonobstructive azoospermic patients. Fertil Steril 98 (3), 580–590.e4. https://doi.org/10.1016/j.fertnstert.2012.05.039. PMID : 22732736.
[54] Yang, S., Ping, P., Ma, M., et al., 2014. Generation of Haploid Spermatids with Fertilization and Development Capacity from Human Spermatogonial Stem Cells of Cryptorchid Patients. Stem Cell Reports 3 (4), 663–675. https://doi.org/10.1016/j.stemcr.2014.08.004. PMID : 25358793.
[55] Stukenborg, J.B., Wistuba, J., Luetjens, C.M., et al., 2008. Coculture of Spermatogonia With Somatic Cells in a Novel Three-Dimensional Soft-Agar-Culture-System. J Androl 29 (3), 312–329. https://doi.org/10.2164/jandrol.107.002857. PMID : 18046051.
[56] Lee, J.H., Oh, J.H., Lee, J.H., Kim, M.R., Min, C.K., 2011. Evaluation of in vitro spermatogenesis using poly (D,L-lactic-co-glycolic acid) (PLGA)-based macroporous biodegradable scaffolds. J Tissue Eng Regen Med 5 (2), 130–137. https://doi.org/10.1002/term.297. PMID : 20603864.
[57] Huleihel, M., Nourashrafeddin, S., Plant, T.M., 2015. Application of three-dimensional culture systems to study mammalian spermatogenesis, with an emphasis on the rhesus monkey (Macaca mulatta). Asian. J. Androl. 17 (6), 972–980. https://doi.org/10.4103/1008-682X.154994. PMID : 26067870.
[58] Richer, G., Baert, Y., Goossens, E., 2020. In-vitro spermatogenesis through testis modelling : Toward the generation of testicular organoids. Andrology. 8 (4), 879–891. https://doi.org/10.1111/andr.12741. PMID : 31823507.
[59] Baert, Y., De Kock, J., Alves-Lopes, J.P., et al., 2017. Primary Human Testicular Cells Self-Organize into Organoids with Testicular Properties. Stem. Cell. Reports. 8 (1), 30–38. https://doi.org/10.1016/j.stemcr.2016.11.012. PMID : 28017656.
[60] Abofoul-Azab, M., AbuMadighem, A., Lunenfeld, E., et al., 2018. Development of Postmeiotic Cells In vitro from Spermatogonial Cells of Prepubertal Cancer Patients. Stem. Cells. Dev. 27 (15), 1007–1020. https://doi.org/10.1089/scd.2017.0301. PMID : 29779447.
[61] Trowell, O., 1959. The culture of mature organs in a synthetic medium. Exp. Cell. Res. 16 (1), 118–147. https://doi.org/10.1016/0014-4827(59)90201-0. PMID : 13639945.
[62] Steinberger, E., Steinberger, A., Perloff, W.H., 1964. Studies on growth in organ culture of testicular tissue from rats of various ages. Anat. Rec. 148, 581–590. https://doi.org/10.1002/ar.1091480409. PMID : 14138161.
[63] Suzuki, S., Sato, K., 2003. The fertilising ability of spermatogenic cells derived from cultured mouse immature testicular tissue. Zygote 11 (4), 307–316. https://doi.org/10.1017/s0967199403002363. PMID : 15085730.
[64] Milazzo, J.P., Vaudreuil, L., Cauliez, B., et al., 2008. Comparison of conditions for cryopreservation

of testicular tissue from immature mice. Human. Reprod. 23 (1), 17–28. https://doi.org/10.1093/humrep/dem355. PMID : 17989070.
[65] De Michele, F., Poels, J., Vermeulen, M., et al., 2018. Haploid Germ Cells Generated in Organotypic Culture of Testicular Tissue From Prepubertal Boys. Front. Physio. 9, 1413. https://doi.org/10.3389/fphys.2018.01413. PMID : 30356879.
[66] Sato, T., Katagiri, K., Gohbara, A., et al., 2011. In vitro production of functional sperm in cultured neonatal mouse testes. Nature 471 (7339), 504–507. https://doi.org/10.1038/nature09850. PMID : 21430778.
[67] Sato, T., Katagiri, K., Yokonishi, T., et al., 2011. In vitro production of fertile sperm from murine spermatogonial stem cell lines. Nat. Commun. 2, 472. https://doi.org/10.1038/ncomms1478. PMID : 21915114.
[68] Saulnier, J., Oblette, A., Delessard, M., et al., 2021. Improving freezing protocols and organotypic culture : A histological study on rat prepubertal testicular tissue. Ann Biomed Eng. 49 (1), 203–218. https://doi.org/10.1007/s10439-020-02535-8. PMID : 32440757.
[69] Saulnier, J., Soirey, M., Kébir, N., et al., 2023. Complete meiosis in rat prepubertal testicular tissue under in vitro sequential culture conditions. Andrology. 11 (1), 167–176. https://doi.org/10.1111/andr.13325. PMID : 36303516.
[70] Rondanino, C., Maouche, A., Dumont, L., Oblette, A., Rives, N., 2017. Establishment, maintenance and functional integrity of the blood-testis barrier in organotypic cultures of fresh and frozen/thawed prepubertal mouse testes. Mol. Hum. Reprod. 23 (5), 304–320. https://doi.org/10.1093/molehr/gax017. PMID : 28333312.
[71] Oblette, A., Rives, N., Dumont, L., et al., 2017. Assessment of sperm nuclear quality after in vitro maturation of fresh or frozen/thawed mouse pre-pubertal testes. MHR : Basic Sci Reprod Med. 23 (10), 674–684. https://doi.org/10.1093/molehr/gax048. PMID : 28962037.
[72] Portela, J.M.D., Winter-Korver, C.M., van Daalen, S.K.M., et al., 2019. Assessment of fresh and cryopreserved testicular tissues from (pre)pubertal boys during organ culture as a strategy for in vitro spermatogenesis. Human. Reprod. 34 (12), 2443–2455. https://doi.org/10.1093/humrep/dez180. PMID : 31858131.
[73] Medrano, J.V., Vilanova-Pérez, T., Fornés-Ferrer, V., et al., 2018. Influence of temperature, serum, and gonadotropin supplementation in short- and long-term organotypic culture of human immature testicular tissue. Fertil. Steril. 110 (6), 1045–1057.e3. https://doi.org/10.1016/j.fertnstert.2018.07.018. PMID : 30396549.
[74] Perrard, M.H., Sereni, N., Schluth-Bolard, C., et al., 2016. Complete Human and Rat Ex vivo Spermatogenesis from Fresh or Frozen Testicular Tissue. Biol. Reprod. 95 (4), 89. https://doi.org/10.1095/biolreprod.116.142802. PMID : 27580986.
[75] Kojima, K., Nakamura, H., Komeya, M., et al., 2018. Neonatal testis growth recreated in vitro by two-dimensional organ spreading. Biotechnol. Bioeng. 115 (12), 3030–3041. https://doi.org/10.1002/bit.26822. PMID : 30144353.
[76] Komeya, M., Kimura, H., Nakamura, H., et al., 2016. Long-term ex vivo maintenance of testis tissues producing fertile sperm in a microfluidic device. Sci. Rep. 6, 21472. https://doi.org/10.1038/srep21472. PMID : 26892171.
[77] Yamanaka, H., Komeya, M., Nakamura, H., et al., 2018. A monolayer microfluidic device supporting mouse spermatogenesis with improved visibility. Biochem Biophys Res. Commun. 500 (4), 885–891. https://doi.org/10.1016/j.bbrc.2018.04.180. PMID : 29705697.
[78] Ishikura, Y., Ohta, H., Sato, T., et al., 2021. In vitro reconstitution of the whole male germ-cell development from mouse pluripotent stem cells. Cell Stem Cell. 28 (12), 2167–2179.e9. https://doi.org/10.1016/j.stem.2021.08.005. PMID : 34496297.
[79] Hildebrandt, T.B., Hermes, R., Colleoni, S., et al., 2018. Embryos and embryonic stem cells from the white rhinoceros. Nat. Commun. 9 (1), 2589. https://doi.org/10.1038/s41467-018-04959-2. PMID : 29973581.
[80] Stévant, I., Kühne, F., Greenfield, A., et al., 2019. Dissecting cell lineage specification and sex fate determination in gonadal somatic cells using single-cell transcriptomics. Cell Rep. 26 (12), 3272–3283.e3. https://doi.org/10.1016/j.celrep.2019.02.069. PMID : 30893600.
[81] Sasaki, K., Oguchi, A., Cheng, K., et al., 2021. The embryonic ontogeny of the gonadal somatic cells in mice and monkeys. Cell Rep. 35 (5), 109075. https://doi.org/10.1016/j.celrep.2021.109075. PMID : 33951437.
[82] Yoshino, T., Suzuki, T., Nagamatsu, G., et al., 2021. Generation of ovarian follicles from mouse pluripotent stem cells. Science 373 (6552), eabe0237. https://doi.org/10.1126/science.abe0237. PMID : 34437124.
[83] Sosa, E., Chen, D., Rojas, E.J., et al., 2018. Differentiation of primate primordial germ cell-like cells following transplantation into the adult gonadal niche. Nat. Commun. 9 (1), 5339. https://doi.org/10.1038/s41467-018-07740-7. PMID : 30559363.
[84] Sakai, Y., Nakamura, T., Okamoto, I., et al., 2020. Induction of the germ cell fate from pluripotent stem cells in cynomolgus monkeys. Biol. Reprod. 102 (3), 620–638. https://doi.org/10.1093/biolre/ioz205. PMID : 31724030.
[85] Liu, Z., Nie, Y.H., Zhang, C.C., et al., 2016. Generation of macaques with sperm derived from juvenile monkey testicular xenografts. Cell Res. 26 (1), 139–142. https://doi.org/10.1038/cr.2015.112. PMID : 26369429.
[86] Fayomi, A.P., Peters, K., Sukhwani, M., et al., 2019. Autologous grafting of cryopreserved prepubertal rhesus testis produces sperm and offspring. Science 363 (6433), 1314–1319. https://doi.org/10.1126/science. aav2914. PMID : 30898927.
[87] Ramathal, C., Durruthy-Durruthy, J., Sukhwani, M., et al., 2014. Fate of iPSCs derived from azoospermic and fertile men following xenotransplantation to

murine seminiferous tubules. Cell Rep. 7 (4), 1284–1297. https://doi.org/10.1016/j.celrep.2014.03.067. PMID : 24794432.

[88] Wutz, A., Haploid, A., 2014. mouse embryonic stem cells : Rapid genetic screening and germline transmission. Annu. Rev. Cell Dev. Biol. 30, 705–722. https://doi.org/10.1146/annurev-cellbio-100913-012920. PMID : 25288120.

[89] Sagi, I., Benvenisty, N., 2017. Haploidy in humans : An evolutionary and developmental perspective. Dev. Cell 41 (6), 581–589. https://doi.org/10.1016/j.devcel.2017.04.019. PMID : 28633015.

[90] Vassena, R., Heindryckx, B., Peco, R., et al., 2016. Genome engineering through CRISPR/Cas9 technology in the human germline and pluripotent stem cells. Hum Reprod Update. 22 (4), 411–419. Jun. doi: 10.1093.humupd/dmw005; PMID : 269332460.

[91] De Wert, G., Pennings, G., Clarke, A., et al., 2018. Human germline gene editing : Recommendations of ESHG and ESHRE. Eur J Hum Genet. 26 (4), 445–449. https://doi.org/10.1038/s41431-017-0076-0. Apr 29326428.

[92] Doudna, J.A., 2020. The promise and challenge of therapeutic genome editing. Nature. 578 (7794), 229–236. https://doi.org/10.1038/s41586-020-1978-5. Feb. PMID : 32051598.

[93] Ishii, T., Saitou, M., 2017. Promoting in vitro gametogenesis research with a social understanding. Trends Mol. Med. 23 (11), 985–988. https://doi.org/10.1016/j.molmed.2017.09.006. PMID : 29032005.

[94] Hayashi, K., Ogushi, S., Kurimoto, K., et al., 2012. Offspring from oocytes derived from in vitro primordial germ cell-like cells in mice. Science 338 (6109), 971–975. https://doi.org/10.1126/science.1226889. PMID : 23042295.

[95] Hikabe, O., Hamazaki, N., Nagamatsu, G., et al., 2016. Reconstitution in vitro of the entire cycle of the mouse female germ line. Nature 539 (7628), 299–303. https://doi.org/10.1038/nature20104. PMID : 27750280.

[96] Ishikura, Y., Yabuta, Y., Ohta, H., et al., 2016. In vitro derivation and propagation of spermatogonial stem cell activity from mouse pluripotent stem cells. Cell Rep. 17 (10), 2789–2804. https://doi.org/10.1016/j.celrep.2016.11.026. PMID : 27926879.

[97] Zhou, Q., Wang, M., Yuan, Y., et al., 2016. Complete meiosis from embryonic stem cell-derived germ cells in vitro. Cell Stem Cell 18 (3), 330–340. https://doi.org/10.1016/j.stem.2016.01.017. PMID : 26923202.

[98] Ohta, H., Kurimoto, K., Okamoto, I., et al., 2017. In vitro expansion of mouse primordial germ cell-like cells recapitulates an epigenetic blank slate. EMBO J. 36 (13), 1888–1907. https://doi.org/10.15252/embj.201695862. PMID : 28559416.

[99] Ohta, H., Yabuta, Y., Kurimoto, K., et al., 2021. Cyclosporin A and FGF signaling support the proliferation/survival of mouse primordial germ cell-like cells in vitro. Biol. Reprod. 104 (2), 344–360. https://doi.org/10.1093/biolre/ioaa195. PMID : 33079185.

[100] Jaiswal, S., Fontanillas, P., Flannick, J., et al., 2014. Age-related clonal hematopoiesis associated with adverse outcomes. N. Engl. J. Med. 371 (26), 2488–2498. https://doi.org/10.1056/NEJMoa1408617. PMID : 25426837.

[101] Yokoyama, A., Kakiuchi, N., Yoshizato, T., et al., 2019. Age-related remodelling of oesophageal epithelia by mutated cancer drivers. Nature 565 (7739), 312–317. https://doi.org/10.1038/s41586-018-0811-x. PMID : 30602793.

[102] Ben-David, U., Benvenisty, N., 2011. The tumorigenicity of human embryonic and induced pluripotent stem cells. Nat. Rev. Cancer 11 (4), 268–277. https://doi.org/10.1038/nrc3034. PMID : 21390058.

[103] Bar, S., Benvenisty, N., 2019. Epigenetic aberrations in human pluripotent stem cells. EMBO J. 38 (12), e101033. https://doi.org/10.15252/embj.2018101033. PMID : 31088843.

[104] Milholland, B., Dong, X., Zhang, L., et al., 2017. Differences between germline and somatic mutation rates in humans and mice. Nat. Commun. 8, 15183. https://doi.org/10.1038/ncomms15183. PMID : 28485371.

[105] Ségurel, L., Wyman, M.J., Przeworski, M., 2014. Determinants of mutation rate variation in the human germline. Annu. Rev. Genomics Hum. Genet. 15, 47–70. https://doi.org/10.1146/annurev-genom-031714-125740. PMID : 25000986.

[106] Kong, A., Frigge, M.L., Masson, G., et al., 2012. Rate of de novo mutations and the importance of father's age to disease risk. Nature 488 (7412), 471–475. https://doi.org/10.1038/nature11396. PMID : 22914163.

[107] Goldmann, J.M., Wong, W.S.W., Pinelli, M., et al., 2016. Parent-of-origin-specific signatures of de novo mutations. Nat. Genet. 48 (8), 935–939. https://doi.org/10.1038/ng.3597. PMID : 27322544.

[108] Giannoulatou, E., McVean, G., Taylor, I.B., et al., 2013. Contributions of intrinsic mutation rate and selfish selection to levels of de novo HRAS mutations in the paternal germline. Proc. Natl. Acad. Sci.U.S.A. 110 (50), 20152–20157. https://doi.org/10.1073/pnas.1311381110. PMID : 24259709.

[109] Maher, G.J., Ralph, H.K., Ding, Z., et al., 2018. Selfish mutations dysregulating RAS-MAPK signaling are pervasive in aged human testes. Genome Res. 28 (12), 1779–1790. https://doi.org/10.1101/gr.239186.118. PMID : 30355600.

L'apport des associations dans l'accompagnement des patients suivis en AMP

Chapitre 48

V. Rio, V. Guegan, C. Bourdin

Présentation de l'association Collectif BAMP

Créée en 2013 à l'initiative de patientes en parcours d'AMP, l'association a pour vocation de répondre à un besoin de donner plus de visibilité à l'infertilité et d'améliorer les prises en charge des personnes en parcours de soins.

Le contexte de l'époque était marqué par les débats autour de la révision de la loi de bioéthique et du « mariage pour tous ». Les « anti-AMP » avaient la parole dans les médias et une forte présence dans les rues lors de leurs nombreuses manifestations. Leurs propos parfois haineux étaient particulièrement blessants pour les personnes atteintes d'infertilité.

Sur les réseaux sociaux, les blogs de femmes racontant leurs épreuves traversées face à leur impossibilité d'avoir un enfant se multipliaient. Ces femmes racontaient un contexte social marqué par les tabous, les préjugés autour de l'AMP, des parcours de soins éprouvants, de nombreux échecs, des difficultés relationnelles avec certains praticiens dont la posture oscillait entre l'infantilisation et le paternalisme. Ces blogs devenaient une nécessité pour elles, le seul endroit où elles pouvaient s'exprimer librement et trouver une écoute bienveillante.

Ce réseau de communication montrait qu'il y avait une urgence à changer les pratiques pour retrouver une relation patients-soignants plus égalitaire et un véritable échange. Car patients comme professionnels de la santé étaient et sont des acteurs d'un même système porté par le même objectif : la naissance d'un enfant.

Dans ce contexte, le blog que j'avais créé dépassait le cadre personnel de mon parcours AMP, il soulevait les difficultés évoquées ci-dessus et, surtout, il se voulait engagé vers un changement possible. Séduits par ses idées, plusieurs femmes et couples échangeaient sur ces sujets, puis nous nous sommes rencontrées, ce qui donna naissance en octobre 2013 à la création de l'association Collectif BAMP.

Éducatrice spécialisée de formation, j'ai exercé auprès de différents publics (enfants en danger, familles rencontrant des difficultés sociales et psychologiques…). Ma pratique était axée sur la nécessité d'être au plus près du public pour l'aider et l'accompagner vers une situation meilleure. En 2002, la loi rénovant l'action sociale et médico-sociale [1] est venue renforcer l'idée de l'« usager » acteur de son accompagnement en lui donnant de nouveaux droits, obligeant les institutions et les professionnels à modifier leurs pratiques. La notion de démocratie sanitaire est donc une des premières références insufflées dans le projet de création de l'association Collectif BAMP.

L'association Collectif BAMP s'est donc naturellement appuyée sur ce principe pour développer ses objectifs de témoigner, d'informer et d'agir sur différents sujets relatifs à l'infertilité : l'AMP, le don de gamètes, la prévention et la préservation de la fertilité. L'accompagnement et le soutien de toutes les personnes infertiles, stériles ayant recours à l'AMP avec ou sans don de gamètes constituaient l'autre volet de l'engagement de l'association. Les trois grands objectifs de l'association avaient aussi pour ambition à l'époque comme maintenant de s'adresser au grand public, aux médecins, aux politiques et aux médias. Faire du bruit dans le silence de l'infertilité était notre credo en 2013.

L'un des premiers chantiers de l'association a été de proposer un manifeste [2] qui contenait des constats et des propositions d'amélioration à destination des différents publics cités plus haut. Ce manifeste s'organisait et s'organise toujours en quatre grandes parties :

- prévenir et agir pour réduire l'infertilité;
- améliorer l'AMP;
- reconnaître les patients de l'AMP comme acteurs de leurs parcours de soins;
- repenser l'organisation juridique et le cadre éthique.

Il était évident que ce travail devait se faire en collaboration avec les professionnels et les autres acteurs (ABM notamment) concernés par le champ de l'infertilité et de l'AMP. Nous avons donc naturellement rencontré les responsables de l'ABM pour leur présenter notre manifeste et leur indiquer notre volonté d'utiliser pleinement le principe de la démocratie sanitaire tant dans notre rapport avec une institution qu'auprès des professionnels de l'AMP, qui devaient compter maintenant avec l'existence et les propositions d'amélioration de notre association.

La démocratie sanitaire

Suite à la mobilisation des patients atteints du sida dans les années 1980 instituant une modification des relations patients-professionnels, la loi du 4 mars 2002, dite « Kouchner » [3] ouvrira une nouvelle ère : la démocratie sanitaire ou démocratie en santé. Cette loi sur « les droits des malades et la qualité du système de soins » a inscrit ce principe dans le fonctionnement du système de santé français. Elle a mis en place la participation des citoyens (usagers, malades, familles, associations) aux décisions relatives à l'élaboration et à la mise en œuvre des politiques de santé. Elle a aussi renforcé les droits des personnes malades.

La démocratie sanitaire « vise à associer l'ensemble des acteurs de santé pour élaborer et mettre en œuvre la politique de santé, dans un esprit de dialogue et de concertations » [4]. Ce qui correspondait, vous l'aurez compris, à nos objectifs associatifs :

- s'inscrire dans le champ de l'AMP pour y faire entendre le point de vue des patients;
- permettre un dialogue entre professionnels de la santé et patients;
- participer avec les acteurs majeurs de l'AMP (ABM, CECOS, sociétés savantes...) à l'amélioration de l'AMP en France.

Par exemple, dans notre manifeste, partie 2, « Améliorer les résultats de l'AMP », nous avons plusieurs propositions concernant les centres d'AMP. « Équiper tous les centres d'AMP avec du matériel de pointe reconnu comme améliorant les taux de réussites en FIV », ou une autre proposition, « Augmenter et pérenniser les moyens humains et financiers des équipes d'AMP », proposition que nous défendons auprès des décideurs politiques lors des rencontres que nous pouvons faire avec eux.

La démocratie sanitaire est fondamentale car elle impose à tous de tenir compte des contextes, des points de vue, des ressentis, des expériences des différents acteurs d'un même champ.

La semaine de sensibilisation à l'infertilité, que nous avons initiée, en est un bon exemple. Inscrite dans nos statuts, réalisée pour la première fois en 2015, ses objectifs sont, d'une part, de rassembler les professionnels de l'AMP, les patients et les chercheurs en sciences sociales pour que chacun puisse mieux se connaître et échanger dans un contexte dénué d'enjeux personnels relatifs aux prises en charges médicales où chacun tient compte des attentes, des besoins et des contraintes des autres, dans un objectif commun d'améliorations tant pour les patients que pour les professionnels.

D'autre part, il s'agit aussi de donner de la visibilité aux sujets de l'infertilité et du recours à l'AMP auprès du grand public. Nos premières éditions à Caen et à Angers ont répondu à ces objectifs, nous encourageant à poursuivre. En 2023, nous organiserons notre 9e semaine de sensibilisation à l'infertilité.

L'AMP : le vécu des patients

Avant l'AMP, il y a d'abord le désir d'avoir des enfants, projet existentiel, porteur d'espérances, de joies, d'avenir, de projections dans une vie de famille. Puis le constat de l'échec d'une sexualité qui ne donne pas de grossesse et qui vient casser le bel élan du projet de vie. Le vécu de l'infertilité est encore mal considéré par la société en général, car l'image de l'AMP est souvent présentée de façon assez binaire, soit certaines personnes sont farouchement contre, soit d'autres dans un élan positif considèrent que la technique médicale a réponse à tout, alimentant les idées reçues qui horripilent tant les personnes déjà en AMP et confrontées à des taux de réussites faibles : « Ne t'inquiète pas, tu fais une FIV, et hop, tu as un bébé ! »

Les personnes en parcours AMP confrontées aux échecs des tentatives s'isolent, se sentent mal, voient leurs projets professionnels, personnels reportés à plus tard, lorsque la tentative sera passée, lorsque « nous ne serons plus en AMP ». Les potentiels parents deviennent des patients de l'AMP, pour certains sans avoir aucune explication médicale quant à leur « infertilité ». L'entrée en AMP est souvent vécue comme un échec personnel, un échec du corps, une remise en question de la relation amoureuse, sexuelle, et personnelle. L'infertilité impose aussi bien souvent une remise en question de la féminité ou de la masculinité : « Pourquoi ne puis-je pas obtenir simplement ce que tant d'autres obtiennent sans même y penser ? », « Mon corps me trahit, ma féminité aussi ». Dans ce contexte certains couples vont mal : non-communication, reproches, perte du désir, relations sexuelles en berne, voire séparations. Car la femme ou l'homme infertile peut se dire que l'autre pourra « facilement avoir des enfants avec une autre personne ». Parfois, c'est l'incompréhension ou l'inégalité dans le couple qui est source de trop de souffrances, concourant à la séparation.

Les hauts et les bas émotionnels vécus par les personnes en parcours d'AMP, liés à la succession de périodes d'échecs, suivis de périodes où l'espoir renaît, plongent les patients dans des phases émotionnellement et physiquement difficiles. L'introspection psychologique, plus ou moins culpabilisante, apparaît et peut devenir très envahissante. Si mon corps dysfonctionne, c'est « peut-être », « sans doute » parce que je n'ai pas réglé certaines choses, que dans mon vécu des traumatismes se sont passés et entravent ma fertilité ? Les patients et surtout les patientes peuvent vite se retrouver dans une grande fragilité culpabilisante et tomber dans des recherches compulsives, moyennant finances, de solutions extérieures à la médecine conventionnelle. À l'opposé, d'autres couples se renforcent dans l'adversité de l'infertilité, bien qu'ils rencontrent aussi les mêmes difficultés décrites plus haut. L'infertilité est une épreuve de vie, faite d'incertitudes vraiment difficiles à vivre, car personne ne peut dire « à telle date vous aurez un bébé ». C'est aussi cet aspect d'incertitude qui rend quasiment impossible la décision d'arrêter les tentatives d'AMP, de débuter le deuil d'une grossesse et la construction d'une famille sans enfants.

Notre association tient à rappeler que la grande majorité des personnes n'est pas infertile à cause d'une fragilité psychologique, mais bien que l'infertilité qui ne trouve pas de solution rapide *via* l'AMP crée des souffrances psychologiques dont il faut s'occuper. Comme il est important de s'occuper du bien-être général et notamment du corps, qui est souvent le centre à la fois d'un rapport négatif car « infertile » et maltraité par la procédure médicale invasive (échographie endovaginale, hystérosalpingographie, nudité, opérations pour retirer l'endométriose, les polypes, varicocèle, prises de sang et auto-injections d'hormones, d'anticoagulants) censée le « soigner ». L'ambivalence avec ce corps que nous devons choyer et qui nous refuse une grossesse, ce corps couvert de bleus dus aux injections et aux prises de sang, engendre un sentiment tenace de nous auto-maltraiter.

La sphère de l'impact de l'infertilité est aussi une remise en question familiale et sociale, toutes les sphères de la vie sont impactées par l'infertilité : travail, projets personnels, vie amicale, etc. [5] Cela est confirmé par une enquête financée par le laboratoire Gedeon Richter en 2018–2019 réalisée par l'IPSOS à laquelle notre association a participé : « Vécu et perception du parcours en AMP ». Il était important de faire entendre le point de vue des patients, dans sa dimension plus qualitative, que les résultats publiés tous les ans par l'ABM, qui sont uniquement quantitatifs. Par la suite, en 2020, nous avons voulu affiner la connaissance du vécu des patients encore en AMP. L'équipe de bénévoles de Marseille[1] a lancé une étude (plus de 3 000 réponses), « Les usages et expériences

[1] Syndra Betzi (bénévole dans notre association) et Nathalie Paton (École des hautes études en sciences sociales, et bénévole dans notre association).

des patientes en AMP en France en 2020», en partenariat avec le Dr Porcu-Buisson de l'IMR de Marseille. Cette étude a été présentée sous forme de poster au congrès de la FFER 2021 à Rennes. Les résultats confirment l'impact psychosocial de ces parcours d'AMP à rallonge, ponctués d'échecs et de nouveaux espoirs de réussite (figure 48.1)[2].

Nous avons réalisé pendant l'été 2022 une enquête sur l'information des patients en AMP. Nous avons présenté les résultats lors d'un atelier organisé par l'ABM pour le congrès FFER 2022 à Paris. Les patients se disent souvent mal informés de la réalité de l'AMP en France, des taux de réussite qui restent assez faibles[3], de la longueur et des difficultés des prises en charge où les rendez-vous, examens, protocoles, attentes, et pauses s'enchaînent sans certitude quant à leur réussite. Les patients de l'AMP se disent aussi non informés de l'existence des associations de patients. La loi de bioéthique de 2021 a introduit *via* un amendement l'information sur l'existence des associations auprès des patients de l'AMP. Afin que cette information puisse se faire, il est nécessaire que les professionnels de la santé connaissent les associations et communiquent leurs coordonnées et leurs spécificités aux patients. Nous essayons d'être le plus présent possible dans les centres AMP, dans les cabinets médicaux, dans les CECOS… Mais nous nous apercevons qu'il est parfois difficile de mettre une simple affiche dans une salle d'attente.

L'utilité d'une association de patients, les actions du Collectif BAMP

D'un point de vue global, les associations de patients permettent de regrouper les personnes souffrant d'une même pathologie afin de leur donner une force collective et de faire vivre la démocratie sanitaire. Elles permettent de représenter les patients au niveau des instances de la santé et de défendre leurs intérêts. Dans ces associations, les

2 Poster réalisé par Nathalie Paton et Syndra Betzi, bénévoles de l'association. Les usages et les expériences vécues en AMP en France en 2020.

3 Voir les chiffres 2020 du rapport médical et scientifique de l'ABM. Le meilleur taux d'accouchement est de 26,3 % pour les personnes ayant bénéficié d'un don d'embryon. Toutes les autres techniques sont en dessous des 23 % d'accouchement par type de tentative et origine des gamètes (figure 48.1).

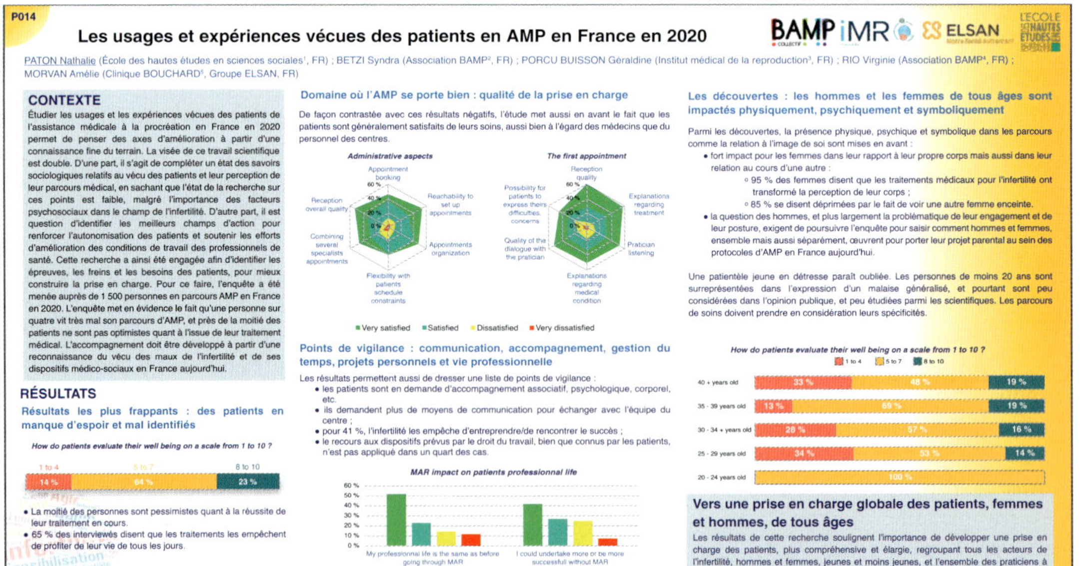

Figure 48.1. **Les usages et expériences vécues des patients en AMP en France en 2020.**
Poster réalisé par Nathalie PATON et Syndra BETZI, bénévoles de l'association. Les usages et les expériences vécues en AMP en France en 2020. Copyright © 2021 PATON N.1 (EHESS, 56 Bld Raspail, 75014 Paris,) ; BETZI S.2 (BAMP, Marseille) ; PORCU BUISSON G.3 (IMR, 8 rue Rocca, 13008 Marseille) ; RIO V.4 (BAMP, Caen) ; MORVAN A.5 (BOUCHARD, 77 rue Dr Escal, 13006 Marseillle).

malades trouvent souvent une source documentaire précieuse. Elles permettent de mettre en lien des personnes vivant des parcours de soins similaires et créer de fait un lieu d'aide et d'échanges. Le Collectif BAMP tente de faire vivre ces principes depuis sa création. Notre association est aussi engagée au niveau européen *via* notre participation au Comité exécutif de *Fertility Europe* et à la déclinaison des campagnes et actions européennes au niveau de la France.

Accompagner et soutenir des objectifs qui placent l'association et ses bénévoles au plus près des problématiques vécues par les patients : ce travail se réalise au quotidien grâce aux bénévoles qui proposent des groupes de parole pour permettre des échanges entre pairs en petits groupes. Ces temps d'échanges sont importants pour ceux qui y participent, car ils permettent de sortir de l'isolement, d'exprimer les ressentis et les émotions éprouvées sans être jugés, de recevoir des informations et de la réassurance en tant que patients. Depuis la création de l'association en 2013, plus de cinq cents rencontres ont eu lieu dans différentes régions sous forme de « thé BAMP » et depuis le COVID en visio également. Les groupes de parole permettent de rencontrer des personnes dans la même situation ou ayant été dans la même situation. Ils apportent du soutien, de la chaleur humaine, des réponses aux questions administratives, juridiques, sociales et éducatives qui forment l'ensemble des sphères de la vie qui sont impactées par l'infertilité et le recours à l'AMP. En ce qui concerne les aspects médicaux, nous ne nous substituons pas aux médecins, nous apportons seulement des éléments d'informations sur tel ou tel sujet, qui permettent ensuite aux patients d'en parler avec les professionnels qui les suivent.

Des rendez-vous individuels sont également proposés aux personnes qui le demandent, généralement par téléphone. Enfin, les bénévoles répondent à toutes les sollicitations et aux questions adressées par e-mail ou sur les différents réseaux sociaux de l'association.

L'accompagnement et le soutien se matérialisent aussi dans les différentes actions proposées par l'association : les témoignages dans les médias, les conférences organisées par l'association, les travaux avec les professionnels. Toutes nos communications, sur les réseaux sociaux, dans nos démarches auprès des politiques ou des instances du champ de l'AMP, apportent aussi du soutien à nos adhérents et aux personnes qui nous suivent, car elles s'y sentent représentées.

Témoigner, informer et agir

Pour notre association, ce travail s'articule dans une co-construction avec les différents acteurs du champ de l'AMP : faire se rencontrer les patients et les professionnels dans une approche systémique où chacun a une place et un rôle complémentaire, pour avancer vers une amélioration de la prise en compte de l'infertilité.

La semaine de sensibilisation à l'infertilité que nous organisons depuis 2015 remplit en partie ce rôle en donnant de la visibilité aux différents sujets de notre champ d'action. Les professionnels de la santé sont invités à y participer soit en relayant l'information auprès de leurs patients, soit en participant directement aux débats ou en proposant des journées portes ouvertes qui permettent aux patients de rencontrer les membres de l'équipe médicale dans un contexte moins personnel.

Nous avons tissé un partenariat actif avec de nombreux professionnels, instances de la santé ou associations, nous ne pouvons les citer en totalité mais nous vous en proposons les plus significatifs.

Avec l'ABM, la démocratie sanitaire se réalise pleinement, et ce depuis les débuts de l'association en 2013. Nous participons à différents groupes de travail en notre qualité de représentant des patients de l'AMP :

- **actualisation du guide des bonnes pratiques en AMP :** en 2016, nous avions pu apporter le point de vue des patients lors de ce travail d'actualisation. En 2022, nous avons travaillé, de nouveau, à l'actualisation du guide suite au vote de la loi de bioéthique ;
- **santé des femmes et des enfants en FIV :** dans ce groupe de travail, qui est toujours actif, nous avons pu apporter le point de vue de l'association sur la mise en place d'une communication adaptée aux patients sur un sujet source possible d'anxiété ;
- **groupe de travail sur le don d'ovocyte :** dans lequel nous avons défendu nos positions vis-à-vis de la nécessaire harmonisation des pratiques entre les différents centres ainsi que notre

demande de mettre un terme au don relationnel mis en place par certains CECOS;

- **choix de l'agence de communication au sujet de la campagne de communication sur le don de gamètes :** pour faire entendre le point de vue des parents et futurs parents d'enfants *via* un don de gamètes et aussi des donneurs-donneuses et couples donneurs membres de notre association;
- **épidémie de Zika :** nos réunions de travail avec l'ABM ont permis de coordonner l'information diffusée par l'agence et notre association;
- **AMP et COVID** : nous avons participé au groupe de travail sur l'AMP et le COVID, mis en place en 2020. La présence de l'association était très importante, suite à l'arrêt des activités AMP et à la mise en place de critères restrictifs dans l'accès aux soins. Cela nous a aussi permis d'être un relais informatif nécessaire auprès des patients qui se sentaient totalement oubliés et n'avaient plus d'interlocuteurs;
- **comité de suivi de mise en œuvre de la loi de bioéthique :** depuis le vote de la nouvelle loi de bioéthique en août 2021, ce groupe de travail réunit des représentants des ministères, des sociétés savantes, de l'ABM et des associations.
- **Stock de spermatozoïdes de donneurs :** depuis 2023, ce nouveau groupe permet de préparer le futur décret qui va permettre l'utilisation des nouveaux dons de gamètes. Mettre fin à l'utilisation du stock ancienne loi à l'utilisation du stock nouvelle loi de bioéthique.

Depuis septembre 2022, nous sommes membres de la CAPADD. Nouvelle instance mise en place qui regroupe là encore des représentants des associations : adultes nés *via* un don de gamètes, donneurs et donneuses de gamètes, professionnels de l'AMP. Une bénévole[4] et membre du conseil d'administration de notre association y siège pour représenter les parents d'enfants nés *via* un don de gamètes. Parmi nos adhérents et bénévoles, nous comptons également des donneurs et donneuses de gamètes.

Avec les professionnels de l'AMP, nous tissons depuis plusieurs années des relations d'échanges et de travail, ce qui nous permet d'avancer ensemble sur différents projets. Pendant les débats sur la révision de la loi de bioéthique, nous avons travaillé avec les professionnels de l'AMP, sur des propositions communes que nous avons rendu visibles pour des parlementaires lors de rendez-vous en visio et par exemple *via* le partage d'une vidéo réalisée par la SMR sur le thème du DPI-A. Nous avons également contribué au rapport sur les causes d'infertilité remis au mois de février 2022 à Olivier Véran alors ministre de la Santé. Nous continuons notre mobilisation auprès des conseillers ministériels pour que les recommandations de ce rapport soient mises en œuvre : informations individuelles, collectives sur la fertilité, formations des professionnels de santé hors AMP pour que les sujets de fertilité et d'infertilité ne soient plus ignorés, recherches sur les causes d'infertilité masculines et féminines, etc.[6]

Nous sommes aussi engagés avec les professionnels de l'AMP dans des groupes de travail ou sur des projets portés par des laboratoires, par exemple, « Protège ta fertilité » avec Merck, l'étude PRESERVE sur l'autoconservation des gamètes par choix avec le laboratoire Gedeon Richter. Nous avons également lancé en avril 2023 le projet Fertility Support pour apporter un accompagnement complémentaire pour les personnes en parcours de FIV avec le soutien institutionnel de Ferring.

Depuis 2015, nous participons au congrès de la FFER. Au début, nous y tenions simplement un stand pour faire connaître l'association. Puis en 2021 nous avons été invités à intervenir lors d'ateliers ou de symposiums. En 2022, avec Nathalie Massin, présidente de la FFER 2022, et l'ABM, une rencontre publique et associative a été organisée à l'issue du congrès, ouvrant ainsi un peu plus la porte à la présence des associations de patients. Nous y avions invité une association qui travaille sur le SOPK et deux associations d'adultes nés *via* un don de gamètes. La rencontre a été organisée et animée par une bénévole de l'association.

Les relations tissées de longue date avec certains professionnels nous engagent sur des projets initiés ensemble, comme INFO-FERTILITÉ que nous construisons avec des professionnels de l'AMP regroupés au sein de la Société de médecine de la reproduction (SMR) et qui s'inscrit dans un projet international porté par Joyce Harper, IRHEC (*International Reproductive Health Education Collaboration*).

[4] Marie-Joëlle Gros, membre du conseil d'administration de l'association.

L'accompagnement des patients en AMP passe aussi par les partenariats et actions communes réalisées avec d'autres associations qui travaillent sur des sujets spécifiques comme l'endométriose, le SOPK, les fibromes, l'impact de l'environnement sur la fertilité avec le réseau environnement santé (RES) et aussi les associations LGBT, les mamans en solo, les adultes nés *via* un don de gamètes…

Le travail spécifique sur les synéchies

Le travail réalisé, à l'initiative d'une bénévole[5] de l'association, illustre la collaboration possible entre les milieux associatif et professionnel. Cette bénévole, qui est membre du conseil d'administration du Collectif BAMP, porte le sujet des synéchies depuis plusieurs années. Elle a sollicité les experts français spécialistes de cette question pour leur proposer de rédiger un document d'information à destination des professionnels. Ce document a débouché sur des recommandations qui ont été publiées sur le site du CNGOF[6][7] « Les synéchies utérines : de la prévention à la prise en charge ». Deux documents ont été réalisés, l'un à destination des professionnels et l'autre pour les patientes. Pour renforcer encore plus l'information, une vidéo motion design grand public a été réalisée avec le soutien du laboratoire Womed. Plusieurs épisodes d'une web série qui croisent des interviews d'experts et des témoignages de patientes ont été diffusés sur les réseaux de communication de l'association et d'autres sont en cours de réalisation. Toutes ces actions ont pu se réaliser grâce à l'énergie et à l'engagement bénévole, mais aussi grâce aux relations constructives engagées entre le Collectif BAMP et les professionnels.

Conclusion

L'ensemble de nos actions, qu'elles soient directement adressées aux personnes en parcours d'AMP ou qu'elles soient réalisées à destination des médias, des politiques ou des instances publiques, ont un impact direct sur les personnes infertiles, en parcours d'AMP, sorties du parcours avec ou sans enfants. Ainsi, elles se sentent représentées, défendues et sorties de l'ombre pour celles qui n'osent en parler à leur entourage. Les nombreux témoignages nous encouragent à poursuivre nos actions malgré le travail chronophage accompli par les bénévoles qui ont une vie personnelle et professionnelle et qui sont parfois eux-mêmes encore en parcours d'AMP.

Avec les professionnels de l'AMP, nous avons construit un partenariat qui permet de faire vivre la démocratie sanitaire par nos échanges, réflexions et actions communes. Il reste maintenant à la faire vivre encore plus largement, c'est-à-dire soutenir un changement de pratiques mais aussi encourager un nouveau regard sur la façon d'envisager la relation patiente-soignants. Depuis dix ans que notre association existe, nous avons pu constater une évolution positive sur ce point. Cela est très encourageant. Notre participation à cet ouvrage de formation à destination des futurs praticiens et praticiennes est un pas supplémentaire sur ce chemin. Merci à Marine Poulain et à René Frydman de nous avoir proposé de rédiger un texte sur ce thème.

Références

[1] Loi n°2002-2 du 2 janvier 2002 rénovant l'action sociale et médico-sociale. JORF du 3 janvier 2002.

[2] Collectif BAMP. Infertilités : tous concernés ! www.bamp.fr.

[3] Loi n° 2002-303 du 4 mars 2002 relative aux droits des malades et à la qualité du système de santé. JORF du 5 mars 2002. www.legifrance.gouv.fr/jorf/id/JORFTEXT000000227015/.

[4] Letourmy, A., Naïditch, M., 2009. L'émergence de la démocratie sanitaire en France. Santé, Société et Solidarité 2, 15–22.

[5] Collectif BAMP. 1re enquête sur le vécu et le ressenti des couples en parcours d'AMP en France. www.bamp.fr/2019/05/17/1ere-enquete-sur-le-vecu-des-couples-en-parcours-damp-en-france/.

[6] Rapport sur les causes d'infertilité. Vers une stratégie nationale de lutte contre l'infertilité. Samir Hamamah et Salomé Berlioux février 2022.

[7] Landowski, Fernandez, Grynberg, 2017. Les synéchies utérines. In: De la prévention à la prise en charge – BAMP/CNGOF.

[5] Gezabelle Hauray, membre du conseil d'administration de l'association et référente sur le sujet des synéchies.

[6] Collège national des gynécologues et obstétriciens français.

Vers une stratégie nationale de lutte contre l'infertilité

CHAPITRE 49

S. Hamamah

L'infertilité en bref

Aujourd'hui, dans la plupart des pays développés, un couple sur quatre en désir d'enfants ne parvient pas à obtenir une grossesse après 12 mois d'essais, délai correspondant à la définition de l'infertilité par l'OMS. De par sa prévalence croissante et ses enjeux sociétaux, l'infertilité humaine constitue désormais une préoccupation forte des pouvoirs publics en France et dans le monde. Mais, en même temps, l'infertilité est à la fois une question intime et une question sociale, qui devrait être placée au cœur des grands enjeux politiques contemporains. Elle touche à l'intimité et aux projets familiaux des femmes et des hommes qui la subissent. Elle pose des défis inédits à l'ensemble du système de santé, tant en matière de prévention que de prise en charge curative. Elle a des conséquences en matière d'égalité entre les sexes et met en jeu les grands équilibres démographiques et, par conséquent, les grands équilibres géostratégiques. Pourtant, malgré ses conséquences multiples, l'infertilité demeure un sujet peu débattu, mal connu et tabou. Elle est encore trop souvent reléguée au second plan, confinée à la sphère féminine, alors qu'elle touche directement plus de 3,3 millions de personnes en France, un chiffre qui va croissant.

L'incidence de l'infertilité atteint un point critique. Le recul de l'âge à la maternité en constitue le premier facteur. En effet, si elles doivent choisir entre un enfant et leur emploi, les femmes choisissent désormais leur travail, car elles ne souhaitent pas une vie de mère au foyer comme leurs mères ou leurs grand-mères, et les couples préfèrent bénéficier de deux revenus. Ils repoussent donc à plus tard l'arrivée d'un enfant s'il ne leur est pas possible de concilier travail et famille. L'âge à la première naissance recule en conséquence régulièrement depuis une trentaine d'années, limitant mécaniquement le nombre d'enfants par femme, car la fertilité décline avec l'âge dès 30 ans. S'y ajoute l'émergence de pathologies de plus en plus fréquentes, telles que l'endométriose ou le SOPK, causes majeures d'infertilité chez la femme. Il apparaît donc urgent de mettre en place, à l'instar des pays d'Europe du Nord, des mesures offrant une meilleure conciliation entre vie familiale et vie professionnelle aux couples ayant un projet parental, et de mieux connaître les déterminants des causes médicales de l'infertilité féminine. Pour les hommes en France en âge de procréer, la situation est tout aussi préoccupante. On observe depuis les années 1970 un déclin continuel de leur concentration spermatique, s'accompagnant d'une hausse des cancers du testicule chez les jeunes hommes, avec, en perspective, un risque d'infertilité pour une large proportion d'entre eux, si on ne parvient pas à inverser la tendance. Les déterminants de ce déclin restent mal connus, en l'absence d'une politique de recherche à la hauteur de ces enjeux. L'implication des PE, largement présents dans notre environnement quotidien, fait consensus parmi les médecins et les chercheurs, sans qu'il soit possible d'établir précisément quelles substances, et à quelles doses, sont les plus nocives pour la santé reproductive.

Introduction

Un couple sur quatre qui essaie d'avoir un enfant est touché par l'infertilité, et pourtant, les personnes concernées témoignent de leur isolement face à un sujet qui reste tabou dans notre société.

Derrière ce silence se cachent pourtant des chiffres impressionnants, révélant que l'infertilité est un véritable enjeu sociétal. Avec plus de 300 millions de personnes directement touchées dans le monde, dont 3,3 en France, l'infertilité est devenue un enjeu de santé publique majeur, sans pour autant avoir jamais été traitée comme telle par les pouvoirs publics.

Dans l'ensemble des pays industrialisés, la hausse de l'infertilité résulte tout d'abord du recul de l'âge à la maternité. En quatre décennies, cet âge a augmenté de cinq ans. En 2019, les Françaises avaient leur premier enfant à 30 ans en moyenne. La fertilité déclinant progressivement à partir de 30 ans, les maternités dites « tardives » augmentent mécaniquement le risque d'infertilité. Ce recul de l'âge à la maternité résulte d'un ensemble de facteurs sociétaux. La généralisation du travail féminin et des techniques contraceptives y a contribué. Les sociologues identifient également d'autres déterminants, tels qu'un possible déclin du désir d'enfant chez les jeunes générations, la recherche d'une stabilité professionnelle et affective avant de concrétiser un projet parental, une crise économique ou encore l'absence d'une politique publique facilitant la conciliation entre vie familiale et vie professionnelle. En outre, l'ignorance de nombreux couples sur la réalité du déclin de leur fertilité avec l'âge conjuguée avec une confiance excessive dans la performance des techniques d'AMP se traduisent par une demande d'accompagnement médical de plus en plus tardif, impactant ainsi les taux de succès.

Des facteurs environnementaux sont également à l'origine de la hausse de l'infertilité. Une méta-analyse réalisée en 2017 et 2022 a fait apparaître un déclin de plus de 50 % de la concentration spermatique chez les hommes des pays industrialisés entre 1973, 2011 et 2018, se poursuivant probablement au même rythme depuis la récente méta-analyse. Ce phénomène serait notamment lié à une exposition régulière aux PE. Par ailleurs, de récentes études montrent l'impact négatif des modes de vie sur la fertilité des hommes et des femmes, en particulier pendant la période préconceptionnelle, à savoir les 6 mois précédant la survenue d'une grossesse : consommation de tabac ou de cannabis, obésité, troubles de l'alimentation. Ces comportements pourraient même produire un effet transgénérationnel, avec des conséquences sur la santé et la fonction reproductrice de l'enfant à naître.

L'infertilité est aussi très souvent liée à des causes médicales. Chez les femmes, elle peut avoir une origine mécanique, l'endométriose, par exemple, pathologie répandue mais encore mal connue, provoquant une obstruction des trompes. Elle peut aussi être d'origine hormonale. Ainsi le SOPK est-il la cause la plus fréquente des troubles du cycle menstruel et de l'absence d'ovulation. Chez les hommes, l'infertilité peut enfin avoir une origine endocrinienne, testiculaire, ou bien être liée à des lésions des voies génitales. La cause la plus fréquente est la varicocèle.

Malgré la multiplicité de ces causes, elles-mêmes souvent combinées, l'infertilité est longtemps demeurée un angle mort des pouvoirs publics. Une première étape consistait donc à bien recenser ses causes et à formuler des pistes concrètes dans le cadre de la première stratégie nationale pour les combattre.

Informer régulièrement le public tout au long de la vie, sur le déclin de la fertilité avec l'âge, les limites de l'AMP et les facteurs de risques d'infertilité, est essentiel. Cela pourra notamment se faire par l'instauration d'une journée internationale de sensibilisation à l'infertilité, la création d'un numéro vert et d'un site internet dédié, et le lancement régulier de campagnes d'information grand public. Le manque de connaissances autour de l'infertilité, ses causes et ses conséquences, favorise également ce manque de prévention. Touchant un sujet encore tabou pour beaucoup, l'information délivrée ne devra être perçue ni comme anxiogène ni comme culpabilisante ou moralisatrice. Elle pourrait en effet être ressentie négativement, comme une injonction à concevoir, inscrivant la procréation dans une norme sociale. Il apparaît donc indispensable de concilier le message d'information avec le libre choix des personnes. La lutte contre les causes d'infertilité et la juste information sur la santé reproductive constituent en réalité les maillons indispensables et complémentaires à l'information sur la santé sexuelle du droit individuel à la maîtrise de la procréation.

Pour les couples ayant un projet parental, l'instauration des consultations préconceptionnelles, axées sur l'évaluation des facteurs de risque liés à leur environnement et à leur mode de vie, devrait permettre de repérer de potentiels facteurs d'altération de leur fertilité. Ainsi, l'instauration d'une politique de prévention ambitieuse ne représenterait pas nécessairement un surcoût pour les finances publiques. L'accent mis sur la prévention induirait en effet une réduction du coût de la prise en charge thérapeutique, grâce à une prise de conscience individuelle et collective de l'impact de l'âge sur le projet parental, à l'amélioration des diagnostics d'infertilité, à l'identification de ses causes aujourd'hui souvent inexpliquées, aboutissant à éviter des AMP inutiles et coûteuses.

Pour réaliser cette prise en charge à grande échelle, il apparaît nécessaire de renforcer la formation des médecins et des autres professionnels de santé, dans l'ensemble peu familiarisés avec cette problématique. Un volet « prévention de l'infertilité » dans le contenu du deuxième et du troisième cycle des études médicales permet de sensibiliser les futurs médecins à mieux repérer et identifier la ou les causes de l'infertilité.

Développer la recherche dans le domaine de la reproduction humaine et de la fertilité constitue un autre axe fondamental. Il s'agit d'intégrer cette problématique dans les priorités d'investissements d'avenir des gouvernements, ce qui se traduirait par la mise en place d'un programme de recherches dédié à la reproduction humaine et à la lutte contre l'infertilité, avec pour thématiques de recherche la mesure de l'infertilité, ses déterminants environnementaux, notamment en lien avec les PE, la compréhension de ses mécanismes génétiques et le développement de la recherche clinique sur la prise en charge des couples infertiles.

Pour impulser et incarner cette priorité nationale et pallier l'actuel déficit de coordination entre les différents acteurs, la mise en place d'un Institut national de la fertilité permettra de piloter et de coordonner la recherche, les actions de prévention de l'infertilité et la prise en charge des patients, de façon holistique, innovante et efficace.

Enfin, sur le plan éthique, la mise en œuvre d'une stratégie nationale de prévention efficace de l'infertilité permettrait aux hommes et aux femmes d'effectuer un choix éclairé sur leur désir d'enfant, en leur offrant dès l'adolescence une information précise et accessible, épargnant à une partie d'entre eux les souffrances et les déceptions d'un parcours d'AMP.

Facteurs impliqués dans la hausse de l'infertilité

Facteurs sociétaux

Le contraste existant depuis trois décennies en matière de taux de fécondité entre les pays d'Europe du Nord, où il demeure relativement élevé, et les pays d'Europe du Sud, où il atteint des niveaux très bas (1,3 enfant par femme en moyenne), illustre l'impact des politiques publiques sur le taux de fécondité.

Les variations des taux de fécondité entre Europe du Nord et du Sud sont donc dues aux interactions entre les caractéristiques des marchés du travail, les politiques sociales et fiscales conduites par les pouvoirs publics (avantages fiscaux et transferts sociaux, services de gardes d'enfant, régimes de congés…), et les caractéristiques individuelles. Faut-il pour autant inciter les femmes et les hommes à avoir des enfants plus tôt ? Ne risque-t-on pas de les culpabiliser en leur faisant porter une responsabilité relevant d'une évolution sociétale qui les dépasse individuellement ?

La prévention de l'infertilité ne peut donc pas se concevoir seulement au niveau individuel, mais devrait également comporter un volet collectif, social et politique :

- déclin naturel de la fertilité avec l'âge : premier facteur d'infertilité ;
- en France, la hausse de l'infertilité résulte tout d'abord du recul de l'âge à la maternité ;
- stabilité professionnelle et affective ;
- crise économique ;
- absence d'une politique publique facilitant la conciliation entre vie familiale et vie professionnelle ;
- ignorance sur la réalité du déclin de leur fertilité avec l'âge ;
- confiance excessive dans la performance des techniques d'AMP.

En 2020, un quart des enfants nés en France ont une mère de 35 ans et plus et un père de 38 ans et plus.

Facteurs environnementaux

C'est une thématique majeure, peu connue du public et des professionnels de santé. De nombreuses études décrivent un lien entre l'exposition à certaines familles de substances chimiques et les troubles de la fertilité et de la reproduction humaine : baisse de la qualité du sperme, augmentation de la fréquence d'anomalies du développement des organes génitaux ou de la fonction de reproduction, abaissement de l'âge de la puberté, cancers hormonodépendants comme les cancers du sein ou les cancers de la prostate. Elles pourraient également avoir des effets transgénérationnels, en augmentant le risque de maladies chroniques dans l'enfance et à l'âge adulte des descendants de la personne exposée (hypothèse des origines développementales de la santé et de la maladie « DOHAD ») :

- exposition régulière aux PE : les contaminants auxquels la population est exposée sont nombreux. Une liste officielle sera bientôt établie par le groupe de travail « perturbateurs endocriniens » de l'ANSES. L'ECHA (Agence européenne des produits chimiques) a déjà établi des listes qui sont disponibles sur son site internet. Par ailleurs, les effets des mélanges de PE apparaissent complexes. L'exposition à un mélange de plusieurs PE pourrait avoir des effets très différents de l'exposition aux substances seules. On parle alors d'« effet cocktail » : leurs effets pourraient s'additionner, se renforcer ou au contraire s'inhiber;
- impact négatif des modes de vie et des comportements à risque sur la fertilité : tabac ou de cannabis, obésité, troubles de l'alimentation;
- effet transgénérationnel.

Chez l'homme, l'exposition aux PE est associée en particulier à la réduction de la quantité et de la qualité spermatique, et à l'augmentation des cancers du testicule chez les hommes jeunes. On note un déclin de plus de 50 % de la concentration spermatique chez les hommes des pays industrialisés entre 1973 et 2018 et d'autres effets délétères des PE sur la fertilité masculine [1, 2].

Chez les jeunes filles, une puberté précoce est fréquemment observée en relation avec les expositions aux PE ante- ou postnataux. Cette puberté précoce a été associée à des risques accrus de développer un cancer du sein et des pathologies métaboliques et comportementales. Des concentrations élevées en BPA et/ou en phtalates ont aussi été rapportées chez les femmes atteintes d'endométriose, mais aussi d'anomalies morphologiques de l'ovaire et d'insuffisance ovarienne, ou souffrant de fausses couches à répétition. De nombreuses études montrent que la sensibilité aux PE varie selon les périodes de la vie. Par exemple, le fœtus et l'enfant de moins de 3 ans sont plus sensibles à une exposition aux PE qu'un adulte. De même, le moment de la puberté est une période sensible au cours de laquelle un dérèglement hormonal par les PE peut altérer de manière irréversible certaines fonctions de l'organisme.

Facteurs médicaux

L'infertilité peut être liée à un problème féminin (pathologies des trompes, troubles de l'ovulation, SOPK ou endométriose) ou masculin (sperme défaillant ou absent) ou mixte dans 40 % des cas, et bien souvent aucune cause n'est retrouvée. L'infertilité est alors dite « inexpliquée ».

Chez la femme

Les causes de l'infertilité féminine peuvent être regroupées en 4 grandes situations :

- endométriose (10 % des femmes en âge de procréer);
- SOPK : cause la plus fréquente de troubles du cycle menstruel;
- pathologies tubaires (IST…);
- IOP.

Chez l'homme

Les causes de l'infertilité masculine peuvent être regroupées en 3 grandes situations :

- causes testiculaires (varicocèle);
- étiologies hormonales;
- lésions des voies génitales.

Les axes d'amélioration et de lutte contre la baisse de la fertilité

Informer et éduquer à l'échelle collective

Il faut une juste information des jeunes adultes, dans le respect du libre choix en matière de santé reproductive, sur la physiologie de la reproduction, le déclin de la fertilité avec l'âge, les divers facteurs de risque d'infertilité, et les limites de l'AMP.

Comment faire ?

- Enseignement complémentaire sur la santé reproductive tout au long du parcours scolaire.
- Instauration d'une journée internationale de sensibilisation à la baisse de la fertilité à l'instar de la journée internationale du diabète.
- Lancement régulier de campagnes d'information grand public.

Informer et éduquer à l'échelle individuelle

Il faut instaurer des consultations ciblées en matière de fertilité à destination des adolescents et de tout homme ou femme en âge de procréer.

Comment faire ?

- Mise en place d'une consultation longue « santé reproductive et fertilité ».
- Promouvoir la consultation préconceptionnelle.
- Mise en place d'une information adressée à chaque homme et à chaque femme en âge de procréer.
- Mieux informer les patients sur les effets **reprotoxiques** de certaines pathologies et de leurs traitements, et sur les possibilités de restauration de la fertilité.

Formation des professionnels de santé

Il faut renforcer la formation des médecins et des autres professionnels de santé (pharmaciens, infirmiers, SF).

Comment faire ?

- Mise en place d'une unité d'enseignement « prévention de l'infertilité » et « santé reproductive, causes et prévention de l'infertilité ».
- Enseignement spécifique pour les médecins généralistes et les sensibilisant sur la prévention de l'infertilité.

Mieux repérer et diagnostiquer les causes d'infertilité

Comment faire ?

- Améliorer l'efficacité des diagnostics génétiques.
- Réaliser une consultation uro-andrologique chez tout homme ayant un facteur de risque d'infertilité.

Stratégie de recherche globale

Développer la recherche de façon globale et coordonnée dans le domaine de la reproduction humaine et de l'infertilité.

Comment faire ?

- Mise en place d'un programme de recherche dédié à la reproduction humaine et à la lutte contre l'infertilité.
- Mieux représenter la fertilité et la santé reproductive au sein des instances décisionnelles.

Mise en place dans chaque pays d'un INF

Considérer la baisse de la fertilité comme une priorité nationale pour chaque pays garant de la coordination des divers acteurs et de la mise en œuvre du plan d'action de lutte contre la baisse de la fertilité. Confier à cette structure des missions de pilotage de la recherche, des actions de prévention de l'infertilité et de la prise en charge des patients.

Conclusion

La stratégie nationale de lutte contre la baisse de la fertilité vise à identifier et à comprendre les causes multiples de l'infertilité (environnementales, médicales, sociétales…) pour les combattre efficacement. Elle met en avant une lutte contre toutes les causes d'infertilité en synergie totale avec les politiques engagées par le ministère de la Santé et de la Prévention, dans le champ de l'AMP, de l'endométriose, de la santé sexuelle et de la santé environnementale.

Il faudra :

- améliorer la prise en charge de l'infertilité et les résultats en AMP afin de répondre de façon adéquate à la hausse de l'infertilité et à ses conséquences ;
- créer un **INF** pour incarner, impulser, piloter et coordonner la recherche, les actions de prévention et la prise en charge des patients.

Comprendre l'évolution de la démographie mondiale est crucial pour anticiper et planifier l'évolution en besoins économiques, financiers, sociaux et sanitaires. Il s'agit de la prévention de l'infertilité qui est un défi majeur pour les années à venir si on veut préserver l'espèce humaine.

Références

[1] Skakkebæk, N.E., Lindahl-Jacobsen, R., Levine, H., et al., 2022. Environmental factors in declining human fertility. Nat Rev Endocrinol 18 (3), 139–157. https://doi.org/10.1038/s41574-021-00598-8.

[2] Levine, H., Jørgensen, N., Martino-Andrade, A., et al., 2023. Temporal trends in sperm count : a systematic review and meta-regression analysis of samples collected globally in the 20th and 21st centuries. Hum Reprod Update 29 (2), 157–176.

Index

Elsevier Masson SAS
65, rue Camille-Desmoulins,
92442 Issy-les-Moulineaux Cedex
Dépôt Légal : août 2023

Composition : Straive

Imprimé en Pologne par Dimograf